JN293476

Cognitive-Behavioral Treatment of Borderline Personality Disorder

境界性パーソナリティ障害の弁証法的行動療法

DBTによるBPDの治療

マーシャ・M・リネハン 著 Marsha M. Linehan　大野 裕 監訳 Yutaka Ono

岩坂 彰／井沢功一朗／松岡 律／石井留美／阿佐美雅弘 訳
Akira Iwasaka, Koichiro Izawa, Tadashi Matsuoka,
Rumi Ishii, Masahiro Azami

誠信書房

献 辞

ジョン・オブライエン、アル・レビンサール、ディック・ゴードに。本書中の本当に優れた戦略の大半は彼らから学んだ。

COGNITIVE-BEHAVIORAL TREATMENT OF BORDERLINE PERSONALITY DISORDER
by Marsha M. Linehan

Copyright © The Guilford Press 1993
Japanese transletion rights arranged with Paterson Marsha Ltd. through Japan Uni Agency, Inc., Tokyo.

序

　われわれの分野では，臨床的に患者のケアを大きく改善するような革新は，ごくまれにしか現れない。マーシャ・リネハン博士による境界性パーソナリティ障害（Borderline Personality Disorder，以下，BPD）への認知行動アプローチの開発は，そうしたまれな革新の一つと言える。リネハン博士の業績に初めて接したのは十年近く前のことになるが，当時，博士はこのアプローチの有効性を確認するため，一連の体系的調査研究に取りかかろうとしていた。だがその肯定的な結果が得られる前から，私は，リネハン博士が何か重要なものに気づいていることを確信していた。それ以降，博士がこの技法をしだいに分かりやすく具体化し，実践的に，またメンタルヘルス全般に適用できるよう洗練させていくのを見て，喜ばしく思ってきた。

　リネハン博士が取り組んでいる問題——BPD——は，患者数も多く重大な問題であり，臨床的にきわめて困難な問題でもある。患者は自ら苦しむとともに他者にも苦しみを与え，それが極端に激しく劇的な形をとることも多い。BPDは臨床現場で最も頻繁に出会うパーソナリティ障害であり，自殺率および自殺企図率が最も高いパーソナリティ障害でもある。その診断基準を満たす患者は，治療に際して大きな課題を突きつけられる。治療不応で予測がつかず，治療関係において接近しすぎたり遠くに離れすぎたりする。セラピストの側に激しい逆転移を引き起こし，セラピストが過度に誘惑的になったり過度に拒絶的になったり，さらにあり得る形としては，その両極端の間を変動したりする場合もある。「ボーダーライン」（ひどい用語だが，われわれはまだ適切な代替名称を見つけられていない）の人は，たいてい治療への反応が悪く，セラピストに拒絶されたり，あるいは拒絶されたと想像したりしただけで（おそらくセラピストの休暇がきっかけとして最も多い）自殺や自傷を図ることも少なくない。あらゆる介入が誤った冷酷な介入だと感じられるほどにセラピストが混乱してしまうことも多い。治療が怒りのうちに終結するのは普通で，入院という結果に終わることも珍しくない。

ボーダーラインの治療にあたる臨床家は術を失い，当惑し，適切な対処法を求めている。効果的な薬理学的介入の発見に大きな期待をかける臨床家もいる。現段階では，薬の成否ははっきりしない。ボーダーライン患者の不安定性に特効的な薬理学的治療法はなく，副次的な標的症状に効果的な薬物療法（神経遮断薬，抗うつ薬，リチウム，カルバマゼピン）にも副作用や合併症がある。ボーダーライン向けに開発された精神療法（特に精神力動的精神療法）に向かう臨床家もいるが，こちらもやはり，結果ははっきりせず，それ自体の副作用や合併症が少なくない（特に前述したような転移／逆転移の再現）。平均的な臨床家にとって，また平均的なクリニックや入院施設にとって，BPDを持つ人は最も手強く最も解決困難な問題であると断言しても差し支えないだろう。誰もがBPDを口にするが，誰もどう取り組んだらいいか分からずにいるように思われる。

　しかしその状況もリネハン博士によって変わる。博士はボーダーラインの人の内的経験に対する類まれな共感的理解と，認知行動療法のセラピストとしての技術的なツールとを組み合わせている。博士こそ，創造的な臨床の改革者である。ボーダーライン的行動の各側面をその構成部分にまで分析し，それぞれに対して体系的で統合的なアプローチを開発した。博士の技法は明確であり，教示・学習が可能で，セラピストにも患者にも意味のあるものとして受け入れられる。私自身のボーダーライン患者に対する治療も，この方法のおかげで大いに改善した。またボーダーライン患者の理解と治療をどうしたらいいかについて人に教える際にも，この方法は非常に役に立った。本書が，読者の治療実践を変え，このきわめて厄介で，しかし助けを必要としている人びとに対して，読者がいっそう効果的に対応できるようにしてくれるものと，私は確信している。

医学博士　アレン・フランセス

監訳者はじめに

大 野　裕

　本書は，マーシャ・リネハン（Marsha M. Linehan）博士による弁証法的行動療法（以下DBTと略す）の基本的な概念をまとめた教科書的な著書である *Cognitive-Behavioral Treatment of Borderline Personality Disorder : Diagnosis and Treatment of Mental Disorders* を訳出したものである。

　DBTは境界性パーソナリティ障害に特徴的な自殺類似行動などの衝動的な行為を繰り返す女性に対して有効だとされている精神療法であるが，これがアメリカで注目された理由には，対照群を設定した研究で境界性パーソナリティ障害に対する効果が実証されたことに加えて，患者のドロップアウト率が非常に低かった点にある。それだけ，患者の気持ちに寄り添いながら行われる効果的な治療法だということがわかる。また，DBTは最近では，外傷後ストレス障害など，その他の精神疾患に対しても応用されるようになっている。

　DBTに私自身が出会ったのは，1980年代半ばに米国のコーネル大学に留学していたときのことである。当時私が主に臨床的な勉強をしていたコーネル大学ウェスチェスター分院の病棟は，境界性パーソナリティ障害の理論と治療で有名な精神分析療法家のオットー・カーンバーグ博士が始めたところであり，基本的にカーンバーグ博士の精神分析的理論に基づくシステムで運営されていた。そこに，本書でも謝辞が述べられているアレン・フランセス博士の紹介で病棟医長のチャールズ・スエンソン博士がDBTを勉強してきて病棟運営にDBTが導入され，私は，精神分析的アプローチとDBTが共存するなかで勉強をするという貴重な体験をすることができた。このように，DBTはいろいろな形で応用可能な精神療法である。

　DBTは，リネハン博士が，東洋的禅の思想も取り入れながら境界性パーソナリティ障害の効果的な治療として発展させた精神療法である。弁証法的というのは，境界性パーソナリティ障害の患者のライフスタイルのバランスが悪いことに注目し，変化と受容，問題解決と問題の受容，自己効力感と援助希求，独立と依存など，様々な対立軸に着目しながら，患者が成長していくのを手助

けする治療法である。

　リネハン博士は，境界性パーソナリティ障害に見られる衝動的行動は，適切に問題解決ができないために生じると考える。そのために，患者が問題解決技法を身につけ現実場面で応用できるように手助けすることに治療を焦点づける。しかし，患者と一緒に問題に対処したり解決したりするためには，セラピストは，患者の衝動的な行動の裏にある気持ちに共感して受容するところから出発することが不可欠である。DBTでは，こうしたセラピストの治療的姿勢を認証（validation）と呼ぶ。つまり，セラピストは，共感的な治療関係を基礎としながら，治療チームを作ってマインドフルネスなどの技法をトレーニングするなどして，患者自身が自分の感覚や思考の変化に気づけるようにする。そして，問題が起きたときに様々な問題解決技法や対処技法が使えるように手助けしていく。

　このような問題解決能力を高めるための理論的背景や方法については本書で詳しく論じられているが，それは，①標的となる行動上の問題に関連した行動分析を行い，②解決法分析によって行動を用いた解決法を考えだし，③治療的な解決法に向かえるようにセラピストが患者を援助する，というものである。こうしたことを可能にするために，DBTは個人精神療法と集団精神療法とを並行して行う。

　この他にも，DBTでは，その場で患者が問題を解決するのを手助けする電話セッションや，参加している治療者全員が集まって定期的に行うケースコンサルテーションも重要な位置を占めている。また，薬物療法やデイトリートメント，職業カウンセリング，短期の緊急入院治療，自助グループなども補助的に活用される。

　本書が出版されてからずいぶん時間がたっており，DBT自体が発展を続けてマニュアルも改訂されてきている。しかし，本書で詳しく紹介されているDBTの本質は変わっていない。また，医療システムの違う日本で米国風のDBTをそのままの形で実践することは難しいかもしれないが，私は，工夫次第でわが国でも実戦できる可能性は高いと考えている。しかも，本書で紹介されているDBTの基本的な治療姿勢と治療技法は，境界性パーソナリティはもちろんのこと，それ以外の病態にも応用可能である。本書から，そうした臨床の知恵を多く汲み取っていただければ，本書の翻訳に携わった私たちにとって望外の喜びである。

謝　辞

　本書と，弁証法的行動療法（Dialectical Behavior Therapy，以下，DBT）という治療形式は，私の頭と心の産物であるが，非常に多くの同僚や学生，患者たちに影響を受け，多くの方々のアイディアを使わせていただいた。材料を提供していただいたすべての方のお名前を挙げることはできないが，特に大きな影響を受けた一部の方々に，この場で感謝の意を表したい。
　まず，DBTの最重要要素の多くは，私自身のセラピストやコンサルタントから学んだ。冒頭の献辞でも名前を挙げさせていただいたリチャード・ゴード博士，アレン・レヴェンサール博士，ジョン・オブライエン博士，それにヘレン・マクレーンである。あれほどスキルフルなケアを与えてくれる方々に出会えて，私は実に幸運であった。ジェラルド・デーヴィソン博士とマービン・ゴールドフリード博士は，私に最初に行動療法を臨床的に教えてくれた。臨床的な行動変容についての私の知識の大半は彼らから教わったものであり，本書の隅々にまで彼らの考え方と影響が及んでいる。バッファロー・スーサイド・プリベンション・アンド・クライシス・サービス社における私の初期の訓練の影響も大きい。ここでは，ジーン・プロコップ博士が突然インターン制度を作り，他では全く採用されなかった私を受け入れてくれた。私が開発した治療は，多くの面で，自殺防止と行動療法に関する私のバックグラウンドと，禅の徒としての私の体験との統合である。我が師，ヴィリギス・イェーガー（虚雲老師）は，ベネディクト会の修道士でもありながら禅の導師であり，受容について私が知っていることの大半は師に教わったことである。私は現在も師から学んでいる。
　精神療法とBPDに対する私のアプローチの理論的足場は，ワシントン大学心理学部に常時渦巻いているさまざまなアイディアに負うところが大きい。学部内の多くの者が多様な領域で同じような結論に達していることは偶然ではない。特に大きな影響を受けたのは，学部のレジデントで徹底的な行動主義者のロバート・コーレンバーグ博士の考え方であり，アラン・マーラット博士と

ジュディス・ゴードン博士の再発防止の業績であり，ジェラルディン・ドーソン博士，ジョン・ゴットマン博士，マーク・グリーンバーグ博士の発達理論と臨床的視点であった。ニール・ジェーコブソン博士も，DBTの多くの考え方，特に受容対変化と，それの夫婦セラピーへの適用についての考え方を拡張してくれた。徹底的に行動的な文脈に受容を位置づけることに関する彼の創造的なアイディアは，円環的なあり方でDBTのさらなる拡張に寄与した。

しかし結果を出す教授には，必ず聡明で有能な学生たちがいて，問題点を突き，論駁し，批判し，新たなアイディアと提案を提示するものである。私の場合もそうであった。ワシントン大学で私の最初の博士課程の学生であったケリー・イーガン博士は，この治療法に多くの創造的なアイディアを提供し，あまり創造的でなかった私の考え方を論破してくれた。おそらく全米で最も優秀なレベルの臨床の院生グループと臨床実践をともに行い，スーパーヴァイズする仕事を私は楽しんだ。マイケル・アディス，ベアトリス・アランブル博士，アラン・ファーゼッティ博士，バーバラ・グレアム博士，ケリー・カーナー，エドワード・シャーリン博士，エーミー・ワグナー，ジェニファー・ワルツ，エリザベス・ウォソンらである。臨床スーパーヴィジョン・セミナーに加わったジェーソン・マクラーグ博士とジーン・ブラッシェ正看護師は，心理学的バックグラウンドではなく医学的バックグラウンドからこの治療計画に参加したため，DBTの前提を明確化し，新たな内容を付け加えてくれた。見かけ上は私が彼らにDBTを教えている形だったが，実は私が彼らから多くを学んでいたのである。

この治療形式は，フィールド研究を開始した当初，いくつかの面で大きな議論を巻き起こしたが，共同研究者のヒュー・アームストロング博士が仲介役となってくれた。シアトルにおいて彼は個人として，また臨床の世界で大きな尊敬を集めており，シアトルの臨床現場を説得して私たちにチャンスを与えてくれた。研究セラピストのダグラム・オールモン博士，スティーヴ・クランシー博士，デッキー・フィードラー博士，チャールズ・ハフィン博士，カレン・リンドナー博士，アレジャンドラ・スアレス博士は，DBTの有効性を実証するとともに，最初のマニュアルに多くの欠陥を見つけてくれた。このグループは全体として弁証法的戦略の精神を体現していた。臨床研究の成功は，極度のストレスのなかにありながら思いやりと冷静さを保ち，治療マニュアルに十分忠

実でありつづけられた彼らの能力に負うところが大きかった。長年にわたる調査チームのメンバーと同僚たち――ジョン・チレス博士，ハイディ・ハード，アンドレ・イワノフ博士，コニー・ケーラー，ジョーン・ロッカード博士，スティーヴ・マカチャン博士，イヴリン・マーシアー，スティーヴ・ニールセン博士，カーク・ストロサール博士，ダレン・テュテク――は，言葉にできないほどの支えになってくれた。また彼らは，実証的に基礎づけられたものとしてのDBTの開発を推進する多くのアイディアを与えてくれた。この治療法の有効性を支持する実証的データなしに本書を執筆することはできなかったはずである。このトップクラスの調査チームなくしてデータは得られなかったのである。

　私自身の患者たちは，私が次にどんな新しい治療を試そうとするだろうかと，よく疑問に思っていた。多年にわたり，この治療法の開発に際して私が犯したミスを，彼らは素晴らしい忍耐で耐えてくれた。彼らの勇気とねばり強さに，私は勇気づけられた。ほかの人びとならとうの昔に止めていたと思われる環境にあって，誰一人としてあきらめなかった。私の多くの過ちをごく礼儀正しく指摘し，成功した点を示し，改善点についてフィードバックしてくれた。ボーダーライン患者の治療で素晴らしいことは，常に部屋の中にスーパーヴァイザーがいる点である。実際患者たちは，スーパーヴァイザーとして非常に優秀で，支持的であった。

　私には認知行動療法のセラピストばかりでなく精神力動的セラピストの友人もたくさんいる。その多くが私の考え方と本書に寄与してくれた。ホワイトプレーンズにあるコーネル・メディカルセンター・ニューヨーク病院の精神科医，チャールズ・スウェンソン博士は，全く精神力動的な入院施設でDBTを実施する勇気を示していただいた。それをどのように実施するか，どのように問題を克服または回避するかについて，私たちは長時間にわたり話し合った。その話し合いのなかで，この治療法の概念化が研ぎ澄まされた。ジョン・クラーキン博士とオットー・カーンバーグ博士も，多くの話し合いを通じてカーンバーグ博士の治療法とこの治療法とを比較対照していただいた。その過程で，私がおそらく避けていた方向へと私の考えを向けさせ，違った方向をとる私のスタンスを明確にしてくれた。ユング派の分析医で友人でもあるサリー・パークス修士と私は，ユング的な考え方と行動主義的な考え方について，長年

にわたって議論を交わしつづけている。治療についての私の考え方の多くは，彼女との議論のなかから発展してきたものである。最後に，私の知っているなかでも最高クラスのセラピストであり親友でもあるセバーン・フィッシャー修士は，私の話に耳を傾け，ボーダーライン患者の問題に関する自身の洞察を語ってくれた。

　本書の最終原稿をまとめたとき，私はサバティカルでイギリスに滞在しており，ケンブリッジ大学の医学研究評議会応用心理研究部会に属していた。そこでの同僚，J・マーク・ウィリアムズ博士，ジョン・ティースデール博士，フィリップ・バーナード博士，エドナ・フォーア博士は，私のアイディアの多くを批判してくれ，また新たなアイディアを授けてくれた。キャロライン・マンシーは原稿を何度も何度もタイプし直して，私の正気を保ってくれた。治療研究プロジェクトで私の秘書を勤めたレスリー・ホートンのおかげで，私自身の頭と，のちに本書に含まれることになった資料が整理された。

　私の一連の著作の編者でもあるアレン・フランセス博士には，その切れ味の鋭い編集能力と，可能な限り実践的であれと強調していただいた点に感謝をしておかなければならない。彼は，私が時としてそのなかで働くことになる「象牙の塔」に対する弁証法的対極を与えてくれる。この治療法に関心が集まっているのは，基本的に，長年にわたり彼がこれを熱狂的に支持していただいているせいである。私の兄弟で，やはり研究者のW・マーストン・リネハン博士も，私が「大切なものを見失わずに」本書を書き上げられるよう，努力を惜しまず助けてくれた。彼とその妻，トレーシー・ルオー博士，またやはり兄弟の一人アリーン・ヘインズは，昔から非常に私の支えになってくれた。

　本書の研究と執筆には，米国立精神衛生研究所（NIMH）の補助金（No. MH34486）が特に役だった。モリス・パーロフ博士，アイリーン・エルキン博士，バリー・ウルフ博士，トレーシー・シェイ博士は最初からこの研究を育み，守ってくれた。この治療アプローチの基礎となった研究の成功は，彼らに負うところが大きい。

　最後になったが，原稿整理を担当していただいたマリー・スプレーベリーにも大きな感謝を捧げたい。彼女は奇跡のように原稿をまとめ，本書に明晰性をもたらし，多くの問題に関して彼女の優れた視点に私が追いつくまで，驚くべき辛抱強さを発揮して待っていただいた。

目　次

序　　i
監訳者はじめに　　iii
謝　辞　　v

第Ⅰ部　理論と概念　1

第1章　境界性パーソナリティ障害——概念，論争，定義　3
第一節　境界性パーソナリティ障害の概念　5
1. 定義——四つのアプローチ　5
2. 診断基準——再編　14
第二節　自殺類似行動の概念　16
第三節　境界性パーソナリティ障害と自殺類似行動との重複　18
1. 情動の制御不全——抑うつ　19
2. 情動の制御不全——怒り　19
3. 「操作」などの軽蔑的記述　20
第四節　境界性パーソナリティ障害のセラピー——概観　23
1. 本アプローチと標準的認知行動療法との違い　25
2. 治療は有効か——実証的データ　28
第五節　結　語　33

第2章　治療の弁証法的基盤と生物社会的基盤　35
第一節　弁証法　35
1. なぜ弁証法なのか　36
2. 弁証法的世界観　39
3. 弁証法的説得　44
第二節　弁証法的不全としての境界性パーソナリティ障害　45
1. ボーダーラインの「分裂」　45
2. 自己と同一性に関する諸問題　46
3. 対人的孤立と疎外　47
第三節　ケースの概念化——弁証法的認知行動的アプローチ　47
1. 「行動」の定義　48

2．行動の三つの様式　　48
　　　3．システム全体の反応としての情動　　49
　　　4．機能の原因としての各行動様式の本質的同等性　　49
　　　5．個人–環境システム──交流的様式　　50
　　　6．環境–人間システムの視覚的表現　　52
　第四節　生物社会理論──境界性パーソナリティ障害の発達
　　　　　に関する弁証法的理論　　54
　　　1．概　観　　54
　　　2．BPDと情動制御不全　　56
　　　3．BPDと不認証環境　　63
　　　4．情動の制御不全と不認証環境──交流的な悪循環　　76
　　　5．情動の制御不全とボーダーライン行動　　78
　第五節　ボーダーライン患者のセラピーにおいて生物社会理論
　　　　　が有する意味　　82
　　　1．基本的目標と教えるべきスキル　　82
　　　2．「犠牲者への非難」をしないこと　　82
　第六節　結　語　　85

第3章　行動のパターン──ボーダーライン患者の治療
　　　　における弁証法的ジレンマ　　87
　第一節　情動の脆弱性 対 自己不認証　　89
　　　1．情動の脆弱性　　89
　　　2．自己不認証　　94
　　　3．患者にとっての弁証法的ジレンマ　　97
　　　4．セラピストにとっての弁証法的ジレンマ　　100
　第二節　積極的受動性 対 見かけ上のコンピテンス　　103
　　　1．積極的受動性　　103
　　　2．見かけ上のコンピテンス　　107
　　　3．患者にとっての弁証法的ジレンマ　　112
　　　4．セラピストにとっての弁証法的ジレンマ　　113
　第三節　止むことのない危機 対 悲嘆の抑制　　114
　　　1．止むことのない危機　　114
　　　2．悲嘆の抑制　　119
　　　3．患者にとっての弁証法的ジレンマ　　124

　　　　4．セラピストにとっての弁証法的ジレンマ　125
　第四節　結　語　126

第Ⅱ部　治療の概要と目標　127

第4章　治療の概要——標的，戦略，前提の要約　129
第一節　治療における重要な段階　129
1. 準備段階——患者の注意を引き付ける　129
2. 弁証法的であり続ける　131
3. 核となる戦略を適用する——認証と問題解決　131
4. 二つの対人コミュニケーション・スタイルを組み合わせる　133
5. 「患者へのコンサルテーション」戦略と環境への介入とを組み合わせる　134
6. セラピストを治療する　134

第二節　治療のさまざまなモード　135
1. 個人外来精神療法　135
2. スキル・トレーニング　137
3. 支持的プロセスグループ療法　138
4. 電話コンサルテーション　138
5. セラピストのためのケース・コンサルテーション・ミーティング　139
6. 補助的治療　140

第三節　ボーダーライン患者とセラピーに関して前提とすべきこと　141
1. 患者はできる限りのベストを尽くしている　141
2. 患者は改善を望んでいる　142
3. 患者は変化に向けて，よりうまく行い，より懸命に取り組み，より動機づけられる必要がある　142
4. 患者の問題はすべて彼ら自身が引き起こしているのではないとしても，彼らはとにかくそれらを解決しなければならない　142
5. 自殺的なボーダーラインの人の現在の人生のあり方は，耐えられないほどのものである　143

6. 患者は関連するすべての状況において新しい行動を学習しなければならない　143
7. セラピーにおいて患者の失敗はありえない　144
8. ボーダーライン患者を治療するセラピストには支援が必要である　144

第四節　セラピストの特質とスキル　145
1. 受容のスタンス 対 変化のスタンス　145
2. ゆるぎない自信のスタンス 対 思いやりのある柔軟性のスタンス　147
3. 養育のスタンス 対 善意の要求のスタンス　149

第五節　患者とセラピストの合意事項　150
1. 患者に関する合意事項　150
2. セラピストに関する合意事項　153

第六節　セラピストへのコンサルテーションに関する合意事項　156
1. 弁証法に関する合意　156
2. 患者へのコンサルテーションに関する合意　157
3. 一貫性に関する合意　157
4. 限界遵守に関する合意　158
5. 現象学的共感に関する合意　158
6. 誤りに関する合意　158

第七節　結　語　159

第5章　治療における行動標的
——増加または減少させるべき行動　161
第一節　全般的目標——弁証法的行動パターンを増加させる　161
1. 弁証法的思考　161
2. 弁証法的思考と認知療法　165
3. 弁証法的行動パターン——バランスのとれたライフスタイル　166

第二節　主たる行動標的　167
1. 自殺行動を減少させる　167
2. セラピー妨害行動を減少させる　173
3. 生活の質を損なう行動を減少させる　191
4. 行動スキルを増進する　193

5．外傷後ストレスに関連した行動を減少させる　210
　　　6．自尊心を高める　215
　第三節　**二次的な行動標的**　216
　　　1．情動調整を高め，情動反応性を弱める　217
　　　2．自己認証を増やし，自己不認証を減らす　217
　　　3．現実的な意思決定と判断を増やし，危機を
　　　　生み出す行動を減らす　218
　　　4．情動を経験する能力を高め，悲嘆の抑制を弱める　218
　　　5．積極的な問題解決を増加させ，積極的受動性を伴う
　　　　行動を減少させる　219
　　　6．情動やコンピテンスに関する的確な表現を増加させ，
　　　　行動の気分依存性を低下させる　219
　第四節　**結　語**　221

第6章　標的行動をめぐる治療の構造化
　　　──誰がいつ何を治療するのか　222
　第一節　**一般的主題──弁証法的行動を標的とする**　223
　第二節　**主たる標的の優先順位**　224
　　　1．治療標的とセッション課題　225
　　　2．治療標的とモード　225
　　　3．主セラピストと標的達成への責任　226
　第三節　**標的に向けた治療の進行段階**　227
　　　1．治療前段階──方向づけとコミットメント　227
　　　2．第一段階──基本的能力を獲得する　228
　　　3．第二段階──外傷後ストレスを減少させる　229
　　　4．第三段階──自尊心を高め，患者個々の目標を
　　　　達成する　232
　第四節　**外来個人療法における標的群のなかの優先順位**
　　　　を設定する　233
　　　1．自殺行動を減少させる　233
　　　2．セラピー妨害行動を減少させる　235
　　　3．生活の質を損なう行動を減らす　237
　　　4．行動スキルを増進する　238
　　　5．外傷後ストレスを減少させる　240

　　　　　　6. 自尊心を高め，個々の目標を達成する　241
　　　　　　7. 標的優先順位を用いてセッションを構成する　242
　　　　　　8. 標的行動についての話し合いに対する患者と
　　　　　　　　セラピストの抵抗　244
　　　　　　9. 個人療法の標的と日記カード　248
　　第五節　スキル・トレーニングの標的の優先順位　250
　　第六節　支持的プロセスグループの標的の優先順位　251
　　第七節　電話コンサルテーションの標的の優先順位　252
　　　　　　1. 主セラピストへの電話　253
　　　　　　2. スキルトレーナーやその他のセラピストへの電話　255
　　第八節　標的行動とセッションの焦点
　　　　　　──どちらが主導権を持つか　256
　　第九節　他の状況における標的優先順位の修正　258
　　　　　　1. 自殺行動を減少させる責任の所在　258
　　　　　　2. 他の標的と治療状況　259
　　　　　　3. 他の治療モードのための標的を特定する　260
　　第十節　標的への責任をめぐる対立　262
　　第十一節　結　語　263

第Ⅲ部　基本的な治療戦略　265

第7章　弁証法的治療戦略　267
　　第一節　弁証法的戦略を定義する　269
　　第二節　治療戦略の間のバランスを保つこと
　　　　　　──治療関係の弁証法　270
　　第三節　弁証法的行動パターンを教える　274
　　第四節　弁証法的戦略各論　276
　　　　　　1. パラドックスの導入　276
　　　　　　2. メタファーの使用　281
　　　　　　3. 悪魔の弁護テクニック　285
　　　　　　4. 拡　張　287
　　　　　　5. 「賢明な心」を活性化する　288
　　　　　　6. レモンからレモネードを作る　291
　　　　　　7. 自然な変化に任せる　292

         8. 弁証法的アセスメント　293
　第五節　結　語　296

第 8 章　核となる戦略（パート 1）――認証　298
　第一節　認証の定義　300
　第二節　なぜ認証なのか　303
　第三節　情動認証戦略　305
　　1. 情動表出の機会を提供する　309
　　2. 情動の観察とラベルづけるスキルを教える　310
　　3. 情動を読み取る　312
　　4. 情動の妥当性を伝える　316
　第四節　行動認証戦略　317
　　1. 行動の観察とラベリングのスキルを教える　318
　　2.「ねばならない」を同定する　319
　　3.「ねばならない」に対抗する　320
　　4.「ねばならない」を受け入れる　322
　　5. 失望を認証する　322
　第五節　認知認証戦略　322
　　1. 思考と仮定を引き出し，映し返す　324
　　2. 事実と解釈とを区別する　325
　　3.「真理の粒」を見つけ出す　325
　　4.「賢明な心」を認める　326
　　5. 異なる価値を尊重する　326
　第六節　チアリーディング戦略　327
　　1. 患者はベストを尽くしていると考える　329
　　2. 激励する　331
　　3. 患者の能力に焦点化する　332
　　4. 外部からの批判に反駁し，調整する　333
　　5. 称賛し，安心させる　333
　　6. 現実的になって，不誠実に対する恐れを直接的に扱う　334
　　7. 傍に留まる　335
　第七節　結　語　335

第9章　核となる戦略（パート2）——問題解決　337

- 第一節　問題解決のレベル　337
- 第二節　気分と問題解決　339
- 第三節　問題解決戦略の概要　341
- 第四節　行動分析戦略　342
  1. 問題行動を定義する　345
  2. 連鎖分析（chain analysis）の実施　347
  3. 行動をコントロールしている要因についての仮説を作り出す　356
- 第五節　洞察（解釈）戦略　357
  1. 何をどのように解釈するか——洞察のガイドライン　360
  2. 強　調　364
  3. 繰り返されるパターンを観察し叙述する　364
  4. 行動が持つ意味についてコメントする　365
  5. 仮説を受容／拒否する際の困難を探求する　365
- 第六節　教育的戦略　366
  1. 情報を提供する　368
  2. 読み物資料を与える　369
  3. 家族に情報を提供する　369
- 第七節　解決法分析戦略　370
  1. 目標，要求，希望を同定する　372
  2. 解決法を作り出す　373
  3. 解決法を評価する　376
  4. 実践する解決法を選択する　377
  5. 解決法のトラブルシューティング　378
- 第八節　方向づけ戦略　379
  1. 役割を提示する　380
  2. 新しい期待の内容をリハーサルする　381
- 第九節　コミットメント戦略　381
  1. コミットメントのレベル　382
  2. コミットメントと再コミットメント　383
  3. 柔軟さの必要性　384
  4. コミットメントを売り込む——賛否両論を評価する　386
  5. 「悪魔の弁護者」を演じる　386

　　　　　　　　　　　　　　　　　　　　　　　　　　　目　次　xvii

　　　6. 「フット・イン・ザ・ドア」/「ドア・イン・ザ・フェイス」
　　　　 テクニック　387
　　　7. 現在のコミットメントを以前のコミットメント
　　　　 と結びつける　388
　　　8. 選択の自由と代替案の不在を強調する　389
　　　9. シェイピングの原則を使用する　390
　　　10. 希望を生み出す——チアリーディング　391
　　　11. ホームワークに合意する　391
　第十節　**結　語**　391

第10章　変化の手続き（パート1）
——随伴性手続き（随伴性マネジメントと限界遵守）　393
　第一節　**随伴性手続きの理論的根拠**　395
　　　1. 随伴性マネジメントと限界遵守の違い　397
　　　2. 随伴性としての治療関係　398
　第二節　**随伴性マネジメント手続き**　400
　　　1. 随伴性マネジメントに方向づける —— 課題の概観　400
　　　2. 標的に関連した適応的行動を強化する　404
　　　3. 標的に関連する非適応的行動を消去する　406
　　　4. 嫌悪的結果を用いる……ただし慎重に　411
　　　5. 結果の潜在的影響を判断する　422
　　　6. 恣意的な結果よりも自然な結果を用いる　426
　　　7. シェイピングの原則　427
　第三節　**限界遵守の手続き**　429
　　　1. 限界遵守の理論的根拠　430
　　　2. 自然な限界と恣意的な限界　431
　　　3. 限界をモニタリングする　433
　　　4. 限界に誠実になる　435
　　　5. 必要に応じ一時的に限界を拡大する　437
　　　6. 首尾一貫して毅然としている　437
　　　7. 限界遵守に，なだめ，認証，問題解決を組み合わせる　438
　　　8. ボーダーライン患者に対する限界遵守が困難な領域　438
　第四節　**結　語**　440

第11章　変化の手続き（パート2）
──スキル・トレーニング，暴露，認知修正　442

第一節　スキル・トレーニング手続き　442
1. スキル・トレーニングへの方向づけとコミット
　──課題の概観　444
2. スキル習得の手続き　445
3. スキル増強の手続き　449
4. スキル般化の手続き　453

第二節　暴露にもとづく手続き　461
1. 暴露への方向づけとコミットメント──課題の概要　463
2. 非強化的な暴露　467
3. 問題情動に結びついた行為傾向を阻止する　475
4. 問題情動と結びついた表出傾向を阻止する　477
5. 嫌悪的出来事についてのコントロールを高める　478
6. 構造化された暴露の手続き　479

第三節　認知修正手続き　480
1. 認知修正手続きへの方向づけ　484
2. 随伴性明確化の手続き　485
3. 認知再構成の手続き　488

第四節　結　語　495

第12章　スタイル戦略
──コミュニケーションのバランスをとる　497

第一節　相互的コミュニケーション戦略　498
権力と精神療法──誰がルールを作るのか　498
1. 反応性　502
2. 自己開示　503
3. 温かい関わり　513
4. 誠実さ　521

セラピストの非脆弱性（Invulnerability）の必要性　524

第二節　非礼なコミュニケーション戦略　528
弁証法的戦略と非礼さ　529
1. 型破りな仕方でリフレームすること　530
2. 「天使も踏むを恐れるところ」へ突き進む　531

　　　　　　3．対決的調子を用いる　532
　　　　　　4．患者のはったりを受けて立つ　532
　　　　　　5．激しさを変化させ，静けさを用いる　533
　　　　　　6．全能さと無能さを表現する　533
　　第三節　結　語　534

第13章　ケースマネジメント戦略
　　　　──コミュニティとの相互作用　536
　　第一節　環境介入戦略　538
　　　　　ケースマネジメントと限界遵守　539
　　　　　環境介入を命じる条件　539
　　　　　1．患者抜きでの情報提供　542
　　　　　2．患者の弁護　544
　　　　　3．患者支援のために患者の環境に参入する　544
　　第二節　患者へのコンサルテーション戦略　545
　　　　　患者へのコンサルテーション戦略の理論的根拠と
　　　　　スピリット　546
　　　　　「治療チーム」対「他のすべての人びと」　548
　　　　　1．患者とネットワークをアプローチへと方向づける　549
　　　　　2．他の専門家をマネジメントする方法についての患者への
　　　　　　　コンサルテーション　552
　　　　　3．家族や友人との接し方に関する患者への
　　　　　　　コンサルテーション　563
　　　　　患者へのコンサルテーション・アプローチ
　　　　　に対する反対論　565
　　第三節　セラピストへのスーパーヴィジョン／
　　　　　コンサルテーション戦略　569
　　　　　スーパーヴィジョン／コンサルテーションの必要性　570
　　　　　1．治療についての協議ミーティング　572
　　　　　2．スーパーヴィジョン／コンサルテーションに関する
　　　　　　　合意事項を守ること　576
　　　　　3．チアリーディング　577
　　　　　4．弁証法的バランスを提供すること　579
　　　　　「スタッフ分裂」の問題に取り組む　580

　　　　　セラピストの非倫理的，破壊的行動への対処　　582
　　　　　情報の秘密保持　　583
　第四節　結　語　　583

第Ⅳ部　特定の課題に対する戦略　585

第14章　構造的戦略　587
第一節　契約戦略——治療の開始　588
　　　1．診断的アセスメントの実施　　588
　　　2．ボーダーライン行動に関する生物社会理論の提示　　591
　　　3．患者を治療へと方向づける　　593
　　　4．ネットワークを治療へと方向づける　　595
　　　5．治療の合意事項と限界を検討する　　596
　　　6．セラピーへのコミットメントを確立する　　597
　　　7．主要な標的行動を分析する　　598
　　　8．治療関係の構築を開始する　　599
　　　9．現実的な注意事項　　600
第二節　セッション開始戦略　602
　　　1．患者への挨拶　　603
　　　2．患者の情動状態を見きわめる　　603
　　　3．関係を修復する　　604
第三節　標的づけ戦略　604
　　　1．前回セッション以降の標的行動を振り返る　　605
　　　2．標的優先順位を用いてセッションを組織化する　　607
　　　3．セラピーの段階に注意する　　608
　　　4．ほかの治療モードにおける進歩をチェックする　　608
第四節　セッション終了戦略　609
　　　1．終了に充分時間をかける　　609
　　　2．ホームワークについて合意する　　610
　　　3．セッションを要約する　　611
　　　4．セッションの録音テープを与える　　611
　　　5．チアリーディング　　611
　　　6．患者をなだめ，安心させる　　612
　　　7．トラブルシューティング　　613

　　　　8．終了儀式をつくる　613
　第五節　**終結戦略**　613
　　　　1．終結に向けた話し合いの開始
　　　　　　——セッションを減らしていく　614
　　　　2．対人的信頼をソーシャル・ネットワークに向け
　　　　　　般化する　615
　　　　3．積極的に終結のプランを立てる　615
　　　　4．適切な紹介をする　617
　第六節　**結　語**　618

第15章　特別な治療戦略　619
　第一節　**危機戦略**　619
　　　　1．内容よりも感情に注意を払う　620
　　　　2．問題を探す　621
　　　　3．問題解決に焦点化すること　622
　　　　4．感情の耐性に焦点を当てる　625
　　　　5．行動計画へのコミットメントを得る　626
　　　　6．自殺の可能性をアセスメントする　626
　　　　7．危機反応の再発をあらかじめ予想する　626
　第二節　**自殺行動戦略**　627
　　　　セラピーの課題　627
　　　　前回セッション以降の自殺行動
　　　　（主セラピスト向けプロトコル）　630
　　　　差し迫った自殺や自殺類似行動の脅し
　　　　（主セラピスト向けプロトコル）　637
　　　　進行中の自殺類似行為（主セラピスト向けプロトコル）　653
　　　　自殺行動（副セラピスト向けプロトコル）　656
　　　　自殺志向の患者のリスクマネジメントの原則　658
　第三節　**セラピー妨害行動戦略**　659
　　　　1．セラピー妨害行動を定義する　661
　　　　2．行動の連鎖分析を行う　661
　　　　3．問題解決計画を適用する　661
　　　　4．セラピー妨害行動の修正を拒む患者への対応　662
　第四節　**電話戦略**　663

1．特定の条件下で患者のかけてきた電話を受ける　665
2．患者からの電話をスケジューリングする　669
3．セラピストから電話をかける　669
4．セッション中に電話行動について
　フィードバックする　670
セラピストの対応可能性と自殺のリスクマネジメント　670
第五節　補助治療戦略　672
1．必要なときは補助治療を勧める　672
2．患者に外部のコンサルテーションを勧める　675
薬物療法プロトコル　675
病院関連プロトコル　680
第六節　関係性戦略　684
1．関係性の受容　687
2．関係性の問題解決　688
3．関係性の般化　690
第七節　結　語　691

付録　15-1──致死性評価スケールポイント　692

推薦図書　699
文　献　703
索　引　727

第 I 部
理論と概念

第1章
境界性パーソナリティ障害
——概念，論争，定義

　最近，境界性パーソナリティ障害（Borderline Personality Disorder，以下，BPD）への関心が爆発的に高まっている。この関心の高まりには，少なくとも二つの要因が関連している。一つは，BPDの基準を満たす人が，メンタルヘルスセンターや一般臨床家のもとに殺到しているということにある。精神科外来患者のうちの11％，精神科入院患者のうちの19％が，BPDの基準にあてはまると推定されている。パーソナリティ障害患者[1]に限れば，外来患者の33％，入院患者の63％がBPD基準にあてはまると考えられる（Wilder & Fraces, 1989のレビューを参照）。第二の要因は，利用可能な治療形態が，ひどく不適切であるように見えることにある。追跡研究によれば，こうした患者の最初の機能不全は極端である可能性があり，何年かけても顕著な臨床的改善がなかなか起こらず，最初のアセスメントから何年もたった後でも改善は最低限にとどまっていたという（Carpenter, Gunderson, & Strauss, 1977; Pope, Jonas, Hudson, Cohen, & Gunderson, 1983; McGlashan, 1986a, 1986b, 1987）。ボーダーライン患者は，きわめて数が多いので，ほとんどの実践家が少なくとも一回は治療に当たらなくてはならない。患者は深刻な問題と強い苦悩を訴える。患者の治療に成功することは困難である。メンタルヘルスの臨床に携わる多くの臨床家が圧倒され不全感を抱き，何らかの症状の軽減が約束されている治療法を探していることは疑いない。

　興味深いことに，BPD診断に最もよく関連する行動パターン——意図的自己破壊的行動や自殺企図のパターン——は，治療的試みの標的として，あまり注目されてこなかった。ガンダーソン（Gunderson, 1984）は，この行動がボーダーライン患者の「行動的特徴」を最もよく表わしていると主張している。実証的データがそれを裏付けており，少なくとも一回は自傷行為の経験がある

ボーダーライン患者は70％から75％となっている（Clarkin, Widiger, Frances, Hurt, & Guilmore, 1983; Cowdry, Pickar, & Davis, 1985）。これらの行為は、医学的治療の必要のないもの（たとえば、ちょっとしたかすり傷、頭部の打ち付け、タバコの火の押し付け）から、集中的なケアの必要なもの（たとえば、大量服薬、自己刺傷、気絶）まで、その激しさはさまざまである。ボーダーライン患者の自殺行動は、ときに、死に至ることもある。こうした患者の自殺率は調査によってばらつきがあるが、およそ9％くらいである（Stone, 1989; Paris, Brown, & Nowlis, 1987; Kroll Carey & Sines, 1985）。ボーダーラインの入院患者の退院後10年から23年後の一連の追跡研究によると（Stone, 1989）、DSM-ⅢのBPDの5-7項目の基準を満たしている患者の自殺率は7％だったが、それに対して基準8項目すべてを満たしている患者の自殺率は36％であった。自殺類似行為（parasuicide）の経験のあるボーダーラインの人は、自殺類似行為の経験のない人の二倍の自殺率であったということも、同じ研究で報告されている。自殺行動や自傷行為に関するものとボーダーラインに関するものは、ともに相当数の文献があるが、この二つの研究領域の間に実質的な交流はない。

　故意に自分自身を傷つけたり自殺したりしようとした人とボーダーラインの人とでは重複する特徴がたくさんあり、それについては、この章で後述する。しかし、ここで一つ、特に注目すべき点を挙げておく。それは、死に至らない自傷行動をする人とBPD基準に当てはまる人は、ともに女性がほとんどであることだ。ウィディガーとフランセス（Widiger & Frances, 1989）は38の研究をまとめ、BPDの基準に当てはまる人の性別を調べたところ、女性が74％であった。同様に、自殺企図も含め故意に自傷する人は、男性より女性の方が多かった（Bancroft & Marsack, 1977; Bogard, 1970; Greer, Gunn, & Kolller, 1966; Hankoff, 1979; Pearregaard, 1975; Sheidman, Faberow, & Litman, 1970）。さらに人口統計学的に顕著な類似として、BPDと死に至らない自傷行為をする人との間には年齢的な関連性がある。自傷行為をする事例のおよそ75％が、18歳から45歳の間に含まれる（Greer & Lee, 1967; Pearregaard, 1975; Tuckman & Youngman, 1968）。ボーダーライン患者も、比較的年齢層が低い傾向があり（Alhtar, Bryne, & Doghramji, 1986）、BPDの特徴の重症度や有病率は、中年になると低下してくる（Paris et al., 1987）。あとで他の事柄と一緒に論じるが、これら二つのグループの人たちが人口統計学上似ていることから、

両母集団に対してなされた調査研究は別々に行われてはいるが，実は本質的には重複する母集団の人たちを対象にしているのではないかという興味深い可能性が考えられる。残念ながら，自殺行動（suicidal behavior）に関するほとんどの研究では，第Ⅱ軸診断については報告されていない。

本書で記述する治療は，統合的な認知行動療法である弁証法的行動療法（Dialectical Behavior Therapy，以下，DBT）である。DBTは，BPD基準にあてはまるだけでなく死に至らないさまざまな自殺行動を繰り返した既往を持つ女性たちと共に開発し評価してきたものである。私が構築した理論と，本書や別巻のマニュアルに記述した治療プログラムは，男性患者に対しても，また自殺行動のないボーダーライン患者に対しても妥当であり有効であるとも考えられるが，ここで記述した治療プログラムの有効性を証明した実証的基礎データが得られているのは，慢性的な自殺類似行動（parasuicidal behavior，自殺企図を含む意図的な自傷）の既往を持つBPDの女性に限られているということを，読者がまず理解しておくことは重要である（このことを押さえておくために，本書を通じて私は，典型的な患者について言及するときに「彼女」という言葉を使っている）。この患者グループは，おそらくボーダーラインの母集団のなかで最も深刻に障害されている人たちであり，明らかに大多数を構成している。この治療法は柔軟に構成されており，患者の進歩にあわせて治療の進め方を変えられるようになっている。したがって，この治療プログラムはさほど深刻な障害をもたない人にも有効だと考えられる。しかし，現在のところ，そのように対象を拡大することに関しては予測の域を出ておらず，きちんとコントロールされた実証的治療研究にもとづくものではない。

第一節　境界性パーソナリティ障害の概念

1. 定義——四つのアプローチ

境界性パーソナリティ障害（以下，BPD）の公的な概念は，精神病理学の領域では比較的新しいものである。アメリカ精神医学会（APA）によって出版された『精神疾患の診断と統計マニュアル』（DSM）でも，1980年に出版されたDSM-Ⅲの前までは含まれていなかった。診断単位を構成する特徴的な特性群は，ずっと以前から認められていたが，この母集団に関して現在のように関心

が高まったのはおもに，最近新しく公的な地位を獲得したことによっている。その地位は，たくさんの論争や討論なしには達成され得なかった。政治的妥協と実証的データへの関心の両方があって，この「公式な」診断分類と診断基準にたどり着いたものである。

　おそらく最も議論になったのは，この障害の公的な用語として「ボーダーライン」という言葉を使用するかどうかの決定に関してであろう。この用語そのものは，精神分析のコミュニティのなかでは，長い間よく知られたものだった。1938年にアドルフ・スターン（Adolf Stern）が用いたのが最初で，古典的な精神分析が効かず，その当時標準的だった「神経症」（neurotic）や「精神病」（psychotic）という精神医学カテゴリーにあてはまらないようにみえる一群の外来患者を記述するためであった。その当時，精神病理は，「正常」と「神経症」と「精神病」の連続体の上に生じるものとして概念化されていた。スターンは，彼の外来患者の一群を「神経症の境界線グループ」（borderline group of neuroses）で苦しんでいると呼んだ。その後長い間この言葉は，精神分析家の間で，機能的に深刻な問題を持っているが，他の診断カテゴリーにあてはまらず，昔ながらの分析技法で治療するのが難しい患者を会話のなかで表現するときに使われていた。さまざまな理論家が，ボーダーライン患者を，神経症と精神病の境界線の上にいるものとして（Stern, 1938; Schimideberg, 1947; Knight, 1954; Kernberg, 1975），あるいは統合失調症とそうでない人の境界線上にいるものとして（Noble, 1951; Ekstein, 1955），あるいは正常と異常の境界線の上にいるものとして（Rado, 1956）考えてきた。表1-1（8-9頁）は，この用語の初期の定義の例を集めたものである。歳月を経るにつれて「ボーダーライン」という用語は，精神分析のコミュニティにおいては一般的に，パーソナリティ構造（personality organization）の特定の構造と，パーソナリティ機能の深刻さの中間レベルの両方を意味するものとして発展した。この用語には，明らかに後者の概念が含まれている。

　ガンダーソン（Gunderson, 1984）は，長年にわたって持続的に精神分析的な関心が向けられる要因となってきたボーダーラインの人たちの臨床的現象を，比較的独立した次の四つに要約している。第一に，ある患者は，特に構造化されたテストでは明らかによく機能しているが，それにもかかわらず構造化されていないテストでは機能不全の思考スタイル（精神分析用語では「原始的

思考」primitive thinking）を示している。第二に，最初，精神分析に適しているように見えたかなりの人たちで，治療がうまくいかない傾向が非常に強く，しばしば分析を終結して入院させなくてはならなくなる[2]。第三に，ある患者では，他のほとんどの患者とは対照的に，支持的な入院治療プログラムのなかで行動の障害が強まる。最後に，これらの人たちは特徴的に，治療にあたる人物の側に激しい怒りや無力感を引き起こす。これら四つの観察をまとめると，予後が良いような兆候が認められるにもかかわらず，従来の治療形態では効果が現れてこない人の一群が存在しているということが示唆される。これらの人たちが精神療法に入ると，患者もセラピストも情緒状態が悪化するようである。

「ボーダーライン」と呼ばれる人たちの不均質性（heterogeneity）ゆえに，この用語に関連した行動的症候群や病因論をまとめるさまざまな概念的システムが数多く作られてきた。BPDを単一の連続線上に位置づける精神分析的考えとは対照的に，生物学的志向の理論家たちは複数の連続線に沿ってこの障害を概念化した。生物学志向の観点からすると，この障害は，それぞれ独自の病因，経過，予後を持つ臨床的症候群の集まりである。ストーン（Stone, 1980, 1981）は，こうした文献を集中的にレビューして，この障害が，臨床的特徴，家族歴，治療反応性，生物学的指標の点で，主要な第Ⅰ軸障害のいくつかと関連していると結論づけた。その例として彼は，統合失調症，感情障害，器質性脳障害のそれぞれと関連するボーダーラインの三つのサブタイプの存在を示唆している。そして，これらのサブタイプが，「明確な」すなわち「核となる」ケースから，より軽症で容易に同定しにくい形態にまでわたる連続線上に位置するとしている。そして後者の同定しにくいケースに「ボーダーライン」という用語が適用されているのである（Stone, 1980）。最近の理論的論文および研究論文は，ボーダーライン症候群を主として感情障害の連続線上に位置づけられたものとして概念化する方向に向いている（Gunderson & Elliot, 1985）。しかし，この見解に疑問を投げかける実証的データも蓄積されつつある。

ボーダーライン現象を理解するための三番目のアプローチは，チャタム（Chatham, 1985）によって，「折衷的-記述的」（eclectic-descriptive）アプローチと名づけられたものである。このアプローチは現在のところ，基本的にDSM-Ⅳ（APA, 1991）やガンダーソン（Gunderson, 1984）の仕事によって

表1-1 ボーダーラインの条件——初期の定義と相互の関係

■スターン (Stern, 1938)
1. 自己愛——セラピストおよび人生の初期における重要な他者を理想化すると同時に軽蔑的に脱価値化する。
2. 精神的な出血 (psychic bleeding)——危機直面時の麻痺, 無気力, あきらめ傾向。
3. 極端な過敏性——軽度の批判や拒絶に対する過剰反応。パラノイアを疑わせるが, 完全な妄想 (delusion) というには足りない程度。
4. 精神的・身体的な硬直——通常の観察者にも容易に見て取れるような緊張と姿勢の硬い状態。
5. ネガティブな治療反応——力になろうとするセラピストの解釈が落胆させられるものとして体験される, あるいは愛情と評価の欠如の現れとして経験される。続いて抑うつや怒りの爆発, ときには自殺のジェスチャーが生じることもある。
6. 体質的劣等感——メランコリアを示す者, 小児性のパーソナリティを示すものがいる。
7. マゾヒズム。しばしば重度のうつを伴う。
8. 器質的不安定さ——特に対人的分野で, 多くのストレスに耐える能力の体質的欠如。
9. 投影機制——外界化への強い傾向。患者はときに妄想的観念に近づくことがある。
10. 現実検定の困難——他者に関する誤った共感機構。他者についての部分的対象表象をその人全体の適切で現実的な知覚に融合できない。

■ドイッチュ (Deutsch, 1942)
1. 患者にとって自我不同的でも障害的でもない離人症。
2. 他者との自己愛的同一化。自己に同化されるのではなく, 繰り返し行動化される。
3. 十全に維持された現実把握。
4. 対象関係の貧しさ。愛を得る手段として他者の性質を採用する傾向を伴う。
5. 攻撃的傾向をすべて受動性によって覆い隠し, やや愛想の良い雰囲気を備えているが, その愛想の良さは容易に邪悪へと転換する。
6. 内的な空虚。患者は次々と社会的または宗教的団体に身を投じることでこの空虚を癒やそうとする。今年加わっている団体の主義が去年の団体の主義と相容れなくともかまわない。

■シュミッドバーグ (Schmideberg, 1947)
1. 日常性, 規則性に耐えられない。
2. 社会的慣行規則の多くを破る傾向。
3. しばしば約束の時間に遅れ, 支払いに関して信頼できない。
4. セッション中, 再び関係を作り直すことができない。
5. 治療への動機づけが乏しい。
6. 意味のある洞察を行えない。
7. 常に何か恐ろしいことが起こっているような混沌とした生活を送っている。
8. 裕福でない場合, 非常に犯罪的な行為に関わる。
9. 情緒的な接触を容易に確立できない。

■ラドー (Rado, 1956) (extractive disorder)
1. フラストレーションに我慢できず, 耐えられないこと
2. 怒りの爆発
3. 無責任
4. 興奮性
5. 寄食生活
6. 享楽主義
7. うつの発作

8. 感情への飢餓

■エッサーとレッサー（Esser & Lesser, 1956）（hysteroid disorder）
1. 無責任
2. 不安定な職歴
3. 人間関係が混乱して満たされず，深まったり永続したりしない。
4. 幼児期に情緒的問題と障害的な習慣パターンの既往（たとえば，ある程度の年齢になってからの夜尿症）
5. 性的な混乱。しばしば，性欲欠如と性的放縦とが組み合わさる。

■グリンカー，ワーブル，ドライ（Grinker, Werble, & Drye, 1968）
1. 主要な，あるいは唯一の感情が怒り
2. 感情的（対人）関係の欠陥
3. 一貫した自己同一性の欠如
4. 生活を特徴づけるうつ
　サブタイプⅠ：精神病性境界（psychotic border）
　　不適切・非適応的行動
　　自己同一性と現実の感覚の欠如
　　ネガティヴな行動と表出される怒り
　　うつ
　サブタイプⅡ：核となる境界性症候群（core borderline syndrome）
　　他者との変動する関わり
　　行動化される怒り
　　うつ
　　一貫しない自己同一性
　サブタイプⅢ：適応的，非感情的，防衛的，「かのような」（adaptive, affectless, defended, "as if"）
　　適応的・適切な行動
　　相補的関係
　　薄い感情，自発性の欠如
　　引きこもりや知的説明による防衛
　サブタイプⅣ：神経症との境界（border with the neuroses）
　　依存性うつ
　　不安
　　神経症的・自己愛的性質との類似

［出典　*The Borderline Syndromes: Constitution, Personality, and Adaptation*, by M. H. Stone, 1980, New York: McGraw-Hill. Copyright Ⓒ 1980 by McGraw-Hill. 許諾を得て転載］

具体化されており，ボーダーラインの一群の診断基準を定義として用いている。定義に用いられている特徴は，大部分は識者の意見の一致にもとづいて作成されたものであるが，現在では，より洗練された定義にするために実証的データがある程度利用されている。たとえば，ガンダーソンの基準（Gunderson & Kolb, 1978; Gunderson, Kolb, & Ausin, 1981）はもともと，文献のレビューと，ほとんどの理論家が記述してきたボーダーライン患者の六つの特徴の抽出にも

とづいて開発されたものである。ザナリーニ，ガンダーソン，フランケンバーグ，チョーンシー（Zanarini, Gunderson, Frankenburg, Chauncey, 1989）は最近，BPDと他の第Ⅱ軸診断との実証的な判別力を改善するために，自分たちが使っているBPDの基準を改定した。しかしながら，最新版でさえも，新しい基準を選ぶ方法は明らかにされていない。実証的導出ではなく，臨床的基準にもとづいているようである。同様に，DSM-Ⅲ，DSM-Ⅲ-R，新しいDSM-Ⅳで取りあげられたBPDの基準は，アメリカ精神医学会（APA）の委員会の意見の一致にもとづいて定義づけられているが，これは，委員会メンバーの理論的方向性の組み合わせと，精神科医がこの用語を実践でどのように使うかというデータと，現在までに集められた実証的データにもとづいて作成されたものである。BPDの定義に用いられている最新の基準は，DSM-Ⅳの診断基準とボーダーライン診断面接-改訂版（Diagnostic Interview for Borderline-Revised: DIB-R）の基準である。両者を表1-2に列挙した。

　ボーダーライン現象を理解しようとする四番目のアプローチは，ミロン（Millon, 1981, 1987a）によって提案された生物社会的学習理論（biosocial learnig theory）にもとづくものである。ミロンは，このパーソナリティ障害を記述するのに「ボーダーライン」という用語を使用することに最もはっきりと反対している一人である。その代わりに，この障害の中心と彼がみている行動と気分の不安定さを強調した「循環性パーソナリティ」（cycloid personality）という用語を提案している。ミロンの見解によれば，ボーダーライン・パーソナリティのパターンは，それまではさほど深刻ではなかったパーソナリティのパターンが，悪化した結果として生じる。ミロンは，ボーダーラインの人の間にはさまざまに異なった背景因子が見受けられることを強調し，数多くの異なった経路を経てBPDへといたる可能性を示唆している。

　本書で私が呈示する理論は，生物社会理論を基にしており，ミロンのものと多くの点で類似している。この障害の病因に関して，私たちはともに，生物学的な影響と社会的学習の影響との間の双方向の相互作用を強調している。ミロンとは異なり，私は独立したBPDの定義を作成してはいない。しかし私は，自分自身を傷つけ，切りつけ，または自殺をしようと繰り返し企てるといった，ボーダーラインの下位群に関連している多くの行動パターンを整理した。これらのパターンについては第3章で詳しく論じるが，表1-3は，説明目的でそれ

表1-2　境界性パーソナリティ障害（BPD）の診断基準

■ DSM-IV *
1. 現実に，または想像のなかで見捨てられることを避けようとするなりふりかまわない努力（基準5で取り上げられる自殺行為または自傷行為は含めないこと）
2. 理想化とこき下ろしとの両極端を揺れ動くことによって特徴づけられる，不安定で激しい対人関係様式
3. 同一性障害：著明で持続的な不安定な自己像または自己感
4. 自己を傷つける可能性のある衝動性で，少なくとも二つの領域にわたるもの（例：浪費，性行為，物質乱用，無謀な運転，むちゃ食い——基準5で取り上げられる自殺行為または自傷行為は含めないこと）
5. 自殺の行動，そぶり，脅し，または自傷行為の繰り返し
6. 顕著な気分反応性による感情不安定性（例：通常は2～3時間持続し，2～3日以上持続することはまれな，エピソード的に起こる強い不快気分，いらいら，または不安）
7. 慢性的な空虚感
8. 不適切で激しい怒り，または怒りの制御の困難（例：しばしばかんしゃくを起こす，いつも怒っている，取っ組み合いの喧嘩を繰り返す）
9. 一過性のストレス関連性の妄想様観念または重篤な解離性症状

■ ボーダーライン診断面接-改訂版（DIB-R）**
〈感情〉
1. 慢性的／大うつ病
2. 慢性的無力感／絶望感／無価値感／罪悪感
3. 慢性的怒り／頻繁な怒りの行動化
4. 慢性的不安
5. 慢性的孤独感／倦怠感／空虚感
〈認知〉
6. 奇妙な志向／異常な知覚経験
7. 非妄想的パラノイド経験
8. 擬似精神病的経験
〈衝動的行動パターン〉
9. 物質乱用／依存
10. 性的逸脱
11. 自傷
12. 操作的自殺の努力
13. その他の衝動的パターン
〈対人関係〉
14. 孤独に耐えられない
15. 見捨てること／飲み込まれること／消滅させられることへの懸念
16. 反対依存／助けやケアをめぐる深刻な葛藤
17. 荒れた人間関係
18. 依存性／マゾヒズム
19. 非価値化／操作性／サディズム
20. 要求がましさ／権利の保有
21. 治療の後退
22. 逆転移問題／「特殊な」治療関係

＊訳注　『DSM-IV-TR 精神疾患の分類と診断の手引』（医学書院，2002）より。原書はDSM-IVの草稿を引用しているため，若干異なる部分がある。
＊＊ [出典　"The Revised Diagnostic Interview for Borderlines: Discriminating BPD from Other Axis II Disorders" by M. C. Zanarini, J. G. Gunderson, F. R. Frankernburg, & D. L. Chauncey, 1989, *Journal of Personality Disorders*, 3 (1), 10-18. Copyright 1989 by Guilford Publications, Inc. 許諾を得て転載]

表1-3 境界性パーソナリティ障害（BPD）の行動パターン

1. 情動的脆弱性
   ネガティヴな情動刺激に対する高い感受性，情動的な激しさ，情動的基準状態になかなか戻らないこと，ならびに情動的脆弱性の自覚と経験など，ネガティヴな情動を制御することの広範な困難のパターン。非現実的な期待と要求のために社会的環境を非難する傾向を伴う場合もある。
2. 自己不認証
   自分の情動反応，思考，信念，行動を不認証化する，すなわち承認できない傾向。自分に対する非現実的に高い水準と期待。激しい羞恥，自己嫌悪，自身への怒りを伴う場合もある。
3. 止むことのない危機
   ストレスに満ちたネガティヴな環境的出来事，混乱，妨害が頻繁にあるパターン。当人の機能不全的ライフスタイルが原因の出来事も，不適切な社会環境が原因の出来事もあり，避けられない，偶然の出来事も多くある。
4. 悲嘆の抑制
   ネガティヴな情動反応，特に，悲しみ，怒り，罪悪感，羞恥，不安，パニックなど，悲嘆と喪失に関連する情動反応を抑制し，過剰統制する傾向。
5. 積極的受動性
   自分の問題の解決に積極的に関与できないなど，対人関係での問題解決に受動的なスタイルをとる傾向。しばしば環境中の他者に問題解決を求めることを積極的に試みる。学習性無力感，絶望感。
6. 見かけ上のコンピテンス
   実際よりも能力（コンピテンス）があるように見せようとごまかしをする傾向。たいていの場合，そうなる理由は，その能力を期待される気分，状況，時の全体に般化できないことと，情緒的苦悩について適切な非言語的手がかりを表示できないことにある。

を概説したものである。

　一般に，機能不全的な行動の定義や診断カテゴリーに関しては，行動主義の理論家や認知理論家は，ここで取り上げた他の志向を持つ理論家に匹敵するような提案をしていない。これは，第一に，行動主義者がパーソナリティやパーソナリティ組織を推論して理論化することに疑問を持っているからであり，「障害」そのものよりはむしろ種々の障害と関連している行動的，認知的，感情的現象を理解し治療することの方を好むからである。一方，認知理論家は，ボーダーラインの行動パターンの病因について定式化している。これらの理論家たちはBPDを，人生の初期に発達した機能不全の認知スキーマの結果と考えている。純粋な認知理論はさまざまな点で，比較的認知志向の精神分析理論と類似している。ここで記述したボーダーラインの現象学のさまざまな方向性についての概要を，表1-4として示した。

第1章 境界性パーソナリティ障害——概念，論争，定義

表1-4 境界性パーソナリティ障害（BPD）に対する主要な理論の方向性

理論	精神分析的	生物学的	折衷的	生物社会的	認知的
1. 主な理論家	アドラー，ケネンバーグ，マスターソン，マイスナー，リンズリー	アキスカル，アドロニス，コードナー，ガードナー，ホッホ，カサニン，D. クライン，ケティ，ポラティン，ソロフ，ストーン，ウェンダー	フランシス，グリンカー，ガンダーソン，スピッツァーのDSM-III, DSM-III-R, DSM-IV	リネハン，ミロン，ターナー	ベック，プレッツァー，ヤング
2. 「ボーダーライン」の意味	精神構造的レベルまたは精神力動的葛藤	大きな障害の軽度のもの	特定のパーソナリティ障害	特定のパーソナリティ障害	特定のパーソナリティ障害
3. 診断の基礎となるデータ	症状，推測される精神内構造，転移	臨床的症状，家族-遺伝的既往，治療反応性，生物学的マーカー	症状と，行動観察，精神力動，心理学的検査（WAIS，ロールシャッハ）データの組み合わせ	行動観察，構造化面接，行動反応に基礎づけられたデータ	行動観察，構造化面接，行動反応に基礎づけられた検査のデータ
4. 障害の病因	養育，性質，運命*	性質**	特定せず	性質，養育	養育
5. 患者集団の構成	均質：精神内構造 不均質：記述的症状	不均質：全サンプル 均質：各サブタイプ	不均質	不均質	特定せず
6. 診断サブタイプの重要性	重要ではない（マイスナーを除く）	重要	ある程度重要	重要	特定せず
7. サブタイプ診断の基礎	—	病因	グリンカーとガンダーソン：臨床的 DSM：臨床的かつ病因論的	行動パターン	特定せず
8. 推奨治療	修正した精神分析，直面化精神療法	化学療法	特定せず	修正した行動／認知行動療法	修正した認知療法

[出典 *Treatment of the Borderline Personality*, by P. M. Chatham, 1985, New York: Jason Aronson. Copyright 1985 by Jason Aronson, Inc. 許諾を得て転載］

* 認知的要素も，運命も影響しうる。カーンバーグ以外の理論家は，養育を主要原因と考えている。
** ストーン（Stone, 1981）は，成人の全BPDのうち純粋に心因的に生じたものは10-15%と考えている。

2. 診断基準——再編

　最近，定義されたBPDの基準は，行動面，情動面そして認知面での不安定さと制御不全のパターンを反映したものになっている。これらの障害は，表1-5に列挙した五つのカテゴリーに要約することができる。これは私が通常の基準を若干再編したものだが，表1-2で示したDSM-ⅣとDIB-Rの基準について以下に論じる五つのカテゴリーと比較してみれば，基準を再編しただけで再定義はしていないということが分かっていただけるだろう。

　第一に，ボーダーラインの人は，一般的に情動の制御不全を経験している。情動反応は高度に敏感である。こうした人たちは一般にエピソード的な抑うつ，不安，いらいら感に苦しんでおり，怒りと怒りの表出にも問題を抱えている。第二に，ボーダーラインの人はしばしば対人関係の制御不全を経験している。彼らの対人関係は，混沌としていて，激しく，問題が多い点に特徴がある。こうした問題があるにもかかわらず，ボーダーラインの人は，対人関係を解消することが非常に困難であると気づくことがしばしばある。むしろ，重要な人物が自分から離れていかないようにするために，なりふりかまわず必死で努力する。たいていの人は，安定した肯定的な対人関係のなかではうまくやっていけるが，そうでない場合にはうまくやっていけないものなのだが，私の経験では，ボーダーラインの人は特にその傾向が強いようである。

　第三に，ボーダーラインの人は行動の制御不全のパターンを示す。このことは，自殺行動ならびに極端で問題の多い衝動的行動によって裏付けられる。自傷や自己切傷あるいは自殺企図は，この人たちによく見られるものである。第四に，ボーダーライン患者は，ときおり，認知的な制御不全に陥る。離人症や解離や妄想を含めた非精神病性の思考の制御不全がストレスの多い状況下でときおり短期的に現れ，ストレスが軽減されるとそれらは消失する。最後に自己感覚の制御不全も一般的に見られる。ボーダーラインの人が，自己感覚が全く無いと言ったり，空虚感を訴えたり，自分が誰だか分からないと報告したりすることは珍しくない。実際，BPDを自己の制御と自己の経験に関する広汎な障害と考えることもできる。グロトスタイン（Grotstein, 1987）もこうした考えを提唱している。

　この再編は，ステファン・ハート（Stephen Hurt），ジョン・クラーキン

表1-5 境界性パーソナリティ障害（BPD）患者と自殺類似行動をする人との特徴比較

BPD	自殺類似行動
■情動の制御不全	
1. 情動的不安定性	1. 慢性的マイナス感情
2. 怒りに問題を抱える	2. 怒り，敵対性，いらいら感
■対人関係の制御不全	
3. 不安定な人間関係	3. 葛藤的な人間関係
4. 喪失を避けようとする努力	4. 脆弱なソーシャルサポート
	5. 突出した対人関係問題
	6. 受動的な対人関係問題解決
■行動の制御不全	
5. 自殺の脅し，自殺類似行動	7. 自殺の脅し，自殺類似行動
6. 自傷，衝動的行動（アルコールや薬物の乱用など）	8. アルコールや薬物の乱用，性的放縦
■認知的な制御不全	
7. 認知的混乱	9. 認知的硬さ，二分法的思考
■自己の機能不全	
8. 不安的な自己，自己像	10. 低い自尊心
9. 慢性的な空虚感	

（John Clarkin）とその共同研究者たちが収集した興味深いデータによって裏づけられている（Hurt, et al., 1990; Clerkin, Hurt, & Hull, 1991; Hurt, Clarkin, Monroe-Blum, & Marziali, 1992のレビューを参照）。彼らは，DSM-Ⅲの八つの基準に階層的クラスター分析を適用して，基準が三つのクラスターに分けられることを見出した。同一性クラスター（慢性的空虚感や退屈感，同一性障害，一人でいることに耐えられないこと），感情クラスター（変わりやすい感情，不安定な対人関係，激しく不適切な怒り），そして衝動クラスター（自己を傷つける行為と衝動性）である。認知の制御不全がこの結果には現れていないが，それは，クラスター分析がDSM-Ⅲの基準にもとづいているからである。DSM-ⅢのBPDの基準は，認知の不安定性を含んでいなかった。

BPDの診断手法は多数存在している。最もよく使われる研究手段はオリジナルのDIBで，これは初めに述べたようにガンダーソンら（Gunderson et al., 1981）によって開発され，ザナリーニら（Zanarini et al., 1989）によって最近改定されたものである。臨床診断に最も一般的に使われている基準は，『診

断・統計マニュアル』（DSM）の各版に挙げられている基準で，最新版はDSM-Ⅳである。表1-2に示したように，DIB-RとDSM-Ⅳとの間には，実質的な重複がある。これは驚くに当たらない。なぜならガンダーソンはオリジナルのDIBを開発し，かつDSM-Ⅳの第Ⅱ軸策定ワークグループの座長でもあったからである。患者をスクリーニングするのに適した自己記入式の手法もたくさん存在している（Millon, 1987b; Reich, 1992のレビューを参照）。

第二節　自殺類似行動の概念

　致命的でない自傷の命名については多くの議論が繰り返されてきた。意見の不一致は全体的に，その行動に必要な意図の度合いと種類をめぐって展開してきた（Linehan, 1986; Linehan & Shearin, 1988）。1977年にクライトマン（Kreitman）は「自殺類似行動」（parasuicide）という用語を，①致命的でない，故意の自傷行動で，実際の生体組織の損傷や疾病や死の危険を伴うもの，あるいは，②身体的損傷や死を引き起こそうとする明確な意図を伴う，処方されていない薬物またはその他の物質の摂取，または処方薬剤の過量服用，の名称として紹介した。クライトマンが定義した自殺類似行動は，本当の自殺企図と死ぬつもりがほとんどあるいは全くない自傷（自ら身体を切りつけたり，自らやけどを負わせるようなものを含む）の両方を含んでいる[3]。自殺類似行動には，気持ちを高揚させるために，夜普通に寝るために，もしくは自己治療として，処方されていない薬物を服用することは含まれない。これはまた，次のような行為とも区別される——故意に自ら手を下して死に至った自殺，本人が自殺するつもりだとか自分を傷つけるつもりだとか言いながらまだそうした行為には及んでいないような自殺の脅し，ほとんど自殺に近い行動で自分を危険にさらすが，行為を完遂しきるには至っていない（たとえば，橋からぶらさがる，薬を口のなかに入れるが飲み込もうとしないなど），自殺念慮。

　自殺類似行動は，一般に「自殺のジェスチャー」（suicide gesture）や「操作的自殺企図」（manipulative suicide attempt）とラベルづけされている行動も含んでいる。「自殺類似行動」という言葉は，二つの理由で他の言葉より好ましい。第一に，動機的な仮説を記述的な説明と混同していないということがある。「ジェスチャー」や「操作的」や「自殺企図」といった用語は，その行動

が，何かを伝える企て，ひそかに他者に影響を与えるための企て，あるいは自殺を犯そうとする企てなどによって動機づけられたものであると仮定している。しかしながら，自殺類似行動には，気分の制御（たとえば不安の減少）のような，他の動機が存在する可能性がある。それぞれのケースで，注意深いアセスメントが必要であるが，そうしたアセスメントをすでに行ったかのような記述を用いると，その必要性が曖昧になってしまう。第二に，自殺類似行動は，軽蔑の意味をあまり含まない言葉である。「操作者」（manipulator）とラベルづけされた人を好きになることは難しい。これらの人びとは治療が困難なために，すぐに「犠牲者を非難」する形になりがちで，結果として患者を嫌うことになる。しかし，ボーダーライン患者を好きになることは，患者を助けることにつながる（Woollcott, 1985）。これは特に重要な問題であり，少し後にさらに議論することにする。

　自殺類似行動の研究は，典型的には，自殺類似行動の既往がある人とそうした既往がない他の人とを比較する形で行われてきている。対照群は，自殺既遂者や自殺念慮を有する人のような他の自殺群，自殺的ではない精神科患者，または精神科患者ではない統制群などである。第Ⅰ軸診断別に比較が行われることもあるが，そのような方法が必ずとられているわけではない。実際，その種の研究の目的の一つは，どの診断的カテゴリーがその行動と最も関係しているかを同定することにある。ごく最近のデータで，第Ⅱ軸診断別の比較が行われているがその数は少なく，第Ⅱ軸診断の報告を含むものもまれである。それにもかかわらず，自殺類似行動の文献をレビューすれば，自殺類似行動をする人に帰属される特徴とボーダーライン患者に帰属される特徴の間の類似性に目を引かれる。

　自殺類似行動をする人の情動の特徴は，慢性的で嫌悪的な情動の制御不全である。自殺類似行動をする人は，自殺的でない精神科患者や精神科にかかっていないグループより，怒っていて，敵対的で，いらだっている（Crook, Ruskin, & Davis, 1975; Nelson, Nielsen, & Checketts, 1977; Richman & Charles, 1976; Weissman, Fox, & Klerman, 1973）。また，自殺既遂者（Maris, 1981）や他の精神科患者や精神科にかかっていない人よりも（Weissmann, 1974），抑うつ的である。対人面での制御不全の存在は，敵対性と要求がましさと葛藤に特徴づけられる対人関係により裏付けられている（Weissmann, 1974; Miller,

Chiles, & Barnes, 1982; Green et al., 1966; Adam, Bouckoms, & Scarr, 1980; Taylor & Stansfeld, 1984)。人間関係を見ると，自殺類似行動をする人は，ソーシャルサポート・システムが脆弱である (Weissmann, 1974; Slater & Depue, 1981)。質問されると，生活における主要な問題は対人場面であると答える (Linehan, Camper, Chiles, Strosahl, & Shearin, 1987; Maris, 1981)。物質乱用や性的放縦や以前の自殺類似行為のような行動的制御不全のパターンがしばしば認められる (Linehan, 1981のレビュー参照。Maris, 1981も参照)。一般にこれらの人びとが，自分の情動的，対人関係的，行動的ストレスに効率的に対処するのに必要な認知的スキルをもっていることは少ない。

認知的問題には，認知的硬さ (Levenson, 1972; Neuringer, 1964; Pasiokas, Clim, & Luscomb, 1979; Vinoda, 1966)，二分法的思考 (Neuringer, 1961)，抽象的な対人関係問題の解決能力の貧弱さ (Goodstein, 1982; Levenson & Neuringer, 1971; Schotte & Clum, 1982) がある。問題解決の障害は，（一般ではない）特定のエピソード記憶の能力の欠損と関連しているのかもしれない (Williams, 1991)。この点は，他の精神科患者と比べたときに，自殺類似行動患者に特に見られる特徴である。共同研究者と私は，自殺類似行動をする人は，対人関係でより受動的（あるいは依存的）な問題解決スタイルを示すことを見出した (Linehan et al., 1987)。これらの人たちの多くは，情動および対人関係面での困難に直面したときに，自分にとって耐えがたく解決不可能なように見える生活から逃れるために行動を計画するのだと報告する。ボーダーラインの人と自殺類似行動する人の特徴の比較を表1-5に示した。

第三節　境界性パーソナリティ障害と自殺類似行動との重複

初めに記したように，私の治療研究と臨床活動は，慢性的に自殺類似行動を繰り返していて境界性パーソナリティ障害（以下，BPD）の基準も満たしている人たちとともに行ってきた。私は，これらの特定の人たちは，特有な形でBPDの基準を満たしていると考えている。DSM-Ⅳの基準から予想されるよりも抑うつ的に見えるのである。また，怒りの過剰なコントロールと制止をしばしば示すが，このことは，DSM-ⅣでもDIB-Rでも検討されていない。私は

DSM-ⅣやDIB-Rで使われているような軽蔑的な用語を通じて，これらの患者を見ることはしない。これらの問題に対する私の臨床的経験と推論は，次の通りである。

1．情動の制御不全──抑うつ

DSM-Ⅳの「感情不安定性」(affective instability) は，通常2〜3時間持続し，2〜3日以上持続することはまれな，エピソード的に起こる抑うつ†，いらいら，あるいは不安を引き起こす気分の顕著な反応性として述べられている。これには，ベースラインの気分は，特にネガティヴであったり，抑うつ的であったりしないという意味が含まれている。しかし私の経験では，自殺類似行動をするボーダーライン患者のベースラインの感情状態は，一般に極度にネガティヴなものである。少なくとも抑うつ的な面においてはネガティヴである。たとえば，BPDの基準と近日中の自殺類似行動の基準の両方を満たす私のクリニックの女性患者41人のうち71％が，大感情障害の基準を満たし，24％が気分変調症の基準を満たしていた。私たちの最も新しい治療研究では (Linehan, Armstrong, Suarez, Allman, & Heard, 1991)，抑うつと絶望感が明らかに定常的に1年以上にわたって存在していたという自己報告に，私も共同研究者も驚いた。このことから，慢性的な抑うつ，絶望感，無価値感，罪悪感，無力感を強調しているDIB-Rの方が，DSM-Ⅳよりも，自殺類似行動をするボーダーライン患者を特徴づけているように思える。

2．情動の制御不全──怒り

DSM-ⅣもDIB-Rも，ボーダーラインの機能のなかで怒りのコントロール不全の問題を強調している。頻発する強烈な怒りや怒りの行動は，どちらの基準にも含まれている。たしかに私たちのクリニックの多くの自殺類似行動をするボーダーライン患者もこの基準を満たしている。しかし，怒りの感情を過剰にコントロールするという特徴のある患者も，また多く存在している。これらの人たちは，怒りを現すことがあるとしてもごくまれで，実際，怒り，もしくは少なくともアサーティヴな行動が適切な場合でも，受動的で従属的な行動パターンを示すのである。どちらのグループも怒りの表現に問題を抱えている。一方は怒りの過剰表出であり，もう一方は怒りの過少表出である。後者の場合

は，ときに，過去の怒りの過剰表出の既往と関連していることもある。怒りを過少表出するほとんどすべてのボーダーライン患者は，怒りの表出に恐れや不安を抱いている。ほんのちょっとした怒りを表出するだけで，コントロールを失うのではないかという恐れを抱くことがあるし，小さな怒りの表現でさえもその相手に報復されるのではないかと恐れを抱くこともある。

3.「操作」などの軽蔑的記述

　DSM-ⅣもDIB-Rもいわゆる「操作的」（manipulative）行動をボーダーライン症候群の一部として強調している。残念ながら，どちらの基準もそのような行動をどのように操作的に（operationally）定義したかを特に明確にはしてない。「manipulate」という動詞は，『アメリカンヘリテージ辞典』（Morris, 1979）では，「抜け目なく，あるいは迂回して影響を与える，あるいは操ること」と定義してある。また『ウェブスター・ニュー・ワールド辞典』（Guralnik, 1980）には，「しばしば不公正な，詐欺的なやり方で，巧妙に，または影響を抜け目なく利用することによって操る，あるいはコントロールすること」とある。どちらの定義でも，操作的な人は，直接的でない，迂回したずるい方法で，他の人に影響を与えようと企てるということになる。

　これは，ボーダーラインの人に典型的な行動であろうか。私自身の経験からすると，そうではない。実際，ボーダーラインの人が他の人に影響を与えようとするとき，典型的には直接的で強引であるし，むしろ無器用である。たしかにボーダーラインの人が他者に影響を与えることはある。最も影響を与える行動は，自殺類似行動や差し迫った自殺の脅しであることがしばしばであり，それ以外に，最も影響を与える行動が，激しい苦痛や苦悶，あるいは，自分自身では解決できないような今現在の危機を伝えようとするコミュニケーションであることもある。このような行動やコミュニケーションがあるからといって，操作的であるという根拠にはならないのはもちろんである。そうでなければ，苦しんだり危機に直面したりしている人の苦悩の伝達に対して私たちが反応している場合も，それらの人たちが私たちを「操作している」と言わなければならないことになってしまう。本質的な疑問は，ボーダーラインの人が，これらの行動やコミュニケーションを，巧妙に，抜け目なく，詐欺的に他者に影響を与えようとして，わざと使っているかどうかである。このような解釈は，ボー

ダーラインの人たちが自分の意図について行った自己報告とはほとんど一致しない。行動の意図は，自己報告によってのみ推し量ることができる。したがって，本人の否定にもかかわらずこれらの意図が存在するというためには，ボーダーラインの人たちが慢性的な嘘つきであるとするか，無意識的な行動の意図という観念を構築する必要がある。

　ボーダーラインの人たちはしばしば嘘をつくと主張している理論家もいるが，これに答えるのは難しい。一つの例外を除いて，私の経験では，そのようなことはない。その一つの例外とは，薬物の管理が厳しい環境下で，違法薬物や処方薬物の使用が関連しているものである。これについては第15章で論じる。自殺を考えているボーダーライン患者と関わった私自身の経験では，しばしば行われる「操作的」という自殺行動の解釈が，自分が認証されず，誤解されているという患者の気持ちの主な原因となってきた。患者自身の観点からすれば，自殺行動は，深刻で，ときにはなりふりかまわない自殺念慮と，生き続けるかどうかについての両価感情を反映しているものなのである。患者が極端な考えを伝えたり極端な行動を演じたりすることには，コミュニケーションの相手に助けてもらいたい，または救いだしてもらいたいという欲求が伴っているかもしれないが，それは，援助を得るために患者がそうしたやり方で行動しているということを必ずしも意味しない。

　おびただしい自殺行動や自殺の脅し，批判や拒否に対する極端な反応性，そして自分自身の行動に影響しているたくさんの要因を本人がしばしば明確にできないことが，他の人びとにとって操作的と感じられることがときにある。しかしながら，ある行動の影響——この場合は，他の人に操作的と感じさせること——から行動の意図まで推測することは，単純に論理の誤りである。環境に与える影響に行動が影響を受ける（行動論的用語としての「オペラント行動」）という事実は，行動に関する個人の意図についてほとんど何も明らかにしてはいない。機能から意図を明らかにすることはできない。たとえば，ある人は，批判されると決まって自殺の脅しをする。もし，そのあといつも批判がおさまって安心が与えられると，批判と自殺の脅しの関係が強まってくることは確かだろう。しかし，そうした関係があるからといって，それはその人が批判者の行動を脅しによって変えようと試みた，または変えようと意図したということを意味してはいないし，その人がその関係に気づいているということすら意味

していない。したがって，その行動はどんな標準的な単語の使用法においても，操作的とは言えない。そのとき「操作」が無意識的に行われているというのは，臨床的推論にもとづいたトートロジーにすぎない。こうした推論が本質的に軽蔑的であり，臨床的推論が一般に信頼性が低いことから（Mischel, 1968のレビューを参照），ほとんどのケースでそうした推論は正当化されない。

　DSM-ⅣやDIB-Rでは，他にも軽蔑的な用語がたくさん使われている。たとえば，DSM-Ⅳの不安定な自己像（unstable self-image）という基準案のなかに，「典型的には，助けを求める困窮した嘆願者から，正義の復讐に燃えた犠牲者への変化を含む」という文がある。まず「正義の復讐に燃えた犠牲者」（righteous and vengeful victim）という語をとりあげてみよう。このような語の使用は，このような態度が，何らかの形で機能不全的で，病理的であるということを示している。しかしながら，BPD基準にあてはまる76％以上の女性が，本当に児童期に性的虐待の犠牲者だったということが最近証明され，また，ネグレクトや身体的虐待も受けていたことも証明されている（第2章のこれらのデータのレビュー参照）。このことから，このような態度は，現実と一致していることが分かる。

　あるいは，「要求がましい」（needy）という語について考えてみよう。強い苦痛にある人を「要求がましい嘆願者」（needy supplicant）と表わすことは，不合理でないようにみえる。実際，現在の苦痛の状態からよくなろうとするために必要なことを得ようとするならば，このような態度は欠かせないものであろう。一般にリソースが不足しているときや，助けを求めている人が必要な助けを「買う」ためのものを十分に持っていないときには特にそうである。ボーダーラインの人はこうした状況であることが多い。私たちメンタルヘルスの世界にいるものは，ボーダーラインの人を助けるためのリソースをほとんど持っていない。ボーダーラインの人に私たちが提供できるものが限られているのは，一人のケア提供者として，自分の時間や生活を他の義務や要求のために使わなければならないからである。ボーダーライン患者が最も望む私たちの時間や注意や世話は，一週間のうちの決められた時間のなかでしか得ることができない。また，ボーダーラインの人たちは，必要とするものをいま以上に得られる可能性がある対人関係を見つけ，発展させ，維持する対人関係スキルをもっていない。他の人が合理的に与えられる以上のものを必要としていること（needing）

を，過度に「要求がましい」と言ってしまうことは，あまりに破壊的だと思う。極度の疼痛を感じている熱傷患者やがん患者がそのように振る舞っているときに，私たちは普通，彼らを「要求がましい嘆願者」とは言わない。私の推測では，もしそうした患者の鎮痛薬を中止すれば，きっとボーダーライン患者と全く同じように動揺するだろう。

　プロのケア提供者はこれらの用語を軽蔑的に使っているわけではないと主張することはできるだろう。たしかにそうかもしれない。しかし，こうした軽蔑的用語によって，ボーダーライン患者に対する同情や理解，思いやりの態度が増すとは私には思えない。逆に，こうした用語によって，多くのセラピストで，ボーダーライン患者との情緒的距離が広がり，怒りが生み出される。またこのような言葉が，すでに情緒的距離や怒りやフラストレーションが起こっていることを反映している場合もある。私が努力している理論の主要な目標の一つは，科学的に健全で，判断的でも軽蔑的でもないニュアンスを持ったBPDの理論を展開することにある。つまり，そうした理論は，有効な治療テクニックと同時に思いやりのある態度を導きだすべきものだと考えているのである。このような態度は，特にボーダーラインの人びとにとって必要なものである。ボーダーライン患者を助けるための私たちの手段は，限られている。ボーダーライン患者の嘆きは強烈で，遠慮がない。そして，助けようとする私たちの試みの成否により，極端な結果に至ることもあり得るのである。

第四節　境界性パーソナリティ障害のセラピー　　　　　──概観

　私が開発した治療プログラム──DBT──の大半は，自殺行動も含めたBPDの問題に対して広範囲にわたって認知・行動療法（cognitive and behavior therapy）の戦略を適用したものである。アセスメントの重視，現在の行動のデータ収集，治療標的の正確な操作的（operational）定義，セラピー・プログラムへの患者の方向づけの意識や治療目標への相互的コミットメントを含むセラピストと患者の協働的作業関係，標準的認知・行動療法テクニックの適用など，すべてが標準的認知行動療法（cognitive-behavioral therapy）を示唆している。問題解決（problem solving），暴露法（exposure technique），スキル・

トレーニング（skill training），随伴性マネジメント（contingency management），認知修正（cognitive modification）などの核となる治療手続きは，認知・行動療法において長年にわたって，重要でありつづけたものである。手続きのそれぞれのセットには，おびただしい実証的理論的文献がある。

　DBTには，また，たくさんの特有の明確な特徴がある。名前が示すように，DBTで何にもまして特徴的なことは，「弁証法」に重きをおいている点である。それは，対極のものを，持続的な統合過程のなかで調和させることである。最も基本的な弁証法は，セラピストが患者に変化することを教えようとする状況のなかで，あるがままの患者を受け入れる必要性があるということである。患者の変化に対する抱負や期待は，患者自身の能力に比べて高くなりすぎたり低くなりすぎたりするが，その両極の緊張は，セラピストへの手ごわい挑戦となる。支持的受容と，対立と変化の戦略とをその場その場で使い分けなくてはならない。変化のバランスをとるものとして受容を強調することは，直接的には東洋の禅の実践から得られた視点を西洋の心理学実践と統合することから生じる。弁証法的という用語は，患者の側が非弁証法的で二分法的な硬い考え方を変化させることを標的とする必要性を示しているだけでなく，セラピストの側も弁証法的考え方をする必要があることを示している。スタイルの面でも，DBTのセラピストは，現在や過去の自殺類似行動や他の機能不全の行動に対する淡々とした，いくぶん非礼な，ときには怒りを込めた態度と，温かさや柔軟性，患者への応答性，戦略的自己開示とを混ぜ合わせて用いる。DBTでは，自殺行動などの機能不全行動を，患者が学習してきた問題解決レパートリーの一部であると「リフレーミング」し，セラピーの焦点を積極的な問題解決に当てながら，同時に患者の現在の情動的，認知的，行動的反応をそのまま認証することを強調することによってバランスをとる。問題解決に焦点を当てるためには，セラピストが（セッション内外の）患者のすべての問題的な行動や治療状況を取り上げ系統的にセラピーを進める必要がある。それに際しては，たとえば協働的な行動分析を行い，問題に影響を与えている可能性のある要素について仮説を立て，可能な変化（行動的解決法）を考え，解決法を試して評価するのである。

　情動の制御，対人関係の有効性，苦悩に耐えること，核となるマインドフルネス，セルフ・マネジメントなどの各スキルは，積極的に教えられる。治療の

すべての様式で，これらのスキルの適用が，勧められコーチされる。セラピー環境のなかで働く随伴性を使用するためには，セラピストが，それぞれの参加者，つまりセラピストと患者がお互いに相手に及ぼす影響に注意深く目を向けておく必要がある。患者の行動に影響を与える手段としては自然な随伴性が強調されるが，問題となる行動が死に至るものである場合や，患者に必要とされる行動が通常のセラピーの条件下では容易に生み出されない場合には，セラピストが人為的な随伴性や嫌悪的な随伴性を使用することは禁じられていない。脅威となる状況を積極的に避けようとするボーダーライン患者の特徴は，DBTにおいて継続的な焦点であり続ける。セッション内でも現実場面でも，恐怖を引き出す刺激に対する暴露が準備され，それが勧められる。認知の修正は，純粋な認知療法ほど体系的には強調されない。しかし，行動分析中や変化を生じさせているときにはそうした修正を行うように勧められる。

　認証（validating）に焦点を当てるときには，DBTのセラピストは，それぞれの患者の反応に含まれているひとつぶの智恵や真実を探し，その智恵を患者に伝える必要がある。成長し進歩したいという本質的な欲求を患者がもっていると信じ，変化する能力が患者に備わっていると信じることが，治療の支えとなる。認証には，患者の絶望的な気持ちを何度も，同情的に承認することも含まれる。治療を通して重視すべきは，患者とセラピストの間のポジティヴで協働的な関係を築き維持することである。DBTの治療関係の主要な特徴は，セラピストの第一の役割が，他の人ではなく，その患者のコンサルタントになることなのである。

1. 本アプローチと標準的認知行動療法との違い

　DBTには，「通常の」認知・行動療法（cognitive and behavior therapy）から区別される側面が多く存在している。①その時点の行動をそのまま受容し認証することに焦点を当てる。②セラピーを妨害するような行動の治療を強調する。③治療の基本として治療関係を重視する。④弁証法的過程に焦点を当てる。第一に，DBTは，ほとんどの認知・行動療法よりも，あるがのままの行動や現実を受容することを重視する。事実，標準的な認知行動療法（cognitive-behavioral therapy）は，かなりの程度，変化の技術と考えることができる。そのテクニックの多くは，経験を通した行動的変化に関する学問である学習理論

の領域から得られたものである。一方，DBTは，変化と受容のバランスの重要性を強調する。患者をそのまま受容するということは，よいセラピーであればどんなものでも決定的に重要であるが，DBTは，その時点の自分と自分の世界をそのまま受容することを患者に教える必要があることを強調する点で，標準的な認知行動療法より先を行っている。このように，受容の技術は，変化の技術と同じくらい重要となる。

　DBTで，受容と変化のバランスを重視することについては，瞑想と東洋のスピリチュアリティを研究した私の経験によるところが大きい。観察（observing），マインドフルネス（mindfulness），そして判断の回避（avoidance of judgment）というDBTの信条は，すべて禅の瞑想に関する研究と実践に由来している。この面でDBTに最も似ている行動的治療は，ヘイズ（Hayes, 1987）のコンテクスト的精神療法（contextual psychotherapy）である。ヘイズも，行動の受容の必要性を強調した急進的な行動療法家である。多くの他の理論家がこれらの原則を特定の問題領域に適用しており，それがDBTの開発に影響している。たとえば，マーラットとゴードン（Marlatt & Gordon, 1985）は，アルコール依存症者にマインドフルネスを教えているし，ジェイコブソン（Jacobson, 1991）は最近，苦悩する夫婦に系統的に苦悩の受容を教え始めている。

　DBTにおける治療妨害的行動を重視することは，標準的な認知行動療法のどの側面よりも，精神力動論における「転移」行動の重視に似ている。一般に，行動療法家は，セラピーを妨害するような行動の治療に関して実証的な関心をほとんど払ってこなかった。例外的に，治療遵守行動に関する文献は大量に存在している（たとえばShelton & Levy, 1981）。この問題に対する別のアプローチとしては，一般に「シェイピング」（shaping）というテーマで扱われているものがあり，小児，慢性的精神科入院患者，知的障害患者の治療としてかなり注目されている（Masters, Burish, Hollon, & Rimm, 1987を参照）。しかし，治療妨害問題が完全に無視されてきたわけではない。チェンバレンら（Chamberlain, Patterson, Reid, Kavanagh, & Forgatch, 1984）は，行動的家族介入を行う際に家族に使用するための，治療抵抗の尺度までも開発している。

　私がDBTにおける進歩のために不可欠なものとして治療関係を強調するのは，何よりも自殺行動への介入に関する仕事に由来している。ときには，この

人間関係が，患者を生き延びさせる唯一のものとなる。行動療法家も治療関係に注目はするが（これに関する文献レビューはLinehan, 1988参照），歴史的にはDBTにおけるほど優先されたことはない。コーレンバーグとツァイ（Kohlenberg & Tsai, 1991）は，最近，統合的な行動療法を開発し，そのなかで，変化の媒体はセラピストと患者の関係であるとしている。彼らの考えは，DBTの開発に影響を与えた。認知療法家は，常にその重要性に目を向けてはいるが，セラピーに必要なものと見なされているその協働関係の樹立の仕方について，ほとんど書いてこなかった。ただし，サフランとシーガルの最近の著作（Safran & Segal, 1990）は例外である。

　最後に弁証法的過程に焦点を当てること（詳しくは第2章で論じる）は，DBTを標準的認知行動療法から区別することになる。しかし両者は，一見して受ける印象ほど，違うわけではない。行動療法と同じように，弁証法は，構造よりも過程を強調する。近年発展した急進的行動主義やコンテクスト理論や行動療法へのアプローチ（たとえばHayes, 1987; Kohlenberg & Tsai, 1992; Jacobson, 1992）は，多くの特徴を弁証法と共有している。認知療法に対する新しい情報処理的アプローチ（たとえばWilliams, 近刊）もまた，構造より過程を重視している。しかしながら，DBTは，多くの標準的認知・行動療法より，弁証法を実質的にさらに押し進めて適用する。どのようなときでも治療戦略を決定するにあたって，非常に強く弁証法的ニュアンスを強調する。DBTにおける弁証法の強調と最も似ているのは，ゲシュタルト療法における治療的強調である。これもまたホリスティックなシステム理論から生じたもので，統合（synthesis）といった考えに焦点を当てる。興味深いことに，ベックと協同研究者ら（Beck, Freeman, & Associates, 1990; Young, 1988）によって開発されたBPDへの新しい認知療法的アプローチは，ゲシュタルトのテクニックを明らかに取り入れている。

　これらの違いが，根本的に重要かどうかという疑問は，もちろん，実証的に検証されなくてはならない。たしかに，結局のところ，標準的認知行動療法の構成要素が，DBTの効果の最も大きな要因になっているのかもしれない。あるいは，認知・行動療法がその視野を拡大するにつれて，より標準的なアプローチとDBTとの違いは，私が示したほどはっきりしたものではなくなっていくのかもしれない。

2. 治療は有効か──実証的データ

 本書を書いている時点で，DBTは，統制された実証的データから実際の有効性が支持されている数少ないBPDの心理社会的介入の一つである。BPDの患者を治療する際の大変な困難さ，治療方法についての文献，そしてこの話題に対する幅広い関心を考えると，これは驚くべきことである。私が見つけることができた，統制された臨床試験が行われた他の治療は二つだけである。マーチャーリとマンロー＝ブラム（Marzialie & Munroe-Blum, 1987；Munroe-Blum & Marziali, 1987, 1989；Clarkin, Marziali, & Munroe-Blum, 1991）は，BPDに対する精神力動的集団療法（関係マネジメント精神療法〈Relationship Management Psychotherapy, RMP〉）を，コミュニティ内の普通の個人治療と比較した。その結果，関係マネジメント精神療法は，患者を若干長くセラピーに留めておくことはできたが，治療結果に違いはなかった。ターナー（Turner, 1992）は最近，DBTによく似た統合的な力動的/認知行動的治療と，薬物療法を併用した構造化された多様式的治療について，無作為抽出比較対照試験を行った。予備的な結果では，問題のある認知や行動，不安や抑うつの報告が徐々に減少しているという，期待できる成果が得られている。
 DBTに関しては，二つの臨床試験を行った。両方とも，慢性的に自殺類似行動をしていてBPDの基準に当てはまる女性を，DBTと統制条件であるコミュニティでの通常の治療とに無作為に振り分けた。DBTでは，私自身の他に，サイコロジスト，精神科医，メンタルヘルスの専門家を加え，すべてのセラピストを私が訓練し，スーパービジョンを行った。この研究のための治療は，一年間続けた。アセスメントは，治療が終わるまで4カ月ごとに行った。治療の後は，6カ月の間を置いてアセスメントを2回行った。

■研究1

 最初の研究では，24人の被験者をDBTに割り当て，23人を通常の治療に割り当てた。治療のドロップアウト率を見るときを除いて，DBT被験者では4回以上のセッションを受けた者だけ（22人）を分析の対象にした。通常の治療を受けた被験者では，1人がアセスメントに戻ってこなかった。それぞれの標的領域で，DBTに有利な結果が得られた。

(1) 通常の治療を受けた被験者と比べて，DBT に割り当てられた被験者は，すべての期間を通じて，自殺類似行動が有意に減少しており，それぞれのアセスメントの時点で自殺類似行動エピソードの報告が減り，医学的に深刻な自殺類似行動も期間を通じて減っていた。絶望感，自殺念慮，生きる意味に関する自己報告については，DBT 被験者は通常の治療を受けた被験者と変わらなかったにもかかわらず，こうした結果が得られたのである。同様の自殺類似行動エピソードの頻度の減少は，バーリーら（Barley et al., 1993）が，精神科入院患者に DBT を行った際にも認められた。

(2) DBT は，治療からのドロップアウトという最も深刻な治療妨害的行動を抑えるという点で，通常の治療よりも効果的であった。1 年経過時点でのドロップアウト率はわずか 16.4％で，同時点での他の治療法のドロップアウト率 50～55％（Koeingsberg, Clarkin, Kernberg, Yeomans, & Gutford, 近刊）に比べると，かなり少なかった。

(3) DBT に割り当てられた被験者は，精神科病棟に入る回数が少なく，一人あたりの入院日数も少ない傾向にあった。DBT を受けた人の在院日数は平均 8.46 日であったが，通常の治療を割り当てられた人は平均 38.86 日であった。

多くの臨床的治療研究では，自殺企図を起こしたり，精神医学的な理由で入院した患者は臨床試験から外されている。そのため私は特に，これら二つの結果をあわせて検討することに興味をもった。心理的機能を，次に示すような不良から良好までの連続線上にカテゴライズするシステムを開発した。そこでは，治療期間の最後の 4 カ月間に精神科に入院することもなく，自殺類似行動もしていない被験者を「良好」とした。同期間に入院か自殺類似行動のエピソードかどちらかがあった被験者を「中等度」，入院と自殺類似行動エピソードの両方があった被験者と自殺した一人の被験者を「不良」とした。このシステムを用いると，DBT の被験者の予後は，13 人が良好であり，6 人が中等度，3 人が不良という結果になった。通常の治療条件では，良好な予後と不良の予後がそれぞれ 6 人ずつで，中等度の予後が 10 人であった。予後の違いは 2％水準で有意であった。

(4) 治療の終結時に，DBTの被験者は，通常の治療を受けた被験者に比べて，全般的適応度がよいと面接者に評価され，被験者自身も（学校，職場，家庭での）全般的役割の遂行をより高く評価していた。これらの結果を，DBTが精神科入院日数の減少に成功したことと合わせて考えると，DBTは生活妨害的行動の改善に何らかの効果を示したことが分かる。

(5) 標的となった行動スキルの向上についてのDBTの効果ははっきりしなかった。情動の制御に関して，DBTの被験者は通常の治療の被験者と比べると，情動を変化させ，情動の全般的なコントロールを改善させることができたと自己評定する傾向にあった。DBTの被験者はまた，怒りや不安の反芻の自己報告式評定でも，有意に低い値を示した。抑うつについての自己評価は，すべての被験者で改善されていたが，2群間の差は認められなかった。対人関係のスキルに関しては，DBTを受けた被験者の方が，通常の治療を受けた被験者より，対人関係の有効性と，対人関係の問題解決で自己評定が高かった。社会的適応に関しては，自己評価も面接者の評定も高かった。DBTは，通常の治療と比較して，自分自身と現実を受容し耐えることに成功したかどうかについての主観的評定を高めることについては有効ではなかった。DBT患者では，抑うつ，絶望感，自殺企図，生きる意味などについては，通常の治療と比べて改善度に違いは認められなかったにもかかわらず，自殺類似行動，精神科入院日数，怒りはかなり減少した。これらのことから，少なくとも行動や情動反応として顕在化したものを見る限りでは，DBTを受けた患者の苦悩耐性が改善したことが示唆される。

通常治療のうち，定期的な個人精神療法を受けていた被験者だけと比べてみると，DBTの有効性は，明らかであった。このことから，DBTが有効な理由は，単に安定した個人精神療法であるからだけではないということが分かる。これらの結果については，他の文献でさらに詳細に発表した（Linehan et al., 1991; Linehan & Heard, 1993; Linehan, Tutek, & Heard, 1992）。

私たちは，37人の被験者に18カ月目のフォローアップ面接を行い，35人に

24カ月目のフォローアップ面接を行った。(Linehan, Tutek, & Heard, 1992)。多くの人は，すべてのアセスメントバッテリーを受けることはいやがったが，主なものを網羅した短縮面接には喜んで参加した。治療期間中にDBTが普通の治療より優れていた点は，治療期間後も維持されていた。それぞれのフォローアップの時点で，DBT患者は，通常の患者より，一般的適応，社会適応，仕事の成績などが良好であった。治療終了時に，DBTの方が優れていた領域は，少なくとも治療終了後6カ月のフォローアップの間，維持されていた。自殺類似行動と怒りは，最初の6カ月のフォローアップの間，DBT患者の方が少なかった。精神科入院日数は，その後の6カ月の間も少なかった。

　DBTの有効性の研究基盤を考えるにあたって，たくさんのことを心に留めておくことが重要である。まず，とても大きな改善が一年で得られ，それらの多くが，一年間のフォローアップの間も維持されたとはいえ，これらの患者に対して一年の治療で十分であるということを，私たちのデータが示しているわけではない。被験者はほとんどすべての尺度で，まだ臨床的領域のなかにあった。二つ目に，一つの研究だけで，治療が有効であるという根拠にするのは，あまりに弱すぎる。バーリーら（Barley et al., 1993）によって追試が行われてはいるが，もっと多くの研究が必要である。三つ目に，他の治療が有効でないというデータはほとんど，または全く存在していない。上述二つの例外をのぞいて，他の治療は統制された臨床試験によって評価されていないのである。

■研究2

　二番目の研究（Linehan, Heard, & Armstrong, 1993）では，次のように問題をたてた。もし，DBTでない個人精神療法を受けているボーダーライン患者が，DBTのグループ・スキル・トレーニングも受けるようになれば，治療の有効性は高まるか。これについては，11人の被験者をDBTスキル・トレーニングに割り当て，8人をスキル・トレーニングを受けない統制群に割り当てた。すべての被験者が，すでにコミュニティのなかで継続的な個人精神療法を受けており，その個人療法家から，スキルグループに紹介された。被験者は，マッチングのうえ無作為にそれぞれの治療群に割り振った。治療状態以外は，この研究と，上記の研究1の被験者との間に有意な差はなかった。一年以上にわたって，かなりの被験者（73％）をスキル・トレーニンググループに留めてお

くことができたことを除いては，DBTグループ・スキル・トレーニングは，継続中の（DBTでない）個人精神療法への付加治療として推奨できる要素はほとんど見出せなかった。治療後の評定においても，どの変数においても，2群間に有意な差は認められなかった。また，方法からして，このような差を見出せなかった原因が，被験者数が少なすぎたからであるとも考えられなかった。

　次に，研究2の定期的な個人精神療法を受けている患者（18人）と，研究1の標準的DBTを定期的に受けている患者（21人）とを事後的に比較する研究を行った。これによって，DBTと，セラピストがDBTと同じように患者にかかわっている個人精神療法とを比較することが可能になった。研究1の標準的DBTを受けている患者の方が，すべての標的領域で良好な状態を示していた。通常の定期的な個人精神療法を受けている患者は，スキル・トレーニングを受けていようと受けていまいと，研究1で通常の精神療法を受けた22人と比べて良くも悪くもなかった。ここで分かったことから，どのような結論が導き出されるだろうか。まず，二番目の研究は，一番目の研究から得られた知見をさらに強化した。標準的なDBT（すなわち精神療法＋スキル・トレーニング）は，一般的な普通の治療より効果がある。しかし，DBTグループ・スキル・トレーニングが標準的なDBTのフォーマット内で提供されているときには，効果がないとか重要でないとか結論づけることはできない。また，DBTスキル・トレーニングが，DBTでない他の個人精神療法と一緒にではなく，単独で提供されたときに有効であるかどうかもはっきりしない。標準的なDBTでは，スキル・トレーニングは，個人精神療法に統合されている。個人精神療法の状況でも，スキルのコーチやフィードバック，強化など数多くのことを行う。新しい行動スキルを適用する際に個人的に援助することを含めて，両方のタイプの治療を統合することが，DBTを成功に導くのに重要なのであろう。さらにDBTでない個人療法とDBTスキル・トレーニングを組み合わせると，患者のなかに矛盾が生じ，結果に悪い影響を与えるかもしれない。これらの問題については現在研究中である。

第五節 結　語

　　BPDについてかなりの数の研究が行われている。しかし，まだ診断項目が有用で妥当であるかどうかについての議論が続いている。「ボーダーライン」とラベルづけされた人に対する偏見があることから，診断的ラベルをつけることに反対する人も多い。この用語は，あまりに「犠牲者を非難する」ニュアンスが強いために，完全に捨て去るべきだと考える人もいる。小児期の性的虐待とこの診断との関係に注目する人もいて（これに関する文献のレビューは第2章を参照），そういった人たちは，「外傷後症候群」（posttraumatic syndrome）のように，虐待との関連を強調するような診断を持ち込むべきだと考えている。問題行動が（個人の過失ではなく）虐待の結果であることを示すラベルであれば，偏見は減るという考え方のようだ。

　　私は「ボーダーライン」という用語を好ましく思っていないが，ラベルをかえれば，治療の難しい人に対する偏見が減るとは思えない。そうではなく，しっかりした科学的原理をもとに，混乱した「ボーダーライン」行動が，機能不全的な生物的，心理的，環境的出来事への「正常な」反応であるということを強調する理論を開発することが解決になると私は考えている。ボーダーラインの人びとが原理的に私たちと違っていると考えることこそが，ボーダーラインの人たちを見下すことにつながる。そして，おそらくときに私たちは，彼らを私たちとは異なっているものと考えるために，彼らを見下すのである。しかし，（自分自身も含めて）正常な行動に影響を与えている同じ原理が，ボーダーライン行動に影響を与えていることをひとたび理解したならば，もっと容易に，ボーダーラインの人たちが示す困難に共感し，同情的に対応できるようになる。この要求に応える理論的立場について，次の二つの章で述べる。

注

1) 精神療法家は，精神療法を受けている人を呼ぶために通常，「患者」（patient）という言葉か「クライエント」（client）という言葉を使う。本書では一貫して「患者」という言葉を使った。別巻の『スキル・トレーニング・マニュアル』では，「クライエント」という語を使っている。理由がある場合には使い分けることもある。「患者」を使った

根拠としては，Original Oxford English Dictionary on Compact Disk（1987）で「patient」（名詞として）の最初に挙げられている定義，「被害者。ずっと苦しんできた人」が挙げられる。今ではそういう使われ方はあまりしないが，それでも，この定義は，私が精神療法のなかでみたボーダーラインの人に完全にぴったりくる。もっと一般的なこの語の意味としては，「病気やけがを癒やすため，医学的治療を受けている人」や「なんらかの行為を受けている人や物，何かがなされた人や物」というものがある。これらは，あまりあてはまらない。DBTは，病理モデルにだけにもとづいているわけではないし，患者を受身的な，何かをなされる人と見ているわけではないからである。

2) 次のことを記しておくのは，興味深いことである。精神分析のコミュニティでも，認知行動的なコミュニティでも，治療学派の誕生後20年以上たったあとに，全く同じ理由で，BPDへの関心を寄せ始めたことである。その理由は，他の場合には非常に有効な治療テクニックが，BPDの基準を満たす患者には，有効でなかったことである。

3) ディークストラ（Diekstra）は，『国際疾病分類第10版』（ICD-10）のなかに含めるため，致命的でない自殺行動の新しい定義の組み合わせを開発した。この新しいシステムでは，自殺企図と自殺類似行動の区別をしている。

・自殺企図（attempted suicide）
  (a) 致命的でない結果を伴う，癖のようになっていない行為。
  (b) その個人によって故意に始められ行われる。
  (c) 自傷にいたる，あるいは他の人が介入しなければそうなる。または一般に治療として認められている量以上の物質を摂取する。

・自殺類似行動（parasuicide）
  (a) 致命的でない結果を伴う，癖のようになっていない行為。
  (b) その個人によって，そのような結果を期待しながら故意に始められ行われる。
  (c) 自傷にいたる，あるいは他の人が介入しなければそうなる。または一般に治療として認められている量以上の物質を摂取する。
  (d) その結果が，意識状態や社会的条件に望ましい変化を起こす手段であると行為者が考えている。

訳注

† 本書原文はdepressionだが，DSM-IV 301.83ではdysphoria（不快気分）。

第2章
治療の弁証法的基盤と生物社会的基盤

第一節　弁証法

　パーソナリティの機能や障害に関する諸理論は，すべて何らかの根本的世界観を持っている。この世界観は語られないまま済まされることが多いので，これを理解するには行間を読み取る必要がある。たとえば，ロジャーズのクライエント中心理論・療法は，人間が基本的に善い存在であり，自己実現を目指す生来の欲求を持っていると前提していた。またフロイトの場合，人は快楽を追求し苦痛を避けるものであると前提され，さらに人間の行動すべてが心理学的に決定されていて，突発的な行動（その人の環境がもたらす突発的な出来事に左右される行動）はあり得ないと考えられた。

　同様に，弁証法的行動療法（Dialectical Behavior Therapy，以下，DBT）もある特定の世界観にもとづいている。すなわち弁証法的世界観である。ここでは，私の使う「弁証法」という言葉が何を意味するのか，ということをまとめておきたい。また，この観点を理解することがいかに重要であり，ボーダーライン患者についての考え方や関わり方をいかに発展させ得るものであるかということも示したい。もっとも，弁証法という言葉の意味や歴史についての哲学的な講釈を述べるつもりはないし，この領域に関する現代の哲学的思潮について，詳細に論じるつもりもない。早い話，弁証法は健在である，と言えばそれで十分であろう。たいていの人は，弁証法といえばマルクスとエンゲルスの社会経済理論（Marx & Engels, 1970）を思い浮かべるだろうが，世界観としての弁証法の影響は，科学発達に関する理論（Kuhn, 1970）や，生物学的進化論（Levins & Lewontin, 1985），性関係論（Firestone, 1970），あるいはより最近のものでは，成人の思考の発達に関する理論（Basseches, 1984）にまで及んでいる。たとえばウェルズ（Wells, 1972; Kegan, 1982の引用）は，この150年間

に，社会科学や自然科学のほとんどあらゆる分野において，弁証法的アプローチへの移行が進んでいると述べている。

1. なぜ弁証法なのか

　私が治療に弁証法を用い始めたのは，1980年代初頭に所属していた臨床研究チームで，一連のセラピーの観察や議論をしていた頃であった。そのチームは，私がニューヨーク州立大学のストーニー・ブルック校でジェラルド・デーヴィソン（Gerald Davison）やマーティン・ゴールドフリード（Marvin Goldfried）から学んだ認知行動療法を用いて週一回行う，自殺類似行動をする患者へのセラピーを観察していた。そしてチームは，セッションが終わるたびに私と患者それぞれの行動について議論するのだった。そこで目指されていたのは，有用な治療テクニックを見出すこと，または少なくとも，治療的変化やポジティヴな作業関係の発生を妨げないようなテクニックを見出すことであった。その時点で私は，そうしたテクニックを一貫したやり方で，将来のセッションに用いようと考えていた。やがて議論を進めるにつれて，役立つものを残し，そうでないものを切り捨て，セラピストとして私が行ったことを，正確に，行動にもとづいた記述として書き出すことに焦点を当てるようになった。

　治療の進行過程では，多くのことが起こった。まず私たちは，私がこの自殺類似行動をする人びとに認知行動療法を適用することができることを確認した。それはプロジェクトの主要目標だったので，心強いものだった。しかし，観察するうちに，従来の認知療法や行動療法とは無関係な多くの手続きを私が用いているように見えてきた。そのテクニックというのは，ウィテカー（Whitaker, 1975, pp.12-13）のいう，出来事の含みを淡々と誇張してみせることや，仏教の禅（たとえば Watts, 1961）に見られる，感情や状況を変えるのではなくむしろ受け入れるように促すこと，あるいはベイトソン（Bateson）のプロジェクトのように，病理的行動に向けてダブルバインド的表現（Watzlawick, 1978）をとること，などである。これらのテクニックは，標準的な認知行動療法のアプローチよりも，パラドックス的セラピーのアプローチにより近いものである。さらに，私のセラピーの進行には，対話スタイルの急激な変化が含まれているように見えた。つまり，クライエント中心療法を思わせ

るような温かい受容と共感的反映があるかと思えば，その逆に無遠慮で，非礼で，対決的な発言をするという，正反対の対話スタイル間の往来である。そこでは動きとタイミングが，状況やテクニックと同じくらい重要だったように思われる。

　その後，私と同僚は，DBTとパラドックス的治療戦略とを関連づけていったが（Shearin & Linehan, 1989），当初私は，この治療アプローチがパラドックス的手続きと同じものであると明言することに躊躇していた。なぜなら，経験の浅いセラピストが「パラドックス的」というラベルを過度に一般化し，自殺行動そのものを指示してしまうことを恐れていたからである。そのような指示は，過去のセラピーにおいても，現在のセラピーにおいても決して行われていない。それでも私は，このセラピーを象徴する何らかのラベルを必要としていた。というのも，このセラピーが標準的な認知行動療法に留まるようなものでないことが明らかだったからである。合理性を健康的な考え方の基準として重視する当時の認知療法は，直感的で非合理的な考えであっても合理性と同様の利点を持っている，という私の考え方と相容れなかった。また私は，すでに始まってしまった問題については，彼ら自身が持つ認知的歪みや環境がその維持に大きく影響しているようではあるものの，認知的歪み自体や環境が問題の主要な原因であるわけではない，と思い始めていた。苦痛に満ちた感情や問題の多い環境における出来事を受容することに焦点を当てた私の治療は，そうした感情や環境を変化させようとする標準的な認知行動アプローチとは違っていたのである。

　やがて私は，極度に妨害的で，慢性的に自殺的な患者たちへのセラピーに対する直感的経験を通して，セラピーの記述に「弁証法的」（dialectical）という言葉を使うことを考え始めていた。その直感的経験を最も分かりやすく説明するには，イメージを用いるのがベストだろう。それはまるで患者と私がそれぞれシーソーの両端にいるようなイメージである。私たちはシーソー板を介して互いに繋がっている。言ってみればセラピーとは，シーソーが上下するプロセスである。つまり私たちは，互いにシーソー板の上を前後に移動してバランスをとろうとしながら，やがてシーソーの真ん中へとたどり着き，より高いレベルへと進んでいく，この繰り返しなのだ。成長や発達を意味するこのより高いレベルというのは，先行するレベルが統合されたものだと理解してよいだろう。

そしてまた新しいプロセスが始まる。私たちは次なるシーソーに乗り，次なるレベルに進むべく，シーソーの真ん中にたどり着こうと努力していく，これを繰り返すのである。このシーソー・プロセスにおいて，患者が絶えず前後に──端から中央へ，また中央から端へと──移動する。私もそれに応じて移動して，バランスの維持に努めることになる。

　だが，自殺的ボーダーライン患者の治療における困難さは，シーソーどころではない。それは実際，グランドキャニオンに高く張られたワイヤーの上にそっと置かれた竹竿の上でバランスを保つようなものである。たとえば，患者が後ろに移動した場合，私がバランスを保とうと後ろに下がれば，さらにまたバランスを取り直そうと患者が後ろに移動する。そうこうするうちに，私たちには谷底に転落する危険が迫ってくるのだ（竹竿の長さには限りがある）。だから，セラピストとして私がするべきことは，ただ竹竿の先端へ後退してまでもバランスを保つというのではなく，むしろ互いが真ん中に移動していくようにしてバランスを保つようにする，ということだと思われる。それに際しては，患者の動きに合わせた非常に素早いセラピストの動きが，治療の中心部分を構成することになるだろう。

　私がセラピー中に経験した緊張，こうした患者たちと一緒にバランスもしくは総合の方向に動く必要性，そして標準的な行動技法に補助的に使用する必要があると思われるパラドックス的技法を想わせる治療戦略，これらすべてが，全体の視点を統合する理論としての弁証法的哲学の研究へと私を駆り立てたのである[1]。弁証法的にいうならば，シーソーの両端は対立項（「定立」thesisと「反定立」antithesis）を表わし，真ん中へ移動して，次のレベルのシーソーへと進むことはこれらの対立項の統合あるいは「総合」（synthesis）を意味しているが，それはまた一瞬にして対立項へと別れていくことになる。「弁証法」という言葉に含まれる対立項の間の精神療法的関係は，フロイトの初期の著作以降，常に指摘されてきたことである（Seltzer, 1986）。

　この最初のラベルの選択は偶然の幸運であったにせよ，弁証法的視点への移行は，単なるパラドックス的なテクニックの工夫よりもはるかに，その後のこのセラピーの展開に大きな影響をもたらした。その結果，この治療は，セラピープロセスと弁証法的理論との間の相互作用という最近の形態へと進化してきた。時がたつにつれて，行動療法で用いられる「弁証法」という言葉は，そ

の用法に応じて二つの意味合いを持つことになった。一つは，現実の基盤的本性をめぐるものであり，もう一つは，説得的対話と説得的関係をめぐるものである。前者は一つの世界観もしくは哲学的立場として，本書に示す治療的アプローチの基盤を形成している。後者の意味においては，弁証法は，対話や関係性の一形態として，セラピストが変化を促すために用いる治療アプローチや治療戦略を指す。こうして，DBTでは，セラピーにおけるさまざまな弁証法的戦略がその真髄をなすことになる。これらの戦略については，第8章以降で詳述する。

2. 弁証法的世界観

現実と人間の行動の本性に対する弁証法的な見方は，以下に挙げるような三つの基本的特徴を持っている。

■相互関連性と全体性の原理

まず第一に，弁証法は相互関連性と全体性に重点を置くものである。弁証法では，現実に対してシステムの視点を取り入れる。システムの一部分に対する分析は，それが全体と明確に関連づけられない限り，限られた価値しか持ち得ない。つまり，同一性（identity）それ自体が相互関連的なものであり，各部分の間の境界は一時的なものなのである。またそれは全体との関連においてのみ存在するのであり，実際に境界を策定するのは全体なのである。このことについてはレヴィンスとレオンティン（Levins & Lewontin, 1985）がうまく言い表わしている。

> 全体と部分は，互いの関係性に伴って進化し，またその関係性自体も進化していく。このことが，私たちが弁証法的と呼ぶ事象の特性である。すなわち，ある事象は他の事象なしには存在し得ず，ある事象の特性は他の事象との関係性によって付与され，両者の特性はそれらの解釈の結果として進化していくのである。(p.3)

この全体論的な見方は，精神病理学におけるフェミニズム的および文脈論的観点と一致するものである。このような見方を境界性パーソナリティ障害（Borderline Personality Disorder, 以下，BPD）治療に適用すると，西洋文化的

思考において分離，分化，個体化，自立といったことが重視されていることに疑念が沸いてくる。個人を分離したユニットとみる考え方は，たかだかここ数世紀の間，徐々に発生してきたにすぎない (Baumeister, 1987; Sampson, 1988)。BPD と診断される人の数が，男性に比べて女性の方が圧倒的に多いことからすれば，自己の概念や適切な対人関係の境界の概念にジェンダーが及ぼす影響という点が，この障害を考える際に特に興味深いものとなる。

　ジェンダーと社会階級はともに，人がどのように自己を定義し経験するのかに対して重要な影響を及ぼしている。女性の場合，他の社会的弱者と同様に，個体化された自己（集団を排除する自己）ではなく，関係的自己あるいは社会的な自己（集団を含む自己）を持ちやすい (McGuire & McGire, 1982; Part, Pancer, Hunsberger, & Manchester, 1990)。女性の持つ関係的自己あるいは社会的自己の重要性は，多くのフェミニスト論者によって強調されてきたが，なかでも最もよく知られているのは，ギリガン (Gilligan, 1982) であろう。またライクス (Lykes, 1985) は，フェミニストの立場を「社会的関係の総体としての自己」(p.364) と定義するうえで，おそらく最も説得力のある論者であったと思われる。ここで重要なのは，ライクスをはじめとする論者が，自律的自己を持った人びとのなかにおける相互依存性の価値を主張してみせたに留まらないということである。むしろ彼らは，社会的自己または関係的自己を「社会的交流や社会的義務の錯綜するシステムに組み込まれた諸関係が協働するネットワークである」と述べている (Lykes, 1985, p.362)。自己が「関係性のなかにあるもの」と定義されれば，この定義自体に他者が含まれることになり，完全に独立した自己というのはあり得ないことになる。つまり，全体性から分離した自己など存在し得ないことになるのである。このような関係的自己，あるいはサンプソン (Sampson, 1988) の言葉を借りれば「総体化された個人主義」が，歴史的・通文化的にみて，大多数の社会を特徴づけているのである。

　「自己」といった文化的構成物を用いて「メンタルヘルス」のような他の文化的構成物を説明したり記述したりする場合には，こうした背景要因に注意を払うことが特に重要となる。たとえば，自己に関する伝統的な定義は一般的に西洋社会のある種の人間に通用すると証明されるかもしれないが，私たちは，私たちの定義や理論が普遍的なものではなく西洋社会の産物であり，したがって多くの人には不適切であるのかもしれないということを考えておかなくては

ならない。私とハイディ・ヘアードが別の論文（Heidi Heard & Linehan, 1993）で論じたように，またこの章や第3章でも論じるように，ボーダーラインの人びとが出会う問題には，個体化した自己しか認めず評価しようともしない社会と関係的自己との衝突に由来するものもある可能性がある。

■両極性の原理

第二は，現実とは静的なものではなく，対立する内面的な力（定立と反定立）によって構成されるものなのであって，これらの統合（「総合」）がまた次なる対立を生み出す点である。弁証法は全体性に焦点を当てているが，それだけでなく，あらゆる全体の持つ複雑さをも重視している。したがって，ある事象やシステムがどんなに小さくても，そこには両極性があることになる。たとえば物理学においては，物理学者がどんなに懸命になって全存在の基礎となる単一の粒子や元素を発見しようとしても，結局さらに分解可能な元素に行き着く。一つの原子の内部にも正と負の電荷があるし，どのような力に対してもそれと反対に働く力が存在する。最小の物質の要素でさえもが，反物質によってバランスを保っているのだ。

弁証法的な考え方として非常に重要なものの一つに，すべての命題は自らの内に反対の命題を含んでいるというものがあるが，ゴールドバーグ（Goldberg, 1980）は次のように述べている。

> 真実はパラドックス的で，あらゆる知恵はそのなかに矛盾を含んでおり，複数の真実が並存していると私は考えている。相矛盾する真実同士は必ずしも相殺されず，また必ず一方が優勢になるというわけでもなく，参加や実験へと誘いつつ並存しているのだ。（pp.295-296）

もしあなたがこの考え方を真剣に受け止めるならば，あなたの臨床実践にかなり意味深い影響を与えることになるだろう。たとえば，BPDに関する大半の著述は，患者とそうでない者とを隔てる病理を特定することに重点を置いている。したがって治療は，その病理を探し出し，変化に向けた諸条件を作り出すという意図を持つことになる。しかし弁証法的な見方が示すのは，機能不全の内にも機能があり，歪みの内部にも正確さがあり，破壊のなかから建設的なものを見つけ得る，ということなのである。DBTの形について数多くの決定

を私がなし得たのは，この発想の転換，つまり「知恵が内包する矛盾」から「矛盾が内包する知恵」への転換によってであった。そして私は，患者の過去を知ることのなかから患者の現在の行動の妥当性（validity）を探し出すかわりに，今この瞬間のなかから妥当性を探し見つけだそうとし始めた。つまり，この考え方によって私は，単に患者に共感することから，一歩踏み出すことになったのである。そして今や妥当性の認証（validation）は，DBTの重要な一部分を担うものとなっている。

これと同じ考え方から，私は患者が本来持っている知恵，すなわち「賢明な心」（wise mind）に注目するようになった。DBTでは，人は誰でも自分自身の生活に関する知恵を持っていると考える。仮にこの能力が日常目立たないものであったとしても，もしくは使えないものであったとしてもそう考えるのである。したがってDBTのセラピストは，患者が自分自身のなかに，変化に必要な可能性のすべてを備えていると信じている。成長に不可欠な要素は，すでに現在の状況のなかに存在している。つまりドングリの実が，木になるための要素をすべて備えているのと同じことである。こう考えることによって，DBTケース・コンサルテーション・チームでは，自分自身の立場を擁護する以上に，それぞれの人の観点のなかに価値を見出すことを重視するようになったのである。

■**定立・反定立・総合——連続的変化の原理**

最後になるが，現実の持つ，連動的で，対立的で，さらに還元不可能な本性によって，継続的に変化のプロセスにある全体性がもたらされる。変化の源となるのは，あらゆるシステム内に存在する定立と反定立（ポジティヴとネガティヴ，善と悪，子どもと両親，患者とセラピスト，人と環境など）の間の緊張関係である。だが変化に伴う新しい状態（総合）もまた，両極の力によって構成されている。だから変化は継続的なのである。たとえ私がこのような用語（定立，反定立，総合）をほとんど用いないとしても，弁証法的変化の原理が重要であるということは，心に留めておいてほしい。

人生の本質は，その構造や内容よりもむしろ変化（あるいは「プロセス」でもよい）にある。ロバート・ケーガン（Robert Kagan, 1982）はこうした観点を，自己の進化を生涯にわたり変容し続けるプロセスと捉える記述のなかで巧妙に表現している。この変容し続けるプロセスは，個人内部および個体−環境

システム内部における自己保存と自己変容の緊張関係から生みだされ，一時的な中断や発達上のバランスによって区切られていくのだ。ケーガンは次のように言う。

> 人が世界を作り出す方法を理解するように，私たちは世界が人を作り出す方法についても理解しなければならない。ある人が自分自身の進化的バランスのどこにいるのかを考える場合，私たちは，意味がどのようにして生成されているのかを見ているだけでなく，同時にその人がそのバランス状態を失う可能性をも見ているのだ。私たちはそれぞれのバランス状態のなかに，何が究極で何が究極の危険なのか，ということに関する新たな意味を見ている。また私たちは，新たなバランス状態のなかには新たな脆弱性を見ている。それぞれのバランス状態は，その人がどのようにして落ち着いたのかを示しているが，また同時に，その人がその落ち着きを失う新たなあり方をも示しているのである。(p.114)

精神力動理論は，成長や変化のプロセスにおいて葛藤や対立が果たす役割を重視するが，弁証法的観点はこれと非常によく合致するものである。また，環境と個人が持つ固有の全体性や，変化を生み出すプロセスにおける両者の相互関連性を重視する行動論的見方にも合致している。変化の理論としての弁証法は，発達を自己実現的に捉えるクライエント中心療法とはいくぶん異なっている。クライエント中心療法が持つ見方からすると，それぞれの事象は，生涯を通じて展開するような潜在力をそれ自体のなかに持っているということになるが，この「展開」には，弁証法的成長が持つような緊張が含まれていない。しかしこの緊張こそが，突然の変化や劇的な動きによって区切られる，段階的な成長を生み出すのである。

DBTにおいてセラピストは，患者に生ずる変化によってセラピーやセラピスト自身までもが変化することを認識しつつ，患者の変化に道を開こうとする。それゆえセラピー自体の内部には，変化のプロセスと結果との間の永続的な弁証法的緊張関係が存在することになる。あらゆる瞬間において，患者が変化することなく自分自身を維持しようとする意図と，生育歴や現在の状況による抑圧を顧みず自分自身の変化を図ろうとする意図との間には，一時的なバランス

状態が存在している。次の新たな一時的安定状態への移行は，どれも苦痛に満ちた危機として経験されることが多い。「根本的に，危機を解決する真の方法はすべて，その世界における新しい存在方法を内に含んでいなければならない。さらに解決への抵抗は非常に強いため，自然の経験における多様で反復的なエンカウンターがなければ，解決は成し得ないだろう」(Kegan, 1982, p.41)。セラピストは，患者による自己保存の試みと自己変容の試みとを同時に支えることで，危機解決を援助する。コントロールと方向づけが，患者をセルフ・コントロールと自己指令性へと導く。つまり養育的態度と，患者が自分自身を気遣うよう教えることとが並立しているのである。

3. 弁証法的説得

対話と関係性という観点からみると，「弁証法」とは，形式的で非人間的な論理による説得ではなく，その治療関係に内在する対立を用いた説得による変化を指して言われる。したがって弁証法は，分析的思考とは違い，個人的なものであり，個人全体を考慮に入れ，影響を与える。それは個人を対話に参加させることによって動きを起こすことができるようにするアプローチである。そして患者とセラピストは，相反する立場にある治療的対立を通じて，古い意味のなかに新しい意味を見つけ出し，考慮中の主題の核心に近づくことができるのである。

前述したように，弁証法における総合は，定立と反定立両方の要素を含んでいる。そのため元々の二つの立場は，どちらも「絶対的に真実である」とは見なされない。とはいえ，総合は常に新しい反定立を示唆しており，それゆえそれ自体，新たな定立として働く。したがって，真実とは絶対的なものでも相対的なものでもなく，時を経て進化し，発達し，構成されていくものなのである。弁証法的見方からすれば，自明なものは何一つなく，あらゆる事象から独立した無関係の知識というものも存在しない。弁証法的見方の真髄は，究極の真実や，議論の余地のない事実というものを決して受け入れないことにある。結局，患者とセラピスト双方が取り組む疑問は，「私たちの理解から取り残されようとしているものは何だろう？」というものになる。

私は「雨が降っていて，雨が降っていない」というような一文が，弁証法を具体的に表現するものだとほのめかしているのではなく，ある言明が誤りでは

あり得ないとか，ある特定の状況においては事実でないとほのめかしているわけでもない。誤った二分法や弁証法もあり得る。だがそうした場合はたいてい，定立や反定立が誤認されており，そこに真の対立関係（antagonism）はないのだ。たとえば，「愛する（love）か，見捨てる（leave）か」というベトナム戦争中よく使われた表現は，弁証法に対する誤認の古典的な一例である。

第4章と第13章で論じるように，弁証法的対話はセラピーチームのミーティングにおいても非常に重要である。他のいかなる要因よりも，弁証法に注意を向けることによって，ボーダーライン患者を治療する際にスタッフ同士が分裂してしまう危険を減らすことができるだろう。スタッフ同士の分裂はほとんど常に，メンバー内の一つまたは複数の派閥が，自分たちが（自分たちだけが），ある特定の患者または特定の臨床的問題に関する真実について「たしかな手応え」をつかんだと結論づける結果生じてくるのである。

第二節　弁証法的不全としての境界性パーソナリティ障害

ある意味，ボーダーライン行動は，弁証法的不全の結果とみることができる。

1．ボーダーラインの「分裂」

第1章で述べたように，ボーダーラインで自殺念慮のある人はしばしば，相矛盾する観点に固執し，動揺し，それら二つの立場の総合に向かって進むことができないでいる。そうした人たちは，「全体」的ではなく「二者択一」の両極的な，それもかなり硬直化した準拠枠から現実を眺める傾向がある。たとえばそのような人たちが，ほんのささいな失敗によってさえその人の内面が「よい」ことはあり得ないと思い込むことは珍しくない。さらに，そうした人たちの硬直化した認知スタイルは，未来の変化や変容を受け入れる彼ら自身の能力をも制限してしまい，際限のない苦痛の状況にあるような感覚をもたらすことになる。一度定まった事象は変化せず，たとえばひとたび「傷ついてしまった」人は，永遠に傷を抱えたままになるのだ，と。

ボーダーラインの人たちが持つこのような考え方を，精神分析家たちは「分

裂」（splitting）とラベルづけしている。このラベルは，BPD に関する精神分析理論において重要な役割を担ってきた（Kernberg, 1984）。二分法的な考え方，すなわち分裂というのは，定立か反定立の一方に固執するものであって，総合に向かうものではないと見ることができる。たとえば「生きたい」という想いと，反対に「死にたい」という想いが，同時に真であり得ると思えないというのは，自殺的なボーダーラインの人に特徴的なことである。精神力動的観点からすれば，分裂とは，強烈にネガティヴな情動とポジティヴな情動との間の解決不可能な葛藤から生み出されるものの一つにすぎないのである。

しかし，弁証法的見方からすれば，継続している葛藤というのは弁証法的不全である。ボーダーラインの人に典型的な葛藤には，総合や超越ではなく，固く根ざした相矛盾する立場や願望，観点などの間の対立が存在している。この葛藤の解決には，まず両極性を認識し，いってみれば，両方でもありどちらでもないという，見かけ上パラドックス的な現実を理解しつつ，両極性を越えて行く能力が必要となる。両極性が超越された後の総合や統合の段階においては，見かけ上のパラドックスも自ずと解消されることになる。

2. 自己と同一性に関する諸問題

多くの場合，ボーダーラインの人はしばしば自己の同一性（identity）が混乱しており，自分がどうあるべきなのか，または何を考え，感じればよいのか，といったことの指針を環境のなかに求めようとする傾向にある。そのような混乱は，他の人びととの根本的なつながりに関する経験が欠乏していることから生ずるが，同時に，この瞬間と他の瞬間とを関連づける経験ができないことも原因となっている。言うなれば，ボーダーラインの人は永遠に深淵の縁に立っているのだ。こうした関係性の経験がないために，自己の同一性は個々バラバラな瞬間や，孤独のなかで経験される相互作用にもとづいて定義されることになり，それゆえ安定したものではなく，変わりやすい，予測不可能なものになるのである。さらに，今現在の瞬間に受けた影響は，他の瞬間において調整されることがないということになる。ボーダーライン患者にとって，ある特定の相互作用のなかである人から怒られたことの衝撃は，怒る人がいない他の人間関係によっても，またその人が怒っていない状況にあっても，和らげられないのである。つまり「あなたは私に怒っている」ということが，永遠の事実とな

る。部分が全体になってしまうのだ。他の理論家の多くは，BPDが進展し維持される場合，感情的な出来事（Lumsden, 1991），特に対人関係における出来事（Adler, 1985）の記憶が，とりわけ重要な役割を果たすことを指摘している。またマーク・ウィリアムズ（Mark Williams, 1991）は，自伝的記憶の不全に関しても同じように論じている。先行する出来事や関係性を変容させ，現在のなかに統合するためには，まずそれらを記憶として取り出せなければならないことは明らかである。

3. 対人的孤立と疎外

弁証法的な統一（unity）についての見方が持つ前提は，個人と環境とが不可分だというものである。孤立や，疎外や，接触が断たれている感覚や，不適合の感覚は――すべてボーダーラインの人に特徴的な感覚だが――自己と他者の間の対立関係を形成する際の弁証法的な不全に由来するものである。このような対立は，十分な自己同一性の感覚がないときですら起こり得る。ボーダーラインの人は，弁証法的な総合や超越の戦略を用いず，自己同一性（信念，好み，欲望，態度，独立のスキルなど）を抑制したり，発達させないことによって，統一の感覚や統合の感覚を求めることが多い。部分は全体とは違うが同時にその一部を成し得る，というパラドックスは理解されない。こうして個人（部分）と環境（全体）の間の対立が続くことになる。

第三節　ケースの概念化
――弁証法的認知行動的アプローチ

DBTにおけるケースの概念化は，弁証法と認知行動理論の仮定によって導かれるものである。本節では，DBTにとって重要な認知行動理論のいくつかの特徴をまとめておくことにする。またここでは，弁証法的認知行動的アプローチが，伝統的な認知的，行動的あるいは生物学的理論とどのように違うのかについても述べる。より特殊な理論的要点については，DBTの個々の介入戦略との関係のなかで論じることにする。

1.「行動」の定義

認知行動療法家が使う「行動」(behavior) という言葉は、非常に幅広い意味を持っている。それには、人の活動 (activity)、機能 (functioning)、反応 (reaction) のすべてが含まれている。辞書的にも「有機体が行うことのすべて。能動的行為も刺激に対する反応も含む」と説明される (Merriam-Webster Dictionary, 1977, p. 100)。物理学者の場合、分子の運動について語る際にやはりこの言葉を用いるし、システム分析家も同様に、システムの動きに関してこの言葉を使う。人間の行動は、顕在的 (overt, 公的で、他者が観察できるもの) である場合も、内潜的 (covert, 私的で、本人にしか見えないもの) である場合もある。また、内潜的な行動には、体の内部に生ずる行動 (胃や筋肉の緊張など) も、体の外部に生ずるが私的な行動 (独りでいるときの行動) もある[2]。

2. 行動の三つの様式

現代の認知行動療法家は典型的には、行動を三つの様式のいずれかに分類する。すなわち、運動を伴うもの (motoric)、認知－言語的なもの (cognitive-verbal)、生理学的なもの (physiological)、の三つである。運動を伴う行動とは、ほとんどの人が行動として考えるものであり、骨格や筋肉の組織の作用や動きで、顕在的なものも内潜的なものも含む。認知－言語的行動には、考えることや問題を解決すること、知覚すること、想像すること、話すこと、書くこと、身振りによるコミュニケーションなどの他に、観察できる行動 (たとえば、参加する、方向づけをする、思い出す、ふり返ってまとめる) などが含まれる。また生理学的行動には、神経組織、腺、平滑筋の活動などが含まれる。生理学的行動 (心拍など) は通常は内潜的だが、顕在的な行動 (赤面する、泣く、など) になる場合もある。

ここで注意しておかなければならないことがたくさんある。まず第一に、何らかのカテゴリーや様式に行動を分類するということは、それ自体本質的に恣意的なものなのであって、観察者の便宜のためになされるものである。実際、人間の機能とは連続的なものであり、いかなる反応であれ、それは人間のシステム全体に関わっている。部分的に独立した行動のサブシステムでさえもが、神経回路や相互連結した神経経路を共有している。しかし、問題となっている

さまざまなプロセスを分析する能力を高めるために，本来別々に分かれては起こらないはずの行動システムを，敢えて概念的に区別するのである。

3. システム全体の反応としての情動[3]

現時点の見方からすれば，情動とは全体的システムが持つ統合的反応である。一般的に，統合の形成は，生物学的配線（基本的情動）または反復経験（学習された情動）のいずれかによって自動的に行われる。したがって情動は，典型的には，上述の三つのサブシステムの行動から成り立っているのである。たとえば基礎研究者は，情動について，現象学的経験（認知システム），生化学的変化（生理学的システム），表出および行動の傾向（生理学的システム＋運動システム）から構成されると定義する。また複雑な情動であれば，単一または複数の評価活動（認知システム）が含まれるかもしれない。その結果，情動は，後続する認知的，生理学的，あるいは運動を伴う行動の成り行きを大きく左右することになる。このように，情動は，システム全体が発した行動的反応であるだけでなく，それ自体システム全体にも影響を与えるものなのである。情動の持つ複雑な体系的性質は，情動制御不全に特徴的な前兆すべてを，一般的にも，BPDの特殊的側面に関しても，見えにくくしてしまう。ローマに至る道は，たくさんあるのだ。

4. 機能の原因としての各行動様式の本質的同等性

ここでは，生物学的精神医学や認知心理学とは違い，ヒトの機能の原因としての全行動様式は，その本質においてすべて同等の重要性を持っているという立場をとる。つまりDBTは，認知理論（たとえば Beck, 1976, Beck et al. 1973, 1990）と違って，情動の制御不全も含む行動の機能不全が，必ずしも認知プロセスの機能不全によるものであるとは考えない。これは，ある条件下において，認知活動が運動を伴う行動や生理学的行動や情動的行動の活性化に影響を及ぼさない場合があると言っているのではない。実際，多くのデータは，この逆を示している。本書のテーマに近いものとして，アーロン・ベック（Aaron Beck）とその同僚の研究（Beck, Brown, & Steer, 1989; Beck, Steer, Kovacs, & Garrison, 1985）によって繰り返し見出されている，未来に対する絶望が自殺行動を予測するという所見を例として挙げることができる。

さらに，生物学的な心理学や精神医学とは対照的に，DBTでは，神経生理的機能不全が行動に与える影響が，他のものよりも本質的に重要だとは見なさない。それゆえ，行動−行動あるいは反応システム−反応システムの相互関係と因果関係の経路は人間が機能するうえで重要ではあるが，私の見方では，それらが他に比べてより強い影響力を持っているということにはならない。ここで重大な疑問が生じる，すなわち，ある行動や行動パターンはいかなる条件のもとで発生し，他に影響を与えることになるのか（Hayes, Kohlenberg, & Melacon, 1989）という疑問である。しかしながら，究極のところ，弁証法的枠組みにおいては，行動的影響に関する単純で直線的な因果関係のパターンが求められるわけではない。重要なのはむしろ，マニキャスとシコード（Manicas & Secord, 1983）が示唆したような，一般的な状況下に置かれた特定の有機体やプロセスの性質はどういうものかという問題である。このような見地からすれば，行動的なものも含む出来事一般は，同次元もしくは多くの異なった次元における，複雑な因果的構図の産物なのである。

5. 個人−環境システム──交流的様式

精神病理学においては，これまで数多くの病因学的モデルが提示されてきた。現代の理論のほとんどは，個人的特性と環境的特性との相互作用から影響──この場合は心理学的障害──が生み出されるという相互作用モデルにもとづくものである。最も広く浸透している相互作用モデルは「素因−ストレス（diathesis-stress）モデル」であるが，このモデルによると，心理学的障害とは，特定の障害に結びついた病気への偏り（素因）が，一般的あるいは特異な環境的ストレス条件下で現れた結果である。「素因」という言葉は，一般的には気質的あるいは生物学的偏りを指すものであるが，より現代的な用法では，障害の発現の可能性を高めるような個人の特徴のすべてが含まれている。そしてある一定量のストレス（環境からの有害あるいは不快な刺激）が加わると，素因関連性の障害が現れる。その個人はそうしたストレスに対処するだけの力がないために，行動上の機能の統合が失われることになる。

反対に，弁証法的あるいは交流的（transactional）モデルが前提にするのは，個人の機能と環境的条件とは相互的なものであり，連続的に相互作用するものであり，相互依存関係にあるということである。社会的学習理論においては，

これは「相互決定論」(reciprocal determinism) の原理と呼ばれる。すなわち環境と個人は，互いに適応し合い，影響を与え合っているのである。たしかに個人は環境の影響を受けているが，環境もまた個人から影響を受けている。環境と個人を分けるのは概念的な便宜性からであって，現実には分けられないものである。個人-環境は一つの全体的システムであり，このシステムは，その構成要素によって定義され，かつ構成要素を定義している。影響が相互に及ぶため，これは相互作用 (interactional) というよりは，むしろ交流的 (transactional) なのである。

チェスとトーマス (Chess & Thomas, 1986) は，この相互的影響のパターンについて，子どもたちのさまざまな気質が家庭環境に与える影響と，家庭環境から受ける影響という観点から，詳細に記述している。彼らが用いる「適合の悪さ」(poorness of fit) という概念は，心理学的機能不全の病因論における重要な要因の一つとして，ここで提案する理論に大きく影響している。この考え方については，本章の後半で詳細に論じることにしよう。

交流的な観点は，相互的影響に焦点を当てるだけでなく，個人-環境システムが持つ不断の流動状態や変化をも重視する。トーマスとチェス (Thomas & Chess, 1985) は，このようなモデルのことを，「恒常的力動」(homeodynamic) モデルと名づけたが，これは環境と個人の最終的状態を，ある種の「ホメオスタシス的」平衡状態として概念化する相互作用モデルとは反対のものである。この恒常的力動モデルは，やはり弁証法的なものである。彼らは，この点について非常に的確に論じたサメロフ (Sameroff, 1975, p. 290) の次の文章を引用している。

> （相互作用モデルは）後の結果へと導く実際のメカニズムに関する私たちの理解を促すには不十分である。この不十分さの主な理由は，いかなる構造も環境も，常に安定したものではないという点にある。子どもも彼の (his: 原文ママ) 環境も，いくつもの重大な仕方で，瞬間毎，月毎，あるいは年毎に変化していくのだ。しかも，両者の違いは，相互依存的であり，相互への影響の関数として変化していくのである。

ミロン (Millon, 1987a) は，BPDの病因について全く同じ点を指摘し，また

障害の「原因」を，単一の出来事や時期に位置づけようとすることは無益だと述べている。

　交流的モデルは，素因-ストレスモデルでは簡単に見過ごされてしまうような多くのポイントを重視する。たとえば，ある個人が環境にストレスを及ぼしているがゆえに，その環境のなかにいる人びとがその個人にストレスを与えるような形で行動する場合がある。例としては，病気の子どもに，その家庭の経済的リソースの大部分を割く必要がある場合や，常に自殺に対する警戒が必要な精神科入院患者が，入院看護のリソースをかなり使い果たしている場合が挙げられる。これらの人びとがおかれた環境は，さらなるストレスにうまく反応できないほどぎりぎりの状態であり，この環境にいる他の人たちは，さらに要求を受けるようなことがあれば，犠牲者を不認証化したり一時的に責めたりするかもしれない。仮に，もともとそのシステム（たとえば子どもの家族）に機能不全な形で反応するような偏りがあったとしても，もしその一人の人間のストレスがなければ，そうした反応を回避できた可能性がある。

　交流的モデルでは，方程式の両側に必ずしも等しい力が加えられているとは仮定しない。たとえば遺伝的影響が，よい環境，もしくは癒やしの環境さえも圧倒してしまうほどに強いこともあり得る。最近の調査によれば，正常な成人のパーソナリティ的特徴でさえ，これまで信じられてきた以上に，遺伝的影響を強く受けていることが分かっている（Scarr & McCartney, 1983 ; Tellegen et al., 1988）。とはいえ，先天的なパーソナリティの差異がいかに大きくとも，圧倒的な状況にさらされたほとんどの人間の行為が被る影響を過小評価するべきではない（Milgram, 1963, 1964）。いかに屈強な人間であろうと，暴力的な性的虐待や身体的虐待を繰り返し受ければ，傷ついてしまう。

6. 環境-人間システムの視覚的表現

　図2-1に環境-人間システムを視覚的に表現しておく。このモデルは，私が何年も前に，自殺行動や自殺類似行動のデータを把握するために開発したものである。左側の四角形は，環境のサブシステムを表わしている。この図式で，環境は四つの角を持つものとして表わされているが，これは自殺行動に関連した理論的目的のためだけにそうしたものである。研究中の出来事や行動パターンにとって重要と思われる特定の環境要因の数に応じて，それと同数の角を持

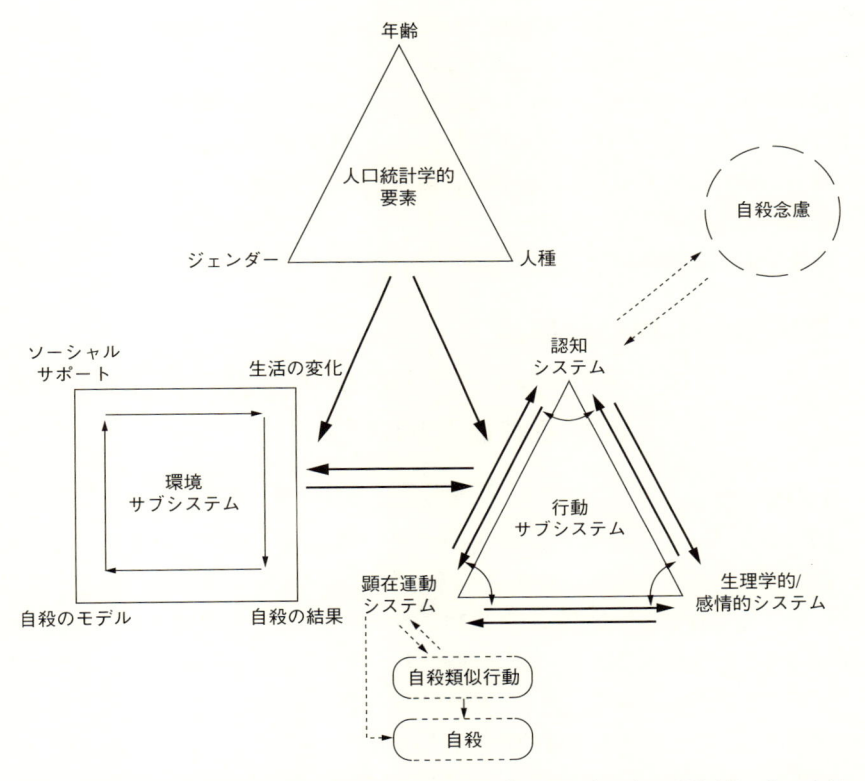

第2章 治療の弁証法的基盤と生物社会的基盤 53

図2-1 自殺行動の社会行動モデル：環境-人間システム〔Linehan (1981) p. 252 より。Copyright ⓒ 1981 by Garland Publishing, New York, 許諾を得て転載〕

つ形で環境を表現することができるだろう。

次に，個人は分離した二つのサブシステムに分けられる。行動のサブシステムは，前述した三つの行動様式を表わす三角形である。三つの角それぞれにある曲線の矢印は，それぞれの行動様式内の反応が自己制御されており，ある反応における変化が他の反応の変化に影響するということを示している。興味深いことだが，行動のこの側面は，生理的反応の点からはよく研究されてきたものの，運動-行動的反応様式と認知-言語的反応様式がどのように自己制御するのか，という点についてはほとんど注意が払われてこなかった。

二つ目の三角形は，通常は行動や環境から影響を受けないような安定した生

命体としての個人の特徴を表わしている。とはいえ，これらの安定した特徴は，個人の環境および行動の双方に重大な影響を与えている。このモデルでは，三角形の角がジェンダー，人種，年齢を表わしている。だが環境の四角形と同じように，これらの3点は概念上便宜的に分けたものにすぎない。ジェンダーと人種と年齢は，重要な点で自殺行動に関連している。他の障害であれば，違った変数の表象が必要となるだろう。たとえば，統合失調症の研究ならば，遺伝的構成を表わす生命体としての特徴が必要となるかもしれない。

第四節　生物社会理論
——境界性パーソナリティ障害の発達に関する弁証法的理論

1. 概　観

　DBTは，パーソナリティ機能の生物社会理論にもとづいている。そこで主に前提とされているのは，BPDが基本的には情動制御システムの機能不全だということである。またそれは，生物学的な異常が特定の機能不全の環境と結び付いたというだけでなく，両者が時間をかけて相互作用し交流し合った結果としてできあがったものである。BPDの諸特徴（第1章，特に表1-2と表1-5を参照）は，この基本的な情動制御不全の結果であり，したがって副次的なものである。そしてさらに，これらのパターンそのものが，新たな制御不全を引き起こすことになる。児童期の不認証的（invalidating）環境は，情動制御不全を促進するものであり，そうした環境では，刺激により喚起されたものをどのようにラベルづけしたり制御したりするのか，どのようにして情動的苦痛に耐えるのか，またいつ自分自身の情動反応を出来事に対する妥当な解釈の反映として信頼すればよいのかについて，子どもは教わることができないのである。

　成人になると，ボーダーラインの人は，不認証環境の特徴を身に付けるようになる。つまり，自分自身の情動経験を不認証化し，他人を外的現実の正確な反映とみなし，人生の問題を解決することの容易さを過度に単純化しがちになる。このように過度の単純化をしてしまうと，必然的に，非現実的な目標を設定し，最終的な目標に向けた小さなステップに対して罰ではなく報酬を用いることができず，そうした目標が達成できないと自己嫌悪に陥るようになる。恥

という反応——制御不能な情動あるいはネガティヴな情動に対する反応として，ボーダーラインの人たちの間で特徴的——は，情動の脆弱性を示す人を「辱しめる」ような社会的環境の自然な結末なのである。

　第1章のやや違う文脈で述べたように，ここで提案する定式化は，BPDが自己制御の障害であるとしたグロートスタインら（Grotstein et al., 1987）のものに似ている。それによると，障害は，覚醒，注意，睡眠，用心深さ，自尊心，感情，要求などのような自己の諸状態に対する制御が基本的に崩壊し，それに伴う後遺症と合わさったものである。グロートスタインらが指摘しているように，BPDに関する理論のなかで生物学的要因と心理学的要因を一貫性を持って統合したものはほとんどない。今日までの理論は，精神分析（たとえば，Adler, 1985; Masterson, 1972, 1976; Kernberg, 1975, 1976; Rinseley, 1980a, 1980b; Meissner, 1984），認知・行動理論（たとえば Beck et al., 1990; Young, 1987; Pretzer, 1990）の別を問わず，全くの心理学的なものであるか，もしくは生物学的精神医学（たとえば Klein, 1977; Cowdry & Gardner, 1988; Akiskal, 1981, 1983; Wender & Klein, 1981）の所産であるかである。グロートスタインら（Grotstein et al., 1987）による定式化は，生物学的精神医学と精神分析に影響された心理学理論との結婚のようなものである。またストーン（Stone, 1987）も同様な統合を提案している。彼は，心理学と生物学の二つの広い領域に精通してそれをBPDに関する理論的立場へと統合するのが非常に困難であることについて，「その複雑さは，中国語交じりのひねくれたアラビア語の文章を翻訳する」ようなものであると，うまく表現している（pp. 253-254）。

　ここで示す生物社会的定式化は，基本的に実験心理学の文献にもとづくものである。この分野の文献を仔細に検討するなかで，パーソナリティと行動の機能，行動とパーソナリティの遺伝的・生理学的基礎，気質，基礎的情動機能，行動に対する環境の影響など，多様なトピックスに関する豊富な実証的データがあることに気づいた。しかし，わずかの例外（たとえばCosta & McCrae, 1986）を除き，心理学の基礎的研究の文献を，パーソナリティ障害の理解に利用しようとしたものはほとんどなかった。おそらく，パーソナリティ障害の実証的研究が主に精神科医によって行われる一方，（行動の生物学的基礎に関する研究を含む）行動自体に関する実証的研究は心理学者の領分である，という棲み分けがつい最近まで続いていたことが，このような状況を招いたものと思

われる。この二領域間の隔たりは大きく,それぞれの領域のメンバーは,他方の領域の文献にほとんど触れてこなかった。また,この二つの学問領域を自然につなげ得るであろう実証ベースの臨床心理学は,ごく最近まで,パーソナリティ障害についてほとんどまたは全く関心を払ってこなかったのである。

2. BPDと情動制御不全

前述したように,生物社会理論では,BPDは基本的に情動制御システムの障害である。そして情動制御不全の原因は,情動の脆弱性の高さと,情動の制御能力の欠如の組み合わせにある[4]。個人の情動が脆弱であればあるほど,その情動を調整する必要性が高まる。ここにおける命題は,ボーダーラインの人は,情動調整スキルを欠いているだけでなく,情動的に脆弱だということであり,またこれらの問題は,生物学的偏りに根差していて,それが特定の環境によって悪化させられているということである。

情動面の過度な脆弱性という前提は,自殺類似行動をする人とボーダーラインの人の双方に関する,全く異なった研究の流れのなかで発展してきた実証的記述と一致している。これらの文献についてはすでに第1章でまとめておいたが,要約すると,自殺類似行動をする人も,ボーダーラインの人も,ある種の慢性的なマイナス感情の経験という情動パターンを持っているということである。気分に左右される非適応的な行為を止められないというのは,定義上,ボーダーライン症候群の特性である。BPDの感情の制御不全に関する議論はこれまで,躁-うつの軸に集中していた(たとえば,Gunderson & Zanarini, 1989)。だがこれに対して,私はもっと包括的な意味で「感情」(affect)という言葉を用いており,ボーダーラインの人は(全部ではなくとも)複数の情動反応システムにまたがって,その制御に困難を抱えていると考えている。つまり情動制御不全はネガティヴな情動に最もよく表われるが,ボーダーラインの人の場合は,ポジティヴな情動とその結果についても,その制御に困難を抱えていると考えられるのである。

■情動の脆弱性

情動の脆弱性の特徴には,情動的刺激への感受性の高さや情動の激しさ,情動が元のベースラインに戻るまでに時間がかかること,などが含まれる。「高い感受性」とは,即座に反応し,かつ情動反応の閾値が低いということを意味

している。つまり，情動反応を引き起こすのに，さほど手間がかからないということである。多くの人にとっては苦にならないような出来事でも，情動的に脆弱な人にとっては悩ましいものになりがちなのだ。感受性の高い子どもは，ほんのささいなフラストレーションや非難に対してさえ情動的に反応するものである。成人の場合でも，セラピストが週末に街を離れるとボーダーラインの人は情動反応を示すことがあるが，これは他の患者たちにはほとんど見られないことである。このことが精神療法に対して持つ意味は明らかだと私は考えている。ボーダーラインのセラピストや家族がしばしば口に出す「薄氷を踏む思い」をしなければならない感覚というのは，この感受性の高さに由来しているのである。

「情動の激しさ」というのは，情動反応が極端なことを意味している。情動の激しい人というのはドラマティックである。このネガティヴな面としては，たとえば以下のことが挙げられるだろう。別れが非常に強い苦痛に満ちた悲しみを引き起こすことがある，他人だとほんのちょっと困惑するだけのことがひどい屈辱に感じられることがある，苛立ちが激怒に変わることがある，ほんの小さな罪悪感が強い羞恥心に発展することがある，心配がパニック発作や対処できない恐怖にエスカレートすることがある，といったものである。反対に，強い情動を体験する人のポジティヴな面としては，理想主義的なことや，一瞬にして恋に落ちやすいことが挙げられるだろう。彼らは喜びを経験しやすく，それだけにまたスピリチュアルな経験をしやすいかもしれない。

情動的覚醒度が高まると，狭い範囲に注意が集中し，情動に関する刺激がより目につくようになり，そうした刺激にますます気を取られるようになるということが多くの研究から明らかになっている（Easterbrook, 1959; Bahrick, Fitts, & Rankin, 1982; Bursill, 1958; Callaway & Stone, 1960; Cornsweet, 1969; McNamara & Fisch, 1964）。覚醒度が高まるほど，またその激しさが増すほど，注意の範囲は狭くなる。臨床的にみれば，これらの現象はボーダーラインの人にとりわけ特徴的なことのようである。しかし留意すべき重要なことは，こうした傾向それ自体は病理ではないという点である。これは極端な情動的覚醒状態にある人すべてが持つ特徴である。情動に先行するものとして認知を捉える研究の膨大さに比べ，認知に先行するものとして情動を考える理論や研究が少ないのは，合理的な心の産物として人間の行動を考える私たちの西洋的な見方

が招いた結果なのかもしれない（Lewis, Wolan-Sullivan, & Michalson, 1984）。
　「情動がベースラインに戻るのに時間がかかる」というのは，反応が持続的だということである。しかしここでは，すべての情動は比較的短時間のものであり，数秒から数分程度のものであるという点に注意しておくことが重要である。ある情動を長く感じるのは，情動的覚醒または気分が多くの認知プロセスに広く影響を与え，続いてその認知プロセスが情動状態の活性化・再活性化に関与するからである。バウアーと共同研究者ら（Bower, 1981; Gilligan & Bower, 1984）は，情動状態を示す数多くの調査研究をレビューしているが，それによると，①情動状態は，感情的色彩を帯びた内容を思い出すような選択的バイアスをかけるため，思い出すときの情動状態が学習時の状態と一致しているときに記憶が高まる，②情動状態は，気分に一致した内容の学習を促進する，③情動状態は，解釈，空想，投影，自由連想，個人的予測，社会的判断を，現在の気分と一致するような方向に偏らせる，といったことが分かっている。また，ボーダーラインの人は前述したように情動反応が非常に激しいために，情動がより長く自己持続する可能性もある。強い情動的覚醒状態にある人は，（セラピストの行動も含めた）環境に対して選択的に注意を向ける。その時点における最も主要な気分に一致する行動や出来事には注意を向けるが，他のものは無視するのである。
　情動は全システム的反応（full-system responses）であるという理論的観点に立てば，気分が認知プロセスに影響を与えるというのは当然である。ある時点の情動は，それ自身に好都合な仕方でシステム全体を統合するのだ。ある意味，情動が終わるということの方がむしろ驚きである。なぜなら情動は，一度始まると何度も繰り返し掻き立てられるからである。情動がベースラインに戻るのに時間がかかることによって，この再活性化の影響がさらに悪化することになる。それはまた，次の情動的刺激への高い感受性をもたらすことにもなる。治療ではこの特徴が非常に重要になる。実際，ボーダーライン患者にとって，精神療法セッションから回復するのに数日を要するということは珍しくない。

■情動の調整

　情動的行為の研究から，情動の制御には，やや逆説的な二つの戦略が必要であることが分かっている。まず第一に，人は神経生理学的システムや行動-表

出システム，および感覚-感情システムに強く結びついている個別の情動を経験し，ラベルづけすることを学習しなければならない。その次に，現在のネガティヴな情動を再活性化し，増大させたり，二次的な機能不全の情動反応を引き起こしたりするような情動関連の刺激を減らすことを学習しなければならない。言ってみれば，激しい情動が活性化するや否や，その個人は，気分と一致するような事後イメージや，事後の考え，事後の評価，事後の期待，および事後の行為が活性化するのを抑制し，妨害できなければならないのである。

　基本的な情動というのは，つかの間のものであり，その多くは適応的である (Ekman, Friesen, & Ellsworth, 1972; Buck, 1984)。ネガティヴな情動を常に抑制したり，切り捨てたりしていると，多くの機能不全が生じるように思われる。まず，抑制によって，情動を喚起するような問題状況を無視するようになる場合がある。不正に直面しても怒りを感じない人は，公正でない状況というものを覚えていられない可能性が高い。また，不安を経験したことがなければ，本当に危険な状況を避けられないだろう。罪悪感や恥が，ある人の人間関係での行為に影響を及ぼす前に常に切り捨てられてしまったなら，謝罪することもなく，その関係も修復されないままだろう。

　第二に，ネガティヴな情動を抑制したり，切り捨てたりしていると，情動を回避することが多くなる。ネガティヴな情動に対する二次的反応について学習すると，元々の情動が抑制されることによって再学習の機会がすべて取り去られてしまうことになる。このパラダイムは，回避学習パラダイムと似ている。動物が小部屋に入るたびに必ず足にショックを与え，小部屋から逃げるように学習させると，もう小部屋に入らないようになる。その後，ショック発生装置が取り除かれても，その動物は，決して新たな随伴性を学ぶことはない。なぜなら，新たな学習のためには，その小部屋に入らなければならないからである。不認証的な家庭（後述する）は，回避学習パラダイムのショック発生装置にきわめてよく似ている。ボーダーラインの人がネガティヴな情動を避ける手がかりを学習すると，ネガティヴな情動に対する恐怖症になる。しかし，ネガティヴな情動を経験しないと，情動に耐えることや，情動を表出しても罰せられないということを学習できないのである。

　第三に，長期間にわたって情動を抑制したり切り捨てたりした場合，どんな結果になるかということを，私たちは単純に知らない。これに関する研究が切

実に必要とされている。情動経験とカタルシスによって，ストレスを伴うネガティヴな情動状態が減少するという証拠はいくつかある。また，情動的カタルシスは，情動性を減少させるのではなく，増大させるという証拠もある（この研究のレビューはBandura, 1973を参照）。どのような条件下において，情動経験がセラピーの進展を促したり，妨害したりするかというのは，これまで十分な解答が得られていなかった重要な問題である。

　ジョン・ゴットマンとリン・カッツ（John Gottman & Lynn Katz, 1990）は，四つの情動調整行為，あるいは情動調整能力についてまとめている。その四つの能力とは，①強度のネガティヴな感情もしくはポジティヴな感情に関連する不適切な行動を抑制する能力，②感情に関連した生理的覚醒を自己制御する能力，③強い感情に直面しても，注意を再び集中することができる能力，④外的で気分に左右されない目標に向けて調和的な行動を自分で組織化できる能力，である。

　情動に関連する行動を変化させたり妨害したりすることによって情動経験を変えたり調整したりするというのは，行動療法の暴露法の基礎をなす重要な原則の一つである。気分に左右される不適切な行為は，情動性を直接的に増大することに加えて，通常，その他の望まれない情動を引き出す結果も生む。人生の前向きな進歩は，外的目標に向けた調和的行動によって維持されるのである。つまりそうした行動は，長期的にポジティヴな情動を高め，ストレスを減らし，それによって情動性に対する脆弱性を減少させる可能性を持っている。さらに，こうした行為は，気分に左右される行動の対極にあり，そのため違った感情に向かって自ら動くことの実例になる。これらの原則については，第11章でもう少し詳しく論じる。

　生理的覚醒度を変化させることによって情動を変化させるというのは，（脱感作を含む）リラクセーションセラピーや，ある種の薬物療法，パニック治療における呼吸法など，情動を変化させる多くのセラピーの戦略を支える原則である。感情と結びついた生理的覚醒度を調整する能力は，怒りや恐怖など（つまり鎮められるべきもの）のような情動に結びついた高い覚醒度を和らげられるだけでなく，たとえば悲しみやうつなど他の情動と関連した低い覚醒度を高める（いわば「回転を上げる」）ことができるということを意味している。通常これには，本人がその気分でないときであっても，強制的に活動させるこ

とができる能力が必要となる。たとえば，うつに対する認知療法の基本的テクニックの一つとして，活動スケジュールがある。

情動的刺激との接触を制御する一つの方法として，注意のコントロールが重要だということは，多くの論者が指摘しているところである（たとえばDerryberry & Rothbart, 1984, 1988）。ポジティヴな刺激に注意を移動させることによって，その時点のポジティヴな覚醒や情動を高め，維持することができるようになるし，ネガティヴな刺激から注意をそらすことによって，ネガティヴな覚醒や情動を薄め抑制できるようになる。それゆえ注意の焦点化と注意の移動――この二つは関連しているが別々のプロセスである（Posner, Walker, Friedrich, & Rafal, 1984）――をコントロールできる人は，情動反応を制御しやすいと言える。また，注意をコントロールする能力の個人差は，人生の最初期の段階から現れ（Rothbert & Derryberry, 1981），大人では一定の気質の特徴として現れるようになる（Keeles & Hawkins, 1982; Derryberry, 1987; MacLeod, Mathews, & Tata, 1986）。この点について，ノーレン＝ホークセマ（Nolen-Hoeksema, 1987）はストレス下における一連の注意反応にジェンダーの違いがあることを示唆しており，特に興味深い。ノーレン＝ホークセマは，少なくともうつ状態のときには，女性は男性よりも考え込むような反応をすると結論づけている。つまり，その時点の抑うつ気分について考え込むことによってさらにうつ的説明が生まれ，それによってさらにうつが強まり未来の課題に対する無力感が増すことになる（Diener & Dweck, 1978）。反対に男性は，抑うつ気分を弱めるような気をそらす行動に走りやすい。ネガティヴで情動的に繊細な刺激から気をそらすことができないことが，ボーダーラインの人に見られる情動制御不全の重要な一部をなしているという仮説を立てるのは妥当であると思われる。

■生物学的基盤

BPDにおける情動制御不全のメカニズムは明らかではないが，大脳辺縁系内の反応性と注意のコントロールの障害が重要であると思われる。情動制御システムは複雑であり，そうした機能不全がすべてのボーダーラインの人に共通した一つの要因の結果であるとア・プリオリに考える理由はない。生物学的な原因としても，遺伝的な影響から子宮内の不具合な出来事，および脳や神経系の発達に影響を与えるような早期小児期の環境まで，さまざまなことが考えら

れる。

　コードリーら（Cowdry et al., 1985）は，ボーダーラインの人のなかに，情動制御に関わる大脳辺縁系の活性化の閾値が低い人がいるというデータを報告している。彼らは特に，複雑部分発作とエピソード的なコントロール不全，およびBPDの徴候が重複していると指摘している。辺縁系に作用する神経生理学的効果で知られる抗けいれん薬（カルバマゼピン）が，ボーダーラインの人に効果があるということからもこの考え方が支持される（Gardner & Cowdry, 1986, 1988）。

　他の研究者らは，BPDの患者は統制群のうつ患者に比べて，脳波の律動不全が有意に多いことを報告している（Snyder & Pitts, 1984; Cowdry et al., 1985）。またアンドルーニスら（Andrulonis et al., 1981; Akiskal et al., 1985a, 1985b）は，BPDを神経学的な機能不全に結びつけようとしたが，対照群との比較がなされていないため，彼らの知見の解釈は難しい。これとは対照的に，コーネリアスら（Cornelius et al., 1989）は，ボーダーライン患者を他のさまざまな精神科的障害を示す患者と比較した数多くの研究をレビューしている。それによると，基本的に脳波，家族の知的障害，てんかんや神経障害には差が見られず，テストバッテリーを広く組んで調べてみても主要な認知機能に差はなく，神経発達的経歴全般にも差が見られなかった。しかしコーネリアスらが，ボーダーライン患者に見られるボーダーライン型行動パターンの早期の徴候を示すデータを報告しているのは興味深い。たとえば，後にうつや統合失調症と診断される子どもに比べて，BPDと後に診断される子どもでは，小児期のかんしゃく，持続的に体を揺することや頭の打ちつけが多かったのである。

　行動に対する生物学的影響を明らかにしようとする他の研究戦略としては，対象者の家族の行動のさまざまな機能不全を比較するものがある。ボーダーライン患者の第一親等の研究では，コントロール群の親戚に比べて，感情障害（Akiskal, 1981; Andrulonis et al., 1981; Baron, Gruen, Asnis, & Lord, 1985; Loranger, Oldham, & Tulis, 1982; Pope et al., 1983; Schultz et al., 1986; Soloff & Millward, 1983; Stone, 1981），演技性，反社会性など密接に関連したパーソナリティ特性（Links, Steiner, & Huxley, 1988; Loranger et al., 1982; Pope et al., 1983; Silverman et al., 1987），およびBPDの徴候（Zanarini, Gunderson, Marino, Schwartz, & Frankenburg, 1988）が多く見られた。しかし，関連する

すべての特性を統制した他の多くの研究では，これに類似する関連は見られなかった（これについての文献レビューはDahl, 1980を参照）。また，トーセン（Torgersen, 1984）による双生児研究は，遺伝的モデルよりも心理社会的モデルによる伝達を支持している。これまで，ボーダーラインの人の特徴的な気質と，これらの特定の気質的属性の遺伝的，生物学的病因論のデータを関連づけようとする研究はほとんど行われてこなかった。この方面の研究が強く望まれる。

とはいえ，神経生理学的機能に関しては遺伝とは別の要因も同じように重要であるかもしれない。特に情動制御システムについてはそうである。たとえば私たちは，胎児の発達にとって子宮内の環境特性が決定的に重要となり得ることを知っている。さらにそれらの特性は，その人の後の行動パターンにも影響する。二，三の例を挙げれば，私の考えは十分に裏づけられるだろう。知的障害や多動，衝動性の高さ，散漫さ，苛立ち，発達の遅れ，睡眠障害などを特徴とする胎児性アルコール症候群は，母親の過度のアルコール摂取が原因になっている（Abel, 1981, 1982）。これと同様の機能不全は，薬物依存の母親の赤ん坊たちにもよく見られる（Howard, 1989）。妊娠中の母親が環境から受けたストレスが，その後の子どもの発達に有害な影響を与え得ることを示す証拠はさらに積み重ねられつつある（Davids & Devault, 1962; Newton, 1988）。

出生後の経験もまた，重大な生物学的結果を招くことがある。過激な環境における出来事やその状態が神経構造を変化させ得るということは，十分に立証されている（Dennenberg, 1981; Greenough, 1977）。情動的行動に関連する神経構造や機能が，環境における経験の影響をも受けるということはほとんど疑う余地がない（Malatesta & Izard, 1984のレビューを参照）。またBPDの人びとのなかに，子ども時代に性的虐待を受けていたケースが多く見られる点を考えると，環境からの外傷と情動制御との関係は，もはや明白である。これについては，本章で後に論じることにする。

3. BPDと不認証環境

ボーダーラインの成人がみせる気質像は，トーマスとチェス（Thomas & Chess, 1985）が「難しい子ども」（difficult children）と表現した子どもたちのそれと非常に似通っている。彼らが幼児期の気質の特徴に関する研究から見出

した難しい子どもたちというのは、「生理学的機能が乱れていて、新しい刺激に対してネガティヴなひきこもり反応を示し、変化に適応できないか適応が遅いかで、しばしばネガティヴである強烈な気分の表現が認められるといった特徴を持つ一群」である（p.219）。彼らの調査では、この一群が被験者のおよそ10％を構成していた。しかし、難しい気質をもった子どもが成長後すべてBPDの基準に合致するようになるわけではないのは明らかである。実際、チェスとトーマス（Chess & Thomas, 1986）が調査した難しい子どもの大多数（70％）は児童期を通じて行動障害を持っていたが、青年期までにはそのほとんどが改善したり、治ったりしていたのである。しかもチェスとトーマスが指摘しているように、子どもが最初は難しい気質を持っていない場合でも、成長するにつれそうした気質を獲得するということもあり得る。

　トーマスとチェスは、子どもの環境との「適合の良さ」（goodness of fit）あるいは「適合の悪さ」（poorness of fit）が、後の行動機能を理解するのにきわめて重要であると述べている。適合の良さは、子どもの環境や環境からの期待や要求の特性が、子ども自身の能力や特性や行動スタイルと一致する場合の結果として生じるものである。また最適な発達や行動機能は、そのさらなる結果である。反対に、適合の悪さは、環境における機会や環境による要求と子どもの能力や特徴との間の隔たりや不一致の結果として生じる。このような場合に、歪んだ発達や非適応的な機能が引き起こされる（Thomas & Chess, 1977; Chess & Thomas, 1986）。私としては、BPDの発達を理解する際にこの「適合の悪さ」という考え方こそが重要なのだと提案したい。しかし、どのような種類の環境が、この特定の障害へと導くような「適合の悪さ」を作り出すのだろう？　私は、BPDの発達を促進する可能性が最も高いものとして、「不認証環境」を挙げたい。

■不認証環境の特徴

　不認証環境（invalidating environment）というのは、個人的経験に関するコミュニケーションが、不安定で、不適切で、極端な反応に遭うような環境である。言い換えれば、個人的経験を表現することが認証（validate）されないばかりか、たいていは罰せられたり、取るに足らないものだとされたりしてしまう環境である。そこでは、情動的な人間にとって情動的ストレスに因果的に関連するような諸要因だけでなく、苦痛に満ちた情動の経験そのものも無視され

てしまう。自分自身の行動についての解釈は，行動の意図や動機に関する経験も含めて退けられるのである。

　不認証には，主に二つの特徴がある。一つ目は，自身の経験に関するその人の叙述と分析——特にその人の情動や信念や行為を引き起こしている原因の捉え方——の双方を，誤っているとすることである。二つ目は，その人の経験を，社会的に受け入れられないようなその人の特徴やパーソナリティ特性のせいにすることである。不認証環境は，本人がそうではないと言っていることなのにそのように感じている（「君は怒っている，ただそれを認める気がないだけだ」），本人がそうではないと言っているのにそうしたいと考えている（諺にある「嫌よ嫌よも，好きのうち」），あるいは本人がそうではないと言っているのにそれをしたと，主張することがある。ネガティヴな情動表現は，過剰反応，過剰な感受性，パラノイア，物事への歪んだ見方，あるいはポジティヴな態度をとれないことなどの特性のせいにされることもある。また意図せずに他人にネガティヴな影響を与えたり苦痛を感じさえたりする行動も，敵意や操作性のためだとされることがある。失敗や，社会的に成功と定義されるものからの逸脱は，すべて動機の欠如や訓練の不足のせい，あるいは懸命に取り組んでいないからであるとラベルづけされる。そしてポジティヴな情動の表現や信念，行動計画などもまた，分別がない，世間知らず，過剰な理想化，未熟さのためであると不認証化されることがある。いずれにしても，その人の私的な経験や情動の表現は，出来事に対する妥当な反応とは見なされないのである。

　情動的に不認証的な環境は，表出されたネガティヴな感情全体に対する許容度が欠けている。少なくともそうした情動を支持するような表だった出来事が伴っていない場合にはそうである。ここで伝達される態度は，「自力で乗り切れ」というアプローチに似通っている。つまり，懸命に努力すれば誰でも成功できるという信念である。個人的な熟達や達成に非常に高い価値が置かれる。少なくとも情動表出をコントロールすることや，まわりに対する要求を控えるという点に関してはそうである。こうした環境のもとで不認証化をする人たちは，自分の考え方を熱心に主張することが多く，同じ考え方を守り続けられない人に対する不満を積極的に伝えることもしばしばである。最大の価値は，幸せになること，あるいは少なくとも逆境に直面しても歯をくいしばること，またどのような目標であろうと自分には達成できる能力があると信じること，少

なくとも絶望感に決して「負けない」こと，そして何にも増して，どんな問題も克服する「ポジティヴな心構え」の持つ力に置かれる。こうした期待に応えられない人は，認められず，批判され，態度を変えるよう誘導されたり強要されたりする。たいていの場合，こうした環境に対して個人が要求できることは，非常に限られている。

このパターンは，抑うつや統合失調症者の家族の間に高い割合で見られる高い「情動表出」(EE) のパターンに非常に似ている。(Leff & Vaughn, 1985)。情動表出研究によれば，このような家族の布置は，脆弱性を持つ人にとっては非常に強力なものである。こうした論文で「情動表出」という場合は，批判と過剰な巻き込みを意味している。不認証環境という概念もこのふたつの側面を含むが，それに加えて，個人の実際の状態が認知されないという点も強調する。その結果，ケアをする人を含めてまわりにいる人は，その個人の経験を不認証化するだけでなく，その人の要求に反応しない行動をとるのである。

いくつか臨床例を挙げれば，私の言いたいことが明確になるかもしれない。アルコール依存症の既往と深刻な自殺企図を頻繁に有するあるボーダーライン女性の場合，家族面接中に息子が，母親がどうしてさまざまな問題に対して，自分や他の兄弟や父親がするように「背中から荷をおろす」ことができないのか分からない，と述べた。私の研究プロジェクトでも，両親から精神療法を思い留まるよう説得されたという患者が相当数いた。ある18歳の女性患者の場合は，何度かの入院とおびただしい数の自傷企図の既往があり，多動で，難読症で，ドラッグ文化に深くのめり込んでいたが，毎週グループセラピーが終わるたびに両親から，お前にセラピーは必要ない，本当に立ち直りたいと思えば自分自身の力でできる，と言われ続けていた。その患者の父親は，「問題について話すというのは，問題を悪化させるだけだ」と言っていた。また別の患者の場合，小さいころ遊んでいてケガをして泣くようなことがあると，母親が「本当に」泣く理由を与えるのだった。つまり，泣き止まないと殴られてしまうのだった。

■不認証環境がもたらす結果

不認証環境がもたらす結果は次のようなものである。まず第一に，この環境は情動表出を認証しないため，そこでは子どもに，情動を含む私的な経験をラベルづけすることが——より大きな社会的コミュニティの規範的環境で類似の

経験について教えられるような仕方では——教えられない。さらに，子どもは情動の高まりを調整することも教えられない。また情動面で脆弱な子どもが抱える問題が認知されないため，その問題を解決しようとする努力もほとんどなされない。子どもは，具体的にどうすればよいのか，ということ抜きに情動をコントロールするよう命じられる。足のない子どもに義足なしで歩けと言うようなものである。本来の問題を受け入れなかったり，過度に単純化したりすることは，このような人が必要としている注意やサポート，地道なトレーニングなどを妨げることになる。それでは，子どもが情動反応への適切なラベリングやコントロールを学べるわけがない。

　第二に，不認証環境は，人生の問題を解決することは容易だというように過度の単純化をするため，子どもは，苦痛に耐えることや現実的な目標や期待を設定することを学べなくなってしまう。

　第三に，不認証環境では，極端な情動提示や極端な問題状況がないと，環境からの援助的な反応を引き出せないことが多い。つまり，社会的随伴性が，極端な情動反応の発展を促すのである。この環境では，ネガティヴな情動が不規則に罰せられ，極端なあるいは行き過ぎた情動が間欠的に強化されるため，子どもは，情動の抑制と極端な情動の表明との間で揺れ動くことを学んでしまう。

　最後に，不認証環境は，子どもがどんな時に自分自身の情動的，認知的な反応を，自分や状況の出来事の妥当な解釈の反映であると信じていいのか教えられない。逆に不認証環境が子どもに教えることは，自身の経験をあえて認証しないことと，自分がどのように考え，感じ，行動すべきかについての手掛かりを，社会的環境のなかに探し求めることである。自分自身を信頼する能力というのは，どれほど小さな信頼であっても，決定的に重要なものである。少なくとも，自分を信頼しないという自身の意思決定は信頼しなければならない。したがって不認証は，通常ひどく嫌なものとして経験されることになる。認証されなかった人びとは，たいていの場合，その不認証環境を去るか，または自分の行動を変化させて環境の期待に合わせようとするか，あるいは自分自身が正当であることを証明することで環境による不認証を減少させようとする。ボーダーラインのジレンマが起こるのは，環境を去ることができず，環境を変えることも，環境の要求に合うように自分の行動を変えることもうまくできない場

合である。

　このような環境は，BPDではなく依存性パーソナリティ障害の成人を生み出すように思われるかもしれない。だがそのような結果になるのは，情動の脆弱性が低い子どもの場合だと私は考える。情動が激しい子どもの場合，認証されないという環境からの情報が，本人の情動反応による同様の強さを持ったメッセージと，常にせめぎ合う。「あなたは自分のしたことを愛の行為だと私に言うかもしれない。しかし，私の傷ついた感覚，恐怖，怒りが，それは愛ではないと言っている」または「あなたは，私にはそれができるし，たいしたことではないと言うかもしれない。しかし，パニックになった私の心は，私にはできないし，荷が重いと言っている」というように。

　情動的に脆弱で，認証されない人の苦境は，私たちの社会において肥満の人がおかれた立場とよく似ている。文化（毎日，テレビやラジオで流されるダイエット広告など）や，やせている家族たちは，肥満の人に対して繰り返し，やせることは簡単で，肥満を防ぐにはほんの少しだけ意志の力があればよいと言う。文化的な理想より多い体重というのは，その人が食いしん坊で，怠け者で，自制を欠いていることの証であると考えられる。だが，数多くの節食や，ダイエット中の強烈な空腹や，やせるための途方もない努力，そして少しのカロリーでも体重が戻ってしまう体が，そうではないと言うのである。体重の重い人は，この二重のメッセージにどう対応すればよいのだろうか。多くの場合，彼らはダイエットと極端な自制という一方の極と，諦め，リラックスしてダイエットを放棄するというもう一方の極の間を行ったり来たりするものである。ダイエットをする人の間に見られるこのヨーヨー症候群は，ボーダーラインの人の情動の往復運動に似ている。要するに，二つの情報のうちの一方を簡単に切り捨てることができないのである。

■さまざまな性差別――原型的不認証体験

　女性のあいだにBPDが多いということからすれば，性差別が病因として何らかの役割を果たしている可能性についても検討しておく必要があるだろう。たしかに私たちの文化におけるすべての女性にとって，性差別は強力な不認証の源である。だがこれと同様に確かなのは，すべての女性がボーダーラインになるわけではないということだ。すべての女性は何らかの形で性差別にさらされているが，脆弱な気質を持つ女性であっても，必ずボーダーラインになるわ

けではない。私は，BPDの病因に対して性差別がどう影響するかは，その子どもが育った家族の性差別の様子と，脆弱な子どもが持つ他の特性によって決まるのではないかと考えている。

〈性的虐待〉 性差別の最も極端な形はもちろん，性的虐待である。性的虐待にあうリスクは，男性より女性の方が約2倍～3倍も大きい（Finkelhor, 1979）。BPDの基準に合致する女性に数多く見られる子ども時代の性的虐待歴は，障害原因の重要な一要素であり，どうしても無視することはできない。ストーン（Stone, 1981）は，12人の入院ボーダーライン患者をアセスメントし，そのうちの9人，つまり75％は近親姦歴があると報告した。また，ブライヤー，ネルソン，ミラー，クロール（Bryer, Nelson, Miller, Krol, 1989）の研究では，ボーダーライン入院患者の86％が子ども時代の性的虐待を報告したのに対し，他の精神科入院患者の場合は34％であった。外来のボーダーライン患者の場合は，その67～76％が子ども時代の性的虐待を報告しており（Herman, Perry, & van der Kolk, 1989; Wagner, Linehan, & Wasson, 1989），ボーダーラインでない患者の場合は26％であった（Herman et al., 1989）。さらにオガタ，シルク，ゴードリッチ，ローア，ウェストン（Ogata, Silk, Gordrich, Lohr, & Weston, 1989）の知見では，71％のボーダーライン患者が性的虐待歴を報告する一方で，統制群である大うつ病の患者では22％であった。

疫学的データにおいて，男の子より女の子の方が身体的虐待を受けるリスクが高いということはないが，ある研究によると，子ども時代に身体的虐待を受けた比率は，ボーダーライン患者（71％）の方がボーダーラインでない患者（38％）よりも高い（Herman et al., 1989）。さらに，性的虐待と身体的虐待との間には正の相関があり（Westen, Ludolph, Misle, Ruffin, & Block, 1990），このことは性的虐待を受けるリスクのある人たちは，身体的虐待を受けるリスクも高くなるということを示唆している。しかし，ブライヤーら（Bryer et al., 1987）の知見によれば，早期の性的虐待がBPDを予見したのに対し，性的虐待と身体的虐待の組み合わせの場合は予見しない。また，オガタら（Ogata et al., 1989）は，ボーダーラインとうつの患者における身体的虐待の出現率が似通っていると述べている。したがって他のタイプの虐待に比べ，性的虐待が特異的にBPDとつながっているのかもしれない。この関係性を明らかにす

るためには，さらに多くの研究が必要である。

　これと非常によく似た関連は，子ども時代の性的虐待と自殺行動（自殺類似行動を含む）との間にも見られる。性的虐待の犠牲者は，その後の自殺企図の割合が，虐待犠牲者以外の人に比べて高率である（Edwall, Hoffmann, & Harrison, 1989; Herman & Hirshman, 1981; Briere & Runtz, 1986; Briere, 1988）。55％もの虐待犠牲者が，自殺を試みる。さらに，性的虐待を受けた女性の方が，医学的により深刻な自殺類似行動に走る（Wagner et al., 1989）。ブライヤーら（Bryer et al., 1987）は，子ども時代の虐待（性的，身体的双方）が，成人の自殺行動を予見すると述べている。自殺念慮があったり，自殺類似行動をする人では，子ども時代に虐待を受けている率が，そういった行動をしない人に比べて3倍も高くなる。

　児童虐待は，一般に社会的ストレス源の一つと見られているが，情動制御不全に関する生理学的脆弱性の原因としての役割をひそかに果たしている可能性もある。虐待は，脆弱な気質を持つ人を発病させるだけではなく，中枢神経系に作用して情動の脆弱性を「作り出す」のかもしれない。シャラー，ピーターズ，クェイトマン，オグデン（Shearer, Peters, Quaytman, & Ogden, 1990）は，絶え間のないトラウマによって，辺縁系に生理学的な変化が生ずる可能性があると述べている。したがって，深刻で慢性的なストレスは，覚醒や情動的な感受性等の気質的要因に対して，恒久的な悪影響を与えているとも考えられる。

　性的虐待はおそらく，私たちの文化における子どもへの極端な不認証のなかでも，とりわけ明白な例だといえよう。典型的な性的虐待のケースにおいては，犠牲者はその性的いたずらや性交は「問題ない」と言われ，だが他の誰にも話してはいけないと言われる。虐待が他の家族に認知されることはほとんどなく，子どもが虐待のことを話しても，信じてもらえなかったり，とがめられたりする危険がある（Tsai & Wagner, 1978）。その子どもにとって，これよりもひどい不認証経験というものは考え難い。これと同様に，身体的虐待の多くは，愛ゆえの行為として子どもに提示される。あるいは，虐待する大人によって当たり前のことだとされてしまう。臨床家のなかには，性的虐待の持つ秘密性こそが後のBPDに最も関係する要因であろうと主張する者もいる。たとえば，ジェイコブソンとヘラルド（Jacobson & Herald, 1990）が，子ども時代に重度

の性的虐待を受けた精神科入院患者18人を調べたところ，44％がそれまで誰にもその経験を明かしていなかった。性的虐待の犠牲者の間には，一般的に恥の感覚があり（Edwall et al., 1989），この感覚が虐待を明かせない理由となっているのだろう。BPDの要因として，性的虐待という不認証要素を無視するわけにはいかないのである。

〈親による幼児の模倣〉　親が幼児の情動表現行為を模倣する傾向は，最適な情動発達にとって重要な構成要素である（Malatesta & Haviland, 1982）。模倣をしなかったり，同形でない模倣をしたりすることは——前者は認証の欠如であり，後者は不認証である——より不適当な発達に結びつく。BPDの発生率の男女差に関連して見ると興味深いことだが，母親は娘の微笑みよりも息子の微笑みに対して反応を示しやすく，娘の表現より息子の表現を模倣しやすい傾向がある（Malatesta & Haviland, 1982）[5]。

〈女性にとっての不認証的な（そして不可能な）文化的理想：依存と独立〉男性と女性との間で，対人関係のスタイルに大きな差があることを裏付ける調査データは山ほどある。フラハティとリッチマン（Flaherty & Richman, 1989）は，霊長類の行動や進化，発達研究，親の立場，大人のソーシャル・サポートやメンタルヘルスなど，広範囲に及ぶ資料を調査した結果，幼児期にはじまるさまざまな社会化経験により，女性は男性より，対人関係の面において感情的に関係づけられ，そうした面で敏感になっているとの結論を得た。また，他人からソーシャル・サポートを受けることと個人として幸福になることとの関連性や，逆に，ソーシャル・サポートが十分でないことと身体的不満，うつ，不安との関連性は，男性より女性の方が強い。つまり男性の間では，受けたソーシャル・サポートの度合いが情動的機能と明確に関連するとはいえないのに対して，女性の間では，ソーシャル・サポートと情動的な幸福とが高い相関関係にあるのだ。フラハティとリッチマン（Flaherty & Richman, 1989）の知見によれば，特にソーシャル・サポートの親密さという要素が女性の幸福と最も密接に関係している。また，かつてケリー・イーガンと私（Linehan & Kelly Egan, 1979）が女性とアサーションに関する研究を調査したときの結論は，女性がグループや二人で行動する際は，関係を維持することに常に重点が置かれ，

問題解決や他人を説得するといった課題達成を犠牲にすることすらあるというものである。

　女性がうまく適応するにあたって，対人関係の絆とソーシャル・サポートという面が多くの場合重要である（実際，決定的である）ということから，次のように問うことができる。すなわち，必要とするソーシャル・サポートを受けられなかったり，ソーシャル・サポートを必要とするということそれ自体が不健康であると教えられたりした場合，その女性はどうなってしまうのか。まさしくこのような状況は存在すると思われる。対人関係において独立しているということは，男女を問わずまず例外なく，「健康な」行動の理想として称賛される。対人関係における依存性および他人を頼るといった女性的特徴——上述のように女性のメンタルヘルスと正の相関関係を持つ特徴——は，多くの場合，精神的に不健康であると見なされる（Widdiger & Settle, 1987）。私たちは，独立というものに非常に価値を置くため，独立過剰な人間もあり得るということに思いが及ばない。実際，DSM-Ⅳには「依存性パーソナリティ障害」はあるが，「独立性パーソナリティ障害」というものはないのである。

　このように，個人の独立を規範的行為として重視するのは，西洋文化に特有かつ支配的な考え方である（Miller, 1984；これについての文献レビューはSampton, 1977を参照）。実際，規範的な女性的行動は，少なくとも対人関係に関する部分では，現代の西洋文化的価値と衝突すると断定することもできるだろう。今や，多くの女性が依存と独立の問題で葛藤を経験するようになっているのも当然である。もっと言えば，女性の対人関係のスタイルと，成人の行為に関する西洋的社会化および西洋文化的価値観との間には「適合の悪さ」があるように思われる。しかしながら興味深いのは，この病理が，コミュニティや対人的依存性の尊重からかけ離れていく社会の側にではなく，葛藤する女性たちの側に突き付けられているということである。

〈女性性とバイアス〉　男性においては評価されても，女性としては無視されたり不認証化されたりしてしまうような才能を持つ女の子たちにとって，性差別主義は特別な問題となり得る。たとえば，機械を扱う技能，スポーツの成績，数学や科学に対する興味，論理的で課題志向的考え方などは，女性よりも男性において価値があると評価される。このような個性に関する自尊心や達成感は，

女性の場合，いとも簡単に不認証化され得るのだ。その子が持っていて男性に
おいては価値があるとされる才能が，女性において価値があるとされる才能や
興味（たとえば，魅力的にみせることや，家庭志向的な技能に興味を持つこと）
と整合しない場合，さらに面倒な状況が生ずる。そのような状況では，その女
の子は持っている才能を評価してもらえないばかりか，「女らしくない行動」
をしているとか，「女らしい」行動ができないなどと言われ，罰せられること
になる。また，その子どもの行動が気難しさの特徴と結びついている場合，さ
らに厄介なことになる。たとえば，優しい，人当たりが柔らかい，愛情深い，
愛想がよい，共感的，世話好きで人をなだめるといった特徴は「女性らしさ」
に結びつく特徴として価値づけられる（Widiger & Settle, 1987; Flaherty &
Richman, 1989）が，これらは難しい気質と関連する特徴ではない。

　女性に対する文化的理想に適合しにくい特徴を持つがゆえに罰せられる女の
子にとって，自分と同じことをしても罰せられない兄弟や，苦労せずに女性性
の基準に合わせることができている姉妹がいた場合，人生は特に困難となるに
違いない。そのような状況では，不公正がいやでも目についてしまうからで
ある。家庭外の環境も，こうしたケースの改善にほとんど寄与しない。という
のも，文化全体に同じ価値観が行きわたっているからである。このような子ど
もが，自分が何か間違っているに違いないと信ずることなく成長できるとは思
えない。

　私の臨床経験からすれば，まさにこのような状況が，ボーダーライン患者に
共通しているように思われる。クリニックにおいて私たちは，機械の操作や知
的な営みなど，男性においては評価されるが，女性の場合はほとんど評価され
ない領域の才能に恵まれた数多くの患者に出会ってきた。私たちのボーダーラ
インのグループセラピーの参加者はすべて女性であり，そのなかでしばしば議
論の的になるのは，患者たちが子どもの頃に持っていた興味や才能が女性的で
はなく男性的であったがゆえに経験した困難である。その他の共通経験として
は，家庭における生育状況に関することで，女の子より男の子を大事にしたり，
少なくとも女の子より男の子の方が自由で，より特権を持ち，女の子が悲しむ
ようなことをしても罰しなかったような家庭で育ったということが挙げられる
ようである。性差別主義は厳然たる一つの事実であるものの，私がここで述べ
たようなBPDとの関連は推論にすぎない。この点についてはより多くの研究

が必要である。

■不認証家庭のタイプ

　クリニックの患者をみるなかで，同僚と私は，不認証的な家庭には三つのタイプがあることに気づいた。すなわち「混沌とした」（chaotic）家庭，「完全な」（perfect）家庭，そしてあまり多くはないが「典型的な」（typical）家庭である。

　〈混沌とした家庭〉　混沌とした家庭は，物質乱用や経済的問題，両親がほとんど家にいない，といった問題を抱えており，いずれのケースにおいても，子どもに時間を割いたり注意を向けられたりすることがほとんどない。たとえば，ある患者の両親は，ほぼ毎日の午後と夕方を近所の酒場で過ごしていた。子どもたちは，毎日誰もいない家に帰り，自分たちで夕食をつくり，晩の家事をしなければならなかった。だから彼らはよく，祖母の家まで夕飯を食べに出かけて行った。家にいるときの両親は激昂しやすく，父親はしょっちゅう酒を飲んでおり，両親共に子どもたちからのわずかな要求にも我慢できなかった。このような家族では，子どもの要求は顧られず，その結果，認証されない。ミロン（Millon, 1987a）は，混沌とした家庭の増加が，BPDの増加を招いている可能性を指摘している。

　〈完全な家庭〉　「完全な」家庭の両親は，なんらかの理由で，子どもによるネガティヴな情動の提示に我慢できない。このような態度をもたらす要因としては，両親に課せられる要求（たとえば，子どもの数が多い，ストレスの多い仕事など）や，ネガティヴな感情に対する耐性のなさ，自己中心性，または難しい気質の子どもをダメにしてしまうのではないかという素朴な不安など，数多くのことが考えられる。私の経験では，このような家族の一人に，自分の家族であるボーダーラインの人に対する気持ちを直接尋ねると，とても深い同情を示す。だが，このような家族が，無意識に不認証的な態度をとり続けていることはよくある。たとえば，ボーダーラインの人が，「自分の気持ちをコントロール」できないということに驚いてみせる場合などである。このタイプの家族の一人が，自分の娘が抱える非常に深刻な問題は，ただ本人がもっと祈りさ

えすれば癒やされるだろう，と述べたこともある。

　〈典型的な家庭〉　最初に不認証環境スタイルを観察したとき，私はそれを「アメリカ的症候群」と呼んでいた。というのも，アメリカ文化のなかに非常によく見られるものだったからである。しかしドイツで講演した際に，ドイツの共同研究者が，それは「ドイツ的症候群」と呼んでもいいと教えてくれた。どうやらこれは，西洋文化一般の産物のようである。情動に関する理論家の多くが指摘することであるが，西洋社会においては，情動を認知的にコントロールすることを重視し，成功の基準として達成と克服に主眼を置く傾向がある。西洋文化における個別化した自己とは，自己と他者の間の明確な境界によって定義されている。こうした見方を持つ文化において，成熟した人間の行動というのは，外的な力によってではなく内的にコントロールされるのが当然だと思われているのである。この文脈において，「セルフコントロール」とは，自分自身の行動を，内的な手がかりやリソースを用いてコントロールできる能力を意味している。これと違った仕方で自身を定義すること——たとえば，他者との関係のなかで，あるいは場に依存して自己を定義することなど——は，未成熟であり病的であるとラベリングされるか，少なくとも，健康やスムーズな社会活動機能にとって有害だと見なされる（Perloff, 1987）。（個別化した自己というこの概念は西洋文化のなかに広く浸透しているが，他の文化においては普遍的ではなく，西洋文化自体にとってもけっして普遍的なものではない）。

　不認証家庭について留意すべき重要な点は，一定の範囲内では，不認証的認知スタイルも，誰に対しても，あるいはどんな状況においても有害だというわけではないということである。このような家庭で実施される情動コントロール戦略は，気質的にこの戦略が合っていて，態度や情動コントロールを学ぶことが可能な人にならば，有効であり得る。たとえば，ミラーとその協力者らよる研究（Efran, Chorney, Ascher, & Lukens, 1981; Lamping, Molinaro, & Stevenson, 1985; Miller, 1979; Miller & Managan, 1983; Phipps & Zinn, 1986）は，脅威に関連する手がかりについて心理学的に「鈍い」人は，コントロールできないほどの嫌な出来事の前兆に直面したときに，同様の手がかりを注意深く気にかける傾向のある人に比べて，生理学的，主観的，行動的な覚醒が低く長続きしないことを明らかにしている。クナッセンとカニンガム（Knussen

& Cunningham, 1988）は，ネガティヴな結果について他人を責めるのではなく，自分自身の行動で結果をコントロールするという信念（不認証家庭において鍵となる信念）を持つことが，さまざまな領域において，より望ましい結果につながるということを示す研究をまとめている。それゆえ，情動を認知的にコントロールすることは，状況によってはきわめて有効であり得る。実際，このアプローチが，アメリカを横断する鉄道を作り，爆弾を作り，私たちの多くを学校に行かせ，大都市の摩天楼を建設したのだ！

　ただしここに問題が一つある。このアプローチは「うまくいくときだけ，うまくいく」ものであるということだ。つまり，感情を自己制御する能力のある人に，自分の情動をコントロールするようにと言うのと，その能力のない人に言うのとでは，全く違う話になってしまうのである。たとえば，私が取り組んだある母親には，14歳の「難しい」気質の娘と，5歳の「気楽な」気質の娘がいた。姉の方は，うまく怒ることができず，妹にちょっかいを出されたときは特にそうであった。私は母親に，上の娘の情動反応を認証することを教えようとした。あるとき自分の作っていた複雑なパズルを妹が床に落としたのをみた姉は，妹を怒鳴りつけ，泣いている妹を残して部屋から飛び出して行った。やがてその母親は，姉の情動を次のような言葉で「認証した」とうれしそうに報告してきた。「メアリー，あなたがどうして怒ったのかは理解できるわ。でもこれからは，爆発を自分でコントロールできるようにならなきゃね！」。この母親には，娘が情動のコントロールに抱えている困難を自分がいかに認証してこなかったかということを，なかなか理解できなかったのである。情動的に反応しやすく脆弱な人の場合，不認証環境は抱える問題を極度に単純化してしまうのだ。他の人にとってはたやすいこと——情動や情動表現のコントロール——でも，ボーダーラインの人の場合は，たまにしかできないことが多いのである。

4. 情動の制御不全と不認証環境——交流的な悪循環

　交流分析は，もともとはわずかに脆弱な子どもが，わずかに不認証的な家族のなかにいるというシステムが，時とともに，本人も家庭環境も，互いに過敏，脆弱で，不認証化しあうシステムに変化していくことを示唆している。チェスとトーマス（Chess & Thomas, 1986）は，神経質な子ども，なかなか動き出さ

ない子ども，混乱しやすい子ども，頑固な子どもが，本来は養育的な親を圧倒し，脅かし，混乱に至らしめる数多くの様子を描き出している。パターソン (Patterson, 1976; Patterson & Stouthamer-Loeber, 1984) も，子どもと家族の相互的行為がシステム内のすべての関係者を互いに強制し合う行動パターンへと導いていくことについて包括的に記述している。時間が経つにつれ，子どもと保護者は，極端で強制的な行動を互いに形作り，強化する。これらの強制的な行動が，今度は不認証的かつ強制的なシステムをさらに激しいものにしていき，システム全体における機能不全的行為は，増加こそすれ減少することはない。さながら「……持つ者は更に与えられ，持たざる者は持つと思うものをも取り上げられる」という聖書の一節のようである（「ルカによる福音書」8章18節）。

情動的に脆弱な子どもが，環境にさまざまな要求をするということは疑うべくもない。両親あるいは保護者は，より用心深く，より忍耐強く，より思いやりをもって柔軟であらねばならない。そして親や保護者側の希望が子どもの能力を超える場合は，その希望を進んでいったん保留しなければならないのだ。だが不幸にも，不認証環境に対する子どもの反応が，その家族の不認証行動を強化してしまうことはよくある。子どもに対して，お前の感覚は馬鹿げている，または正しくないと言うことによって，実際子どもを静かにさせられることもある。また自分の情動が軽視されたとき，情動的に脆弱な人も含め多くの人は，引きこもり，それで気分が楽になったように見える場合もある。不認証が嫌悪すべきものであるために，その後の行為が抑えられてしまうのだ。

チェスとトーマス（Chess & Thomas, 1986）のいう「コントロールする」(controlling) 環境は，ここで述べた不認証環境の一種であり，その極端な例とも言える。コントロールする環境とは，子どもの行動形成に対し，子どもによる短期的・長期的要求よりも，家族の好みや便宜に適合するように，不断の影響を及ぼすものである。もちろん，このような環境における子どもの行動は，そのままの形では妥当と認められない。やがて子どもが成熟するにつれ必然的に，環境との間の力比べが生ずる。その際，環境が譲歩したり屈服したりすることもあれば，断固として一歩も退かないこともある。子どもが持つ生来の気質によって，環境が譲歩した場合の結末は，子どもが暴君になるか，ネガティヴな受動性を持つようになるか，あるいはその両方になるかである。この発達

の様式については，親の養育マニュアルで繰り返し語られている。

　このような家族は，本質的に二重の間違いを犯す。一つ目は，保護者が行動の形成過程で犯す間違いである。つまり，子どもが表出できる以上の行動や，別の行動を期待してしまうのだ。その後，過剰な罰や不十分なモデリング，教示，指導，鼓舞，強化などが伴うことになる。このようなパターンは，子どもにとって，必要な助力がすぐには得られず，罰から逃れられないような嫌悪的環境を作り出す。その結果，情動に関連した表現行動など，子どものネガティヴな情動的行動が増加することになる。これらの行動は，保護者の嫌がる結果を形成することによって，保護者にコントロールの試みをやめさせ，罰を終了させるよう機能する。

　そしてこれが，保護者が犯す二つ目の間違いなのである。つまり，保護者は極端な表現行動の機能的価値を強化し，適度な表現行動の機能的価値を消してしまう。このように，極端な情動表出に続いて生ずる譲歩のパターンは，意図せずに，大人になってからのBPDに関連した行動パターンを作り出しかねない。他人から譲歩されることがなかったり，予期せずして譲歩されたりする場合，嫌悪的な条件が不可避であるということが，学習性無力感のパラダイムに酷似してくる。つまり，受動的で無力な行動の増加が予想される。そして，もしこの受動的あるいは無力な行動が罰せられるならば，勝ち目のないジレンマに直面することになり，おそらく，極端な情動表出行動と，同じくらい極端に受動的で無力な行動との間で揺れ動くことになる。子どもが成熟するにつれ，このような状態からボーダーライン的特徴が多く現れてくることを説明するのは，さほど困難ではない。

5. 情動の制御不全とボーダーライン行動

　人間の行動のなかで，情動的覚醒や気分の状態に影響されないものはほとんどない。自己概念，自己帰属感，コントロール知覚，課題や遂行の学習，自己報酬パターン，満足感の遅延といったさまざまな現象は，情動状態に影響される（Izard, Kagan, & Zajonc, 1984; Garber & Dodge, 1991のレビューを参照）。ここにおける命題は，ボーダーライン行動のほとんどは，強烈な感情を制御しようとする個人の試みか，あるいは情動の制御不全の結果のいずれかである，ということである。情動の制御不全というのは，本人が解決しようとしている

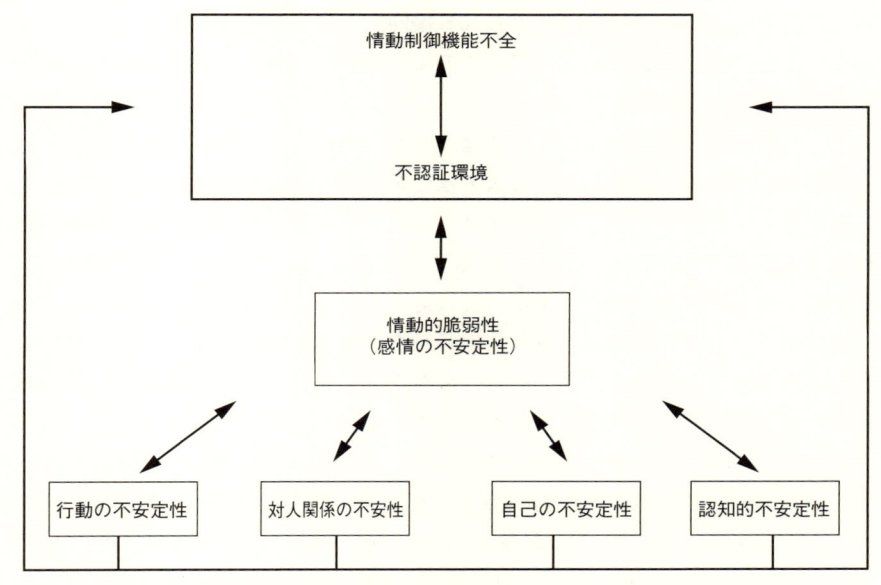

図2-2 生物社会理論による情動制御不全とボーダーライン行動パターンとの関係

問題でもあり，さらなる問題の原因でもある。ボーダーライン行動のパターンと，情動の制御不全との関係を図2-2に示しておこう。

■情動の制御不全と衝動的行動

多くの場合，自殺行動など衝動的機能不全行動は，圧倒的で，コントロール不能で，激しい苦痛を伴うネガティヴな感情の問題に対する非適応的な解決行動である。もちろん，自殺は（想像するに）感情状態を変化させる究極の方法である。しかし，それほど致命的でない他の行動（たとえば自殺類似行動）も，きわめて有効に働き得る。たとえば大量服薬は，長時間の睡眠をもたらす。眠りは，結果的に情動の脆弱性の制御に大きな影響を与えるのである。また，体を傷つけたり焼いたりする行動も，少なからず感情を制御する性質を持っているように思われる。正確なメカニズムは不明であるが，ボーダーラインの人の報告に共通するのは，自傷行為の後，不安をはじめさまざまな激しいネガティヴ感情的状態から，かなり解放されるということである（Linebenluft, Gardner, & Cowdry, 1987）。

自殺の脅しや自殺類似行動を含む自殺行動もまた，環境から援助行動——情

動的苦痛を減らすのに効果的と思われる援助——を引き出すのにとても有効である。実際，多くの事例において，このような行動は他人の注意を惹き，情動的苦痛の緩和に努めてもらうための唯一の方法なのである。たとえば，自殺行動は，精神病でない人たちにとっては，精神科病棟への入院許可をとる最も効果的な方法である。多くのセラピストは患者に対して，もし自殺したくなったら電話をかけてよい，むしろ必ずかけてほしい，と話している。私の地域の精神科入院病棟のスタッフの場合，私たちの患者の一人に，もし「命令する声」が自殺しろと言って来たら，すぐに戻ってきなさいと言うのが常であった。私たちがクリニックで出会った自殺類似行動をするボーダーラインの女性たちのうち半数以上が，少なくとも一回は，環境を変えようとする意図を含んだ自殺類似行動を起こしたことがあると報告している。

　不幸なことに，ボーダーラインに取り組むセラピストや理論家たちにとっては，自殺の脅しや自殺類似行動の持つこのような手段としての特徴が最も目につくことが多い。それゆえ，自殺企図などの意図的な自傷行為は，しばしば「操作的なもの」とされるが，これはたいてい，セラピスト自身の「操作されている」という感覚にもとづいている。しかし第1章で論じたように，ある行動がある特定の効果を持っているからといって，行為者が効果を引き起こそうとしてその行動をしたとみるのは，論理的な誤謬である。行為の実際の意図を評価することなく自殺行動を操作的とラベルづけすることは，非常に有害な影響をもたらしかねない。この問題は，自殺行動への治療戦略に関する第15章でさらに論じる。

■情動の制御不全と自己同一性の混乱

　一般に，人は，自分自身の観察および他者からの反応によって同一性（identity）を形成していく。こうして同一性を発達させるには，時間および類似の環境を通じた情動的な一貫性と予測可能性の存在が前提条件となる。すべての情動は，好みまたは接近-回避に関する要素を含んでいる。とりわけ自己同一性の感覚は，何かを一貫して好んだり気に入ったりすることに伴って現れる。たとえば，いつも絵を描いて楽しんでいる人は，ある種芸術家的側面を持った自身のイメージを発達させるだろう。そして，この好みを知った他の人は，その人が芸術家であるかのように反応し，本人はさらに自分のイメージを発達させることになるだろう。だがしかし，予測不可能な情動の不安定性は，予期

せぬ行動や認知的不整合をもたらす。その場合，安定した自己概念や自己同一性の感覚が発達しない。

ボーダーライン患者の持つ，情動反応を抑えたり，抑えようとしたりする傾向もまた，強い同一性感覚の欠如をもたらしているかもしれない。抑制された感情に関連した麻痺は，しばしば空虚感として経験され，さらにその空虚感は不十分な自己感覚（ときには自己感覚の完全な欠如）の一因となる。同様に，出来事に対するある個人の感覚が「正しい」とされることがなかったり，気紛れに「正しい」とされたりするなら──不認証的家庭の状況である──，その個人は他者に対して過度に依存するようになる，と予想されるだろう。この過度の依存が，特に好みや考え，意見などに関係している場合は，同一性の問題をひたすら悪化させ，再び悪循環が始まることになる。

■情動の制御不全と混沌とした対人関係

有効な対人関係というのは，安定した自己感覚と自発的な情動表現能力の双方に，その多くを負っているものである。また，良好な関係には，情動を適切に自己制御し，衝動的行動をコントロールし，苦痛をもたらすような刺激に一定程度耐える能力が必要となる。このような能力がないのだとすれば，ボーダーラインの人が混沌とした関係を発展させるのも当然である。特に，怒りや怒りの表現がうまくできないと，安定した関係の維持が妨げられることになる。

加えて，第3章でさらに考察するように，情動の脆弱性と不認証環境の組み合わせによって，ネガティヴな情動表現は，より強烈で持続的なものへと発達することになる。基本的に不認証環境は，激しくネガティヴな感情や援助の要求の表現が偶発的に強化されるような間欠強化スケジュールの下に個人を置くものである。このような強化スケジュールは，非常に持続的な行動を作り出すことが分かっている。ボーダーラインの人に関わり合っている人が，ボーダーラインの人を一貫性のない仕方でなだめてしまうという罠──頻繁に表われる強烈な嫌悪的情動表現に屈服して，それを強化することもあれば，そうしない時もあるということ──に陥るならば，関係を破壊するような行動のための学習条件を再創造してしまうことになるのである。

第五節　ボーダーライン患者のセラピーにおいて生物社会理論が有する意味

1. 基本的目標と教えるべきスキル

　こうした情動制御の困難さが，生物学的体質と不適切な学習経験とに起因しているという認識から示唆されるのは，治療に際しては，ボーダーラインの人に以下の二つの点を教える作業に焦点を当てる必要があるということである。すなわち，①極端な情動性を調整し，気分に依存した非適応的行動を減少させ，②自分自身の情動や思考や行動を信頼し，認証する，ということである。セラピーの焦点は，患者の現在の能力や行動に対する認証にばかりでなく，スキル・トレーニングと行動変化にも当てられなければならない。

　DBTの大部分は，まさにこのようなスキルを教えることに充てられる。そのスキルは，以下の四つの型に分けられる。①葛藤状況における対人関係の効果を高めるようなスキル。これによって，ネガティヴな情動に関連する環境からの刺激の減少が期待できる。②感情障害（うつ，不安，恐怖，怒り）や外傷後ストレスに対する行動療法の文献から選び集めた諸戦略。これにより，実際のネガティヴな情動的刺激またはそう知覚されたものに対する望ましくない情動を自己制御する力が増す。③変化が訪れるまで，情動的苦痛に耐えるスキル。④たとえば，マインドフルネスの実践のような，東洋の瞑想（禅）から取り入れたスキル。情動を感じる能力および情動の抑制を回避する能力を向上させる。

2.「犠牲者への非難」をしないこと

　非適応的で極端な情動表出をうまく消去するには，数多くの要素が必要となる。特に重要なのは，患者が苦悩している間を通じて，セラピストが患者をなだめ，楽にさせ，ほめながら，非適応的な行動を消去することが可能となるような，認証的な環境を作り出すことである。そのプロセスは難しく，セラピストには，多くの忍耐と積極的に情動的苦痛を受け入れる態度，それに柔軟性が要求される。とはいえ，セラピー中には，セラピストが他の患者に抱いているのと同じような期待をボーダーライン患者に向けてしまうこともあるだろう。

ボーダーライン患者がそうした期待に応えられなかった場合，セラピストはしばらくの間なら耐えられるかもしれない。しかし，患者のネガティヴな情動表出が拡大するうちに，セラピストの忍耐や，自身が感じている苦痛を我慢しようとする気持ちが尽きてしまい，患者に譲歩したり，罰したり，セラピーを終わらせたりすることになる。ボーダーライン患者と向き合った経験のある臨床家であれば，これまで述べてきたような不認証的でコントロールする環境や，譲歩と罰との間の悪循環に囚われた家族に関する事柄に，思い当たることがあるだろう。セラピーにおいてこのような環境が繰り返されたなら，それは患者が人生を通じて経験し続けてきた不認証環境の単なる延長にすぎないことになるのである。

　ボーダーライン患者に対する最も典型的な罰の形態は，まとめて言うと，患者を不認証化する行動と，「犠牲者を非難する」行動からなる。社会心理学の研究によると，不運にも犠牲になった人を，その不運にあったことについて周囲の人間が責める場合，そこにはいくつもの要因が関わり合っている。そのなかでも本章に関係深い要因として，一般的に女性の方が同じ状況の男性に比べて，不運に遭った責任を問われる場合が多いという研究結果が得られている（Howard, 1984）。同じ研究でハワードは，犠牲者が女性の場合，周囲はその不運を女性の持つ性格のせいにする，とも指摘している。だが男性の犠牲者の場合，責められるのはその状況における男性の行動であり，性格自体のせいにはされない。これ以外にも重要な要因がある。たとえば「犠牲者を非難する」周囲の人間は，その犠牲者の不運に必ず関心を抱いており，またその結果は深刻なものであるはずである（Walster, 1966）。さらに，周囲の人間は結果をコントロールできないという無力感を必ず感じている（Sacks & Bugental, 1987）。つまり，他者に何が起きるかを気にかけていて，その他者が被害に遭わないでほしいと思っており，しかし不幸や災害の発生を防げないとき，人はその不幸や災害を犠牲者自身のせいにしがちなのである。

　これは，ほとんどのボーダーライン患者に対するセラピーの状況そのものである。まず「犠牲者」は主として女性である。通常セラピストは，患者が不幸に苦しんでいるかどうか気にかける。そしてたしかに，この苦しみを止めることについて，特に効果を上げているセラピストはほとんどいないように思われる。仮に，ある特定の治療法が他の患者でうまくいったから，長い目で見れば

効果があるはずだとセラピストが信じていたところで，ボーダーライン患者の抱える激しい苦悩――その苦悩はセラピストにも苦痛をもたらす――に対する無力感は，ボーダーライン患者と接していれば，毎日繰り返し経験されるのだ。この無力感に直面したセラピストは，それまでの倍の努力をするかもしれない。そして患者に改善の兆しが見られない場合，セラピストは，患者自身が苦悩の原因を生み出しているのだと言い始めるかもしれない。患者は，改善や変化を望んでいない，セラピーに抵抗している（何と言っても，他のほとんどの人には有効なのだから），ゲームをしている，あまりにも困窮している，と。要するにセラピストは，非常に基本的だがごくありふれた認知的間違いを犯すのである。セラピストは，行為の結果を観察し（たとえば，患者やセラピスト自身の情動的苦痛），その原因を患者の内的な動機に結びつけるのだ。この間違いについては，ボーダーライン治療に関する以降の議論のなかで繰り返し言及する。

「犠牲者を非難する」ことは，大きな医原的影響を及ぼす。まずそれは，問題に対する患者自身の経験を不認証化する。それは苦痛を終わらせようとする努力として患者が経験したことに対し，苦痛を維持しようとする試み，改善に抵抗する試み，その他患者が意識していない試みとして，誤ったラベルづけをする。こうして患者は，自分自身に関する自分の感覚を信頼しないことを学習してしまう。またある程度の時間の後に，患者がセラピストの観点を学習するということも珍しくない。なぜなら，患者は自分の自己観察を信頼していないからであり，またそうすることで，結果が一層強化されるからである。たとえば，以前私が受け持った患者で，ホームワークをするのが非常に困難な人がいた。その患者はホームワークをやろうとしないか，あるいはやろうとする試み自体がうまくいかなかった。同時にその患者は，私やグループの副リーダーに対して繰り返し，自分の気分を良くしてくれるように懇願するのだった。ある週のこと，私がその患者に対し，何がホームワークを妨害しているのか，と尋ねると，その患者は非常に確信に満ちた様子で，明らかに自分が幸せになりたくないからだ，と答えた。もし幸せになりたいと思っているのなら，ホームワークをしていたはずなのだから。

セラピストが，犠牲者を自身の問題の原因として非難することをやめるという点を強調することは，DBTの鍵となる構成要素である。これは単純な素朴

さに——私自身そのように非難され続けてきたが——根差した立場ではない。まず，保護者による犠牲者の非難は，たいていの場合，情動的な距離や，患者に対するネガティヴな情動，進んで援助しようとする気持ちの減少，患者への罰へとつながっていく。その結果，本当に必要な援助を与えることがさらに困難になる。保護者はフラストレーションを感じ，しばしば患者を，通常非常に微妙な仕方で攻撃する。しかし罰は，問題の真の原因に向けられてはいないため，患者のネガティヴな情動性をいたずらに増加させるだけである。そしてその結果——患者，セラピストのいずれも勝利することのない——力比べが生ずることになるのである。

第六節　結　語

　本章で示した弁証法的立場が，哲学的な立場であるということを忘れてはならない。つまり，証明も反証もされ得ないのである。とはいえ，多くの人にとってはこの立場を理解するのは難しいはずである。読者も，最初はその必要性が分からないかもしれない。たしかに，必ずしも弁証法を用いなくとも（あるいは理解しなくても），DBTのいくつかは適用可能であろう。しかし，もし読者が，私や私の教え子たちと同様の人間ならば，時間を経るにつれこの考え方の魅力が見えてきて，セラピーの問題に関する概念化を微妙に変化させていくことになるだろう。私についていえば，弁証法は私の精神療法や治療集団を組織する方法に深い影響を与えてきた。DBTは今も発展し，変化し続けている。弁証法的な視点から見えてくる含みは，多くの発展の源なのである。

　また，私がここで提示した生物社会理論も，推論にすぎない。このアプローチのBPDの病因への適用を記述した前向きの研究はほとんどない。この理論は，BPDに関する既知の文献と整合しているが，理論を前向きに検証する研究は，これまでのところ計画もなされていない。したがって読者は，この章で述べたBPDの形成に関する生物社会論理は，その多くが確かな実証的実験にもとづいたものではなく，臨床的観察と推論にもとづいているということに留意する必要がある。注意深い扱いをお願いしたい。

注

1) 当時の私の助手エリザベス・トライアス（Elizabeth Trias）が，私の経験と弁証法との関係を最初に指摘してくれた。彼女の夫は，マルクス主義哲学の徒だった。
2) 行為は，気づきや注意の有無にかかわらず生ずるため，言語で報告できる場合もできない場合もある。より一般的な言い方をすれば，行為には意識の手が届くかもしれないし，届かないかもしれない（実験心理学における無意識的認知の現れの優先性に関する議論については，Greenwald, 1992を参照）。
3) 基礎的情動機能の研究に関する優れたレビューは数多い。さらなる文献レビューは，以下を参照のこと。Barlow (1988), Buck (1984), Garber & Dodge (1991), Ekman, Levenson, & Friesen (1983), Izard, Kagan, & Zajonc (1984), Izard & Kobak (1991), Lang (1984), Lazarus (1991), Malatesta (1990), Schwartz (1982), Tomikins (1982)。
4) 情動の制御不全は，脆弱性および情動の調整能力の欠如の産物と考えられるということを最初に指摘してくれたのはケリー・カーナー（Kelly Koerner）である。
5) ゲリー・ドーソン（Gerry Dawson）とマーク・グリーンバーグ（Mark Greenberg）が，この研究結果およびそれと不認証との関連を指摘してくれた。

第3章
行動のパターン
——ボーダーライン患者の治療における弁証法的ジレンマ

　境界性パーソナリティ障害（Borderline Personality Disorder，以下，BPD）に関連する行動的特徴を記述することは，昔から行われてきた。第1章に示したように，長年にわたり数え切れないほど多くのボーダーライン的特徴のリストが書かれている。それゆえ，私がさらに他のリストを加えるのはやや心苦しいが，この章で論じられる行動の特徴は，BPDの診断や定義ではなく，また，ボーダーラインの主要な特徴の完全なる要約というわけでもない。これらのパターンに対する私の捉え方は，何年にもわたって，慢性的に自殺類似行動をとるボーダーライン患者を効果的に治療しようと苦闘する間に進化してきたものである。そのように苦闘する間に私は，患者が持つ同じような一群の特徴に繰り返しつまずいていると感じるようになった。何年もの間，観察（臨床および研究論文双方について）と構成を交互に繰り返し，私はボーダーライン患者によって引き起こされる弁証法的ジレンマのイメージを導き出した。本章は，これらのジレンマに関係する行動パターンを扱う。

　これらのパターンは共通的なものであるが，かといってBPDの診断基準に合致するすべての人に必ず当てはまるというものではない。したがって，個別ケースにおいては，これらのパターンの存在を前提とするのでなく，それをアセスメントすることがきわめて重要となる。この点に留意しておけば，これら特定のパターンがセラピーに及ぼす影響に気づいていることが，私と患者の双方にとって有効だということが分かった。一般にこれらのパターンに関する記述は，私の患者たちの共感を呼び，患者が自分の行動をよりよく組織化し，理解する助けとなる。患者の行動（特に自傷の反復）は説明が難しく思えるという点が問題になることが多いため，このことは小さな達成などではない。さら

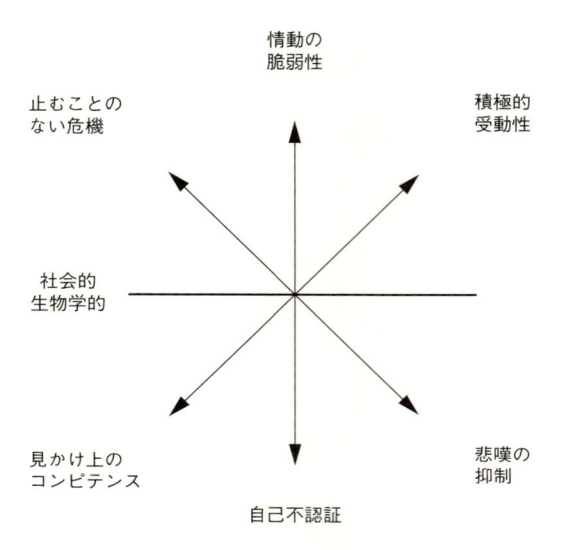

```
            情動の
            脆弱性
              ↑
 止むことの   │   積極的
 ない危機    │   受動性
    ↖      │      ↗
       ↖   │   ↗
 社会的 ────┼──── 生物学的
       ↙   │   ↘
    ↙      │      ↘
 見かけ上の  │   悲嘆の
 コンピテンス │   抑制
              ↓
            自己不認証
```

図3-1　ボーダーライン行動パターンの三つの弁証法的次元

に，そうしたパターン相互の関係性は，患者の問題の発展を明確化することにおいて発見的価値を持ち得る。

　こうしたジレンマは，それぞれに対極を定義される三つの次元の集合として捉えるのが一番良い。図3-1に示したこれらの弁証法的諸次元は，次のようなものである。すなわち，①情動の脆弱性（emotional vulnerability）対 自己不認証（self-invalidation），②積極的受動性（acitive passivity）対 見かけ上のコンピテンス（apparent competetnce），③止むことのない危機（unrelentign crisis）対 悲嘆の抑制（inhibited grieving）である。仮に，各次元を概念的に中心点で分けるとすれば，中心より上の部分——情動の脆弱性と積極的受動性と止むことのない危機——は，発達過程において，情動制御の生物学的基盤に強く影響されている。中心よりも下の部分——自己不認証と見かけ上のコンピテンスと悲嘆の抑制——は，情動表現に伴う社会的結果の影響を強く受けている。これらのパターンに関する重要なポイントは，各次元の両極点が持つ不快さのために，ボーダーラインの人は必然的に両極の間を行ったり来たりすることになる，ということである。そして，総合を表わすバランス点に移動できないということが，セラピーの中心的なジレンマとなる。

第一節　情動の脆弱性　対　自己不認証

1. 情動の脆弱性
■**基本的特徴**

　第2章において，BPDの基準に当てはまる人では，情動の脆弱性が情動制御不全の主要な要素であり，それは，ボーダーライン的特徴の交流的発達における個人変数として作用すると論じた。こうしたボーダーライン的特徴の一つは，持続する情動の脆弱性，すなわち持続する情動的感受性や情動の強さ，否定的な情動反応の強固さである。私の見方からすれば，このような脆弱性はBPDの中心的特徴である。私がこのレベルで情動の脆弱性を論じる場合は，個人の持つ実際の脆弱性と，脆弱性に関するその人自身の気づきと経験の双方に言及している。

　ボーダーラインの人にとって問題を特に困難にさせるような，頻繁で強い情動覚醒には，四つの標準的特徴がある。第一に留意すべきは，生理学的覚醒が情動形成において大きな役割を担っていることは確かであるが，情動が単なる内的な生理学上の出来事ではないということである。第2章で詳細に論じたように，情動は，全システム的反応，すなわち，生理学的なものだけでなく，経験，認知，表現などの統合的なパターンなのである。複雑な情動反応を構成する要素の一つが，他の要素に比べてより基本的だということは必ずしもない。それゆえ問題は，ボーダーラインの人が生理学的覚醒を制御できないということではなく，彼らの多くが，特定の情動状態に関連する反応のパターン全体の制御に困難を抱えているということなのである。たとえばボーダーラインの人は，敵対的な顔の表情や攻撃的な行動パターン，あるいは怒りに関係する言語的な攻撃などを調整できないかもしれない。あるいは強迫的な心配をやめたり，恐怖と関連した逃避を抑制したりできないかもしれない。この点を覚えておくと，ボーダーラインの人が直面している問題の複雑さと同時に，彼らがときとして行動領域の広範囲にわたり不可解な機能不全を起こしやすいことも理解しやすくなる。

　第二に，激しい情動的覚醒が起こると，その時点で生じている他の行動反応が阻害されるのが普通である。したがって，調整され，計画され，明らかに機

能している対処行動も，情動関連の刺激に妨害されれば，崩壊してしまうことがある。こうなってしまえば，フラストレーションや幻滅によって事態が悪化するだけである。さらに，強い覚醒は，あれかこれかという二分法的な考え方や，強迫的で執拗な考え方，身体的苦痛／不満／病気，回避や攻撃行動などと結びつく。

　第三の特徴は，覚醒の強さと，その制御ができないことから，自分自身をコントロールできず，自己について予測できないという感覚に導かれるということである。この自己の予測不可能性のもとには，情動反応に影響するような内的または外的出来事に対する自身の反応を調整できないこととともに，そうした出来事の開始や停止をコントロールできないという能力の欠如もある。また，予測できないときに，自身の情動のコントロールに成功することがあるという事実が，事態をさらに悪化させる。問題は，この情動制御のタイミングと期間を，本人が（他人も）予測できないということである。ボーダーラインの人にとって，これは覚めることのない悪夢のようなものなのだ。

　最後に，このコントロールの欠如は，情動の脆弱性をさらに増加させるような特定の恐怖感を引き起こす。まず，ボーダーラインの人は，出来事をコントロールしにくいような状況を恐れる（たいていは新しい状況，また，以前困難を経験した状況もそうである）。この情動の脆弱性の側面を理解すれば，ボーダーライン患者が，頻繁にセラピー状況をコントロールしようとすることの意味は完全に明らかとなる。次に，患者は，自分が気にかけている人からどんな行動が期待されているかということに，激しい恐怖を感じていることが多い。患者が，私的な情動反応をコントロールできないことを経験しているだけでなく，特定の情動状態により左右される行動パターンをコントロールできない経験をしていることを考えれば，この恐怖はもっともである（たとえば，試験勉強をするには，集中力が必要だが，強い不安に襲われているときや悲しみや怒りで動転しているときに集中し続けるのは難しいだろう）。コントロールや予測が利かないため，周囲からの期待に応えることは困難になる。患者は，ある瞬間，ある情動状態にあれば，期待に応えられる場合もあるが，他の時には応えられないかもしれないのである。

　この問題の重要な側面に，期待と褒めることとの結びつきということがある。褒めるということは，賛意を伝えるのと同時に，その個人に褒められるような

行動ができたことを認め，将来再びできるだろうという期待を伝えることでもある。これこそが，自分には無理かもしれないとボーダーラインの人が思い込んでいることなのだ。私はここで，褒められることへの恐怖を認知的に媒介されたものとして示しているが，このような媒介は必ずしも必要ではない。個人の過去の体験において，褒めることに期待が伴い，期待の後に期待に応えられないという現実があり，それに非難や罰が伴えば，この恐怖感を引き起こすに十分である。まさにこうした一連の行動の流れは，不認証環境に典型的なものである。

　ボーダーラインの人にとって，こうした情動的困難がもたらす正味の影響は，心理的な意味で最も重症の火傷に等しい。言うなれば，患者たちには情動の皮膚がないのだ。そのため，どんなにささいな接触や動きも，強烈な苦痛を引き起こすことになる。しかしその一方，人生とは動きそのものである。またセラピーは，それがどんなにうまく行ったとしても，動きと接触の双方を必要とする。そのためセラピストも，セラピーのプロセス自体も，ボーダーライン患者に非常に苦しい情動経験を与えずにはおかない。セラピストも患者も，苦痛に立ち向かう勇気を持たなければならないのである。自分自身の脆弱性を経験することにより，ボーダーライン患者は極端な行動（自殺行動を含む）に走る場合もあるが，そうした行動は自分自身をケアしようとすることでもあり，自分をもっとケアしてほしいと環境に警告することでもある。ボーダーライン患者が自殺を遂げた場合，それは必ず自分の脆弱性はもうどうにもならないという最終的な絶望感による行為なのである。またそれは，もっとケアが必要だったということを伝達する最後の手段であることもある。

　治療効果を上げるためには，この脆弱性を理解し心に留めておくことが重要である。だが不幸なことに，セラピストが，ボーダーライン患者の脆弱性を認識しなかったり，し忘れたりすることがよくある。問題は，火傷の場合は，感受性が高くなっていることや，そうなった理由が誰の目にも明らかであるのに対して，ボーダーライン患者の感受性は，たいていの場合目に見えないことである。後で論じる理由により，ボーダーラインの人は時として，セラピストを含む他者からは，実際より情動的に脆弱でないように見えてしまう傾向を持つ。そのため，ボーダーライン患者の感受性の高さを把握したり心に留めておくことは，火傷の被害者に比べてはるかに難しい。たとえば，物理的に皮膚が

ない状態を想像することはできるが、常に情動的に脆弱で心理的皮膚を持たない人生とはどんなものであるかを想像するのは、私たちのほとんどにとって難しいことである。だがそれこそが、ボーダーライン患者の人生なのである。

■**怒りと境界性パーソナリティ障害（BPD）**

怒りに関する諸問題は、1980年以降のDSM各版において、BPDの定義の一部となっている。精神分析的観点からは（たとえば、カーンバーグの理論〈Kernberg, 1984〉を参照）、過剰な敵対的感情が、BPDが進行する根本的な原因と見られてきた。ボーダーライン患者に対する現在の治療のほとんどは、敵意や攻撃的意図が内在するという前提から行動を解釈することを目指す。たとえばある有名な精神分析家は、かつて私に、セラピストの家にかかってくる患者からの電話は、すべて攻撃の行為であると言っていた。また私と患者とのセッション中のビデオを見せると、ほとんど毎回、見ている者の誰かが、患者の沈黙や引きこもり、あるいは受動的な行動が、私に対する攻撃であると解釈する。だが私たちが行うグループセラピーの患者間でよく話題になるのは、他のメンタルヘルスの専門家に対し、自分たちの行動が——少なくともその一部は——怒りや敵対的な気持ちの反映ではないことを理解してもらうことの難しさについてである。

怒りや敵対・攻撃行動が、BPDにおいて重要な役割を果たしていることは明らかである。しかし私の見方からすると、たとえば悲しみやうつ、羞恥、罪悪感、屈辱感、恐怖、不安、パニックといった他のネガティヴな情動も同じように重要である。情動が強く、情動を制御すること全般が困難になっている人が、怒りに関する特定の問題を抱えているのは当然である。しかし、ボーダーライン行動のすべてあるいはほとんどを怒りに関連づけて解釈されるか否かは、実際の行為やその動機よりも、行為の解釈者が誰であるかによるように思われる。往々にして、単に行為に嫌悪的な結果が伴っているというだけの理由から敵対的な意図が推論される。患者の行動にセラピストが失望したり苛立ったりした場合、患者がそうしようとしたからに違いない——もし意識的でないなら、それは無意識のなせる業だ——、ということになる。この点を確認するデータは手元にないが、恐怖や自暴自棄よりも怒りや攻撃性の方を推論する傾向は、観察者のジェンダーに関係しているのではないかと思われる。実際に性差が確認されている点の一つに、男性は女性より攻撃的だというものがある

(Maccoby & Jacklin, 1978) が，おそらく，男性には攻撃的な意図も見えやすいのであろう。また，怒りと敵対的な意図に対する対処の仕方が，BPDの本質的な原因である，という考えを広めている理論家も，もちろん男性である（たとえば Kernberg, Gunderson, Masterson)[1]。

　私の経験によると，敵対的な動機や怒りに由来すると解釈されるボーダーライン行動の多くが，実際には，恐怖，パニック，絶望感，自暴自棄に由来している（これは，多くのボーダーライン的精神病理の基盤には見捨てられることへの不安があるとするマスターソン〈Masterson, 1976〉の立場に似ている）。たとえば，私がビデオで記録した寡黙で無反応な一人の患者は，しばしば，（のちに本人が叙述したところによると）息苦しさと死の恐怖を含んだパニックが襲ってくるのをコントロールしようと苦闘していたという。パニック反応そのものは，怒りに関連する感覚や考えや身体的反応の初期の原体験に由来しているかもしれないが，これに続く行為自体が直ちに攻撃的であったり敵対的な意図を持ったりするというわけではない。しかし，怒りや敵対的な意図を過剰に解釈すると，その解釈そのものが，敵対心や怒りを生み出すことにもなる。したがって，このような解釈は，特に厳密に用いようとすると，自分で実現する予言（self-fulfilling prophecy）を作り出してしまうことになる。

　怒りや怒りの表現に関する問題は，より一般的な情動の激しさやその制御不全を反映したものかもしれないが，制御不能な他のネガティヴな感情状態の結果でもあり得る。ネガティヴな情動や何らかの不快感の発生は，怒りに関連した気持ちや活動，性向，思考，記憶を活性化し得る。レナード・バーコウィッツ（Leonard Berkowitz, 1983, 1989, 1990）は，怒りの形成に関する認知的新連合主義モデルを提唱した。その基本的な考え方は，さまざまな遺伝的，学習的，状況的要因の結果として，ネガティヴな感情や不快感が，初期の恐怖や怒りの原体験の結合ネットワークを活性化するというものである。それに続く，初期の嫌悪的な経験や感情に対する上位の認知的処理が，怒りの情動や経験を大きく発達させることになる。バーコウィッツによれば，それゆえ，怒りやその表現は，より一般的な情動の激しさやネガティヴな情動の制御不全状態の（原因というよりも）結果だと考えられるのである。彼は多くのデータをレビューし，怒り以外のネガティヴな情動状態や不快感が，怒りの感覚や敵対的な性向を生み出すことを論証している。またこれに関連して，バーコウィッツは次のよう

に書いている。「被害を受けることが人を高めることはまずない。苦痛や，単に不快なだけの経験でさえ，その結果として性格が改善されるということは，普通の人間にはまずない……人は（誰でも）気分が悪いときは，怒りの気持ちや敵対的思考，記憶，攻撃的傾向を持ちやすいのである」(Berkowitz, 1990, p.502)。

　制御されない怒りや怒りの表現は，当然，人生における他の困難の原因となり得る。これは特に，穏やかな怒りの表現でさえ攻撃と解釈されかねない女性たちの場合よく当てはまるだろう。たとえば，男性であれば「ハッキリものを言う」(assertive) とラベルづけされるような行為も，女性ならば「攻撃的」(aggressive) とラベルづけされるかもしれない (Rose & Tron, 1979)。そして攻撃の知覚は，報復攻撃を生み出し，それによって対人闘争の循環が生まれるのである。その人の以前の学習経験によっては，怒りの情動が全く受け入れ難いものとして経験され，恥やパニックといったさらなる情動反応を生み出すこともある。これらの情動がまた，元の怒りの反応をエスカレートさせ，苦痛をさらに強めることになるかもしれない。あるいは，直接怒りを表現することを止めようとしたり，情動反応を抑えようとするようになるかもしれない。やがて，怒りの表現の抑制や，怒りの経験の過剰なコントロールといったパターンが，怒りを喚起する状況における反応様式として，好んで用いられるようになるかもしれない。そして受身的で無力な行動が後に続くことになるだろう。怒りの抑制と怒りの直接表現それぞれが持つ相対的な利点については，本章で後述する。

2. 自己不認証

　「自己不認証」(self-invalidation) とは，不認証環境の特性を個人が自ら採り入れてしまうことを指している。要するにボーダーラインの人は，自分自身の感情体験を不認証化し，他人を外的現実の正確な反映とみなし，人生の問題を解決するのはやさしいと，過度に単純化してしまう傾向を持つのである。そして感情的経験の不認証は，情動経験やその表現の抑制努力につながっていく。人が現実に対する自分自身の知覚を信頼し損ねると，同一性の感覚や自信を発達させることが不可能になってしまう。また人生の困難に対する過度の単純化は，必然的に，目標を達成できなかった場合の自己嫌悪に結びつくことになる。

臨床の場で観察されるもの以外で，ボーダーラインの人びとにおける自己不認証の存在を裏づける実証的データはほとんどないが，不認証環境を経験した結果として，情動の問題が数多く生ずるであろうことは予想できる。第一に，ネガティヴな情動を経験すること自体が，不認証環境の影響を被り得る。ネガティヴな情動の表出を抑制するようなプレッシャーを受けると，基本的情動に連動する姿勢や筋肉の（特に顔の）表現的変化を感知する能力の発達が阻害される。このような感知能力は，情動的行為に不可欠な要素の一つである。第二に，このような環境にあっては，人は自分自身のネガティヴな情動反応を，正しくラベルづけすることを学習しない。それゆえ，情動を明確に表現する能力や，それらを言語的に伝達する能力が発達しないことになる。またこのような能力がなければ，環境は，そしてやがては自分自身までもが，その人の情動を不認証化することになってしまうのだ。本人が自分の情動経験を理解していなければ，それを認証するのは困難である。

不認証環境による影響の第三のものは，不認証環境にいる個人が，自身の情動反応を個人的な状況の妥当な反映として，いつ信頼すればよいのかを学習しないということで，特に，怒り，恐怖，悲しみといった基本的な情動が不認証化されるときに，このような影響が生じる。そのためその個人は，自分自身を認証し，信頼することができなくなる。つまり，子どもがある情動を経験していないはずだと言われると，その子は現実に対する元々の自分の観察や解釈を疑わなければならなくなるのだ。また不認証環境でよくあるように，ネガティヴな情動を伝達した結果罰せられると，まず強い情動が経験され，次にその情動を人前で表現することになり，恥の反応が生じる。こうして新たにネガティヴな情動が派生し，それ自体で動き始める。その個人は，自身の情動反応に対して，環境によって決められた仕方で反応することを――恥，批判，罰とともに――学ぶのである。自己に対する同情や，自発的な同情的行動は，このような雰囲気のなかではほとんど発達しない。ネガティヴな情動に続く恥を軽くする有効な方法は，環境に元の情動を認証させることであるため，ここから悪循環が始まる。ボーダーラインの人が，環境から認証反応を引き出すためには，極端な情動を提示するか，極端な状況を表現するか，どちらかが必要だと学んでしまうことはよくある。このような環境において，人は元の情動反応をエスカレートさせても，ネガティヴな状況を説得力のある仕方で誇張しても，環境

から認証を引き出せることを知る。ときには，いたわりや温かさのようなポジティヴな反応が，その認証に伴って得られることもある。こうして患者は，ボーダーライン経験のこの次元における情動の脆弱性の極に舞い戻る。環境のなかに認証を探し求めるのでなければ，単に自分の情動反応を，環境からの期待に合わせて変えるか，少なくとも調整するほかない。だがボーダーラインの人の場合，感情を制御できないため，このような解決法が不可能なのである。

　子どもがこうした環境下にあれば，自分が何を考え，どう感じるべきかを環境のなかに探す傾向が発達するということはよく分かる。というのも，自分の情動経験に頼れば罰せられるからである。こうしたパターンから，多くのボーダーライン患者が，異議や批判に直面した際の自分の観点の維持に関して抱える問題や，自分の観点への認証をしばしば環境から取り出そうとする傾向も説明できる。私的な経験に頼れば報われず，公的な経験に同調すれば報われるような場合，選択肢は二つある。すなわち，説得的な戦術によって公的経験を変化させようとするか，公的経験に従うべく自分自身の経験を変化させるか，のいずれかである。私の経験からすれば，ボーダーラインの人は，この二つの選択肢の間を循環する傾向にある。

　この循環が続けば，もともとの情動的苦痛と，それに伴う恥や自己批判が増幅していく。セラピストにとって，このような循環に介入することは，特に難しいことだろう。患者は，苦痛に満ちた情動を認証されることを求めると同時に，非常に激しい苦痛を訴えるため，セラピストは可能な限り迅速に，そして共感的にその軽減を支援したいと思う。このような場合にセラピストが最も多く犯す間違いは，もとの情動を認証してそれを取り巻く羞恥を軽減するのではなく，もとの苦痛に満ちた情動を変化させようとする（それによってもとの情動を不認証化してしまう）ことである。

　不認証環境による第四の影響は，不認証的な行動変化戦術を採用し，それを自分自身に適用してしまうことである。つまり，ボーダーラインの人は往々にして，不合理なほどに高い期待を自分自身の行動に課すのである。彼らは，シェイピング――段階的な改善――という概念を持っておらず，そのため目標行動のおおよその達成には満足せず，自らを叱る，もしくは罰する傾向を持つ。このような自己制御戦略が，失敗に，そして最終的に諦めにつながるのは明らか

第3章　行動のパターン——ボーダーライン患者の治療における弁証法的ジレンマ　97

である。実際私は，行動を変化させる方法として罰よりも報酬を自発的に用いることができるボーダーライン患者に会ったことがほとんどない。罰は，短期的には非常に有効かもしれないが，長期的に見るとたいていそうではない。罰することによるネガティヴな影響はいくつもあるが，特に自己批判や自己非難の形で行われるときには，罪悪感が引き出される。適度な罪悪感は，行動を動機づけるために有効であり得るが，過剰になると——他のネガティヴな情動でも同じだが——思考や行動を破壊しかねない。そうなるとこれらの人びとは，罪悪感を軽くするためにそれが起こりそうな状況をただ避けるようになり，それによって問題の修正に必要な行動の変化をも避けるようになってしまう。そのため，ボーダーライン患者に対する行動療法においては，罰することを止めさせ，強化の原理を用いるように説得することが，主要な取り組みの一つとなる。

　ボーダーラインの人が，強化よりも罰を好むというのは，おそらく二つのことに由来している。一つは，自分の行動を変える戦術としては罰することしか知らないため，自分自身を厳しく罰しなければ，望ましい行動からさらに乖離してしまうのではないかと恐れているということである。そのような乖離は，患者自身の行動をさらにコントロール不全にし，それゆえ環境からの報いもコントロール不能になってしまうという結果につながる。恐ろしいことに，罰の循環を阻止しようとするセラピストの意図が，パニック反応を引き起こしてしまうこともある。二つ目に，個人の責任を強調するタイプの不認証環境は，望ましい行動からの逸脱は罰に値するという教示を与えるということがある。自分には罰や苦痛以外にも受けるに値するものがあると信じることは，多くのボーダーライン患者にとって難しい。実際，多くの患者は，自分が死に値すると考えているのである。

3. 患者にとっての弁証法的ジレンマ

　情動的に脆弱な気質と不認証環境の並列状態は，ボーダーライン患者にとって興味深い数多くのジレンマを与えるものであり，またこの並列状態は，特に自殺行動が精神療法において生じた場合，それを理解するのに重要な意味を含んでいる。患者が抱く第一のジレンマは，自分が窮地に置かれていることの責任は誰にあるのか，ということに関するものである。たとえば，患者自身がそ

の困難の原因であり悪いのか。あるいは，責められるべきはその環境における他者か，それとも運命か，といった具合である。第二のジレンマは，第一のジレンマと密接につながるものだが，正しいのは誰かという問題に関わる。患者自身の考えが正しく，自分は本当に脆弱で，自身の行動や反応をコントロールできないのだろうか。あるいは，周囲の指摘が正しく，患者自身に悪いところがあって，反応をコントロールできるにもかかわらずそうしたがらないのか，といったものである。ボーダーラインの人にとって困難だと思われるのは，この相矛盾する双方の立場を同時に心に抱くこと，あるいはそれらを統合することである。したがって，患者は二つの極の間を振動することになる。簡単に言うと，私の知っている多くのボーダーライン患者は，行動において，この対立する二つの方向性の間を頻繁に行ったり来たりしている。勢い込んで自分自身を不認証化し，自分に起こった悪いことは，すべて自分自身の悪行に対する公正な結果だと信じるか，そうでなければ，自分自身の脆弱性を認証すると同時に，運命や宇宙の法則を不認証化して，自分に起きたネガティヴな出来事はすべて不公平なものであり，起こるべきではないと信じるかである。

　これらのジレンマが始まるとき，ボーダーラインの人は，まず情動を不認証化する態度をとり，行動の目標や情動の目標に到達するのは容易であると，しばしば極端な仕方で過度に単純化することが多い。このような過剰な抱負には必然的に失敗が伴い，それは恥や，極度の自己批判や，自殺行動も含む自己罰へと結びつく。自分はそうなって仕方のない人間なのだ，と彼らは考える。自分が受けた苦痛は，自分自身が本当に悪かったからという理由で正当化される。生きていくうえでの問題は，自分自身の意思の結果であるとされる。失敗の原因は，自身の動機づけの欠如に帰せられる――たとえ反証を目の前にしても。このような人は，弱者を忌み嫌う強者や，怖がる人びとを攻撃するテロリストのようなものである。私は，ボーダーラインの人の自分自身に対するものほど激しい憎しみをほかに知らない。ある患者などは，セッション中に，自分自身に対してあまりに激昂したため，顔や足に爪を立て，長い引っかき傷をつけたものである。こうした志向性からみると，自殺や自殺類似行動というのは，基本的に自己に向けられた敵意なのである。

　これとは反対の極端な例として，ボーダーラインの人が，自分に情動や行動のコントロールが欠けていることに，敏感に気づいている場合もある。このと

きは，本人の抱負が，環境によってではなく，自分自身によって抑えられる。情動や行動をコントロールする自分自身の能力と，環境の側からの過剰な要求や批判との間の不一致に気づくと，怒りを抱くと同時に，自分にとって重要な人びとに対して彼らのやり方が間違っていることを証明しようとすることになる。そうするためには，自殺行動など極端な行動をとる以上によい方法はない。その人が必要と思う援助を得ようとするなら，このような伝達方法が不可欠な場合もある。特に，その人の対人関係環境が不認証的で，苦痛の極端な表現に対してのみ同情的，援助的な反応を示すようなときには，当然そうなる可能性が高い。またボーダーラインの人は，自分自身の経験と他者，特にセラピストの経験との間に不一致があった場合に，どちらを信じるべきかという明確なガイドラインを持っていない。自殺行動は，自身の脆弱性の感覚を認証し，自分自身の経験とセラピストの経験との対立からくる二重のメッセージの両義性を軽減する行為なのである。

　こうした志向性から，ボーダーラインの人は，自分自身の脆弱性を認証するだけでなく，自分が今あるように存在させ，維持させる手段となっている行動の原則や生物学的法則を不認証化してもいる。ボーダーラインの人というのは，自分自身の存在の不公正さに敏感に気づいているものである。彼らは，世界は何らかの仕方で公正になりうるのものだと信じているときもある。世界はほとんどすべての他の人に対して公正であり，そもそも自分に対しても公正であったはずであり，だからなすべき正しいことさえ分かれば公正になってくれるだろうと。しかし，なすべき正しいことを実際に見つけ出すという希望が全く失われてしまうこともある。彼らは自分自身を，良い——少なくとも良くあろうと思っている——人間だがコントロール不能で，それゆえ絶望的な欠陥を持つ存在として経験しているのかもしれない。あらゆる行動的逸脱には，強烈な羞恥や罪悪感や良心の呵責が伴う。彼らにとって自分は，陶器にたとえれば，ひびが入って，壊れ，醜く，客が顧みることのないような奥の棚に置かれている壺なのだ。自分を修理するために，接着剤や，形を整える新しい粘土を見つけようと全力を尽くすが，こうした努力は結局報われず，自分が受け入れられるには不十分だと信じているのである。

　強烈な情動的苦痛や脆弱性の真っ只中にあるボーダーラインの人たちは，他の人（特にセラピスト）が，そうしようと思うだけで自分の苦痛を取り除くこ

とができると信じていることが多い（妄想性障害と反対の「信頼障害」〈trust disorder〉であると言うこともできよう！）。この強固にして，ときにはどぎついほどの期待の表出と，セラピストが経験する，同じように激しい無力感や無能感との衝突が，ボーダーライン患者に対するセラピーにおいて特に頻繁に発生するドラマの舞台を作り出すことになる。不十分な援助に接すると，患者の情動的苦痛とコントロール不能な行動はエスカレートする。その場合患者は，見放され，深く傷つけられ，誤解されたと感じ，一方セラピストは，操られ，やはり誤解されたと感じるのだ。こうなれば双方ともに，引きこもるか攻撃するかどちらかの態勢になってしまう。

　忍耐，受容，自己への同情は，変化や自己管理や自己鎮静に徐々に向かおうとする努力とともに，脆弱性と不認証を総合する重要な要素でもあり，その結果でもある。しかし，ボーダーラインの人にはこれらが理解できない。面白いことに，このような過度の抱負と抑うつが交互に生ずるパターンはまた，（パブロフ的意味で）弱く，高度に反応的な神経システムを持つ人の特徴でもある——つまりこういう人のことを情動的に脆弱というのである（Krol, 1977; Strelau, Farley, & Gale, 1986による引用）。

4．セラピストにとっての弁証法的ジレンマ

　これらの相互に関連する二つのパターンは，ボーダーライン患者へのセラピーが，ときとして悪化の原因になってしまうという医原性の理由への手がかりを与えてくれるだろう。セラピーにおいて患者は，セラピストが不認証環境を作り出す程度に応じて反応するものである。セラピーにおける一般的な不認証には，以下のようなものがある。患者と共有できていない行動の解釈を求めたり押しつけたりする，患者ができる（と信じている）以上の成果を強く期待する，患者の能力を実際よりも低く見る，患者の現在の見方が妥当であるとセラピストが信じていれば与えられるような援助を与えない，患者の行動を批判したり罰したりする，患者の重要な伝達行為や行動を無視する，などである。実際，ほとんどの治療関係（たとえ良い関係であっても）において，相当多くの不認証が生じているという点だけ指摘すれば十分だろう。ボーダーライン患者との関係のようにストレスの多い関係では，おそらくもっと多くの不認証が生じているはずである。

不認証の経験は，一般に嫌悪的なものであり，またそれに対するボーダーライン患者の情動反応はさまざまである。たとえば，セラピストがあまりに鈍感であることへの怒りや，あまりにも誤解され孤独であることへの強い不快気分，患者の現在の状態を理解し認証できないセラピストが助けにならないという気持ちからくる不安やパニック，このような情動，思考，行動を経験し表現することに対する恥や屈辱感などである。不認証に対する行動的反応には，回避行動や，コミュニケーションにより認証を得る努力の拡大，セラピストへの攻撃などがある。最も極端な回避の形は，言うまでもなく，自殺である。それほど激しくない場合は，単にセラピーを止めるとか，セッションを忘れたり，遅刻したりしはじめることになる（セラピーからのドロップアウト率がボーダーライン患者と自殺類似行動をする患者に高い理由の一つには，おそらくセラピストがこうした患者を認証することの困難さがあると思われる）。離人症や解離現象が，回避行動の形態の一つである可能性もある。セッション中に単に活動停止し，言語的に引きこもっているというだけの可能性もある。患者によっては，セッションとセッションの間にセラピストに電話をかけてきたり，特別に予約を入れたり，手紙を書いてきたり，友人や他のメンタルヘルスの専門家に対してセラピストに連絡をとってほしいとせがむなど，さまざまな手段を用いてコミュニケーションを増やそうと努力することもある。上述したように，コミュニケーションの試みとして自殺行動が用いられる場合もあり得る（とはいえ，すべての自殺行動はコミュニケーション行動であると，セラピストが思い込まないことが重要である）。

　セラピストに対する攻撃は，そのほとんどが言葉によるものである。その際患者は，セラピストが患者を理解し認証しようとして経験しているであろう困難に対して，ほとんど感情移入せずに判断し，非難する。私の場合，かなり軽蔑的な名前で呼ばれたり，動機について攻撃されたりすることが，他の患者たちよりもボーダーライン患者に多い。さらに，セラピストへの攻撃が物理的なものとなることもある。それはたいていの場合，セラピストの所有物への攻撃である。たとえば私のクリニックの患者は，置き時計を壊したり，掲示板を引き裂いたり，郵便を盗んだり，物を投げたり，壁を蹴って穴をあけたり，壁に落書きをしたりしてきた。だが当然，このような攻撃は相互的循環を生み出すことになる。というのも，往々にしてセラピストは患者に反撃するからである。

そして，セラピストによる反撃は，治療的反応として偽装されている場合が多いのである。

　セラピストにとってのジレンマは，患者のなかから変化を引き出そうと試みることも，ありのままの患者を共感的に理解しようとすることも，どちらも同じように患者にとって不認証として経験されがちだということである。たとえば，ある相互作用がどうしてうまくいかなかったのか，ある目標になぜ到達できなかったかを検討する際，仮にセラピストが何らかの仕方で，次はより良い成果が期待できるだろうとほのめかすようなことがあれば，その患者は，自分がこれまでずっと間違っていて，不認証環境の方が正しいとセラピストが決めつけているに違いないと受け取る可能性が高い。その結果，争いが起こり，行動変化やスキル・トレーニングに対する注意が逸らされてしまう。私の経験では，ボーダーラインの人への治療における日々の困難は，そのほとんどがセラピストによる患者の経験や困難さへの不認証に由来している。他方，もしセラピストが変化をさせない方向の戦略——患者の言葉に耳を傾けたり，患者の反応を共感的に認証したりする戦略——を使うと，患者は自分の人生が決してよくならないのではないかと案じて，パニックに陥りがちになる。自分がもし正しく，以前からずっと正しかったのなら，現状が，望み得る最高の状態に違いない，と思うのである。このような場合セラピストは，助けにならないと結局は怒りを向けられることになる。そしてセラピストに対し，もっと関わってほしい，もっと変化を起こすような具体的な提案をしてほしいという要求が出される。こうして悪循環が始まり，患者もセラピストもしばしば消耗していくのである。

　おそらく他の何にもまして，このジレンマの経験こそが，私の弁証法的行動療法（Dialectical Behavior Therapy，以下，DBT）開発の一番の刺激となった。標準的な行動療法（標準的な認知行動療法も含む）それ自体は，あるいは少なくとも私が実践していたものに関しては，患者を不認証化するものであった。私は患者に対し，行動が間違っているとか，考え方が非合理的だとか，問題があるとか，何らかの形で言っていた。しかし，教示に失敗したセラピーはまた，これらの人びとに欠如している本当のスキルをも見誤っていたのだ。患者の苦痛を受け容れることが，ある意味でそれを不認証化していたことになる。それはちょうど，泳げない人を大海に残しつつ，自分の手近に救命いかだを確保し

た泳ぎの名人が（なだめるような声で）「あなたならできる！　あなたならやっていけるから！」と叫んでいるようなものである。これに対する解決策は，少なくともDBTの場合，二つの治療戦略を組み合わせることである。つまり治療においてセラピストに求められるのは，患者の反応を鋭く観察しつつ，支持的な受容と，対立と変化の戦略とをその時どきで切り替えるという柔軟な仕方で患者と相互に関係することなのである。

　セラピストは，個々の患者の経験（特に脆弱性と絶望感）が持つ根本的な見識を認証することに加えて，変化を生むために必要な能力を患者に教えるという，この二つの間の弁証法的なバランスの維持に努めなければならない。そのためにはセラピストが，認証戦略と能力強化戦略（スキル・トレーニング）を組み合わせ，並列的に用いることが必要となる。患者が，自身の能力に対して高かったり低かったりする抱負や期待の間で過剰に変動することから生み出される緊張感は，セラピストへの恐るべき挑戦となる。

第二節　積極的受動性 対 見かけ上のコンピテンス

1. 積極的受動性

　「積極的受動性」（active passivity）の特徴を定義するならば，それは問題に対して能動的に断固として取り組むのではなく，受動的に力なく取り組む傾向であり，それに伴う，極度の苦悩のもとで人生の問題の解決策を環境（たいていはセラピスト）に求めようとする傾向である。つまりこういう人は，自分の問題を解決したり，自分の行動を制御したりするために他人の力を借りようとすることには積極的だが，自力で問題を解決することには消極的なのである。この対処様式は，ラザルスとフォルクマン（Lazarus & Folkman, 1984）による「情動に焦点化した対処」（emotion-focused coping）とよく似ている。情動に焦点化した対処というのは，ストレスを引き起こす状況に対し，たとえば気を紛らわしたり，他人に安らぎを求めたりといった，その状況へのネガティヴな情動反応を減少させる努力をもって対応することである。この対処様式の反対が，問題を解決するために直接行動する「問題に焦点化した対処」（problem-focused coping）である。環境から援助を積極的に求めようとするこの傾向が，

積極的受動性と学習性無力感（learned helplessness）との違いとなる。いずれの場合も，自分自身の問題の解決には無力であるが，学習性無力感の場合は，単に諦めるだけで環境から援助を得ようと努力さえしないのに対し，積極的受動性の場合は，セラピストなどの他者に，問題の解決を求め続ける。

　セラピストが患者に与えられる解決策を持たないとき，患者が問題の早急な解決を要求すること自体が，患者に対する不認証の循環を招くことがある。患者のエスカレートしたなりふり構わぬ要求は，セラピストを危機に陥らせ得る。このような無力感に直面すると，セラピストは「犠牲者」を非難したり，拒絶したりするようになる場合もあるのだ。こうした拒絶は，問題をさらに悪化させ，さらなる要求を引き出し，悪循環を生むことになる。人生や自己制御に関する明らかに解決不能な圧倒的困難に直面して受動的になることは，それに伴うネガティヴな情動を短期的に制御するには有効かもしれないが，問題を改善する助けにならないことは明らかである。問題が本当に解決できるか否かという問いは，当然，患者とセラピストとの間でしばしば争点になる。この場合，セラピストが，患者が積極的に取り組めば解決できると考えていても，反対に患者は，自分が何をしようが解決は絶望的だと思っている場合が多いのである。患者の見方からすれば，解決策は全くないか，あったとしても自分にできる問題解決行動はない，と思われるのである。患者の自己効力感（self-efficacy）と，患者が本来持っている問題解決能力についてセラピストが抱く思いは一致しないものである。実際，もしもセラピストがその問題を解決不可能なものと見ているならば，気を逸らすことや問題の回避など受身的な制御スタイルが，セラピストによって促進される可能性すらある。

　受動的な自己制御スタイルはおそらく，その人がネガティヴな情動やそれに関連する非適応的行動のコントロールに失敗した経験の結果であるだけでなく，個人の気質傾向の結果でもあろう。たとえば，ビアロワス（Bialowas, 1976; Strelaw et al., 1986による引用）は，強い自律的反応性（automatic reactivity）と社会的影響のある状況における依存性との間に，正の相関を見出している。また，エリアス（Eliasz, 1974; Strelaw et al., 1986による引用）の興味深い研究によると，自律的反応性が高い人は，他の理由とは無関係に，受動的な自己制御スタイルを好むという。つまり，自分自身の能力や環境を改善しようとする積極的な努力を，最小限しかしないということである。

ミラーとマンガン (Miller & Mangan, 1983) はこのトピックをめぐり，患者の通院中の行動を研究した。彼らの知見では，経験のなかのネガティヴな側面またはネガティヴな可能性に対して警戒する敏感な患者（「高度監視者」〈high monitors〉）は「低度監視者」〈low monitors〉よりも，親切に敬意をもって扱われることや，検査を受けること，新しい処方箋をもらうこと，健康に対するストレスの影響について保証してもらうこと，新しい情報を求めることに，高い関心を抱くという。ここで最も重要なポイントは，高度監視者が自分自身に対する医療的ケアに対して積極的に取り組もうとしないことである。実際，低度監視者の約2倍の高度監視者が，自分自身のケアにおいて完全に受動的な役割を望んだのである。したがって，自分自身や嫌悪すべき環境をコントロールする努力に失敗した経験は非常に重要だとはいえ，すべての積極的受動性が学習の結果であるというわけではないと思われる。

積極的受動性という志向性がいかにして学習されるのかを理解するのは容易である。ボーダーラインの人は，自分が相互作用をうまくこなせない場合が多いことを自分で観察している。また，自分自身の不幸と，絶望と，肯定的に世界を見る能力の欠如に気づいている。同時に，幸せや希望や平穏を無傷な形で維持できないことも意識している。これらの気づきが学習性無力感のパターンを導き得るのである。全力を尽くしたにもかかわらず失敗したという経験は，しばしばこのようなパターンの先触れとなる。さらに，困難さが認めてもらえない環境では，人が問題を積極的に効率よく処理する仕方を学ぶことは決してない。というのも，そのような対処戦略を学ぶには，少なくとも問題の認識が必要だからである。困難さが矮小化される環境にいると，人は問題を深刻に受け止めてもらいたいがため，それを拡大視することを学習することになる。この困難さと能力のなさの拡大視こそが，積極的受動性をさらに特徴づけるものとなる。適切な認識の欠如を，極端な不適切さと受動性とで埋め合わせているのである。

自殺類似行動とボーダーラインの人に関する研究において，積極的受動性のパターンは，経験的に支持されている。たとえば私の研究において，直前の自殺類似行動のために入院を認められた患者では，自殺企図を持つ患者と比べても，また自殺行動のない入院患者と比べても，対人関係の問題を積極的に解決しようとしない傾向が顕著で，受動的に問題解決をする傾向がいくぶん高かっ

た。この研究における積極的な問題解決というのは，その人が問題の解決につながるような行動をすることであり，受動的な問題解決とは，他の人に問題解決をしてもらうことを指している（Linehan et al., 1987）。ペリーとクーパー（Perry & Cooper, 1985）によれば，BPDと自己効力感の低さ，依存性の高さ，他者への情動的依存の間には関連性があるという。

　ボーダーラインの人は，極端に嫌悪的な情動と，その結果として起きる無力感，絶望感，自暴自棄の感覚から自分を守ることができないが，これは，ボーダーラインの人にありがちな，対人関係における過度の依存性の大きな要因となり得る。というのも，感情が関わる対人関係の問題を自分で解決できない人は，嫌悪的条件に耐えるか，または他人に頼って問題を解決してもらうしかないからである。精神的苦痛が極端なものだったり苦悩耐性が低かったりする場合，他人を求めるこの行為は，粘着的，要求的な情動的行動へと変わることになる。その結果この依存性は，対人関係における重要な他者を失うこと，または失う恐れに対する強烈な情動反応へと予想通りに行き着くことになる。見捨てられることを避けようというなりふり構わぬ企ては，この布置と一致している。

　女性に積極的受動性を誘発する文化的なジェンダー・バイアスと性役割ステレオタイプの働きは，見逃すべきではない。一般に女性は，援助や保護を他者から引き出すがゆえに，効率的な対人関係の達成スタイルを学習する傾向にある（Hoffman, 1972）。さらに女性は多くの場合，影響を与える際，間接的で個人的で無力な様式によって行うように，という文化的規範や期待による制限を受けている（Johnson, 1976）。ジェンダーの差は早期から現れる。学齢期の子どもに対する観察研究からは，批判に対して男児は積極的に努力するという反応を示したが，女児はより受動的な仕方で反応し，諦めたり，自身の能力のなさを非難したりすることが分かっている（Dweck & Bush, 1976; Dweck, Davidson, Nelson, & Emde, 1978）。一般に，学齢期の女児が男児に比べ，よりストレスの多い出来事を経験しているわけではないが（Goodyear, Kolvin, & Gatzanis, 1986），女児の方がより学習性無力感のパラダイムに適合するような状況を経験しているということはあり得る。性的虐待のデータからも，このような可能性がたしかに見てとれるのである。これについては第2章である程度論じたが，受け取るソーシャル・サポートの度合い——特に親密さの度合い

――は，男性よりも女性において幸福感と密接に関連している。したがって，ボーダーラインの人が持つ情動的依存性という特徴は，多くの女性に共通に見られる対人関係スタイルの単なる一つの極端なバリエーションであると言える場合もあるだろう。また，ボーダーラインの人に特徴的な依存的スタイルも，他の文化においては病理的とは見られないこともあるかもしれない。

2. 見かけ上のコンピテンス

「見かけ上のコンピテンス」（apparent competence）というのは，ボーダーラインの人が，ある時は能力（コンピテンス）があって日常生活にうまく対処できているように見えるが，また別の時には（観察者にしてみれば，予期せずして）その能力が存在しないかのように振る舞う傾向のことを指している。たとえば，自信を持ち，自分をコントロールできていると感じられる職場環境では適度にアサーティヴに振る舞うのに，自分をコントロールしにくいと感ずる親密な関係においては，アサーティヴな反応ができなくなるかもしれない。セラピストのオフィスで衝動をコントロールできているからといって，外でもそのように般化できないこともある。セッション終了時にはニュートラルないしポジティヴな気分でいるようにすら思われた患者が，数時間後セラピストに電話をかけてきて，セッションのせいで極度の苦痛に陥ったと言うかもしれない。また，何週間か何カ月かの間，人生の問題にうまく対処できていたとしても，その後に危機や非効率的な対処や極端な情動制御不全といった行動の後退が起こる場合もある。ある社会状況において見られた感情表出を制御する能力が，他の状況においては全くなくなってしまっているように見えることもある。ボーダーラインの人が，とてもうまく対人関係スキルを発揮し，他者が抱える人生の問題の解決に力を貸すことも少なくない。しかし，その同じスキルを自分自身の人生に適用することができないのだ。

見かけ上のコンピテンスのパターンという考えが最初に私の頭に浮かんだのは，ある一人の患者（スーザンとしておこう）に取り組んでいたときのことであった。スーザンは，大企業のシステム・アナリストだった。よい身なりでセラピーに現れ，物腰は魅力的で，ユーモアがあり，仕事でもよい業績をあげているとのことだった。彼女は，上司との人間関係問題をどうすればよいかということについて，何カ月にもわたって繰り返し私にアドバイスを求めた。だが

私には，彼女が対人関係において非常に有能であるように見えたので，彼女には必要なスキルがあると確信していた。そこで私は，彼女がすでに持っていると思われるスキルの使用を妨げている要因を分析しようと試み続けた。彼女の方はといえば，特定の事柄について上司にアプローチする方法について，どう考えればよいかが分からないだけなのだと主張し続けていた。この時点ではまだ，彼女が必要なスキルを本当に持っていると信じていたが，ある日いらだちを抑えきれなくなった私は，特定の状況を処理する方法についてロールプレイをすることを提案した。私が彼女の役を演じ，彼女が上司の役を演ずることになった。ロールプレイの後彼女は，私がその状況を処理したやり方に驚き，そのようなアプローチ方法を全く考えもしなかったと述べた。そして，私がやってみせた新しい方法を上司に対して使ってみることに即座に同意した。翌週，彼女はうまくいったと報告してくれた。たしかに，このやりとりは，スーザンがロールプレイをする以前に必要な能力を持っていなかったことを証明するものではない。おそらく，ロールプレイによって上司に対する行動の社会的規範に関する情報が伝達され，私は，彼女がすでに持っているスキルを使う「許可」を与えたにすぎなかったのだろう。それでも，スーザンが実際には必要な状況で持ち合わせていなかったスキルを，持っていると私が主張していた可能性を除外することはできなかった。

　ボーダーラインの人が持つ見かけ上のコンピテンスには，数多くの要因が関わっているように思われる。まず第一に，ボーダーラインの人のコンピテンスが，きわめて変動的で条件依存的だということがある。ミロン（Millon, 1981）が示唆するように，ボーダーラインの人は「安定的に不安定」(stably unstable) なのである。しかし観察者は，ある状況で表現された有能さが般化でき，（観察者からみて）似たような他の条件でも表現されるものと期待する。しかしボーダーラインの人の場合，往々にしてこのようなコンピテンスは般化されない。状況特定的学習（situation-specific learning）に関するデータは，異なる状況文脈をまたいでの行動の般化は，多くの場合，期待できないと示唆している（Mischel, 1968, 1984を参照）。ボーダーラインの人たちを独特ならしめているのは，状況特定的学習と結びついた気分依存的学習（mood-dependent learning）の影響なのである。具体的に言うと，ある気分状態のときにその人が持っている行動の能力を，違う気分状態では持てないことが多い。そればかりか，もし

その人が情動状態をほとんどコントロールできなければ（情動制御不全の人に起こりうる），あらゆる実用的な目的に対して，行動能力をコントロールすることがほとんどできないのである。

　見かけ上のコンピテンスに影響する第二の要因は，ボーダーラインの人が，自分の脆弱性を，セラピストなど自分の人生において重要な他者に対し明確に伝えられないことと関係している。ボーダーラインの人は，ネガティヴな情動経験を非言語的に表現することを，たとえそれが適切で期待される表現であったとしても，自動的に抑制してしまうことがある。それゆえボーダーラインの人は，外見的には穏やかでコントロールできていることを伝えつつも，同時に，内的混乱や精神的苦痛を経験しているかもしれない。ボーダーラインの人の物腰は，有能で，気分がよく，自己コントロールできていることを表わしているように見える。またボーダーラインの人は，環境側の信念を採用してそれを表現するが，この場合環境側の持つ信念とは，この人が関連する状況や時間を超えて常に有能であるというものであり，そのため，有能さの見かけが強化されることもある。ある気分状態や状況にいるときに，違う状態や状況における自分を予測するというのは難しいものである。この人の微笑や有能な見かけは，あらゆる条件下で，状況を超えて実在するものの正確な反映なのだろうと，容易に誤解されてしまう。そのため，他の情動状態や状況においてその人が無力さを表現すると，観察者は多くの場合，そのような行動が単に他者の気を惹いたり，他者を失望させたりするためのための無力さにすぎないと解釈してしまう。

　このようなネガティヴな情動表現の抑制はおそらく，不認証環境で育ったことによる社会的学習の影響に由来している。第2章で述べたように，不認証環境はネガティヴな感情表現の抑制を評価する。そこにおいては，達成や個人的なコントロール，逆境に直面しても微笑むことが重視される[2]。また私の経験からすれば，この問題をさらに厄介にするのは，ほとんどのボーダーライン患者が自分自身の脆弱性を相手に伝えていないことに気づかないことである。ここでは以下の二つの事象のいずれかが起きていると思われる。一つ目は，自分の苦痛を言語的には伝えていても，非言語的な手がかりが，そのようなメッセージに伴っていない場合。二つ目は，患者が自分の脆弱さについての話題を話し合っていて，激しくネガティヴな感情を経験したとしているのに，この感

情の経験を（言語的にも，非言語的にも）伝えていないという場合である。いずれのケースにおいても，患者は通常，自分が明確に伝えたと信じ込んでいる。最初のケースの場合，患者は，非言語的表現には関係なく，自分がどう感じたかを純粋に述べるだけで十分だと信じている。非言語的メッセージが言語表現と一致していないことに気づいていないこともある。二つ目の場合，患者は状況だけで十分に伝わると思っている。だが，他者がそのメッセージを受け取ってくれないと，ボーダーラインの人はたいてい，非常な苦痛を感じるのだ。とはいえ，大半の人は，感情に関する言語的手がかりと非言語的手がかりとが食い違う場面に直面すると，非言語的手がかりの方を信用するものである。言語的メッセージを受け取ってもらえないのも仕方がない。

　私は，穏やかに普通のトーンで，とても落ち込んでいて自殺を考えている，とあっさりと言う患者を何人か担当したことがある。患者が，まるで天気のことを話すかのように最近経験した拒絶について，その喪失体験に逆上している感じだと，気軽な声で語ることもあるかもしれない。独身で同年輩の女性より体重が多いある患者の場合，体重や結婚について話すときはどうしても極度に落ち込むこととなったが，他の話題のときには，とてもボーダーラインとは思えなかった。実際この患者は，フェミニズム的観点について話すときには，これを支持する意見を断固として論じ，この話題に関する自分の文化的条件づけを熟知しているのだと私が信じ込んでもおかしくないほどだったのである。性的虐待に関する議論も，これと同じように作用する場合が多い。

　見かけ上のコンピテンスに影響する第三の要素は，対人関係に対するボーダーラインの人の反応に関するものである。私が関わる典型的な患者の場合，次の二つの条件のもとでなら，情動的もしくは行動的なコンピテンスを発揮できるように思われる。すなわち，支持的で養育的な人が実際にその場にいるとき，あるいは重要な他者と安全で，支持的で，安定した関係にあるときである。後者の場合はその他者が物理的にそこに存在しなくとも大丈夫である。おそらくこのことが，ボーダーラインの人がセラピストと一緒にいるときは非常に有能に見えることが多い理由だろう。通常，セラピストというのは支持的で，養育的なものである。しかし，治療関係自体が，安全で，安定したものだと認識されることはほとんどなく，そのためセラピストが目の前にいなければ，その影響は弱まってしまう。これは，記憶の喚起力が弱いせいかもしれないが，アド

ラー（Adler, 1985）の言うように，治療関係というものが基本的には安全感に乏しい性質を持つことにも関係するのかもしれない。実際，治療関係というのは，それが終わるという事実によって定義される。多くのボーダーライン患者にとっては，治療関係は，まだ十分でないときにいきなり終わるのである。関係性がもたらすよい影響というのは，もちろん，ボーダーライン患者の場合に限ったものではなく，私たちは誰しも安定した支持的なソーシャル・サポートのネットワークを持っている方がうまくいく（Sarason, Sarason, & Shearin, 1986のレビューを参照）。違いは，ボーダーライン患者では，支持的な関係のなかで発揮できる能力と支持的な関係がない場合に発揮できる能力との間の食い違いが非常に大きいという点にあるのだ。

　ボーダーラインの人に対して，人間関係というものがこのような影響を与える理由は明らかではない。おそらく重要な要因は一つではないだろう。だが社会的学習がこの現象に深く関与していることは容易に想像がつく。もし一人の子どもが，周りに人がいると有能で幸せになるという強化を受け，他の行動をすると孤独にさせられる場合に，その子どもが人と一緒にいるときの有能さと幸せを学習する，というのは道理であろう。また自己制御が欠けているために環境からの制御に頼る人にとって，孤独であることは危険を伴うものになるだろう。援助的関係を得られないことから生じる不安は，それだけで個人の感情を阻害し，ネガティヴな感情の循環を開始させる可能性がある。そしてその循環は，最終的に有能な行動を妨害するかもしれないのだ。また，他人の前では課題遂行が促進されるというよく知られた現象（Zajonc, 1965）が，ボーダーライン患者では，より力を発揮するのかもしれない。

　ボーダーラインの人が持つ見かけ上のコンピテンスのために，セラピストを含む他者は，その人が実際よりも有能であると信じ込まされることがある。だが外見と実際との不一致は，不認証環境を持続させるだけである。期待されたコンピテンスが発揮できなければ，それは動機づけがないとか，「やろうとしていない」とか，ゲームをしている，操作をしている，といったような，その人の現象学的経験と一致しないほかの要因に帰せられることになる。こうしたボーダーライン症候群の結果，セラピストなど他の人は「犠牲者を非難」するよう仕向けられるし，新しい行動パターンを学習するための援助を患者が必要としていることに対して眼を閉ざせられることになるのである。

3. 患者にとっての弁証法的ジレンマ

　ボーダーラインの人は，一見解決不可能なジレンマに直面している。一方では，感情の自己制御とその結果としての行動のコンピテンスに対し，途方もない困難を感じている。ボーダーライン患者は，頻繁に，しかも予期しないときに多大なる援助を必要とし，しばしば無力感や絶望感を感じており，今まで失敗を繰り返してきた世界のなかに放置されて独りでやっていかなければならなくなることに恐怖しているのである。自分自身の幸福を予想したりコントロールしたりする能力がないため，患者は自身の感情や行動の制御について社会的環境に依存することになる。またもう一方では，依存を許さない社会において依存的に振る舞うことを強烈に恥じており，感情がコントロール可能な程度である限りは，常にネガティヴな感情や無力感の表現を抑えるということを学習している。実際，ポジティヴな気分にあるときは，ボーダーラインの人はさまざまな状況を通じてきわめて有能であるかもれない。しかし，ポジティヴな気分のときに，違う気分状態における自分の行動能力がどの程度であるかを予測することは困難であるため，自分の能力以上のことができると他者に伝えてしまう。このようにボーダーラインの人は，援助を熱望するときがあるにもかかわらず，他者に適切に助けを求めたり，自分の要求を伝えたりすることがなかなかできないのである。

　無力感とコンピテンス，コントロール不能とコントロール，あるいは援助の必要と不必要といった観念を統合，または総合する能力の欠如は，さらなる情動的苦痛や機能不全的行動を生み出し得る。人は，自分に「成功する」能力があると信ずることによって，目標に届かなかったときに，やる気が不足していたのだろうと激しい罪悪感を経験することになる。自分の能力を信じていなければ，他者の理解のなさや非現実的な期待に対して激しい怒りを感じることになる。激しい罪悪感であっても，怒りであっても，苦痛に満ちた情動状態の軽減を意図した機能不全的行動，たとえば自殺や自殺類似行動に結びついていくのだ。見かけ上のコンピテンスを持つ人にとって，自殺行動は，自分が実は問題に対処できないため援助が必要であることを他者に伝達する唯一の手段である場合がある。要するに，自殺行動は助けを求める叫びなのである。またそれは，他者からの非現実的な期待を変化させる手段にもなり得る——つまり，自

分は期待されていることを本当はできないのだと，世界に対して「証明する」ことになるのである。

4．セラピストにとっての弁証法的ジレンマ

　積極的受動性　対　見かけ上のコンピテンスというこの次元は，セラピストにとっても，弁証法的課題となる。セラピストが見かけ上有能な人のコンピテンスだけに目を向けるならば，パフォーマンスの期待という点で要求が過剰になるだけでなく，苦痛や困難を低いレベルで伝える伝達に反応しないことにもなりかねない。その結果，ここでも不認証環境が生ずることになる。進歩がないことを，能力不足のせいではなく「抵抗」のせいにする傾向は特に危険である。このようなスタンスを無批判に採り入れた場合，それは不認証的であるだけでなく，セラピストによる必要なスキル・トレーニングの提供をも妨げることになる。セッション終了時に，患者がニュートラルないしポジティヴな情動状態にあるように見えていても，その後すぐに電話をかけてきて，自殺すると脅すのは非常によくあることだが，それはこのようなパターンのもたらす結果なのかもしれない。

　反対に，セラピストが患者の本当の能力を認めていない場合も同じような問題が起こり得る。つまりセラピストが，患者と共に積極的受動性のパターンに陥ることになるのだ。セラピストが，患者のエスカレートする情動性や要求を見て，本当に能力に不足があるのだと誤解することは，非常にありがちである。またパニックが，ときとして能力のなさという装いをとることもある。患者が，もしセラピーにおいて期待のレベルが下げられず，より多くの援助が与えられなければ自殺すると主張する場合，この罠を回避することは当然非常に難しくなる。こうした状況下で，セラピストが患者に降参したり，譲歩したりしないためには勇気が（加えて言うなら，自信も）必要である。こうした状況には，特に，反応シェイピングの行動原理が関わってくる。たとえば，第8章で論じているように，患者がコミュニケーション・スキルを改善した後の段階に比べると，治療の早い段階では，ちょっとした情報から患者の情動などの「心を読む」ことや，問題を予め見越しておくことの必要性が高い。もちろん，ここにおける鍵は，ある特定の時点で，患者がシェイピングの勾配のどこにいるのかを正確に判断することである。

積極的受動性を打ち破り，共同参加を生み出すというのは，継続的に行われるべき課題である。患者が抱える困難さを過度に単純化し続けたり，患者が一人で問題に対処できると早々に思い込むことは，避けなければならない。見かけ上のコンピテンスがあるため，このような思い込みが生ずることは理解できる。しかし，この間違いは，単に患者の受動性を増すだけになる。あるいは患者が危険な状況に足を踏み入れ，独り取り残されることになる。一般的に，セラピストが進歩を容易だと言えば言うほど，患者は受動的になりやすくなる。しかし，変化に内在する困難さを強調する一方で，同時に積極的な進歩を求めれば，積極的な取り組みを促進させることができる。セラピストの役割は，患者の能力と能力不足との間のバランスを保つこと，そして前節の繰り返しになるが，治療に向かう支持・受容アプローチと対立・変化アプローチとの間を柔軟に行き来することである。変化の奨励は，限りない忍耐と統合されていなければならないのである。

第三節　止むことのない危機 対 悲嘆の抑制

1. 止むことのない危機

　ボーダーラインの人や自殺的な人の多くは，持続的な，止むことのない危機（unrelenting crisis）の状態にある。DBTにおいて，自殺や自殺類似行動など機能不全的行動の大半は，人生の問題解決に向けた非適応的な試みとして概念化されているが，より正確に表現するならば，これらの行動は，慢性的で圧倒的な危機に対する反応なのである。この状態はボーダーラインの人を衰弱させるが，それは，ストレスに満ちた一つの出来事の大きさによってではなく，ボーダーラインの人の持つ高い反応性と，ストレスの大きな出来事が持つ慢性的な性質の双方によってなのである。たとえば，仕事と配偶者と子どもを同時に失い，さらに重い病気を患うということは——少なくとも理論的には——同じ出来事を連続的に経験することに比べて対処しやすい。ベレント（Berent, 1981）によれば，ストレスの大きな出来事に繰り返し襲われ，加えてストレスの大きな出来事から完全に回復する能力が欠けていると，「スピリットの弱化」（weakening of the spirit）および，それに続く自殺行動や他の「緊急」行動が起きることになる。言ってみれば，患者が情動のベースラインに戻れないでい

るうちに次の嵐に襲われるのである。セリエ（Selye, 1956）の観点からすると，このような人は，ストレス適応の「疲憊」段階にどんどん近づいていることになる。

　ベースラインに戻る能力がないというのは，複数の要因がもたらした結果だと思われる。典型的には，ボーダーラインの人は自ら嫌悪的な環境を作り出し，かつその嫌悪的な環境によってコントロールされる。気質的要因は，個人が持つ初期の情動反応を悪化させ，ストレス後にベースラインに復帰する速度を遅くする。また，最初のストレス源への反応が，それに続いて生じるストレス源の大きさと数を拡大することになる。短期的ストレスに対して機能不全的な逃避行動に走ることなく耐えたり，ストレスを減少させたりする能力を欠いていると，さらに多くのストレス源が生み出されることになるのだ。不適切な対人的スキルは，対人的ストレスをもたらし，人生の問題の多くを解決困難なものにしてしまう。同様に，不適切なソーシャル・サポート・ネットワーク（不認証環境）は，ネガティヴな環境的出来事をコントロール不能にする要因となりかねない。さらにそれは，必要な能力を発達させる機会を弱めてしまうのである。

　たとえばある女性に，虐待する夫と，小さくて依存的な子どもが何人かいて，彼らにコントロールされているとしよう。この女性に対し，家族を捨てるように提案するのは，金銭的にも道徳的にも，非現実的かもしれない。だが貧弱なスキルと，ソーシャル・サポート・ネットワークの欠如は，ネガティヴな環境的出来事をコントロールする能力のなさをさらに悪化させ，加えて，新しいスキルや強さの発達をも妨げることになる。別の女性が，職場ではほとんど誉められることがなく，罰せられることが多かったとしよう。それでも，経済的なことを考えれば，近い将来仕事を辞めるというのは不可能だろう。仕事の時間が長く，もっとよい職に就くためのスキルを学ぶ機会が得られないかもしれない。そのような環境から生じる慢性的で止むことのないストレスに加え，もともとストレスの大きな出来事に対する耐性が低く，しかもそうした出来事を回避する能力を欠いていると，それ以後の出来事が圧倒的なものとして経験されることになるのは，ほとんど避けられない。

　この圧倒される経験は，多くの場合，ボーダーライン患者が自殺類似行動や自殺の脅しなど，衝動的で機能不全の行動を繰り返す傾向（ほとんど決心に近

い場合もある）を理解するための鍵となる。またベレント（Berent, 1981）が示唆するように，スピリットの弱化が積み重なることで，実際に自殺をやり遂げてしまうことさえあり得る。また，些細と思える出来事や批判や喪失に対する一見理解不能な過剰反応も，患者が慢性的に経験している危機のもとで無力になっていることを念頭に眺めれば，理解可能となる。前述した積極的受動性のパターンからすると，これらの人びとの多くは，援助なしにはストレスを解消できないことが示唆される。止むことのない危機と積極的受動性という双方のパターンはともに，これらの患者がセラピストに対し，過度の要求を頻繁に行うことを予想させる。しかし，見かけ上のコンピテンスのパターンにより，他者は患者を援助しようとしない。セラピストまでもが患者の援助に消極的になると，状況は，耐え難い危機へといっそう急速に進行して行く可能性が出てくる。

　止むことのない危機は，たいていの場合，治療計画を妨害するものである。というのも，深刻な問題が，患者やセラピストが効率的に対処できる以上のスピードで変化してしまうからである。私の経験からすれば，ボーダーラインの人の人生が持つこの危機志向性が，予め立てた行動治療計画に従うことを特に難しく——実際，ほとんど不可能に——している。この点は，治療計画で教えられるスキルが現在の危機と分かりやすく密接に関わるものでなく，危機からの即座の救済を保証するものでない場合には，特に問題になる。ボーダーライン患者への治療において，焦点を絞ったスキル・トレーニングをすることは，竜巻に襲われているまさにその時に，竜巻に倒れない家の建て方を教えようとするようなものである。患者は，竜巻の間は地下室に居て，頑丈なテーブルの下にうずくまっているのが適切であることを知っている。患者が情動の「竜巻」を「地下室」でやり過ごすのだと主張するのは，当然なのである。

　私は多くの年月をかけて，慢性的に自殺類似行動をするボーダーライン患者に対し，他の患者に有効であった行動療法を継続的に適用しようと試みてきた。一般に，これらの治療戦略では，ある種のスキル・トレーニングや暴露法，認知の再構成，セルフマネジメント・トレーニングなどに一貫して焦点を当てることが必要である。しかし，私が自分自身や患者を，考え抜かれた明解な治療計画の内に留めておくことができるのはせいぜい一〜二週間であった。新しい複合的な危機が立ち現れてくるたびに，いつも私は問題を再分析したり，治療

計画を作り直したり，さもなければ単純に危機に対応するため現在の治療を中断したりすることとなった。新しい問題は，古い問題よりも常に重要であるように思われたのだ。このようにセラピーがうまくできない原因について，私はほとんどずっと，私自身の行動療法家としての経験の少なさや，私のセラピー上の他の弱点にあると思っていた。だが何年も経つうちに，たとえ問題が私の能力のなさにあろうとも，おそらく私のようにスキルのないセラピストもたくさんいるのだということに思い当たった。この洞察は，私がDBTを開発するのに役立った。DBTにおいて，このジレンマは，特定の行動，認知，情動スキルを教えるための心理教育セラピーのプログラムを開発することで解決された。個人に対するセラピーの課題は患者が日常生活においてスキルを統合できるように援助することであるが，スキルの原理そのものは，通常の個人療法とは別の状況で教えるのである。同僚と私は，セラピストが個人個人の危機に引き込まれることを避けるのは，グループ場面の方がはるかに容易であることに気づいた。加えて，患者にとっても，自分個人の危機に注意が向けられていないように思えることを了解し，それに耐えるには，注意を向けてもらえない理由を，自分の無力感に関心が向けられていないということではなく，グループ場面という状況の必要性に帰することができるときの方が容易である。その方が，個人的な不認証の感覚が軽くなるのである。しかし，グループが不可欠ということではない。標準的な個人療法とは違う状況であれば——「今，私たちはスキル・トレーニングをしている。危機介入をしているのではない」というメッセージを伝えられる状況であれば——同じように有効だろう。

　止むことのない危機に伴う，さらなるセラピー上の問題は，患者とセラピスト双方が，危機の藪のなかでしばしば道に迷うことである。患者がひとたび情動のコントロールを失えば，危機はますますエスカレートし，もともとの問題や出来事に焦点を当て続けることが，患者のみならずセラピストにとっても不可能なほど複雑になる。トラウマ的出来事について考え込むという患者の傾向が問題の一部を成す場合もある。考え込むことによって，危機が長引くようになるだけでなく，新たな危機を生み，その危機と本来の危機との関係が見過ごされるようになることがままあるのだ。このような患者は，家族のピクニックで疲れ果てた子どものようなものである。いったん疲れ果ててしまうと，子どもは欲求や意見が少しでも認められないと腹を立て，ほんのちょっとしたこと

で泣き叫び，かんしゃくを起こす。これに対して両親が，個々の危機を一つひとつ解決する努力に焦点を当てようものなら，ほとんど事態は先に進まないだろう。もともとの問題——寝不足や休憩不足——に，注意を向ける方がはるかによい。これと同様に，ボーダーライン患者と接するセラピストは，ある特定の連鎖のなかで情動の脆弱性を作り出しているもともとの問題に注意を向けなければならない。そうでなければ，セラピストはすぐに患者の累積的な苦悩に撹乱されてしまい，問題へのアプローチも混乱し，支離滅裂になってしまう。

　私の患者の一人（ローリーと呼ぼう）は，批判や不認証に対して特に敏感であった。彼女は，気分屋で虐待的な父親のいる家で育った。子どもたちが父親に認められないことをすると，時として父の怒りが爆発し，叩かれることがよくあった。そして35歳になったローリーには，次のような事態の進行が普通のこととなった——何かを決定して計画を実行に移すと，その後で，職場の上司はその計画が気に入らないのではないかと怖くなる。自分の決定や上司のネガティヴであろう反応について何度も考え込んだ後，計画を中止し，自分の最初の決定は間違っていたという結論に達する。そして，自分の明らかな愚かさや，問題の多い認知スタイルに悩むことになる。次に彼女は，自分の上司の監督領域ではない合同プロジェクトについて同僚と検討し，そのプロジェクトは自分の認知的欠陥のせいで望みがないと結論を下す。仕事が終わり，お酒を買って家に帰る。そして，いずれにせよ自分はすでに脳にダメージを受けているのだからと合理化しつつ，部屋で酔っ払う。その行為は，彼女の飲酒に困り切っている夫をさらに失望させることになる。翌朝，二日酔いと，再びアルコールに溺れた拭い難い罪悪感から，娘の大学の授業料についての夫の質問に過剰に反応してしまい，経済状態をめぐって激しく口論することになる。そしてその同じ日，私とのセッションにやって来る。彼女は，子どもたちを大学に行かせるためにより高い収入を必要としていると判断したとの理由から，他の仕事を探すべきか，あるいは家を売却するべきかについて話し合おうと，私に向かって静かに要求する。この特定の危機（大学に払うお金がない）に対する問題解決を私が試みるならば，当然のことながら，さらなる情動のエスカレートに見舞われるのである。

2. 悲嘆の抑制

永続的な危機への傾向に対して，その対極にあるのは，極端で苦痛に満ちた情動反応の経験や表出を回避または抑制する傾向である。「抑制された悲嘆」(inhibited greving) というのは，反復的で重大なトラウマと喪失にさらされた人が，これらの出来事を十分に経験して個人的に統合したり解決したりする能力を欠いているパターンを指す。いかなるタイプのものであろうと，危機というのは常に何らかの形の喪失体験を内包している。その喪失は，具体的な対象の喪失（死別，金銭的損失，失業，別離や離婚による関係の喪失など）である場合もあるし，主として心理的な喪失の場合もある（予想外の突然の環境変化により予測やコントロールができなくなる，優しい両親を持ち続ける希望が，両親の限界をあらためて知ったときに失われる，など）。他に，知覚上の喪失もあり得る（他人の意見を批判的だと解釈したときに，受容的対人関係の喪失を知覚する，など）。このような喪失体験の積み重ねから，二つの影響が生じ得る。まず，重大な喪失を早期に，あるいは予期せずして体験した結果，その後喪失に対して過敏になってしまうことがある (Brasted & Callahamn, 1984; Osterweis, Solomon, & Green, 1984; Callahamn, Brasted, & Granados, 1983; Parkes, 1964)。もう一つは，数多くの喪失体験をするパターンでは，カステンバウム (Kastenbaum, 1969) のいう「死別過負荷」(bereavement overload) の状態になってしまうことである。これは，悲嘆のプロセス自体が抑制されているような状態を指す。この説明が示すように，抑制された悲嘆のパターンは，外傷後ストレス障害とかなり共通する部分がある。

BPDも自殺類似行動もともに，一つまたは複数の大きな喪失（近親姦，身体的あるいは性的虐待，親や兄弟姉妹の死，両親によるネグレクト）を早期に体験していることと関連する。実証的研究の文献に対する数多くのレビュー (Gunderson & Zanarini, 1989) が，ボーダーライン患者は他のタイプの精神科患者に比べて，離婚や死別のために子ども時代に親を失った者が多く，子ども時代の早期に第一の保護者と別れている率が高く，身体的虐待やネグレクトの経験がより多かったと結論づけている。不認証環境に関する記述において論じたように（第2章），最も顕著なのは，BPDと子ども時代の性的虐待との強い関連性である。子ども時代のトラウマに関するこれらのデータにより，少なく

とも一人の研究者は，BPDが外傷後ストレス障害の特殊な一形態であると考えるに至っている（Ross, 1989）。

■**通常の悲嘆**

通常の悲嘆に関する実証的研究は数少ないうえに，その多くは愛する人の死に伴う後遺症に焦点を当てている。それでも，通常の悲嘆がいくつかの明確な段階を経て進行することは分かっている。すなわち，①信じない，無感覚，ショックなどの回避の段階。②喪失の気づきが生じる段階。続いて鋭い悲しみに襲われる。泣き叫び，失ったものを探し求める，あるいはさまざまな苦痛に満ちた身体的感覚や情動反応が生じる，失ったものに関するイメージや思考に支配される，行動や認知が支離滅裂になる，絶望する，など。③解決，再組織化，および受容の段階（悲嘆のプロセスのさまざまな定式化についてのレビューはRando, 1984を参照）。悲嘆は，並外れて苦痛に満ちたプロセスであり，さまざまな特徴を持つ情動的，身体的，認知的，行動的反応から構成されるものである。悲嘆のなかにある個々人がすべての反応を示すわけではないが，次に挙げるいくつかの特徴は，「通常の悲嘆」が生じたとき，その大部分に共通して見られるものであろう。胸の空虚感，喉や胸の締めつけ感，嚥下困難，息切れ，筋肉の衰弱，活力の欠如，口の乾き，めまい，失神発作，悪夢，不眠，視界のぼやけ，発疹，発汗，食欲の乱れ，消化不良，嘔吐，激しい動悸，月経不順，頭痛，全般的な痛み，離人感，幻覚，激しいネガティヴな情動，などである（Worden, 1982; Maddison & Viola, 1968; Rees, 1975）。ここで留意すべき点は，悲嘆およびそのプロセスが，悲しみ，罪悪感と自己非難，不安と恐怖，孤独感，怒りといった一連のネガティヴな情動をことごとく含んでいることである。

人間を含め，すべての社会的動物は，程度の差こそあれ喪失を悲しむものである——おそらく種にとっての生き残りの価値を伴う現象なのであろう（Averill, 1968）。喪失を悲しむことや，そのなかを切り抜け，解決することの必要性に関する臨床的知見は相当あるが，そのプロセスに関する主張を裏づける研究はほとんど存在しない。ウォートマンとシルバー（Wortman & Silver, 1989）によれば，喪失への適応には，少なくとも三つの共通パターンがあるという。まず，上記のような予想通りのパターンを踏む人びとがいる。次に，少数派ではあるがかなりの人びとが，悲しむ時期に入ってから予想よりもはるかに長い期間，強い苦痛の状態にあり続ける。最後に，喪失の直後，あるいはし

ばらくの間，喪失に伴う激しい苦痛を示さない人びとがいる。つまり，悲嘆のプロセスを適応的に迂回する人びともいると思われるのである。

■**ボーダーライン患者の悲嘆に伴う諸問題**

ボーダーライン患者というのは，悲嘆のプロセスを迂回することができるような人びとではない。さらに，ボーダーライン患者は，激しい悲しみの局面に耐えたり，それを切り抜けたりすることができないように思われる。彼らは，解決や受容に向けて悲嘆のプロセスを経ないで，常時，回避的反応に頼っていく。こうして，悲嘆の抑制は，ストレスにみちた出来事の影響を悪化させ，悪循環を引き延ばすことになる。

ボーダーライン患者で悲嘆の制御が起きるのは理解可能である。というのも，人が極度の苦痛に満ちたプロセスや経験のなかに留まることができるのは，それがいつの日か終わる，あるいは，いつか「それを切り抜けられる」ことに確信が持てるときだけだからである。ボーダーラインの人たちはよく，もし泣いてしまえば止まらなくなってしまうのではないかと感じる，と言う。実際，自分自身の情動経験をコントロール・調整できないという経験は，ボーダーラインの人にとっては当たり前なのである。彼らは事実上，悲嘆恐怖になっている。このような無力感やコントロールの欠如を前にして，悲嘆に結びつく手がかりを抑制し避けるというのは，理解できるどころか場合によっては賢明なことであろう。ただし，抑制には代償がつきまとう。

病理的な悲嘆に共通するテーマは，喪失に結びつく手がかりをうまく回避することである（Callaham & Burnette, 1989）。しかし，繰り返される喪失に関わるすべての手がかりを回避する能力にも限りがある。そのためボーダーラインの人たちは，再び喪失の経験にさらされ，悲しみのプロセスが始まり，関連する手がかりを回避したり破壊したりすることで自動的にそのプロセスを抑制し，そして再びプロセスに突入するといった，終わることのない循環のパターンを繰り返すことになる。喪失や悲嘆に結びつく手がかりにさらされる期間は，慣れてしまうほど長いものではない。ゴーシャーとマーシャル（Gauthier & Marshall, 1977）は，このように激しい刺激に短期間さらされることによって，「ナパルコフ現象」（Napalkov phenomenon）に似た状況が生ずると指摘した。ナパルコフ（Napalkov, 1963）は，条件刺激と嫌悪的無条件刺激を組み合わせて一度与えたあと，条件刺激のみを最高強度で短時間繰り返し与えると，条件

反応として血圧が顕著に上昇することを見出した。アイゼンク（Eysenck, 1967, 1968）はこの知見を精緻化し，人間の持つ恐怖に関する認知的インキュベーション（incubation）の理論へと発展させた。ゴーシャーとマーシャル（Gauthier & Marshall, 1977）が指摘するような，喪失に関する侵入的思考と，それに伴うそのような思考を抑圧しようとする試みは，苦痛に満ちた反応のインキュベーションの理念型としてアイゼンクが述べた条件に相当するものである。

ヴォルカン（Volkan, 1983）は，私が述べているものと似た「確立された病理的な喪失の悲しみ」（established pathological mourning）という興味深い現象について述べている。「確立された病理的な喪失の悲しみ」の状態にあると，人はその悲しみを貫きたいと望みつつ，同時に，その喪失という現実をなかったことにしようと試みる。このパターンは，以前にかかっていたセラピストが早急にセラピーを終わらせてしまった患者によく見られる。たとえば私の患者の一人は，自殺企図ののち病院に入れられたが，その患者の当時のセラピストは病院を訪ね，セラピーは終わったからもう互いにコンタクトしないようにしようと告げた。以降，そのセラピストは，患者とのいかなるコンタクトも拒み続け，いかなるコミュニケーションの試みにも反応せず，さらに私と話したり報告を送ることさえも，そのようなコンタクトが患者に再び望みを抱かせることになりかねないという理由で拒んだのである。最初の2年間，その患者と私とのセラピーは，患者が以前のセラピストとのコンタクトを再確立しようとする努力で占められ，患者はしばしば私を説得して合同ミーティングを行わせようとした。また，私が以前のセラピストと少しでも違うやり方をすると，患者はいつも怒りを表わした。そして身体的，情動的，認知的，行動的な（自殺行動も含む）悲嘆反応を要素とする悲嘆のプロセスを繰り返し，ついにはコンタクトを再確立しようとする努力に立ち戻ることで，悲しみの反応を避けるようになるのである。

長期にわたる悲嘆の抑制が有害であることは分かっているが，喪失やトラウマに関する情動の表出がなぜ有益であるかについては明確でない。それは，情動的苦痛と結びつく手がかりへの暴露によって苦痛の消失や慣れが生じるが，そうした手がかりを回避し続けたり，暴露が不十分だったりした場合，こうしたプロセスが妨げられるということなのかもしれない。トラウマ的出来事やス

トレスの多い出来事について話したり書き出したりすると，とくにその事象によって引き起こされた情動が表現される場合，出来事についてあまり繰り返し考え込まなくなったり，身体的健康が改善したり，あるいは幸福感が増したりするという証拠もいくつかある（この研究に関するレビューは，Pennebaker, 1988を参照）。

　ボーダーライン患者と接するセラピストに課せられる課題は，患者が人生における喪失やトラウマ的出来事に立ち向かい，悲嘆の反応を経験し表現できるように援助することである。これを達成する基本的な方法は，セラピーセッションの間に，状況について話し合うことである。多くの場合，患者はこのような提案にあからさまに抵抗するため，これは口で言うほど容易なことではない。また，関連する情動の抑制を取り消せるようになるまえに，以前のトラウマ，特に幼少期の虐待についての話し合いを主張する患者もいる。仮にセラピストがトラウマや喪失について話し合いを始めることに成功しても，患者はしばしば途中で沈黙してしまったり，最小限のコミュニケーションをするだけになってしまうものである。実際，泣き出しそうになってもその話題について話し続けるような患者に，私はまず会ったことがない。患者は涙を恐れるため，たいていの場合，患者が自己コントロール感を取り戻すまで，セラピストとの相互作用は中断される。私のある患者（ジェーン）では，情動に満ちた話題を話し合うことができたのは，せいぜい一，二分だった。彼女の顎や顔の筋肉はほとんど瞬時にこわばり，顔をそむけたり，胎児のような姿勢に身体を丸めたりして，すべての相互作用が消えてしまうのだった。以前のセラピストたちは，ジェーンが沈黙に陥ったときに自分たちも口を閉ざしていたという。そのようなセラピストに対しては，ジェーンはセッション中に一言も発しないこともあった。やがて時が経つにつれ，このようなエピソードの間，彼女の心の中はたいてい空白であるか，空回りする考えで溢れ返っているかのどちらかであることが，私には分かってきた。彼女は，まるで首を締められて息ができないかのように感じ，そのまま死ぬかもしれないと思っていたのである。

　話し合いを始めようと患者と対峙したり強要したりしてもうまくいかないと，セラピストは自分にとってのそのフラストレーションの体験から，患者がセラピストにフラストレーションを与えたいと思っているに違いないと思い込みたくなるかもしれない。その場合，患者の行動は，この章のはじめの方で怒

りとBPDに関する議論において述べたように，セラピストやセラピーへの攻撃だと解釈されてしまう（その箇所で述べたように，ジェーンとのセッションのビデオを見た何人かの専門家は，ジェーンがしばしば沈黙するのは，私に対する攻撃の積極的な試みだと考えた）。私がこのような行動を悲嘆の抑制であると解釈すると，素朴にすぎると言われる。私の目から見ると，自分自身のフラストレーションや怒りのみをもって，患者の真意を知る絶対に間違いのない指針であると考えているセラピストもいるようである。そのようなアプローチは，患者の経験を明らかに不認証化してしまうという点で危険であり，患者が人生を通して常に暴露され続けてきた不認証環境を永続させることになってしまう。さらに言えば，患者が必要とする援助を提供することもできない。

　私の経験からすれば，患者が情動の抑制を解くことができるような特定の具体的行動に焦点を当てるアプローチの方が，実りの多い成果を得られる。考え方としては，患者が抱える表現上の困難さを真剣に取り上げ，患者が必要とする援助を提供しようというものである。たとえばジェーンの場合，私は彼女にミラーコートのサングラスを外すように，あるいは膝を抱えている腕を解くようにという，具体的な教示を与えることから始めた。そして，顎に緊張が見られるときは，顔の筋肉と顎を少し緩めるように促すことへと進めていった。このようなアプローチを極端に解釈し，敵対的動機や怒りが実際に存在する場合でも，そのアセスメントを拒むセラピストも出てくるかもしれないが，ここで強調したいのは，行動に影響を与える要因はアセスメントの対象となるべきであり，無条件に前提とされるべきではない，ということである。悲嘆の抑制パターンという考え方は，患者がときおり見せる反対的行動をセラピストに向けられた敵意の表れとして分析するのではない，もう一つ別の選択肢を提供するものである。

3. 患者にとっての弁証法的ジレンマ

　ボーダーライン患者は，止むことのない危機 対 悲嘆の抑制という次元において，現実に二つのジレンマに直面している。第一に，絶え間ない危機の状態にあるときには，必要に応じて悲しみの反応を抑制することや，喪失やトラウマの手がかりへの暴露を回避することが不可能ではないにしても難しい。第二に，悲嘆に関連する感情的反応の抑制は，苦痛の短期的な解決法としては効果

的であり得るが，患者の危機に対するソーシャル・サポートを引き出すにはあまり効果的ではないし，長期的に平安に導いてくれるというものでもない。実際，悲嘆の抑制に典型的な逃避行動の多くは，飲酒，暴走，浪費，避妊具なしのセックス，その場から立ち去るといった，衝動的な行動である。これらの行動はまた，新たな危機を作り出すことにつながってしまう。こうして，ボーダーラインの人は，二つの極の間を行ったり来たりしがちになる。ある時は危機に対する脆弱性を示し，またある時には，危機に関連するすべての感情的経験を抑制するといった具合である。ここで重要な問題は，患者がそれぞれの極での経験の激しさが増すにつれて，もう一方の極に跳ね返らずにいることがますます難しくなるということである。

4．セラピストにとっての弁証法的ジレンマ

セラピストにとっての弁証法的ジレンマは，患者の苦悩が持つ振動的性質——急性の危機や圧倒的な感情として表出されるときもあれば，感情的反応の完全な抑制として表われるときもある——に対する自身の反応のバランスをとるところにある。一方の極に対してセラピストが激しい反応を見せると，それだけで患者はもう一方の極へと押しやられてしまうだろう。セラピストの課題は，まず患者が自らの反応のパターンを理解できるよう援助することであり，次に患者が，実際に悲嘆のプロセスを生き抜いていけるという現実的な希望を提供することである。このような現実的な希望を提供するために，セラピストは，悲嘆するスキルを教える必要がある。失ったもの抜きで現在の人生をうまく受容し，再組織化するために必要な対処戦略も，そうしたスキルに含まれる。

それと同時に，セラピストは，人生の止むことのない危機における患者の情動経験や困難さを認証し，支持しなければならない。もちろん，理解を示すのみで危機を改善する具体的な援助をしないというのは，何一つ提供しないよりもさらに苦痛を増やすことになるだろう。それでも，セラピストが提供するべき具体的な援助のためには，患者が自分の経験する危機を回避するのでなく立ち向かうことが必要となる。セラピストが患者に働きかけて向かう統合というのは，深く悲しむと同時に悲しむことを終える能力であり，その究極的な目標は，患者が目の前の現実を考慮しつつ，自身の人生を構築し，再構築することにあるのである。

第四節　結　語

　この章においては，前の二つの章と同様に，DBTの理論的基盤について述べてきた。多くの人は，理論と実践はあまり関係ないと考えがちである。また，多くのセラピストが望み，必要とするのは，実践的な援助，特にいつ何をすべきかという知識である。以降の章では，そのような援助を提供しようと思う——理論を実践的なものにしていく。とはいえ，いかなるセラピー・マニュアルであれセラピー本であれ，セラピストが経験するすべての状況を予測することはできない。それゆえセラピストには，個々の患者に応じた新しいセラピーを構築できるように，理論を熟知しておく必要がある。理論の目的というのは，患者について簡潔に考える方法——仮にセラピスト自身が似たような問題を経験していなくても，患者の経験を理解したり関わったりできるような方法——を提供することである。またそこには，セラピストが絶望を感じたときにも希望が持てるように，患者の困難さを概念化することや，セラピストが何とかして違う方法を試したい場合に，新しい治療法を考える道を提供する，という意図も含まれているのである。

注

1) オットー・カーンバーグ（Otto Kernberg）は，BPDの発達について極端な怒りが及ぼす影響の重大さについて提示した，最も影響ある理論家の一人である。私がこの点に関する見解の相違の説明に性関連仮説を持ち出した際，彼は，自分の師の多くが女性であったことを指摘した。
2) 表現の抑制が，情動コントロール戦略として機能することがあるかもしれない。また，一部のボーダーライン患者が「外見上情動的でない」ことの他の説明として，一般に非言語的情動表現の減少が，少なくともある特定の覚醒レベル，もしくは特定の情動に関しては，体質的（つまり生物学的）要因の結果だとするものがある。もしこれが正しいとすれば，これこそが幼児期において環境から不認証を引き出してしまう大きな要因なのかもしれない。

第Ⅱ部
治療の概要と目標

第**4**章

治療の概要
——標的，戦略，前提の要約

第一節　治療における重要な段階

　端的に言えば，弁証法的行動療法（Dialectical Behavior Therapy，以下，DBT）は非常にシンプルなものである。セラピストは患者を非難するのではなく，認証（validate）する状況を作り出し，その状況のなかで患者の悪い行動を阻止あるいは消去し，良い行動を引き出す。さらに，その良い行動を強化する方法を考え，患者が良い行動を維持し，悪い行動を止めるようにするのである[1]。

　開始にあたっては，まず「悪い行動」と「良い行動」を定義し，重要度の順にリストアップする。DBTにおいては，患者が行動目標への取り組みに（たとえ熱心でなくとも）コミットすることが，絶対に必要とされる。セラピストの側に欠かせない特性は，思いやり，粘り強さ，忍耐力であり，さらに患者がセラピーの効果を疑っても，それを上回るだけの有効性への信念を持つ必要があり，進んである種の「賭け」をしてリスクを負う気持ちも求められる。これらの課題を達成するには何段階ものステップを踏む必要がある。以降，各手順について検討していこう。

1．準備段階——患者の注意を引き付ける
■**目標**に合意し，**患者**を治療へと方向づける

　セラピー開始前に，治療目標と全般的な治療手続きについて，最初に合意しておく。これは，きわめて重要なステップである。この時点において，セラピストは患者の注意と関心を獲得しなければならない。第5章で詳細に検討するが，DBTでは，さまざまな治療目標の順序や重要性が非常に具体的に明確化されている。第一に重視されるのは，自殺行動や自殺類似行動，生命を脅かす

ような行動であり，セラピーのプロセスを脅かす行動が二番目，生活の質の合理的な発展を全く不可能にしている諸問題が3番目に重要となる。治療全体を通じて，患者は習慣的で機能不全的な反応に代わる対処スキルを学習することになる。4番目に重要なのは，そうした行動スキルを安定させることである。これらの目標に進歩が見られたなら，次に重要となるのは，外傷後ストレスを解決する取り組みであり，そして患者に広範囲にわたる自己認証を達成させ，自尊心を獲得させるための援助がそれに続く。

自殺行動や自殺類似行動およびセラピー妨害的対人関係スタイルを減少させようとする取り組みと，行動スキルを高める取り組みに同意しない患者は，治療への参加を認められない（他のDBT標的に対する取り組みについての同意は，セラピーの進行中に形成される）。治療の見込みのある患者には，次に，治療の実施方法や基本ルールなどの他の側面を説明する。最低限の基本ルール（この章で後述する）に同意しない患者の参加は認められない。患者に対して，法的あるいは倫理的に治療を拒絶できない場合は，拒絶のためのある種特別な「プログラム内プログラム」が必要となる。DBTの諸条件に関する患者の同意は，後になって患者がルールを破ろうとしたり変えさせようとしたりしたときに常に持ち出されることになる。反対にセラピスト側の同意を患者が持ち出すことも当然あり得る。

■関係性の確立

セラピストは，セラピー開始の時点から，強くポジティヴな人間関係を患者との間で確立するように務めなければならない。多くのボーダーラインの人にとって，セラピストとの関係が自身の行動をうまくさばき，変化させる唯一の強化要因となることが多いことを考えれば，これはきわめて重要な点である。極度に自殺的な患者の場合，他の要因が自殺を止める役に立たないときでも，セラピストとの関係のみによってその患者の命が維持されることもある。多くの精神療法学派と同様に，DBTも，患者がセラピーの結果として作り出す変化とは別に，セラピストから本当に受容され気遣われているという体験そのものに独立した価値があるということを前提としている（Linehan, 1989）。このような関係性が作られなければ，DBTにできることも非常に限られたものとなってしまう。

関係性が確立したならすぐに，セラピストは患者に対しルールの変更を伝え

る。それまで患者は，自分が良くなったらセラピストを失うだろうと信じていたかもしれないが，今度は，もし改善しなかったら，患者はもっと早くセラピストを失うことになる，と教えられるのだ。すなわち「効果のないセラピーの継続は倫理に反する」のである。セラピストが，患者の行動改善のためならば，関係性の質をもあえて危険にさらそうとするため，DBTを「恐喝療法」（blackmail therapy）と呼ぶ人もいる。セラピストが，変化をもたらすのに必要な対人関係の力を発揮できないときには，患者に対してそのような力を持つ人を加えるように，セラピーを拡張しなければならない。たとえば，青年期の患者であれば，家族療法が不可欠となろう。

2．弁証法的であり続ける

　弁証法的行動療法（DBT）における中心的な弁証法的緊張関係は，変化と受容の間に存在する。ここにあるパラドックス的な考え方は，治療的変化は，あるがままのものを受容する状況でのみ起こるが，「あるがままのものの受容」それ自体が変化である，というものである。それゆえDBTにおいては，セラピストが患者との個々のやりとりのなかで，そのつど変化と受容の間のバランスをとることが求められる。DBTの治療諸戦略は，基本的には，弁証法的極性の受容極と変化極のどちらに収まる傾向を持つかという観点から整理できる。二次的な弁証法的緊張関係として，支配と解放の間の緊張関係がある。セラピストは，セラピーに対して（ときには患者に対して）支配を行使するが，それは，患者の究極的な自由と自己コントロールを高めるためである。また弁証法的であり続けるには，セラピストが弁証法的な反応スタイルの模範を示し，それを強化することも必要となる。つまり，極端な行動（情動的であれ，認知的であれ，顕在的反応であれ）にセラピストが対立し，新しい，よりバランスのとれた反応を教示するのである。

3．核となる戦略を適用する――認証と問題解決

　治療の核は，認証戦略と問題解決戦略のバランスをとった適用にある。いわばこの「シーソー」の上に，セラピーが乗っているのである。患者の見方からすれば，非適応的行動は多くの場合，解決したい，あるいは取り除きたいと思う問題の解決法である。しかし，DBTセラピストの見方からすれば，非適応

的行動それ自体が解決されるべき問題となる。

■認　証

認証（validation）には二つのタイプがある。一つ目は，セラピストが患者の情動的，認知的，顕在的反応のなかに，知恵や正しさや価値を見出すことである。ここで重要な焦点となるのは，現在の状況や関連する出来事に対して妥当な行動反応や反応の一部，あるいはパターンを探すということである。ボーダーライン患者にとって，情動的苦悩や非適応的行動に関して鍵を握るのは，自己認証の機能である。したがって，自己認証の別の源が現れない限り，治療的変化はもたらされない。患者を変化させることにのみ焦点化した治療は，患者を不認証化（invalidate）するのみである。二つ目の認証のタイプは，患者が人生の苦難から脱出し，生きる価値のある生活を作り上げる能力を本来持っていることにセラピストが気づき，信じることに関係する。DBTにおいて，セラピストは患者の持つ強さを見出し，それに働きかけるのであって，弱さを見つけるのではない。セラピストは，信念をもって患者を信ずるのだ。

■問題解決

核となる変化戦略は，問題解決（problem solving）という言葉にまとめられる。この一連の戦略には，①標的となる行動上の問題について行動分析を行い，②解決法分析によって代替となる行動的解決法を作り上げ，③患者を提案されたその治療的解決法に方向づけ，④勧められる治療手続きへのコミットメントを患者から引き出し，⑤その治療法を適用することが含まれる。

行動分析は，非適応的行動を引き出したり促進したりする出来事を明らかにするための緻密な連鎖の分析と，非適応的行動を強化している随伴性を決定する機能分析とからなる。この行動分析のプロセスと結果は，解決法分析へと結びつく。すなわち，セラピストと（できることなら）患者が，代替行動反応を生み出し，標的となる行動問題の変化を目指した治療計画を作り上げるのである。ここでは，以下の四つの問題に取り組むことになる。

(1)　その人は，より適応的な反応をし，価値ある生活を構築する能力を持っているか。もし持っていなければ，どのような行動スキルが必要なのか。この問いに対する回答は，スキル・トレーニング手続きへの焦点化へとつながるものである。ここではスキルの五つのセットを重

視する。まず「核となる」マインドフルネスのスキル，苦悩に耐えるスキル，情動制御スキル，対人関係に有効性を持たせるスキル，そしてセルフマネジメント・スキルである（これらについては，第5章で詳細に論じる）。
(2) 強化的な随伴性は何か。問題は非適応的行動に対する強化的な結果から生じたのか，あるいは適応行動に対する罰または中立的結果から生じたのか。このいずれかである場合は，随伴性マネジメント手続きを考える。その場合の目標は，ポジティヴな行動を強化し，ネガティヴな行動を罰するか消去して，患者が新しいルールを学ぶようにすることである。
(3) 適応的な問題解決行動があるのに，それらの行動を過度の恐怖や罪悪感が妨げていないか。患者は情動恐怖症になっていないか。もしそうならば，暴露ベースの治療を開始する。
(4) 適応的な問題解決行動があるのに，それらの行動を誤った信念や仮定が妨げていないか。もしそうならば，認知修正プログラムを開始しなければならない。

ほとんどの場合において，行動分析の結果，スキルの欠如も，問題的な強化随伴性も，恐れや罪悪感による抑制も，誤った信念や仮定も明らかになる。そのため，スキル・トレーニングと随伴性マネジメント，暴露戦略，そして認知修正を統合した治療プログラムが必要となる。だが，それぞれの戦略の行動標的は，行動分析次第なのである。

4．二つの対人コミュニケーション・スタイルを組み合わせる

DBTは，「非礼な」(irreverent) コミュニケーションと「相互的な」(reciprocal) コミュニケーションという二つの対人コミュニケーション・スタイルを組み合わせ，それらの間のバランスを保つ。「非礼な」コミュニケーションは，いわば患者を「脱線」させることを意図するものである。セラピストの反応は，患者からのコミュニケーションにそのまま応じるものではなく，患者には時として「とっぴな」ものとして体験される。このときセラピストは，考察されている問題を，患者とは異なる文脈で表現しようとしているのである。その中心

的な考え方は，あえていったん患者の「バランスを失わせ」，再びバランスを取り直せるようにすることにある。「相互的な」コミュニケーション・スタイルは，これと反対に，温かく，共感的で，患者に対して直接的に反応するものである。これには，さまざまな問題を把握し，対処するモデルや，日常的状況に対する規範的な反応のモデルを示すための治療的自己開示も含まれる。

5.「患者へのコンサルテーション」戦略と環境への介入とを組み合わせる

　DBTには，患者に対して自分自身のケース・マネジャーになるよう教えるという強い傾向がある（「患者へのコンサルテーション」〈consultation-to-the-patient〉アプローチである）。ここでの基本的な考え方は，DBTセラピストは，問題解決のためや，他の専門家の治療との調整のために介入するよりむしろ，患者に，いかにして自分自身で問題解決するかを指導する，というものである。このアプローチは，セラピストが患者を信頼することから直接的に生ずる。他のメンタルヘルス専門家たちの側に問題や不適切な行動があれば，たとえその専門家がDBT治療チームのメンバーであったとしても，それらは学習の機会だと見なされる。患者へのコンサルテーション戦略は，DBTケースマネジメント戦略の中心的位置を占めるものである。コンサルテーション戦略の代わりとして，またコンサルテーション戦略とバランスをとるものとして，環境に介入して変化を作り出し，問題を解決し，あるいは患者のために専門家による治療を調整する方法も用いられる。これが用いられるのは，①結果が重要であり，②患者に結果を出す能力が明らかに欠けている場合である。

6. セラピストを治療する

　DBTの枠内に留まり続けることは，ボーダーライン患者と接するセラピストにとっても非常に困難なことだろう。DBTにおいては，スーパーヴィジョンやケース・コンサルテーション，あるいは治療チームにより，セラピストを治療することが重要な一側面となっている。DBTケース・コンサルテーション・グループの役割は，セラピストが治療の枠内に留まり続けるようにすることである。ボーダーライン患者の治療を単独で，チームの枠外で実践することは，どうやっても危険であると考えられる。それゆえ，セラピストの治療はセ

ラピーの不可欠な一部として組み込まれている。

第二節　治療のさまざまなモード

　私は「モード」(mode) という言葉を，DBTを構成するさまざまな治療法，およびそれらを実施するあり方を指すものとして用いている。原則的に，DBTはいかなる治療モードにも適用可能である。だが，外来治療におけるDBTの有効性を検証する私たちの研究プログラムの場合，治療は同時に提供される四つの基本的モードで実施されていた。すなわち個人精神療法，グループ・スキル・トレーニング，電話コンサルテーション，そしてセラピストに対するケース・コンサルテーションである。さらに，ほとんどの患者は，一つまたは複数の補助的治療モードを受けていた。状況が異なれば（たとえば，単独の個人的練習あるいは入院治療），これらのモードを圧縮したり，別のモードを補ったりする必要があるだろう。

1. 個人外来精神療法

　「標準的な」（すなわちオリジナル・バージョンの）DBTでは，それぞれの患者に個人心理療法セラピストがついており，そのセラピストは患者の治療チームの主セラピストでもある。他の治療モードもすべて，個人療法を中心としている。個人療法セラピストは，患者が非適応的なボーダーライン行動を抑制し，それらを適応的でスキルフルな（スキルを身につけた）反応に置き換えていくことを援助する責任を負う。また，効果的な行動を妨げ非適応的行動を誘発し強化する個人的・環境的要因など，動機の問題にも細心の注意を払う。

　個人の外来セラピー・セッションは，通常週に1回行われる。治療の開始時や危機的状況下では週に2回行われることもあるが，通常これは一定期間内でのみ行われるものである。ただし，週2回が望ましい患者もいる。セッションの時間は一般的に50〜60分から90〜100分である。長いセッション（「ダブル・セッション」）は，短いセッションでは話を始めたり終えたりするのが情動的に困難な患者に対して行われる。セッションの長さは，達成されるべきそれぞれのセラピー課題により，治療期間内に変化しうる。たとえば，普段のセッションは60分であっても，虐待関連の刺激への暴露が予定される場合は，

90〜120分の計画を立ててもよい。あるいは一定期間，週に1回のダブル・セッションと，1回のシングル・セッション（あるいは「導入」のための1.5セッション）を予定してもよい。セラピストは，セラピーへの「取り組み」を強化するため，あるいは回避を罰するために，セッションをその場で短くも長くもできる。また，スケジュールの都合でセッションを伸ばせない場合，同じ日の晩に電話コンサルテーションを計画したり，セッションを翌日に設定することもあり得る。あるいは，長めのセッションを頻繁に必要とする患者については，その日の最終の時間枠に設定するのもよい。ここで重要なのは，セッションの長さは取り組んでいる課題に合わせるべきものであり，患者やセラピストの気分に合わせるものではないということである。セラピストの立場からの創造的な問題解決が必要となることもある。

　クリニックや研究の場面では，ボーダーライン患者に対するセラピストの割り当てが特に困難を引き起こすことがある。ボーダーラインの人の多くは，すでに治療的エンカウンターに「失敗した」経験を持っており，どんな人がセラピストになって欲しいかについての強い信念を持っていることがあるからである。またセラピストの側も同様に，どんな患者を治療したいか，あるいは心やすく感じられるかについてはっきりした見解を持っていることもあるだろう。性的虐待を受けてきた女性の多くは，女性セラピストを好むものである。私たちのクリニックでは，導入面接の際に担当可能なセラピストについて患者に情報を提供し，患者の希望を尋ねるようにしている。個人療法セラピストとして具体的に誰を割り当てるかは，治療チームが各患者の導入面接，既往，訴えている問題を検討して決定する。私は，セラピストと患者が互いに面談し，共に取り組むことについて十分な情報を共有したうえで両者で決定を下すという考え方を支持しているが，私たちのクリニックにおいてはそうした手続きを実践できていない。その代わり，最初の何回かのセッションを，患者とセラピスト双方が本当に共に取り組むことができるか否かを決める手段として構造化している。患者が他のセラピストを希望し，実際他のセラピストが担当可能で，その患者と共に取り組む意志があるならば，セラピストを替えることができるのである。もし患者が（私たちのクリニックであろうとなかろうと）セラピストを替えることなく個人療法を止めてしまったら，その患者はこの治療プログラムの他の部分への参加を認められない。

2. スキル・トレーニング

　すべての患者は，セラピーの最初の1年間，構造化されたスキル・トレーニングを受けなければならない。私の経験では，ボーダーライン患者に対するスキル・トレーニングは，自殺などのボーダーライン行動の動機づけを弱めることを目指す個人療法の状況において，非常に困難である。多くの場合，危機介入や他の問題に注意する必要性がスキル・トレーニングを妨げるのだ。またスキル・トレーニングに通常必要とされるような治療計画案を綿密にコントロールする治療では，動機づけの問題に十分な注意を払うことは困難である。標準的DBTにおいては，この問題を解決するため，セラピーを二つの構成要素に分ける方法がとられている。両要素は別々のセラピストにより行われることもあるし，同一のセラピストが異なるモードで実施することもある。私たちのプログラムでは，スキル・トレーニングに参加する患者は必ず同時に精神療法を受けなければならないことになっている。個人精神療法は，新しいスキルの日常生活への統合の支援に必要なものである。典型的なボーダーラインの人は，集中的な個人的指導がなければ，機能不全的でボーダーライン的な対処スタイルを，スキルを伴う行動的対処に置き換えることができない。

　DBTスキル・トレーニングは，心理教育的フォーマットで行われる。私たちのプログラムでは，基本的に週1回2〜2.5時間のオープングループで行うが，これ以外のグループ・フォーマットも可能である。たとえば週2回，各1時間のセッションに分ける（1回は宿題の見直しのためで，もう1回は新しい題材の提供のため）クリニックもある。また大規模なクリニックにおいては，新しいスキルの題材のための週ごとの大きなグループ・ミーティングが一つあり，宿題見直しのための週1回の小グループが多数ある場合もある。小規模なクリニックや個人開業の場合，グループは小さく，より短時間のミーティングになるだろう。

　私たちは，通常1グループにつき6〜8人のメンバーで行うが，最低2人の患者がいれば可能である。とはいえ，何らかの理由でグループに参加できない患者がいた場合は，個人スキル・トレーニングを提供することもできる。私の経験からすれば，副セラピストが個人スキル・トレーニングをする方がやりやすい。そうしなければ，個人スキル・トレーニングを含まない個人精神療法モー

ドになりかねない（少なくとも私には抗し難い）のだ。このようなやり方を採らずに，個人療法セラピストが進行中の精神療法にスキル・トレーニングを組み込んでいるなら，スキル・トレーニングに向けて緊密に構造化された別のセッションを考慮すべきである。

スキル・トレーニング・プログラムの各ポイントについては，別巻のマニュアルで述べる。

3．支持的プロセスグループ療法

私のプログラムの患者は，スキル・トレーニング完了後，希望に応じて追加の支持的プロセスグループ療法に参加できる。これらのグループは継続的で開かれたものであり，患者は基本的にそのグループに対し，一定期間のコミットメントを継続更新できる。患者が標準的DBTの支持的プロセスグループに参加するためには，個人療法もしくはケース・マネジメントをその時点で受けていなければならない。例外は，グループ療法が長期の主要セラピーとなっているような最も進んだボーダーライン患者のグループであるが，こうしたグループの進め方については別巻のマニュアルに詳しく記載した。

私は，この問題に関する実証的データを全く集めてはいないが，上述した個人DBTがグループ療法の状況下でも行われることはあり得る。その場合，グループDBTは，個人DBTの構成部分を補うものとして，あるいはその代替として行われるだろう。

4．電話コンサルテーション

外来個人セラピストと患者との間で各精神療法セッションの間に行われる電話コンサルテーションは，DBTの重要な一部分をなすが，これにはいくつか理由がある。第一に，自殺的なボーダーラインの人の多くにとって，効果的に援助を求めることは非常に難しい。恐れや，恥や，自分には援助を受ける価値がない，あるいは自分の要求は妥当ではないという思い込みによって，援助を求めることが直接的に抑制されている人もいる。そこで彼らは代わりに，「援助を求める叫び」として自殺類似行動などの危機的行動に走るのかもしれない。一方，何の困難も感じていないのに，要求がましい援助の求めを乱用する人もいる。このような人は，支援してもらう人に操られていると感じさせたり，ほ

かにも効果のないやり方を用いてしまったりする。電話コンサルテーションは，これらの機能不全的パターンを変化させる練習機会の提供を目指すものである。第二に，患者は，DBTの行動スキルを般化して自身の日常生活に適用しなければならないが，多くの場合，そのための援助を必要とする。自殺志向的な患者は，週1回の個人セッションで提供されるよりも多くの治療的接触を必要とすることが多い（週1回のグループ・スキル・トレーニング・セッションならばなおさらである）。危機にあって，自ら問題に対処できなさそうなときは特にそれが必要になる。そのようなときに電話をかければ，患者はスキルの般化を行うのに必要なコーチングが得られる。第三に，セッション中に葛藤や誤解が生じた後でも，電話コンサルテーションを用いれば，次のセッションまで待たなくとも，親密な治療関係の感覚を修復する手段を患者に提供できる。

　日中プログラムや入院病棟，居住プログラムにおけるメンタルヘルス技術者や看護師などスタッフとの相互作用は，ある程度電話コンサルテーションの代わりになるものである。待機体制のある外来診療では，他のセラピストがDBT構造のなかで電話コンサルテーションを担当できる場合がある。特にこれは，最初の二つの目標（援助を適切に求めて受けることの学習と，スキルの般化）に関してあてはまる。

5．セラピストのためのケース・コンサルテーション・ミーティング

　ボーダーライン患者の治療にあたるのは，セラピストにとって非常にストレスが多いということに疑問の余地はない。実際，多くのセラピストはすぐにバーンアウトしてしまう。また（いくぶん盲目的と思うが）医原的な行動に陥る人もいる。この章の後の節で示すように，DBTが持つ前提の一つは，往々にしてセラピストは患者から非難されるような問題行動をしてしまう，というものである。だが，セラピストがそのような行動をするのには，十分な理由があるのかもしれない。ボーダーライン患者は，苦痛を直ちに改善したいために，セラピストに並外れたプレッシャーを与えるものである。たとえばセラピストは，治療がそのままでも効果が現れると思えるときでさえ，治療に大きな（場合によっては無謀な）変化をもたらすようプレッシャーをかけられていると感じるかもしれない。もっとも，セラピストがこのようなプレッシャーに対し，

いかなる変化をも頑なに拒否することもある。いずれのアプローチもうまくいかず，苦難が軽減しなかった場合，セラピストは「犠牲者を非難する」反応をしがちである。極度に自殺的な患者の治療にまつわるこのようなストレスは，譲歩の後に罰の反応が続き，さらに和解が続く，といった循環的パターンに結びつきやすい。

　治療実践のなかで生じる問題は，DBTのケース・コンサルテーション・ミーティングで扱われる。このミーティングは，現在ボーダーライン患者に対してDBTを用いているすべてのセラピスト（個人およびグループ）が出席するものである。患者がスキル・トレーニングへの参加を求められるのと同様に，DBTセラピストには，コンサルテーションやスーパーヴィジョン的関係——他の一人との関係，もしくは（私自身の好みでは）グループとの関係——への参加が要求されるのである。セラピーの最初の1年間は，グループセラピストも個人療法セラピストもともに，同じミーティングに参加すべきである。DBTを行う状況では，機関であっても，日中プログラムであっても，入院状況であっても，一人の患者に関わる治療チームの全員が，同じミーティングに出席しなければならない。コンサルテーション・ミーティングは，毎週1回開催される。

6. 補助的治療

　ボーダーライン患者には，週ごとの個人療法，スキル・トレーニング，電話セッション以外の治療が必要な場合がある。若干の例を挙げれば，薬物療法，日中プログラム，職業カウンセリング，あるいは緊急入院を必要とする人もいるかもしれない。アルコール依存症者自主治療協会（アルコホリック・アノニマス　Alcoholic Anonymous）のような非専門的グループに参加したいという人も少なくないだろう。DBTにおいて，患者がさらに専門家や非専門家の治療を受けることは，全く禁じられていない。

　またDBTコンサルテーション・ミーティングに定期的に参加し，DBT原則を適用しているセラピストから追加治療の申し出があった場合，そのDBT治療は，そうした追加要素も含めるべく，単純に拡張されることになる。私は，そうした追加構成要素に関するDBTプロトコルを記述してはいないが，DBT原則にもとづいたプロトコルは開発可能であるし，そうあるべきである。たと

えば，現在DBTは日中プログラムや，緊急および長期入院プログラムに適用されようとしている（Barley et al., 1993を参照）。追加の治療構成要素は，ほかの理論に由来する原則を用いる非弁証法的行動療法セラピストから提供されることも多いだろう。あるいは，追加治療をDBTセラピストが行うときでさえ，そのセラピストは治療チームと定期的にコンサルテーションできないかもしれない。こうした場合，追加セラピーは主たるDBT治療の補助と見なされる。薬物療法や緊急の精神病院収容などの補助的利用には具体的なプロトコルがあるが，これらについては第15章で述べる。また，DBTセラピストが補助的な保健専門家と関係する方法のガイドラインは，第13章で論じる。

第三節　ボーダーライン患者とセラピーに関して前提とすべきこと

前提というものについて最も留意しなければならないのは，それが単なる前提であって事実ではないということである。とはいえ，以下に挙げるいくつかの命題を前提にし，それにもとづいて行動することは，ボーダーライン患者の治療に有効だと考えられる。これらの命題は，治療計画立案の文脈を構成するものである。

1. 患者はできる限りのベストを尽くしている

DBTにおける第一の哲学的立場は，人はすべて，いかなる時でも，できる限りのベストを尽くしている，というものである。私の経験からすれば，ボーダーライン患者はたいてい，一心不乱に自らを変えようと取り組む。しかし多くの場合，目に見える成功はほとんどなく，患者の行動コントロールの努力も通常，特に明らかでもない。彼らの行動は，しばしば人を苛立たせ，不可解で，扱いにくいため，努力していないと決めつけられがちなのだ。実際，問題行動について尋ねられた際，患者自身が全然努力していないと答える場合もあるだろう。このような患者は，彼らの行動が結果を伴わないことに対する社会的説明を学習してしまっているのだ。多くのセラピストは，こうした患者にもっと頑張れと言ったり，あるいは実は十分に努力していないとほのめかしたりしがちだが，これは精神療法において患者が受ける最も不認証的な体験の一種とな

る（ただし，考え抜かれた戦略的アプローチにおいて，セラピストが患者に影響を与えるためにこうした言い方を用いることもあり得る）。

2. 患者は改善を望んでいる

二番目の前提は，一番目からの必然的な結果であり，セラピストや危機対応ワーカーが自殺的な患者に対して抱く前提に近い。すなわち「患者が助けを求めているならば，彼らは生きたがっているに違いない」。そうでなければ，なぜ彼らが助けを求めよう？　ボーダーライン患者は，自分が行動上の失敗をしたり治療的介入が難しかったりするのは，自分の動機づけが足りないからだという説明にあまりに慣れてしまっているため，自らそれを信じ始めている。もちろん，患者はよくなりたいと思っていると前提するからといって，それは改善動機を妨げているあらゆる要因の分析を除外するものではない。恐怖や羞恥にもとづく抑制，行動の欠陥，結果に関する誤った信念，行動改善からの退行を強化する諸要素は，どれもすべて重要なのである。しかし，十分に，あるいは迅速に改善しないのは意志の欠落に由来するとセラピストが前提することは，良く言っても論理的な誤りであり，最悪の場合，動機づけを妨げるさらなる要因となる。

3. 患者は変化に向けて，よりうまく行い，より懸命に取り組み，より動機づけられる必要がある

三番目のこの前提は，先の二つとは相容れないように思われるかもしれないが，私はそう思わない。ボーダーライン患者がベストを尽くしており，もっとうまくやりたいと望んでいるという事実は，彼らの努力や動機が課題に対し十分であることを意味するものではないし，実際そうではないことが多い。それゆえ，患者の改善への努力や動機を抑制し妨げている要因を分析し，問題解決戦略を用いて，患者がさらに努力して動機を（いわば）純化させることを支援することが，セラピストの課題となる。

4. 患者の問題はすべて彼ら自身が引き起こしているのではないとしても，彼らはとにかくそれらを解決しなければならない

四番目の前提は，ボーダーライン患者は自身の生活を変化させるために，行

動的反応と環境を変えなければならない，というDBTの信念を言語化したものにすぎない。改善は，患者が単にセラピストのところへ来て洞察を得たり，服薬したり，一貫した保護を受けたり，完璧なる関係性を得たり，あるいは神の恩寵に身を委ねたりすることから生じるものではない。ここで最も重要なのは，セラピストには患者を救えないということである。患者が自分自身を変えられずに援助を必要としていることは真実ではあるが，それでも取り組みの大半は患者自身が行うのである。そうでなければどれほどありがたいことか！もし私たちの力だけで患者を救えるのならば，私たちは間違いなくそうしているだろう。だがDBTセラピストには，患者に対してこの前提をはっきりと明確にしておくことが必要不可欠である。特に危機時にはそうである。

5. 自殺的なボーダーラインの人の現在の人生のあり方は，耐えられないほどのものである

　五番目の前提は，ボーダーライン患者がよく口にする人生に対する不満の内容は正しいということである。彼らは本当に生き地獄にいる。もし，患者の彼ら自身の人生に対する不平や叙述を本当に深刻なものと受け取るなら，この前提は自明である。この事実を踏まえれば，解決法は彼らの人生を変えること以外にない。

6. 患者は関連するすべての状況において新しい行動を学習しなければならない

　ボーダーラインの人は気分依存的であるため，情動が安定状態にあるときだけでなく，極端な情動の下にあるときでも対処スタイルを大きく変化させなければならない。例外もあるが，基本的にDBTは，危機の時でさえ病院への入院には賛成しない。なぜなら入院は，新しいスキルを学習すべき環境の外に患者を置くことになるからである。またDBTは，ストレスが極限に達し，耐え切れないような時であっても患者の面倒を見ることにはあまり賛成しない。ストレス時というのは，新しい対処方法を学習する時でもあるのだ。

　患者の面倒を見ない（not care of）というのは，何もセラピストが患者を気遣わない（not care for）ということではない。危機時におけるセラピストの課題は，糊のように患者に張り付き，耳もとで勇気づける言葉や有用な示唆をさ

さやき続けることなのだ。このように、危機時に患者の面倒を見るのでなく、患者のセルフ・ケアを作り出す方向に向いたアプローチの場合、セラピストは多くの危機に遭遇することがある。患者の自殺可能性に対する受容は、DBTの実施に不可欠の条件である。一方、それとは反対の選択肢――患者は生き続けるが、耐え難い情動的苦痛に満ちた人生のなかで生き続ける――は、認められない。

7. セラピーにおいて患者の失敗はありえない

　七番目の前提は、DBTの間に患者がドロップアウトしたり、前進しなかったり、あるいは実際に悪化したりした場合は、セラピーかセラピスト、あるいはその両方が失敗したのだ、というものである。もし、セラピーがプロトコルに則って適用されていて、それで患者が未だに改善しないのであれば、その失敗はセラピー自体に帰せられる。これは、患者がドロップアウトしたり改善しなかったりするのは、患者の動機の欠如に起因するという、多くのセラピストが持つ前提とは反対である。仮にこの前提が真実であったとしても、前進に向けて患者の動機づけを十分に高めることは、セラピーの責務である。

8. ボーダーライン患者を治療するセラピストには支援が必要である

　本書を通じて指摘していることだが、ボーダーライン患者というのは、精神療法による治療がとりわけ難しい人びとである。セラピストは、患者の前進を妨げるような失敗を何度も繰り返してしまうように思われる。いくつかの問題は、今すぐ苦しみから逃れたいという患者の強烈な叫びから生ずるものである。セラピストが苦痛を和らげるケースも多いが、そうした救済を頻繁に与えることは、長期的には援助の提供の妨げとなる。このように、セラピストは即時的な救済への要請と長期的な治癒への要請の間で板挟みになる。また、セラピストがボーダーライン患者に対して治療的であり続けることを困難にする要因は、ほかにも数多くある。そのため、共同スーパーヴィジョン・グループ、治療チーム、コンサルタント、スーパーヴァイザーなどが、セラピストの脱線を防ぐために重要なのである。

第四節　セラピストの特質とスキル

　この文脈において「セラピストの特質」とは，セラピストが患者との関係のなかでとる態度や，対人関係において一貫してとる立場を指している。セラピストは，簡単に言うと，受容と養育の戦略と変化を要求する戦略とを明確かつ自信を持ったやり方で柔軟に統合しながら，患者の能力とその欠如との間のバランスをとらねばならない。変化の奨励は，無限の忍耐と統合されていなければならないのだ。DBTにおいて弁証法的に強調されるものは広大であるため，セラピストは，DBT戦略に内在する曖昧さやパラドックスを，落ち着いて受け入れる必要がある。白黒のはっきりした概念化や目標や方法を必要とするセラピストの場合，患者の成長や自己信頼を促す一方で患者の破壊的行動をコントロールするという一連の行動に固有の弁証法的思考に直面したとき，DBTに矛盾を感じることになる。

　セラピストに必要とされる特質を図4-1（次頁）に示しておこう。図は両極的な属性によって表現されているが，DBTの正しいスタンスは，各次元の両極の統合あるいはバランスにある。したがって，セラピストは各次元の中心に立つことになる。受容（acceptance）と変化（change）の統合は，セラピストがDBTにおいて達成すべき弁証法的バランスの中核である。ほかの二つの弁証法的次元——ゆるぎない自信（unwavering centeredness）対 思いやりのある柔軟性（comassionate flexibility），善意の要求（benevolent demanding）対 養育（nurturing）——は，この中核的次元の反映となる。

1. 受容のスタンス 対 変化のスタンス

　第一の次元は，私が本書を通して考察しているもの，つまり，受容（acceptance）志向性と変化（change）志向性の間のバランスである。ここにおける「受容」とは，非常に根本的な意味合いのもので，すなわち患者もセラピストも，治療関係も治療的プロセスも，すべてをその瞬間のあるがままの姿で受容することを意味している。これは変化をもたらすための受容ではない。もしそうであればそれは変化の戦略になるだろう。これは，セラピストが，今その瞬間，そしてその瞬間に関係している人びとが本来持つ知恵と「善さ」を

第Ⅱ部　治療の概要と目標

```
              変化志向
                 |
ゆるぎない自信    |    善意の要求
         \       |       /
          \      |      /
           \     |     /
            \    |    /
             \   |   /
              \  |  /
               \ | /
                \|/
                /|\
               / | \
              /  |  \
             /   |   \
            /    |    \
           /     |     \
          /      |      \
         /       |       \
    養育         |         思いやりのある柔軟性
                 |
              受容志向
```

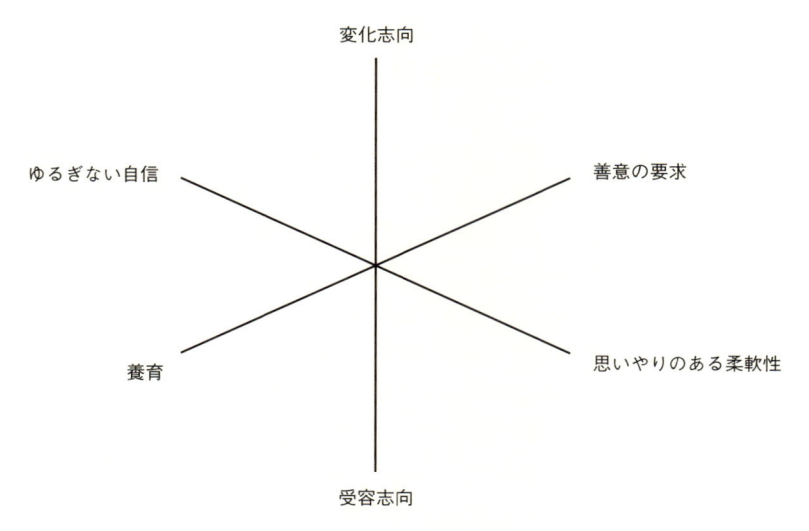

図 4-1　弁証法的行動療法（DBT）におけるセラピストの特質

進んで見つけようとすることであり，判断や非難や操作することなく経験のなかに没入しようとすることなのである。だがすでに述べたように，現実とは変化であり，あらゆる関係性の本来的性質は，相互的影響の性質である。特に治療関係は，変化の必要性と，変化のプロセスにおいて専門的援助を得たいという患者の望みから生ずるものである。変化を志向するには，患者の利益のために治療的影響や変化を導くことにセラピストが責任を負う必要がある。このようなスタンスは，能動的で自覚的なものであり，行動変化の原理を系統的に適用することに関わる。

　受容 対 変化という見方からすれば，DBTは，主として変化の技術である行動的アプローチと，受容の技術と考えられる人間主義的なクライエント中心アプローチとのバランスをとるものである。DBTにおいて，セラピストは変化と受容の統合のモデルとなるだけでなく，そのような生き方のスタンスを持つよう患者に促し，患者自身や状況が持つ望まれざる側面を変化・改善すると同時に，その側面に耐えて受け入れることを勧める。マインドフルネスのスキルと苦悩に耐えるスキルを教えることは，葛藤状況における情動制御スキルと対人関係を有効にするスキルを教えることによってバランスの取れたものと

なる。
　受容と変化のバランスにとって決定的に重要なのは、セラピー状況において、セラピストが温かさとコントロールを同時に表現する能力を持っていることである。患者の行動を変化させるコントロールの多くは、この関係性を通じて達成される。相当なレベルの温かさと受容を同時に表現できなければ、そのセラピストは保護的でも援助的でもなく、敵対的で要求的と見なされることだろう。

2. ゆるぎない自信のスタンス 対 思いやりのある柔軟性のスタンス

　「ゆるぎない自信」（unwavering centeredness）というのは、自らを信じ、セラピーを信じ、そして患者を信じるという資質である。それは混沌のなかの冷静さであり、台風の目のようなものである。これを持つには、長期的に患者が必要とするものに対するある種の心の清明さと、患者が経験する激しさと苦痛にひるまずに短期的に耐えられる能力とが必要である。DBTにおける自信（centeredness）とは、ほかのセラピーのように恣意的な境界の維持を意味するものではなく、通常以上の一貫性を要求するものでもない（患者の幸福へのコミットメントを除く）。恣意的境界も、一貫性も、DBTにおいては特に価値あるものとは見なされない。
　これとは対照的に、「思いやりのある柔軟性」（compassionate flexibility）というのは、セラピストが患者の状態に関わる情報を取り入れ、それに対応して自分の立場を修正する能力を指す。以前に固執していた立場を自由に手放せる能力である。仮に自信が地面に脚を踏ん張って立っている状態だとすれば、柔軟性は、患者が通れるように肩を脇に寄せるようなものである。柔軟性とは、軽快で、反応が良く、創造性があるといったセラピストの資質である。弁証法的にいえば、以前は除外されていたものを見出し、包含することで、問題の境界を変化させる能力である。
　DBTを実施する際に間違いを犯す可能性を踏まえれば、治療関係のなかで犯した間違いを認め、修復しようという徹底した意志は必要不可欠である。別の言い方をすれば、このように複雑で困難な治療の試みにおいて、間違いは避けられないのであり、セラピストが間違いの後に何を行うかが良いセラピーの指標となるのだ。ふさわしくないときに笑ったことが、温かさを示すものでな

く馬鹿にしていると思われたり，力比べに陥ったり，患者の前進の遅さに苛立って患者を拒絶し，電話相談に応じないなど冷たく振る舞うといった行動を，有能なセラピストであれば誤りだと認めることができるはずである。比較的機能の高い患者の場合は，セラピストへの信頼と，セラピストの何らかの行動で生じる苦痛を伴う感情の双方を経験できるため，それほど大変な修復作業は必要でないだろう。しかし，このカテゴリーに入るボーダーライン患者はあまり多くないため，セラピストは彼らの人生において辛くあたってきた他の人びとと同一視されてしまうかもしれない。セラピストが患者の体験を認証し，その状況における問題解決を柔軟に試みなければ，その治療関係は患者にとって，またしても誤った信頼関係となる。消え去るか，あるいは望みもなく我慢するしかない関係が繰り返されるだけである。さらにセラピストは，適切と思われる介入を患者に拒絶されることへのフラストレーションと，遅々とした前進に耐えられなければならない。いかなる前進においても，戦略とタイミングの柔軟性が鍵となる。

　セラピストがゆるぎない自信と思いやりのある柔軟性の間でバランスをとるということは，患者がセラピストの反応をコントロールしようとしばしば自棄的な試みを繰り返すという事態にあって，その限度と条件を崩さないと同時に，一方で，状況の必要に応じて柔軟に変化し，適応し，「従う」ことができる能力を備えていなければならないということを意味している。セラピストは，自身の頑固さ（治療状況下のストレスへの自然な反応）に対して警戒するとともに，患者のあらゆる願望や要求，現在の必要性に応じるという落とし穴にはまることに対しても警戒していなければならないのだ。

　自殺企図のあるボーダーライン患者への取り組みにおいて，この両極のバランスが最もはっきりと重要になってくるのは，セラピストが患者の機能不全的な対人行動パターンを消去スケジュールに乗せたときである。この場合，セラピストが不注意から患者を間欠強化スケジュールに乗せてしまわないように，断固としてスケジュールを維持する能力が必須である。間欠強化スケジュールに乗せてしまうと，機能不全的行動は治療的変化に対して強い抵抗性を有するようになる。これは，オペラント学習スケジュールの単純な事実である。しかし，特に自殺企図のある患者に対して，セラピストが消去計画の適用について過度に頑なになり，患者の正当な要求にも適切に対応しないことがある。私の

患者の一人が指摘したように，あらゆる社会において，病気のときには人びとがより多くの気遣いや配慮をしてくれるのは普通のことである。だが，誰もが気遣いや配慮を得るために，病気であり続けているわけではないのである。

3. 養育のスタンス 対 善意の要求のスタンス

DBTにおいては，患者を養育する（nurturing）度合いが高くなる。この文脈における「養育」の特質は，患者を教え，コーチングし，支援し，強化し，援助するというような事柄であるが，すべて，患者が持つ学習能力や変化する能力を大切にするスタンスから来るものである。そのためには，意欲をもち，かつある程度楽に患者を気遣い養育できるようでなければならない。ほとんどのボーダーライン患者がそうであるように，敏感でありながら抑えつけられ，情動の表出が制限されている患者に対しては，思いやり（compassion）と感受性は欠くことができない。これらの特質を欠くと，セラピストは常に，患者がセラピストの言葉や，他のグループメンバーのコメントや，内的，環境的手がかりに対してよく示す微妙な反応から二歩遅れることになる。DBTにおいては，感情を同定し言語化する方法を患者に教えることに大きな努力が払われるが，治療の初期段階で患者の考えをなかなか察知できないセラピストの場合，ボーダーライン患者が気まぐれな行動でセラピーをわざと妨害していると考えたり，本当に恐怖や無力感を体験している患者を，敵対的で攻撃的だと信じてしまったりしやすい。

セラピストは，患者が必要としている本当の援助を与えることと，不必要な援助を与えないことのバランスをうまくとらねばならない。「善意の要求」（benevolent demanding）とは，セラピストが患者の持つ能力を認識し，適応的な行動とセルフコントロールを強化し，そして患者が自分でできるときには面倒を見てやらないことである。基本的には，随伴性を巧みに利用すること（すなわち，患者の望む結果に必要不可欠なものとしての変化を要求すること）がきわめて重要となる。ある程度タフでいられる能力は，それが状況的に正当なものであればセラピストに必要な特性である。ここにおける弁証法的立場は，片方の手で患者を支えながら，もう片方の手で患者を前へ押し進めていくことである。こうすることで，養育は，患者の能力強化の一環となる。患者と治療に関する諸前提の考察の部分で述べたように，患者の面倒を見る（care of）こ

とと，患者を気遣う（care for）こととの間のバランスを保たなければならない。変化を促進するために，アメとムチを両方使うということでもある。

第五節　患者とセラピストの合意事項

1. 患者に関する合意事項

　DBTを行うには，患者との間で数多くの合意が必要である。基本的にこれらの合意は，正式な治療へと患者を受け入れるために必要とされるものであり，治療の条件となる。これについては最初の何回かのセッションにおいて話し合い，明確化すべきであり，少なくとも口頭での合意は得るべきである。書面による契約は，セラピストの判断に応じて用いればよい。

　■年間セラピーへの合意

　【期間限定で更新可能なアプローチ】　患者とセラピストは，初回あるいは最初から数回のセッションの後，共に問題に取り組むか否か，またそれをどのくらいの期間にするかについて明確に合意しなければならない。無条件に患者がセラピストと共に取り組むことを望んでいると考えてはならないのである。通常の場合，患者とセラピストは，1年間のセラピーを，毎年更新可能という条件で合意する。各治療年度末には進歩状況を評価し，共同での取り組みを続けるか否かを話し合うことになる。継続の必要条件は，セラピストによって異なる。たとえば，長期的に患者と取り組む意欲を持ち，何らかの問題が生ずるか，患者が目標に到達することがない限り，毎年合意を更新するセラピストもいる。あるいは，期間限定のセラピーを志向し，1年後にもし治療がまだ必要であれば患者を他へリファーするという意図を最初から明確にして治療関係を確立しようとするセラピストもいる。また，入院病棟でDBTを行う場合は，期間の限定性はかなり高くなることだろう。

　ボーダーライン患者のなかには，期間限定で更新が不可能なアプローチに耐えられない人もいる。彼らは，セラピーがある恣意的な時点で終わりになることが分かっていると，情動的にも言語的にも自分を開示することができないのだ。こうした患者には，更新不能な期間限定セラピーを強制するべきではない。更新不能な期間限定アプローチの場合，セラピーの目標が長期的セラピーよりも限定的になることは明らかであろう。私がこれまで期間限定のDBTを適用

してきた患者は，多くの精神科入院歴があり，バーンアウトして，それまでに何人かのセラピストから拒絶されており，その時点で機能不全的で慢性的に自殺企図を繰り返し，共に取り組むことのできるほかのセラピストを見つけられないでいる人たちである。そのなかには，複数の地区で病院の受け入れ拒否者リストに記載されている人もいた。私はこれらの患者に対して，1年間共に取り組んだうえで，ほかのセラピストが見つかるように援助することをはっきりと明確にした。私の目標は，彼らが自殺類似行動を止めるのを援助し，セラピーのなかで効果的に機能する方法の学習を援助することであり，それによって患者は次のセラピストの恩恵にあずかれるし，セラピストとの関係を保つこともできる。私はこれを，必要とされている長期的取り組みに向けた事前治療の一つだと考えている。

【一方的打ち切りの事由】　最初の数回のセッションの間に，一方的にセラピーの打ち切りとなる事由について，完全に明確にしておかなければならない。DBTにおいては，だだ一つの公式な打ち切りルールがある。すなわち，スキル・トレーニングにせよ個人療法にせよ，予定されたセラピーを連続4週にわたり欠席した患者はプログラムから外されるのである。彼らはそのときの契約期間が終わるまでセラピーに復帰することができず，その後の復帰の如何は交渉のうえで決められることになる。このルールの適用に例外はない。DBTにおいて，予定されたセラピーを4週にわたり欠席する十分な理由などないのである。このルールはもともと研究のために用いられていたものである。研究では，セラピー打ち切りの操作的定義が必要とされた。しかし私は，これが臨床ルールとしても優れたものになり得ると考えた。セッションの欠席（連続3回まで）と，打ち切り（連続4回，個人セッションあるいは必要とされるスキル・トレーニング・セッションを欠席）とは，はっきりと明確に区別される。そのため，1回か2回，あるいは3回連続でセッションを欠席した患者も，自分が再び迎え入れられることを知っており，もし4回目を欠席すれば戻れないこともはっきり分かっている。この方法により「セラピーからの流出」（drift-out-of-therapy）現象を減らせる。

多くのボーダーライン患者は，自分のセラピストに対して，何があろうと無条件に，無期限，あるいは一定の期限まで（当初の合意による）セラピーを続

けてほしいと思っている。このような患者は，セラピストが関係を終了させることを恐れるがゆえにセラピストを信頼できないとか，自己開示できないなどと言うだろう。患者は常にこの可能性を心配しているかもしれない。このような患者に対し，セラピーにおいて何をしようが，何を言おうが，あなたの準備ができないうちに打ち切ることはないと請け合うというやり方は非常に魅力的ではあるが，DBTはこのようなスタンスを支持しない。DBTがとる立場は，結婚に近いものである。セラピストは患者と共に問題に取り組み，困難なプロセスから逃げずに，発生したセラピー上のいかなる問題も解決しようと努めるが，セラピーへのコミットメントは無条件ではないということである。もしセラピストがこれ以上その患者を援助できないと感じたり，患者がセラピストの限界以上に強引だったり，やむを得ない事情（他所の町へ引っ越す）が生じたなら，セラピーの打ち切りを考慮する。私が患者によく話すことだが，母の愛でさえ無条件ではないのだ。しかし，セラピストの行う合意は，患者を一方的な打ち切りから守るために最善を尽くすものである。患者が打ち切りを招くような行動をとっているときには，セラピストは，①打ち切りの危機が差し迫っていることを，患者が自らの行動に必要な変化を作り出すに十分な時間的余裕をもって警告し，②患者がそのような変化をするよう支援する（次の二つの章でより明確に示すように，セラピー途中での打ち切りの脅威をもたらす行動は，二番目に重要な治療標的である）。また，患者の側はいつでも治療を辞められるのだが，その場合はセッションに来て，自分の個人療法セラピストとそれについて話し合ってから辞めることが望ましい。

■出席への合意

次の合意事項は，予定されたすべてのセラピー・セッションに患者が出席するというものである。セラピストと患者双方の都合によっては，個人スキル・トレーニングやセラピー・セッションの予定は変更してもよい。もし欠席したグループ・セッションが録画されているなら，患者は次回のセッションの前にその録画を見てもよい。セラピストは患者に対し，セッションが嫌だとか，出席する気分でないとか，特定の話題を避けたい，あるいは希望がないと思ったから欠席する，ということが受け入れられないということを，はっきり伝えておく必要がある。

■自殺行動に関する合意

もし自殺行動（死ぬつもりのない自殺類似行動も含む）が患者にとって問題なら，その減少が治療の第一の目標であることをアドバイスしなければならない。ここで必要なのは，他のことはさておき，意図的な自傷，死の企て，自殺以外の方法で問題解決に取り組むという基本的合意である。もしこの点が目標に含まれていなければ，患者にとってDBTが適切なプログラムではないであろうことを強調する必要がある。セラピストは，特に自殺行動に関する患者の心の葛藤に注意を向けなければならない。患者が自殺行動を減少させようと努力すると明確な言葉で表明することが目標ではあるが，それほど明確でない表明でも受け入れることは可能である。患者によっては，自殺行動の減少が治療の目標であることを理解し，セラピーへの出席に合意したとしても，自殺をしないとは明言できない場合もあり得る。この合意を作り上げる方法については，第14章で詳細に論じる。

■セラピー妨害行動に関する合意

次なる合意項目は，単純に，セラピーのプロセスを妨げるすべての問題に取り組むということである。この合意をはっきりさせることで，協力的な対人関係性としてのセラピーの本来的性質が最初から強調されることになる。

■スキル・トレーニングに関する合意

セラピーの主目的に，患者が以前の機能不全的な反応を上手な反応に変えていくことの援助が含まれているとするならば，その患者がどこかで，必要な行動スキルを学習しなければならないことは明らかだろう。DBTの最初の1年間を通して，すべての患者はDBTスキル・トレーニング・プログラム（あるいは，もし不可能ならば他の同様のプログラム）に参加しなければならない。

■研究および料金に関する合意

もしDBTが研究状況で行われるならば，患者にはそれについて十分な情報を与えたうえで，研究への参加に合意してもらう必要がある。料金は明確にし，支払い方法についても合意しておかなければならない。

2. セラピストに関する合意事項

患者がセラピストに対して何を期待してよいのか，ということについて明言しておくことは，非常に重要である。私たちのプログラムにおけるセラピスト

関連の合意事項は，以下のようなものである。

■「あらゆる合理的な努力を行う」合意

患者がセラピストに期待できる最大の事柄は，可能な限り適切なセラピーを行うために，セラピストがあらゆる合理的な努力を払うということである。患者はセラピストに対し，最善の努力を払って自分を支援し，自分が洞察を得て新しいスキルを学習することを援助し，現在の生活状況に効果的に対処するのに必要な行動ツールを教えてくれることを期待していいのである。一方，セラピストは，自分には患者を救うことはできず，患者の問題を解決することもできず，患者が自殺行動をしないようにさせ続けることもできない，ということを明確にしておかなければならない。この点は，患者は自力で生活上の問題を解決しなければならない，という先に論じた前提から直接的に派生するものである。

セラピーに関してよく見られる誤解についてセラピストが話しておくと，役に立つ場合が多い。よくある誤解の一つは，セラピストはともかくすべてを改善できる，というものである。そのため往々にして，激しい苦痛を取り去ることができなかったり，場合によっては苦痛をある程度軽くできないというだけで，自分を気にかけていないとか，助ける意欲がないと解釈されてしまったりする。セラピストはこれに対し，患者が「成長すれば」，あるいは「ナルシスト的でなくなれば」，それが真実ではないことが分かる，とほのめかしてはいけない。そうではなく，DBTセラピストの課題は，このような信念や前提に対し，積極的に反対していくことなのだ。患者の生活を立て直すのに役立つ新しい行動の発展と実践を手伝うことはできても，最終的には患者に代わって患者自身の生活を立て直すことはできないということを強調するのが有効だと，私は考えている。ここで，ガイドとしてのセラピストというメタファーが参考になるだろう。私は道を示すことはできるが，患者の代わりに道を歩くことはできない。思いやるというのは，道を歩く患者と一緒にいつづけることなのだ。こうした効果に関して，治療プロセスを通じて定期的に繰り返し言明することが必要になる場合が多い。

■倫理に関する合意

倫理的行為は，ボーダーライン患者の治療において非常に問題となりやすい。私のクリニックの患者の多くは，ここに来る以前，極度に問題的で，場合によっ

ては明らかに非倫理的な行動をとるセラピストについていた。たとえば性的関係や，効果的なセラピーの境界を明らかに越えるような二重関係などである。したがって，標準的な倫理ガイドラインと職業綱領に従うということを明確に合意しておくことが特に重要である。

■個人的コンタクトに関する合意

前述の患者についての場合と同様，セラピストも，セッションを予定通りにすること，必要なときは前もってセッションをキャンセルすること，可能なときに再スケジュールすることに合意する。セッションの長さについて相談し，患者の好みや以前の治療経験も確認しなければならない。これをする意図は，恣意的な理由によって短縮することなく，適切な時間のセッションを提供することにある。セラピストが遠出する際や都合の悪いときは，適切な代替を提供することに加え，適切な電話連絡の機会を提供することにも合意する。どの程度のコンタクトが適切かは，DBTの電話戦略（第15章参照）および限界遵守アプローチ（第10章参照）によって決定される。

■患者を尊重することに関する合意

セラピストが患者本人やその権利を進んで尊重すべきであることは言うまでもないが，ともかくそれについて話し合うことは有用である。患者を尊重することは効果的なセラピーの基本であるが，こうして合意することには，患者が必要な行動の変化を起こすことを援助するという考え方以上のものがある。

■秘密保持に関する合意

セラピストは，セラピーで明らかにされたすべての情報の秘密を，固く保持することに合意する。基本的に，セラピーの録画や録音，セッション記録，アセスメントを見ることが許されるのは，治療チームや（もし研究が進行中なら）研究スタッフのみである（もちろん，情報開示に関する適切な書類にサインをするのは言うまでもない）。開示すると困ったことになりかねない秘密を要するきわめてプライベートな情報については，DBTチームやスーパーヴィジョン・ミーティングの内部でさえ，どうしても必要な場合を除いて内密にしておくことに，セラピストは合意する。セッション記録は安全に保管される。とはいえ，患者が自殺の脅しをしたり，セラピストが法的に患者の発言を報告する必要が生じた場合はこの限りでないことも強調しなければならない。また，患者や他者の安全を維持するために必要なときには，そうした脅威について患者

の家庭関係者や，法的機関，もしくはメンタルヘルス専門家に伝える場合もあり得る。

■コンサルテーションに関する合意

セラピストは，必要に応じてセラピー・コンサルテーションを受けることに合意する。標準的なDBTにおいて，すべてのセラピストは，スーパーヴァイザーか，同僚によるスーパーヴィジョン・グループか，患者の治療チームの他メンバーとの定期的なケース・コンサルテーション・ミーティングへの参加に合意することになる。基本的な考え方は，患者が必要なときにセラピストからの援助を期待できるようにするということであって，たとえば効果のない治療をいつまでも続けたり，セラピーのなかで問題は患者のせいだと非難したりしないようにすることである。

第六節　セラピストへのコンサルテーションに関する合意事項

セラピスト―患者間と同じく，共同スーパーヴィジョンあるいはケース・コンサルテーション・グループ内でも，セラピストは互いにある一定の関わり合い方をすることに合意する。その合意は，スーパーヴィジョンあるいはケース・コンサルテーション・ミーティングの状況内で，一般的なDBTガイドラインに従うことに関するものである。つまり，セラピストは，少なくとも自分たちが患者を治療するのと同じ程度には互いを治療し合うことに合意するのである。この合意には，患者と共にDBTの枠内に留まりやすくするという意図もある。

1. 弁証法に関する合意

DBTケース・コンサルテーション・グループは，少なくとも実用的な意味において，弁証法哲学の受け入れに合意する。絶対的な真理というものは存在せず，したがって，両極性が出現した場合は，真理の追求ではなく，総合の追求が課題となる。弁証法に関する合意は，強い意見を排斥するものではなく，両極性は望ましくないとするものでもない。コンサルテーション・チームを分裂させる恐れのある感情的対立が生じた場合に，セラピストたちがそうした方

向性をとることに合意するということにすぎない．

2. 患者へのコンサルテーションに関する合意

DBTにおける治療計画の精神は，セラピストが，治療チームのメンバーを含むほかの専門家と患者との間の仲介者になるのではない，というものである．DBTケース・コンサルテーション・グループは，個人療法セラピストの課題は，自分の患者に対して他のセラピストとの関わり合い方をコンサルティングすることであり，他のセラピストにその患者との関わり方を教えることではないということに合意する．したがって，セラピストが（理由があって）誤った振る舞いをした場合，チームの他のセラピストの役割は，患者がこのセラピストの振る舞いに対処できるように援助することであり，必ずしもそのセラピストの振る舞いを改めさせることではない．これは，チームメンバーが患者の治療計画を共に運用しないとか，患者について（治療チームの他メンバーとの問題を含め）情報交換しないとか，治療上の問題について討論しないとかいうことを意味するものではない．この合意については，第13章でより詳細に論じる．

3. 一貫性に関する合意

治療計画の実施に際しての失敗は，患者にとってみれば，現実世界に対処する方法を学習する機会である．セラピーチームの責務は，患者に対してストレスのない，完璧な環境を提供することではない．そのため，治療チームのすべてのメンバーを含むコンサルテーション・グループは，セラピスト同士の間で必ずしも一貫性が求められるわけではないということに合意するのである．各セラピストが同じことを教える必要はないし，セラピーのルールとして何が適切かということに全員が合意する必要もない．各セラピストは，自分自身のセラピーの条件について，独自のルールを作って構わない．施設，機関，あるいはクリニックの全員がそこでのルールを正確で明確に告げれば物事はスムーズに運ぶだろうが，さまざまな混乱は避け難いものであり，それは私たちの住む世界と同じ形なのである．こうした混乱は，患者にとって（セラピストにとっても）DBTで教示されるほとんどすべてのスキルを実践してみるよい機会と見なされるのである．

4. 限界遵守に関する合意

ケース・コンサルテーション・グループは，すべてのセラピストが，自らの個人的および専門的な限界を超えないことに合意する。のみならず，コンサルテーション・グループのメンバーは，セラピストの限界の狭いことが，セラピストが抱く親密さへの恐怖や，自己中心性，支配とコントロールの問題，あるいは一般的な引きこもり素質の反映だと推断しないということに合意する。逆に，限界の広いことが，養育の必要性や，境界の問題の存在，あるいは投影性同一視を反映していると推断しないことにも合意する。患者は限界を見出すことを学べるのである。

5. 現象学的共感に関する合意

なによりセラピストは，患者の行動に対して軽蔑的でない解釈，あるいは現象学的に共感的な解釈を追求することに合意する。その合意は，患者がセラピーを妨げ，セラピストと「ゲームをする」のではなく，最善を尽くそうとし，改善を望んでいるのだという（前述の）基本的前提にもとづいている。あるセラピストにこの解釈ができない場合，コンサルテーション・グループの他のメンバーは，そう解釈することを援助しつつ，「犠牲者を非難する」セラピストのメンタリティを認証することについても合意する。こうすることで，コンサルテーション・グループのメンバーは，批判的でないやり方で互いをDBTの枠内に留めることに合意するのだ。メンバーは，常に共感的な解釈をするセラピストを素朴で洗練されておらず，患者に対して過剰に同一視しているとレッテルを貼らないことに合意するし，また常に敵対的で軽蔑的で「犠牲者非難」的な解釈をするセラピストを，攻撃的で支配的で報復的であるとレッテルを貼らないことにも合意するのである。

6. 誤りに関する合意

DBTには，すべてのセラピストは誤りを犯すものだという明解な合意がある。ひらたく言えば，だいたいのところ「セラピストは皆どうしようもない愚か者だ」ということである。セラピストが，非難されるような問題的なことをおそらく何かしているだろうことがあらかじめ合意されているため，防衛的に

構える必要がない。コンサルテーション・グループのメンバーがするべきことは，互いにDBTを適用し合うことによって，互いをDBTプロトコルの内に留まらせるように援助することなのである。しかし，対患者の場合と同様，セラピストの問題解決も，セラピストが本来持つ知恵に対する認証との間でバランスが保たれねばならない。原理的にすべてのセラピストは誤りを犯すものであるため，ここで論じてきたすべての合意は必ず破られることになるという点も合意される。合意が破られたときには，セラピストたちは互いに両極性を指摘し合い，総合の追求へ向かう。

第七節　結　語

　セラピーとボーダーライン患者に関する諸前提，ならびに患者とセラピスト，コンサルテーション・グループにおける合意が，DBTの拠って立つ基盤を形成し，治療全体を通じたセラピーの意思決定の基礎を提供する。経験豊富なセラピストならば，DBTが，行動療法や認知行動療法と呼ばれる学派や，その他の多くの治療学派と共通する部分を多く持つことに気づくはずである。DBT独自の全く新しい部分というのは，あったとしてもごくわずかな程度かもしれないが，多くのセラピー・マニュアルや専門書を通して普及しているBPDのケアに関する治療的アドバイス（そして望むらくは知恵）の糸が，DBTにおいてはわずかに異なった仕方で縒り合わされる場合がある。続く二つの章と本書の第Ⅲ部では，DBT特有のセラピストの行動と決定ルールの概要を扱う。まず第5章と第6章では，DBTにおいて標的となる行動パターンについてかなり詳細に述べる。あらゆる治療マニュアルにおいて，患者のどの行動に焦点を当てるのかを教えるのは重要な部分であり，それが論述の大半を占めることすらある。第Ⅲ部では，患者とのコンタクトに際して用いる具体的治療戦略と手続きについて述べる。いかなるアプローチにおいても，治療戦略の適用は，科学というよりも未だ一つの芸術であるが，DBTにおける戦略適用の指針となるべきルールを，可能な限り明らかにすることを試みたい。

注

1) DBT に関するこの簡明な要約について，ローナ・ベンジャミン（Lorna Benjamin）に感謝する。

第5章
治療における行動標的
―― 増加または減少させるべき行動

　標準的な認知行動療法における治療目標は，通常，行動標的（behavioral target）と言われる。すなわち，増加または減少させるべき諸行動のことであるが，ここでも同じ意味で用いることにする。弁証法的行動療法（Dialectical Behavior Therapy，以下，DBT）においてそれぞれ標的とされるのは，一定の機能的テーマもしくは機能的領域に関連する行動群である。各行動群のなかで標的とされる具体的な行動は，個々の患者に応じて個別に考慮される。つまり，標的の選定は，最初の行動アセスメントおよび継続的な行動アセスメントにもとづいて行われるのである。この点は特に強調しておきたい。

第一節　全般的目標
　　　　――弁証法的行動パターンを増加させる

　DBTの主要な標的は，ボーダーライン患者の弁証法的行動パターンを増加させることにある。簡単に言うと，患者が思考や認知機能の弁証法的パターンを強化し，ボーダーラインに典型的な極端な行動を，よりバランスのとれた，その瞬間に対する統合的な反応に変化させるよう，支援するのである。

1. 弁証法的思考
　弁証法的思考は，普遍主義的思考と相対主義的思考の間に位置する「中道」（middle path）である。普遍主義的思考とは，確固とした普遍的真理と，物事の普遍的秩序の存在を前提とするものである。この考えでは，真理は絶対的なものであるため，意見の不一致が生じた場合は，一方が正しく，もう一方は誤っていることになる。相対主義的思考は，普遍的な真理というものは存在せ

ず，物事の秩序はすべて秩序を作る人間に依存する，と前提するものである。真理が相対的なものであるため，意見の不一致が生じた場合でも，真理は見る人の見方に依存するため，どちらが真実かを追求することに意味はないと考えられる。これらと対照的に，弁証法的思考は，真理と秩序は時間の経過とともに進化し発展することを前提としている。意見の不一致が生じた場合，真理の追究は，出来事に関与する当事者が，その出来事を秩序立てるそれぞれの方法から取り残されたものを見出そうとする努力によってなされる。つまり真実は，両者が除外していたものを受け入れ，それを包含する新しい秩序によって作り出されるのである（Basseches, 1984, p.11）。

　このように，弁証法的思考は，人と環境との相互作用を通じて起こる根本的な変化を見て取ることを重視する構成的思考に比較的似ている。マイケル・マホーニー（Michael Mahoney, 1991）自らがセラピーに対する「発達構成論的」（developmental constructive）アプローチと呼ぶ認知療法アプローチは，構成的思考のよい例である。これとは対照的に，構造主義のような非弁証法的思考パターンは，時間や環境を越えて同じであり続けるパターンの発見を重視する。

　第2章で論じたように，弁証法的思考で必要なのは，両極性を超越して現実を複雑で多面的なものとして見る能力であり，相矛盾する思考や視点を受け入れ，それらを統合し，変動的で一貫性のないなかでも不安を感じることなく，いかなる包摂的視点もそれ自体が矛盾を含んでいることを理解する能力である。ある人が問題について考えあぐねているとき，弁証法的アプローチとは，そこから何が除外されているか，つまり，自分がいかにして問題の範囲を不自然に狭めたり，問題を単純化したりしているかを考えることである。これと反対に，ボーダーラインの人は，極端に考え，自分の視点に固着する。人生を，黒か白という二分法的なものとして見る。彼らはしばしば，新しい情報をなかなか受け容れられず，その代わりに不変の絶対的真理と，確固とした事実を探し求める。DBTの全体的目標は，患者に対して現実をグレーの連続体として見せるのではなく，患者が黒と白を見て，どちらの現実をも否定しない両者の総合に至れるよう援助することである。

　弁証法的思考をしない人びと，あるいは単にそれについて考えたことがない人にとって，ここで論じられていることをきちんと把握するのは難しいかもし

れない。例を挙げて説明しよう。まず，きわめて確固とした世界観を持つ家庭で育った患者がいるとしよう。大人になり，その患者は自分の家族にとって重要な世界観の多くを拒絶し，代わりに異なる世界観を抱いたとする。家族はそれを激しく非難する。患者は，自分が正しくて家族が誤っているか，あるいは家族が正しくて自分が誤っているかのいずれかだと信じている。誤っている側は，他方に合わせてその視点を捨てなければならない。

　形式主義的な立場からすれば，患者がどの立場が最も真理に近いかを率直に検討し，その真理の受容を妨げている要因を理解できるよう援助することがセラピーの課題となる。この患者の場合，思考が機能不全に陥っていて思考スタイルを変える必要があるか，さもなければ事象を正確に捉えていながら，自分自身を認証して信頼するために援助を必要としているか，のいずれかということになる。

　相対主義的思考では，どちらの世界観も，正しくもないし誤ってもいないと考える。このケースにおけるセラピーの焦点は，自分にとってより有用な世界観はどちらかということを患者自身が判断できるようにすることに当てられるかもしれない。つまりその場合，患者が自分自身の視点に責任を持つに際して抱える問題や，自分に代わって他者に決めてほしい，あるいは他者に賛成してほしいと願う機能不全的な要求に，セラピーが焦点化されることになる。

　これらとは対照的に，弁証法的セラピストの場合，患者が自己の世界観にずっと及ぼされてきた影響力を同定し，また逆に自分の行動が家族や他者に対してどのような影響を及ぼしているのか吟味することを支援することになる。セラピーの焦点は，さらなる発達や変化を何かが妨げていないかどうかを見極めることに当てられる。またセラピーは，さらなる変化の抑制要因とともに，家族の世界観が変化してきたあり方にも焦点を当てる。こうしてセラピストは，個々の世界観がいかにして他の世界観に何かを加え，また他の世界観から何かを得ているかということを患者に探求させるよう導き，自身の世界観を不認証化（invalidating）することなく別の世界観を評価することが可能であると示せるようになる。

　別の例を示そう。ある患者がセラピストに対して，今自分に強い自殺衝動があると話したとしよう。この状況で，問題解決に向けた努力を延々と続けたがうまくいかない。その後セラピストは，患者に危険が去るまでの間，地域の病

院に入院することを提案する。患者は入院に反対し拒否する。だがセラピストは，患者の強制入院の手続きを進める。ある時点で，患者はその状況を形式主義的立場から分析するかもしれない。その場合患者は，自分の要求や価値観がセラピストのものよりも重要で，優先順位の高いものであると考えているだろう。結局のところ，自分の安全は自分自身の問題なのだから。セラピストの仕事は，患者と意見が合わないときに自分の価値観を患者に押しつけて無理やり入院させることではないのだから。こうして患者は，自殺したいという自分の感覚に関する情報を伝えなかったり，嘘をつこうとしたりするようになるかもしれない――いわば「ゲームをする」のだ。そして自殺したい感覚を惹き起こしている問題を解決するための援助を得ることをも諦めてしまうかもしれないのである。

しかし別のときには，患者の思考がより相対的で，さほど絶対的でない場合もあるだろう。一方で患者は，当然のこととして，自分の自殺衝動について，入院を強要されることなくセラピストに話せるようでなければならないと考える。もし自分が入院を拒否できないのならば，セラピストに施されたアサーション・トレーニングの目的は何だったのだろう？　また一方では，セラピストが自分を気遣っていて，たとえ自分を生かしておくために強制力を行使しなければならなくなるとしても生きていてほしい，と願っていることも分かる。どちらの視点も同じように筋が通っており，葛藤は解決不能で，患者はただ混乱することになる。

もし患者が弁証法的スタンスをとることが可能なら，この問題を，患者の自律性を高める条件を作り出すというセラピストの目標と，患者を危害から守るというセラピストの義務との間の衝突として理解できるようになるだろう。患者の自律性を高める課題（患者にアサーションのスキルを教え，自分自身の意思決定を信頼するよう励ますこと）は，患者を危害から守るには最適とはいえない実践に結びついてしまう場合がある。反対に，患者を危害から守るという課題が，患者の自律性を高めることにならない実践（患者が表明した望みに反して入院させること）に結びつく場合もある。もし患者がこの状態を受け容れ正しく評価できるようになったら，自殺したいという感覚を惹き起こしている問題に対処する方法についてセラピストと共に取り組もうと決心するだろうし，また同時に，自分の安全性について，セラピストが安心できるような方法

を考えようとするだろう。患者自身が，セラピストと同じように，自律性と安全性の間である程度妥協しなければならない。しかし，患者は自分自身のセラピーの目標を見失わないようにしようと決心している。そのためおそらく，これら両方の価値が葛藤を起こさないようにシステムを変容させるべく，セラピーに熱心に取り組む決意を固めることだろう[1]。

2. 弁証法的思考と認知療法

　DBTにおいては，常に非弁証法的思考に焦点を当てるが，これは認知療法における機能不全的思考への焦点化と非常によく似ている。実際，認知療法で標的とされる認知的誤りは，思考の非弁証法的パターンの例でもある。認知療法と同じく，DBTにおけるセラピストの課題は，患者が自らの極端で絶対的な思考パターンに気づくように援助し，患者による自らの結論と信念についての妥当性の検証を支援することである。DBTと認知療法において標的となる，問題のある思考パターンは以下の通りである。

(1) 不十分な，あるいは矛盾した証拠にもとづく恣意的推論や結論
(2) 過度の一般化
(3) 出来事の意味や重要性の拡大と誇張
(4) ネガティヴな出来事に関するすべての非難や責任を，不適切に自分に帰属させる
(5) ネガティヴな出来事に関するすべての非難や責任を，不適切に他者に帰属させる
(6) 中傷をする。すなわち，観察された行動からネガティヴな特性ラベルを作り，観察されたその行動に新たな情報を付け加えることのないそのラベルを適用する。
(7) 破滅的になる。すなわち，ある出来事が持続または発展しない場合の悲惨な結果を根拠なく推測する。
(8) 絶望的な予想。すなわち，立証可能なデータではなく，過去や現在のネガティヴな出来事に選択的に注意を向け，それにもとづいて悲観的な予測をする。

（すべてではないが）認知療法の一部の手法においては，実証的な推論形式が強調される。ここで，真理とは，事実に適合しており，実際に機能しており，実際の世界で予測可能であり，操作的に指示できるものであると考えられる。したがって主な焦点は，命題，信念，一般化の真偽に当てられることになる。もし命題が常に「真にして第一のもの」であったなら，実証的アプローチで十分であり，弁証法的アプローチは必要ない。しかし，弁証法の精神は，不動で疑う余地のない事実である最終的真理というものを決して受け容れないものである。DBTは弁証法的方法による推論を支持するが，この推論それ自体が十分とは考えない。また特に問題解決においては，実証的論理を「誤り」とは見なさず，一つの思考法として扱う。この見方からすれば，二つの推論形式の総合は，理解に到達するために最も有効なあり方である。

3. 弁証法的行動パターン――バランスのとれたライフスタイル

弁証法的行動パターンについて考えるには，バランスという概念について考えるのが最も簡単な方法である。ボーダーラインの人がバランスのとれたライフスタイルを持っていることはまずない。彼らの思考だけでなく，典型的な情動反応や行動が，二分法的で極端になりがちなのである。ボーダーライン的行動パターン――情動の脆弱性 対 自己不認証，止むことのない危機 対 悲嘆の抑制，そして積極的受動性 対 見かけ上のコンピテンス（第3章参照）――がその例である。弁証法的行動パターンに焦点を当てることで，患者が生活状況に対し，よりバランスのよい統合された反応ができるようになる方向が強調される。仏教的な見方からすれば，これは「中道」を行くことである。特に次のような弁証法的緊張は解決されなければならない。

1. スキルの強化 対 自己受容
2. 問題解決 対 問題の受容
3. 感情制御 対 感情耐性
4. 自己効力感 対 援助希求
5. 独立 対 依存
6. 透明性 対 プライバシー
7. 信頼 対 疑念

8. 情動コントロール 対 情動耐性
9. コントロール・変化 対 服従
10. 注目・観察 対 参加
11. 他者からの要求 対 他者への供与
12. 自己への焦点化 対 他者への焦点化
13. 静観・瞑想 対 行為

第二節　主たる行動標的

1. 自殺行動を減少させる

　ミンツ（Mintz, 1968）が指摘したように，死んでしまった患者に対して精神療法は効果がない。それゆえ，患者の生命が差し迫った脅威にさらされている場合，あらゆるセラピーの焦点は，患者を生かし続ける努力に移さなければならない。精神療法のほとんどの状況において，生命への脅威は自殺行動によってもたらされるが，他の行動もあり得る（たとえば，無食欲症患者が絶食を続ける，死に至る可能性のある病気を無視する，殺人の犠牲者になるような危険に身を置く）。第1章で述べたように，自殺行動（実行される自殺も，死ぬ意図をもって行われる自殺類似行為も含む）は，特にボーダーライン患者においてよく見られるものである。しかし，多くの他のタイプの患者とは違い，ボーダーライン患者には死ぬ意図を伴わない自殺類似行動の発生率も高い。少なくとも一部の患者の自殺類似行動は，結局命にはかかわらないものであり，生命への差し迫った脅威ではない。それでも，DBTにおいては，いかなるタイプの自殺類似行為であろうと優先順位の高い標的とされる。その重要性の根拠を以下に論じよう。DBTで標的とされる自殺関連行動の五つのサブカテゴリーは，①自殺危機行動，②自殺類似行為，③自殺念慮と自殺の意思伝達，④自殺に関連する予想と信念，⑤自殺に関連する感情，である。

■自殺危機行動

　自殺危機行動（suicide crisis behavior）とは，セラピストや他者が，患者が即刻自殺する危険性が高いと確信してしまうような行動のことである。確実に思える自殺の脅しなど，近く自殺するという意思伝達や，自殺の計画や準備，可能な致死的手段（薬物を蓄えたり銃を買ったりする）の獲得と確保，強い自

殺の意思，といったことが組み合わさって現れる事例が大半である。また，自殺意思の間接的な伝達が自殺危機行動になることもあるだろう。セラピストがその後の自殺の可能性を信じていようといまいと，これらの行動を無視してはならない。

　ボーダーラインの人たちが抱く，死にたいという欲望は，現在の耐え難い生活に由来しており，もっともなことである場合も多い。問題が肯定的状況を否定的に歪曲したものであることはまずない，というのが，DBTの基本的見解である。そうではなく，たいていは単純に，生活上の危機や，環境的ストレス要因，問題のある対人関係，困難な雇用状況，あるいは身体的問題が多過ぎて，生活を楽しんだりそこに意味を見出したりできないということが問題となっている。さらに，患者の習慣的な機能不全的行動パターンが，自らストレスを作り出し，生活の質を改善するチャンスを妨げてしまっている。要するに，ボーダーラインの人には，たいていの場合，死にたいと思う十分な理由があるということである。

　しかし，DBTセラピストは，患者が無数の苦痛に満ちた生活に直面しているときでさえも，常に，自殺による死よりも生の側に立つ。自殺に対するこの姿勢の理由は，次のようなセラピストの見方にある。「多くのボーダーライン患者が考えているのは，人生には本当に生きる価値がないということを，セラピストに納得させることだろう。そして患者のこのような議論は，おそらくさまざまな機能的役割を果たしている。ある患者は，セラピストが，もしその意見に同意してくれたら，直接（私の観点からすれば魔術的に）介入して，自分の生活の質を変えてくれるだろうと思い込んでいるかもしれない。あるいは，患者は自殺を実行するために勇気を煽ろうとしているのかもしれない。あるいは，希望を持ったり安心したりする理由を引き出すべく，セラピストとの話し合いのプロセスを用いているのかもしれない」。だがどんな理由であれ，私はこれまで時として，患者たちが正しいのだと納得させられてしまうことがあった。私は，彼らの人生は生き甲斐がないと信じただけでなく，私自身も彼らのために尽くすべき手が分からなかった。つまり私は，自分自身に絶望したのである。

　ある一人の患者について私が抱いた絶望的な気持ちは，患者の将来を読み取るガイドとしては，患者が持つ絶望感に負けず劣らず役に立たなかった。実際，

私がしばしば絶望を感じたある患者は，その後劇的に生活の質が改善したのである。これが私特有の欠陥とは思わない。少なくともボーダーライン患者に関して絶望を感じることは，セラピストの間で珍しくないからである。セラピストの絶望的な気持ちには，将来の前進を実際に予測する要素ももちろん影響するが，セラピスト自身の現在の生活上の出来事や，治療関係の状態，セラピストと患者双方の一時的な気分も，たしかに影響するのである。

　セラピストが，いかなる人生にも生きる価値があると信じているとしても，多くのボーダーラインの人たちの人生は，危険なほどぎりぎりのところにある。彼らの激しい苦悩が，彼ら自身の行動に由来するのか，コントロール不能な環境的出来事に由来するのかは関係ない。苦悩はあくまでも苦悩なのである。実際，どうしようもない人生のなかで患者を生かし続けることができたとしても，それは称賛されるような偉業ではない。この見方によって私は，DBTは自殺予防プログラムではなく，生活改善プログラムである，と考えるようになった。とはいえ，自殺したいという欲望は，人生が今後好転することはあり得ないという確信にもとづくものである。むろんそういうケースもあるだろうが，それはすべてのケースにとっての真理ではない。一方，死はあらゆる場合において，希望を奪い去ってしまう。実際，私たちは，死んだ人びとがより良い人生にたどり着いたことを示すいかなるデータも持ち合わせていない。

　私は，個人が十分な情報を得たうえで合理的な意思決定として自殺をする場合もあり得ると考えている。この現象が，精神医学的あるいは心理学的治療を受けていない人びとに限られたものだとは思わない。また，ボーダーライン患者に，十分な情報を得たうえで自殺をするか否かの決断をすることができないとも思わない。しかし，個人の自由に関するこのような信念を持つからといって，それは，自殺は良いことであり受け容れ可能な選択である，という考えを持つ人に私が賛成しなければならないということではない。

　ボーダーライン患者は，自殺は良い考えだとセラピストを納得させようと繰り返し試みてくるし，ときにはその試みが成功してしまうこともある。そんな現状にあっても，セラピストは自殺に対して確固たる態度で臨まねばならない。そのような試みを，患者を負かしてしまわないようにするオプションとして考慮する余地はない。私は生きる側に立つ選択をした。セラピーの課題として，患者が生きるか死ぬかを選択することの援助に価値を置く人を評価はする

が，ボーダーライン患者の治療においてそのような可能性を開くことは，将来生きていて良かったと思うであろう人びとに，セラピストが自殺を奨励してしまう結果に終わることがあるかもしれない。また，生きる選択をしたことを後悔することになる人もいるかもしれないということを知りながら，あえて生の立場をとったセラピストは，生きる価値ある人生を創り出すためにあらゆる手段を用いてその選択をした人を援助する責任を引き受けねばならない。私にはそう思える。命を救う者，その命に責任を負う者なり。古い諺である。

■自殺類似行為

　DBTにおいて，自殺類似行為（parasuicidal act，完全な定義と考察は第1章を参照）は，自殺危機行動と同じく決して無視できないものである。自殺類似行為を減らすことは，多くの理由からDBTの優先的標的となっている。まず第一に，自殺類似行為は，その後の自殺を最もよく予見するものである。ボーダーライン患者の間では，自殺類似行為をする人が自殺を完遂する割合は，自殺類似行為をしない人の2倍もある（Stone, 1987b）。第二に，自殺類似行為は，しばしば回復不能なほどに身体を傷つけるものである。たとえば，切り傷や火傷は元には戻らず，傷跡は永遠に残る。また自殺類似行為は体を傷つけるだけでなく，不慮の事故による死の可能性をももたらすことになる。第三に，意図的な自傷行為は，DBTを含むいかなるセラピーの目標とも相容れないものである。あらゆる自発的な精神療法の有効性は，少なくともある程度は，自分を傷つけるのでなく助けようという意図を発展させることが基本となる。したがって自殺類似行為の治療は，セラピー課題の根幹に関わるものとなる。第四に，もしセラピストが患者の自傷に反応しなければ，セラピストが患者への気遣いを確実に伝えるのは非常に難しくなる。自殺類似行為に対し，それを止めるべきだと主張し，セラピーのすべてのリソースを自殺類似行為の停止に注ぎ込むような反応を示すことは，思いやりと気遣いの意思伝達の最も純粋な形である。もちろん，あらゆる環境において自殺類似行為の容認を拒否するというのは，戦略的な治療的動きであり，このスタンスを維持し続けるのは，セラピストにとって非常に困難なことがある。

■自殺念慮とコミュニケーション

　DBTにおいては，自殺念慮とその意思伝達の頻度および強度を減少させることも優先課題となる。標的となる反応には，自殺や自殺類似行動についての

念慮や，自殺あるいは自傷への衝動，自殺に関連するようなイメージや空想を抱くこと，自殺計画の立案，自殺の脅し，自殺について話すことなどが含まれる。ボーダーラインの人たちは，しばしばかなりの時間を自殺について考えることに費やすものだが，このような場合，自殺念慮は習慣的な反応であって，その時点で死にたいという欲望とは無関係かもしれない。自殺の可能性があるということで，彼らは，仮に状況が非常に悪化しても，いつでも逃げ出せる出口がある，と安心できることになる（私はここで，戦時中スパイに青酸カリのカプセルが与えられていたことを思い出す。スパイたちは，捕まっても，自殺によっていつでも拷問を回避できるのである）。ボーダーラインの人のなかには，気に障ることがあると必ずと言っていいほど習慣的に自殺すると脅すが，すぐにその脅しを撤回したり忘れたりしてしまう人もいる。またさらに，自殺するか否かについて時としてもがき苦しむボーダーラインの人もいる。このような苦悶にはたいてい，耐え難い苦痛と思えるものが伴っている。自殺の脅しは，常に直接の標的となる。だが，自殺念慮のほうは，それが予期せぬものや新しいものであったり，強烈なものや嫌悪的なものだったり，自殺類似行動や自殺危機行動と結びついていたり，スキルフルな問題解決を妨げる，といった場合に限って直接の標的とされる。

■自殺に関連する期待と信念

　DBTはまた，問題解決に代わるものとしての自殺行動の価値に対する患者の期待も標的とする。不幸なことに，こうした期待の多くが全く正しいこともある。もし患者が復讐を求めたり，彼らが行ったことや行わなかったことを他人に後悔させようとしたり，耐え難い生活状況から逃れようとしたり，あるいは他人に痛みや苦しみや余計な出費を与えないようにしたりしたいと考えたときに，自殺がその答えになることもあり得る。自殺類似行動も，場合によっては有益な効果を持ち得る。第2章で述べたように，皮膚を傷つけたり焼いたりした後に安堵感が得られるというのは，その行動が独りきりで行われたときでも，非常によくあることである。過量服薬など意識喪失を引き起こす方法によって眠ることも，多くの場合，気分に対してかなり有益な影響を及ぼす。またいかなる種類の自殺類似行動も，特にそれが大きな興奮を引き起こすものであれば，持続的でネガティヴな感情や問題的状況から気持ちを逸らす，非常に有効な手段になり得る。最後に，自殺危機行動と自殺類似行為は，いずれも患者

にとって，他者に自分が深刻な状態にあると思わせ，援助や注意を獲得し，その状況から逃げ出し，対人関係を回復あるいは終らせ，望んでいるがそうでなければ達成できない入院をするためには，かなり有効な方法である。

したがって，最も注意を要する期待は，おそらく自殺行動の持つ現実的で短期的な結果への期待ではない。むしろ，自殺行動の長期的でネガティヴな結果に対する期待や，長期的により一層有効な影響をもたらすかもしれない別の問題解決行動に対する期待に対処する必要がある。一般に，自殺に関連する期待と信念については，それが自殺類似行為や自殺危機行動の手段となるときや，よりスキルフルな諸行動を妨げる場合に限って，直接的な注意を向けることになる。

■自殺に関連する感情

上述のように，自殺類似行為や自殺について考えることは，一部のボーダーラインの人や自殺しようとする人たちを，激しいネガティヴな情動状態の軽減へと導くものである。こうした人びとは，自殺類似行動や自殺の計画を立てた後のリラックス感や，落ち着き，あるいはパニックや激しい不安や圧倒的な怒りや耐え難い羞恥といったものからの情動的「開放」を報告してくるだろう。自殺類似行動と解放感とのこのつながりは，道具的学習，古典的条件づけ，あるいは自傷の直接的な神経化学的影響によるものだと考えられる。また，性的興奮を含む肯定的感情の体験が自殺類似行為に伴うこともある。DBTの重要な目標の一つは，自殺類似行動や，自殺および自殺類似行動に関する思考，イメージ，空想への情動反応を変化させることである。自殺に関連する期待と同様，自殺に関連する感情も，基本的にそれが自殺類似行動や自殺危機行動に機能的に結びついている場合や，スキルフルな行動を妨げる場合に限って，直接的に注意が向けられる。

■補遺——非適応的な問題解決法としての自殺行動

ここまでの話でお分かりだと思うが，DBTはあらゆる自殺行動を非適応的な問題解決行動と見なしている。すでに述べたように，セラピストが概ね自殺行動を問題であると見なす一方，患者はしばしば（常にではないが）それを解決法であると見ている。それゆえ，セラピーの最初の課題は，こうした見解の根本的相違の解消に向けて，積極的に取り組むこととなる。そこで進むべき方向は，弁証法的総合である。脆弱であっても，一度総合が達成されれば（ある

いは再達成されれば），セラピーは二つの基本的な標的に向けられることになる。すなわち，①患者が生きる価値のある生活を作り上げるのを援助することと，②非適応的な問題解決の試みを，適応的でスキルフルな問題解決行動に置き換えることである。ボーダーライン患者の多くは，生活の生きやすさを損なうような要因が減少したり取り除かれない限り，問題解決スタイルを変えようとしないものである。だがDBTが強調するのは，まさにこの反対なのだ。つまり「まず，あなたの自殺行動を止めさせます。それからどうやってあなたの生活を改善するかを考えましょう」ということである。第9章で示すように，このような二分法は，実際は恣意的なものである。なぜなら，DBTによる変化介入（change intervention）の中心を形作る問題解決戦略は，厄介な行動を減少させることと，そうした行動を促進させるような個人的および状況的な条件を変化させる取り組みの双方に対して，徐々に作用していくものだからである。

2．セラピー妨害行動を減少させる

　DBTの第二の標的は，患者とセラピスト双方による効果的なセラピーを妨げる行動を減少させること，ならびにセラピーの継続性と有効性を高めるような行動を増加させることである。この種の行動を標的とすることの必要性は明白だろう。セラピーに参加していない患者，あるいは名目上セラピーを受けてはいても，セラピー活動に加わったりそれを受けたりしていない患者は，利益を得られないからである。共にセラピーに取り組むか否かの選択は，まず第一に，患者とセラピストのみが決められることであるが，治療関係を継続していくか否かには，単なる決心や選択行動以上の要素が関係してくる。実際，ボーダーライン患者の多くは，決心や選択をそれと一致した行動に変換することが非常に困難である。彼らは，顕在的行動を認知的にコントロールする力に優れているわけでは決してない。セラピストの側では，所属機関の持つ優先順位，トレーニングの必要性，財政的事情，といった多くの外的要因が，特定の患者を治療するという決定を最後まで貫くことを不可能にするかもしれない。加えて，セラピストがいかにして患者を選択するかは，強化の履歴，行動の能力，行動の抑制，セラピーの環境で作用している現在の随伴性などを含む，多数の要因によって決まるものである。DBTの目的は，患者とセラピストが共にセ

ラピーを継続していく可能性を高めるために，随伴性を作り出し，能力を高め，抑制を減らすことにある。

　DBTは，患者とセラピスト双方の積極的な参加を必要とするものである。個人，グループの別にかかわらず，セッションの間，患者はセラピー目標の取り決めについてセラピストと協力し合わなければならない。またセッションとセッションの間に，患者はホームワークをしなければならないし，さらに患者は，生活の工夫や自殺行動に関する多くの合意事項を守ることを期待される。それゆえ患者は，治療上の問題につながるさまざまなタイプの行動を示すこととなる。一方，セラピストの側でも，効果的なセラピーを提供しないことや，患者との協働やセラピーの継続を妨げるような行動をとることは，けっして役に立たない。以下に示す患者の行動は，精神力動的および精神分析的なセラピストが用いる「抵抗」(resistance) に近いものである。また以下に示すセラピストの行動は，少なくともネガティヴな意味において「逆転移」(countertansference) という分析的項目に該当する。それはまた，精神療法に関する一般的な議論における「関係性要因」(relationship factors) に該当するものである。

■「移り気な」患者 対「慕ってくる」患者

　ボーダーライン患者と自殺類似行動を取る患者がセラピーを尚早に中断させてしまうことはよく知られているが (Gunderson, 1984; Richman & Charles, 1976; Weissman et al., 1973)，私の経験からすれば，ボーダーライン患者は次の二つのタイプのどちらかに当てはまることが多い。すなわち，「移り気な」(butterfly) 患者と「慕ってくる」(attached) 患者である。移り気な患者は，セラピーに馴染むのがかなり難しく，まるで蝶々のように，セラピストの手の中に飛んで来たり出ていってしまったりする。セッションへの参加は一時的なものであり，合意事項はたびたび破られ，セラピーや治療関係は，彼らのなかで高い優先順位を持っていないように思われる。そしてセラピストが話し合いの口火を切らない限り，このような患者とのセラピーにおいて，セラピストとの関係性に焦点が当てられることはまずない。一般的にこのタイプの患者は，親や配偶者，パートナーといった他者との一つまたは複数の一次的 (primary) 関係のなかにある。そしてセラピストへの電話相談は，たいていはセラピストとの間の問題ではなく，患者の個人的危機に関するものである。つまり患者の

対人関係のエネルギーの大半は，治療関係にではなく，他の関係に注がれている。他の関係が安定したら，患者はすぐにセラピーを欠席したり終結させたりしてしまうかもしれない。またそうした患者は，多くの場合，精神療法を長期間継続したことがない。だがこの，セラピストと関係を持たないということこそが，一つの重大なセラピー妨害行動なのである。

　この対極にいるのが，慕ってくる患者である。このような患者はたいてい，セラピストとの間に直接的で強い関係性を作る。またセッションを欠席することもほとんどなく，もし欠席した場合でも，セッションを再スケジュールしてくれるよう頼んで（あるいは要求して）くることが多い。このタイプの患者は，通常より長いセッションや，より頻繁なセッション，あるいはセッション間により多くの電話を求める。セラピー開始の時点から，治療関係のなかにある困難さが，セラピーの重要な焦点となる。多くの場合，セラピストがその患者の第一の支持者であり，治療関係は患者が持つ第一の対人関係である。このような患者がセラピーからドロップアウトすることはまずない。セラピストが休暇をとると非常に困難を感じ，最初からセラピーの終結を恐れている。またこれらの人びとは，長期にわたる精神療法的関係を持っており，それが彼らの愛着行動を強化している場合が多い。こうした患者の場合，要求に応えられないことの多い不完全なセラピストに我慢できないという点が，セラピー妨害行動の中心となる。

■従来の認知・行動療法アプローチ

　認知・行動療法（cognitive and behavioral therapy）の治療マニュアルや研究をいくつか読むと，患者と共に取り組み，患者を実際にセラピーへと向かわせるのは非常に容易で議論するまでもないという印象を抱くことがよくある。実際，あるタイプの患者についてはその通りである。しかし，患者の妨害行動への関心は急増している。たとえば，チェンバレンら（Chamberlain et al., 1984）は，患者による抵抗行動の評定尺度を開発しているし，患者のコンプライアンスに関する論文や書物も相当数に上る（Shelton & Levy, 1981; Meichenbaum & Turk, 1987）。認知行動療法（cognitive-behavioral therapy）のセラピストは，セラピーにおいて協働的関係性を発展させる必要性に対して，絶えず関心を向けている（Beck, Rush, Shaw, & Emery, 1979）。

　これと対照的に，認知・行動療法のセラピストは，セラピーを妨げたり促進

したりするようなセラピストの（技術以外の）行動にはほとんど関心を払わない。一般に、この問題に対する行動理論の立場は二つの部分から成り立っていた。一つ目は、治療の結果に対するセラピストの対人関係的要因の効果というのは実証的な問題であって、根拠となるデータがなければ答えられない、というもの。二つ目は、この実証的問題には、関係が継続している個々の患者／セラピスト・ペアごとに、個別記述的（idiographic）に対処されるべきであるというものである（Turkat & Brantley, 1981）。患者とセラピストの、あるペアにとって効果的なセラピストの行動が、他のペアでは全く効果がないかもしれない。この二重の見方は、認知・行動療法が、臨床問題を改善するために実証的手順を用いることを強調することから必然的に生じる。

　行動理論の文献において最も多く議論されるセラピー促進行動には、通常クライエント中心療法に関わるセラピストの特質（たとえば、温かさ、的確な共感、誠実さ）と、対人関係の影響に関する社会心理学的研究から導かれたもの（たとえば、セラピストの名声、地位、専門性、魅力）が含まれる。これらさまざまな特質が、効果的な行動療法において担う正確な役割については、意見の分かれるところである。行動論者のなかには、従来、セラピーの結果として重要と考えられてきたセラピストに関する多くの変数、特に温かさや共感性といった変数の影響に関する一貫した実証的データの不足を強調する者もいる（Morris & Magrath, 1983; Turkat & Brantley, 1981）。一方、それらの変数の重要性を論じる行動論者もいる（Goldfried & Davidson, 1976; Levis, 1980; Wilson, 1984）。いずれにせよ、セラピストによる特定の対人行動の重要さを明確に捉えている人びとであっても、個々の患者に合わせて個別記述的にセラピーを実施することを支持する（Arnkoff, 1983; Wilson, 1984）。ベックら（Beck et al., 1979）は、個人療法セラピストは患者に与える自らの行為の影響を観察することによって前に進むべきだと提言しているが、その提言は、行動に関するこのような個別記述的見解を最もよく表現しているといえよう。DBTは、この見解を受け入れるものである。

■患者のセラピー妨害行動

　患者のセラピー妨害行動には、三つの行動カテゴリーがある。一つ目のカテゴリーは、提示されたセラピーを受けることを妨げる行動。二つ目のカテゴリーは、グループや入院セラピーの状況で見られるような、ほかの患者がセラ

ピーから得る利益を妨害する行動。三つ目のカテゴリーは，セラピストを消耗させる行動，たとえば，セラピスト自身の限界を越えさせてしまう行動や，セラピストがセラピーを続ける意欲を削いでしまうような行動などである。

【セラピーを受けることを妨げる行動】 実施されても受け取られることのないセラピーは失敗である。これは，向精神薬による薬物療法で，血中濃度が必要だということに似ている。DBTが受け取られるためには，患者がセッションに参加し，セラピストと共に取り組み，治療的助言に従うことが必要なのである。

 1）欠席行動　セラピーへの出席を妨げる行動は，治療効果を妨げるものである。分かりきったことだが，もし患者がセッションに来ない，あるいは早期に中断すれば，セラピーから得られるものはないだろう。またそれほど分かりきったことでもないが，もし患者が身体的にはセラピーに出席していても，心理的に出席していなければ，患者がその経験から利益を得ることはないだろう。私たちがクリニックで見てきたセラピー出席妨害行動は次のようなものである。セラピーからドロップアウトする，ドロップアウトの脅しをする，セッションを欠席する，セラピー上の理由でなくセッションをキャンセルする，破壊的な危機を感じ続けている，過度に入院をしてセッションを欠席する，入院中に自殺行為をすることでスタッフに圧力をかけ，退院したり個人療法やグループ療法のセッションに来る許可を得たりできないようにする，入院命令を下せる法的権力を持つ人びとの前で過剰に自殺的になったり自殺の脅しをしたりする（任意入院でない患者は，外来セラピー・セッションに参加する許可が得られないことが多い），セッションに来る前に精神状態を変化させる物質を摂取する（処方上必要な場合を除く），セッションが終る前に出て行ってしまう，セッション中に失神やパニック発作，その他の発作を起こす，セッション中に解離や白昼夢が起きる，セッションの前に十分眠れておらず，セッション中起きていられないほど疲れた状態でいる，などである。もしこうした行動がセッション間，あるいはセッション中に生じたならば，それらを記録し，検討し，適切な問題解決の戦略を適用する。

 2）非協働的行動　行動療法のセラピストは，セラピーが効果を発揮するた

めには，患者とセラピストの間の協働的で同等な関係性が果たす役割が重要であることを，特に治療セッションに患者の積極的な参加が必要となる場合はそうであることを，強調し続けてきた。成人の環境を直接的に修正することは困難もしくは不可能であるため，成人を対象とする行動療法の治療プログラムのほとんどは，何種類かのセルフ・マネジメントとスキル・トレーニングで構成されている。そのため，セラピストは成人の患者に対して，いかにして機能的な行動と結果が強化されるような形で自身の環境を修正していくかを教えなければならないのだ。このようなプログラムでは，明らかに患者の積極的な協働が必要不可欠である。

あるいは，セラピストによる強化の機能を強調したり，患者のセッション中の行動に第一の焦点を当てたりするような治療において，協働は，目標達成のために患者に必要な行動というだけでなく，それ自体が治療目標になるだろう。実際そう言えるものとしては，スキナーの原理にもとづいてロバート・コーレンバーグとメイヴィス・ツァイ（Robert Kohlenberg & Mavis Tsai, 1991）が発展させたラディカルな行動理論的治療，「機能分析的精神療法」（functional analytic psychotherapy）がある。DBTにおいても，協働的な行動は，治療に必須なものであり同時に治療目標でもある。それゆえ協働的でない行動は，セラピー妨害行動と見なされる。例としては，セラピーに取り組むことができない，あるいはそれを拒絶する，嘘をつく，セラピー中に全く話さない，セッション中に情動的に引きこもる，セラピストの言葉に対して絶えず食ってかかる，セッション中に優先順位の高い標的から気を逸らせたり脱線したりする，ほとんどあるいはすべての質問に対し「分からない」「思い出せない」と答える，などが挙げられる。

　3）コンプライアンスに欠ける行動　セラピーに患者が参加しているという積極的な感覚は，ポジティヴな結果と密接に関連している（Greenberg, 1983）。一般的に行動療法では，また特にDBTにおいては，治療プロセスに対する患者の直接的関与が必要である。患者はセッションの間，内潜的な想像活動（たとえば，リラクゼーション・トレーニングや系統的脱感作）や新しい行動の練習（たとえば，ソーシャルスキル・トレーニングでのロールプレイ）を求められることもあるし，セッションの間にさまざまなホームワークも課されることもある。患者は，自分が恐れている状況に自らを暴露し，また非常に困難と思

われるような反応を生み出すことを期待されている。このような行動には，勇気とセルフマネジメント・スキル，そして，コンプライアンス行動と積極的な問題解決の試みが強化されてきた過去が必須である。驚くことではないが，ボーダーラインの人には，往々にしてこれらの属性が欠けている。コンプライアンスに欠ける行動として挙げられるのは，日記カードを記入しなかったり持参しなかったりする，カードの記入が不完全または不正確，セラピストとの合意を守らない，行動のホームワークに取り組まない，もしくは部分的にしかやらない，暴露戦略のような治療的助言に応じない，そしてDBTに必要な治療目標に合意しない（たとえば，自殺行動を減らすことに取り組もうとしない），などである。

【他の患者を妨害する行動】　グループや入院状況における患者間の相互作用は，セラピーの成否を大きく左右することがある。私の経験では，ほかの患者がセラピーから利益を得られないようにしてしまう行動として最も可能性が高いのは，ほかの患者に向けて敵意をむき出しにし，批判的で，手厳しい意見を投げつけることである。ほかの患者にとっては，このような意見への耐性を学ぶことは望ましいことかもしれないが，常に攻撃にさらされうると感じた場合に，それに耐えられないボーダーライン患者もいる。ボーダーライン患者は，あらゆるネガティヴなフィードバックに非常に敏感で，ほのめかされただけで反応してしまうほどである。適切に与えられたフィードバックを攻撃だと感じることさえも多い。ほかの患者から理に適った形で与えられるネガティヴな内容のフィードバックを受け入れられないということ自体もセラピー妨害行動ではあるが，時をわきまえずにほかの患者へのネガティヴな感情を表現することや，ほかの患者との関係についての問題を解決しようと執拗に試みることも，それをされる側の患者にとってはセラピー妨害となる。

しかし，DBTにおいては，患者が葛藤に慣れるよう援助することも対人関係標的の一つであるため，葛藤の回避が常に望ましいと見なされるわけではない（通常は望ましい，とすら言えない）。葛藤を作り出すほとんどいかなる行動も，ほかの患者のセラピーを妨げ得るだろうが，私の経験からすれば，ほかの患者に対して敵意をむき出しにする攻撃のみが，セラピーの可能性を破壊する脅威である。

【セラピストをバーンアウトさせる行動】　ボーダーラインの人は，自分を取り巻く環境のなかに人びとの助けを求めるが，援助を頼んだり受け取ったりすることに熟達していなかったり，ケアを与えてくれる人をバーンアウトさせてしまったりすることが多い。この，適切な援助をいかにして頼み，いかにそれを受けるか，そしていかにして援助者を気遣うかを学ぶことは，生きていくうえで重要なスキルである。ボーダーラインの人が，援助を要求する行動や援助を受ける行動の増進に注力することは，これらの行動を日常生活でも般化できるようになるばかりでなく，セラピーと日常生活双方の質を高めていくことにもなる。もちろん，治療関係を維持するためには，セラピストをバーンアウトさせるような行動を減らすこともまた重要である。この領域での研究では一般に，セラピストがいったんバーンアウトしてしまうと，多くのセラピー上の誤りが生じる可能性があるとされており（Cherniss, 1980; Carrol & White, 1981），そこから回復するのは困難であろう。そのため，バーンアウトするまで待ち，そこから回復させようとするのではなく，バーンアウトを防ぐことこそが重要となる。これと同様の考え方が，DBTの限界遵守（observing limits）戦略の基礎となっている。それは随伴性戦略の一部をなすものである。その詳細については第10章で論じる。

　上述の論の帰結として，DBTの個人療法セラピストは，セラピーの最初に，以下のことを明確にする――DBTの重要な目標の一つとして，必要な援助をセラピストから得られるよう振る舞うことを患者に教えるだけでなく，セラピストが援助したくなるような方法で振る舞うことを教えるということがある。一般的にセラピストは，無条件の積極的な関心や無条件の愛が存在しないことを早期に指摘するものである。最も献身的な人ですら，友人や親族に対して一定以上の援助を与えるのを思い留まることがあるし，それはセラピストにとっても同じである。患者の振る舞いによっては，どんな患者でもセラピストに拒否されることはあり得る。第4章で示したように，この点はDBTにおけるセラピーの方向づけのなかで完全に明確にされている。要するに，患者がセラピストから受ける援助は，患者自身のセラピストに対する行動とは無関係であるという信念を最初に取り除くということである。私の経験からすれば，ほとんどのボーダーライン患者は，セラピストによるこのような方向づけを喜んで受け入れる。彼らの多くは，少なくとも一度はセラピーを拒否された経験がある

ため,セラピーによってその再発防止が図られるというのは歓迎すべきニュースなのである。

　私の経験では,バーンアウトをもたらす行動をセラピー妨害行動として識別するのは困難な場合が多い。セラピーへの出席や,セラピストとの協働,あるいは治療的助言へのコンプライアンスを妨げる行動をセラピー妨害行動として識別するのは,たいてい難しいことではない。しかし,セラピストを個人的限界に追い込んでしまう,あるいは患者への取り組みの動機づけを弱めるような患者の行動は,セラピー妨害行動としてはあまり識別されないものである。こういう場合,多くのセラピストは次の二つのうちいずれかを信じる傾向にある。すなわち,行動は患者の「精神病理」の一部だと信じるか,もしくは,セラピストの反応は何らかの意味でセラピスト自身の力不足の表われだと信じるかのいずれかである。こうした行動が「ボーダーラインの病理」の一部分として理解された場合,セラピストがこれらを直接的な標的とすることはあまりない。多くのセラピストは,もし患者の「ボーダーラインネス」が「治癒」するなら,これらの行動は自然になくなると考えているようである。一方,セラピストの反応がセラピスト自身の問題であると見なされる場合,(通常は,スーパーヴィジョンやケース検討ミーティングにおいて)セラピストの不適切さに焦点が当てられるため,患者の行動は無視されることが多い。

　1)セラピストを個人的限界へ追い込むこと　セラピストは誰しも,患者のためにどんなことに進んで取り組めるか,あるいは患者のどのような行動に耐えられるかについて,個人的な限界を持っている。それゆえ,セラピストが耐える気になれる限界を超えた患者の行動は,セラピー妨害行動となる。セラピストを個人的限界に追い込む行動は,セラピストにより,ときにより,患者により,さまざまである。ある一人の患者とのセラピーにおいても,その限界は,治療関係の変化や,セラピスト自身の生活状況が持つ個人的要因に伴って変化する。一定の時間のなかで,どの行動を標的とするかは,その時のセラピストの限界の状態や,患者の能力によって決定されることになる。

　ボーダーライン患者がセラピストを限界へ追い込む行動のなかで最も大きなものは,セラピストがセラピーの前進や有効性に必要不可欠だと考えるセラピー戦略への参加や受け入れを患者が拒否することである。したがって,もし患

者が，セラピストが効果的なセラピーに必要不可欠だと信ずる戦略に応じず，そしてほかに受け入れ可能で適切な戦略がない場合は，この拒否が限界へ追い込む行動となり，解決されるまではそれがセラピーの焦点となる。この場合，変化する必要があるのは，患者かもしれないし，セラピストかもしれないし，双方かもしれない。ほかに，DBTセラピストを限界へ追い込む可能性のある行動としては，セラピストへの過剰な電話や，セラピスト宅への訪問，セラピストの家族と新たに関係を結ぶこと，セラピストが解決できないような問題の解決要求，セラピストが提供できる以上のセッション時間・回数増の要求，性的な挑発や誘惑などセラピストとの過度に個人的で親密な相互作用，セラピストのパーソナル・スペースの侵害，セラピストやその家族を傷つけると脅すことなどが挙げられる。患者の行動は，ほとんどどんなものでもセラピストを限界に追い込む可能性を持っている。セラピストが限界を押し広げることもときには必要であるが，DBTにおいて遵守すべきア・プリオリな個人の限界というものはない。それゆえ，限界へ追い込む行動というものは，各セラピストが各患者個人との関係のなかでそれぞれ定義していくしかない。そのため，複数のセラピストと関わるプログラムに参加している患者は，複数の限界を守ることを学ばなければならない。

　非行動療法的セラピストは，セラピストを限界に追いやることを，患者に境界がないためだと解釈することが多い。セラピストが，自分個人の境界が侵害されたり，場合によっては乗っ取られたりしたように感じる患者の行動は，患者が自分自身の境界を持たないことによると考えられるわけである。「境界」（boundary）という用語は，あたかも恣意的な意味がないかのように，そしてセラピストに対する患者の行動の影響とは無関係であるかのように用いられる。また，しばしばこのような境界を，まるで「正しい」位置があるかのように設定するセラピストもいる。しかし私の見解からすれば，境界の設定は社会的機能なのであって，文脈から自由で正確な境界などない。ここで問題になる，ボーダーライン患者がしばしば取り組めない，あるいは取り組もうとしない課題は，他者との対人的境界を守り，それを尊重するという課題であるが，これができない要因は，患者自身の境界感覚以外にも，いくらでも考えられる。

　ところが，（セラピストの境界への侵害ではなく）患者自身の境界に注目することは，DBTの見地からすると，二つの不幸な結果を生むことになる。

第一に,セラピストの関心を患者の問題行動から逸らせてしまうことである。境界のような構成概念を変化させるためには,少なくとも,構成概念を操作的に定義している行動をセラピストが特定できることが必要であるが,それができることは滅多にない。第二に,境界の欠如が問題行動を決定づけるという前提のため,他の影響を探るための行動分析を,セラピストがほとんどあるいは全く行おうとしないことである。そのため,行動を決定する重要な要因が見過ごされ,変化がより一層難しくなるかもしれない。

　2）**組織の限界を圧迫する行動**　私たちは通常,治療ユニットなどの組織を「個人的限界」を持つものとしては考えないが,DBTにおいて,この見地から限界について考えることは有用である。たとえば,入院病棟の規則（大音量でのラジオ禁止など）,日中プログラム契約の基本事項（銃を持ち込まないことなど）,あるいは外来クリニックの規則（待合室でセラピストを待つことなど）は,組織が備える限界の具体的な例である。それぞれの治療ユニットは,それぞれの限界を持つため,それらの限界は「個人的」と言える。そうした限界は,多くの個人（病院や病棟の管理者,法的要員,病棟責任者など）の要求を満たすために設定されていることが多い。たとえば,私のプログラムで患者がある限界を超えた振る舞いをすれば,私たちにスペースを貸してくれている大規模なクリニックから私の治療ユニットが追い出されることになる。DBTで唯一求められることは,セラピーを行っている組織の限界を,日常場面における組織の限界に可能な限り近づけることである。つまり,限界設定により,極端な敬意の表現や服従の行動を求めたり,日常の職場や学校や家庭で容認されるような対人関係行動を禁じたりすることは,おそらく医原性の問題となる。DBTにおいて,組織の限界を踏み越える行動は,セラピストの限界を踏み越える行動と同じように扱われる。いずれの場合においても,セラピストは,さまざまな限界がその個人やその組織のパーソナリティを反映しているということを,明確にしておかなければならない。

　セラピスト個人の限界の場合と同様,組織の限界の場合でも,特に重要なのは,効果的な治療を行うために治療ユニットが求める核心的な要求に関するものである。このタイプの限界は,あるタイプの患者（たとえば,ボーダーライン患者）全体に配慮して設定されており,特定の患者個人の要求を考慮するものではないため,ほとんど恣意的と言えるものになる。たとえば,標準的DBT

の最初の1年間，すべての患者は個人精神療法とある種の構造化されたスキル・トレーニングへの参加を求められる。入院病棟の多くについて言えば，すべての患者は定められた数の病棟内活動，あるいはセラピー・グループへの参加が要求される。また研究治療の場合，すべての患者は定期的なアセスメントへの参加が求められるだろう。ここで重要なのは，各ユニットがごく注意深くこれらの限界を定め，治療プログラムを働かせるのに必要だと誰もが確信する限界のみを保持すべきだということである。

3) セラピストの動機づけを弱める行為　セラピーの継続に不可欠なのは，セラピストと患者双方の動機づけである。そして動機づけは，特定の状況や文脈における強化の経験に依存するものである。最良のケースでは，治療目標に向けた患者の進歩が，セラピストにとって第一の強化子となる。進歩がゆっくりであっても，患者のほかの行動が重要性を帯びることはあり得る。セラピストの多くがボーダーライン患者と関わりたがらないのは，セラピストを強化してくれる行動がボーダーライン患者にはあまり見られないことと，セラピストに嫌悪感を体験させる行動が多いことに直接関係している。セラピーの欠席，非協働的行為，コンプライアンスの欠如，セラピストを限界へ追いやることなど，すべてここに当てはまる。私の経験したほかの行動には，敵対的態度，セラピストはもっと上手にやるべきとか，良いセラピストではないといった短気な発言（皮肉や辛辣なものである場合は特に），セラピストの人柄やパーソナリティの批判，セラピストの価値観や職場，家族の批判，セラピストの努力に対する感謝の念の欠如，生じている進歩に目を向けたり認めたりできない，またはそうしようとしない，より良いセラピストと言われるほかのセラピストと担当のセラピストを比較する，などが含まれる。また，セラピストにとって特にストレスとなる患者の行動は，セラピストを訴えると脅す，資格認定団体にセラピストについて報告する，公の場でセラピストを非難する，などである。たとえば，私たちのクリニックのある患者は，自分のセラピストに膨大な数の手紙やエッセイ，詩，絵画，贈り物を持参したり送ったりしていた。あるときそのセラピストは，エッセイを読もうと一つ自宅に持ち帰り，どこかに置き忘れてしまった。患者は後日それを返してくれと言い出し，セラピストが置き忘れてしまったことを知ると，数百ドルの損害賠償を求め少額訴訟裁判所に提訴した。結局エッセイは見つかったが，このセラピストがこの患者とのセラピー

を続けることに強い動機づけが持てなくなってしまったことは言うまでもない。

4）環境やグループ・メンバーの動機づけを弱める行動　グループ療法，環境療法，家族療法で最も期待されることは，患者と家族が互いに助け合うことである。この意味では，患者も個々の家族メンバーもまたセラピストであると考えられよう。したがって，グループ，環境，家族の他のメンバーが援助を提供し続ける，あるいは患者の幸福に関心を寄せ続けるための動機づけを弱める行動は，すべてセラピー妨害行動となる。

■患者によるセラピー促進行動

私は，DBTに向けた初回のオリエンテーションの際，あるいは場合によってはその後頻繁に，患者たちに，あなた方の課題の一つは，私があなた方と取り組み続けたくなるようなあり方で私に接することだ，と明言することにしている（私も患者に対し同様の義務を負っている）。多くの場合，この考え方は患者にとって新しいものである。もちろん，患者と接している間，セラピストには，患者が何をしようとも援助的な仕方で振る舞う義務がある。もしそれが不可能ならば，その相互作用は終結させねばならない。そのような結果――電話相談ができなくなったり，セラピーそのものを失ったり――を避けるために，患者は関係が持続する可能性を高めるような具体的行動をセラピストから教わることになる。

先に触れたように，第一にセラピー促進行動となるものは，単純に行動目標への前進である。セラピストにとって重要な行動というのは，上述のセラピー妨害行動の正反対の行動以外では，個々のセラピストや状況に応じたものである。たとえば私や同僚のセラピストにとっては，以下のような行動があてはまる。すなわち，（援助が与えられないとき，自殺や自殺類似行動をすると脅すのではなく）自殺や自殺類似行動を避けるための援助を求める，セラピストに勧められた行動を（うまくいくはずがないと言うのではなく）試してみる，セラピストに電話した際に今は話してもかまわないかと尋ね，どうしてもだめなときにはあきらめる，電話時間が望んでいたより短くても快く受け入れる，セラピストとの合意事項を守る，キャンセルのときには（ただ来ないのではなく）連絡を入れる，ユーモアのセンスを持ち，少なくともセラピストのユーモアを

面白がる，などである．ここで重要なポイントとして示しておきたいのは，セラピー促進行動というのは教えられるべきものであって，期待して待つべきものではないということである．

■**セラピストによるセラピー妨害行動**

セラピストによるセラピー妨害行動は，医原的に生じたものすべてを含んでいる．不必要に患者の苦悩を引き起こし，前進を難しくすることのすべてである．ここにおける基本的な考え方は，第一に，セラピストは害を及ぼしてはいけないということ，第二に，何か特別な事情がない限り，セラピストはできるだけ温和なセラピーを実施すべきということ，第三に，セラピストは失敗に対して防衛的にならず，必要に応じて反応パターンを修正変化させることに柔軟であるべきだということである．

セラピストによるセラピー妨害行動を増加させる要因は多岐にわたるだろう．たとえば私のクリニックにおいて，私やスタッフに終始影響し続けているのは，次のような事柄である．家庭や仕事での生活ストレスや睡眠不足，病気などの個人的要因，患者にかかる以上の時間の必要性，臨床の仕事を週のごく一部に充てているため，臨床以外のときに生じる臨床的要請を侵入だと感じること（学問の世界の人間に特有の問題），セラピストとしてのスキルに対する不安感（特にチームのほかのセラピストと比較した場合），前進がないようにみえる自分の患者を，前進しているようにみえるほかのセラピストの患者と比較すること，患者に向けられる怒りや敵意やフラストレーション，「犠牲者非難」的態度（特に患者の行動について別の形で考えられない場合），患者に壁際に押し付けられるような感覚，セラピー状況においてコントロールを失う感覚，訴えられるのではないかという恐れ，患者が自殺するのではないかという不安あるいはパニック，そのときに何ができるかということに関する非現実的な信念（患者の不合理な期待に対応している）である．

セラピーを誤りに導く最も一般的で，最も厄介な要因は，目の前で苦悩している患者の訴えにセラピストが耐えられないことである．患者の苦しみを軽減しようとする試みは，しばしば機能不全的行動の強化をもたらし，苦しみを軽減するどころか長期的には増加させてしまうことがあるが，この詳細については第4章で論じた通りである．ともあれ，セラピストによるセラピー妨害行動は，おおまかに二つのカテゴリーに分類される．すなわち，①セラピーを提供

するうえでのバランスに関すること，そして，②患者への敬意に関することである。

【セラピー上のバランスを崩す行為】　一般に，セラピーのバランスを崩す行為とは，セラピストが行うことのできる多様な行為の連続体のなかで，極端に位置する行為である（たとえば，受容 対 変化，あるいは安定性 対 柔軟性）。

1）変化 対 受容のアンバランス　DBTの見地からして，この種のもので最悪なのは，変化の治療戦略と受容の治療戦略との間にバランスの欠けた状態を生み出し，それを持続させるような行動パターンである。たとえば，過度に変化を重視するセラピストは，患者の自己感覚や現実に対する見方をあまりにも不当化してしまうため，後のセラピーでダメージを修復するのに何年もかかるだろう。また，このような状況に反発する患者は，過度に防衛的だと非難されるだろうし，その患者の異議は無視されるかもしれない。反対に，セラピストが患者を無条件に受容して，新しい，より適切な行動パターンを教えないのであれば，それも患者のためにはならない。実際，このようなアプローチは，変化を起こすために何が必要かということに関する患者の見解をほとんど受け入れないのである。行動のコーチングを望まないボーダーライン患者などまずいない。患者が対処困難または不可能な状況にいればなおさらである。

2）柔軟性 対 安定性のアンバランス　第二のグループは，治療アプローチを修正する柔軟性と，セラピーの焦点の安定性との間のバランスがとれないことである。こうした問題は，セラピーの指針となる理論的観点を持たず，少しでも行動の前進を成し遂げようと際限なく戦略を切り替えるセラピストに最もよく起こる。基本的に問題となるのは忍耐の一種である。ボーダーライン患者に関するセラピー戦略の大半は，成功までにかなりの時間を必要とするものである。またこれと同様に問題なのは，セラピストが理論とは関係のない基準によってセラピーを修正することである。例としては，セラピストが退屈していたり，スキル・トレーニングで必要な努力をする「気分に」なれなかったりするときに，「打ち解けた」話し合いの方を選び，スキル・トレーニングを省略すること，患者の自殺危機行動に対する理論的な反応としてではなく，怒りから，あるいは家族をなだめるために，患者を病院に閉じ込めること，非常に疲

れていたり葛藤に対処する時間がなかったりするために患者に譲歩すること，などが挙げられる。言うまでもなく，患者に対してこれらの治療的行動が患者自身の利益のためであると納得させようとすれば，問題はさらにこじれることになる。また一方で，前進の見られない，あるいは患者にとって極端に辛いセラピー戦略を強固に続けようとすることも，特にほかに可能性のあるセラピー戦略が実施可能である場合には，やはりセラピー妨害行動である。不幸なことに，人は誰しも，ストレス状況下では――それはボーダーライン患者の治療において頻繁に生ずる状況だが――あまり融通が利かなくなってしまう。私の経験では，厄介な患者を治療する際のストレス下において，セラピストは非常に堅苦しく厳格になるか，あるいは非常に柔軟になるかの間で揺れ動くことが多い。安定性と柔軟性との間のバランスを維持できるかどうかは，進行中のセラピーのアセスメントと，介入の適用によって決まる。介入については第8章〜第11章で詳述する。

3) 養育 対 変化の要求のアンバランス　アンバランスの第三のタイプは，患者に対して養育的な態度をとることと，援助を控える――患者自身に十分な動機づけがあれば自分でできるだろうという前提から――ことの間に生じる。前者の場合，患者はきわめて脆く無力であり，自力でやっていけないほど脆弱だと見なされる。そのためセラピストは，その患者を子ども扱いし，意思決定ができないものとして，ほかの患者の場合には考えもしないようなやり方で，その患者のために物事をしてあげたり援助したりするかもしれない。さしあたり，こうした例には以下のようなものも含まれる。患者がオフィスに来るのをとても怖がっているように見えるため定期的なミーティングを喫茶店でする，患者は運転できないし，虚弱で公共交通機関を利用できそうもないという理由から迎えに行く（あるいは欠席に目をつむる），難しい話を避ける，患者が自分で話すことを非常に怖がっていると考え，家族面接で沈黙を許し，代わって答える，患者の金銭的な世話をし，支払いを肩代わりする。反対に，現状以上の援助と養育を求める患者の要求をセラピストが受け入れない場合もあるかもしれない――このような態度は間違いなく失敗につながる。また患者が，セラピストに深刻に受け止めてもらうため，要求や能力不足を大げさに表現する場合もあるだろう。こうして悪循環が続くことになる。患者に介入し面倒を見ることと，患者に助言し，自分自身を気遣う方法を教えることとの間でバランスを

保つことの困難さについては，第13章でさらに検討することにしよう。

　4）相互的コミュニケーション 対 非礼なコミュニケーションのアンバランス　相互的コミュニケーションと非礼なコミュニケーションの間のバランスを失うことも，セラピストにとっては誤りである（第4章，第12章を参照）。相互的コミュニケーションに関して言えば，ボーダーライン患者は，セラピストの弱さを刺激し，個人的な話をさせようとするように思われる。ここでは二つの要因が働いている。第一に，ボーダーライン患者は，治療関係が人工的で不平等主義的で，一方的であるといった議論を非常に説得的に展開できる。たとえば「なぜ私がすべてのリスクを負わなければならないのか」と彼らは尋ねるかもしれない。第二に，ボーダーラインの人は極端に面倒見がよいことが多いため，セラピストがセラピー中に過度に脆弱になるという誤りを犯してしまう場合が非常に多い。セラピストが，それが患者のセラピーにとって適切か否かに関係なく，個人的な試練や苦難をボーダーライン患者に話してしまうのは，珍しいことではない。患者と性的な関係に至ることが，その最も極端な例である。他方，非礼なコミュニケーションの極の場合，セラピストは自分と患者との距離を過度に強調することになる。DBT以外のセラピストはこれを「境界の問題」（boundary issue）あるいは「セラピーの枠組み」（therapeutic frame）に関連づけて正当化する。DBTセラピストは，一つの手段として，非礼なコミュニケーション戦略に頼ることができる。しかし，非礼なコミュニケーション，セラピーの枠組み，境界の問題のいずれも，歪められ，たとえば患者を嘲笑う冷酷なジョークや，敵意のある批判，患者の信念や情動反応や決意や行動に対する不当な攻撃，患者に対する柔軟性のない情動的・身体的な隔たり，といったものを大目に見ることになるおそれがある。

【患者に対する敬意の欠如を示す行動】　患者に対する敬意の欠如を示す行動が，本当に敬意不足からの行動であることもあるが，セラピストの思慮不足に由来していることもある。セラピストによる敬意を欠いた行動の典型例を，表5-1に挙げる。このリストは，多くの資料から，マリアン・ミラー（Marian Miller, 1990）がまとめたものである。ここに挙げられた行動の多くは，一般的な場合も特定の患者に関する場合もあるが，セラピストのバーンアウトを示すものである。敬意を欠いたコミュニケーション行動は，ときおり示される程

表 5-1　セラピストによる敬意を欠いた行動の例

1. 予約を忘れる。予約したセッションを行わない。
2. 代わりのスケジュールを決めずに予約をキャンセルする。
3. 患者に対する方針を勝手に変える（電話に関する方針，料金，予約時間など）。
4. 連絡を受けて返答しない，返答の電話をかけない，返答の電話が遅れる。
5. 書類，ファイル，メモなどを紛失する。
6. 患者が提出したメモや書類を読まない。
7. 予約時間に遅れる。
8. 専門家らしくない身なりや服装。
9. 不衛生。
10. オフィスが乱雑で掃除されていない。
11. セッション中に喫煙する。
12. セッション中に物を食べたり，ガムを噛んだりする。
13. セラピーセッションの間，ドアを閉めない。
14. 電話やメッセージなどによる中断を許してしまう。
15. セッション中や電話中に集中しなかったり，ほかの事をしたりする。
16. 重要な情報（名前，関連の深い既往や情報）を忘れる。
17. 言ったことを忘れ，同じことを繰り返す。
18. 疲労困憊している様子を見せる。
19. 患者と一緒にいるときに居眠りをする。
20. 目を合わせることを避ける。
21. 他の患者のことを話す。
22. 患者に対し，他の仕事をしたかったと話す。
23. 患者といるときに，時計を気にする。
24. セッションを早く終わらせすぎる。
25. 患者に対し，男女差別主義，父性主義，母性主義的なやり方で指示する。
26. 患者をセラピストより劣っているものとして扱う。

[M. Miller, 1990, Developing a Scale to Measure Individuals' Stress-Proneness to Behaviors of Human Service Professionals, unpublished manuscript, University of Washington より，著者の許諾を得て転載]

度であれば，セラピーにとってそれほど有害ではないだろうが，長期にわたり重なった場合，セラピーの努力に対する深刻な妨害になりかねない。だが，敬意を欠いた行動を避けることよりもさらに重大なのは，そのような行動を患者に指摘された場合のセラピストの反応である。関係性の構造の崩壊やほころびを修復するという課題は，患者が経験する最も治療的なプロセスの一つとなり得る。たしかに，関係性修復が必要な場合というのは患者の生活のなかではよくあることだが，この場合の修復は著しい癒やしとなり得る。

表5-2 生活の質を損なう行動

1. 薬物乱用（例：飲酒。違法なドラッグや処方薬の乱用）
2. 高いリスクを伴う性行動，または無防備な性行動（例：安全でないセックス。他者の性的虐待。手当たり次第のセックス。不適切な相手とのセックス）
3. 極度の財政困難（例：莫大な負債。予算を組むことが困難。浪費やギャンブル。公的扶助機関を利用できない）
4. そのままでは投獄されるような犯罪行為（例：万引き。放火）
5. 深刻な機能不全的対人行動（例：身体的，性的，情動的に虐待的なパートナーと一緒にいることを選択する，または一緒に居続ける。虐待的な近親者と過度に接触する。関係が長続きしない。他の人びとをあまりに不愉快にさせるため，友人がほとんどいない。能力を損なうほどの引っ込み思案や社会的な不承認に対する恐怖）
6. 職場あるいは学校に関連する機能不全的行動（例：仕事や学校を早期に辞める。仕事を探す能力の欠如。登校や必要な職業訓練への参加への恐怖。仕事や学校の課題をこなすことが困難。不適切なキャリア選択。退学処分や落第が多すぎること）
7. 病気に関連した機能不全的行動（例：適切な医療的ケアを受けられない。必要な薬を服用しない。過剰に服薬する。医者を恐れる。病気の治療を拒否する）
8. 住居に関する機能不全的行動（例：シェルターに住んでいる。車に住んでいる。人数に対して小さ過ぎる住居。虐待的な，または気が合わない人と暮らしている。定住先を見つけない。住居からの立ち退きにつながったり，入居を断られたりするような行動）
9. メンタルヘルスに関連した機能不全的行動（例：一時的に精神科病院に入る。薬物療法を行う医師の間を渡り歩く。必要な補助的治療を見つけられない）
10. 精神疾患に関連した機能不全的パターン（例：他の重症の，または衰弱させるⅠ軸あるいはⅡ軸の精神疾患の基準を満たす行動パターン）

3. 生活の質を損なう行動を減少させる

　第4章および本章で繰り返し述べているように，DBTは，ボーダーライン患者には自殺したくなったり不幸を感じたりするのに十分な理由がある，ということを前提としている。私の考えからすれば，その解決法は，患者が自らの生活の質（quality of life）を変化させることである。生活の質を損なうものとして分類される行動は，表5-2に示した通りだが，この一覧表がすべてではないし，患者によってはほかの行動が表面化しているかもしれない。患者の行動をこの分類に含めるかどうかの基準は，その行動がかなり深刻な問題で，もし行動が変化しなければ，生活の質を得るあらゆる機会を確実に妨げるかどうかということである。行動パターンがこれに該当するほど深刻かどうかを決める良い方法の一つは，DSM-Ⅳの診断基準（特に第Ⅰ軸と第Ⅴ軸）と，患者がセラピーのなかでさらに前進する可能性に対して，その行動が与える影響という基準とに照らしてみることである。診断基準に合致するほど深刻ではない行動パ

ターンや，深刻な障害をもたらさない行動，セラピーのさらなる前進を妨げない行動パターンは，これに当てはまらない。あまり深刻でないパターンや，それほど有害でないパターンは，DBTの第二段階，第三段階で治療されるべきである。

通常，どの行動パターンがこの基準に合致するかは，セラピストと患者が共同して判断することになる。しかし多くの場合，特定の行動パターンが問題を含んでいると認識することが，変化への最初のステップとなる。このような場合，セラピストは注意深く，その患者の生活の質の問題と本当に機能的に関連している行動に焦点を当て続けなければならない。このとき，個人的意見や個人的な判断が妨げになることが多い（セラピストによるセラピー妨害行動の例である）。

ケース・カンファレンスとスーパーヴァイザリー・セッションは，セラピストが自らの価値観，その価値観と患者の価値観との相違，あるいはセラピー上の優先順位に対するセラピストの価値観の影響を整理するために非常に貴重な助けとなる。こうした整理作業は，セラピストと患者が異なる文化的背景を持つ場合，特に重要である。しかし，セラピストが患者の持つ価値文脈のなかで取り組めるか否かは，セラピスト個人の持つ限界にも依存する。たとえば，私は郵便ポストに放火する患者を担当したことがある。だが彼女はそのことを優先度の高い問題として捉えていなかった。私は2年目のセラピーについて話し合うときに，この行動を止めることをセラピー目標の一つにしない限り，一緒には取り組めないと彼女に話した。私は，彼女が逮捕されることや，人びとが大切な手紙を受け取れないことを想像するだけでも耐えられなかったのだ。

DBTの一つの基本的前提として，すべての標的領域にわたり，構造化されたライフスタイルが機能的にセラピーの進歩に関係している，ということがある。初期のDBTでは，患者に対して少なくとも週1回，できれば毎日，家の外に出るような，構造化された活動をするよう求めていた。たとえば，仕事やボランティア，学校，あるいは他の社会的義務などの活動である。このような要求をした理由は，一日中家にいるボーダーライン患者に対しては，彼らの気分依存的な行動に影響を与えることが（不可能ではないにしても）難しいことに，私と同僚が気づいたからである。一般的に，家にいることは，抑うつ感情の増大，恐怖や広場恐怖的行動のエスカレート，行動の受動性，自殺行動の増

加と関係していた。だが後のDBT治療において，私はこの要求を推奨へと変更した。その理由は，セラピーの打ち切りに関するDBTの方針に関係している。基本的にこのアプローチは，可能な限りセラピーの一方的な打ち切りを避けるものである。セラピーの打ち切りというのは，セラピストが利用可能な随伴性のうち，最も強力にして最終的なものであるが，構造化された活動を要求すると，打ち切りの提示があまりに頻繁に用いられ過ぎることに私たちは気づいたのである。現在の方針は，治療のなかで機能不全的行動をできるだけ不快なものとして感じさせることになっている。DBTの打ち切り条件については，第10章で詳しく論じる。

4. 行動スキルを増進する

　DBTのスキル・トレーニングは，BPD基準に合致する人に特有の行動スキルの欠如を改善しようとするものである。第1章で示したように（特に表1-5〈15頁〉を参照），DSM-Ⅳで明示されているBPDの九つの基準は，五つのカテゴリーへと合理的に集約可能である。すなわち，自己の機能不全（不適切な自己感覚，空虚感），行動の制御不全（衝動的行動，自己破壊的行動，自殺行動），情動の制御不全（情動の不安定性，怒りに関する諸問題），対人関係の制御不全（混沌とした関係性，見捨てられることへの不安），認知的な制御不全（離人症，解離，幻覚）である。DBTで教示される行動スキルは，これらの問題領域を標的にしている。DBTのスキル・トレーニングとBPDの主要カテゴリーとの関係の概要を，表5-3に示す。情動制御スキル，対人関係の有効性スキル，苦悩に耐えるスキル，そしてDBTの「核となる」マインドフルネスのスキルは，一つの構造化されたフォーマットのなかで教示されるものである。また，セルフマネジメント・スキルは，ほかの全スキルの学習に必要なものだが，これは治療の間を通じ，必要に応じて教示されることになる。

■核となるマインドフルネスのスキル

　マインドフルネス（mindfulness）に関するさまざまなスキルは，DBTの中心をなすものであり，その重要性から「核となる」（core）スキルと呼ばれる。最初に教えられるスキルであり，患者が毎週記入する日記カードにも記載されている。これらのスキルは，東洋の精神修養において一般的に教えられている瞑想法の心理的，行動的バージョンである。私は禅の実践から最も強い影響を

表 5-3 弁証法的行動療法（BPD）におけるスキル・トレーニングの目標

全般的目標

日常生活において，精神的苦痛や苦悩を引き起こす諸問題に関連した行動パターン，情動パターン，思考パターンを変化させるスキルを学び，習熟すること。

具体的目標

〈減少させるべき行動〉	〈増加させるべき行動〉
対人関係の制御不全	対人関係スキル
情動の制御不全	情動制御スキル
行動および認知的制御不全	苦悩に耐えるスキル
自己の制御不全	核となるマインドフルネスのスキル：観察すること，叙述すること，参加すること，非判断的なスタンスをとること，その瞬間には一つのことに集中すること，有効であること

受けているが，このスキルは，西洋的観想と東洋的瞑想の実践の大半に通ずるものである。このスキルには，「すること」（what）に関する三つのスキル（観察すること，叙述すること，参加すること）と，「やり方」（how）に関する三つのスキル（非判断的なスタンスをとること，一つの時点では一つのことに集中すること，効果的であること）がある。これらについては，本書の別巻のマニュアルに概要や詳細を述べてあるため，ここでは簡単に触れておく。

【核となる「すること」スキル】　マインドフルネスの「すること」スキル（"what" skill）とは，観察すること（observing），叙述すること（discribing），そして参加すること（participating）の学習である。その目標は，気づきをもって参加するライフスタイルを発展させることにある。気づきのない参加は衝動的で気分依存的な行動の中心的特徴であると考えられる。一般に，自分自身の行動反応を積極的に観察し叙述することは，新しい行動が学習されるときや，何らかの問題があるとき，あるいは変化が必要とされるときにのみ必要となる。たとえば，初心者がピアノを演奏するとき，自分の手指の位置にかなり注意を向ける。そして拍子を大声で数え，演奏しているキーやコードを口に出すかもしれない。だが上達するにつれ，このような観察や口述をやめていく。しかし，もし曲を覚えた後に習慣的な間違いをするようになれば，その演奏者は新たに覚え直すまで，観察と口述に立ち戻らねばならないだろう。

第一の「すること」スキルは，観察することである。すなわち，たとえそれが苦しいものであったとしても，さまざまな事象や情動，あるいはそのほかの行動反応に注意を向けることである。ここで患者が学習することは，何が起きようとも，その状況から身を離したり情動を抑制したりしようとする（後で検討する減らすべき行動）ことなく，その瞬間の，気づきを伴う体験をできるようにすることだけである。一般に，物事に注意を向けるには，その物事を離れて見る必要がある。ある事象を観察するということは，事象それ自体とは異なるものである（たとえば，歩くのを観察することと歩くこととは違う）。「その瞬間を体験すること」への焦点化は，東洋の心理学的アプローチと，自動的回避や恐怖反応の消去方法としての無強化の暴露（nonreinforced exposure）という西洋的概念の双方にもとづくものである。

　第二の「すること」スキルは，事象や個人の反応を言葉で叙述することである。行動的事象や環境的事象に対して言語的なラベルを用いる能力は，コミュニケーションとセルフ・コントロールの双方に必要不可欠なものである。叙述の学習には，個人が自分の情動や思考を言葉通りに——すなわち，環境事象そのものの反映として——受け取らないことが必要である。たとえば，恐怖を感じていることが必ずしも，ある状況がその人の生活や幸せを脅かしていることを意味するとは限らない。しかし，ボーダーラインの人は，情動反応と緊迫した出来事とを混同しがちである。恐怖の身体的要素（「胃がキリキリして，のどが締め付けられる感じがする」）が状況に対する知覚（「学校での試験が始まる」）と混同され，思考（「試験に失敗するだろう」）を作り出すかもしれない。また思考もしばしば文字どおりに受け取られるものである。つまり思考（「私は愛されていないように感じる」）が，事実（「私は愛されない」）と混同されるのだ。実際，認知療法の主要目的の一つは，思考とそれに対応する環境事象との関連性を検証することにある。思考は思考，外部の事象は事象，という風に区別できない人は，ほとんどの治療アプローチにおいて大きな困難にぶつかるだろう。興味深いことに，ほぼすべてのセラピー・アプローチは，患者が事象を観察し，叙述することの援助を重視している。たとえば精神分析の自由連想，行動療法における行動日記の記入，認知療法における思考・仮定・信念の記録，クライエント中心療法における反映的応答などは，すべて患者あるいはセラピストが，患者の生活のなかでの行動反応や進行中の事象を観察し，叙述

することの例である。

　第三の「すること」スキルは，自意識を持たずに参加する能力である。ここにおいて「参加」が意味するのは，自分自身を進行中の出来事や相互作用から隔てることなく，現在の活動に完全に入り込むことである。活動の性質は自発的なもので，個人と環境との相互作用はスムーズであり，全面的にではないが部分的には習慣にもとづいている。もちろん，参加はマインドレス（mindless）にも行われ得る。誰でも，何かほかのことに集中しながら複雑な道筋を運転し，どうやってたどり着いたか全く気づくことなく自宅に帰った経験があるはずだ。だが，参加はマインドフル（mindful）にも行われ得る。マインドフルな参加の好例としては，熟練したスポーツ選手が，課題の要求に対し柔軟だがスムーズに反応し，油断なく気づきを持ってはいるが，自意識はないという場合が挙げられる。マインドレスというのは，課題に対し注意を払わずに参加することだが，マインドフルというのは，注意を払いながら参加することである。

　【核となる「やり方」スキル】　次の三つのマインドフルネスの「やり方」スキル（"how" skill）は，いかにして観察し，叙述し，参加するかということと関係している。まず，非判断的スタンスをとること，次に，その瞬間には一つのことに集中すること，そして，効果的であること（実際にうまくいくことをすること）である。DBTで教えられる非判断的スタンスとは，要するに，何かに対して良いとも悪いとも判断しないことである。これはネガティヴな判断からポジティヴな判断への移行を意味するものではない。ボーダーラインの人は，自らや他者を，過度にポジティヴに（理想化）あるいは過度にネガティヴに（脱価値化）判断する傾向を持つが，ここでの立場は，もっとバランスのとれた判断をすべきだというものではなく，ほとんどの場面において判断を完全に捨てるというものである。これは，かなり微妙だが，非常に重要なポイントである。つまりたとえば，「価値のある人」も，いつでも「価値のない人」になり得てしまうということである。これに対してDBTでは，行動や出来事の結果への焦点化を重視する。たとえば，行動は自分や他者に対して苦痛に満ちた結果をもたらすかもしれないし，出来事の結果が破壊的かもしれない。非判断的アプローチは，そうした結果を観察し，行動や出来事を変化させるよう提

案するものであるが、必ずしもそれらに対し「悪い」とラベリングをするものではない。すべてのものはただ、あるがままにあるのである。飛行機が墜落しそうなときに論理情動療法セラピストはどのようにそれを扱うだろうか、と問われたアルバート・エリスが言ったとされるように、「もしあなたが死ぬのであれば、あなたは死ぬのだ」ということなのである。

　マインドフルネスは全体として、人が活動に持ち込む気づきの質に関わるものである。第二の「やり方」スキルの目標は、現在の活動における心（mind）と気づき（awareness）への焦点化を学習することである。いくつかの活動に注意を振り分けたり、現在の活動と、何か別のことに関する思考との間で注意を分割したりしないようにするのである。このような焦点化を達成するには、注意のコントロール、つまりほとんどのボーダーライン患者に欠けている能力が必要となる。ボーダーライン患者はしばしば、過去についての思考やイメージ、将来への心配、トラブルに関する反芻的思考、あるいは現在のネガティヴな気分によって注意を逸らされてしまう。彼らは、現在の心配事に全注意を向けて（これはマインドフルな心配の一例と言える）、そのいくつかの側面を解決するのではなく、心配すると同時に何かほかのことをしようとする。この問題は、患者がDBTスキル・トレーニング・プログラムに参加する際の困難さのうちに容易に見てとれる。患者は、油断なく、気づきや用心深さを持ちながら、いかにして一度に一つの課題や活動に焦点化するかを学ぶ必要がある。

　第三の「やり方」の目標、すなわち効果的であることは、ときとして、特定の状況において実際に必要なことや求められていることをすることよりも、「正しい」ことを気にしてしまう患者の傾向を弱めることを目指している。効果的であるというのは「自分の顔を恨んで鼻を切り落とす」のと反対であって、私たちの患者の言葉で言えば、「試合の中でプレーする」、つまり「実際にうまくいくことをする」ということである。東洋の瞑想的見地からすれば、有効性に焦点を当てることとは「スキルフルな（巧みな）手段を使うこと」である。もちろん、ボーダーライン患者が、目標の達成を優先して「正しくあること」をあきらめるということができないのは、彼らが不認証環境のなかで体験してきたことに関係している。多くの患者にとって問題の中心は、彼らが本当に自らの知覚、判断、決心を信じられるかどうかである——すなわち患者が、自分の行動が正確、つまり「正しい」と期待できるかどうかである。だが、結果以

上に原理を重視する態度が極端になった場合，ボーダーライン患者は失望したり，他者を疎外したりする結果になりかねない。結局，私たちは誰しも，ときには「譲歩」しなければならないのだが，ボーダーライン患者にとって，それを「譲歩している」と捉えるのではなく，「スキルフルな反応」と捉える方が，はるかに容易に「効果的であるために正しくあることを諦める」ことができる場合がある。

■苦悩に耐えるスキル

　DBTは，苦痛に対してスキルフルに耐える学習を重視する。苦悩に耐え，それを受け入れる能力は，少なくとも二つの理由から，メンタルヘルスの根本的目標となる。第一に，苦痛や苦悩は人生の一部であり，そのすべてを回避したり除去したりすることはできない。この不変の事実を受け入れられないことが，それ自体苦痛や苦しみを増加させてしまうのである。第二に，苦悩に耐えることというのは，少なくとも短期的には，自らが変化しようとする試みの一部である。それができなければ，衝動的行動が，望まれる変化の確立に向けた努力を阻むことになるだろう。

　苦悩に耐えるスキルは，マインドフルネスのスキルから自然に形成されるものである。このスキルは，自分自身や自分の現在の状況を非判断的なやり方で受け入れる能力と関係している。基本的に，苦悩に耐えることとは，自分の状況を変えようと望むことなく知覚する能力であり，自分の現在の情動の状態を変えようとすることなく体験する能力であり，自分の思考や行動パターンを止めたりコントロールしたりしようとすることなく観察する能力である。しかし，ここで提唱されているスタンスが非判断的なものであるとはいえ，これがある種の承認を意味していると捉えてはならない。この違いを患者に対して明確にしておくことは，特に重要である。つまり，現実を受け入れるということは，その現実を承認することとは違うのだ。あるいは，認知再構成（cognitive restructuring）セラピストが言うように，「ある事象が破滅的でないからといって，それがうっとうしくないという意味にはならない」。

　DBTの標的である苦悩に耐える行動は，危機に耐え生き延びることと，その瞬間において人生をあるがままに受け入れることに関わるものであるが，それには危機を生き残るための四つの戦略が教示される。すなわち，気を紛らわ

せる（活動する，貢献するようなことを行う，自分よりうまくいっていない人と比較する，反対の情動，苦痛を伴う状況を避ける，ほかの考え方，激しい他の感覚，などを用いる），自分をなだめる（視覚，聴覚，嗅覚，味覚，触覚を通して），今現在を改善する（想像，意味づけ，祈り，リラクゼーション，一つのときに一つのことに集中する，休暇をとる，自分を励ます，などによる），長所と短所の両面を考える，の四つである。受容のスキルには，根本的な受容（すなわち，深い部分から完全に受け入れること），心を受容の方向へ向けること（すなわち，あるがままの現実の受け入れを選ぶこと），そしてウィルフルネス（willfulness, 強情さ）ではないウィリングネス（willingness, 同意）がある。「ウィリングネス」という概念は，ジェラルド・メイ（Gerald May, 1982）によるものだが，彼はそれについて次のように述べている。

> ウィリングネスとは，自己の分離性（self-separateness）を放棄し，生そのものの深いプロセスに入り，没入するという意味を含んでいる。それは，人がそもそも何らかの究極的，宇宙的なプロセスの一部であるという認識であり，そのプロセスに参加するためのコミットメントである。反対に，ウィルフルネスとは，存在を支配し，方向づけ，コントロールし，何らかの仕方で操作しようと，自らを生の根本的本質から離している状態のことである。簡単に言うと，ウィリングネスとは，その時その瞬間に生きているという神秘に対してイエスと言うことであり，ウィルフルネスとは，その神秘にノーと言うことである。あるいはより一般的には「イエス，だが……」となるかもしれない……。(p.6)

ボーダーライン患者とそのセラピストはそれぞれ同様に，危機を生き延びるスキルを重要なものとして進んで受け入れるが，受容とウィリングネスに向けられるDBTの焦点化は，しばしば本質的な欠点があるものと見られる。この見解は，受容とウィリングネスが承認を含意するという考えにもとづく。だがこれはメイ（May, 1982）の意図するところではない。実際彼は，ウィリングネスが破壊的な力への抵抗を要求するものだと指摘する。ただし続けて，この抵抗がしばしばウィルフルネスへと変化してしまうことがほとんど避けられないということも指摘している。

しかしウィリングネスとウィルフルネスは，特定の物事や状況に適用できるものではない。それらは，人が生自体の不思議さに向ける根本的態度を反映するものである。ウィリングネスは，この不思議に気づき，それにある種の敬意を払うことである。ウィルフルネスは，それを忘れ，無視し，最悪の場合には，それを積極的に破壊しようとすることである。こうして，ウィリングネスが非常に積極的で主張的で，攻撃的にさえなることもあり，ウィルフルネスが服従を装って現れることもある。政治改革が良い例である。(p.6)

■**情動制御スキル**

ボーダーラインの人は，激しく不安定な感情を持っている。第1章で述べたように，多くの研究が，ボーダーラインの人や自殺類似行動をとる人は，怒り，強いフラストレーション，抑うつ感，不安によって特徴づけられることを示唆している。また第2章で述べたように，DBTは，苦痛を伴う情動の制御の難しさがボーダーラインの人の行動的問題の中心であることを前提としている。患者の見方からすれば，苦しい気持ちは，ほとんどの場合「解決されるべき問題」である。自殺行動や物質乱用などの機能不全的行動は，多くの場合，耐え難い苦痛に満ちた情動に対する行動的な解決策となっている。

このような感情の激しさや不安定さゆえに，ボーダーライン患者が自分の感情レベルの制御を学べるよう援助することは有益だと考えられる。私の経験では，ボーダーラインの人の大半は，自分が何を感じようとも，一切感じないようにしろと自分に命令することだけで感情を制御しようとする。この傾向は，人は不幸なときにも微笑まねばならず，怒っているときにも愛想よく事を荒立てないように，また罪悪感を感じるときには懺悔して許されたと感ずることを命ずる，情動的不認証環境がもたらす直接的結果である。

感情制御のスキルを教えることは，非常に困難である。なぜならボーダーラインの人は，しばしば教示を過剰に受け取り，単に「態度を変えるように」としただけで，気持ちまで変えてしまいかねないからである。ある意味，多くのボーダーライン患者は，自分以外のすべての人が，情動に対するほとんど完璧な認知コントロールを見せる環境で育っているのであり，さらに，その人たちこそが，患者が自分たちと同様のコントロールができないことに我慢できず，

強い不承認を示していたのである。多くの場合ボーダーライン患者は，情動をコントロールしようとするあらゆる試みに抵抗する。というのも，そのようなコントロールは，彼らの感じ方について，他の人が正しく，自分は誤っていると暗示することになるからである。そのため，感情の制御は，情動の自己認証の文脈においてのみ教えることが可能といえよう。

　苦悩に耐えるスキルと同様に，感情制御にはマインドフルネスのスキル――この場合，現在の情動反応を非判断的に観察し叙述すること――が必要である。理論的には，ボーダーラインの人の情動的苦悩の多くは，最初の情動（たとえば，激しい恥辱，不安，激しい怒り）に対する二次的反応の結果だと考えられている。だが，最初の情動の多くは適応的で，その状況にふさわしいものである。そのため，こうした二次的な苦悩を減少させるには，非判断的な雰囲気のなかで最初の情動に暴露することが必要となる。この文脈においては，自らの情動反応へのマインドフルネスは暴露テクニックの一つだと考えることができる。DBTの情動制御スキルは，場面に応じて数多くあるが，以下にそれを示しておこう。

　【情動の同定とラベルづけ】　情動制御の最初のステップは，現在進行中の情動を同定し，ラベルづけすることの学習である。しかし，情動は複雑な行動反応であるため，それらの同定には，自分自身の反応を観察するだけでなく，情動が生起している状況を正確に叙述する能力が必要となる。したがって，①情動をかきたてる出来事，②情動をかきたてる出来事についての解釈，③身体感覚を含む，情動の現象学的な体験，④情動に関連する表出行動，⑤情動が自分自身の機能に後で及ぼす影響の五つを観察し，叙述できるならば，情動反応同定の学習に大いに助けとなる。

　【情動変化の障害の同定】　情動的行動というのは，個人にとって機能的なものである。情動的行動に強化を伴う結果が続く場合，それを変化させるのは難しくなる。したがって，特定の情動的行動の機能や強化子を同定することが有用といえよう。基本的に情動は，他者への伝達と，個人の行動の動機づけという機能を持っている。さらに情動的行動には，他に重要な機能が二つある。一つは，伝達機能に関連し，他者の行動に影響を与えコントロールすること，

二つ目は，事象に対するその人自身の知覚や解釈を認証することである。後者の機能は完全に論理的というわけではないが（たとえば，ある人がほかの人を嫌っているからといって，その相手が嫌われるに値する人間だということにはならない），ともかくもボーダーライン患者にとって，それは重要なことであり得る。こうした情動機能を同定すること，特にネガティヴな情動の機能を同定することは，変化に向けた重要なステップである。

【「情動の心」に向かう脆弱性をできるだけ解決する】　人は誰しも，身体的または環境的ストレス下では，情動反応の影響を一層受けやすくなる。それゆえ患者は，バランスの取れた栄養や食習慣を作ること，十分かつ多すぎない睡眠をとること（必要があれば不眠治療をすることも含めて），適度な運動，身体疾患の治療，気分に影響する非処方薬物を控えること，自己効力感やコンピテンスの感覚を形成する活動に参加することにより，コントロール感を高めることなどについて援助を受けることになる。コントロール感への焦点化は，認知療法がうつに対して用いる活動スケジュールとよく似ている（Beck et al., 1979）。これらの標的は単純なようだが，ボーダーライン患者と共にこれらの標的に向かって進むことは，患者とセラピストの双方を疲弊させるものである。不眠に関していえば，私たちのボーダーライン患者の多くは，ほとんど助けにならないことの多い薬物療法において，終りなき戦いを繰り返している。また貧困は，バランスのとれた栄養や医療的ケアを妨げる。そのため，こうした標的のどれに取り組むにしても，ポジティヴな効果が現れるまでは，患者の積極的なスタンスと粘り強さが必要となる。だが，多くのボーダーライン患者に典型的に見られる問題解決の受動性が，ここでかなりの困難をもたらすことがある。

【ポジティヴな情動的出来事を増加させる】　繰り返しになるが，DBTはボーダーラインの人だけでなくほとんどの人が，もっともな理由から気分を害することがある，と前提している。人の知覚は，情動が高まっている場合に歪む傾向を持つが，情動自体が歪んだ知覚の結果であるということはない。したがって，情動のコントロールにとって重要な方法は，情動を引き起こす出来事をコントロールすることである。生活のなかにポジティヴ出来事を増やすこと

は，ポジティヴな情動を増大させるアプローチの一つである。短期的には，これは日々のポジティヴな体験を増やすことであり，長期的には，ポジティヴな出来事がより生じやすくなるように，生活を変化させることである。また，ポジティヴな出来事を増やすことに加え，ポジティヴな体験をしたとき，それに対しマインドフルであるよう努め，またその体験が終わるかもしれないという心配にマインドフルではないようにすることも有効である。

【現在の情動に対するマインドフルネスを高める】　現在の情動に対するマインドフルネスとは，情動を判断したり，抑制しようとしたり，遮断したり，注意を逸らしたりすることなく，情動を体験することである。ここでの基本的な考え方は，苦痛や苦悩を伴う情動への暴露がネガティヴな結果と結びつかなければ，それらの情動が持つ，ネガティヴな二次的情動を刺激する力は消滅するだろうというものである。患者がネガティヴな情動を「悪い」と判断すれば，「悪い」と感じたときはいつも自然に，罪悪感，怒り，あるいは不安を生む結果となる。すでにネガティヴな状況にこうした感覚が加わることは，苦悩をより激しい，より耐え難いものにするだけである。患者は，最初に悪い感情を抱いたことに対して罪悪感や不安を抱かずにすんだ場合のみ，苦しい状況や苦痛を伴う感情に耐えられることが多い。

【反対の行為をとる】　第2章で論じたように，行動表出的反応は，すべての情動の重要な部分を成している。したがって，情動と反対の，または一致しない仕方で振る舞うことによって，その行動表出的要素を変化させることは，情動を変化させ，あるいは制御する一つの戦略となる。その際セラピストは，患者の顕在的な行動（たとえば，自分が怒っている相手に対して良いことをする，自らが恐れているものに近づいてみる）にも，患者の姿勢や表情による表現にも，焦点を当てる必要がある。後者についていえば，セラピストは，情動表現を妨げるのではなく，異なる情動を表現するためのものだということを明示しておかなければならない。怒りの表現を表わさず抑えた表情と，好意を表現するリラックスした表情との間には，非常に大きな違いがあるのだ。このテクニックについては，第11章でさらに論じる。

【苦悩に耐えるテクニックを適用する】　事態を悪化させるような衝動的行動をとることなくネガティヴな情動に耐えることは，もちろん，ネガティヴな情動の強度や持続を調整する一つの方法となる。苦悩に耐えるテクニックはすべてがこの目的でも役に立つだろう。

■対人関係に有効性を持たせるスキル

　社会的に有効であるために必要とされる具体的な行動パターンは，ほぼ全面的に，特定の状況的文脈においてどのような目標を持つかによって決まる。対人関係スキル・モジュールの最初のセクションは，この問題に対応するものである。第3章で見かけ上のコンピテンス症候群に関連して述べたように，ボーダーラインの人の大半は，多くの会話スキルを持ち合わせている。しかし，社会的に有効であるためには，さらに補完的な行動表出スキルが二つ，すなわち，①習慣的に遭遇する状況への自動的な反応を作り出すスキルと，②必要な状況下で，新しい反応やその組み合わせを作り出すスキルとが必要となる。

　DBTにおいて教示される対人関係反応パターンは，アサーションや対人関係の問題解決クラスで教えられるものと非常に似ている。そこには，必要なことを頼み，ノーと言い，対人関係の葛藤に対処するために有効な戦略が含まれている。この場合の「有効性」とは，個人が望んでいる変化を得ること，関係性を保つこと，そして自尊心を保つことを意味している。このプログラムに含まれるスキルは非常に具体的なものだが（詳細は別巻『境界性パーソナリティ障害のためのスキル・トレーニング・マニュアル』を参照），私は，十分に開発された対人関係トレーニング・プログラムであれば，すべてDBTパッケージの代わりになり得るのではないかと考えている。

　繰り返すが，ボーダーラインの人や自殺念慮のある人は，しばしば一般的な意味での良好な対人関係スキルを持ち合わせている。問題は，患者が遭遇する状況にこれらのスキルを適用するときに生じる。患者は他人が問題に直面していることを検討する際には，有効な行為の手順を述べることができるかもしれないが，自分自身の状況を分析するにあたっては，同様の手順を考えたり実行したりすることが全くできないだろう。たいていの場合，信念のパターンとコントロールできない感情的反応とが，社会的スキルの適用を抑制する点が問題となる。

ボーダーラインの人がよく犯す行動上の誤りの一つは，関係性を早く終結させすぎることである。その原因となる難点は，おそらく標的領域のすべてにわたって存在する。感情に耐えることに関する諸問題から，葛藤状況によくある恐れや不安やフラストレーションに耐えることが難しくなる。感情制御に関する諸問題から，慢性的な怒りやフラストレーションの軽減が不可能になる。不適切な自己制御スキルと不適切な対人関係の問題解決スキルから，葛藤のおそれがある関係性をポジティヴなエンカウンターに変えることが難しくなるのである。ボーダーラインの人は，葛藤の回避と激しい対決との間で頻繁に揺れ動くものである。だが不幸なことに，回避か対決かの選択は，その時点の状況に応じた必要性ではなく，患者の感情的状態にもとづいて決められる。DBTにおいては一般に，セラピストは，患者の環境や人間関係，また患者自身について患者が持つネガティヴな予想を変えていこうとするものである。セラピストは，患者が嫌悪する環境を修正し有効な関係性を築くために，具体的な対人関係の問題解決スキルや，具体的なソーシャル・スキル，アサーション・スキルの適用を学ぶよう援助しなければならない。

■セルフマネジメント・スキル

　セルフマネジメント・スキルは，新しい行動を学習し，維持し，般化するために，そして望ましくない行動や行動変化を抑制あるいは消去するために必要なものである。セルフマネジメント・スキルには，セルフコントロールや目標志向的行為といった行動カテゴリーが含まれる。「セルフマネジメント」という言葉は，その最も広い意味において，自らの行動，思考，あるいは事象に対する情動反応をコントロールし，管理し，あるいはその他のあり方で変化させようとするあらゆる試みを指すものである。この意味では，DBTにおけるマインドフルネス，苦悩に耐える，情動制御，対人関係問題解決といった諸スキルは，セルフマネジメント・スキルの具体的なものだとも考えられよう。だがここでは，さらなるスキルを習得するために個人が必要とする行動能力の総称としてこの用語を用いる。ボーダーラインの人のセルフマネジメント・スキルが不十分であればあるほど，DBTで標的とされる他のスキルを習得する能力もひどく限られたものとならざるを得ない。標的とすべきセルフマネジメント・スキルについて，以下に検討していくことにする。

【行動の変化と維持の原理について知ること】　ボーダーラインの人は，行動の変化や維持に関する基本原理についての知識を，決定的に欠いている場合が多い。人は意志の力を英雄的に示すなかで複雑な行動パターンを変えていくのだという患者の信念は，失敗と自己非難の加速的循環の素地を作ることになる。また目標を達成し損なうことは，失敗を人の特性（怠ける，動機づけに欠ける，「根性」がない）に帰する説明が正しいというさらなる証拠ともなってしまう。したがってセラピストは，人びとがいかにして変化するかに関するこうした考え方を，徐々に覆していかなければならない。日常的なスキル（字を書くのを学ぶこと，自転車に乗ることなど）の学習に関するアナロジーを使うと，意志の力はそれ自体で成功をもたらすものではないということを説明するのに役立つことが多い。意志の力は，新しい行動の学習につきものである失敗に直面したときに，それを繰り返させるだけなのである。

　ボーダーラインの人には，強化，罰，シェイピング，環境と行動の関係性，消去などに関わるいくつもの原理を学習する必要がある。したがって，学習や行動コントロールの原理一般とともに，これらの原理が個別のケースでどう適用されるかを知ることもまた，セルフマネジメント・スキルを教える際の重要な標的となる。これらの概念の学習は，患者の信念構造の根本的な変化を，特に患者自身の行動をコントロールする要因に関する信念の変化を，伴うことになる。

【現実的な目標設定】　ボーダーライン患者は，いかにしてネガティヴな目標に代わるポジティヴな目標を立て，いかにしてポジティヴ／ネガティヴな目標を現実的に評価し，またいかにして価値明確化の観点から自身の生活パターンを吟味するか，といったことについても学習する必要がある。ボーダーラインの人は概して，完璧こそが受け容れ可能な結果だと信じている。また往々にして，行動変化目標が状況に対して広範にすぎ，患者が持つスキルを明らかに越えてしまうことがあるが，この場合，患者に対して「小さく考えるように」，「小さくポジティヴなことを積み上げるように」と励ますことが有効だろう。

【環境・行動分析スキル】　患者には，セルフ・モニタリングや環境モニタリングのスキル，ベースラインを設定して評価するスキル，実証的データを評価

して先行する出来事と結果や自分自身の反応との関係性を見極めるスキルを教える必要がある。これらのスキルは，認知療法で教えられる仮説検証スキルと非常によく似ている（Beck et al., 1979）。

【随伴性マネジメント・スキル】　ボーダーラインの人は，随伴性マネジメント計画を構成し実行することが非常に困難な場合が多い。私の経験からすれば，多くの患者は自己報酬という概念をめぐって大きな問題を抱えている。通常，問題は，報酬や罰を受けるに値するか否かを中心に考える思考パターンにある。何かに値するか否かという考え方は，完全に判断にもとづくものであるため，随伴性マネジメントに関する取り組みは，マインドフルネスのスキルの教示と組み合わせて行われなければならない。患者はしばしば，自己処罰あるいは自己剥奪を実行することが自らの非適応的行動を変化させる唯一の有効手段だと考えていることを自ら認める。セラピストは，このような戦略に関する多くのネガティヴな影響を明確に指摘すべきであるし（たとえば，「もしまた過食したときに，その罰として絶食するとしたら，どんな問題をさらに作り出すことになるでしょう？」というように），さらに，行動マネジメントでは嫌悪的でない随伴性を作り出そうと試みなければならない。私の経験では，セラピストは学習の法則に精通していなければならないし，随伴性を誤って用いた場合の良くない影響についても患者を納得させられる説得力を持っていなければならない。

【環境コントロール・テクニック】　人はいかなる環境的刺激も克服できるという不認証環境的な信念は，人は環境から独立して機能できるという前提にもとづくものである。こうした信念体系を考えれば，ボーダーライン患者が，自らの行動をコントロールする手段として環境を利用することはあまりうまくないということも理解できる。しかし，第3章で論じたように，環境中の一時的な手がかりに対するボーダーラインの人の反応は，他の人たちよりも敏感である。それゆえ，ボーダーラインの人にとっては，周囲の環境を効果的に取り扱う能力が，きわめて重要になってくる。特に標的とすべきは，刺激縮小（stimulus narrowing，間近な環境中で心を乱すような出来事を減らすこと）や刺激回避（stimulus avoiding，問題行動を促進する出来事を避けること）のよ

うなテクニックである。そうすることで,「意志の力」のみで十分だと信じてしまう患者の傾向を抑えられる。

【再発防止計画】 アラン・マーラット（Marlatt & Gordon, 1985を参照）が詳しく述べているアルコール依存者の場合と同じように, ボーダーラインの人も, ちょっとした再発や些細な失敗を, 完全な失敗の前兆と受け止め, 諦めた方がいいと思ってしまうことが多い。たとえば, 患者はセルフマネジメント計画を展開し, 計画にこだわりつつ, 非現実的な完璧さを期待する。この場合は, 態度の変化が標的となる。再発に備えた現実的な計画を立て, 再発を非判断的に受け入れて, 再発がもたらすネガティヴな影響を軽減するための戦略を練ることを教えることが重要である。

【不十分な進歩に耐える能力】 ボーダーラインの人は, 気分の悪さに耐えていることがほとんどできないため,「じっくり様子を見る」アプローチを要求される行動変化アクション・プランを実行することが難しい。比較的複雑な変化に対し, 短すぎるタイム・リミットを設定する「即決症候群」に陥ることが多いのだ。別の言い方をすれば, 一夜にして前進することが期待されており, そうでなければ計画は失敗とされる。繰り返すが, 行動変化の漸進的な性質と, ネガティヴな感情に少しの間耐えることの必要性を強調することを, 主要な努力目標の一つとしなければならない。

■他の行動スキル・トレーニング・プログラムはどうなのか

おそらく読者は, DBT固有の行動スキル・トレーニングにこだわる必要があるのか, 代わりに他のスキル・トレーニング・プログラムを用いることができるのではないかと疑問に思っていることだろう。読者の活動エリアにおいて, または読者の患者に対して, 他のプログラムを利用可能かもしれないし, あるいは, 読者が他のプログラムに比較的馴染んでいるかもしれない。たとえば, マインドフルネスのスキルは, マインドフルネスに似た原則にもとづく瞑想プログラムや, 瞑想の導師から学ぶことができる。アサーションを含め, 個人のセルフマネジメントや対人関係スキルとその有効性に関するセルフヘルプのための本や講座はたくさんある。個人の情動制御を援助するよう構築された特別

なプログラム——特に，抑うつ，不安，あるいはパニック，怒りのコントロールのための構造化された認知プログラムおよび認知行動的プログラム——は数多くあり，さらにそのようなプログラムは日々進化を続けている。DBTのスキル・トレーニングの一領域である苦悩耐性スキルのように，おそらく他の膨大な出版物やプログラムには網羅されていないものもある。

　あるスキル・トレーニング・プログラムが，他のプログラムで代用できないというア・プリオリな理由はない。しかし，実用性以外にも考慮すべき多くの事柄があることは，意識しておかねばならない。まず第一に，セラピストは個々の患者が学習しているスキルを完全に把握していなければならない。かなりのストレス下にあることの多い状況において，患者がそれらを学習し適用するのを援助する必要がある。また，自分が分からないことを人に教えることはできない。私の臨床プログラムでは，セラピストが別巻の『スキル・トレーニング・マニュアル』を読み，自らホームワークに取り組むことによってDBTスキルを学習することが多い。これは「進みながら学ぶ」プログラムで，セラピストと患者が共にスキルを学習することもよくある（少なくとも初めのうちは）。私がDBTで論じているスキルは，いくぶん独特な方法で組織化され，ふだん使わないような用語で記述されているが，実は，どんな人でもある程度は馴染みのある，かなり基本的なスキルなのである。

　第二に，自分の患者を他のスキル・トレーニングに参加させたなら，そのスキル・トレーニングと同じ用語法を用いることが重要である。そうでなければ，患者は混乱してしまうだろう。また，スキル・トレーナーが用いるトレーニング教材を入手する手段を持っておく必要がある。第三に，自分の教えているスキルが，BPDに適切なものであり，個々の患者が抱える特定の問題に関わっていることを確認しておく必要がある。第四に，それぞれのモジュールで教えられているスキルを相互に関連づけ，スキルの使用を経時的に追跡する方法を作っておくことが，特にセラピストが特定の一連のスキルを実際に教えていないときには，重要である。ある意味，私は，もし『DBTスキル・トレーニング・マニュアル』をそのまま使わないならば，自分自身の目的に応じて，自分自身のマニュアルを作ったり，マニュアルを修正したりするのを考えることを推奨している。

5. 外傷後ストレスに関連した行動を減少させる

　ボーダーライン患者に深刻で，未解決，未治療の外傷的ライフ・イベントがあれば，それに関連したストレス反応パターンを減らすことも，DBTの主たる標的の一つとなる。第2章で示したように，DBTを受ける患者の大多数が，幼少期の性的虐待を少なくとも一つは報告すると予想できる。この患者たちの多く，そして性的虐待の既往のない患者も，身体的，情動的外傷と幼少期のネグレクトを報告するだろうし，なかには特に暴力的，侵害的，広範で慢性的なケースもあるだろう。だがセラピストは，すべてのボーダーライン患者に深刻な性的・身体的虐待，あるいはトラウマとなるようなネグレクトの既往があると決めてかからないようにしなければならない。実際，そのような経験がない人もいるのだ。しかしこれは，ボーダーライン患者がトラウマを体験していないだろう，という意味ではない。死，離婚，移住などで重要な人を失った体験を持つ人もいるし，喪失に対するトラウマ的な脅威を受けている人もいる。さらに，両親がアルコールで暴れたり，予期せず，耐え難く，持続的なトラウマとなる拒絶を受けたり，混乱した生活環境にいた経験を持つ人もいる。少なくとも，第2章で述べた生物社会理論が正しいとすれば，すべてのボーダーライン患者は広範な不認証環境にいた経験を持っているといえよう。

　この標的領域で行われる取り組みは，「覆いをとる」（uncovering）取り組み，つまり機能不全的行動を生み出している幼少期の兆しに注目する精神力動的精神療法の取り組みに似ている。違いは，特定の出来事，または特定の発達段階が，現在の外傷的ストレスに対して機能的に関連しているというア・プリオリな前提を持たない点にある。

　以前の性的，身体的，環境的外傷，もしくは身体的および情動的ネグレクトといった事実に関する情報は，セラピーが進行する過程で必要に応じて獲得されねばならない。この情報については，すぐに話す患者もいるだろうし，虐待に関する情報を徐々にしか話さない患者や，数回のセッションを経た後に話す患者もいるだろう。またセラピストは，虐待の既往に関する手がかりを探すために，過去の治療の全記録を読まなければならない。しかし，虐待を受けた事実が，過去のセラピーでは話されていない場合もある。トラウマは，たとえそれが治療的な暴露であっても虐待に関する手がかりに結びつくため，早期のト

表 5-4 幼少期の性的虐待に特徴的な後遺症

1. 虐待へのフラッシュバックと虐待の悪夢とに関する侵入的記憶
2. 虐待に関連した解離や，現実感消失，離人，体外離脱体験，認知的遊離状態，あるいは「ぼうっとする」こと
3. 睡眠障害，集中障害，記憶障害，目の前の出来事や対人関係によって過去の虐待に関する記憶や情動が再刺激される，といった一般的なトラウマ的兆候
4. 虐待に関連した罪悪感，恥，ネガティヴな自己評価，自己不認証化
5. 無力感と絶望感
6. 他者に対する不信感
7. 不安発作，恐怖症，過覚醒，身体化
8. 性的不全
9. 慢性的な抑うつ
10. 他者との混乱した関係性。理想化と失望，過剰に劇的な行動スタイル，強迫的な性的関係，敵対性，操作性など
11. 「アクトアウト」と「アクトイン」。自殺類似行動や物質乱用など
12. 引きこもり
13. 行動方針を他者に依存する
14. 慢性的な危険の知覚
15. 自己憎悪
16. ネガティヴな特別さ____すなわち，魔法ともいうべき力の感覚
17. 不十分な現実検討能力
18. 強化された回避，否定，抑制の能力

［J. Briere, 1989, *Therapy for Adults Molested as Children*, New York: Springer. より版権者の許諾を得て転載］

ラウマに関する詳細や出来事について聞き出すのは，自殺行動やセラピー妨害行動や生活の質を深刻に阻害する行動が根本的に解消され，行動スキルが安定してからになる。この問題の詳細については，次章で検討する。

　幼少期の性的虐待に伴う特徴的な後遺症について，ブライヤー（Briere, 1989）が明らかにしたものを表 5-4 に示しておこう。これらの後遺症の多くはDBTで直接標的とされる行動上の問題であり，ほかは外傷後ストレス障害の特徴と一致している。前述したように，BPD自体を，幼少期の虐待に伴う外傷後ストレスとして再概念化するべきだと主張する論者もいる。DBTはこの立場はとらないが，たしかにボーダーライン患者の行動上の問題の多くは，過去の被虐待体験に直接関係しているように思われる。

■ トラウマの事実や虐待の事実を受け入れること

　トラウマを受けた事実を認め，受け入れることは，トラウマ体験の後遺症を治療するうえで最初の標的であり，最後の標的でもある。ひどいトラウマを受

けた人は，体験をほとんど思い出せないことが多い。それゆえ，最初の標的は，取り組みを始めるのに十分な程度まで，患者がトラウマとなった出来事を言語化していくことである。そして一つまたはいくつかの出来事（あるいは出来事の断片）が思い出されたなら，次なる課題は，その個人が自分の思い出した出来事（あるいはその出来事に近いこと）は本当にあったことなのだと信じるようになることである。トラウマを受けた犠牲者は，トラウマとなる出来事や虐待が単なる想像か創作ではないかと非常に恐れているため，これはセラピーのなかでも非常に難しいものになるだろう。

　過去に起きた出来事に後から直接触れてみることはできない。この点からも，それを信じるのが難しいと言える。そのため，患者にとっては（場合によってはセラピストにとっても），自分の人生で起こった事実がたとえ不確かだとしても，自分自身を信じられるようになることが重要な課題となる。多くの患者にとって目標となるのは，何かが起きたことは知っているが，その一方，正確に何が起きたのかは知らない，というこの二つを総合することである。この章の最初でも論じたような，曖昧さや不確かさがあっても不安を持たずにいられるということが，この目標の一部をなす。患者のストーリーが展開していくにつれ，自分の人生の現実を嘆きつつ徹底的に受け容れるという課題は，多くの患者にとって決定的に重大で，かつ困難なものとなる。核となるマインドフルネスのスキルの一つとして教えられる徹底的な受容が学習され実践されなければならないのは，この状況においてである。また第3章で述べたような，嘆き悲しむ能力がないことによって，この段階をうまく通り抜けることが大きく妨げられる。ジュディス・ハーマン（Judith Herman, 1992）は，このことを，トラウマを受けた人びとの治療における想起と悲哀の段階と呼び，その非常な困難さを記述するとともに，勇気が必要であると力説している。

■スティグマ化，自己不認証，自己非難を減少させること

　第二の目標は，トラウマに関連したスティグマ化や自己不認証，自己非難を減少させていくことである。虐待の犠牲者の大半は，自分は他の人と比べ非難されるような異質の人間であり，そうでなければ虐待は起きなかったと信じている。また彼らは，自分が虐待の原因だったと信じていたり，虐待を止めようとしなかった（性的虐待の場合，快楽を覚えていたかもしれない）ことから，自分が「悪い」か「病気」か，その両方かだと信じていたりすることが多い。

トラウマ的な出来事の原因としての責任を感じていない場合でさえ，しばしばトラウマへの反応には責任を感じ，それを恥ずかしく思っている。場合によっては，トラウマの深さを過小に表現してしまうこともある。

■否認と侵入的ストレス反応を減少させること

人が過酷なトラウマに直面したとき，それに対する反応は2段階で生ずる。すなわち「否認」段階と「侵入的」段階であり，それはしばしば循環的に繰り返すことになる。これら二つの段階で生じる反応はホロウィッツ（Horowitz, 1986）がまとめている（次頁の表5-5に示す）。トラウマの事実が受け入れられているときでさえ，その個人はトラウマ的出来事の影響を否認し，表5-5にあるような，他の否認段階の反応を続けるかもしれない。個人セッションまたはグループ・セッションにおいて，トラウマに関する手がかりが提示されたときに，患者は無口になりぼんやり宙を見つめてしまうかもしれない。この否認段階は，私が「悲嘆の抑制」（第3章参照）と呼んだボーダーライン症候群にきわめてよく似ている。

侵入的段階は，第3章で情動の脆弱性症候群と呼ばれたものに似ている。侵入的段階の間は，本来トラウマとは無関係であった数多くの刺激が，トラウマの手がかりや反応と関連づけられてしまいかねない。もしこの段階が長期間続くのであれば，そうした反応や関連づけは消去され得る。しかし，その後即座に否認段階が始まると消去は生じないし，一方の段階がもう一方の段階にすばやく続くという循環が，何年も続くことになる。これが，ボーダーライン患者の状態である。

■「虐待二分法」を総合すること

「虐待二分法」はブライヤー（Briere, 1989）による用語であり，幼少期に虐待を受けた犠牲者が虐待の責任性を白黒明確に概念化しようとする傾向を指す。つまり虐待の行為ゆえに虐待者が全面的に悪いのか，あるいは虐待されたがゆえに犠牲者が全面的に悪いかのいずれかという考えである。どちらが全面的に悪いと捉えるかは，その時どきによって揺らぐことが多い。これは弁証法的でない思考の例であり，精神分析用語で言うところの「分裂」（splitting）機制である。ここでは，この弁証法的緊張状態の解決が標的となる。だがセラピストは，慎重に，患者にできる唯一の総合が虐待者を許すことだと匂わせないようにしなければならない。虐待の事実の受容は基本であり，そして虐待行為

表5-5 否認および侵入的ストレス反応の段階

否認段階

〈知覚と注意〉
　ぼうっとした状態
　選択的不注意
　刺激の重要性を十分に認識できない
　睡眠障害（たとえば，睡眠不足や過剰睡眠）
〈出来事に関連した観念や感覚に関する意識〉
　記憶喪失（完全あるいは部分的に）
　出来事の結果の主題を体験しない
〈考え方の属性〉
　出来事に何らかのつながりを持つ刺激の意味を知らないと否定する
　進行中の世界に対して適切につながっているという現実的な感覚の喪失
　思考範囲の萎縮
　目的に柔軟性がない
　現実的条件に対抗するために，もっぱら幻想を用いる
〈情動的属性〉
　麻痺
〈身体的属性〉
　腸管症状，疲労，頭痛，筋肉痛などの感覚を伴う自律神経系の緊張-抑制反応
〈活動パターン〉
　激しい過活動性
　引きこもり
　出来事の結果に対してどのように反応するかを決められない
〈注意と知覚〉
　過剰警戒（hypervigilance），驚愕反応
　睡眠や夢の障害

侵入的段階

〈出来事に関連した概念や感覚に関する意識〉
　侵入的-反復的な思考，情動，行為（錯覚，偽幻覚，悪夢，招かれざるイメージ，反芻的思考）
　出来事に関連した事柄を考えるとプレッシャーを受けたり混乱したり無秩序になったりするように感じる
〈考え方の属性〉
　刺激を過度に般化するため，多くの刺激が出来事に関連しているように思ってしまう
　出来事に関連した主題に没頭し，他の事に集中できない
〈情動的属性〉
　出来事に関連した感情に対する情動的な「発作」あるいは「心痛」
〈身体的属性〉
　震え，下痢，発汗（動悸，吐き気，のどが詰まる，足がふらつく，などの感覚を伴うアドレナリン的，ノルアドレナリン的，あるいはヒスタミン的覚醒）などを含む，逃走（flight）-闘争（fight）の準備ができている（あるいは慢性的な覚醒による消耗の）感覚または兆候

〈活動パターン〉
　出来事に結びついた行動の強迫的反復，あるいは失った人や状況を強迫的に探し求め続ける

[M. J. Horowitz, 1986, "Stress-Response Syndromes: A Review of Posttraumatic and Adjustment Disorders" *Hospital and Community Psychiatry*, 37, 241-249. American Psychiatric Association の許諾を得て転載]

は虐待者を取り巻く出来事の結果だという何らかの理解は重要であろうが，許しを与えること自体は，常に可能とは限らない．また，特に虐待者が保護者や親であった場合，セラピストは虐待者を全くネガティヴな言葉で彩らないように，同じく注意を払うべきである．ほとんどの人にとって，親的な存在との間にある，何らかの肯定的な関係性を救い出すことは重要である．患者に対して親を愛することをやめるよう強いるのは，その関係性の価値ある部分を否定することになり，したがって親の喪失という結果を招いてしまうのだ．虐待犠牲者の多くは，さらなる喪失には耐えられない．それゆえ，患者が虐待者との関係性を保ち続けられるだけのものを失うことのないような総合の達成を目標としなければならない．

6. 自尊心を高める

　「自尊心」は，自分自身の思考や情動，行動パターンを含め，自らを価値づけ，信じ，認証し，信頼し，大事にするといった能力をすべて網羅するものである．すべての人の情動的，認知的，行動的反応が全体として適応的または有益だということではない．実際のところ，自らの行動を防衛的にならずに評価する能力は，適応機能の大きな特徴であり，自尊心が促進された結果である．そして自らの自己評価を信頼する能力は，成長にとってきわめて重要である．しかし，ボーダーライン患者はたいてい，セラピストも含む重要な他者の意見と関係なく自らの反応を評価し，その自己評価を保持することができない．つまり，自らの自己評価能力を尊重できないのである．そのため，意見の変化や重要な他者の存在・不在——普通患者がコントロールできない意見や出来事——に翻弄されることになる．こうした困難の大半は，社会的な不承認に対する過剰な恐怖がもたらすものである．ボーダーラインの人は，まるで自分の幸福が，すべての重要な人びとからの承認に全面的に依存しているかのように動くことが多い．そのため，適切な自己評価を増加させ，社会的不承認への耐性

を高め，これらの目標に反する行動を消去していくことが，セラピストの目標となる。

　多くのボーダーライン患者は，自らを極端に嫌い，自己憎悪にきわめて近い反応を示す。わずかの例外を除くほとんどの患者は，一般的にかなりの羞恥を感じており，自らの被虐待歴や自らが引き起こしたトラブル，そして特に現在の情動反応性などについて恥ずかしいと思っている。自らを大事にすることは，こうした情動反応と正反対である。それゆえセラピストは，自己憎悪，自己非難，そして羞恥心を標的としなければならない。この標的に向けた取り組みは，生涯にわたるプロセスとなるが，セラピーが終結する前に実質的な進歩を遂げておかねばならない。

　セラピーが終結する前に，セラピストが特に配慮して行うべきことは，患者の，セラピストとは独立の自尊心を強化することである。つまり，最終的にセラピストは，治療関係に立ち戻り，その関係のなかで，患者の自己認証，自己への配慮，自己をなだめること，セラピストに指示を仰がない問題解決，といったものを徹底的に強化しなければならないのである。しかし念のため付け加えるが，このスタンスは，患者がすべての人からの独立を学ぶべきだというものではない。対人的依存，すなわち養育やなだめや積極的な援助を他者に求めることは，ほとんどの人の幸福にとってきわめて大切なことである。実際，自らを不認証化することなく他者と関係を結び，依存できる能力は，DBTの重要な標的の一つなのである。

第三節　二次的な行動標的

　主たる標的となるボーダーライン患者の諸問題に対して，機能的な関連を持つ反応パターンは，おそらく数多く存在する。そうした反応パターンがDBTの二次的な標的となる。しかし，DBTにおける患者個人のための二次的標的の重要性は，主たる標的目標を達成するための関係性に全面的に依存するものである。個別のケースでは，二次的パターンの存在と，そのパターンと主たる標的との機能的関連性を，前提するのではなくアセスメントすることが決定的に重要となる。もしある特定の二次的パターンを変化させることが，主たる目標の達成に役立たないのであれば，その反応パターンは標的にはならない。つ

まり，二次的標的のリストというのは，検証されるべき仮説の集合なのである。

DBTにおいて提示される二次的標的のリストは，第3章で述べた弁証法的ジレンマの両極にもとづくものであり，以下のようなものである。①情動調整を高め，情動反応性を弱める，②自己認証を増やし，自己不認証を減らす，③現実的な意思決定と判断を増やし，危機を生み出す行動を減らす，④情動を経験する能力を高め，悲嘆の抑制を弱める，⑤積極的な問題解決を増加させ，積極的受動性を伴う行動を減少させる，⑥情動やコンピテンスに関する的確な表現を増加させ，行動の気分依存性を低下させる。

1. 情動調整を高め，情動反応性を弱める

まず最初の二次的標的は，情動調整を高め，ボーダーラインの人が持つ，稲妻のように速い情動反応性（emotional reactivity）を弱めることである。これについて最も役立つ具体的な行動スキルは，マインドフルネス（特に，情動反応を急激に引き起こす事象に対する非判断的観察），受容とウィリングネスをもって苦悩に耐える態度，そして脆弱性の減少に関する項目としても挙げた情動制御の実践である。

調整を高め反応性を弱めることは，情動が非反応的であることとは明確に区別されるべきである。ここで言っているのは情動を取り除くことではない。実際，DBTは，以前ボーダーラインだった人が，その後も情動的に強烈で，多彩で，ドラマティックな人間であり続けることを前提しているのだ。またこの標的は，患者の反応の非合理性に注目するのでもない。焦点となるのは反応の極端さである。つまり，耐え難い激怒を耐えられる程度の怒りに，何もできなくなるようなパニックを適度な不安に，身体を縛る悲嘆を反映的な悲しみに，屈辱的な恥を一過性の罪悪感に変える，というものである。言い換えれば，極端な情動というのは，けっして合理的世界に関する非合理的な信念にもとづいて生じたものではなく，単に度を超えたものであると考えるのである。

2. 自己認証を増やし，自己不認証を減らす

自己受容と自己をなだめることは，苦悩耐性スキルセットに含まれる具体的なスキルである。患者は自ら，苦悩耐性戦略を選び出すため，これら二つを無

視するというのはよくあることである。だが自己不認証（self invalidation）と自己憎悪は，往々にして自殺行動や，セルフマネジメント・プログラムの失敗，情動の脆弱性の増大などに関係している場合が多い。そうした場合これらの行動は，個人療法セラピストによって直接的に標的とされなければならない。この自己認証の増加と自己憎悪の減少は，自尊心を構成する重要な要素であるため，セラピーの後の段階においては主たる標的となる。

3．現実的な意思決定と判断を増やし，危機を生み出す行動を減らす

　DBTは，ボーダーラインの人の危機はすべて当人が自ら引き起こしているとは考えない。しかしその反対――つまり患者は危機の生起に関係していない――を前提しているのでもない。特に危機に結びつく患者の特徴として，気分依存性とその結果である気分関連行動選択（後述する），そしてさまざまな行動選択に対する現実的な結果の予想が困難であること――すなわち貧弱な判断――の二つが挙げられる。患者は，自身の反応がいかにして一つの気分から別の気分へと変化していくのかを予想できず，したがって自身の行動の予想もできないため，気分依存性は，貧弱な判断をある程度悪化させることになる。不認証環境は，行動的解決策について，患者が自らの問題解決や意思決定のスキルをシェイピングするかわりに，他者を見ることを教えるものである。だが混沌とした家庭において，現実的な意思決定をモデリングしたり教えたりすることはほとんどない。このような家庭にいた患者の場合，行動の選択に伴う現実的結果の予測（短期的，長期的の双方）を学ばなければならない。DBTで必要とされるセルフマネジメント・スキルの多くは，自分自身に対する現実的判断を行うことに関連するものである。

4．情動を経験する能力を高め，悲嘆の抑制を弱める

　生じた情動をそのまま経験する能力，特にネガティヴな情動を経験する能力は，そうした情動を縮小させるためにきわめて重要である。これに関する理論的根拠は，第3章で詳細に論じているため，ここでは繰り返さない。要するに，多くの患者にとって治療の重要な標的は，ネガティヴな情動を抑制するよりも，それを経験する能力を高めることにあるということである。また，患者がネガティヴな情動を瞬間的にしか経験できないような極端なケースの場合，この標

的は主たる標的とされる。

5. 積極的な問題解決を増加させ，積極的受動性を伴う行動を減少させる

　ボーダーライン患者は問題に対し受動的な反応をする傾向にあるが，この傾向は，人生の目標の達成を妨げるだけでなく，セラピストにとっても非常にフラストレーションの溜まるものとなりかねない。第3章で述べたように，おそらくボーダーラインの人の「積極的受動性」(active passivity) は，生物学的なものを介して学習性無力感と結びついた受動的自己制御スタイルに由来している。この相互作用スタイルを打破し，積極的問題解決の利用を増加させることが，DBTの重要な標的となる。すべてのDBT行動スキルは，積極的な問題解決行動にもとづくとともに，それにつながっていくものである。

　問題解決を生み出し，それらを試み，その有効性を評価するボーダーライン患者の能力と動機づけを高めようと試みる段階で，セラピーが脱線してしまうことがよくある。この問題は，セラピーの外で患者に生じる問題とよく似ている。多くのセラピストが犯す誤りは，リンゴをオレンジに変えてしまおうとするようなものである。つまり，受動的な自己制御スタイルを好む患者を能動的な自己制御スタイルを好む人間に変えようとしてしまうのである。こうしたアプローチはかなりの率で失敗を免れないと私は見ている。DBTの焦点は，患者がうまく受動的自己制御を行えるようになるのを援助することにある。つまり，受動的自己制御スタイル（たとえば，自分の行動を環境中の人びとや出来事に制御させること）を好む人も，環境の構造をうまくコントロールすることによって自らの行動コントロールを学習できるということである。契約を結び，期限を設定し，リストや計画書を作り，人と一緒にいられるようにしておくことは，どれも受動的な自己制御の例である。

6. 情動やコンピテンスに関する的確な表現を増加させ，行動の気分依存性を低下させる

　第3章で述べたように，ボーダーラインの人は，自分の現在の情動状態を人に伝え損なうことが多い。あるときは大げさに情動反応を伝えるが，あるときはネガティヴな情動表現を抑制してしまうのだ。このようなパターンは，不認

証環境で育ったあらゆる人について予測できる。だが，ボーダーラインの人は，自らが情動を的確に表現していないと自覚していない場合が多い。それどころか，ボーダーライン患者は常に，他の人は患者がどう感じているかに気づいているにもかかわらず，患者の苦悩に反応するのを「控えている」のだと信じている。したがって，情動を（非言語的にも言語的にも）的確に表現する方法を学習するとともに，情動表現が理解されているか否かを評価することがきわめて重要である。

　同じように，ボーダーラインの人は，問題を抱えていて，その状況をうまく処理するコンピテンスがないというときに，それを他人に伝えることにも問題を抱えている。この問題は部分的に，患者が自らの能力について良い判断をしていないことに起因する場合が多い。ボーダーラインの人は，単に自分が怖がっているから，状況に対処できないと思い込んでいることが多いのだ。しかし反対に，実際には対処できないのにそのコンピテンスがあるということもある。だがそうしているうちに，患者たちは「狼少年」のように見られ，自分が「混乱している」と感じられるような状況を，心地よく感じているのだと誤って信じられてしまうことになる。ボーダーライン患者も含め，すべての人びとは，他者がメッセージに耳を貸してくれるような仕方で，支援や援助の必要性を伝えられなければならない。対人関係の有効性に関するスキル・トレーニングの大半は，まさにこの点を扱うものである。

　行動は気分に調和していなければならないという規則もまた，ボーダーラインの人によくある機能不全的な極の一つである。DBTにおいて，主たる標的目標を達成しようとするならば，現在の行動と現在の気分とを分けることは不可欠である。DBTが強調する苦悩耐性や，人生をありのままに受容すること（必ずしも変化させる必要はない）というのは，まさしくこの点にもとづいている。行動の気分依存性に関する検討は，最後になってしまったが，重要性が一番低いということでは決してない。DBTのすべては，さまざまな意味でこの標的に焦点化している。なぜなら，セラピーを通じて，ネガティヴな気分とそれに伴う非適応的行動の関連性は一貫して消去の（ときには罰の）対象となるからである。

第四節　結　語

　DBT標的の優先順位は，このセラピーを特徴づけるものである。とはいえ，優先順位に従って標的を列挙するやり方を知り，あるいはそれが実行できるようになることは，まだ第一段階にすぎない。実践によってのみ学習可能な，決定的に重要な第二のスキルは，患者が次々に引き起こす行動の襲来をモニターし，それらを関連するカテゴリーへと整理する能力である。患者が継続的に行っていることを整理できるようになったなら，セラピストは，一連の行動を観察し，自らの優先順位を考え，その時点で何に焦点化するかを決められるようになる。これは複雑な曲の聞き取り方を学ぶのに似ている。まず，一つ一つの音を聞き分けなければならない。それが分かるようになれば，曲が演奏できるようになるに違いない。次章ではその点を扱う。

注
1)　これらの例は，バセックス（Basseches, 1984）が提示した例を改変したものである。

第6章
標的行動をめぐる治療の構造化
――誰がいつ何を治療するのか

　ボーダーライン患者の絶え間ない危機と行動の複雑さは，しばしば患者とセラピストの双方を圧倒する。またあまりにも多くの環境的問題と非適応的行動が同時に発生し，セラピストにとってセラピー時間内の焦点を決定するのが困難な場合もある。患者が現在の生活上の危機にセッションを焦点化しようと努力することが多いという事実も，この状況を悪化させる。ボーダーラインの人はその気分依存性ゆえに，現在の情動体験に関連しない問題になかなか取り組めないし，患者が情動的苦痛をあまりに激しく訴えるがゆえに，セラピストも他のことへの焦点化が難しくなる。弁証法的行動療法（Dialectical Behavior Therapy，以下，DBT）標的の優先順位は，いかにしてセラピーの時間を構造化するかについてのガイドラインであり，その手助けとなるように考案されたものである。セラピストが臨床的状況に圧倒されていると感じるとき，この標的優先順位は，何に焦点を当てるべきかを指し示すものとなる。
　DBTの精神として，標的行動もその優先順位も，明確かつ具体的でなければならない。DBTでは，治療のモード（たとえば，個人療法，グループ療法，電話コンサルテーション）に応じて標的も優先順位も変化する。したがって，ボーダーラインの人に治療を提供するセラピストは，それぞれがどの標的に対して責任を負うのかを，明確かつ具体的にしておくことが不可欠である。ある患者にとってあるセラピストが唯一のセラピストである場合でさえ，各相互作用において優先順位に関する明確な見解を持つことが重要である。たとえば，精神療法セッションにおける優先順位は，電話による会話の場合の優先順位とは大きく異なるだろう。
　この章では，標準的なDBTにおいて，治療標的をいかに整理するかについて述べる。最も重要なポイントは，具体的な優先順位は変化し得る（また，状

況によっては変化すべきである）が，明確さや具体性という要件は除外されるべきでない，ということである。もし標的の順序や，治療モードによる標的優先順位の割り振り，あるいは標的目標の達成に対する責任が変化した場合，セラピストは，何がどのように変化しようとしているのかについて明確かつ具体的にしておかなければならない。

第一節　一般的主題
　　――弁証法的行動を標的とする

　ボーダーライン患者の弁証法的行動パターンを増加させるという目標は，ほかのすべての標的行動に向けてのDBTアプローチを導く主題である。この行動標的は他の行動標的と三つの点で異なる。第一点目は，それがすべての治療モードにおいて標的となるという点である。ほかの行動標的に向けられる注意は治療モードに応じてさまざまであるが，弁証法的行動パターンという標的には，DBTのすべてのモードにおいて注意が向けられる。第5章で述べたように，セラピストは必ず，思考や問題へのアプローチで弁証法的スタイルを形成・強化し，非弁証法的思考や問題アプローチを弱めようとするのである。

　二点目は，他のセラピーの標的と対照的に，弁証法的行動パターンを一つのセラピー標的として増加させることについて，患者との間で論じられることがほとんどないということである。つまり患者は，より弁証法的になるための取り組みに対して明示的にコミットすることはない。その主な理由は，弁証法の概念があまりに抽象的であり，説明と教示が学習を促進するどころか，逆に妨害してしまうおそれがあると考えられるからである。さらに，弁証法的思考パターンが著しく欠如している場合，このような思考スタイルへの取り組みそのものが妨げられると考えられる。たとえば，現実世界には普遍的秩序があり，絶対的真理は可知的であると信ずる人は，世界を知り秩序立てていくというそのアプローチを放棄する気にはならないだろう。しかし，弁証法的パターンを明示的に教えることに躊躇する私のアプローチは，臆病にすぎるのかもしれない。認知療法セラピストのなかには，治療の焦点を認知スタイルの変化に直接当てている人もおり（たとえばBeck et al., 1990），それで良い結果を得ている。少なくとも，第5章で検討したスキルのセットを教えるにあたり，（二分法的

思考や極端な行為に対抗するものとしての）バランスのとれた思考と行為の重要性を強調するのはいいかもしれない。

標的としての弁証法的行動パターンと他の行動との第三の違いは、弁証法的行動は、達成されるべき目標の一側面を形成するものであるため、以下に論じる階層的な標的リストには載らないという点である。

第二節　主たる標的の優先順位

第5章で概観した主たる行動標的のうち、弁証法的行動以外の七つは重要度の順に階層化することができる。治療全体のための階層を表6-1に示す。これは、第5章において論じた順序のとおりである。またこれは、外来個人療法における標的優先順位でもある。他の治療モードにおける階層構造は、これとわずかに異なるが、それについては後述する。このリストは、特に自殺類似行動をとるボーダーライン患者のために開発されたものであるが、少し考えれば、少なくともセラピーの最初の段階では、深刻な機能不全を抱えたあらゆる患者に適用可能であることが分かるだろう。

表6-1　弁証法的行動療法（DBT）における主たる標的の優先順位

〈治療前段階の標的〉
　　治療への方向づけと、目標に関する合意
〈第一段階の標的〉
　1. 自殺行動を減少させる
　2. セラピー妨害行動を減少させる
　3. 生活の質を損なう行動を減少させる
　4. 行動スキルを増進する
　　　A. 核となるマインドフルネスのスキル
　　　B. 対人関係に有効性を持たせるスキル
　　　C. 情動制御スキル
　　　D. 苦悩に耐えるスキル
　　　E. セルフマネジメント・スキル
〈第二段階の標的〉
　5. 外傷後ストレスを減少させる
〈第三段階の標的〉
　6. 自尊心を高める
　7. 個人的な目標を達成する

1. 治療標的とセッション課題

　セラピー期間を通じ，個々の標的の重要性は変化しないが，標的の妥当性は変化するものである。妥当性は，患者の現在の日常行動，セラピー内の行動によって決定される。患者の現在の行動にはっきりと表われない問題は，現時点の標的としては妥当ではない。この妥当性と重要性によって，セラピストが患者との相互作用において何に最も注意を払うべきかが決まる。基本的な考え方は，セラピストがその時点において妥当で，かつ最も優先度の高い治療標的に対して，DBT戦略とテクニック（第7章～第15章で検討する）を適用するということである。そのため，特定の標的目標が達成された場合や，標的となる領域において患者に問題が全く生じていない場合，問題が患者の現在の行動に明瞭に表われていない場合，あるいはその問題をすでに現在のセッションで扱っている場合，治療の主たる焦点は，リスト上の次の標的に向けられることになる。

2. 治療標的とモード

　具体的な標的目標を達成することについての責任は，DBTの多様なモード（個人精神療法，行動スキル・トレーニング，支持的プロセスグループ，電話コンサルテーション）全域にわたるものであるが，個々の治療標的に割り当てられた優先順位，個々の標的が受ける関心の量，およびその性質は，治療モード次第である。つまり前述のように，個々の治療モードは，それぞれ治療目標に関する固有の階層的順序を持っている。たとえば個人療法セラピストはある一つの標的の順序に注意を向けるが，スキル・トレーニング・セラピストは他の一つに，またプロセスグループ・セラピストはまた他の一つに注意を向け，電話コンサルテーションの場合は，さらにまた別の標的順序が会話を導くことになる。状況によっては，環境管理者や病棟管理者あるいはクリニック管理者が，DBTチームの一員となるかもしれないが，そうであれば，彼らも同様に，自らの標的優先順位のリストを持つことになる。もし治療に他の治療モードが加えられるなら，個々のモードに応じて優先される標的のリストが作成されるべきである。原則的に，標的に対する責任区分は，さまざまな治療状況や治療モードを考慮して，何通りにも分割可能であるが，この可能性については章の

後半でより詳細に検討しよう。

　ここで留意すべき重要な点は，ある特定の状況にいるすべてのDBTセラピストは，各自の持つ標的階層の何が患者と対応するのか，またそれらの階層がDBT行動標的の全体的階層にいかに適合するのかを明確に理解しなければならない，ということである。基本的に，標的とその順序は，それぞれ特定の治療モードと連動している。したがって，もしセラピストが複数の治療モードを実施するなら（たとえば，個人療法セラピストがプロセスグループ・セラピストである場合，あるいは個人療法セラピストもしくはスキル・トレーナーが電話コンサルテーションも行う場合），セラピストは各治療モードに固有の標的順序を覚えていなければならないし，治療モードに応じて，ある階層から別の階層へとスムーズに切替えなければならない。

3. 主セラピストと標的達成への責任

　各治療ユニットにおいては，一人のセラピストが特定の患者の主セラピストに任命される。療法の臨床実践の場合と同じく，私たちの外来病棟では，患者の個人精神療法セラピストが主セラピストになる。主セラピストは治療計画に責任を負い，患者と共にあらゆる標的の達成に向けて取り組み，患者が他のセラピーモードで学習したことを統合する（あるいはときに放棄するよう決心する）ように援助する。私の経験では，もし主セラピストが，患者がどこかで学習してきたことを統合し強化するように援助しないならば，多くの場合，そうした学習は著しく弱められてしまう。一般的な状況において，すべてのセラピストは，治療計画に参加し，標的の各カテゴリーのなかでどのような具体的行為に注意を向けるべきかを頭に入れ，治療モードやセラピストの間で標的に対する責任の区分を共同で決めることになるだろう。だが主セラピストには，患者がいわば「全体図」を思い出し，考慮に入れることの援助も課せられている。患者へのコンサルテーション戦略について述べる第13章でも強調することだが，主セラピストは患者に対し，治療ユニットや専門家コミュニティのすべてのメンバーと，いかにして効果的にやりとりするかをコンサルテーションするのである（反対に，他のセラピストは，患者が主セラピストといかにやりとりするかについてコンサルテーションすることになる）。

第三節　標的に向けた治療の進行段階

　私の経験では，治療標的へ向けての前進は何段階かに分けられる。学習目的のため，ここではセラピーの諸段階を時系列的順序で示すが，セラピーは通常循環的に展開していくものである。つまり，通常は最初の数回のセッションで行われるセラピーに対する患者の方向づけや期待への焦点化は，おそらくセラピー全体を通じて重要なものとなるだろう。セラピーの第一段階には，行動分析と自殺行動の治療，セラピー妨害行動の治療，生活の質を深刻に損なう行動パターンの治療，スキルの欠如の治療が含まれる。しかし患者によっては，セラピーの始めから終りまでこうした問題に関わり続けることが必要になるだろう。治療の第二段階は，外傷後ストレスの減少に向けられるが，これに対して，セラピー開始直後から注意を必要とする場合もある。さらに，このようなストレスは，セラピー終結時にいたっても完全には治らないことが多い。また最終段階では，自尊心，般化，統合，終結といった目標が標的となる。だがこれらの問題は，治療開始直後から扱われ，治療全体を通じて散発的に現れることになる。

1. 治療前段階──方向づけとコミットメント

　ボーダーライン患者と自殺類似行動をとる患者の治療について以前から懸念されているのは，相当の割合でセラピーが不十分なまま終結してしまうことである。治療前に方向づけセッションを用いることが，ドロップアウト率の減少と関連しているとする実証的研究も複数ある（Parloff, Waskow, & Wolfe, 1978）。したがって，個人療法の最初の数セッションでは，セラピーの準備に焦点を当てることになる。この段階の目標は二つある。一つ目は，患者とセラピストが，患者が自分自身や自分の人生に起こしたい変化を作り出すことに共に取り組むことを，互いに了解し合わなければならないということである。二つ目は，セラピーのプロセスやセラピーの早期打ち切りに影響しそうな，患者の機能不全的な信念や期待の修正をセラピストが試みることである。

　最初の目標に関して言えば，患者はセラピストの対人関係スタイルや専門的能力，治療目標，そしてセラピーを行ううえでの意図を可能な限り理解しなけ

ればならない。またセラピストは，患者がセラピーへのコミットメントをよく考えて決心できるよう支援しなければならないし，自身がその患者と共にセラピーに取り組めるか否かを決定するために，患者に関する十分な情報も得なければならない。診断面接やアセスメント面接，既往歴の聴き取りは，この時点で行うべきである。セラピーに向けた患者の信念や期待に対して，セラピストは治療プログラムとそのなかで見込まれる変化の割合と大きさについて述べ，患者が抱く一般的な精神療法家や精神療法についての信念を判断・検討し，さらに学習プロセスとして精神療法の「再フレーム」を試みることになる。これらの方向づけセッションをいかにして実施するかについては，第9章と第14章で述べる。

2. 第一段階――基本的能力を獲得する

　上述のように，セラピーの最初の段階では，自殺行動，セラピー妨害行動，主要な生活の質を損なう行動，行動スキルの欠如を中心に扱う。著しく機能不全的で自殺可能性の高い患者の場合，最初の二つの標的をコントロールできるようになるのに一年以上かかるかもしれない。生活の質を損なう行動に対する進展は，実際の行動がどのようなものであるかによってある程度決まる。依存性の行動の場合，そうした行動に対してセラピーを行うことについて患者からコミットメントを得るには時間がかかるだろう。私がかつて担当したケースのなかには，深刻な飲酒の問題を抱え，過剰な摂酒量を減らす取り組みに合意するのに二年以上要した人もいた。その時でさえ，飲酒運転での有罪判決と，裁判所命令による二年間の治療プログラム，そして患者をコミットメントに納得させるべく与えたセラピーからの「休暇」などが必要だった（セラピーの休止戦略については第10章で述べる）。

　基本的に，セラピーの初年度終了時までには，患者も少なくとも，DBTで教示される主要な行動スキルについての実用的知識とコンピテンスを身につけるべきである。標的となるさまざまな問題領域に対してこれらのスキルを適用することは，セラピーの継続的な焦点ではあるが，第一段階においてスキル習得に宛てられる膨大な時間と同じくらいの時間がその後のセラピー段階でも必要となることは，患者が学んでいるスキルの統合を主セラピストが十分に援助できない場合以外には，あまりない。繰り返すが，私の経験からすれば，もし

主セラピストがスキルに価値を置かず，患者がそれらのスキルを自らの生活へ統合するのを援助しなければ，多くの場合患者は自分が学習したことを忘れてしまうものである。

3. 第二段階——外傷後ストレスを減少させる

　第一段階の標的行動がコントロール可能になってはじめて開始されるセラピーの第二段階は，外傷後ストレスへの直接的な働きかけを含む。外傷後ストレスの位置づけを第二段階の標的とすることに疑問を感ずる人もいるだろう。境界性パーソナリティ障害（Borderline Personality Disorder，以下，BPD）を外傷後ストレス障害の特殊なケースと考える人たちは，早期のトラウマ，特に性的虐待の解決を最優先にすべきだとして，一度それが解決されれば，他のすべての問題を扱えるようになると言うかもしれない。私はそうした見解に共感しないわけでもないが，外傷後ストレスへの治療は患者の生活に大きな混乱や自殺の危険をもたらすものであり，これについては注意深く時期を見計らうべきだと考えている。

　私の経験からすれば，セラピストが「覆いをとる」（uncovering）アプローチでセラピーを始め，そのセラピーセッションの基本的な焦点が，幼少期のトラウマ（性的，身体的，情動的なトラウマ，あるいはネグレクトを含む）に関する話し合いに当てられていた患者の多くは，トラウマとなる出来事への再暴露を簡単に扱うことができなかった。それどころか，彼らはしばしば極端に自殺念慮が高まり，致命的なほどの自殺類似行為や，衝動的自傷を行い，精神科病棟に入院もしくは再入院しなければならなくなったのである。したがってDBTは，患者がトラウマをうまく解決するのに必要な能力や（セラピー内，セラピー外双方の環境において）サポートが得られるまで，外傷ストレスには焦点を当てない。第一段階の標的を通じて満足な前進が得られたなら，患者は過去のトラウマ体験への次の取り組みへと進む準備が整う。精神力動的用語を用いれば，患者はセラピーを行うのに必要な自我の強さを持たなければならないのである。

　もちろんこれは，セラピーの第一段階では，患者が過去のトラウマを持ち出してきても無視するという意味ではない。それに対してどう対応するかは，他の標的行動との関係によって決まるのである。たとえば，もしトラウマの後遺

症（記憶，フラッシュバック，自己非難，トラウマに関連する手がかりに対する情動反応など）が，その後の自殺行動に機能的に関連していれば，その後遺症は，他の自殺行動と全く同じように注意を向けられることになる。つまり，その後の自殺行動と後遺症との関連性が治療の焦点になる。いずれにせよ，トラウマの後遺症が苦痛に満ちたものとしてセラピーのなかで生じているのであれば，それらは解決されるべき問題（すなわち，生活の質を損なう行動）として治療されることになる。セラピストは通常，治療の一部として，苦悩に耐えるスキルとマインドフルネスのスキル（第5章参照）の発達を標的とするが，これらは両方とも外傷後ストレスを扱うのに必要なスキルでもある。またセラピストは，機能不全的な行動パターンや情動パターンを扱うために，「今・ここ」のみを問題にするアプローチを用いるものであり，現在の行動と，幼少期のものも含めてトラウマとなっている過去の出来事との関連性が探索され記録されるとしても，治療の焦点は明らかに，現在の思考や，気分，行動の間の関係性を分析することと，現在のパターンを受け入れ変化させることに向けられるのである。セラピーの第一段階で，セラピストが，セラピーの主な活動を過去のトラウマに再焦点化することはない。繰り返すが，ここにおける原則は，患者がトラウマへの暴露の結果に対処できるようになるまで，そのトラウマはセラピーに持ち込まない，ということである。

　三つの段階の中間に位置するために，外傷後ストレス反応の減少は，開始，中止，再開の繰り返しになることが多い。多くの患者にとってこの解決法は，始まりと終わりを繰り返す，生涯の課題となるだろう。患者のなかには，第二段階への準備ができている状態でセラピーにやって来る人もいる。そのような人は，積極的に自殺行動に走ることなくセラピーに取り組むことができ，適度な安定性とリソースを持っている。反対に，第二段階の目標に向けて取り組めそうに見えて，実は準備できていない患者もいる。彼らの見かけ上のコンピテンスが，おそらくセラピストと患者自身の双方を騙している。場合によっては，過去のトラウマを解決する試みが，第一段階に特有の極端な反応を突然引き起こすまで，患者がBPDの基準に合致するとセラピストが思っていないことさえあるだろう。これは特に，セラピストがセラピー開始時に包括的な臨床アセスメントを行わなかった場合に起こりやすい。先に述べたように，ボーダーラインの人は，対人関係ストレスがほとんどもしくは全く見られないような支持

的で養育的な関係性のなかでは，非常に機能的に振る舞うことがある。患者が常に「心の中で泣いて」いたのに，再びトラウマに関する手がかりに暴露されるまで，セラピストには患者の苦悩が分からないこともある。

とはいえ，DBTの第二段階では，トラウマに関連する手がかりへの暴露が必要である（暴露テクニックに関する詳細な議論については第11章を参照）。そうした手がかりへのストレス反応に働きかける方法は他にはないのである。徐々に暴露していく必要のある患者もいるだろうし，第二段階をきわめて速やかにこなしていく患者もいるだろう。第二段階の期間やペースは，過去のトラウマの深刻さと，セラピーのプロセスに対処する患者の行動的リソースおよび社会的リソースによって左右される。また，しばらくセラピーを休止する方が有効だと両者が合意する場合もあるだろう。たとえば，私の患者の一人は，セラピーの第一段階を終えるのに数年を要した。彼女が9歳から13歳の間に受けていた深刻な性的虐待に焦点化していく準備がついに整ったとき，私はその8カ月後に8週間にわたる海外旅行を計画していた。だが私の不在中に危機的状況に陥ってしまうかもしれないという患者の恐怖心がかなり強かったため，第二段階の目標に向けて熱心に取り組めなくなってしまった。そこで私たちは，私が出発するまでは毎月の定期的な確認のための面接をし，私が旅行から戻るまで第二段階の開始を待つことにした。その患者は継続中の支持的プロセスグループ療法に参加し続けた。また別の患者は，セラピーの第一段階の大半をやり終えた後にセラピーを離れた。この中断期間に，患者は物質乱用プログラムに入り，一年間のプログラムを終え，その後私とのセラピーに戻り，幼少期の家庭におけるトラウマ的関係性の解決に取り組んだのである。

セラピーで満足な結果を得るためには，セラピストが外傷後ストレス反応への適切な対処を誤らないこと（セラピーの第一段階を成功裏に終らせること）がきわめて重要である。その時点ではすでに，生きる価値のある生活を構成するための安定性が存在しているが，それでも，外傷後ストレスパターンそれ自体（詳細は第5章を参照）は，かなりの情動的痛みや苦痛をもたらすものである。強い苦痛や苦悩に長期間耐えられる人もいるかもしれないが，苦痛を軽減しさらなる援助を求める手段として，第一段階の行動に最終的に戻ってしまう人もいる。もし第二段階がうまくいかなければ，セラピーの第一段階で得られたものも失われることになるだろう。

4. 第三段階——自尊心を高め，患者個々の目標を達成する

　最初の二つの段階と重なり合いつつ，セラピーの最終段階を形成するものは，自らを信頼する能力，自らの意見や情動，行為を認証する能力，一般的に言えば，セラピストから独立して自己を尊重する能力を発達させることである。この段階では，各患者のそれぞれの目標への取り組みも広く行われるようになる。最も重要なのは，患者がセラピーのなかで学習したスキルが，治療以外の状況でも般化されるということである。ボーダーライン患者のセラピーの一般的な経過として言えば，患者は最初，セラピストを信頼することや，セラピストに助けを求めること，そして独立と依存の間の最適なバランスをとることなどについて非常な困難を抱えている。セラピーの最初の数カ月間，患者は，なかなかセラピストを信頼できず，セラピストに電話をかけるのが適切なときにさえ電話をせず，自らの問題を解決するためにセラピストに過度に依存的になるか，「私は何も誰も必要としない」と独立的態度をとるか迷う，といったことが非常によくある。これらのパターンを探ってみると，患者の環境における他者との対人関係パターンのなかでも同様の事態が生じていることが判明する場合が多い。それゆえ他者を信頼し，適切に援助を求め，他者に依存し，同時に独立している能力が，しばしば治療の主眼となる。患者がセラピストを信頼し始めるにつれ，患者は次第にセラピストに対して，正直に援助を求めるようになるだろう。セラピーの初期段階の間，患者がある特定の状況に対処することが難しい場合には，セラピストに援助を求めるように患者を強化することに特に重点が置かれる。しかし，もしこの援助要請が，患者の環境における他者へと向けられなければ，そしてもし患者が自分自身を支援したりなだめたりすることを教わらなければ，セラピーの終結は非常にトラウマ的なものになってしまうだろう。セラピストへの信頼から，自己や他者への信頼へと移行することは，速やかに行われなければならないのだ。繰り返しになるが，弁証法的強調点は，自己信頼を学習する一方で他者を信頼できるようになることにある。つまり目標は，相互的な対人関係ネットワークにしっかり留まりつつ，自己を信頼できるようになることなのである。

　自尊心を高めるには，自己嫌悪や羞恥心を減少させることも必要である。私の経験からすれば，自分自身や自分の過去に関して後遺症的に残っている恥の

パターンは，たいていセラピーの第三段階で表面化してくる。具体的には，患者は，いかにして自分の過去を理解し，それをいかにして他者に表現するかを考え出す必要があるだろう。目立つ傷跡がある場合はなおさら，患者は自らの過去に関する問いかけにどう答えるかを決めねばならない。ときには，激しい羞恥心やセラピー終結に対する恐怖が再び現れ，第一段階の行動や第二段階のストレス反応に急に戻ってしまったかにみえることもあるだろう。だが，これらのぶり返しの多くは短期的なものである。このようなとき，セラピストが患者の恥をさらに掻き立てたり，非適応的行動パターンへの回帰を過度に病理的に捉えたりしないことが特に重要である。その状況は，五年間禁煙していた人が，喫煙に強く関連する手がかりに再び暴露されるようなものである。もしこの手がかりについて十分な学習経験がなければ，この元喫煙者は喫煙への予期せぬ強い衝動を経験することになるだろう。DBTでは，その人は後退したのではなく，おそらくほんの少し新しい学習を積むことが必要な状況だと解釈される。

場合によっては，第一段階と第二段階の間と同じように，第三段階の前や段階中に，セラピーの中断を考えてもよい。この中断期間の間に，患者が他のセラピーを受けたり，他のセラピストと取り組みを始めるかもしれない。DBTでこれを勧めない理由はない。

第四節　外来個人療法における標的群のなかの優先順位を設定する

前述したように，DBTの外来治療においては，個人精神療法セラピストが主セラピストであり，すべての治療の第一目標が達成されるように，治療をまとめる責任を負う。しかし，標的群のなかから焦点化すべき行動を選択することが，主セラピストにとって難しい課題となる場合がある。各群における行動の優先順位は表6-2に示す通りであるが，以下これについて検討していく。

1. 自殺行動を減少させる

個人療法セラピストの最初の課題は，自殺行動の減少についてアセスメントし，追跡し，治療の焦点を当てることである（この点についての詳細な検討は

表6-2 外来個人セラピーにおける標的分類中の標的行動の優先順位

〈自殺行動〉
　1．自殺危機行動
　2．自殺類似行為
　3．侵入的な自殺衝動，自殺のイメージ，自殺の意思伝達
　4．自殺念慮，自殺への期待，情動的反応＊

〈セラピー妨害行動〉
　1．患者またはセラピストによる，セラピーを破壊する可能性のある妨害行動
　2．患者またはセラピストによる，直接的な妨害行動
　3．患者またはセラピストによる，自殺行動に機能的な関連を持つ行動
　4．患者による，セラピー外での問題行動に似たセラピー妨害行動
　5．セラピーにおいて前進がないこと

〈生活の質を損なう行動〉
　1．即座に危機を招く行動
　2．（変えにくい行動より）変えやすい行動
　3．より優先順位の高い標的，あるいは患者の生活目標に対して機能的な関連を持つ行動

〈行動スキルを増進する〉
　1．スキル・トレーニングにおいて現在教えられているスキル
　2．より優先順位の高い標的に対して機能的な関連を持つスキル
　3．まだ学習されていないスキル

　＊　背後にある自殺念慮は直接標的とはされない。それは生活の質を損なう行動の副産物と見なされる。

第5章を参照）。だが，自殺危機行動（suicide crisis behavior）に対してDBTが具体的にどう対応するかは，自殺可能性のアセスメント，自殺行動の持つ機能，患者がより適応的な問題解決法へと変化できる可能性に対するセラピストのアセスメント，そして最も重要な要素として，セラピストがどの行動を強化しようとしているのかによって決まってくる。自殺危機行動は決して見過ごしてはならないが，だからといって，DBTでは，常に患者を「救う」ことが正しい対応となるとは限らない。

　自殺類似行為（parasuicidal act）が生じたときは，それについて，必ず次の個人精神療法セッションで話し合う。自殺企図を繰り返すたびに，詳細な行動分析および解決分析を実施することは，DBTの重要な一側面である（これらの戦略については第9章を参照）。自殺類似行動よりも優先される唯一の事柄は，セッション中の自殺危機行動のみである。私がこれまで行ってきた自殺念慮を持つ患者やボーダーライン患者を治療するセラピストへのコンサルテーション経験からすれば，自殺類似行動の放置を拒否するこの姿勢が，ボーダー

ライン患者を治療する他の多くのアプローチとDBTとの違いをなす。

　侵入的な，あるいは非常に強烈な自殺に関する思考，イメージ，意思伝達は，それらが生じた直後の個人療法セッションにおいて直接的に取り扱われる。しかし，自殺危機行動や自殺類似行為とは違い，習慣的，あるいは私の考えるところの「背景的な」自殺念慮は，それが生じたときに常に直接的に扱われるわけではない。そのようなことは，多くのボーダーライン患者にとって，他の行動に関心を向ける妨げになってしまうだろう。DBTではほとんどの場合，継続中の自殺念慮は質の低い生活に由来すると考えられるため，治療は，生活の質を高めることに集中的に関心を向けることになる（〈237頁〉参照）。

2．セラピー妨害行動を減少させる

　個人治療における第二の課題は，セラピープロセスを妨げるあらゆる行動に対処することである。これらの行動は，自殺類似行為を含め，高い危険性を伴う自殺行動に次いで二番目に重要だと考えられる。セラピーの継続条件を破ること（たとえば，予定されたセラピーを4週続けて欠席すること）や，患者とセラピスト双方にとって継続的に脅威を与えるような問題が最優先されることになる。その他のものについて，重要度の高い順に見ていこう。

1) 患者あるいはセラピストによる，治療プロセスそのものを妨げる行動（たとえば，患者がセラピーセッションに来ない，セッション中に沈黙したままでいる，セラピストを嫌な気持ちにさせる行動をとる，もしそれをやめなければセラピストがセラピーを終結しかねないような行動をとる，セラピストが，患者が応じられないような理不尽で厳しすぎる要求を出す，など）。

2) 患者あるいはセラピストによる，自殺危機行動または自殺類似行為に機能的に関連した行動（たとえば，セラピストが，患者が圧倒されて自殺危機を引き起こしそうな話題を過度に強硬に，過度に性急に，あるいは無神経に押し進めようとする，患者が自殺行動を減らす取り組みへの合意を取り下げる，自殺類似行動を起こす前にセラピストに電話や相談をすることを恐れ，事後の相談になってしまう，セラピストが恐怖のあまり過剰反応してしまうような仕方で患者が自殺の脅しをする，セラピ

ストの過剰反応が患者の自殺行動をさらに強化してしまう，など）。
3) セラピー外における問題行動を反映した患者の行動（たとえば，家族に対するのと同様にセラピストとのやりとりでも敵対的で要求がましい批判をする，セラピー外における問題解決の回避と同様に重要な話題や問題を回避する，など）。

　こうした問題行動は，患者が話を持ち出したときでも，セラピストが気づいたときでも，発生すると常に直接的に扱われ，見過ごされることはない。もし患者が複数のセラピー妨害行動をするとすれば，セラピストはそのうちの一つか二つを選択して指摘し，その選択した行動に前進が見られるまでは他の行動に目をつむる方がよい。ボーダーライン患者に対してセラピストが犯す最もありがちで有害な過ちは，患者のセラピー妨害行動を我慢しすぎて手遅れになることである。患者がセラピストとセラピーにフラストレーションを与えるような行動を起こし，セラピストはそれについて直接は何も言わないが，やがて突然，我慢の限界が来てバーンアウトし，一方的にセラピーを打ち切るというパターンはよくあることである。多くの場合，これはあたかも患者の失敗であるかのように，あるいはセラピストに選択の余地がなかったかのように見えるあり方で行われる。患者はショックを受け，関係を修復するチャンスを請うが，もはや取り返しはつかない。私たちの患者には，このような経験を繰り返してきた者もいる。だから彼らが私たちのところに来たときに，私たちがほとんど信頼してもらえなかったのも不思議はないのだ。
　セラピー妨害行動としての前進のなさについても，ここで取り上げねばならないだろう。分かりきったことだが，もし患者がセラピーで前進しなければ，これは治療的相互作用の第一標的となるに違いない。それでも前進が生じないのであれば，契約期限の来た時点でセラピーを終結すべきである。前進しないことによってセラピーの終結がもたらされるというのは，患者にとって新しい随伴性となることが多い。実際，ボーダーライン患者の主な恐怖に，もし自分が前進してしまったら，セラピーが終わってしまうだろうというものもある。この随伴性の置き換えを明確にしておくことは，セラピー初期の方向づけにおける重要なトピックである。
　ここで，ボーダーライン患者を治療するうえでの中心的問題は，次のような

ものである。すなわち，目標に対して明らかに前進のないまま，どれくらいの期間セラピーを続けるべきか。また，どの程度の行動の退行を予測するべきか。特に患者が消去プログラムに参加している場合はどうなのか。そしていかにして前進の程度を測るべきなのか。これらの疑問に対する答えは，セラピストの治療理論，一般的な行動機能についての理論，そして特にボーダーラインに関する理論と密接に関連するだろう。ボーダーライン患者は，他の多くの患者に比べて，非常にゆっくりと前進するものである。たとえばある研究では，適応の著しい改善を達成するには10年以上要するという結果が出ている（McGlashen, 1983）。ただ，追跡アセスメントの時点でも約半分の患者は依然としてセラピーを受けていた。また5年後の指標診断では，ボーダーライン患者は複数の領域にわたって機能不全のままであることが多かった（Pope et al., 1983）。そのためセラピストは，セラピーの前進の遅さに耐えることと，自らが提供するセラピーは全く効果がないと率直に認めることとの間でバランスをとらなくてはならない。

　不幸なことに，セラピストによる効果のない行動や，場合によっては医原的行動に対して，長すぎるほど耐えてしまう患者も多い。私たちは，効果のないセラピーに留まり続け，そして時間が経つにつれ徐々にではあるが明らかな行動の悪化を示した患者を数名担当したことがある。そのなかには，私たちのセラピーにやって来た時点で，10〜12年にわたって他のセラピーに取り組んできて，なお自殺類似行動を頻繁に繰り返し，毎月入退院を繰り返していた患者もいた。また，不適切な性的行為に走ったセラピストや，患者を自らの代理セラピストとして利用したセラピスト，患者が持つ知識を尊重しようとしないセラピスト，患者にとってより相応しい治療へと修正しようとしないセラピスト，防衛的な相互作用や「犠牲者非難」をして，さらに患者の能力や価値観を弱めてしまうようなセラピストに耐えてきた人もいた。こうしたセラピストの行動が起こった場合には，それがDBT治療の主な焦点となる。想像されるように，こうした場合，DBTのコンサルテーション・スーパーヴィジョン・グループによるセラピストの治療がきわめて重要になる。

3．生活の質を損なう行動を減らす

　適切な質の生活を送る可能性を危険にさらすほど深刻な非適応的行動が，治

療の第三の標的群となる。患者が，生活の質を損なういくつもの行動をとっていることは珍しくない。私のクリニックには，このような問題を五つから六つの領域にわたって持ち合わせている患者も何名かいる。所定のセラピーセッションで，これらの行動のなかから取り組み対象を選択するガイドラインは次のようなものになる。まず第一に，一刻を争うような行動が優先される。すなわち，もし患者が食べ物や住居に払うお金がないなら，金銭的問題への焦点化が，物質乱用への取り組み（一週間をまるまる依存症治療に充てているような状態でない限り）より優先されることになる。第二に，容易な問題は，難しい問題より前に解決すべきである。この戦略は，主に患者の積極的な問題解決を強化する可能性を高めるためのものである。患者が問題解決について何らかの経験を積めば，より大きな問題の解決にも積極的に取り組んでいくだろうと考えられる。

　第三に，優先順位の高い標的や，患者の生活目標に対して機能的に関連する行動が優先されることになる。大まかに言うと，これらの妨害行動への取り組みの重要度の順（高い方から）は，機能的に，①自殺危機行動と自殺類似行為，②セラピー妨害行動，③自殺念慮と「苦悩」の感覚，④治療で獲得したものの維持，⑤患者の他の生活目標に関連するもの，となる。たとえば，アルコール乱用が自殺類似行動の確実な前兆ならば，自殺念慮のみにしか機能的関連を持たないような，学校の学期を修了できないという問題よりも，乱用が優先されるべきである。また，路上生活とセラピーセッションの欠席との間に因果関係があるならば，治療で獲得したことの維持にのみ機能的関連を持つと考えられる就職の問題よりも，住居探しが優先される，といった具合である。繰り返しになるが，セラピーのペースを決定するのはシェイピングの原則である。

4．行動スキルを増進する

　行動スキル（マインドフルネス，情動制御，対人関係の有効性，苦悩耐性）の教示は，最初の三つの標的の達成と絡み合う一方，それ自体が独立した第四の治療標的となる。もし患者とセラピストが，患者の自殺行動やセラピー妨害行動，生活の質を損なう行動の減少に成功するとすれば，これらの行動は何か別のものに取って代わられなければならない。DBTにおいてその「何か」は，第5章で簡単に述べたスキルから構成される（スキルの詳細は別巻のマニュア

ルに示してある)。セラピストは，患者がすでにある程度持っているスキルフルな行動を患者から引き出すか，あるいは患者に新しい行動を教えなければならない。どちらであっても，行動スキルの増強と般化には相当のエネルギーを注ぎ，以前であれば非適応的でスキルに欠けた反応が引き出されたような状況において，患者が新しい行動スキルを使えるようにする必要がある。

　ボーダーライン患者には，スキルを教示するセッションに対する激しくネガティヴな反応だけでなく，止むことのない危機と気分依存性があるため，新しい行動スキルの教示を個人精神療法に組み込むことは非常に難しい。これらの問題をすべて回避することはできないし，一方，何らかの方法で教示は達成されねばならない。私のクリニックの場合，個人精神療法を新たに受ける患者は全員，一年間のグループ・スキル・トレーニングに参加することにしている。その一年間，個人療法セラピストは，新しいスキルの習得そのものよりも，患者が学習しているスキルの応用に焦点化するのである。個人療法の目的は，これらのスキルを患者の日常生活のなかに統合し，その使用頻度を上げることに置かれる。

　個人療法ではスキルの習得自体に焦点を当てないという私たちのプログラムのルールは，それほど厳密なものではない。もしスキル・トレーニングでまだカバーされていないスキルが必要となれば，個人療法セラピストは，いわば「前倒しで」スキルを教える。また，患者がスキル・トレーニングセッションを何度か欠席し，(よくあることだが)スキル・トレーナーによる補習も行われない場合，個人療法セラピストが，患者が受けそこねたスキルを個人療法中に教えるというやり方をとってもよい。そうするか否かは，他の標的となる問題との関係性において，そのスキルが持つ機能的価値をセラピストと患者がどう考えるかによって決まる。

　状況によっては，独立したスキル・トレーニングが不可能な，もしくは好ましくない場合さえあるだろう。たとえば患者の保険ではカバーされないとか，グループ・スキル・トレーニング・プログラムがその時点で実施できないとか，提供可能なスキル・トレーニング・プログラムが患者にとって適切でないとか，あるいは独立したスキル・トレーニングが評価，支持されない環境でセラピストが孤立しているといった場合である。十分に機能しているボーダーライン患者(つまり，すでに第一段階をこなしている患者)や，新しいスキルの

学習を望み，それに関心を向けられる患者には，別個のスキル・トレーニングはほとんど必要ないだろう。この場合，個人療法セラピストは，個人精神療法のなかにスキル・トレーニングを組み込むことができる。

　最初の三つの標的の達成に向けて大きな前進が見られれば，セラピストは，未だ解決していない外傷後ストレス反応の治療を行う第二段階に対処するに十分な行動スキルを患者が持っているかどうかのアセスメントを行わなければならない。留意すべきポイントは，前述のように，外傷後ストレス治療はほとんど常に，それ自体がトラウマ的なものだということである。したがって，患者がこのトラウマへの対処に必要な最低限のスキルを持ち合わせていることを十分に確信しない限り，セラピーを先に進めるべきではない。もしそれまで，個人療法の他の側面に付随するものとしてスキルを教えてきただけならば，次へ進む前のこの時点で，スキルの習得と増強に集中的に焦点化する一定期間のプログラムを組む必要があるだろう。新しい段階へ進む前に，いわば「学習の穴」を埋めるのである。

　セラピストは，その後のセラピー段階においても第一段階の問題（自殺行動，セラピー妨害行動，生活の質を損なう行動）の再出現に注意しなければならない。これが生じた場合，後続の段階の問題への焦点化は一時的に保留し，より優先度の高い標的をあらためて扱う。外傷後ストレスの治療は，多くの場合，セラピーの最終段階，すなわち自尊心に関して残っている問題の修正を主たる標的とする段階にまでわずかに残っていくものである。

5. 外傷後ストレスを減少させる

　外傷後ストレスを減少させる主たる取り組みは，個人療法のなかで行われる。ただし，性的虐待や身体的虐待などの犠牲者のための補助グループへの参加を促すこともある。治療のこの第二段階では，DBTは，過去の性的，身体的，情動的虐待とネグレクトへと焦点化していくことになる。この段階は，他の早期の幼児体験，たとえば喪失，「不適合」，あるいは現在のストレス反応に関連する他のトラウマに焦点を当てる期間でもある。つまり，個人療法の第二段階とは，一般的に認知プロセスや情動プロセスの「覆いをとること」，そして発症の元となった幼児期の出来事の解決を開始する段階なのである。個人治療は多くの場合，暴露と認知修正戦略を重視したものとなり，その焦点は，ト

ラウマ関連刺激に対する患者の情動反応を変化させることと，トラウマおよびそれへの反応の認知的再解釈に置かれる。

　この標的領域における四つの目標（トラウマの事実を受け入れること，スティグマ化や自己不認証，自己非難を減少させること，否認と侵入的ストレス反応パターンを減少させること，トラウマ的状況に関する二分法的思考を減少させること）については第5章で検討した。通常これらの目標は，トラウマの手がかり刺激への暴露の間に生ずる問題によって決まってくるセッションの焦点とともに，同時に取り組まれることになる。

6．自尊心を高め，個々の目標を達成する

　個人療法の最終段階では，自尊心が標的となる。ボーダーラインの人の自尊心に対する最大の脅威は，往々にして社会環境のなかで生じるものである。したがって，この段階における治療では，患者とセラピストの間の対人関係で生じる（または生じ損なった）自尊行動に主な焦点を当てることになる。これらの行動に注意を向けるためには，患者の言語的反応，情動反応，顕在的行動反応，そして患者との間で行われる一瞬一瞬の相互作用に対して，セラピストがしっかり焦点を当てることが必要となる。そして同時に，新しく習得された行動パターンを日常世界に般化することも標的となる。この時点での治療は，導かれる行動解釈は根本的に違うものではあるが，精神力動的精神療法やクライエント中心療法とかなり似ている。DBTの第三段階と機能分析的精神療法の間には，さらに多くの一致点があると言えるかもしれない（Kohlenberg & Tsai, 1991）。

　第三段階は，患者が支援してほしいと思うと考えられる残りの生活上の問題に取り組む段階でもある。この時点では，他のあらゆるセラピーと同じくらい多くの目標が達成されている。ここでは患者の好みとセラピストのスキルが最も重要になる。たとえば私の患者たちは，より多くの友人を作ったり，仕事上の問題を解決したり，キャリアを積んでその後の人生における選択肢を作ったり，あるいは慢性的な身体的苦痛への対処を学習したりといったことに取り組んできた。このように，自尊心への取り組みは，他の問題に対する取り組みのなかに織り込んでいくことができる。

7. 標的優先順位を用いてセッションを構成する

　個人療法セッションをどのように用いるかは，セッションに先行する週の，あるいはセッションのなかの患者の行動によって決まる。ここでは二つのタイプの行動が関係する。一つは患者のネガティヴな行動または問題行動——たとえば，自殺類似行為やセラピストへの過剰な電話，家賃を払うための金で服を買ってしまったこと，子ども時代の性的虐待のフラッシュバック，セッション中に自分自身の見解を不認証化することなど——である。もう一つは，標的行動へ向けた患者の前進を示すようなポジティヴな行動——たとえば，自殺への強い衝動に抵抗したこと，以前は何度も遅刻していたのに時間通りにセッションへやって来たこと，恐怖を克服して求人に応募したこと，家族と対立したときに行動スキルを用いたこと，反対されても自分の意見を維持したことなど——である。治療時間は今現在の行動に向けられる。標的の焦点は繰り返し現れ，その点でセッションの構造はいくぶん循環的である。

　セラピーセッションの時間内に向けられるべき注意の優先順位は，優先リスト（表6-1〈224頁〉参照）によって決まる。ある週の間に，自殺類似行動があったり，あるいは逆に自殺類似行動に関して大きな前進が見られたのであれば，セラピー妨害行動よりもそうした行動に優先的に注意が向けられる。そしてセラピー妨害行動は（それが問題であれ，前進であれ），生活の質を損なう行動への取り組みよりも優先される，といった具合である。既定のセラピーセッションでは，多くの場合，複数の標的行動への取り組みが可能だが，時間が短い場合，あるいは問題が複雑な場合は，患者やセラピストがセッション中に扱いたいと思う他の問題を軽んずることになったとしても，より高い優先度を持つ標的を常に優先して扱う。結局，治療標的とそれらの優先順位が，セラピーセッションで話されるものの大部分を決定付けるのである。標的に費やす時間については，セラピストが単に強調のコメントをする場合から，徹底分析のためにセッション全体を費やす場合まであるが，ある標的にどのくらいの時間をかけるかは，その行動（ポジティヴにしろ，ネガティヴにしろ）の誘発性や，その行動について語ることが強化になるか否かによって決まってくる。当然，ポジティヴな行動は強化し，ネガティヴな行動は強化しないようにする。

　個々の標的について問題解決の鍵となる課題は，標的行動への取り組みに対

する患者のコミットメントを（場合によっては，繰り返し）引き出すことにある。DBTにおけるすべての治療戦略は，患者からの協力があってこそ，よりよく作用する。そのため，もしセラピストが，患者の積極的なコミットメントのないまま行動標的に取り組むならほとんど前進は得られないだろう。私の経験からすれば，自殺行動に関して少なくとも初期のコミットメントを得ることはさほど難しくない。一般的に，自殺類似行動や自殺による長期のネガティヴな影響は患者にとって明らかであるため，そうした行動を減らすという目標へのコミットメントに対して，患者が確信をもって抵抗するのは難しいのである。いずれにせよ，私と同僚は，セラピーの目標が自殺行動の減少であることに同意しない患者は受け入れないことにしている（この理由でセラピーを拒否したのは，これまでに一人しかいない）。それゆえ，後になってこの目標に向けた取り組みへのコミットメントを撤回することは，セラピー妨害行動と見なされる。そのような行動は，差し迫った自殺の危険に次いで，二番目に重要なものと言える。

　もしセラピーが機能するのであれば，そこに身を置くことの必要性もまた自明である。また，セラピーを継続するためには，いかなるセラピー妨害行動にも対処する必要があると論理的に説明することも，通常行われる。ここで患者に示される理論的根拠は，次のようなものである——もしセラピー妨害行動の継続が許されてしまうなら，患者，セラピスト，あるいはその双方が腹を立て，あるいはバーンアウトして，治療関係を維持しようとするコミットメントが弱くなってしまうだろう。セラピーへの取り組みは，患者とセラピストの共同的関係をつなぐ接着剤であるため，この取り組みを妨げるいかなる行動も，その関係を妨げるものとなる。ボーダーライン患者の場合，少なくとも一回はセラピーを一方的に打ち切られた経験を持っている者が多い。そのため，セラピスト（たち）との治療関係を発展させ維持させるという目標は普通，少なくとも治療開始時においては，患者にとって魅力のあるものなのである。

　標的問題への取り組みは，本書の後半で詳述するような，多くの協調治療戦略に関係する。最低でも，問題行動や気づかれた前進について，セラピストはコメントすることになる。問題や前進を決定する要因は，時間や状況的文脈によって変化するため，標的となる問題行動や大きな前進が見られた場合は，行動分析を行うのが普通である。ネガティヴな行動の場合，セラピストは，しば

しば患者からすれば身を切るような細部にわたって，何が問題となる反応を引き起こしているかを分析するし，ポジティヴな行動であれば，いかにして問題行動が回避されたかを正確に分析する。セラピー開始時には，このような行動分析がセッション全体を占め，他のことはほとんど行われないだろう。しかし，セラピーが進むにつれ，これらの分析に要する時間は短縮されるため，セラピストは次に，どうすれば問題行動を抑えられたのか（あるいは，どうして実際に抑えられたのか）を分析する解決法分析に移ることができる。そうした分析においては，標的となる問題行動に対して機能的な関連を持つ問題を修正するために，いくつかの他の治療戦略を導入することになるだろう。標的行動に取り組む方法については，個人治療戦略について検討する際に，より詳しく述べる。一つの全体的戦略——構造的戦略の下の二次戦略である標的戦略——は，さまざまな標的に対する治療時間と注意の配分に関係している（第14章を参照）。

8. 標的行動についての話し合いに対する患者とセラピストの抵抗

　DBTにおいて，治療の時間や注意を，優先順位リストにもとづいて標的に直接的に向けて焦点化することの重要性は，どれほど強調してもしすぎることはない。このことはDBTの特徴を決定づけるものである。しかし，DBTの教示やスーパーヴィジョンにおける私の経験からすれば，治療のこの側面は，多くのセラピストにとって特に難しい部分である。患者にしてもセラピストにしても，優先順位の高い標的にセラピーを焦点化したがらないことの方が普通だが，それにはもっともな理由がある。というのも，優先順位の高い話題について話し合うことが，患者にとってもセラピストにとっても，直ちに嫌悪的な結果をもたらすことがよくあるからである。サポートもなく単独で取り組んでいるセラピストの場合，こうした話題への取り組みという問題に関して，患者への譲歩と攻撃を繰り返すパターンに陥りがちである。もしこのパターンが続けばセラピーは非常に嫌悪的なものとなり，セラピストと患者の一方あるいは双方が関係を終結させてしまいかねない。そこで，個人療法セラピストが，認証的な問題解決のアプローチによって優先順位の高い行動に焦点を当て続けられるようにすることが，DBTコンサルテーションチームの課題になる。

■**患者の抵抗**

　たいていの患者は，自らの機能不全的行動について，問題解決的な方法では話し合いたがらない。実際私は，個人療法セッションの間に過去の自殺類似行為について好んで話す患者に会ったことは一度もない。行動を「引き起こす」問題について話し合ったり，あるいは自分の行動や行動を取り巻く出来事に関する自分の気持ちについて，打ち解けた話し合いをしたがる患者もいるだろう。しかし，自殺類似行為に結びついた，あるいはそれに続いた行動や環境中の出来事について，その一瞬一瞬の詳細を話したがることはまずないし，次のときにその行為に代わり得るような行動のリストを作り出そうとすることも滅多にない。患者によっては，自殺行動そのものについて語りたくないばかりでなく，自殺行動に関連する事柄についても何も話したがらない人もいるのだ。こうした患者の多くは，問題について語ることが，圧倒されるようなネガティヴな感情に自らを暴露することになることを恐れる，情動恐怖患者である。

　ボーダーライン患者がこうした話し合いに抵抗する理由は，他にもいくらでもあるだろう。自殺類似行動を起こした患者は，多くの場合，新しい問題へと，いわば「進もう」とする。過去の行動に話し合いを焦点化しても，自分がセラピーセッションにおいて話し合いたい目下の問題には対応できない，というのである。また，ボーダーライン患者が自らの自殺類似行動を非常に恥じていて，その話し合いに耐えられない場合もある。あるいは，DBTが持つ行動への分析的アプローチが，実際問題として，患者に自らの情動的苦悩が不認証化されていると感じさせることもあるかもしれない。他の行動が可能だという考え方は，非難や批判と解釈されかねないし，極度の不安，パニック，あるいはセラピストに対する怒りに結びつくかもしれない。しかし，ここで留意されるべきは，セッションの合間に自殺類似行動が生じる度に話し合いが必要だということである。この治療要件へのコンプライアンスがないということは（少なくともセラピーがDBTである場合），一つのセラピー妨害行動であり，したがってそれがセラピーセッションで次に話し合われるべき問題となる。

　ボーダーライン患者はたいてい，セラピー妨害行動についても話し合いたがらないものである。少なくとも，その行動が実際妨害的であるときには，話し合いに消極的になる。その理由は，上述の自殺類似行為に関する話し合いを避けようとする理由に似ていることが多い。生活の質を損なう行動については，

患者の見地から見てそれが話し合いが望ましい話題であるか否かは，患者が自らの行動パターンが問題であることに同意するか否かに大きく左右される。もしそう思っていなければ，患者は話し合いに抵抗するだろう。このような点からすれば，セラピストは，患者の生活にその行動が及ぼす実際の影響を自分が誤ってアセスメントしている，という可能性に対してオープンであることが重要である。もしその行動が，患者が質の高い生活を構築するための機会を深刻に妨げていないのであれば，それは標的リストの高い位置にあるべきではない。患者とセラピストの間でどうしても合意が得られないこともあり得るが，多くの場合，このような状況でセラピストがとる最良の方向性は，双方の観点の総合を見つけ出すことである。

患者がポジティヴな行動についても話し合いたがらない場合もあるだろう。ときには，話し合うべきもっと緊迫した問題を抱えていることもあるが，そうした場合，ポジティヴな行動を強化するために，患者の選択を優先すべきであろう。また場合によっては，成功に気づかれたときに，より多くの期待をかけられるのではないかと患者が恐れることもあるかもしれない。あるいは，自分には相応しくないと感じているために，セラピストからの称賛が心地良く思えないこともあるだろう。前進がセラピーや治療関係の喪失の恐れをもたらすというのもよくあることである。これらの例は，セラピー妨害行動と見なされるため，前回のセッション以降に生じた自殺類似行動や自殺危機行動の分析に次いで，二番目に優先されねばならない。第10章で論じるように，セラピーにおける話し合いの焦点をコントロールすることは，強力な随伴性マネジメント戦略なのである。

■セラピストの抵抗

セッションの焦点をコントロールすることが，ともかく難しいと感じているセラピストもいる。特に，セラピストが非指示的なタイプのセラピーの訓練を受けてきた場合はそうである。また，どんなセラピストにとっても，このようなコントロールを難しくさせるような患者もいる。そうした患者は，セッション中に引きこもり，それ以上は語りたがらなかったり，質問に対して「分かりません」「問題ないです」という反応を繰り返したり，自殺すると脅したり，極端に扇動的もしくは感情的になったり，セラピストが罰を下すような数々の方法で反応したりするだろう（言うまでもなく，これらの反応はすべてセラピー

妨害行動である)。

　セラピストのなかには，自分の患者の機能不全的行動について聞きたがらない者もいる。そのような報告が，セラピストとしてのコンピテンスやコントロールの感覚に脅威をもたらし，あるいは，セラピスト自身や近しい人の行動の問題を思い出させてしまうからかもしれない。私がスーパーヴァイズしたあるセラピストは，誰からも自分の「奇妙な」行動について聞かされるのは好きでないと話した。もし患者の気が進まないような事柄，特に自殺行動について話すことを強いれば，患者がより自殺的になってしまうのではないかと恐れるセラピストもいる。さらに，患者はもう十分苦痛を感じているのに，なぜその話題の話し合いを強要して，さらに悪化させるのか，と思っているセラピストもいる。だがDBTにおいては，こうしたセラピストの反応もセラピー妨害行動と見なされる。そのようなセラピストは短期的には患者を気分良くさせられるだろうが，長期的な変化のためには，患者の抱える優先順位の高い問題を直接扱わなければならないのである。

　興味深いことに，患者のセラピー妨害行動についても，直接患者と話をしたがらないセラピストが多い。私のスーパーヴィジョン経験では，多くのセラピストが，バーンアウトして手遅れになるまでセラピー妨害行動について患者と話し合うことを控えていた。そうした問題は，スーパーヴィジョンでは持ち出されるのに，患者に対して持ち出すことは容易でないのだ。一般的に，こうしたセラピストは，患者に対する「非治療的な」反応（怒りの感情，バーンアウト，治療継続をためらうことなど）は，自らの力不足のしるしだと信じているように思われる。だが反対に，DBTにおいてはこれらの反応を治療関係での問題——セラピー妨害行動が生じていること——の目じるしと捉える。そしてごくわずかの例外を除き，このような問題については，患者と直接的に，問題解決的な仕方で話し合うのだ。これについては，第9章と第15章でさらに詳しく述べる。患者と同じように，セラピストも自らのセラピー妨害行動について話し合ったり取り組んだりしたがらないことが多い。実際，自らの行動に関する患者の不満を，患者の過剰な要求や過敏さに関する議論などにすり変えることに長けたセラピストもいるのである。

9. 個人療法の標的と日記カード

　セッションとセッションの間に生じた自殺類似行動やその他の標的行動のことを，セラピストはどうやって知るのだろうか。たしかに，セラピストが尋ねることは可能である。これは，ネガティヴで優先度の高い行動が頻発している時期や，ポジティヴな行動がほとんど生じない時期であれば簡単なことである。たとえば，日常的な自傷によってセラピーが始まり，自傷を止める援助を求める人であれば，セラピストが各セッションの最初に自傷について尋ねることは容易である。しかし私の経験では，そのような行動が数週間あるいは数カ月生じていなかった場合，それについてセラピストが尋ねるのは非常に難しい。同様に，もしその時点で薬物やアルコール使用が問題になっていなければ，セラピストはそれらについて毎週尋ねることに気が引けたり，馬鹿げていると考えたりするかもしれない。また，もし行動スキルの使用増進が焦点であり，患者が毎週勤勉にそれに取り組んでいるとすれば，その進行状況について毎週は尋ねるのは難しくなるだろう。だが私の経験からすれば，薬物やアルコールの問題が自発的に報告されることはほとんどない。自殺類似行動の場合，報告されるかどうかは，その行為が機能的にセラピストへのコミュニケーションと関係しているか否かで違ってくる。行動スキルを用いる取り組みを忘れた場合には，患者がそれを問題としてセラピストに報告する見込みはほとんどない。

　こうした難問に対する最も簡単な解決法は，関連する行動について，その日ごとの情報を得るため，患者に毎週日記カードを記入してもらうことである。DBT日記カードの表の面を，図6-1に挙げる。見て分かるように，これによって毎日の摂取したアルコールの種類と量，処方薬の種類と量，市販薬および違法薬物の種類と量，自殺念慮の程度，苦悩の程度，自殺類似行為への衝動の程度，実際の自殺類似行為，などに関する情報が得られる。行動スキルの日々の実践具合に関する情報も得られるようになっている。このカードはさまざまな目的に利用可能であるが，主要な目的の一つは，前の週に生じた標的行動に関する情報を引き出すことである。もしカードから自殺類似行動があったことが分かれば，それに注目し，話し合うことになる。もし自殺念慮の非常な高まりがあれば，患者の自殺危険性の高さを見極めるアセスメントを行うし，過剰なアルコールや薬物摂取のパターンが見られれば，（生活の質を損なう行動と

第6章　標的行動をめぐる治療の構造化──誰がいつ何を治療するのか　249

弁証法的行動療法（DBT）日記カード									氏名			開始日	
日付	アルコール		市販薬		処方薬		違法薬物		自殺念慮	苦悩	自傷衝動		スキルの使用
	*	具体的内容	*	具体的内容	*	具体的内容	*	具体的内容			衝動	行為の有無	
月													
火													
水													
木													
金													
土													
日													

* 0＝考えなかった、または使わなかった　　3＝努力してみたが使えなかった　　6＝努力せずに使ったが、役に立たなかった
　1＝考えたが使いたくなく、使わなかった　　4＝努力して使ってみたが、役に立たなかった　　7＝努力せずに使い、役に立った
　2＝考えて使いたかったが、使わなかった　　5＝努力して使い、役に立った

図6-1　DBT日記カード。右の方の空欄を使い、患者はその他の行動についても記録できる。どの行動を記録するかは、セラピストと共に決める。

して）話し合うことになる。また，処方された薬を服用していないことはセラピー妨害行動になるだろうし，カードを持参しなかったり，適切に記入されていなかったりすれば，それもまたセラピー妨害行動として，もちろん話し合いの対象となる。カードの右の方には空欄があり，患者とセラピストが決めた他の行動を記録する。一般的にはこれらの空欄は，少なくともセラピー開始時点においては，他の生活の質を損なう行動を記録するために使われる。たとえば私の場合，一日何時間働いたか，一日何時間空想にふけっていたか，過食エピソード，運動量，抵抗のある状況を回避したい衝動に駆られた回数，解離体験の回数などについて，患者に記録してもらっていた。

　患者は，少なくともセラピーの最初の二段階までは，日記カードに記入することになる。自殺類似行動と物質乱用に関する問題が解決していくにつれ，患者はよくカード記入の継続を拒むようになる。しかし，外傷後ストレスに取り組んでいる間は，これらの行動が再発する可能性が高いため，日記カードは第三段階まで止めるべきではない。第三段階の時点で，継続するか否かを患者とセラピストの間の交渉で決める。だからといって，セラピーの第一段階の終了時や第二段階の間に，多くの交渉が持たれないというわけではない。アサーションスキルの学習が進むにつれ，患者はセラピーのなかでより頻繁に，そのスキルを用いることが期待される。日記カードはその実践のために，ほとんど申し分のない機会を提供してくれるのである。私が担当したある患者は，私が休暇で不在の間は原則として日記を書こうとしなかった。その理由は，私が休暇ならば，自分も休暇をとってよいはずだということだった。納得できる理由だと私には思えた。

第五節　スキル・トレーニングの標的の優先順位

　スキル・トレーニングは，その定義からして，行動スキルの習得と増強を重視するものである。DBTのスキル・トレーニングは，マインドフルネス，苦悩耐性，葛藤状況における対人関係の有効性，情動制御の四つのモジュールに分かれる。スキル・トレーニングのための標的の順位は，表6-3の通りである。標的とその順位の詳細については，別巻のマニュアルにまとめられているため，ここでそれについて述べることはしない。だが重要なのは，スキル・トレー

> **表 6-3 弁証法的行動療法 (DBT) スキル・トレーニングにおける主たる標的の優先順位**
>
> 1. セラピーを破壊する可能性のある行動を止める
> 2. スキルの獲得, 増強, 般化
>   A. 核となるマインドフルネスのスキル
>   B. 対人関係に有効性をもたせるスキル
>   C. 情動制御スキル
>   D. 苦悩に耐えるスキル
> 3. セラピー妨害行動を減少させる

ニングにおける標的の優先順位は,個人精神療法のものと同じではないということである。

第六節　支持的プロセスグループの標的の優先順位

　セッション内におけるプロセスの問題に直接関心を払うことがほとんどないスキル・トレーニングとは対照的に,DBTの支持的プロセスグループ療法は,グループミーティングの間に生じた行動——すなわち,グループプロセス——を変化の手段として利用するものである。そのため,患者たちがグループミーティング外で抱えている問題を何らかの形で反映するようなセッション内の行動が主要な標的となる。この相互運用性は,効果的なセラピーにとって決定的に重要である。患者に対して良いグループメンバーとして振る舞うように教えたとしても,日常生活のなかでそれと同じ行動が機能的でない場合は,患者にとって害になる。DBTの他のモードに比べ,プロセスグループにおける計画案は,セラピストによってあまり厳密にはコントロールされないため,標的の優先順位も厳密に扱われることもあまりはない。とはいえ,患者に対する治療への方向づけや,セッション中のコメントや質問を通じ,セラピストは,セラピーの焦点や,どの行動を強化するかということに,ある程度影響を与えることができる。

　プロセスグループにおける標的の優先順位は,表6-4の通りである。最も重要な標的群は,セラピー妨害行動である(セッションに来ない,遅刻する,たいした理由もなく欠席する,合意を守らない,グループ規則を破る,ひきこもる,他者を攻撃する,など)。個人DBTやスキル・トレーニング・グループで

表6-4 弁証法的行動療法（DBT）支持的プロセスグループにおける主たる標的の優先順位

1. セラピー妨害行動を減少させる
2. 対人関係スキルを増強する
3. ポジティヴな生活の質に役立つ行動を増加させ、それを妨げる行動を減少させる
   A. 情動的反応性
   B. 自己不認証
   C. 危機を生み出す行動
   D. 悲嘆の抑制
   E. 積極的受動性のある行動
   F. 気分依存的な行動

は，セラピストがこうした問題を扱う主な責任を負うが，プロセスグループの場合，メンバーあるいはグループ療法セラピストによるセラピー妨害行動は，患者が二番目に重要な標的──すなわち対人関係スキルの，特に葛藤状況の解決法としての利用の増強──に取り組む機会を与えることになる。三番目の標的群は，グループの相互作用内で現れるその他の行動パターンのうち，グループ外だったならその患者の生活の質を損なったり（減らされるべき行動），あるいは促進したり（増やされるべき行動）するような行動を含む。ここで二つの点に注意しなければならない。一つ目は，セラピーセッション外の出来事や行動ではなく，セッション内で表われる行動に焦点を当てることである。二つ目は，強調されたり，強化されたり，罰されたり，消去されたりするのは，個々の患者ごとの行動だということである。つまり，それぞれ患者にとって，必ずしもすべての標的が同じ重要性を持つとは限らないということである。

第七節　電話コンサルテーションの標的の優先順位

患者との電話コンサルテーションのための標的は，その電話が主セラピストへのものか，スキル・トレーニング・セラピストや補助セラピストへのものかによって異なる。それぞれの場合の標的の優先順位は，表6-5の通りである。

表6-5 電話コンサルテーションにおける主たる標的の優先順位

〈個人セラピストへの電話〉
1. 自殺危機行動を減少させる
2. 行動スキルの般化を促進する
3. 葛藤の感覚，疎外感，およびセラピストへの隔たり感を減少させる

〈スキル・トレーナーや他のセラピストへの電話〉
1. セラピーを破壊する可能性のある行動を減少させる

1. 主セラピストへの電話

　DBTでは，セッションの間に主セラピストに電話によるコンサルテーションを求めることを奨励している（多くの電話がかかってくるかもしれないとすぐに心配するセラピストは，あまりに頻繁な電話はセラピー妨害行動と見なされることを思い出すべきである）。電話コンサルテーションのための標的優先順位を理解するために，主セラピストはDBTが電話を奨励する三つの理由を心に留めておく必要がある。第一に，援助を直接的に求めることができないために，代わりに「援助への叫び」として自殺を試みたり，不利な結果に苦しんだりしている人にとっては，電話をかけるという行為こそが，この機能不全的行動を変化させる実践となるのである。またそれは，セラピストに自殺行動を止めるための介入手段を提供する。

　第二に，患者は日常生活のなかにDBT行動スキルを般化するために援助を必要とする場合が多いが，電話コンサルテーションであれば，患者は，うまく般化するのに必要なコーチングが得られる。DBTにおける主セラピストは，いわば高校のバスケットボールのコーチのようなものである。個人精神療法のセッションとは，毎日の放課後の練習にあたるものであり，試合に備えて基礎が教えられ，基本スキルを形成することに目が向けられる。これに対して，電話コンサルテーションは，実際の試合中のコーチと選手とのやり取りのようなものである。そのときコーチは，選手が毎週の練習セッションで学習したことを思い出し，適用するのを助ける。スポーツにおいて，コーチが試合に帯同して選手を援助することを拒むということはあり得ない。また，それは仕事の一部ではないとか，試合中に選手を助けることは選手を依存的にしてしまうとか，あるいは試合中にアドバイスを求めることはコーチへの敵対的攻撃である，などと考えるコーチもいないだろう。

第三に，親しい関係において対人葛藤や危機が生じた場合，渦中にある人が，他者によって定められたある一定の時間，危機の解決を待たねばならないということが理に適うとは言えまい。こうした場合の電話コンサルテーションは，患者とセラピストの間の人間関係の絆を強める機会となるだけでなく，セラピーにおける力関係を均等にする機会をも提供するのだ。他のセラピーの言い回しを借りれば，このような電話コンサルテーションは患者を「エンパワー」するのである。

　これらの三つの理由は，電話コンサルテーションに関する標的を決めるものでもある。標的を重要度の順に並べれば，次のようになる。すなわち，①自殺危機行動を減少させ，②日常生活へのスキルの適用を増加させ，③対人関係の危機や疎外感，あるいは患者とセラピストの間の隔たり感を解消することである。ボーダーライン患者との他の相互作用と同様に，電話セッションを順調に進めることがセラピストにとって著しく困難な場合もある。自殺危機行動に関していえば，主な焦点は危機をアセスメントし，問題解決アプローチを用いて代替可能な行動を同定することに置かれる。一般に，こうした問題解決は，現在の状況に対して患者がDBT行動スキルを適用する方法についての話し合いへとつながって行くだろう。あるいは，問題がセラピストとの関係性にあるのならば，それに関する話し合いが続くだろう。だが基本的には，危機のなかで患者に生き抜いてもらうことが，何よりも優先される。

　スキルの般化について言えば，電話コンサルテーションにおけるDBTセラピストの決まり文句は，「この場合どんなスキルが使えるでしょう？」である。セラピストは，次のセッションまでの間，どうすれば患者が現在の問題に対処するスキルを使うことができるかに，ひたすら集中する。少なくとも治療の初期段階では，苦悩に耐える（危機を生き延びることも含む）スキルを用いるように仕向けることが主な目標となる。現在の危機を分析し解決を生み出すことは，セラピーセッションの焦点ではあるが，電話セッションの焦点ではない。まして，問題や危機の解決は明らかに電話セッションの標的ではない。電話コンサルテーションにおける患者の側の主な目標が問題の解決であることが多いため，セラピストがこの点に留意しておくことはかなり重要である。

　患者によっては，しばしば怒りや疎外を感じ，あるいはセラピストからの距離を感じる人もいるだろうし，セラピーセッションがこうした感情を引き起こ

すことも多い。そして，そのような患者は，セラピストとの相互作用に遅れて反応をすることも多いのである。そのため，怒り，悲しみ，疎外感など苦悩の感情は，セッションからしばらく経たないと生じないことがある。この状況でセラピストに電話することは適切である。DBTの観点からすれば，このような電話の際の標的は，患者の疎外感やセラピストとの間の隔たり感の減少にある。セラピストにとって難しいのは，機能不全的行動を強化することなく，この問題について患者を援助することである。この問題については，第15章でより詳しく検討することにしよう。セラピーの初期には，電話による話し合いは，回数が多いだけでなく，かなり長時間続くかもしれない。第10章で検討する限界遵守のセラピー戦略は，セラピストがバーンアウトしないために，特に重要となるだろう。セラピーが進み，その関係性における信頼が増すにつれ，電話の頻度と長さは減少するはずである。

2. スキル・トレーナーやその他のセラピストへの電話

　DBTでは，スキル・トレーニングはグループで行われるため，日常生活に対する行動スキルの適用について援助を求めるには，スキル・トレーナーが相応しいように思われるかもしれない。しかし，この場合患者は，個人療法セラピストに電話をかけるよう指示される。一般的に，個人療法セラピストは患者の現在の能力や限界をよく理解しているだろうし，それゆえ「ちょうど気づける改善」(just-noticeable improvement) を要求し強化するにはよりよい立場にあるといえよう。だが，電話コンサルテーションや補助的コンタクトに関するこの制限が必要とされない状況もある。たとえば，スキル・トレーニングを個人で行うモデルが用いられるのであれば，患者が治療セッションの外で特定の行動スキルを応用することについて，そのスキル・トレーナーに援助を求められるようにすることは理に適っているだろう。また，入院や日中プログラムの状況でよくあるように，環境療法が用いられているのであれば，スキル般化についての援助を求める相談が，環境療法スタッフに向けられるのが普通であろう。こうした場合，日常生活に対するスキルの適用が第二の標的となる。

　私のプログラムにおいて，スキル・トレーナーの見地からの電話コンサルテーションの唯一の目的は，患者をスキル・トレーニングに参加させ続けること，つまり，セラピーの継続を脅かす行動を減少させることである。患者を生

かし続けることが、この標的目標の達成に有効なのは明らかである。DBTプログラムの他のセラピストも同様の立場を取る。プログラム管理者も同じである。他のセラピストにとっての焦点は、唯一、患者のプログラム継続を脅かす問題に当てられるのであり、他のすべての問題は、個人療法セラピストが扱うことになる。

　患者が危機的状況にあり、あるいは状況へのスキルの適用について援助を求め、スキル・トレーナーやプログラム管理者、もしくは病棟管理者を含む他のセラピストに電話をかけてきた場合には、そのセラピストは担当の個人療法セラピストに連絡し、担当セラピストが電話に出られるまでの間、患者が苦悩耐性スキルを使えるよう援助する。患者が差し迫った自殺の危機にあるときは、セラピストは患者の安全を確保するために必要な措置をとり、そして個人療法セラピストにその問題を引き継ぐ。こうした点に関しては、別巻のスキル・トレーニング・マニュアルに詳述してある。

第八節　標的行動とセッションの焦点
──どちらが主導権を持つか

　患者が優先度の高い標的行動について話し合いたがらない場合、セラピストは、患者の希望に反してセラピーの焦点をコントロールすることになる。DBTでは、実施しようとする特定のタイプのセッション標的の優先順位を、セラピストが断固として固持することが必要となる。このような焦点コントロールが力比べを生み、他の差し迫った問題へ注意を逸らせてしまうこともあるが、必ずそうなるというわけではない。セラピストは数多くの点を念頭に置き、それらに注意を払っていなければならない。なかでも特に重要なのは、セラピストは優先順位の高い行動に直接注意を向けることを正しいと信じていなければならないということである。もっと言えば、セラピストはそのような行動に対して問題解決アプローチを適用することの価値を信じていなければならない。明らかに、たいていの患者はこのアプローチを信じていないため、その話題に留まることを嫌い、他の話題への展開を好むことが非常に多い。仮にセラピストまでもが、問題行動に直接対峙することを正しいと信じていなければ、他の話題に注意を向けようとする患者の圧力に抵抗することは非常に難しくなる。こ

れに対する解決法は，セラピストがセッションの間，短期的な平和ではなく長期的な利益に向けた確固たる焦点を維持することである（すなわち，セラピストが，スキル・トレーニングにおける苦悩耐性モジュールのなかで患者に教示する「危機を生き延びる戦略」を実践することである）。

　優先順位の高い行動を，セッションにおいて真っ先に話し合わなければならないということはないが，決して無視してはならない。もしセラピストが優先順位の高い行動以外の話し合いに同意すれば，知らず知らずのうちに回避行動を強化してしまうことになるだろう。逆に，優先順位の高い行動についての話し合いを主張することによって，セラピストは回避行動を消去しているのだ。ときには，患者がセラピストの主張に対して引きこもったり，黙ったり，セラピストやセラピーを攻撃したり，あるいは大雑把に「かんしゃく行動」と呼ばれ得るような行動で反応したりすることもあるだろう。もしこのような行動が起こったら──つまり，もしセラピストが患者のこうした反応のために優先順位の高い行動についての話し合いを思いとどまるのであれば──セラピストは，患者の抵抗行動の機能不全的なスタイルに対して報酬を与えることになってしまう。これは吹雪のなかで迷い，低体温となり，横になって眠りたいという人を助けるのと非常によく似ている。良い友人ならば，低体温になった人を動かし続けるのに必要なことをするだろう（このメタファーは，消極的な患者からの協力を得るのに役立つ）。

　第10章で詳細に検討するように，ここで重要なのは，断固として譲らないと同時に一貫してなだめるという組み合わせである。この場合のなだめとは，患者に対して優先順位の高い行動を話し合うことの重要性を説き，その行動への取り組みに対するコミットメントを思い出させ，望まざる話題に費やす時間とタイミングについて歩み寄り，このようなアプローチに関する患者の困難さを認証することなどから成る。また，断固として譲らないというのは，行動分析と解決分析を続け，患者が見せる反応をそれぞれ額面通りに受け取り，本題から逸脱せず，それでいて常に温かく関心を持って応えることである。私の経験では，ひとたび患者がルールを学習し，セラピストはセラピーのなかで優先度の高い行動を決して回避しないということを知ったならば，次の二つの状況のいずれかになる。すなわち，患者が問題行動について十分に前進を示し，それについて話し合う必要がなくなるか，あるいは患者がセラピーのガイドライ

ンに協力するようになるかである。

第九節　他の状況における標的優先順位の修正

これまでに述べてきたそれぞれの標的や標的の分類が一定でなければならないア・プリオリな理由はない。ここで述べられる優先順位は，外来治療の状況ではうまく働くものであるが，他の治療状況においては，標的分類や重要性の順序が修正されることになるだろう。具体化された行動標的を持つ治療計画を立てるプログラムならば，どれもDBTアプローチと併用可能である。だが，多くの状況において，治療標的は完全なDBTプログラムよりも限定されたものにならざるを得ない。ただし，いかなる状況にあっても，自殺の危険とセラピー破壊的な行動の減少は第一の標的とされなければならない。

1. 自殺行動を減少させる責任の所在

私の考えからすれば，主セラピストは，自殺類似行動を含む自殺行動の減少を常に最優先するべきである。要するに，主セラピストはこの標的を軽視したり無視したりしてはならない。急性期治療病棟の場合，患者の自殺行動を減少させることについて主な責任を負うべき人間は，病院から連絡を受けた人かもしれないし，その患者をかなりよく知っている人物かもしれない。急性期病棟が持つ短期的な性質上，責任を任される人は，特定の人というわけでなく，ある特定の役割を満たす人なら誰でもよいということもある。実際，最初に連絡を受ける担当者は毎日変わるだろうし，常駐であったとしても勤務時間によって交替しているかもしれない。もし，外来個人療法セラピストが，入院病棟においてもその患者のセラピストであるならば理想的である。日中プログラムでは，任命された人がケースマネジャーかもしれない。いずれにせよここで重要なポイントは，もしその状況において，患者が治療を受けているときに自殺行動が生じたり，生ずる危険があるならば，そうした行動に直接焦点を当てるDBT治療戦略が，誰かによって実行されねばならないということである。そのような行動を見過ごしてはならないのである。

私のクリニックの場合，自殺行動の減少を直接標的にするのは，個人精神療法セラピストのみであり，治療チームの他のメンバーは，患者が生きていくた

めの必要最低限のことをするにすぎない。さらに，他のメンバーは，自殺の危機や自殺類似行動の危機を，スキルの実行によって患者を援助する機会として利用してもよい（たとえば，患者が個人的に連絡した担当者に会えるまで，自殺類似行為ではなくストレス耐性スキルを用いるようにする）。あるいは，他のメンバーは，危機マネジメントを含む自殺行動への幅広い取り組みのために，患者を個人療法セラピストのところへ送ることになる。

　他のDBT実践家は，それぞれ異なったシステムを作り上げている。たとえば，環境セラピスト（看護師，メンタルヘルス技術者など）であれば，自殺や自殺類似行動に対して，即座に問題解決戦略を適用しようとするだろう。もし治療の一部に患者-スタッフ間のコミュニティ・ミーティングがあるならば，そのユニット全体が自殺類似行動のエピソードを標的とすることになるだろう。またたとえば，その週に生じた自殺類似行為に関する行動分析や解決法分析（第9章を参照）の再検討が週間予定に含まれるかもしれない。自殺類似行動に続くプロセスグループ・セッションにおいては，グループ全体がこうした分析を援助することになるかもしれない。外来のDBT向けにすでに述べた形で標的がすべて維持されていたとしても，誰がどの標的について責任を負うかは，治療の場所や状況によって変化する。DBTでは，治療チームの各セグメントがその標的や限界およびルールを明確かつ詳細に理解していさえすれば，原則的にこうした変化を禁ずることはない。ここで最も重視されるべき原則は，第10章および15章で論じるように，セラピーが減少させようとしている行動を強化してしまうことのないような変化戦略を適用することである。

2．他の標的と治療状況

　治療の設定や期間に応じて，治療の標的は，その設定にいるすべての患者へ向けた一般的標的（たとえば，全員が参加するグループで教示されるスキルを増進させること）と，各患者のために個別化された標的とが混合したものになるだろう。たとえば，各患者には，おそらくそれぞれ標的となっている生活の質を損なう行動がある。私の経験では，急性期入院病棟の場合，生活の質を損なう行動のうち，有効な標的となる主なものは，住居探しなど危機状況への対処に関する積極的受動性である。性的虐待による外傷後ストレスの治療では，特に治療戦略がストレスの手がかりへの暴露を伴う場合は，初期の試みの結果

自殺行動が繰り返されることがあるため，少なくともこのケースでは入院病棟が理想的な環境となる。構造化された物質乱用治療の場合，もちろん物質乱用の減少が主要な標的となる。外来セラピー以外の多くの設定においても，DBTで教示された行動スキルのいくつかのバリエーションが標的となる。たとえば，アサーション，抑うつを軽減する認知スキル，怒りのマネジメント，といったものを教えるための生活スキルクラスなどが持たれることは珍しくない。

3. 他の治療モードのための標的を特定する

すでに述べたように，私のクリニックにおけるDBTモードには，個人精神療法，グループ・スキル・トレーニング，支持的プロセスグループ療法，電話コンサルテーション，セラピストのケース・コンサルテーションが含まれている。しかし設定によっては，他の治療モードが非常に重要になる場合もあるだろう。たとえば，入院や日中プログラムに関していえば，環境療法モードがあるし，患者ースタッフ間のコミュニティミーティングは別のモードとなる。職業カウンセリング，「ウェルネス」と呼ばれる運動クラス，高等学校クラスなどが重要な治療モードとなる設定もあるだろう。コミュニティメンタルヘルス設定では，ケース・マネジメントや危機援助活動，救急処置室マネジメントなどがしばしば重要なモードとなる。これらにおける基本的な考え方は，提供される治療モードを問わず，各モードの標的を明確に順序立てることが必須だということである。これはモード同士が重なり合ってはならないという意味ではない。実際，危機援助活動と救急処置室マネジメントは共に，差し迫った自殺危機行動を減少させることを標的とする。スキルの般化は二次的標的である。

ニューヨーク州ホワイトプレーンズにあるコーネルメディカルセンター・ニューヨーク病院のチャールズ・スウェンソンが指揮をとる長期入院病棟では，DBTスキル・トレーニング・グループがセラピーの正式なパートとなっている。さらに，病棟にはスキル・コンサルタントが一人任命されている（新たな治療モードである）。このコンサルタントは毎日相談時間を設けており，患者はコンサルタントに，病院の日常生活において新しいスキルを適用することに関する質問や問題を持ちかけることができる。したがって行動スキルの般化は，個人精神療法セラピストではなく，コンサルタントにとっての主要標的となっている。このようなアプローチは，個人精神療法セラピストがDBTを

用いない場合，特に有効であろう。

　それでも，DBTが病棟で適応されることは多くなってきている。そのような環境で適用した場合の成否は，環境内の行動標的について病棟がどれだけ明確に考え，DBT治療戦略をどれだけ組織化できるかに，密接に関係している。環境療法のための標的優先順位は，①自殺類似行動や自殺の防止，②病棟の機能や団結を阻害する行動の減少，③DBT行動スキルの病棟における相互作用に向けた般化の増進，④生活の質を損なう行動を減らし，病棟のなかで生活の質を高める行動を増加させる，という順序になる。

　自殺行動や生活の質を損なう行動に関する入院病棟の限界は，個人精神療法セラピストの持つ限界とは全く異なる。入院病棟では患者の行動がコントロールされるべきだという社会的な期待があるため，行動の徹底したコントロールが一層重視されるかもしれない。そのため，環境スタッフは，個人療法セラピストが設定するものとは異なる行動ルールや随伴性を作り出すことになるかもしれない。またそれらのルールは，個々の患者の幸福だけでなく，病棟全体の幸福を標的にするという環境スタッフの要求を反映しているかもしれない。（スタッフあるいは患者による）セラピー妨害行動が起きたとき，スタッフがそのような行動を正確に指摘できるようにするため，セラピー妨害行動に関するより正確で状況特定的な記述が必ず必要となる。長期入院の場合，環境療法がスキルの般化を増進するための主な責任を負うことになるかもしれない。このような設定では，患者は自分の個人療法セラピストよりも，環境療法スタッフに相談する方が適切だろう。支持的プロセスグループと同じように，このアプローチの価値は，病棟でとる行動と外の世界でとる行動の類似性にかかっている。良い患者になるようにと教えることは，それ自体ではボーダーラインの人にとってあまり役立つものではない。実際，私の経験からすれば，ボーダーラインの人の多くは，こういうふりをするのが非常に得意である。

　環境療法など施設の設定により，少なくとも一人，場合によっては多くの組織リーダーがいるだろう。そうした設定では，これら一人一人の治療標的が特定されねばならない。通常リーダーたちは，患者とセラピストに病棟や組織の定める限界を遵守させる責任を負うものである。またリーダーは，セラピストの行動についても責任を負うため，彼らはセラピストによるDBTの実施を標的とすることになる。

第十節　標的への責任をめぐる対立

　第4章で述べたように，セラピスト向けのDBTモードは，週ごとのケース・コンサルテーション・ミーティングやスーパーヴィジョン・ミーティングである。私の経験では，これにみなが参加し，治療チーム全体がDBTのスピリットと弁証法的枠組みを受け入れているならば，標的への責任をめぐる対立が生ずることはほとんどない。この連携の鍵は，どの治療モードでどの治療標的が立てられるのか，そして各治療モードで標的の優先順位がどうなるかを明確にすることである。たとえば，私のクリニックで行われているような標準DBTの場合，スキル・トレーナーは，自殺類似行動や危険性の高い自殺行動を減少させることは自分の最優先標的ではない，ということを明確に理解していなければならない。それは主セラピストの標的なのである。したがって，そのような行動が差し迫っている場合，スキル・トレーナーはその場で不自傷契約（no-harm contract）を書かせたり，患者を病院へ連れて行ったりするのではなく，その患者の主セラピストを呼ぶか，問い合わせることになる。連携を成り立たせる第二の要素は，チームメンバー間で意見が一致している必要はなく，患者に同じことを言わずに，一人の患者に違うことを言っても構わないというDBTの哲学である。これについては第13章で述べる。そのため，もし対人関係スキルの教示に焦点を当てているチームメンバー二人が，それぞれ反対の行動を教えた場合，学習するものと捨てるものを（必要ならば主セラピストの援助を得て）整理するのは，患者の責任となる。チームを軌道に乗せておくための第三の要素は，チームメンバーの互いの尊重である。また葛藤が生じたときには弁証法的戦略と問題解決戦略が用いられる。しかし，防衛的になったり決めつけ的な態度でいたりすると，このような努力はすぐに無に帰してしまう。

　これに対して，患者が補助治療を利用した場合は，対立が起きる可能性が増すことになる。特定の問題への行動的取り組み――たとえば飛行機恐怖の脱感作――についてサイコロジストに相談すれば，恐怖一般や受動性と回避の問題にまで標的を拡張した治療を行うだろう。また薬物療法セラピストであれば，患者を主セラピストのところへ戻すことなく，抑うつや自殺念慮に他の治療モード（たとえば入院）が必要だと考えるかもしれない。入院病棟スタッフな

ら，全く異なる治療計画を作り，患者を新たな外来セラピストへ紹介するかもしれない。DBTは，この治療チームの治療優先順位をコントロールしようとはするが，補助セラピストの治療優先順位に直接影響を与える必須の計画を持っているわけではない。ここでは，患者にその影響力行使の責任を負わせる「患者へのコンサルテーション」アプローチが用いられる。これについては，第13章で詳述する。

第十一節　結　語

　DBTでは，セラピーの構成に二つのものが必要である。すなわち，患者がセラピーのどの段階にいるかについての明確な理解，そして，この特定の患者に関する特定の標的とそれらの標的が治療状況全体とどのように関わっているかについての明確な理解である。あなたが患者の唯一のセラピストであるとしても，あなたは自らの目標を理解し，患者との一つ一つの相互作用を通じて，その目標を明確にしておかねばならない。それが明確にできたならば，次は治療ガイドラインに従うようにしなければならない。多くのセラピストにとって，治療で最も難しい面はこれである。おそらく，ガイドラインに確信を持たない限り，この章の治療ガイドラインに従うのは不可能であろう。ガイドラインを確信したなら，患者に対して保護的スタンスをとりつつ，同時に痛みや機能不全の持続を許さない気持ちをもたなければならない。私の学生の一人は，DBTの実施についてこう言った――患者の変化を援助すると決心するためには，「温かく冷淡」であらねばならない。治療の有効性に関する実証的データを覚えておくことも（もし実証を重視する人ならば）役に立つ。

第III部
基本的な治療戦略

第7章

弁証法的治療戦略

　弁証法的行動療法（Dialectical Behavior Therapy，以下，DBT）の治療戦略とは，第5章と第6章で述べた治療目標を達成するためにセラピストが用いる活動と戦術と手続きとを連携させたものである。DBTの治療戦略はまた，セラピストの役割と焦点を記述し，患者の提起する特定の問題に対してセラピストが示すべき調整反応をも提示することがある。DBTにおける「戦略」（strategy）という用語は，ほかの治療アプローチにおける「手続き」（procedure），「プロトコル」（protocol），「技法」（technique）といった用語と同じ意味を持っている。「戦略」は，行為計画とその実行における技巧の双方を含意するため，私はこの言葉を好んで用いている。個々の戦略セットは，多くの構成要素から成っているが，すべての場合においてそれら全部が必要となるわけではない。また，ここで示すガイドラインにそのまま固執することよりも，戦略全体の意図を適用することの方が重要である。この第Ⅲ部では，DBTにおける主要な戦略を定義し，概略を示すことにする。

　DBTにおける基本的な治療戦略は，図7-1に描いたとおりである。それらは四つの主要なカテゴリーにまとめられる。すなわち，①弁証法的（dialectical）戦略，②核となる（core）戦略，③スタイル（stylistic）戦略，④ケースマネジメント（case management）戦略である（これらの諸戦略のさまざまな組み合わせを含む特殊な統合的戦略については，第14章と15章で論じる）。弁証法的戦略は治療全体に浸透するものである。核となる戦略は，問題解決戦略と認証戦略から成り，その名が示すとおり，弁証法的戦略と並ぶ治療の根幹である。スタイル戦略は，それぞれのセラピーに適合する対人コミュニケーション・スタイルを特定する。ケースマネジメント戦略は，患者が身を置くソーシャル・ネットワークに対して，セラピストがどのように対応するかに関するものである。患者によっては，ある戦略が頻繁に用いられることもあるだろうし，いく

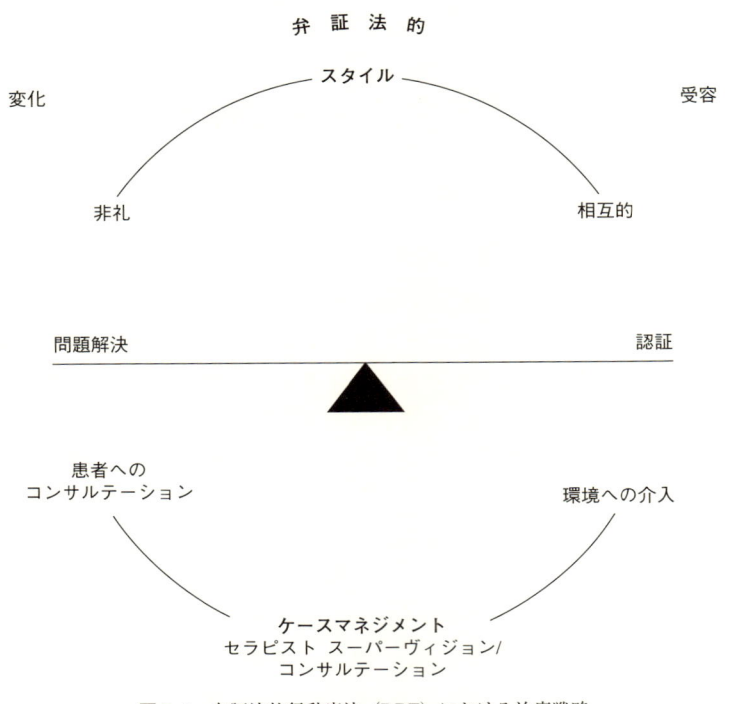

```
                    弁 証 法 的
   変化              ─ スタイル ─              受容
              ╱                      ╲
           非礼                      相互的


  問題解決                                        認証
  ─────────────────────────▲─────────────────────────

         患者への                    環境への介入
       コンサルテーション
              ╲                      ╱
                  ケースマネジメント
              セラピスト スーパーヴィジョン/
                  コンサルテーション
```

図7-1　弁証法的行動療法（DBT）における治療戦略

つかの戦略がほとんど必要とされない場合もあるだろう。あらゆるセッションにおいて，これらの全戦略が必要あるいは適切というわけではないし，その適切な組み合わせも，時とともに変化することだろう。

　ここからの数章で述べる諸戦略は，間違いなく，現在用いられているさまざまなほかの精神療法と多くの側面を共有している。セラピーモデルを開発する人が，どのようにセラピーを行うか——つまり，何が役に立ち何が役に立たないか——を患者から学んでいる限り，それに応じて，類似の患者や問題に働きかけるアプローチ間に多くの重複があることは当然である。ボーダーライン患者に対して特定の治療アプローチがなぜ，いかにして効果を持つのか，ということに関する定式化は，理論的志向性によって異なるものの，実際に効果のある治療的行動に，おそらくほとんど違いはない。本書の草案を書く段階で，私は行動療法的なものもそうでないものも含め，手に入るほかの治療マニュアル

にはすべて目を通した。また，新人のセラピストに対して，セラピー中どのように行動すべきかを説明する本も何冊か読んだ。ほかのセラピストたちが自分の治療に特有な行動をどう記述しているかを見たかったのだ。そのなかに，DBTで用いられているものと同じか似通った治療の構成要素や戦略を見出した場合，私は常に，それらと似たような言葉を用いて記述するよう試みた。したがって，ある意味，このマニュアルのうちの多くは，先行するマニュアルから「盗まれた」ものである。私がDBTのワークショップを開くときにセラピストたちからよく聞かれる反応は，彼らの理論的志向性にかかわらず，私の話す中身はすでに彼らがボーダーライン患者に対して行っていることだ，というものである。本書においても，多くのセラピストが，自身の治療的行動が記述されていることに気づくのではないかと思われる。

第一節　弁証法的戦略を定義する

　弁証法的戦略は，DBTにおけるすべての治療の局面に浸透している。それらの戦略は，現実を，継続的な展開と変化の状態にある一つの全体的プロセスとして捉える弁証法哲学的な立場（第2章に詳述した）から生まれたものである。弁証法的戦略では，個人内および個人-環境システム内の相矛盾する情動や，相対立する思考パターンや価値，行動戦略などによって生成される，創造的な緊張が重視される。本書を通じて繰り返し述べてきたように，セラピーの主要な弁証法的思考は，現実をあるがままに受け入れるという状況のなかで変化することである。そしてセラピストは，治療的相互作用のなかで生じた弁証法的緊張を最適化するよう戦略的に反応することにより，また，治療的相互作用と日常生活の両方で生じた弁証法的対立の両極に目を向けさせることにより，変化を促進する。その目的は，機能的で実行可能なレベルへと高めながら連続的に調停や解決を図らせることにある。セラピストあるいは患者が弁証法の一方の極に固執すると，停滞，緊張の増加，調停と総合の阻害を招く[1]。

　セラピストが持つ弁証法的焦点には，治療的行動に関して二つのレベルが関係する。両方のレベルが同時に発生する場合もあるが，その観点や適用法の面で，両者は全く異なる。第一に，治療関係自体のなかで生ずる弁証法的緊張とバランスに注意を向けるレベルがある。この面では，焦点は治療関係における

相互作用と動きに当てられる。セラピストは，患者との協働的な作業関係を維持するような仕方で，受容戦略と変化戦略とを組み合わることで，また，個々の相互作用の間にその時点での弁証法のなかで前進したり後退したりすることで，関係性が持つ弁証法へと注意を払うのである。

　第二に，弁証法的行動パターンを教え，そのモデルを示すというレベルがある。この面では，焦点は患者とセラピストとの相互作用から離れて，患者本人に当てられることになる。この場合の戦略には，患者に直接教えること，新しい行動への道を切り開くために患者に質問すること，代替となる思考方法や行動方法を提案すること，などが含まれるが，最も重要なのは弁証法的行動のモデルを示すことである。患者に伝達されるメッセージは，真実とは絶対的なものでも相対的なものでもなく，時を経て進化し，構築されていくものだということである。そのため，いかなる事象であっても，真実の全体性を時間の流れの一点において把握することは不可能である。またその定義からして，弁証法の両極はいずれもそういう性質のものではない。固定した立場というのも不可能であるし，プロセスと変化を避けることはできない。思考の弁証法的パターンを教えるということは，本質的に，認知的再構成の手続き（cognitive restructuring procedure）の応用であり（第11章を参照），非弁証法的な思考を弁証法的思考およびその根底をなす前提に置き換えるという特別な焦点化を伴うものである。患者とのあらゆる相互作用において，治療関係の弁証法への注意と，弁証法的行動パターンを教えることは，双方とも必要不可欠である。またそれらが治療のスーパーヴィジョンとケース・コンサルテーション・ミーティングに情報をもたらすことになる。

第二節　治療戦略の間のバランスを保つこと ——治療関係の弁証法[2]

　弁証法的戦略の基本は，患者との相互作用のなかでセラピストが個々の戦略のバランスや治療的立場のバランスをうまくとることである。受容と変化，柔軟性と安定性，養育と要求，能力への焦点化と限界や欠陥への焦点化の組み合わせに対して常に注意を払うことが，この戦略の本質である。ここでの目標は，セラピーと患者の生活双方に対立項を持ち出し，その総合のための条件を提供

することである。セラピストの行動を導く鍵となるのは，どの時点でも，反対あるいは相補的な立場をとることができるという考え方である。

　こうして，受容を強調することで変化が促進されるかもしれないし，変化を強調することで受容が促進されるかもしれない。ときとして，対立項の強調は，時間をかけて少しずつ行われる——即時に，あるいは一部の相互作用においてではなく，ある相互作用の全体を通じて行われるということである。ボーダーラインの人に対するこの賢明なアプローチについては，シャーマン（Sherman, 1961）が早くから，「セラピストがどちらの側を支持しようが，患者はたいてい，そちらから離れる衝動を感じるものである」（p.55）と指摘している。反対に，弁証法のどちらかの極への固執は，セラピストと患者の間の緊張を拡大し，多くの場合，総合と成長ではなく，両極化を促進することになる。つまり，総合と成長にはバランスへの配慮が必要なのだ。またセラピストは，セラピストと患者双方の現在の行動や，現実を秩序づける方法に欠けているものを探し出し，欠けていた事柄を包含するような新しい秩序づけを患者が作り出せるよう（自らの態度は固定しないまま）援助しなければならないのである。

　治療的相互作用において，弁証法的スタンスを維持するために必要不可欠な事柄は数多くある。第一に，スピードが絶対に必要である。患者がそれまでの行動的，情動的，認知的な頑迷さを保つ足がかりを見出せないほど，患者のバランスを崩し続けるという考え方である。これには軽快なフットワークが重要となる。第二に，セラピストは油断無く，患者の動きを逐一観察し，感知していなければならない。この考え方は，患者が動くたびに必要十分な動きをもって反応しながら「流れに沿う」ということである。セラピストは，あたかも自分と患者がグランドキャニオンに高く張られたワイヤー上のシーソーの両端でバランスをとっているかのように注意深くなければならないのだ。第三に，弁証法的アプローチには，セラピストが確信と，力強さと，全面的なコミットメントをもって動くことが必要である。たとえば，ある一つの立場をとる場合は本気でそうしなければならない。ボーダーライン患者に対する中途半端で不確かな動きかけは，中途半端で不確かな効果しか生まない。シェルドン・コップ（Sheldon Kopp, 1971）は，才能あるカリスマ的な精神療法家を描写する際に，同様の点を指摘している。

そのような人の場合，自分自身を信じている……ということが最大の特徴である。彼はそれほどほかの人たち（または，自分より劣るセラピスト）より優れた仕方で反応しているわけではない。そうではなく，自分がどうなのかという心配を超越しているように見えるのである。もはや自信や確信，完璧を期待することなく，彼はただその瞬間の自分自身であることに没頭しているのである。(p.7)

対人関係の文脈における弁証法は，社交ダンスになぞらえることができるだろう。セラピストはまさに患者がいる場所で，患者に対して，また患者と共に，反応しなくてはならないのだ。患者を片手でしっかりと導きながら少しずつバランスを外していくことによって，最終的に患者が自分自身をリラックスさせ，音楽にのって動けるようになるという考え方である。だが患者は，コントロールを失ってきりきり舞いする踊り手のようになってしまうことが多い。セラピストは，患者がダンスフロアから出て行ってしまわないよう，反対の力をもって素早く働きかけねばならない。多くの場合，患者と一緒に踊るには，素早く戦略を移し替えながら，受容と変化，コントロールと解放，対決と支援，アメとムチ，鮮鋭さと曖昧さ，などを次々と切り替えていくことが必要となる。

シーソーのたとえに戻ると，セラピストと患者の目的は，両者ともに中央に寄り，もう一段高いシーソーへと上がることである。どちらか一方がシーソーの端の方に動いたら，反対側の人も後方に動いてバランスを保とうとするのは自然な傾向であるが，もし両者が後方に動き続けたら二人とも転落し，セラピーは脱線し，だめになってしまう。ボーダーライン患者の治療でよくある弁証法的緊張として，「そんなことには耐えられません」「私にはできません」という患者に対して，セラピストが「いや，あなたにはできます」と言うパターンがある。けれども，患者がわずかに後ろに動いた場合にセラピストがするべきことは，自分は少しばかり中央寄りに身を移し，患者もまた真ん中に向かって動いてくれるのを期待することなのである。つまり「それが恐ろしく難しいのは分かります。たぶん，あなた一人ではできないでしょう，でも私があなたを助けます。あなたを信じています」と言うのである。

自殺的な患者に対するそのような戦略は，リスクが高いものであり，このリ

スクから，DBTは，セラピストと患者によって演じられる「チキンゲーム」のようなものだとも言われる。たとえば，私のクリニックのある患者は，グループスキル・トレーニングを嫌い，やめたがっていたが，同時に個人セラピストとの別れは望んでいなかった。しかし，その患者の個人セラピストは，セラピーの最初の合意を反故にする気はないと話した。患者はセッション中に出ていってしまい，セラピストに電話してきて，自分は今バス停にいて，バスに乗って遠く離れた場所に行き，そこで降り，自殺するつもりだと話した。もしセラピストが，患者を捕まえにバス停まで行ったり，直ちにセラピーのルールを変えたりしたなら，それはシーソーの患者の側に飛び移るのと同じである。また，患者を「ごまかし屋」などと呼んで，話を打ち切ったならば，それはバランスを維持するためにシーソーの後方に動くのと同じである。その戦略では，患者はさらに端に後ずさってしまっただろう。そのセラピストはどちらのやり方も採らず，シーソーの真ん中に少し寄った。つまり，患者への信頼を表現して，患者の苦しみを認証し，そして（本当にバスに乗っているのなら）自分でバスを降り，帰ってきて，セラピストと一緒に問題解決に取り組むよう励ましたのである。そのセラピストは，患者が帰ってくることを心から待ち望んだことだろう。

　この事例で言えば，患者を飛び超えてシーソーの反対の端に行ってしまうという，逆説的な動きをとるやり方もあっただろう。そのような動きは，巧く用いれば，患者がバランスを維持するために反対側に飛び移るという動きを引き出す。たとえば，こんな言い方ができる。「分かります。あなたにとって人生はとにかく耐え難いものなんですね。本当にもうご自分の面倒を見ることができないのですね。たぶん，今の時点では，あなたにはセラピーは難し過ぎるのでしょう。私があなたに代わって事態を引き受けた方がいいと思いますか。たぶん，あなたを捕まえるために警察か救急車を送ることになるでしょうね。これは，あなたにとっては具合の悪いプログラムではないでしょうか。私たちは，セラピーの休止を検討すべきではないでしょうか」。もっとぞんざいに「たぶん，半年くらいベッドのなかにいる方がいいと思いますよ」という言い方もできる。

　すべてのDBT戦略は，それぞれの弁証法的特徴を強調するようにアレンジされている。図7-1で示すように，戦略はまず変化を強調するかそれとも受容

を強調するかによって分類することができる。治療的な行き詰まりの多くは，セラピストが治療戦略の一側面（変化あるいは受容）とその対極の一側面とのバランスをとることの失敗に由来している。すべての戦略は，受容と変化の両方を含んでいるため，分類は便宜的なものである。実際，最良の戦略とは，この二つを明確に組み合わせたものである。ある患者が私のところに紹介されてきたとき，そのことがはっきり分かった。紹介されてきたとき，その患者に残されていた選択は，私と共に治療に打ち込むか，あるいは州立病院に再び，強制入院させられるかであった。患者は繰り返し自殺類似行動を起こし，シアトル地域におけるメンタルヘルス関係者のほとんど全員をバーンアウトさせており，その行動はコントロール不能に見えた。病院の内科医たちは彼女を強制入院させようとしていたが，看護師たちがその患者を私のプログラムに参加させようと試みたのである。最初に面会したとき，私はその患者に，彼女が私たちのプログラムに全く適したタイプであり，セラピーに入ってもらうつもりだ（受容の戦略）としながら，ただしそれは彼女が自分の自殺行動を変化させる取り組みに合意した場合に限る（変化の戦略）と話した。彼女が私とのセラピーを選ぶか否かは自由であったが（放任），しかし私にもまた，彼女と一緒に取り組むか否かを選ぶ自由があった（コントロール）。変化と受容の各側面については，後に詳細に論じる。

第三節　弁証法的行動パターンを教える

　セラピーを通じて，弁証法的な考え方は，セラピストの側と患者に教える思考スタイルの両方において常に重視される。弁証法的な思考では，個人が能動的な役割を引き受け，真理へ向かう唯一の道としての論理的思考と知的な分析を手放し，経験的な知識を受け入れることが必要となる。意味とは生成されるものであり，新しい関係性は，対立項や反対の提案あるいは代替案によって理解される。患者に伝えるべき最も重要なメッセージは，あらゆる主題について，反対の意見を言うことが可能だということである。弁証法的なセラピストは，対立する論のいずれかを立証することに焦点を当てるのではなく，患者が対立の総合を達成できるように援助する。つまりセラピストは，患者が「〜か〜かどちらか」という考え方から「〜も〜もどちらも」という考え方へと移行する

よう援助するのである。そのため，多くの言明のすぐ後に，セラピストは即座にそれに内在する対極を示す必要がある。言明のなかに存在する両義性と不連続性をモデル化して患者に示してみせるのである。ここで重要なのは，二番目の考えや極を主張することによって，最初のものを不認証化するのではないということである。その立場は「はい。しかし違います。私は間違っていました」というのではなく，「はい。しかし〜もまた」という形をとる。

　これと同様の立場は，行為と情動反応についても採用される。ここでは二つの考え方が重要である。まず第一は，個人的変化および社会的変化の可能性は，システムの外にある何らかの点か，もしくはシステムを超越した点から生じるのではなく，特定の社会的状況に内在する矛盾のなかに見出されるということである（Sipe, 1986）。個人と環境は，双方とも互いに対抗し合い，制限し合っている。この対抗と制限という面からみると，変化とは，個人の変化も社会的状況の変化も，現在の能力の洗練と変容に関わるものである（Mahoney, 1991）。

　第二に重要な考え方は，極端で頑固な行動パターンは，弁証法が達成されていないしるしだということである。したがって，仏教的な中道（middle path）が唱えられ，モデルとされる。すなわち「悟りへの道程において大切なのは，あらゆる極端さにとらわれ巻き込まれることを避けることであり，つまり，常に中道を行くということなのである」（Kyokai, 1966）。これはセラピストにも患者にも当てはまる。それゆえセラピストは，柔軟性についても，頑固にそれにしがみつくべきではないし，あらゆることを犠牲にしてまで極端さを避けるべきでもない。禅の導師であるロバート・エイトケンが述べたように，私たちは「非執着に（さえ）も囚われるべきではない」のである（Aitken, 1987）。

　行動の観点からすれば，弁証法はDBTが唱える治療標的のなかに最も明確に見ることができる。DBTの行動スキルがよい例である。情動制御スキルに対してバランスをとるものとして，情動経験などあらゆる経験を制御するのではなく，観察し，叙述し，参加することを重視するマインドフルネスのスキルがある。情動のコントロールを教えるなかでさえ，注意を逸らすことや注意をコントロールすることが言われる一方，注意をもってものごとを経験することや，注意のコントロールを手放すことも唱えられる。また，対人関係における有効性スキルは，問題状況を変化させることに焦点を当てるが，反対に，苦悩

に耐えるスキルは，問題状況の受容を強調するのである。

第四節　弁証法的戦略各論

　セラピスト-患者間の対人関係と弁証法的行動パターンを標的とする具体的なテクニックについて以下に述べる。表7-1の下半分がその要約である。私は，これらの戦略の一つ一つを厳密な行動論的用語で記述できると考えているが，弁証法的な言説をすべて行動論的用語へと翻訳しようとはしなかった。そのようなやり方は，私が伝えようとしている弁証法の精神に背くと思われるからである。

1．パラドックスの導入

　かつて，アレン・フランセス（Allen Frances, 1988）は，ボーダーライン患者に対する精神療法においてとりわけ重要な初期段階の課題の一つとして，患者の関心を惹くということがあると述べた。「パラドックスの導入」は，まさにそのための強力な方法である。パラドックスはそれ自体のなかに驚きを含んでおり，ユーモアのように予期できないことを提示するがゆえに，うまく作用するのである。パラドックスに直面したとき，人はびっくりして注意を向ける。パラドックスの導入は，禅の公案の実践と非常によく似た戦略である。公案は，禅を学ぶ者に与えられるジレンマや不可解な物語であり，たとえそこに論理的な答えがないように見えても，解決を求められる。禅を学ぶ者は，これにより，知的な理解を超えた直接的で経験的な知に向かうことを余儀なくさせられるのである。たとえば砂糖の味を本に書いてある味覚性質から知ることと，自分の舌で直接味わうことによって知ることとは全然違う。公案の解決法は，論理的で知的なものではない。それは経験なのである。

　このセラピー戦略において，セラピストは患者に対して患者自身の行動が持つパラドックスや，セラピープロセスが持つパラドックス，一般的現実のパラドックスを強調してみせる。そしてパラドックスについて合理的な説明をしようという患者の企ては，沈黙をもって迎えられるか，セラピストからほかの質問で応えられるか，あるいは謎を解決する何らかの（しかし強すぎない）光を投げかけるような物語やわずかに異なるパラドックスに遭遇することになるか

表7-1 弁証法的戦略チェックリスト

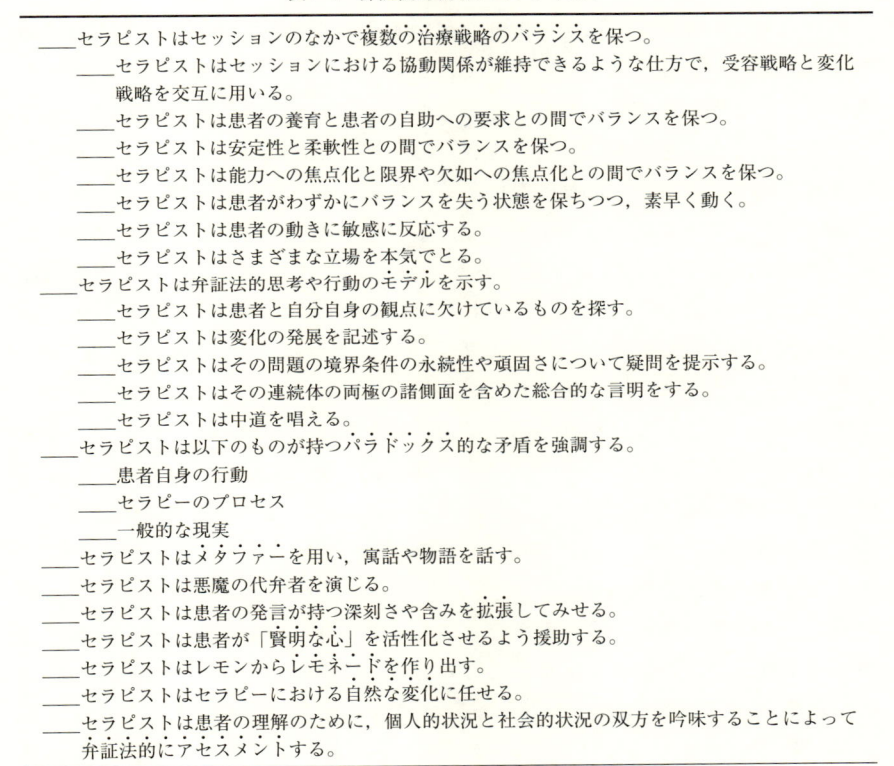

___セラピストはセッションのなかで複数の治療戦略のバランスを保つ。
　　___セラピストはセッションにおける協動関係が維持できるような仕方で，受容戦略と変化戦略を交互に用いる。
　　___セラピストは患者の養育と患者の自助への要求との間でバランスを保つ。
　　___セラピストは安定性と柔軟性との間でバランスを保つ。
　　___セラピストは能力への焦点化と限界や欠如への焦点化との間でバランスを保つ。
　　___セラピストは患者がわずかにバランスを失う状態を保ちつつ，素早く動く。
　　___セラピストは患者の動きに敏感に反応する。
　　___セラピストはさまざまな立場を本気でとる。
___セラピストは弁証法的思考や行動のモデルを示す。
　　___セラピストは患者と自分自身の観点に欠けているものを探す。
　　___セラピストは変化の発展を記述する。
　　___セラピストはその問題の境界条件の永続性や頑固さについて疑問を提示する。
　　___セラピストはその連続体の両極の諸側面を含めた総合的な言明をする。
　　___セラピストは中道を唱える。
___セラピストは以下のものが持つパラドックス的な矛盾を強調する。
　　___患者自身の行動
　　___セラピーのプロセス
　　___一般的な現実
___セラピストはメタファーを用い，寓話や物語を話す。
___セラピストは悪魔の代弁者を演じる。
___セラピストは患者の発言が持つ深刻さや含みを拡張してみせる。
___セラピストは患者が「賢明な心」を活性化させるよう援助する。
___セラピストはレモンからレモネードを作り出す。
___セラピストはセラピーにおける自然な変化に任せる。
___セラピストは患者の理解のために，個人的状況と社会的状況の双方を吟味することによって弁証法的にアセスメントする。

である。サラー（Suler, 1989）は，公案は「学ぶ者を禅に導いた個人的葛藤を含む個人的問題をめぐる死にものぐるいの苦闘となる。それは自身の人生そのものを求める苦闘なのだ」と述べている。したがって，巧みに構成され焦点化された治療的パラドックスもまた，ボーダーライン患者にとっては人生への苦闘となるのである。ボーダーライン患者とのセラピーにでは，命に関わる無数のパラドックス的ジレンマが頻繁に発生する。たとえばセラピストは，「仮にあなたを気遣っていないとしたら，私はあなたを救おうと努力していることでしょう」と言うことができる。患者は，「こんなに絶望しているときに私を救ってくれないのなら，あなたはどうして私のことを気遣っていると言えるのでしょう？」と言う。この場合の究極的な総合は，「あなたはすでに救われてい

る」である。だが，さしあたりここで考えられているのは，実際，セラピストは患者を救えないという事実と関連している。つまり，患者を救おうと試みることは，患者が必要とする真の助けではなく，セラピーを見せかけの助けへと逸らせてしまうことになるのである。また，仮にセラピストが今現在，患者を救えたとしても，患者が自分自身を救うのを援助することの方が，セラピストが患者を救うよりもさらに際限ない多くの世話と忍耐を必要とするのである。

　治療的パラドックスの別の例として，不一致や対立が生じたときにはいつでも，誰が正しくて誰が間違っているかを決定しようとするという，典型的なボーダーライン患者に繰り返し見られるジレンマがある。両方とも正しい（あるいはどちらも正しくない）という考え方を，患者はなかなか理解できない。患者にとって治療関係は，対立している相手に「私も間違っていないしあなたも間違っていない」と言われる初めての経験となることが多い。特に——そしてこれが決定的なポイントなのだが——DBTにおいてセラピストは，しばしば患者の見解を認証するが，しかし同時に「譲歩」したり行動を変化させたりすることはない。たとえば，限界遵守戦略（第10章参照）において，セラピストは患者の要求を認証しつつ（「分かりました。もしこの週末，私がこの町の外へ出かけないなら，それがあなたにとってより良いことなんですね」），その一方では出かける計画を維持するのである。患者は「いい者」の側に位置づけられる（「ご自分がするとおっしゃっていることを，本当にあなたは必要としているのですね」）が，しかしセラピストもまた「いい者」の側にいるのである（「そして，あなたの言うとおりにせずに出かける私もやはり間違っていないのです」）。

　とはいえ，パラドックス導入戦略の本質は，患者を苦闘から引っ張り出そうとするために論理的説明や知的な説明に足を踏み入れることを，セラピストが拒否することにある。サラー（Suler, 1989）が述べているように「ダブルバインド的自己矛盾の打破と，自分の危機に対する洞察に満ちたリフレーミングは，禅で言うところの《執着を離れ》……物事を自然に起こるがままにしておくときにのみ生ずる」(p.223)。精神療法とボーダーライン患者の生活が本来的に具備しているパラドックスのいくつかは，その解決に何年もかかるだろう。

　パラドックスを導入することで，セラピストは患者に対して継続的に，物事には，真実でありかつ真実でない，ということもあり得るし，答えには，イエ

スでありかつノーである，ということもあり得るということを強調する。セラピストは，対立する議論の一側面を絶対的真実と断定し，反対の視点からの真実を排除しようとする患者の望みに引き込まれてはならない。またセラピストが，その議論の反対の側面を無条件に断定することもない。セラピストは両方の側面が真実であり得るし，いかなる問いにも答えはイエスとノーの両方であり得ることを主張し続けるのである。先に述べたように，「～か～かどちらか」に取って代わるものとして「～も～もどちらも」が提示されるのである。セラピストは，これに対する患者の混乱を解消することについて，過度に心配する必要はない。患者が弁証法的アプローチに馴染むにつれて，混乱は解消するだろう。シーソーの比喩に戻るならば，患者がシーソーの片側の最後端に座ったとき，セラピストは反対側の後端に座ってバランスを保つと同時に，シーソーの全体性に注意を集中するのである。

　DBTを含め，すべてのセラピーが抱える最大のパラドックスは，すべての行動は「良い」とされるにもかかわらず，患者は「悪い」行動を変化させようとしてセラピーに参加しているということである。DBTは患者の反応の認証を強調するが，それは患者が被ってきた不認証に対抗するためだけである。認証は戦略的意味で必要とされているにすぎない。患者（またはセラピスト）が，不認証あるいは認証のぬかるみにはまっている限り，患者は二分法それ自体が人工的なものであることを理解できない。行動そのものは妥当でも不当でもないし，良くも悪くもないのである。ひとたびバランスが確保されれば，セラピストと患者は双方共に認証でも不認証でもない位置へと移動しなければならない。反応は単純に反応としてある。それは過去の原因と条件，および現在の原因と条件の結果として生ずるのであり，またそれは個人にとって内的なものでもあり外的なものでもある。さらに，反応は結果を生み出す。その結果は望ましいものかもしれないし，そうでないかもしれない。

　変化 対 受容のパラドックスは，セラピー全体を貫くものである。パラドックスを導入することによって，セラピストは，受容する力がないということまで受容しなければならないという表面的な不調和（私たちが患者に「批判することを批判してはいけない」と言うのと同じ）を強調するのだ。患者は今の自分のあるがままを受容するように強く勧められる。だがもちろん，患者がそうするのであれば，その患者は実質的に変化したことになる。実際，受容を学習

するようにと勧めること自体が，現状を受容するなと言っているに等しい。患者は，自分があるがままで完璧であり，良くも悪くもなく，そして完全に理解されるが，それにもかかわらず自分の行動パターンを変化させなければならないと教えられる。こうすることでセラピストは，患者が直面する自然発生的な弁証法的緊張を高め，それによって患者が極端さから離れるよりほかに道がないようにするのである。禅の導師であるキリスト教的瞑想の達人でもあるパトリック・ホークは，「公案とは導師との闘いのなかで明らかにされるテーマである。……明らかにするこの行為が認識と呼ばれる」（1992年の私信による）と述べている。禅と同様に，DBTにおける明確化と認識は，学習者／患者と導師／セラピストとの闘いを通じて達成されるものなのである。特にセラピストは，極端な脆弱性とその脆弱性の不認証との間の弁証法的ジレンマを解決しようとするなかで患者が遭遇する多重のパラドックスに，あえて足を踏み入れなければならない。それは，「絶え間ない危機」対「危機の情動的構成要素の経験の抑制」「問題解決に対する受動的不能性および苦痛に満ちた情動状態」対「見かけ上の独立性と非脆弱性とコンピテンス」といったパラドックスである。

　精神療法関係では，多くの弁証法的緊張が自然に発生することになる。患者は自分の行動の選択については自由だが，もし自殺行動の減少を選択しないのであれば，患者がセラピーに留まることはできなくなる。患者は，他者からの助けをよりうまく求め，よりうまく受け取ることを通して，より大きな自己効力感を獲得するように教えられる。患者には自殺する権利があるが，もし患者がセラピストに対して，常に自殺が差し迫っていると確信させるようであれば，その患者は身柄を拘束されることになる。セラピストは患者へのケアに対する報酬を受けるが，セラピストのケアの純粋性に対する患者の疑いは，たいていの場合，治療関係において現れる患者の問題の証拠だと捉えられる。そして，もし患者が支払いをやめたならば，セラピーもストップすることになる。セラピストは離れていると同時に親密であり，自律性と独立性のモデルを示しつつ，なお患者の愛着と依存を鼓舞する。患者は，自身の現在のあり方については責任を負わないが，今後どうなるかについては責任を負うことになる。

　患者は，コントロールしようとしすぎることをコントロールするように求められる。セラピストは，患者の自由を増加させるために，高度に統制的なテク

ニックを用いる。こうしたパラドックスと苦闘し，対決し，突破することにより，患者は頑固な思考，情動，行動パターンを放棄せざるをえなくなり，そこから自発的で柔軟なパターンが生まれる可能性がある。セラピストも同様で，治療関係やコンサルテーション・グループにおけるパラドックスに真に足を踏み入れることで，硬直化した理論的立場や柔軟性を欠くセラピー・ルール，規則，行為パターンを放棄させられるのである。

2. メタファーの使用

多くの精神療法家は，メタファーや物語の使用を重視してきた。ミルトン・エリクソン（Milton Erickson）は教訓的な物語で特に有名である（Rosen, 1982）。同様に，単純なアナロジーや逸話，たとえ話や神話，あるいは物語といった形でメタファーを用いることは，DBTにおいてきわめて重要である。メタファーとは，弁証法的思考を教え，新しい行動の可能性を開くためのもう一つの手段なのである。それらは，検討中の出来事に対するそれまでとは違う意味や参照点を，患者とセラピスト双方が探し求め，創造することを促す。多様な意味を引き出すことのできるメタファーは，多くの場合，現実に対する異なった見方を引き出す際に最も効果的なものとなる。

ほかにも多くの著者たちが論じているように（Barker, 1985; Deikman, 1982; Kopp, 1971），メタファーの使用が精神療法において戦略として価値を持つ理由はたくさんある。物語という形は，理路整然とした解説や教示よりもたいてい面白く，覚えやすい。したがって，行動に関する情報や教示に対して集中できない人であっても，物語に注意を向けるのは遥かに容易であることに気づくだろう。物語はまた，その人が自分自身の目的のために，独自の方法で用いることも可能である。それによって，セラピストや教師からコントロールされているという感覚が薄れ，患者はよりリラックスして，新しい考え方や行動への道が開かれるようになる。こうして患者は，話を聞くのをすぐに止めたり，圧倒されていると感じたりすることが少なくなっていく。患者は物語のなかから，すぐに使える何か，あるいは先々のある時点で使える何かを引き出すことができる。メタファーは，正しく構成されていれば，与える脅威も小さくて済む。たとえば何かを指摘するにしても，その衝撃を和らげるような仕方で間接的に示唆できるようになるのである。

物語は，患者の行動が他者に与える有害な影響について指摘する場合に特に有効である。セラピストは患者を直接非難することなく，他者の反応が当然であることを伝えられる。また物語は，セラピスト自身の反応（特に取り組みを続けることへの動機づけが衰えてしまったとき）について話す場合や，セラピストに何を期待していいのかを患者に語る場合にも役立つ。メタファーは，問題の解決策を再定義し，リフレームし，示唆することもできる。患者が，自身の行動や状況への反応が持つ諸側面を理解するのを援助することもできる。また，患者に希望を与えることもできるのである（Barker, 1985）。一般的に言えば，二人の人間が山を登っているというような，患者が理解している話を持ち出し，それをアナロジーとして使い，治療的プロセスなどの患者が理解していない話にたとえるということである。

　私たちは，何年もかけて，自殺行動やセラピー妨害行動，受容，意欲，セラピー，そして生活全般について論じるための数多くのメタファーを開発してきた。たとえばセラピー妨害行動については，雪山登山をする人が冬用の装備を身につけるのを拒否することや，登山用の装備を隠してしまうこと，または嵐が迫っているときに岩の上に腰掛けて景色を眺めていることなどにたとえられるし，グランドキャニオンを登りはじめて前にも後ろにも動こうとしなくなったラバにもたとえられる（患者の喜ぶたとえではないが）。また，他のコックが部屋にいない間にチェリーパイのなかに砂糖ではなく何杯もの塩を入れてしまうようなコックにもたとえられる。受動的行動と情動回避（そして反対に患者がしなければならないこと）については，火事になった部屋の片隅で動けなくなっていて，逃げるには燃えさかるドアを通り抜けるしかないような状態（その際は体を濡れたシーツで覆い，ドアを走り抜けなければならない）や，雪山の崖にしがみついていて，安全のためには進み続けるしかないような状態（下を見ないで崖に沿ってゆっくりと移動しなければならない）にたとえてきた。また自殺行動は，登山者が飛び降りることにたとえられる。ロープがまだガイドに結びつけられている例もあるし（ガイドは飛び降りた登山者を引き上げなくてはならない），ロープがすでに切れてしまっている例もある。自殺行動は，配偶者が望んでいないのに離婚を要求することや，飲酒や薬物依存にもたとえられる。苦悩に耐えることの学習は，秋の日に地面に広げられた毛布になり，舞い散る落ち葉を払いのけずにそのままにしておくことを学ぶこと，

受容の学習は，いくら除草をしても毎年庭園に侵入してくるタンポポを愛でることを庭師が学習することにたとえられる。他の人が望むような患者になろうとすることは，単にバラ園に植えられたからというだけの理由で，チューリップがバラになろうとするようなものと言える。自ら進んで人生を導いて行くのは，トランプを楽しむようなものであり（その目的は一手一手を可能な限り楽しむことであり，どのカードが配られるのかをコントロールすることではない），あるいはピッチングマシーンから繰り出される野球ボールやテニスボールを打つようなものなのだ（ボールを止めることはもちろん，ボールのスピードを落とすことすらできない。可能な限りひたすらスイングし，次のボールに意識を集中する）。

　セラピーや，成長と変化のプロセスを叙述するために，メタファーをさらに拡大して用いることも，私たちは行ってきた。一例を挙げると，患者にとってセラピーとは，地獄から，手袋も靴もなしで赤く焼けたアルミのはしごを上るようなものだというたとえがある。繰り返しはしごから飛び降りたり，はしごを上ろうとしなかったりするのは，患者によるセラピー妨害行動である。また，もっと早く上れと患者の足元でガスバーナーを構えることは，セラピストによるセラピー妨害行動である。ただし，地獄の底はたいていはしごよりも熱いので，いつもしばらくしたら患者は立ち上がって再びはしごを上らなければならない。セラピーのために拡大された別のメタファーとしては，どんな条件下でも泳げるように泳ぎを習う状況，というものもある。患者はスイマーであり，セラピストは手こぎボートに乗って患者の周りを旋回し，指示と激励を与えるコーチである。ボートに乗って，コーチに岸辺まで運んで欲しいというスイマーの願いと，スイマーに水中に留まってもらいたいコーチの願いとの間には，しばしば緊張が発生する。仮にコーチがスイマーをボートに乗せて岸まで運んでしまったら，その人は決して泳ぎを学習しないし，かといって，もしスイマーが荒れた海で溺れてしまえば，やはり泳ぎを覚えることはできない。ボートにしがみついて泳ぐのを拒否することや，水中に潜り，心配したコーチに後を追って水中に飛び込ませることなどは，患者によるセラピー妨害行動の例である。スイマーが沈んでいるのにオールを差し出すことを拒否したり，雲行きがあやしくなるといつでもスイマーをボートに引き上げて岸辺に運んでしまったりすることなどは，セラピストによるセラピー妨害行動の例である。

多くの患者は，セラピストが生活改善のための変化を要求するときはいつも，自分が理解されていないと感じるものである。その際，ボーダーライン患者からセラピストへ送られるメッセージは，「あなたが私のことを理解しているなら，私にできないことを求めたりしないはずだ」，あるいは，「あなたが私の苦しみを深刻に受け止めているなら，私がすでに感じている気分の悪さをさらに掻き立てるようなことをするように求めないはずだ」といったものが多い。こうしたメッセージや，それがセラピストに対して投げかける諸問題というのは，境界性パーソナリティ障害（Borderline Personality Disorder，以下，BPD）治療において非常によくあることである。ローナ・ベンジャミン（Lrona Benjamin, 1993）はBPDの対人関係パターンを「私の不幸はあなたの命令である」というシナリオを演じ尽くすことだと述べているが，こうした状況において，物語は，患者の情動的苦痛や無力感と，患者を動かそうとするセラピストの企ての双方を認証することに特に役立ち得る。私が気に入っている話は，本書のほかの部分に記したものをさらに練ったものである。すなわち，裸足の女性が燃えさかる石炭を敷き詰めた上に立っている。その石炭の層はとても深くて広い。女性は痛みで動けなくなっており，友人に向かって，足を冷やすために，走って水差しを取りに行ってほしいと大声を上げる。しかし，すべての石炭を冷やすのに十分な水はない。そこで，友人はとても心配して，その女性ができる限り早く苦しみから逃れられるように，大声で「走れ！」と叫ぶ。そして，それがうまくいかないとみるや，友人は石炭の中に飛び込み，傍らの冷たい草地に向かって患者を押し始めた。はたして友人は，女性の痛みを理解したのだろうか。もし友人が本当に彼女の痛みを理解していたら，飛び込んでこずに冷たい水を注いだのだろうか。

　同じような物語や問いは，先に触れた火事の部屋のメタファーについても作ることができる。その女性は火をとても恐れており，奥の部屋の隅にぴったりと身体を押しつけていようとする。彼女の苦しみを本当に理解している友人ならば，一緒に奥の部屋に留まり，彼女と共に焼け死ぬだろうか。それとも良い友人ならば，有無を言わさず彼女を捕まえ，燃えさかるドアを突き抜けて一緒に安全を確保するだろうか。もう少し違う例を挙げよう。患者と私が乗った船が難波して，大海原の真ん中で数日間，いかだの上に二人きりでいる状況を想像してもらう。患者は腕にひどい怪我をして苦しんでいる。患者は私に何度も，

鎮痛剤か何かで苦痛を取り除いてほしいと言う。さらに私は患者に，応急セットが海に流されてしまったと想像するよう求める。もし私が鎮痛剤を見つけ与えることができなかったとしたら，それは私が患者の苦痛を理解していない，あるいは深刻に受け止めていないということになるのだろうか。もし私が三つほど痛み止めカプセルを持っていて「これを飲みましょう。ただし一日に一錠だけ。だって，すぐに使い果たしたくないでしょう？」と言ったならどうだろう。患者は，私が本当は痛み止めをたくさん持っているのに，おそらく患者を薬物依存と考えて，ほんとうは一錠も与えたくないのだ思いこむだろうか。こうした物語のバリエーションについて真摯に議論することで，困難な治療的行き詰まりが解きほぐされるというのはよくあることである。

　こうしたものをはじめ，セラピストが考えるあらゆるアナロジーは，状況に応じて長くも短くも（ここに例示したように）できる。私は，セッションのほとんど全体を，私と患者が交互に紡ぐメタフォリカルな物語に充てたこともある。物語やメタファーを教えることは，哲学や文学や子どものお話だけでなく，あらゆるスピリチュアルな伝統（ベーダーンタ哲学，仏教，禅，ハシディズム，スーフィー教）のなかで行われてきたのである（他の資料については付録参照）。

3. 悪魔の弁護テクニック

　マーヴィン・ゴールドフリード（Marvin Goldfried, Linehan, & Smith, 1978）によって開発された「悪魔の弁護」（devil's advocate）戦略の場合，セラピストは極端な主張を持ち出し，患者がそれを信じるかどうかを尋ね，悪魔の代弁者として，その主張が誤りであることを証明しようとする患者の努力に対抗していく。セラピストは定立（thesis）の提示によって患者から反定立（antithesis）を引き出し，議論のプロセスのなかで両者は総合（synthesis）に至るのである。セラピストによって示される極端な主張は，患者が表明する機能不全的な信念，もしくは患者がしたがっているように思われる問題含みのルールに関連していなければならない。これは，新たな対立的パターンに対抗するための最良の手段なのである。このテクニックは，パラドックスの使用に近い。パラドックス戦略では，セラピストは，事象の連鎖の非適応的な結末を抑え込み，それによって適応的な結末へと患者を向ける。

　悪魔の弁護テクニックは，最初の数セッションのなかで，患者から変化に対

する強いコミットメントを引き出すためによく用いられる。セラピストは，変化はつらく困難であるという理由で変化とコミットメントに反対する。これが理想的に働くと，患者は変化とコミットメントを支持する対立的な立場をとるようになる。この戦略の用い方については，第9章でさらに詳しく論じよう。

認知的再構成療法（cognitive restructuring therapy）でよく用いられる論争的なアプローチは，悪魔の弁護戦略の一例となる。たとえば，「みんなが私を愛さなくてはならない。だから，愛してくれない人が一人でもいれば，私は価値のない人間なのだ」，あるいは「いかなる理由であれ，誰かを怒らせてしまったら，それは致命的な破局だ」といった定立は，エリス（Ellis, 1962）が言うところの非合理的信念だといえよう。セラピストは，その非合理的信念を支持する議論を展開しつつ，なぜ患者がそれに同意しないのかを問いかけていく。たとえば，上の「誰かを怒らせてしまったら」という信念に関して，全く見知らぬ人が患者の合法的行為（たとえば，高速道路を制限速度で運転していた）によって気分を害したとか，誰かが事実を曲解して怒ったとか，患者が非合法的もしくは非道徳的な行動（詐欺など）を拒否したことによって誰かが腹を立てたといった場合，患者は期待に応え，望まれているように行動を変化させなければならない，とセラピストは示唆できるだろう。患者のいかなる主張も，患者の通常の立場を誇張することによって反論され得る。ついには，その信念の自滅的な本質が明らかになるのである。

このテクニックを最後までやり遂げるには多くのことが必要である。第一にセラピストは，患者の実際の機能不全的なルールと，般化された信念について，敏感でなければならない。第二にセラピストは，まじめな顔と，純朴そうな表現スタイルをもって患者と関わらなければならない。第三に，患者の一つ一つの議論に対しては，少々風変わりでもごく論理的な反応が有効である。第四に，セラピストの立場は「リアル」に見えるよう十分に理に適っていなければいけないが，患者による対抗議論を許容するほど十分に極端でなければならない。ある観念に対する患者の愛着を認証し，同時に，その観念にもとづく知恵を不認証化するような立場が理想的である。また，議論を押しつけがましくないものに修正していくある種の機敏さとその能力も必要である。最後に，セラピストは，完全に真剣になるべき時と，「陽気」に構え，皮肉まじりのユーモアを醸し出す議論に興じるべき時を，わきまえていなければならない。

4. 拡　張

　「拡張」（extending）とは，セラピストが患者自身以上に患者のことを深刻に受け止めることである。患者は，効果をねらって何かを言ったり，環境にちょっとした変化を引き起こそうと極端な感情を顕わにしたりすることがあるが，セラピストはその内容を字義通りに受け取るのである。この戦略は，悪魔の弁護戦略の情動版である。

　たとえば，患者は自分の生活上の出来事や問題による影響や結果について極端な発言をするかもしれない（臨時セッションの予定を入れてくれないのなら，自殺します）。セラピストはまず，発言のうち影響や結果に関する部分を字義通りに受け止め，患者が指摘する出来事や問題（臨時のセラピーセッションの予定を入れないこと）との関係とは切り離して，その結果（私は死ぬでしょう）の深刻さに反応するのである。セラピストは，たとえばこう言える。「自殺するほど辛いのなら，私たちは今すぐ何かをしなければならないですね。入院はどうです？　たぶん必要でしょう。あなたの命が危いときに，セッションの予定を入れるかどうかなんて呑気なことは言っていられませんね。当然，あなたの命への脅威の方をまず第一に扱われなければなりません。死ぬために，どんな計画を立てているのですか」。患者の言葉のうち，セラピストが深刻に受け止める面は，患者が深刻に受け止めて欲しい面ではない。患者は問題を深刻に受け止めてもらいたいのだし，実際しばしばその深刻さを拡張してみせる。一方セラピストは恐ろしい結果を深刻に受け止め，それが解決されるまで，結果に対する焦点化の停止を拒否することによって，さらにその深刻さを拡張してみせるのである。

　この戦略は，うまく用いれば，患者が自分自身で結果を誇張していることに気づくという効果を発揮する。もしそうなったら（分かりました，たぶん私は誇張しているんですね。私は自殺したいとは感じていません），セラピストは次に，問題の方の真剣な対応へと移行するようにすることが非常に重要である。患者は，問題が及ぼす情動的な結果を減少させるように強化されなくてはならない。だがこの戦略は，下手な使い方をすれば，患者の抱える正当な問題をセラピストが真剣に受け止められないという失敗を覆い隠すことになりかねない。このテクニックは，患者がセラピストに自分のことを真剣に受け止めて

もらえると思っていないときや，危機や情動的結果の増大がその環境に対して持つ道具的効果によって維持されるときに，最も効果を発揮する。また，セラピスト自身が操作されていると感じた場合にも特に効果的であろう。この戦略には，患者の行動だけでなく，場合によってはセラピストの感情や患者を攻撃したいという欲求をも，一つの対応のなかで調整できるという利点もある。うまく行えば，非常に満足のいくテクニックである。

　このテクニックを表わす「拡張」（extending）という用語は，日本の防衛武術である合気道から借りて来た。合気道家が，相手の動きを自然な終わりに至るに任せ，その動きの最終点を，それが自然になされる場合よりもわずかに先へ拡張するということである。これにより相手はバランスを崩し，方向の変化に適応できなくなる。拡張には常に「気を合わせること」（合気）が先立つ。合気道においてこれが意味するのは，対戦者のエネルギーの流出を，その流れが向かうままの方向で受け入れ，それに合流し，共に動くことである（Saposnek, 1980）。たとえば，患者がセラピストに「やり方を変えてくれないのなら，このセラピーは私の役に立たないでしょう」と言ったとする（対戦）。セラピストは「セラピーがあなたの役に立っていないなら（合気），一緒に何かしなくてはいけませんね（反応の自然な結末へと向かう）。私をクビにすべきだと思いますか。新しいセラピストを雇った方がいいかもしれませんね。これはとても深刻な問題です（拡張）」。先に述べた悪魔の弁護テクニックの特徴（過剰に極端な結果を選ぶこと，純朴さ，風変わりだがごく論理的な反応，「リアル」に見えるよう十分に理に適っているものの，患者に自分の極端さが十分に見て取れる程度に極端な反応，陽気さ，セラピストの立場を押しつけがましくないものへと修正すること）のすべてが，ここでも重要となる。

5．「賢明な心」を活性化する

　DBTにおいて，患者には精神の三つの主要な状態の概念が提示される。「合理的な心」（resaonable mind），「情動の心」（emotional mind），そして「賢明な心」（wise mind）である。知性的に知識にアプローチしているとき，人は「合理的な心」の状態にあり，合理的で論理的に考え，経験的な事実に注意を払い，自分の行動について計画的であり，注意を集中し，問題に「冷静に」アプローチする。「情動の心」にあるとき，人の考えや行動は，主に今現在の情

動状態によってコントロールされる。「情動の心」において認知は「熱く」，合理的で論理的な思考は困難で，現在の感情と一致するように事実が増幅または歪曲されており，行動のエネルギーも同様に現在の情動の状態次第である。

「賢明な心」は，「情動の心」と「合理的な心」の統合であり，またこの二つを乗り越えるものでもある。「賢明な心」は，情動経験と論理的分析に直観的な理解を付け加える。直観（intuition）の定義は数多くあるが，デイクマン（Deikman, 1982）によれば，それは理性による媒介を受けず，感覚を通じて受け取られたものを超越していく知であるという。それは，直接的経験，直接的認知，そして知的分析に依らない意味や意義や真理の把握といった性質を持っている。直観的理解は「深化する一貫性の感覚」（Polanyi, 1958）によって導かれるものである。経験や理性もその役割を担ってはいるが，直観的経験の性質というのは独特のものである。「賢明な心」は，あらゆる理解の方法（観察，論理的分析，運動的および感覚的経験，行動的学習，直観）の完全なる協調の上に成り立っている（May, 1982）。

ボーダーライン患者は，いかにして「賢明な心」に到達するかを学習しなければならない。実際問題として患者は，情動的処理，論理的分析や，固定観念，極端な反応を放棄しなければならないし，十分に冷静になり，賢明な心が，他のより恣意的な（「合理的な心」）知や独断的過ぎる（「情動の心」）知のモードに乱されたり侵入されたりせずに働いていくようにしなければならない。患者によっては（必ずしもすべての患者ではないが），これが自分にも本当に可能であると納得させることが最初の課題となる場合もある。自分があらゆる種類の知恵を身につける能力を持っているという発想に疑問を持つ患者もいるだろう。第一に，セラピストは単純に，すべての人間が「賢明な心」を持っているということを，すべての人間が心臓を持っているというのと全く同じように主張しなければならない。患者が自分の心臓を見ることができないという事実は，それを持っていないことを意味するものではない。第二に，たいていの場合「賢明な心」を患者が経験したと思われるときの例を多く挙げてみせることが有効である。多くの人びとは，人生における危機や大きな混乱の直後に，それを経験している。つまり，嵐の後の静けさである。それは，事象の核心に突然辿り着いたり，何かを直接的かつ明確に理解したりする経験である。単なる部分ではなく全体像を把握することとして経験されるときもあれば，ジレンマ

のなかで正しい選択をしたという「感じ」として経験されるときもある。そしてそのとき，その感じは現在の情動状態からではなく，自己の深部からやって来るのである。第三に，「賢明な心」を取り巻く内的な平穏を経験できるようなエクササイズに患者を導くことが有効である。基本的に，私は患者に対して，自分の呼吸を辿らせ（吐く息，吸う息に注意を向けさせる），しばらくしてから，患者に自分の身体の中心，つまり呼気の終点に注意を集中させるようにしている。その中心点が，まさに「賢明な心」なのである。ほとんどすべての患者が，この点を感じることができる。

　この後，「賢明な心」に入り込むことを求められたときには，患者はこのスタンスをとり，内的平穏の中心から反応するよう教示される。これは井戸の中深くに降りていくことにたとえられよう。井戸の底の水が――それは実際，地下の大海なのだが――「賢明な心」なのである。だが下に降りる途中で，中蓋がしばしば行く手を阻む。その中蓋は非常に巧妙に作られているため，井戸の底には本当に水がないと信じてしまう場合もある。つまり，中蓋が井戸の底のように見えてしまうのだ。そのため，患者がそれぞれの蓋をいかにして開けるか考え出すのを助けることがセラピストの課題となる。おそらく蓋には錠前がかかっており，患者には鍵が必要であろう。あるいは，釘で打ち付けられているなら釘抜きが必要だろうし，接着剤で閉じられているならノミが必要である。しかし，忍耐と努力をもってすれば，井戸の底にある知恵の大海に到達することができるのだ。

　ボーダーライン患者は，「情動の心」と「賢明な心」をなかなか区別できないかもしれない。両者共に，何かが事実であると「感じる」性質を持っており，共に，理由づけや分析とは異なるタイプの理解の上に成り立っている。話を先ほどの例に戻すと，もし雨が激しく降ったなら，井戸のなかの中蓋の上に水が溜まることになる。そしてもし，蓋が閉じたままであれば，その水溜りは井戸の底の大海と間違われてしまう。セラピストも患者も，簡単に間違えることがある。雨水が海水のように見えるのだ。激しい情動は確実さの感覚を生じさせるが，それが，知恵の持つ安定した平穏な確実さに似ている。この問題に対する単純な解決法はない。もし激しい情動が顕著ならば，導かれた結論が「賢明な心」ではなく「情動の心」によるものではないかという疑いはおそらく正しい。一般論として，時間が最も強い味方となってくれる。

ボーダーライン患者のなかには，自身の情動や感情の状態を表わす発言（「私は太っているような気がする」「私はかわいくない気がする」「彼なしでは生きていたくない」「失敗するのではないか」）を，あたかも経験的現実に関する情報（「私は太っている」「私はかわいくない」「私は彼なしでは生きていけない」「私は失敗する」）であるかのように表現する者が多い。このようなとき，次のような仕方で率直に患者に質問するのが有効なことがある。「私はあなたがどのように感じているのかには興味がありません。また，あなたの信念や考えにも興味がありません。私が関心を持っているのは，あなたが真実であると（「賢明な心」のなかで）理解している事柄なのです。何が真実だと思っているのですか。真実とは何ですか」。ここに現れる弁証法的緊張は，患者が真実だと感じていることと真実だと考えていることの間にあり，真実だと知っていることが両者の総合となる。「情動の心」あるいは「合理的な心」の受け入れをセラピストが拒否するということは，患者がそれらを放棄するためのコントロール戦略の一例である。

　セラピストによる「賢明な心」への後押しは，乱用に陥りやすいことがある。特にそれは，セラピストが，「賢明な心」と，セラピストが事実だと信じているものとを混同している場合である。たとえば，「私が同意するなら，その時あなたは《賢明な心》で機能しています」といったようにである。これは特に，セラピストが自身の知識や意見の知恵を信じている場合に難問となる。ある人の「賢明な心」が，いかにして他人のそれと対立可能なのか。これは興味深いパラドックスである。治療的な謙虚さの価値は，どれほど強調しても足りないほどである。DBTにおいて，コンサルテーション・グループやスーパーヴィジョン・グループが持つ主要な機能の一つは，セラピストの持つ権力的立場にありがちな傲慢さに対して，バランスを与えることなのである。

6. レモンからレモネードを作る

　「レモン（苦いもの）からレモネード（甘いもの）を作る」（災い転じて福となす）には，セラピストが明らかに問題含みの事柄を取り上げ，それを利点に変えることが必要である。この考え方は，精神力動的セラピーにおける患者の抵抗の活用という考え方と似ている。つまり，患者がセラピーのなかで悪く振る舞えば振る舞うほど，それは良いことになる。治療関係のなかで問題が生じ

ないのであれば，セラピストが患者を助けることなどできないだろう。日々の生活における問題は，スキルを実践する良い機会となる。実際，スキルの実践という観点からすれば，何の問題もないということは不幸なことである。というのもその場合，実践をすることが何もないからである。苦しむことは，それが受容されれば共感を増大させるし，苦しんだことのある人は，他者に手を差し伸べ援助することができる。この考え方を少し変えて，患者の最大の弱点は，たいてい最大の強みでもあるということも言える（たとえば，変化に抵抗する患者の忍耐は，変化が達成されるまで前進を持続する力となる）。

　レモンからレモネードを作るという考え方を，ボーダーライン患者が繰り返し耳にする不認証的な決まり文句，「人生におけるレモンは実際すでにレモネードになっており，気づいていないだけなのだ」と混同してはならない。この戦略が持つ危険の一つは，セラピストが問題を深刻に受け止めていないように患者が感じてしまう可能性である。ここで大切なのは，ポジティヴな特徴を見出すのがいかに難しいか，ということを過度に単純化しないことである。実際それは，大きな干草の山の中から一本の針を探し出すようなものなのだ。したがって，この戦略を無頓着に用いてはならない。その有効性は，セラピストが患者の苦しみに深い同情を感じていることを患者が理解している，という治療関係にかかっているのである。とはいえ，そのような状況において，この戦略は軽妙に，そしてユーモアと共に用いることができる。実際，私のスキル・トレーニングでは，患者は，最悪の危機でさえスキルを実践し学習するための一つの機会として私が歓迎することにすぐ気づくことになる。患者の苦悩（「仕事をクビになった」）に対する私の反応（「まぁ，何て素晴らしい！」）の不一致は，患者を立ち止まらせ，新しい情報（すなわち，現在のスキル・モジュールにもとづいて，対人関係に有効性をもたせるスキルや情動制御スキル，あるいは苦悩に耐えるスキルを実践するチャンスである）を取り入れさせるものなのである。セラピストのスキルとは，本当に苦しい状況のなかでも，それを否定することなく一縷の望みを見出すことにあるのだ。

7. 自然な変化に任せる

　弁証法が前提にするのは，現実の本質はプロセスであり，発展であり，変化であるということである。したがって恣意的な安定性や一貫性をセラピーに採

り入れることは，その性質からして非弁証法的と言えるだろう。ほかの多くの治療的アプローチとは違い，DBTは，セラピーに変化や不安定性を採り入れることを避けないし，首尾一貫した治療的環境の維持を重視することもない。物理的な状況は時とともに変化するだろうし，予約時間も変わるし，規則も変えられていくだろう。また，一人の患者に関わるセラピストが何人もいれば，それぞれが違うことを言うだろう。あらゆる環境が本来備えている変化や発展や非一貫性は，自然に進行していくに任されるのである。ここにおけるキーワードは「自然に」「任される」である。変化するに任せるということは，変化のための変化を持ち込むことと同じではない。それは恣意的な変化である。自然な変化というのは，今現在の条件から進展していくものであり，外から押し付けられるものではない。

　ボーダーライン患者にとって，安定性と一貫性は心地良いものであり，多くの患者は変化に強い困難を感じる。そこで，安全な雰囲気のなかで変化に暴露するというのが治療的と言える。治療関係のなかで変化を回避していると，患者は，変化や曖昧さや予測不可能性，非一貫性に馴染む機会がなくなってしまう（実際，変化に対して効果的に対処することを学ぶ機会というのは，セラピストの行動が持つ非一貫性を折に触れ経験するという，「レモン」から作り出された「レモネード」なのだ）。また，治療関係における人工的な安定性や予測可能性は，曖昧さとかなりの程度の予測不可能性に満ちた自然な人間関係へと学習を般化させる可能性をも制限してしまうことになる。

　ではこの戦略は，DBTには一貫性がないということを意味するのだろうか。そうではない。ここに存在する一貫性は，大海で寄せては帰す波の下にある静かな水のようなものなのであり，見かけ以上に現実的なものである。技術的に必要となる一貫性は，行動の進歩を強化すること，機能不全的な現状の維持と退行を強化しないことのみである。したがってセラピストは，一貫して患者の側に立ち，患者の幸せを促進する方向にセラピーを向けていかなければならない。そして実際，このケアの一貫性こそが，変化に対する暴露が有益なものとなるような安全な関係を保証するのである。

8．弁証法的アセスメント

　いかなる精神療法においても，行われることのほとんどは，「アセスメント」

であると考えられる。つまり、セラピストと患者は、何が何に影響を与えているかをひたすら正確に理解しようと試みる。どの要素が患者の行為や感情や思考を引き起こしているのか、患者の生活やセラピーのなかでうまく行っていることとうまく行っていないことは何か、今まさにこの瞬間に何が起きているのか、といった具合である。答えを探し求めて、セラピストが患者をどこへ方向づけるかというのは、そのセラピストの属する学派の理論次第である。概して、アメリカの心理学や精神医学、特にBPDに対するアプローチのほとんどは、障害の起源を、その人を取り巻く社会的状況や物理的状況にではなく、個人の内面に位置づける強い傾向を持っている。たいていの心理学理論は、ボーダーライン患者が抱える問題の発生について、人生初期の環境的出来事に最も大きな原因を見ているが、個人の問題を引き起こし維持している現在の環境の役割については、わずかな注意しか払っていない。一方、生物学的障害、機能不全の認知的スキーマ、不適切な対象関係、スキルの欠落といった事柄は、幅広い関心を集めているのである。ボーダーラインの人びとは、自分たちの抱える問題が、個人的な欠陥や障害の結果だという前提を受容してしまう顕著な傾向を持っている。実際、ボーターラインの人びとは、自分には致命的な欠陥があり、変化することなど永遠にできないと思っているのである。

だが、弁証法的世界観がホリスティックでシステム的なものであることを思い出してほしい。影響のパターンは相互的、発展的であり、同一性は関係性のなかにある。弁証法的アセスメントというのは、患者に寄り添いつつ、現在の行動や出来事に関するその個人の説明に何が足りないかを探し続けることをセラピストに要求するものである。問いはいつも「ここで足りないものは何か」という形をとる。弁証法的アセスメントは、間近の環境や家族の経歴や、過去の学習の経験に留まらず（これらのことが無視されることはないが）、患者の現在の行動に対する社会的、政治的、経済的影響をも吟味の対象とするのである。ロバート・サイプ（Robert Sipe, 1986, pp.74-75）は、トレント・シュロイヤー（Trent Schroyer, 1972, pp.30-31）を引用しつつ、同様の点について述べている。

　　弁証法的な気づきは、「過去の自己形成において失われた部分と、偽りの見せかけに対する真の現実を復元する」[ものである] がゆえに、私たち

は「社会的に無益な権威や統制のシステムを見透かす」ことができるのである。心理学的，社会的なこの世界を現実的なものとして理解するなかで，私たちはそれらを変容させる現実的な可能性について理解することができるのだ。……失われた部分が復元されるにつれ，以前には理解できなかった心理社会的変化の可能性に対する新たな洞察が現れてくる。

　特に女性の患者に取り組んで弁証法的アセスメントを行っていると，その個人の問題のなかで，文化的に制度化された性差別や性役割期待が果たす役割に注意を向けることになる。実際，性役割，社会階級，宗教的，地域的そして人種的期待がしばしば個人の行動に課すダブルバインドは，弁証法的に，個人の行動——ボーダーラインの人が問題視する行動を含め——に大きな影響を与えるものと見なされる。したがって，BPDが個人と環境の結びつきによる障害である可能性が考えられるのだ。
　ボーダーライン患者は，自分が「適合」していないように感じる，と口にすることが多い。要するに患者たちは，自分たちが生きている文化から疎外され，切り離されているように感じているのである。たしかに，患者たちの行動は，自分たちが生きて行かねばならない社会的世界に適応したり自分を調整したりすることが非常に困難であることを示唆している。この問題に対する伝統的な解決法は，どうすればそのような人が社会により良く適合するか，運命をより良く受け容れるために自分を変化させられるかを考え出すことである。だが，そのような人にとって，自分を取り巻く社会的状況は，自然な（「あるがままの」）ものであり，変えることができないものとして提示される。社会の構造——人が投げ込まれている社会における人と社会の諸関係——に致命的な欠陥があるかもしれないという考え方は，ほとんど考慮されることがない。自分は本当に不適切で，致命的欠陥があると信じる以外に道はない，という幻想が蔓延しているのだ。弁証法的アセスメントには，より広いソーシャル・ネットワークについての分析と，そのネットワークと狭い個人的状況との相互関係についての分析が必要である。あるべき姿が取り違えられているために，その環境のなかで個人にできる変化が探求されるのである。弁証法的アセスメントの目的は，ほかの文化——つまり，ボーダーラインの人が適応できるような文化——が可能であるという考え方を導入することにある。

これらとほとんど同じ指摘は，セラピーの構造がボーダーライン患者の幸福に及ぼす影響の分析に対しても当てはまる。長年にわたり，精神療法をどのように進めるべきかについてのルールや規定が開発されてきた。これらのルールや規定が自然なものであり，唯一の可能なあり方であるように見えるときもある。だがそのような立場は，治療的行動のある種の硬直化へとつながるものである。換言すれば，もし患者が改善しないなら，セラピーではなく患者の側に何か問題がある，ということになってしまう。実際，患者にはセラピーに適応するようにと教えるが，セラピーを患者に適合させようと考えることは通常ない。弁証法的アセスメントには，ボーダーライン患者と取り組む際に，セラピーのルールやスタイルのいくつかが持つ過酷で医原的な性質の吟味を制限しないことが必要である。そのような分析はセラピーの可能性を広げるだろうし，おそらく患者とセラピスト双方に最大限の利益をもたらすようなセラピー手続きや治療関係の発展をもたらすことになるだろう。

第五節　結　語

　ここまで提案してきた弁証法的戦略は，インチキな仕掛けやゲームのお遊び（非常に洗練されたゲームではあるが）と間違って考えられやすい。実際に語られ，行われたことに対するケアや誠実さ，そしてコミットメントがなければ，たしかにそうなってしまうかもしれない。弁証法的スタンスには，セラピストがあらゆる両極性の両極を把握し，自らは絶対的な真理を信ずることなく，また，セラピストと患者の双方が世界を解釈し反応する仕方に何が欠けているのかを真摯に探し求めることが必要となる。手短に言えば，手先の技やインチキを用いる際に人がとる優位な立場とは正反対の，謙虚さがある程度必要なのである。もちろんこれは，患者と共に楽しむという真の意味におけるゲームを排除するものではない。とはいえ，そのようなゲームが有効であるためには，相互的で思いやりを伴うものでなければならない。

　本章で述べてきた各戦略には，誤用の危険性もある。パラドックスが持つ側面の一つは，その発言が無意味ないし意味をなさないと見えるところにあるが，無意味なものすべてがパラドックス的なわけではない。メタファーと物語は，問いに直接答えることを避けたり，注意を逸らしたり，時間を埋めたり，

知識をひけらかしたりするために用いられてしまうこともある。話そのものは面白いかもしれないが，目下の問題とは関係がないということもある。悪魔の弁護テクニックは，セラピストが有用な論点を選び，特定の機能不全的ルールや信念に対する患者の強いこだわりを認証する場合に最も有効となる。だが，患者に恥をかかせたり，患者を愚かに見せるような用いられ方がされたなら最悪である。拡張テクニックは，敵対的で皮肉なものになりやすい。特にセラピストが患者の脅しや極端な反応によって操作されていると感じる場合はそうである。「賢明な心」の活性化には，患者が本来持っている知恵を認証する大きな潜在力があるが，患者の知恵を犠牲にしてセラピスト自身の知恵を認証するためにも用いられる危険性もある。またレモネードを作るには，かなりの量の砂糖が必要であることも忘れられがちである。セラピストが，患者が自分では簡単に砂糖を手に入れられないことに気づいていないと，後に残るのは，酸っぱいレモネードとセラピストの信用失墜である。また自然な変化の戦略は，セラピストの恣意的な非一貫性や，約束を守らないこと，セラピー計画の失敗，気分依存性といったものを覆い隠すものにもなり得る。最後に，弁証法的アセスメントは，厳密な検討や評価がなされないと，それ自体が生み出す幻想を正当化することになりかねない。治療的エンカウンターをめぐって長年にわたり検証されてきた伝統やルールが完全に破られ，場合によっては，それが患者やセラピストに恐ろしい結果をもたらすこともある。それでは本末転倒である。

注

1) すべての治療的アプローチは，多かれ少なかれここで論じている弁証法的原則を重視している。たとえば，精神力動的セラピーの場合，それは個人内におけるダイナミックな緊張と葛藤に注意を向けることである。行動的アプローチの場合，個人と環境との間の全体的な関係性に注意を向ける。認知的アプローチであれば，患者の変化を援助する文脈におけるその時々のリアリティを観察し受容することに幅広く焦点を当てる。したがって，非常に現実的な意味で，DBTが弁証法を強調することは「何ら目新しいことではない」のだ。
2) 本章および本章以降の章において，大文字の小見出し［訳稿では見出しに下線を付した］は，特定の治療戦略への注意を促すものである。

第8章
核となる戦略（パート1）——認証

　第7章の冒頭で述べたように，弁証法的行動療法（Dialectical Behavior Therapy，以下，DBT）の核を形成するのは認証戦略（validation strategy）と問題解決戦略（problem-solving strategy）であり，その他の戦略はすべてその周りに配置される。認証戦略は，DBTにおける最も明確にして直接的な受容戦略である。認証とは，患者に対し，患者の行動は現在の状況のなかで当然のことで，理解可能であると明瞭に伝えることである。セラピストは，患者が自身の行為や情動，思考，暗黙のルールを理解しようとするのを助ける。これに対して問題解決戦略は，DBTのなかでも最も明確にして直接的な変化戦略である。問題解決では，セラピストは，患者が自分の行動を分析し，変化にコミットし，自分の行動の変化に向けて積極的に進むのを助ける。

　第4章で論じたように，非適応的行動も，患者にとってみれば，解決したいあるいは取り除きたいと望む問題への解決策である場合が多い。しかし，セラピストの観点からすれば，そうした行動自体も解決すべき問題なのである。いささか単純化しすぎた言い方をするなら，認証戦略とは患者の観点が持つ知恵を重視することであり，問題解決戦略とはセラピストの観点が持つ知恵を重視することである。単純化しすぎた，というのは，これが逆になることもあるからである。患者が自分の行動に問題があり変化が必要だと考え，セラピストが患者とその行動をあるがままに受容することに焦点化する場合もある。患者とのあらゆる相互作用には，必ず，認証と問題解決戦略の双方が用いられる。治療の行き詰まりの多くは，両戦略のアンバランスから生じるのである。

　ボーダーライン患者は，臨床の場では，極度の情動的苦痛のなかにある人間として現れる。そうした患者はセラピストに対して，このような事態を変えるために何とかしてほしい——気分が良くなり，破壊的なことをするのを止め，より満足のいく人生を生きられるように——と懇願し，場合によっては要求し

てくる。このように患者が非常に苦しんでいて、しかも患者を取り巻く世界を変えることが困難な状況では、患者を変えることにセラピーのエネルギーを焦点化したくなるものである。セラピストの方向づけ次第だが、治療において、患者の非合理的な思考や思い込みやスキーマがいかにして機能不全的でネガティヴな情動を引き起こしているか、患者の不適切な対人行動や動機がいかにして対人関係の問題を引き起こしているか、患者の生物学的異常がいかにして機能的な適応を妨害しているか、患者の情動の反応性や激しさがいかにして患者の抱える問題全体を引き起こしているか、といった事柄に焦点が当てられることもあるだろう。典型的なセラピーは、患者の行動やパーソナリティや生物学的なパターンの変化への焦点化と、変化の技術の適用によって構成されるのである。

多くの点において、この焦点化は、患者自身が問題であり患者の変化が必要だとする不認証環境を再現するものである。変化を促すときに、セラピストは患者が最も恐れていることを認証してしまうことがある。すなわち、自分の情動反応や認知的解釈、行動的反応は信頼できない、という恐怖である。だが、出来事への自分の反応に対する不信と不認証は、それが自己発生的なものであれ、他者に由来するものであれ、非常な嫌悪感をもたらす。また状況によっては、不認証は恐怖や怒りや恥をひとつひとつ、またはまとめて引き出されることもあるだろう。変化への焦点化は、必然的に自己不認証をもたらしたり引き出したりするために、変化を基礎とするセラピーの焦点全体が嫌悪的なものになりうるのである。患者が回避や抵抗を示す場合が多いのも無理はない。

不幸なことに、患者の行動の無条件の受容や認証にもとづくセラピー・アプローチも、同じように問題となり、逆説的なことだが、不認証を引き起こす場合もある。セラピストが患者に対して、自分自身を受け入れ認証するようせきたてると、患者の問題を深刻に受け止めていないように見られてしまうのである。受容を基礎としたセラピーでは、変化への望みがほとんど与えられないために、ボーダーラインの人の絶望感が軽く扱われていることになる。自分の人生は受容不可能で耐えられないものであるという患者の個人的経験が、認証されないのである。

このような行き詰まりを解決するために、DBTでは、受容ベースの治療戦略と変化ベースの治療戦略との間のバランスに注意を向ける。治療の第一の焦

点は，患者に対して自分自身を認証することと変化することの両方を教えることにある。最も重要な点として，反応とは，適切，妥当でありながら，同時に機能不全的で変化を要するものであり得るということを，セラピーで患者に理解してもらうように努力しなければならない（同様の点について Watts, 1990 を参照）。しかし，そのバランスの平衡点は絶え間なく変化するものであるために，セラピストは柔軟に，素早く動き，反応できなければならない。この柔軟さの必要性の認識と，相補的なものや対極にあるものの総合あるいはバランスの必要性の認識が，セラピーの基礎として弁証法を用いる理由なのである。

第一節　認証の定義

　認証の本質とは，セラピストが患者に対して，患者の反応は現在の生活の状況において当然のことであり，理解可能なものだと伝えることである。セラピストは積極的に患者を受容するし，受容しているということを患者に伝える。セラピストは患者の反応を真剣に受け止め，それらを軽くみたり，矮小化したりはしない。認証戦略では，出来事に対する患者の反応に本来備わっている妥当性をセラピストが探し，理解し，患者に示してみせる必要がある。たとえば，手の焼ける子どもには，親は子どもがいい子にしているところを捉えて良い行動を強化しなければならないが，同様に，セラピストは患者の反応のなかに隠れた妥当性を明らかにし，場合によってはそれを拡大し，そこを強化しなければならないのである。個人治療の初期段階においては，認証戦略が第一の戦略だといえよう。

　認証の意味を理解するには，それが何を意味しないのかを理解した方が簡単な場合がある。ある反応が過去においては機能したが，今は機能しないと指摘することは，認証ではなく不認証である。たとえば，ある患者が，セラピストはいつも自分に対して怒っていると言ったとする。もしもセラピストがそれをすぐに否定し，患者の持つ他の近しい関係における経験が，セラピストが怒っていると患者に思わせたに違いないと指摘するならば，セラピストは患者の意見を不認証化したことになるのだ。そのときセラピストは，患者はおかしくないと言いつつ，過去の経験の状況においてはその反応が妥当であったかもしれないが，現在の状況においては妥当でないと伝えているとも言える。患者の過

去を認証したからといって，現在の行動を認証しているとは言えないのである。

同様に，患者のコメントを，自分に対する患者の怒りの投影と解釈するセラピストは，患者の反応を不認証化している。このような偏見的な（あるいはこの場合，女性への偏見にもとづくと言った方がいいかもしれない）反応は，患者の視点の中身を不認証化するものである。そうした議論にも妥当性があるかもしれないが，これらは患者のコメントを認証するものでもなければ，認証として経験される見込みもほとんどないものである。セラピストの認証的な反応とは，まず怒りを伝えかねないセラピスト側の表出行動をオープンに探索し，次にそれらの行動が反映している情動や態度について患者と深く議論することであろう。最後に，認証とは，単純に患者を気分良くさせたり，自尊心を積み上げたりするものではない。自分は馬鹿だと言う患者に，あなたは利口だと言うことは，馬鹿だという患者の経験を不認証化することになるのだ。

認証には，三つのステップがある。最初の二つはほとんどすべてのセラピーに組み込まれているが，三番目のステップはDBTの本質をなすものである。これら三つのステップについて，以下に述べる。

1）積極的な観察（active observing）　まず第一に，セラピストは患者に何が起こったのか，あるいはこの瞬間に何が起ころうとしているのかに関する情報を集め，患者が何を考え，何を感じ，何をするのかを患者から聞いたり，観察したりすることになる。このステップにおいて肝心なのは，セラピストが注意を怠らないことである。セラピストは，実際の患者の情動や思考や行動を観察する際に妨げとなる理論，先入観，個人的偏見を棄て去る。治療機関や病院といった状況であれば，患者に関するゴシップや他の専門家の意見なども参考にしない。あくまで直接，患者の声に耳を傾け，目の前の行為を観察するのである。さらにセラピストは「第三の耳」を使って，言葉にされない情動や思考，価値観，信念などを聴き取り，また「第三の目」を使って，目に見えない患者の行動を推測し，観察するのである。セラピーの初期においては「患者の心を読み取る」といった能力がしばしば必要となるが，これは，暗闇のなかで赤外線フィルムを用いて写真を撮るようなものである。患者は治療的シェイピングを介して，徐々に自分自身でそのような「写真」を撮れるように進歩して

いくのである。

　2) 映し返し（reflection）　第二に，セラピストは患者に対し，患者自身の情動や思考，前提，行動を正確に表現し返してみせる。このステップでは，非判断的な姿勢が不可欠である。セラピストは，自分が怠りなく耳を傾けていることが患者に分かるような仕方でその確認内容を伝える。このとき正確な情動的共感や，患者の信念と期待と前提に対する理解（同意である必要はない），そして行動パターンの認識が必要となる。セラピストは，患者とのやりとりを繰り返しながら，患者が自分自身の反応パターンを認識し，記述し，ラベルづけすることを援助する。したがって患者には，セラピストが間違っていると言える機会がある。セラピストは頻繁に「これでいいですか」と確認する。このような確認作業では，患者が観察してはいてもそれを口にしたり認めたりすることを恐れているものをセラピストが言葉にすることがよくある。この単純な確認行為は，特にセラピストが「先に口にする」とき，強力な認証行為となり得る。というのも，ボーダーライン患者のなかには，自己不信に陥っているために，自分自身を最初から的確に観察していても，その自分の知覚を認証せず，軽んじてしまう人がいるからである。

　3) 直接的な認証（direct validation）　第三に，セラピストは患者の反応のなかにある知恵や妥当性を探し出して表現し，その反応が理解可能であることを伝える。セラピストはまず，患者の行動を支持する刺激を現在の環境のなかから見つけ出す。関連する原因に関係する情報が一つも見つからないとしても，患者の感情，思考，行為は，患者の今現在の経験や生活状況のなかで完全に意味があるものである。行動というものは，それが起こる状況に適応したものであり，セラピストはその適応の知恵を見つけ出さねばならない。セラピストは患者の反応の機能不全的性質に幻惑されることなく，状況に対して理に適った反応もしくは適切な反応が持つさまざまな側面に注目する。要するにセラピストは，患者の反応が持つ機能不全的な特徴について考える前に，患者の反応に本来備わっている正確さや適切さや合理性を見つけ出すのである。妥当性を持つのが反応のほんの僅かな部分であったとしても，セラピストはその僅かな部分を見つけ出し，反応しなければならない。セラピストが最も探索に時間をか

け，そして，最も明確に認証を特徴づけるのは，この第三ステップである。そして，患者の反応が持つ妥当性を見つけ出すことによって，セラピストは患者が自分自身を認証することを誠実に援助できるのである。

妥当性の探索は弁証法的なものであり，セラピストは，全体として機能不全的であった患者の反応のなかから，知恵と信憑性の粒を見つけださねばならない。ときとして，患者の反応を認証するということが，砂の中から砂金の粒を見つけ出すようなものになることがある。だが，DBTが持つ前提からすれば，一カップの砂には必ず砂金の粒が入っている，つまり，あらゆる反応には本来的に何らかの妥当性が備わっているのである。ここで，砂金に注目するというのは，砂に注目しないということではない。実際，認証戦略というのは，患者の変化すべき性質を見出し行動を起こさせることに焦点を当てる問題解決戦略によってバランスを保たれているのである。

認証戦略には四つのタイプがある。最初の三つ，すなわち，情動認証（emotional validation），行動認証（behavioral validation），認知認証（cognitive validation）は，互いに非常に似通っている。本章で，この三つはボーダーライン患者の治療でしばしば重要となる特定の論点について論じるきっかけを提供する目的で区別されるにすぎない。だが四つ目の「チアリーディング」（cheerleading）は，セラピストが患者の本来の——患者にとって常に分かりやすいものではない——能力を認証するという，異なったタイプの戦略である。つまり，情動，認知，行動の認証は患者にも認証されていると感じられるものだが，チアリーディングはそうとは限らない。これら四つの戦略は，先の三つのステップを含んでいるが，セラピストがこれらのステップをどのように組み合わせるかは，さまざまである。

第二節　なぜ認証なのか

ボーダーライン患者の治療において認証が必要であることは，特に第7章までを読んできた人からすれば自明であろうが，セラピストはしばしばボーダーライン患者に対して認証スタンスを維持することの非常な難しさを経験する。そのため，この点はいくら繰り返しても足りないほどである。先に述べた点を

要約すると，第一に，認証は変化戦略との間でバランスをとる必要がある。一定の変化の焦点の量に対して必要となる認証の量は，患者によってさまざまであり，同じ患者でも時によって異なる。基本的に，控えめで，言葉少なく，何かに直面するとすぐ引きこもる傾向のある患者は，攻撃を受けても「脱落しないでいる」闘争的な患者――そうした患者もやはり脆弱で敏感ではあるのだが――よりも，変化に対する認証の比率を高くする必要がある。またすべての患者について，周囲（治療関係の内外両方）のストレスが高まったときには，変化に対する認証の比率もそれに合わせて高めていかねばならない。デリケートな話題を扱うときにも，同じように認証を増加させる。ある一つのセッションの間ですら，セラピストによる認証の必要性は変化し得る。ボーダーライン患者に対するセラピーは，患者を切り立った断崖に押しやることにたとえられるが，かかとが崖っぷちにかかったときに，セラピストのいる安全な方へ患者を引き戻すのが認証である。
　第二に，認証は，患者が自分自身を認証することを教えるために必要である。第2章で論じたように，ボーダーライン患者は多くの場合，相反する非常に強力な二つの情報源に挟まれている。すなわち，一方には出来事に対する患者自身の激しい反応があり，もう一方には，それとは食い違いつつも同じくらい激しい他者の反応がある。DBTは，ボーダーライン患者が，出来事を歪曲することはないと前提しているわけではないが，アプローチは常に，出来事の歪曲されていない面を発見することから始まる。出来事の歪曲は，多くの場合，情動的機能不全の原因ではなく結果である。また，自己不信の経験というのは，長期的で広範な場合，非常に嫌悪的なものである。少なくとも人は，誰を信じるか――自分自身であれ他人であれ――に関する自分自身の決定を信頼していなければならない。出来事を誇張することが，その出来事に関するもともとの，きわめて妥当な見方に対する認証を得ようとする試みであることは往々にしてある。私がよく患者にいうことだが，セラピーにおける目標の一つは，患者に自分自身の反応を信頼することを学習できるように援助することにあるのだ。
　認証を効果的に用いるコツは，いつそれを使うか，または使わないか，そして一度使い始めたなら，いつ中止するかを心得ておくことである。これは，強烈な情動が表出したり引き起こされたりした場合，特に問題となる。患者によっては，セラピストが強烈な情動を認めてしまうと，セラピーは情動のカタルシ

ス以上のものではなくなってしまうだろう。進歩のためには，情動表出を断ち切る能力と，問題解決にたどり着く能力が重要なのである。特に，セラピストが，環境から認証を引き出そうとして繰り返される機能不全的行動に対して，すぐに認証戦略を使用しないことが重要である（行動を修正するための治療的随伴性については，第10章で詳しく論じる）。場合によっては，患者が現在抱えている苦痛を無視し，いわば患者を引きずり込むようにして，問題解決へ飛び込ませるというのが最も有効な戦略となることもある。認証は，手短なコメントや，他の問題に取り組んでいる際の余談として行われることもあるし，セッション全体の焦点ともなり得る。ほかのDBT戦略も同様だが，その使用は目標志向的で意図的でなければならない。すなわち，認証戦略を用いるべきときは，以下のような場合である。当面の目的が，何かについて話をするには情動的に覚醒し過ぎている患者を落ち着かせることである場合。セラピーにおける失敗を回復させる場合。患者の非判断的な自己観察のスキルや非自虐的自己叙述スキルを向上させようとする（つまり患者に自己認証を学習させる）場合。患者の現在の経験や，ある出来事に伴う経験の内容を知ろうとする場合。変化を認証する状況を提供する場合。

第三節　情動認証戦略

　ボーダーライン患者というのは，情動の抑制と強烈な情動反応性との間で気持ちが揺らぐものである。患者のなかには，治療的相互作用のなかで情動表出を抑制する人もいるし，常に情動的危機のような状況にある人もいるし，さらに，周期的に行ったり来たりする人もいる。この循環の段階については，第3章と第5章で詳細に論じておいた。情動認証では，患者が身を置く段階に応じて，異なる課題が生じる。抑制的な患者にとってみれば，情動表出とは雨の日のキャンプファイヤーの小さな炎のようなものである。だからセラピストは，安易過ぎる観察や説明や解釈によって情動を圧殺してしまわないように，慎重にならなければならない。患者に自分自身の情動を観察できるように教えることや，最小限の情報で情動を読み取れるようになること，推測を誤る可能性を認めることは，すべて重要である。反対に，情動反応を示しやすい患者に対しては，情動をエスカレートさせることなく，同時にそれを認証することが課題と

なる。ここでは，情動を表出する機会を与えること，情動を映し返すことが重要である。

情動認証戦略は，情動の過剰反応性や，その生成における歪曲したバイアスに焦点化するアプローチとは対照的なものである。つまり，情動認証戦略は，一次的な「真正の」情動と，二次的な「学習された」情動の違いを明らかにしたグリーンバーグとサフラン（Greenberg & Safran, 1987）のアプローチによく似ているのである。二次的情動とは，一次的な認知的評価と情動反応に対する反応であり，感情や思考の連鎖の最終産物である。グリーンバーグとサフランによると，機能不全的で非適応的な情動の多くは，一次的情動の経験や表出を妨げる二次的情動であるという。さらに彼らは「すべての一次的な感情的情動は，その生体に適応的な動機情報を提供するものである」と提唱している（Greenberg & Safran, 1987, p.176）。ここで注目すべきは，出来事に対する機能不全的または非適応的な反応が，しばしば出来事に対する「真正」な，すなわち妥当な反応と結びつき，絡み合っているという二人の主張である。そうした一次的反応を見つけ出し，増幅することが，情動認証の本質なのである。セラピストがこれらの戦略を適用する際に誠実であるべきことは，どれほど強調しても足りない。もし情動認証戦略を変化戦略として使用したならば――つまり，単に患者を「本当の取り組み」に向けて落ち着かせるためのリップサービスとして認証を提供するならば――セラピーが逆効果となることを覚悟しなければならない。セラピストの誠実性は，見出されるべき確固たる妥当性がそこに存在しており，それを探し出すことがセラピーに有用であるという信念にかかっているのである。

ボーダーラインの人は，さまざまな情動を同時にまたは次々に体験しているため，たいていの場合，自分自身が体験した情動を識別することができない。場合によっては，一次的情動に対する二次的情動の反応（たとえば，恐怖，恥，怒りなど）が，患者が一次的情動を体験し，まとめあげ，表出しようと試みる以前にその情動を破壊し，抑制するほど強烈で極端になることもある。また，患者が単一の情動を強烈に体験し，動転していることを報告したとしても，それ以上に十分な叙述ができない場合もある。そうした患者は，日常の機会において，事実が起きた後にしか自分の情動を自覚することができないというかもしれない。セラピーにとって大きな焦点の一つは，患者が自分の現在の情動状

態を非判断的な仕方で観察し叙述することを援助し，情動に関する叙述と，その情動を導いた出来事に関する叙述を切り離すよう気遣うことにある。

　ボーダーライン患者のなかには，非常に激しい情動から身を引き，あからさまな情動的覚醒をほとんど表出しない人もいる。きわめて受動的な行動によって，患者が，現在の条件下で引き出されそうな情動反応を回避，または抑制していることを示している場合もある。ときには，逃避や回避が不充分で，患者がいくつもの情動反応を抑制しながらも，一部の情動反応を示してしまうこともあるだろう。たとえば，悲しみや恐れを現象学的に経験していても，表情や姿勢による情動表出をしないかもしれないし，その逆かもしれない。あるいは患者は，通常ならば情動に伴って駆りたてられるであろう行為（たとえば，叫ぶ，セッションから逃げ出す，セラピストを叩くなど）を，情動的な体験や生理学的変化なしで行うかもしれないのだ。DBTは，患者が情動を無意識に体験するとは考えないし，それゆえそれを知らないでいるとも考えない。セラピストを叩きたいと願う患者が，セラピストに腹を立てていると考える必要もない。実際，このケースにおける問題は，患者が怒りをもって反応しているのではないというところにある。つまり，この患者は，通常起こるであろう反応の流れを回避または抑制しているのである。

　患者が情動的体験や表出を抑制しているとき，セラピストは，その抑制された情動と，それを自発的に表出することの困難さの双方を，注意深く認証しなければならない。抑制の理解には，一般的に，熟練したアセスメントが必要とされる（第9章で詳細に述べる）。たとえば，患者は古典的条件づけ体験の結果として，情動的な反応を自動的に避け，情動の表出を抑制しているのかもしれない（第3章参照）。また上述したように，二次的情動反応はたいていの場合，経験全体あるいは一次的情動の表出を断ち切ったり妨げたりする。また多くの患者は，さまざまな情動の適切さについて，非常に強い道徳的信念を持っているものである。

　セラピストは，情動的な危機にある患者，または強烈な情動を表出する患者に対し，情動を沈静化させるためのテクニックとして不認証を使用しないように，細心の注意を払わなければならない。このような不認証の使用戦略は，あまりにも多く行われている。私の経験からすれば，セラピストは，もしボーダーライン患者の情動的な体験を理解したり認証したりすれば，情動的行動に

表8-1　情動認証戦略チェックリスト

____セラピストは情動表現の機会を提供する。患者の感情に共感し，受け入れる。
　　____セラピストは患者の情動表現に対して，非判断的で同情的な態度をとる。
　　____セラピストは患者の情動的苦痛や困難さへの同情を示しつつ構造を与えるような表現に
　　　　よって，情動表現を調整したり，話し合いを再焦点化したりする患者の試みを包み込む。
____セラピストは患者が自分の感情を観察しラベリングすることを援助する。患者が落ち着き，
一歩引き，情動反応の構成要素に注意を向けるのを援助する。
　　____セラピストは患者が自身の情動に関する現象学的経験に注意を向けるよう援助する。
　　____セラピストは患者が感情に関連した身体感覚を叙述し，ラベリングすることを援助する。
　　____セラピストは患者が関連した思考や前提，および状況の解釈を叙述し，ラベリングする
　　　　ことを援助する。
　　____セラピストは患者が感情に関連した欲望や願望を叙述することを援助する。
　　____セラピストは患者が感情に関連した行為傾向や衝動を叙述することを援助する。
　　____セラピストは患者が感情に関連していると思われる顔の表情や，身体姿勢を観察し，叙
　　　　述することを援助する。
____セラピストは情動を読み取る。患者が部分的にしか表出させていないであろう情動反応を，
非判断的な仕方で表現する。
　　____セラピストは情動を読み取る際に患者の段階を考慮し，セラピーにおいて患者が進歩す
　　　　るにつれ，読み取りを止めていく。
　　____セラピストは患者に対し，患者がどう感じているかということについて，複数の選択肢
　　　　を提供する。
____セラピストは患者の感情が妥当であると伝える。
　　____セラピストは患者の情動反応（またはその一部）が理に適っており，賢明で，その状況
　　　　において意味をなしていることを伝える（「もちろん，そう感じるでしょう」）。
　　____セラピストは患者が状況への「歪曲」されているであろう見方に対して，過剰に反応し
　　　　ているとき，または普通に反応しているときであっても，患者が自分自身の行動や環境
　　　　の持つ何かに気づいている（すなわち，情動を引き起こす何らかの刺激がある）ことを
　　　　指摘してみせる。
　　____セラピストはあらゆる行動（情動も含む）が，引き起こされたものであることを教える。
　　____セラピストは患者が持つ判断的なものの考え方に対抗するように，情動反応に関する，
　　　　発達的で，学習に基づいた説明を提供する，または引き出す。

■DBTに反する戦術
____セラピストが患者の感情に関するセラピスト自身の認識を強硬に主張する。患者の感情とセ
ラピストの考えとの間の違いの可能性を受け入れないようにみえる。
____セラピストが患者の感情を批判する。
____セラピストが「真理の粒」を承認することなく，感情の非合理性や歪んだ根拠を強調する。
____セラピストが苦痛を伴う情動に対し，排除されるべきものとして，反応する。
　　____セラピストが苦痛を伴う患者の情動に対して，不快感しか表さない。
　　____セラピストが機能不全的な情動表現が生じたときいつもすぐに，認証のために変化手続
　　　　きを止めてしまうことによって，そうした情動表現を強化する。

第8章　核となる戦略（パート1）──認証　309

報酬を与えることになり，そうした行動が継続し，エスカレートしていくのではないかということを非常に恐れている。またセラピスト自身が，患者と同じように，患者を認証することで自分自身を不認証化することになるのではないかと感じていることもある。こうして，情動を抑えるために罰を与えようとする誘惑に駆られるのだ。だが，このやり方はまず成功しないし，仮に成功したとしても，たいていの患者は情動的抑制に逆戻りしてしまい，次に同様の状況に出会ったときにまた激しく反応するだけである。しかし患者は，セラピストが自分を理解し，話を聞いて，真剣に受け止めてくれたと一度感じたならば，たいていは落ち着くものである。実際セラピストが，患者自身が考えている以上に深刻に患者の情動を受け止める（弁証法的戦略の拡張〈extending〉戦略）と，患者はセラピストに信頼感を与えるようになっていくだろう。以降，具体的な情動認証戦略について論じる。表8-1にその概略を示す。

1. 情動表出の機会を提供する

　圧倒的な危機の状態にある患者の場合，しばしば情動の表出と処理のためにセッションのかなりの時間を充てることが必要となる。強烈な情動表出をコントロールしようとするセラピストの努力は強い抵抗を受け，あなたは私を理解していないなどと言われるだろう。こうした場合，セラピストは単純に，患者の感情を非判断的な仕方で聞き，理解し，明確にし，そして直接的に認証しなければならない。そうすることで，上述のように，患者は徐々に落ち着き，問題解決に集中する準備ができていくのである。この時点の感情に関する正解のない質問をすることは，おそらく有効ではない。基本的に，そうした質問は情動の激しさを長引かせるだけであろう。これに対して，患者の情動状態や環境の状態を確認し直す表現は，その激しさを散らすのに役に立つと思われる。
　情動的な表出の機会は，抑制的な患者にとってはまさしく重要である。しかしここにおける課題は，患者がさらに引きこもってしまわないよう，あまりに多くの構造を押しつけないようにしつつ，情動のコミュニケーションを導くのに十分構造を与えることである。「十分な構造」というのは，情動的な反応について質問することや，患者が返答するための十分な沈黙を与えることなどである。ここでは，忍耐力と沈黙に耐える能力が要求されるし，沈黙が長くなり過ぎていないかを判断する能力も要求される。長い沈黙はさらなる引きこも

りを誘発してしまうことがある。そこで，相応の長さの沈黙が続いたときには，セラピストは，患者が感じていることや，反応までの沈黙に関する質問をときおり差し挟みながら一人語りをして，患者が再び話し始めるのを待たなければならない。

2. 情動の観察とラベルづけるスキルを教える

　情動経験や情動状態を観察しラベルづけるスキルは，情動制御のスキル・トレーニング・モジュールにおける重要な標的の一つである。セラピストはこれらのスキルを理解し，患者がこれらのスキルを日常生活のなかに統合できるように援助しなければならない。またセラピストは，セラピーにおいて別のスキル・トレーニング・セッションが存在しない場合や，スキル・トレーニング部分が，スキルが必要であった時点よりもずっと後に行われた場合には，これらのスキルを明示的に教えなければならない。ボーダーライン患者のなかには，情動を観察し，叙述することが得意な人もいるが，そのような能力がほとんどないか，いつも情動の霧に包まれている患者も多い。彼らは，自分が何かを感じているということは理解しているが，何を感じているか，またそれをいかにして言葉にするかについてはほとんどあるいは全く分からないのである。そのような患者に対しては，必ずしもすぐに情動をラベリングしなければならないということはなく，多くの場合，まずいかにして情動要素を観察し叙述するかを教えることが有効である。

　情動に関しては数多くの理論が存在し，情動反応の構成要素に関する理論も同じように多い。DBTの場合，私たちが患者に観察や叙述の仕方を教えるのは，（外的，内的を問わず）きっかけとなる出来事，出来事に結びついた思考や解釈，情動体験に関連する感覚反応や身体反応，体験に関連する欲望や願望（たとえば，自分にとって最高のものが欲しい，好きな人と親しくなりたい），関連する行為傾向（「彼を叩きたいと感じる」「私の足が走りたがっている」）である。また，体験されている情動に関する情報は，顔や体による表現，用いられた言葉や言われた内容，行為など，情動の表出と思われるような顕在的反応から得ることができる。最後に，情動の事後効果を吟味することもまた有効である。たとえば，誰かの傍にいるときに安心や信頼を感じるなら，それは怒りよりも愛情を示すものである。

きっかけとなる出来事に関する情報だけで，情動反応が分かる場合もある。誰かに殺すと脅されたらたいていの人は恐怖をもって反応するし，愛する人の死には，普通悲しみが伴う。だが，人はそれぞれ独特な経験や文化的学習の経験を持っているため，異なった状況に対する個人の情動的な反応はさまざまである。さらに，ボーダーライン患者のみならず，ほとんどの人にとって，きっかけとなる出来事（たとえば，「彼がぶっきらぼうに話しかけてきた」「心臓が激しく鼓動している」）と，出来事の解釈（「彼は私を嫌っている」「パニック発作を起こしかけており，恥をかくだろう」）との弁別が困難であるということが，さらに問題を複雑にしている。実際の出来事と出来事に関する推測とを切り離す能力は，認知療法のアプローチにおける重要な第一段階であり，それはDBTにおいても同じである。

　さらに自己観察には，患者が一歩引いて，自分の身体感覚や気分，情動に満ちた「ホットな」思考，行為傾向などに注目することが必要となる。患者を落ち着かせ，自分自身の反応を観察するように仕向けることは，セラピストが患者に対して援助的に反応するための十分な情報を得る唯一の方法となる場合もある。DBTセラピストは，少なくともセラピーの初期段階では「患者の情動を読み取る」ことを期待されているが（次項参照），実際に患者がどのように反応するのかという情報を得ることによって，それが非常にやりやすくなる。さもなければ，患者の情動の同定が，推理ゲームになってしまいかねない。ボーダーライン患者を含むほとんどの人にとって，我を忘れることなく情動反応を観察することは非常に困難である。実際のところ，情動の観察もまた，情動制御テクニックの一つなのである。したがって，自省的な自己観察の練習をセラピーセッションや電話での会話のなかで手助けすることは，有用な場合がある。

　患者が進行中の情動を観察し，叙述し，ラベルづける学習を援助するテクニックとしては，きっかけとなる出来事について質問したりコメントしたりすることや，いかにして現在の認知的，生理学的，非言語的行為反応から一歩身を引いて観察するかを患者に教示すること，そして同様の状況にいる他人の標準的反応に注目させることなどがある。情動制御スキルトレーニング学習モジュールによる「情動の観察と叙述」の宿題シートを使うのも効果的であろう（別巻のマニュアルを参照）。患者がセッションとセッションの間に情動の同定

に取り組めることが，このシートの利点である。

　患者が，情動を自省的に観察できるという考え自体を，情動の不認証と捉える場合がある。ここで問題となるのは，そうした患者が，情動を額面どおりのものとして，つまりきっかけとなった出来事に対する自身の反応についての情報ではなく，きっかけとなった出来事そのものについての情報として受け止めてしまう傾向である。人は情動を観察することができる，または観察しなければならないという示唆は，「問題」は情動を引き起こしたものではなく，彼らの情動のほうにあるという含みで受け取られてしまう。そうならないよう，セラピストは，情動の認証を伝えるなかで観察を求めるようにしなければならない。

3. 情動を読み取る

　情動の読み取りというのは，読心の情動版である。情動を読み取ることに長けたセラピストは，患者に何が起こったのかを知るだけで患者がどのように感じているかを理解できるが，そうしたセラピストは，情動そのものの情報を得られなくても，きっかけとなった出来事と情動とのつながりを見出すことができる。患者にとってこれはほとんどの場合，情動経験の認証として体験される。ここで伝えられるメッセージは，患者の出来事に対する情動反応が正常であり，予見可能であり，そして理解可能だというものである。そうでなければセラピストは患者がどのように感じているかを知ることなどできるだろうか。反対に，患者の詳細にわたる説明を聞かなければ患者の情動を理解できないセラピストは，鈍感，思いやりがない，と受け取られてしまう。

　多くのセラピストは，患者の情動を読み取ることを望まない，あるいは読み取ることができない。何を感じ何を望んでいるかは患者が言葉で表現すべきだと主張する。実際セラピストが「心を読むことはできませんよ」と患者に言うのは珍しいことではないが，そのときの口調は明らかに，話もせずに自分がどう感じているかを理解するよう求めること自体，ある意味病的だとほのめかしているのである。そのように患者に求められて困っているという話は，ケースカンファレンスでごく当たり前に登場する。しかし，少し振り返ってみれば，普通の人間関係でも，相手が何を考えているのかを直接聞かずに理解する能力が，求められてしかるべき必須の社会的スキルであることはすぐに分かる。愛

する人が死んだり，職を失ったり，家が火事で焼けたり，仕事で大儲けしたり大損したり，子どもが望んでいた賞を取ったりしたとき，たいていの人は，自分がどう感じているのかを他人が理解して，それに応じた行動をとってくれるものと期待するだろう。集団間の衝突の多くも，問題はここにある。つまり，ある集団の不満は，他の集団が無神経で，すべてを詳細に説明しないと自分たちの集団の情動を理解できないという点にあるのだ。男性は女性を理解できない，白人はアフリカ系アメリカ人の観点から生活を見ることができない，金持ちは貧乏人を誤解している，といったものもそうである。他人に対して，自分たちをよりよく理解するよう望むこと，または自分たちの情動を読み取る能力を高めて欲しいと望むことは，何もボーダーライン患者に限った話ではない。いずれのケースにおいても，問題は，ある文化的背景を持つ人にとって，他の文化的背景を持つ人の情動を読み取るのは困難だということなのである。そしてこれは，ボーダーライン患者とほとんどのセラピストとの間の一般的問題でもある。患者とセラピストは全く異なる生活体験をしており，それが互いに理解し合うことを難しくしている。患者はセラピストを養成する教育を受けたことがないし，ほとんどのセラピストは，ボーダーライン患者のような経験をしたことがないのである。

　ボーダーライン患者と自殺的患者に共通する最も重要な情動的主張は，いろいろな形で「もうどうでもいい」と言うことである。このようなコメントは，患者の自分自身に対する見解の中核にある不認証的情動の潜在的な力を提供してくれるものであり，非常に重要である。患者は，もう何にも挑戦したくないと言ったり，以前は非常に気にしていたことを気にしないなどと言ったりするだろう。こうした発言を文字通りに受け取ると，セラピストと患者のさらなる協働的な作業を，少なくとも現在進行中の話題については，妨げることになる。また，「もうどうでもいい」という患者の発言が，セラピストの密かな考え（「患者がどうでもいいと思っていないのなら，もっと頑張っているだろうし，もっとうまく行っているだろう」）の反映である場合もある。そこに，もうどうでもいいとか，良くなりたくないという患者に同意してしまう誘惑が存在する。また，セラピストが患者の発言を操作的だと感ずることもある（「明らかに患者は気にしているが，ゲームをするためにそう言っているだけか，セラピストから何かを得ようとしているためだ」）。この場合，セラピストは隠れた敵

意や冷酷さをもって反応することになる。どちらの反応も，患者からすれば，自分の本当の情動状態を不認証化するものとして経験されかねない。もうどうでもいい，というのはたいていの場合フラストレーション反応であり，何かを気にして，それに失望が続くという悪循環を避けようとする患者の側の企てなのだ。セラピストとして有効な対応は，患者は自然にしていれば何かを気にするだろうし，それゆえ問題なのは，気にしないことではなく，無力感や絶望感なのだと言ってやることである。自分をコントロールできないという患者の感覚をセラピストが認識するだけで，患者が自分自身の回避戦略を同定する助けとなるのである。

　情動を読み取るには，セラピストが患者の文化に対してある程度精通することが必要である。患者の現状やきっかけとなった状況に関する知識は，患者の言語的，非言語的行動の観察とともに，患者の情動反応を記述するのに効果的な場合がある。出来事と情動とのつながりは，普遍的な面もあるが，個々に学習される面もある。したがって，セラピストと患者の学習の経歴が似通っていればいるほど，セラピストは情動の読み取りに熟達できる。似通っていない場合，臨床経験（特にボーダーライン患者との体験）や，患者に似た人びとに関する本や映画が役立つであろう。セラピストがこうした取り組みを進められるよう援助することは，ケースコンサルテーション・グループに課せられた非常に重要な課題の一つである。

■段階を考慮する

　情動を読み取ることは，ボーダーライン患者へのセラピー初期において不可欠であるが，セラピーが進むにつれて徐々に減らしていかなければならない。これは，戦略の一つとして，非常に強力な認証テクニックとなり得るが，同時に困難を伴うものでもある。一番の問題は，セラピストが患者の情動を読んでいるときは，患者が自分自身の情動の読み取りを学習しなくてもよいということである。つまり，そのとき取り組みを行うのはセラピストであって患者ではないということだ。第二に，セラピストに情動を読み取ってもらう方が，たいていの患者にはとても楽だということがある。そのため，セラピストが読み取りを控えていく——患者に自身の情動を読む能力の向上を求める——と，罰を与えられているとか，ケアされていないといった経験として受け取られる可能性がある。第三に，セラピストが患者の情動を言語化することは，患者自身に

よる情動の言語化を回避させてしまうことになる。つまり，自分の情動について語ることへの暴露が一層遠ざかり，情動について気楽に話し合うことができなくなってしまうおそれがある。最後に，情動表出を避けることは，患者による情動の自己認証の回避を許してしまうことになる。

セラピー開始時には，また場合によってはセラピー開始からかなり経ってからでも，セラピストが患者の情動の読み取りを拒否すると，しばしば情動がエスカレートし，ついにはあからさまに，しかし極端で非適応的な仕方で表出される。言い換えれば，情動は，その経験が，恥，恐怖，自己不認証といった逆向きの経験よりも激しくなったときにはじめて表出されるのである。この時点に至ると，患者は自傷や自殺を試みるかもしれないし，極端な情動反応を支持する観点に固執するかもしれない。患者がそうした非適応的行動の抑制を学習する前に，セラピストが，患者の情動表出を強いるために情動の読み取りを止めることは，おそらく逆効果である。しかし，そうした行動がコントロールされるようになり，患者がストレスにうまく耐えられるようになったあとは，情動の読み取りを継続することの方が逆効果となってしまう。基本的に，セラピストの課題は，患者に対して情動体験スキルや情動表出スキルを教えることにある。これは特に，自尊心の発達や自己認証の学習を主要な目標とするDBTの最終段階においてそうである。そこでは，スキル・トレーニングの原理（第11章で論じる「シェイピング」を含む）が意味を持つことになる。

■情動に関する複数選択の問題を提示する

情動を読み取る際の危険の一つは，セラピストが情動を読み間違えているにもかかわらず，患者がそれに同意してしまうことである。これは，患者が単純に混乱しているからかもしれないし，セラピストと意見が食い違ったりセラピストを失望させたりすることを恐れるからかもしれない。また，患者の実際の情動が自分自身で受け入れられないほど悪いと信じているからかもしれない。これに対して，情動に関する複数のラベル——たとえば，「怒っているのですか。傷ついているのですか。悲しいですか。それとも三つ全部ですか」——を提供し，患者がそこから選択できるようにするというやり方がある。この方法の利点は，これらが自由回答の質問ではないということである。ボーダーライン患者の多くは，とにかく自分自身の現在の情動に関する自由回答の質問には答えられないものである。その点，複数選択の質問は，患者にいくつかの選

肢を与えることになるが，それが多すぎるということはない。

4. 情動の妥当性を伝える

　患者の情動経験を認証する最も良い方法は，患者の情動反応がセラピストに理解できるということを直接伝えることである。この場合，二種類の理解を伝えることができるだろう。一つ目は，ほとんどすべての人（少なくとも多くの人）は，情動を生み出すその状況に対して，患者と同じように反応するものであると伝えること。これは標準的な認証である。二つ目は，過去の学習歴を考えれば，患者の情動反応が（たとえ他の人が違う反応を示したとしても）その状況のなかで理解可能である，ということを患者が理解できるように援助することである。とはいえ，いずれの場合においても，現在の状況で情動を誘発する局面を同定することが重要となる。

　セラピストが，一次的な情動経験だけでなく，二次的な情動反応を認証することも重要である。たとえば，怒りや屈辱を経験したり，セラピストに依存したり，泣き出したり，悲しんだり，恐怖を感じたりしたときに，罪悪感や恥を感じたり，自分に怒ったり，パニックに陥ったりする患者は多い。こうした二次的な情動反応が患者を非常に弱らせることもよくある。さまざまな情動反応の道徳性に関する宗教的信念を保持している患者の場合，そうした信念の妥当性を探求するように支援しなければならない。セラピストは，患者が持つそのような道徳的基準に真っ向から反論しないように気をつけなければならないが，患者がさまざまな情動を抑制するのは，宗教的伝統に対する誤った理解に基づいている場合が多いのである。

　情動の認証は，患者の反応を和らげようとするあらゆる援助的試みにおける最初の重要なステップである。したがって，不適切と思われる患者の情動について，そう感じる必要がないと患者に教える対応は，ほとんど役に立たない。セラピストは，患者から情動的な反応を受けたときに，そうした対応をとりたいという誘惑に駆られやすい。たとえば，患者が（治療計画にしたがって）セラピストの家に電話をかけたことに罪悪感や屈辱を感じてしまったときに，セラピストが患者に対して，そのように感じる必要はないと伝えることは自然の成り行きである。だがこれは，不認証的な発言として受け止められてしまう。セラピストは患者に対し，セラピストへの電話は問題ないし，理解できると伝

えたいのだが，他方，患者が罪悪感を抱いたり屈辱を感じたりしてしまうこともまた，理解可能なのである。

　患者の気分がすぐに良くなるよう援助しようとするセラピストの過剰な心配が患者の感情を不認証化することも非常に多い。それは，セラピーが伝えようとするメッセージ――すなわち，ネガティヴで痛みを伴う情動は，理解可能であるだけでなく，耐え得るものでもある――に反するものであって，そのような傾向は抑えなければならない。さらに，患者のネガティヴな情動に対して，そんな風に感じる必要はないと無視したり，性急に情動の変化に焦点化したりするならば，セラピストは，患者の通常の環境における他者と同じように振る舞うという危険を犯してしまう。意志の力で情動をコントロールしようと試みることや，「幸せだと考えること」，そしてネガティヴな思考を回避するといった試みなどは，不認証環境が持つ顕著な特徴である。セラピストは，このような罠にはまらないよう気をつけなければならない。

第四節　行動認証戦略

　行動認証戦略は，あらゆるセッションで用いられるものである。この戦略は，ボーダーライン患者が自分自身の行動パターンを不認証化または罰しようとする傾向に対する中心的対応である。行動認証の対象となり得るのは，患者が日記カードに記した行動や，その週に起きたほかの行動，セラピーセッション内の行動，セラピストとの相互作用などである。基本的な考え方は，問題となる行動に関する明確な叙述を引き出し，それが本来持つ理解可能性を伝えるという点にある。行動認証は，いかなる行動も同時に発生するいくつかの出来事に起因しており，したがって（少なくとも原則的には）理解可能であるという考え方にもとづいている。それゆえセラピストの課題は，患者の反応が持つ妥当性を見つけ出し，行動のその側面を映し返してみせることとなる。こうした戦略については，顕在的な行動や行為について検討されるが，これらの戦略は，患者が自分自身の情動反応，決定，信念および思考を受容することを援助する際にも役立つものであり，ここでの検討は便宜的なものである。表8-2に，行的認証戦略の概要をまとめる。

318　第Ⅲ部　基本的な治療戦略

表8-2　行動認証戦略チェックリスト

____セラピストは患者自身による自分の行動の観察と叙述を援助する（たとえば，ソクラテス的質問などにより患者の認識を指摘または引き出す）。
　　____セラピストは行動と，推論された動機や判断とを，患者が区別するよう援助する。
　　____セラピストは患者による「ねばならない」の同定を援助する。受容可能な行動に向けて，自己に課せられた行動的要求や非現実的な基準を，観察し叙述する。
　　____セラピストは行動修正に向けられた患者の効果のない戦略を同定する。
　　____セラピストは罪悪感や自己非難など自罰的戦略を観察し，叙述する。
____セラピストは「ねばならない」に対抗する。あらゆる行動が原理的に理解可能であることを伝える。
　　____セラピストは実現されない基準というものがすべて，現時点においては文字通り非現実的であるということを伝える。
　　____セラピストはこの世界の状況を考えれば，すべてのことが起こる「べく」して起こる（つまり，すべてのことは原理的に理解可能である）ということを伝える。
　　____セラピストは何かが起きるための必要条件を理解すること（一方）と，その出来事自体を承認すること（他方）とを注意深く区別する。
　　____セラピストは患者が，自分自身の行動も含め，起きることすべてが現時点における現実のあるがままの産物であることを理解できるように援助するために，物語やアナロジー，寓話，事例，指導などを用いる。
____セラピストは，患者自らに課した「ねばならない」ことも含めて，患者の行動を受け入れる。
　　____セラピストは患者の行動に対して，非判断的な仕方で反応する。
　　____セラピストは患者の「〜のためにやらねばならない」の妥当性を，患者と共に探索する。
　　____セラピストは患者の行動のなかに，真理の粒を探し求める。
____セラピストは自分自身の行動に対する患者の失望を認証する。
■DBTに反する戦術
　　____セラピストが自分の行動的嗜好を，絶対に「ねばならない」こととして押し付ける。
　　____セラピストが患者に対して，今とは違った仕方で感じ，行動し，考えるべきであると伝える。
　　____セラピストが，他の人なら違うだろうと伝える。

1. 行動の観察とラベリングのスキルを教える

　行動とそのパターンを記述することは，すべての精神療法にとって必要不可欠な部分である。ボーダーライン患者は，自分自身の行動パターンや，自分の行動が他者に与える影響について，驚くほど気づいていない。そうなる理由として大きいのは，他者がボーダーライン患者の行動を表現する際に，純粋な行動の面で叙述（「あなたは話題を変えようとしている」）せずに，予め動機があるものとして叙述（「あなたは私をコントロールしようとしている」）したり，観察者に対する効果として叙述（「あなたは私を操作している」）したりすることである。仮にこれらが観察者の経験を正確に叙述していたとしても，それは患者の経験の正確な叙述でない場合が多い。こうして，そのフィードバックは

否定されるか，反論されることになる。自分自身の実際の行動パターンやその効果を，動機や意図された効果とは関係なく理解することに向けられるべきエネルギーは，自己防衛の方向へと逸らされてしまうのである。

次章で論じる行動分析戦略と洞察の戦略は，いかにして自分自身の行動を観察し叙述するかを患者に教えるための重要なテクニックとなる。ここで強調しておきたいのは，動機や判断について推論を加えることなく行動を叙述するということそれ自体が，認証的対応だということである。これは，セラピストが，患者自身の行動に関する自己認証的，自己判断的叙述の認識を援助する場合にはなおさらである。バスに乗り遅れたことに関するボーダーライン患者に典型的な叙述は，「バス停に行くのが遅かった」ではなく，「私が馬鹿だった」というものだからである

2.「ねばならない」を同定する

ボーダーライン患者や自殺的な患者は，自らが受容できないと思う仕方で行動してしまったときに，極度の怒りや罪悪感や自己不信を表出することが多い。このような情動は，ほとんど例外なく，自分のしたことが「してはならない」ことだったとか，他の仕方で「やらねばならない」ことだったという信念体系にもとづいている。換言すれば，こうした患者は，自分自身に対して違った行動をするようにという非現実的な要求を課しているのである。行動の認証における主要なステップの一つは，こうした患者が自らに課した要求を同定できるよう援助することである。患者が，自分がしたことはすべきでなかったと公言する場合もあるが，それを間接的に伝える言明もある（たとえば「なぜ私はあんなことをしたのだろう？」「どうやってあんなことができたのだろう？」「馬鹿なことだった！」）。この，言葉にならない「ねばならない」の同定も，学ぶべき重要なスキルである。

ボーダーライン患者による，魔法のような「ねばならない」という言葉の使用は，行動シェイピングを妨げる大きな要因となる。自分が変わらなければならないと信じることは，望まれる変化をもたらすための現実的な計画から，すでに患者を閉め出していることになるのである。実際，不認証的な家庭においては，非現実的な「ねばならない」の押しつけにより，患者に行動変化の方法を教えることが実質的にできなくなっている。つまり，「ねばならない」の押

しつけは，患者が成長過程で体験した不認証の再現となるのである。この点を患者に指摘することは，変化の促進に有効だろう。

3.「ねばならない」に対抗する

「ねばならない」に対抗する最初のステップは，なぜ，いかにしてその出来事が起きたのかを理解することと，その出来事を承認することとを区別することである。その出来事は，ある環境下にあることを考えると起きるべくして起きた，と考えることを妨げる要因は，もしある行動が理解されるならばそれはすなわち承認されているということだという信念である。セラピストは，所与の現実を拒否するということは，その現実を克服あるいは変化させる行動を起こせないということだという点を強調しなければならない。単純な例だが，たとえばセラピストは横の壁を指さして，こう言うことができる。この壁が黄緑色であることを望んで，現在この壁が黄緑色でないという事実を受け入れることを拒否する人が，この壁を黄緑色に塗り変えることはまずありえない，と。第二のポイントが，ここにも現れている。すなわち，現実がこれと違ったものであればと望んでも変化は起きないし，現実が自分の望んでいるものであると信じても現実がその通りになることはない，ということである。あるものに対してそうあるべきではないと述べることが，その存在を否定することになっている場合がある。「受け入れられないのだから，それは起こり得ない」というのだ。これに対抗するのは，「それは存在している」または「それは起きた」という言明である。ここでの課題は，患者に対して，願望，否定のいずれも現実を変えるものではないということを納得させることである。

「ねばならない」に対抗する有効なステップとして，すべての出来事には原因があることを示して，因果関係についての機械論的な説明をする方法がある。またセラピストには，望まれない行動に関する数々の例を順に挙げ，出来事を引き起こす要素について順を追って説明することができる。思考（「それを望まない」）や情動（恐怖，怒り）が，出来事を阻止できるほどのものではないということを示すという戦略である。ここで伝えられるべき考えは，その世界の状況を考えれば，出来事のすべては起こるべくして起きた，ということであり，原理的に，すべては理解可能だということなのである。

「ねばならない」に対抗するためには相当な時間が必要であり，セラピスト

第8章　核となる戦略（パート1）——認証　321

は問題点を明らかにするために，多くの物語やメタファーを用意しておく必要があるだろう。たとえば私は，建物のなかのベルトコンベアーから箱が滑り落ちて外に転がり出ていく話をよくする。箱は建物の至る所から転がり出ている。そこを車で通りかかった人は，箱が建物から転げ落ちるのを，ただ止まれと叫ぶだけで止めることができるとは考えないだろうし，止まるのを必死に願うだけで止められるとも考えないだろう。そうではなく，その人は車から飛び出して，建物に入って，どういう不具合が生じているのかを調べる必要があると考えることだろう。建物のなかで何が起きているのかを知ることによって，箱が建物の外に転げ出てしまった理由が明確になるのだ。人は，その過去も含めて，誰もそのなかを覗くことができない建物のようなものである。別の例えをすることもある。何かをつかみ，それを赤ワインの入ったグラスに見たて，同時に，カーペットを，真新しい純白のカーペットに見たてる。そして，掴んでいるものを床に繰り返し落とし，手を離したときにグラスが落ちるべきか否かを尋ね続けるのである。私が望んでいなくても，なぜグラスは落ちるのだろうか。このような点を指摘した後に，私は落ちていく物の下に手を差し出し，それを掴むのである。ここでのポイントは，グラスが（手を離したときに）カーペットに落ちないようにするには，何かをする必要があるということである。

　セラピー開始後の早い時期に，このような原理に抽象的な仕方で触れ，患者にその抽象的原理に同意してもらうことは非常に重要である。スキルトレーニング・モジュールが実施されるのであれば，通常，マインドフルネスのスキルや苦悩に耐えるスキルを学習している間に，このような点を議論することとなる。患者に，判断的なスタンスよりも非判断的なスタンスが望ましいという考え方を理解してもらうには，これらの考え方に関する徹底的な議論が，ほぼ間違いなく必要である。またセラピストは，その後のセラピーを通して，患者がすでにこれらの原理に同意していることを思い出させつつ，繰り返しこの点に立ち戻ることができるし，個々の問題に対するこれらの原理の適用法を示すことができる。セラピーが進むにつれて，患者は自分自身と，自分の「ねばならない」ことを把握できるようになっていくが，もちろんこれは奨励し，強化していかなければならない。

4.「ねばならない」を受け入れる

　ある出来事が起こるためには，その前の出来事が起きている必要があるということはよくある（「AならばBである」「AでなければBではない」）。人が，別の何かが起きるために起きる必要がある何かに言及する際に「ねばならない」という言葉を使うのは一般的であり，適切でもある。つまり，「Bを生み出すためにはAが起こっていなければならない」という言い方は適切である。セラピストが，患者自身の行動に関する好みを受容することは非常に重要である。患者が，ある特定の方法で行動することを好んだり，先行する行動パターンを必要とするさまざまな結果を得たがる場合も多いだろう。こうした場合，セラピストは意識して「ねばならない」を受容し，患者にその好みの妥当性を伝える必要がある。セラピストと患者は協力して，「～のためにやらねばならない」という連鎖の妥当性を探求できるのである。ときには，患者の予測が不正確な（たとえば「Bが起こるためにAは必要ではない」）場合もあるし，患者の予測が全く正しい場合もある。この場合，セラピストは，患者の行動のなかに真理の粒を探し求めるのである。

5. 失望を認証する

　患者が自分の行動に対して抱く当然の失望に対しては，不認証を回避することが重要である。セラピストは，この重要性を理解しないまま，「ねばならない」の不認証に囚われてしまいがちである。いかなる短い議論においても，セラピストは，出来事を了解可能なものとして認証することと，それと同じくらいに失望を了解可能なものとして認証することを交互に行うことが重要である。起こらねばならず，かつ起こってはならない行動というものはある。このような場合，失望することもまた適切な反応なのである。

第五節　認知認証戦略

　激しい情動は，その情動に沿う思考，記憶，イメージを強める。また逆に，思考，記憶，イメージは，気分に強力な影響を与え得る。それゆえ，ひとたび強烈な情動反応が始まると，悪循環が生ずることになる。つまり，情動が記憶，

イメージ，思考などを引き起こし，知覚や情報処理に影響を与え，それが情動反応にフィードバックする，といったことが続くのである。こうした場合，歪曲それ自体が命を帯び，その人の相互作用や，出来事に対する反応の，ほとんどと言わないまでも多くに影を落とすことになる。しかし，気分に関連する思考や知覚，予想，記憶，仮定のすべてが機能不全的で歪曲されているというわけではない。DBTを実施するうえで，この点は決定的に重要である。

　DBTは，ボーダーライン患者の問題が，主として機能不全的な認知スタイルや，出来事に対する誤った解釈や歪曲，そして非適応的で潜在的な思い込みや認知スキーマから生じるという前提を持たない。ボーダーライン患者は，ときには歪曲し，ときには誇張し，ときには選択的想起をするために，（セラピストを含む）周囲の人びとが，患者の思考や知覚はいつも誤っている，あるいは，少なくとも見方が食い違うときには患者側が誤っている可能性が高いと思い込んでいるのが一般的である。このような思い込みが生じるのは，特にその情動反応を引き起こした出来事に関する十分な情報が手に入らない場合――反応を引き起こした刺激が人目につかない――場合に多い。ボーダーライン患者が強烈な情動を経験している場合にはとりわけ，他人はその患者がどこか歪んでいると思い込みやすい。実際は患者が言うほど悪くないし，悪いはずがない，と。ここにある落とし穴は，仮定がアセスメントにすり替わってしまうこと，仮説や解釈が事実の分析にすり替わってしまうことである。他人の私的な解釈が，公的な事実の指針として受け止められる。このようなシナリオが，不認証環境を再現することになるのである。

　認知認証におけるセラピストの課題は，患者の表出的もしくは非表出的な思考，信念，期待，潜在的な仮定，ルールなどを認識し，言語化し，理解することであり，これらのすべてまたはその一部の持つ本質的真理を見つけ出し，それを患者に映し返してみせることである。「思考を捕まえる」ための戦略や，仮定や予想を同定する戦略，個人の行動を導くルールを，特にそれらのルールが意識外で作用している場合に暴く戦略は，ベックら（Beck et al., 1979; Beck et al., 1990）のような認知療法家によってまとめられたガイドラインとほとんど同じである。根本的な違いは，DBTの課題は，経験的論駁や論理的な挑戦ではなく，認証だということである。

　たいていのボーダーライン患者は，現実に対する自分の知覚が不認証化され

表8-3 認知認証戦略チェックリスト

____セラピストは患者自身による自分の思考プロセス（自動化された思考，潜在的な思い込み）の観察と叙述を援助する（たとえば，ソクラテス的質問などにより患者の認識を指摘または引き出す）。
　　____セラピストは患者が自身の世界を構成するために用いている構成概念を同定する。
　　____セラピストは患者が出来事に付与する意味を同定する。
　　____セラピストは患者が「狂気を生む」体験を観察し，叙述することを援助する。
　　____セラピストは非判断的な仕方で，患者が持つ観点に耳を傾け，話し合う。
____セラピストは患者が事実をアセスメントし，出来事と出来事に対する解釈とを区別することを援助する。
____セラピストは出来事に対する患者の見方のなかに「真理の粒」を探す。
　　____セラピストは，それが適切なときにはセラピスト-患者間相互作用を用い，患者の実現把握が完全でないかもしれないが，不完全でもないということを示す。
____セラピストは「賢明な心」を認める。患者に対して，直観的な知識が，経験的に検証可能な知識と同じくらい妥当であり得ることを伝える。
____セラピストは異なる価値を尊重する。自分の価値観が患者の価値観より妥当であるとは主張しない。
■ DBTに反する戦術
____セラピストが現実や真理に関する特定の価値観や哲学的立場を押し付ける。
____セラピストが出来事に対する硬直化した見方を示す。
____セラピストが患者の見方で現実を見ることができない。

ることの多い「狂気を生む」家庭で育っている。そのため，自分の知覚や思考や信念が妥当であるときとそうでないとき――自分自身を信じられるときと信じられないとき――の区別を学習することが，患者の努力目標となる。そしてセラピストの課題は，このプロセスを援助することである。妥当でない信念，仮定，認知スタイルにのみ焦点化することは逆効果である。なぜなら，それによって患者は，自分の知覚と思考がいつ適応的で機能的で妥当なのか，分からなくなってしまうからである。以下に，認知認証に関する具体的な戦略について論じる。表8-3にその概要を示す。

1. 思考と仮定を引き出し，映し返す

認知認証における最初の課題は，患者が何を考えているか，患者の持つ仮定と期待は何か，そして患者が自分自身の世界を構成する際にどのような構成概念を用いているかを明らかにすることである。言うのはたやすいが，これは簡単ではない。なぜなら，往々にしてボーダーライン患者は，自分が考えていることを明確に表現できないからである。思考が，同定できないほど素早く

患者の心を通り過ぎて行くこともあるし，仮定や期待が明瞭でなく潜在的な場合もある。たとえば，受動的な期待は，無意識的で，努力を伴わず，言語化が難しいが，反対に積極的な期待は意識的で，注意を惹き，容易に叙述できる (Williams, 1993)。

2. 事実と解釈とを区別する

患者が観察したことを歪曲だと思い込むのは簡単だが，患者が観察していることの当否を実際に確かめるのは非常に難しいことである。ここでの課題は，私的な出来事を公的なものにすることである。セラピストは患者に対して，純粋に何が起きたのか，誰が誰に何をしたのかについて，注意深く尋ねなければならない。前述のように，出来事と出来事の解釈とを区別することは，非常に難しい。患者が，観察した他人の行動の解釈（「彼は私をクビにしたいと望んでいる」），または観察から生じた見通し（「彼は私をクビにするだろう」）を表現することは多い。それに対してセラピストは，次のような質問をしなければならない。「彼のどのような行いが，あなたにそう信じさせることになったのですか」。ここで決定的に重要なのは，他の人が何かを行い，そして患者の解釈は何らかの形で理に適っている可能性が高い，という基本的前提である。この場合の目標は，患者の信念が持つ経験的基盤を明らかにすることとなる。

3. 「真理の粒」を見つけ出す

次なる課題は，患者が行動している状況において妥当な，もしくは理に適った思考や仮定を発見し，強調することである。それは，人（ボーダーライン患者を含む）は常に「理に適ったことをする」ということではないし，逆に誇張や矮小化を一切しないとか，極端に考えたりしないとか，価値あるものの価値を認めずに普通のものを理想化したりしないとか，機能不全的な意思決定をしない，ということでもない。実際，一般人も専門家も，ボーダーライン患者は，そうした歪曲をすることで悪名高いと考えている。しかし，ボーダーライン患者の意見や思考や意思決定に対して偏見を持たないことは重要である。セラピストと患者の意見が食い違ったとき，セラピストが正しくて患者が間違っていると決め付けるのは非常に簡単であるが，「真理の粒」を探し求めるセラピストは，適切に吟味すれば，ある程度の妥当性や理由や意味が見出せるものと思

い切って信じ，それを前提するのである。患者の現実把握は完全ではないだろうが，完全に不十分ということもない。場合によっては，問題に対する患者の考え方が本質的な理を突いているかもしれない。ボーダーライン患者は，ときとして「裸の王様」を見きわめる——その環境において他者が見ようとしない刺激を観察しそれに注目する——不思議な能力を持っている。セラピストの課題は，石と玉を分離し，その上で玉に注目することである。

4.「賢明な心」を認める

　第7章で論じたように，DBTでは患者に対し，「情動の心」（emotion mind）や「合理的な心」（reasonable mind）とは違う「賢明な心」（wise mind）という概念を提示する。「賢明な心」は前者二つの統合であり，直観的，経験的，スピリチュアルな知の方法を強調するものでもある。そこで，こうしたタイプの患者の知をセラピストが承認し，支持するということが，認知認証の側面の一つとなる。セラピストは，たとえ患者がそれを証明できなくとも，何かが妥当であるということはあり得るという立場をとる。他の誰かが議論において患者より論理的であるからといって，それで患者の主張が不当であるということにはならない。論理がある立場を必ずしも認証しないのと同じく，情動性も一つの立場を不認証化するわけではない。これらの治療的立場はそれぞれ，不認証環境の諸側面を打ち消すものとして働く。

5. 異なる価値を尊重する

　患者とセラピストが異なる意見や価値観を持っている場合もあるだろう。そうした違いを，一方の優越性を前提することなく尊重することが，認知認証の根本的な要素の一つである。セラピストは，自分自身の意見や価値が「一ランク上」という立場をとり，患者の意見よりも尊重すべきものであると価値づけ，それによって患者の視点を不認証化してしまうということになりやすい。私が受け持ったある患者は，私が昼夜を問わずいつでも電話に応じるべきものと信じていた。患者自身もメンタルヘルスの分野で仕事を持っており，自分が受け持つ人に対しては常に電話に応じているということだった。なぜなら，その患者は，それが思いやりのある正しいことだと信じていたからである。そこで私はその患者にこう指摘した——患者は私を自分と同じようにしようと（私が許

容できるよりも限界を緩めようと)しており，反対に私は，患者を私と同じようにしようと(より厳しい限界を守るようにしようと)しているのだと指摘した。私は自分の行動に対する立場を変えることなく，患者の観点が持つ価値をも評価することができたのである。

第六節　チアリーディング戦略

　ボーダーライン患者に取り組むことは，さまざまな意味で，リーグ中最下位レベルの高校のフットボールチームのシーズン最終試合でコーチをするようなものである。第4クオーターでチームは92対0で負けており，スタンドには3人しか残っていない。その日は寒く，雪が降り，グラウンドはぬかるんでおり，相手チームがまたしてもタッチダウンをねらっている。そしてチームのキャプテンがタイムアウトをとり，円陣を組むが，皆もうやめたいと思っている。ここで，コーチはどうするだろう？　コーチにも状況が厳しいことは分かっているが，それでも断固として檄を飛ばし，試合を続けるようにチームを鼓舞する。簡単に言えば，コーチはチアリーダーになるのである。

　ボーダーライン患者や自殺的な患者の多くは，絶望して，希望がなく，自分自身の生活上の問題に対して，自殺以外の解決法を見出せないでいる。彼らにとって，人生やセラピーは非常に難しいものなのである。患者の自己概念や，他人が患者に対して持つ意見は，共に芳しくない。このような患者は，セッションの間に，希望と失望との間を揺れ動くことになるだろうし，ほんのわずかでも目の前に障害が生じると失望することになるだろう。また，患者がそのときには失望を逃れたとしても，セラピストには，セッションとセッションの間に患者の失望感が戻って来ると確信できることもあるだろう。そこでチアリーディング戦略が，現時点の絶望感に対抗したり，来るべき日に起こるであろう意気消沈する出来事に備え対抗する手助けをすることになる。チアリーディングは，ボーダーライン患者の積極的受動行動と向き合う際の，基本的戦略の一つなのである。

　チアリーディングに際してセラピストは，患者が本来持っている，困難を克服して生きる価値のある生活を構築する能力を認証していくことになる。仮にその生活の形が，ある時点において望まれていたものや予期されたものと違っ

ていたとしても，障害を克服したり価値を創造したりする潜在力に注目し，観察するのだ。チアリーディングの策略とは，患者の能力がいかなるもので，患者が能力をどの程度拡張できるかという点については現実的でありつつも，患者が自らの能力一杯まで行動するようにし，そして自らの能力は拡張できるという希望を与えることである。セラピストがとるべきは「私はあなたを信じている」という態度であり，これが重要な鍵となる。手短にいえば，チアリーディングとは患者を信じることなのだ。患者によっては，これが自分を信用し，信頼してくれる誰かを得る最初の体験であるかもしれない。チアリーディングのなかで，セラピストは患者の持つ内的な能力や知恵を認証する。それゆえ，ときにはチアリーディング戦略が情動・行動・認知認証戦略のバランスとして働き，それらと対立することもあるだろう。

　チアリーディング戦略は，あらゆる相互作用において（あらゆるセッションやあらゆる電話コンサルテーションにおいて）用いられる。その頻度は，機能不全の程度が高い患者ほど多くあるべきである。だが患者が変化に向かうにつれ——特に，自尊心や自己認証を標的とするセラピーの最終段階において——チアリーディングは徐々に減らしていかなければならない。だが，人はすべて，生活を快適に送るために，ある程度のチアリーディングが必要であることを認識することは重要である。これは，精神療法のように困難な課題を引き受ける場合は特にそうである。したがって，セラピーの進行に伴いチアリーディングは減少させていかなければならないし，チアリーディングの焦点も確実に変化していくが，それでもチアリーディングは，治療関係を通じて重要な部分であり続けるのである。

　チアリーディングが患者にとっては不認証として経験されてしまう場合もある。事態がどれほど難しいか，また患者がどれ程無力であるかを理解しているセラピストならば，患者が何かを変化させたり達成したり，あるいは要求されたことを行えるとは思わないだろう。チアリーディングにおいて，セラピストは患者が自分自身を助けられると信じている。だが，たいていの患者は，自分には助けが必要だと信じているのである。そこで，患者が確実に変化できるという望みや確信と，進歩や現実的な期待をすることの難しさに対する正しい評価との間のバランスを保つことが課題となる。チアリーディングは，情動の認証や多くの現実主義と織り合わせられねばならない。そうした要素がなければ，

表8-4 チアリーディング戦略チェックリスト

___セラピストは患者がベストを尽くしていることを伝える。
___セラピストは激励し、積極的に希望を表明する。
　　___セラピストは患者がやり遂げるだろうという信頼を表明する。
　　___セラピストは患者に対し、患者が問題や状況に上手く対処できるだろうと伝える。
　　___セラピストは「あなたならできる」と言う。
___セラピストは患者の能力に焦点化する。
　　___セラピストは問題含みの反応パターンに対する患者の注意を、能力への注意へと向け直す。
　　___セラピストは対立を患者の力に関する観察で包み込み、批判を称賛で包み込む。
　　___セラピストは患者が困難を克服するのに必要なものを持っており、価値のある人生を構築できるという信念を表明する。
　　　　___セラピストは患者の「賢明な自己」に言及し、認め、それを信じていることを表明する。
　　___セラピストはチームとしてのセラピスト—患者関係に対する信頼を表明する。
　　___セラピストは情動、思考、行動を認証する。
___セラピストは外部からの批判を調整する。
　　___セラピストは批判がしばしば不正確であり、正確であったとしても、状況や患者が絶望的だとして意味にはならない、ということを指摘する。
　　___セラピストは患者の味方であるというスタンスを伝える。
___セラピストは患者を称賛し、安心させる。
___セラピストは見通しについて現実的になり、セラピストの不誠実さに対する患者の不安を直接的に扱う。
___セラピストは危機に際して患者の傍に留まる。
■DBTに反する戦術
___セラピストが患者の能力を過度に一般化し、過剰評価する。
___セラピストが患者を「追い出す」ために、チアリーディングを用いる。
___セラピストが患者の面前あるいはケース・コンサルテーションにおけるほかのセラピストの面前で、患者を「操作者」と呼ぶ、または「ゲームを楽しんでいる」「分裂している」「努力していない」などと非難する。

それは本当の不認証になってしまう。したがってセラピストは、患者の問題が最終的には克服できると信じつつも、患者の問題が抱える困難さには注意して、目を離してはならない。セラピストは、患者を現実的な目標に向けてチアリーディングし、そして個人の能力差も考慮に入れる。いくつかの具体的なテクニックについて以下に論じるとともに、表8-4にまとめておく。

1. 患者はベストを尽くしていると考える

　ボーダーライン患者にとって特にやる気をくじかれるのは、進歩がないこと

や効果のない行動を，自分のやる気のなさや努力不足のせいにされることである。第4章で論じたように，DBTは，患者が変化を望んでおり，ベストを尽くしているという根本的な前提を持つ。そのため，セラピストが患者に対して，患者は変化を望んでいるし，ベストを尽くしている，とコメントすることは大いに助けとなる。このようなコメントがとりわけ必要となるのは，患者が変化したいという自分の願望に疑念を表明した場合や，もっとうまくできただろうと報告してきた場合である。患者から「もっとうまくできただろう」という言葉が聞かれたなら，セラピストはまず必ず「あなたはベストを尽くした」というコメントで応えるべきである。このような発言は，先に述べた行動認証戦略から直接的に導かれる。

　患者がベストを尽くしているという信念を維持することは重要であるが，また非常に困難でもある。患者があたかもセラピストを操っている，もしくは意地を張っているように感じられることも多い。次に示すたとえは，私自身や私のケースコンサルテーション・グループのセラピストたちが，チアリーディングし続ける（罰するのではなく）ことを心に留めておくのに有効なものである。

　大地震に遭遇したと想像してほしい。巨大なビルが倒れ，至る所で火事が起きている。警察官も消防士も作業員も手一杯で，あなたに手を貸せる人は誰もいない。あなたが世界で最も愛する子どもはまだ生きているが，ビルの下の小さな隙間に閉じ込められている。だが小さな隙間があり，もし子どもがそこへたどりつけるなら這って逃げ出せるし，あるいは子どもがその隙間へあと数十センチ近づければ，子どもの手をつかんで引きずり出すこともできる。しかし隙間はあなたもぐり込むには小さすぎる。時間がない。広報車が，次の余震が来たらさらに多くの建物が崩れると，避難を呼びかけているのだ。子どもにつかまらせようと棒やロープを探すが見つからない。子どもは助けてと泣き叫んでいる。骨が全部折れちゃって動けない！と言うのだ。子どもが動かない限り，あなたの手は届かない。ここであなたは，子どもが自分を操っていると，あるいは意地を張っているのだと考えるだろうか。または，出る気になれば出てくるだろうと割り切って，子どもが動くのを座って待つだろうか。違うだろう。では，あなたはどうするか。チアリーディングである。大声で叫んだり，命令したり，怒鳴ったり，おだてたり，甘いことを言ってみたり，何かを言い張っ

たり，懇願したり，提案したり，脅したり，指示したり，気を逸らしたり——これらすべてを適切な文脈で，適切な調子で行うことが，チアリーディングの手法なのである。

2. 激励する

　激励するというのは，患者がいずれ困難を克服し，必要な行動を行い，それぞれの状況に対処できるだろう，という信念を表明することを単純に意味している。本質的に，これは患者が達成したいと望むことを達成できるという希望を伝える一つの方法である。激励には，具体的なもの（たとえば「あなたなら今度の就職面接をうまくこなせますよ」）もあれば，一般的なもの（「あなたならいつか問題を克服し，それを生活に生かすことができますよ」）もある。また，短期間で対処，変化する患者の能力への信念（「あなたなら今晩は酒を飲まなくても過ごせると信じていますよ」）や，長期的能力への信念（「あなたがいつかアルコール依存症を克服できると確信していますよ」）を表わすこともできる。ともかく，どのように表現されようとも，患者に対して希望や信頼を直接的に表現するだけでなく，患者への希望を捨てないことが，セラピストには絶対に必要である。

　患者とセラピストの双方がよく犯す間違いの一つに，患者の能力や強さを過小評価することがある。セラピストのなかには，患者と同じように過小評価と過大評価の間で揺れ動く者もいる。だがともかく，重要なのは，セラピストの気分ではなく患者の能力に対する明確なアセスメントにもとづいて激励することである。基本的には，患者が簡単にできるであろうことよりも，やや難しいことをするよう励ますのが良い。つまり，セラピストは患者に困難なことをするように激励するのである。患者に何かができると信じることは，簡単にできると信じることとは違う。また患者が，それを行うには能力が足りないと思い込むことも少なくないだろう。そのような場合，セラピストは，患者の自分自身に対する感覚の認証と，患者の能力に対するチアリーディングとの間のバランスをとらねばならない。セラピストは「あなたなら今できると思う」から「あなたならそのやり方を身につけられると思う」へとトーンダウンしていくことに熟達していなければならない。

　患者が，セラピストは分かっていない，と言って激励を拒絶した場合，セラ

ピストは，具体的になり過ぎた可能性を考えなければならない。このような場合には，自分はただ単純に患者を信じている，信頼している，ともかく道が開かれると信じている，といったような，より一般的な言い方へと後退するのが有効である。また，セラピストに信じられたとき常に誤解されていると感じるという，患者自身が作り出したジレンマについて話し合うのも有効である。この場合，セラピストは何をすればよいのか，患者を信じることを止めればよいのだろうか，と。

3．患者の能力に焦点化する

　患者が自分自身の非適応的な思考パターンや問題含みの情動，機能不全的な行為パターンを把握できるよう援助することに，セラピストが過度に焦点化してしまうことがよくある。だが，問題への焦点化をしたならば，患者の能力への焦点化と激励も行わなければならない。その際，特定の能力を具体的に指摘することが最も有効である。

■**患者は成功に必要なものをすべて持っていると伝える**

　第3章で述べたように，ボーダーライン患者は「致命的な欠点」論を認めてしまうことが多い。すなわち，自分はどういうわけか，困難を克服するために必要なものを，現在も未来も決して持ち得ないと信じているのだ。セラピストは，困難を克服するために必要なものを患者がすべて持っていると，定期的に伝えなければならない。このような見方からすれば，その欠点は，致命的で取り返しのつかないものではなく，あとから身に付いたものだということになる。この場合は，患者の内在的な力や，「賢明な自己」の存在を，やや曖昧な仕方で主張することが戦略となる。実際，ここでそれとなく言及される性質を直接観察することができないために，セラピストがその主張の妥当性を証明しようとするという間違いを犯してはならない。「ただそれが真実だと知っているのです」とか「ただそう感じるのです」といった言葉で十分なのである。ボーダーライン患者は多くの場合，自分が体験したあらゆる思考や情動の妥当性を証明しなければならないと感じているため，セラピストによるこのような言葉は，直感的知識を受容する手本としての役にも立つのである。患者が激励に対して異論をはさんだ場合，セラピストは常にこの戦略に立ち戻ることができる。

■治療関係に対する信頼を表明する

　セラピストは定期的に，セラピーチームに対する信頼を表明しなければならない。これは，患者を信じること以上に，患者を安心させ激励することになる。もし患者がセラピストを信じ，セラピストが患者を信じるのであれば，チームとしての両者への信頼は，良い総合となり得る。患者が，セラピストが自分を救えるのかと疑うこともよくある。もちろん，なかには一貫して自分のセラピストに対し，疑いを持っていると話す患者もいるし，自らの疑いを心に秘めておく患者もいる。しかし，いずれの場合においても，セラピストがセラピーとこのセラピーチーム関係を信頼しているということを定期的に表明することは有効である。患者が言い返してくることもよくあるが，このシンプルな言明の力を見くびってはならない。

■患者の情動，行動，思考を認証する

　先に論じた情動，行動，認知認証は，チアリーディングの状況においても，極めて適切なものとなり得る。

4. 外部からの批判に反駁し，調整する

　セラピストが患者をチアリーディングしているとき，患者はよく，患者を信頼しないという他人の発言や患者への批判を，絶望感や自己信頼感の欠如を正当化する材料として引き合いに出す。セラピストは，そうした批判が妥当であろうとなかろうと，それが必ずしも患者に希望がないことを意味しているのではないということを指摘しなければならない。またセラピストは（もしそうすることが正しければ），このような批判に対してきっぱりと反対することもできる。セラピストは，患者が他人からの批判に対して持つネガティブな情動を一切不認証化してはならない。そのような情動反応は理解可能であり，その理解は伝えなければならない。

5. 称賛し，安心させる

　患者の行動を称賛することは，強化にも激励にもなる。セラピストは，改善の証拠を発見し強調することに，決然として取り組まねばならない。患者が自分自身の問題に取り組む確固たる態度は，常に称賛の対象となるが，それはセラピーに留まっているということによって証明されるものである。次章でさら

に論じることだが，ボーダーライン患者は，称賛を脅威として体験することが多い。したがって，チアリーディング・テクニックを有効にするためには，セラピストはチアリーディングを安心で包み込まなければならない。もちろん安心の内容は，脅威が何であるかによる。たとえば，称賛が援助やセラピーの終わりを意味するという脅威ならば，セラピストは「あなたがまだ援助を必要としていることは分かっていますよ」と言う。また，称賛が将来の高すぎる期待に関する脅威となるならば，「まだどれほど難しいことか分かっていますよ」などと言うことができるであろう。

　ボーダーライン患者のなかには，際限なく安心を求めてくるような者もいる。またセラピストが，そのような患者にいくら安心を与えようとも，患者の耳に届かないのではないか，効果がないのではないか，と感じることも多い。このような状況のときは，セラピー妨害行動として治療し，直接対処しなければならない。第10章でさらに論じるように，称賛と安心の提供は，患者が自分自身を認証し，なだめることを覚えるにつれ，徐々に減らしていかねばならない。これはもちろん，自尊心が主要標的となる第三段階（第6章を参照）において，特に重要なことである。

6. 現実的になって，不誠実に対する恐れを直接的に扱う

　患者がチアリーディングに対して，セラピストの誠実さを信じるのは難しい，と反応してくることがある。これに対してはまず，その信用の欠如を認証しなければならない。セラピーのルールはほかの人間関係が持つルールとは非常に異なるため，患者がセラピストの誠実さを確信できないことも十分理解できる。少なくとも，セラピストによる称賛や激励やチアリーディングが，ほかの誰かがそれを行う場合と同じ意味を持っているかどうかは明確ではない。なんといっても，セラピストは称賛や激励やチアリーディングに対して対価を得ているのだから。信頼を築くには時間がかかる。そのことを認めることもまた，患者にとって大いなる認証となり得るのである。

　第二に，セラピストがチアリーディングに際して現実的であることは必要不可欠である。この点をケースコンサルテーション・グループにおいて指摘するために，私は，地震と子どもの物語（前述）に，次のような話をつけ加えることにしている。

さて，同じ地震の状況を想像してほしい。だが今度は巨大な瓦礫が子どもの上に落ちてきたことにしよう。それは子どもの足や腰を打ち砕き，今いる場所から動けなくしている。あなたは子どもに，這い出るようせき立てて「お前ならできる」と言うだろうか。いや，あなたは子どもをなだめ，慰めるだろう。また他の助けを探し求めるだろうし，自分の危険を顧みずに子どもの傍に留まるだろう。これこそが，チアリーディングに必要なバランスなのだ。

効果的なチアリーディングとは，現実的な目標に随伴するものである。最小限の成功の可能性ですらも限られているような状況において，患者には何でもできると伝えても役には立たない。セラピストは，困難に打ち克つ患者の基本的能力については信頼していると断言するが，具体的な目標の達成能力に対する信頼は，現実を明確に見据えて，弱めておくべきである。

7. 傍に留まる

チアリーダーやコーチというものは，ただチームが勝っているからといって，試合の途中で帰ったりはしない。同様にセラピストも，患者が問題に陥った場合にコーチングなどの援助を提供できる状態でいることが重要である。もしセラピストが，一人でできるよといって患者を放置し，どこかへ行ってしまえば，患者がセラピストのチアリーディングの動機を疑ってもおかしくない。忙しい人はよく，「私は必要ないですね」と言って相手を「追い払う」が，セラピストは，不注意にこのような性向に陥ってしまわないように用心することが非常に重要である。

第七節　結　語

DBTにおける認証の重要性は，どれほど高く評価しても足りない。実際，セラピーにおける多くの問題は，不充分な認証と，変化に対する過度の焦点化の結果なのである。忘れてはならない基本的ルールは，あらゆる変化戦略は認証によって包み込まなければならないということである。多くの場合，変化に対する過度の焦点化は，患者を援助することに対するセラピストの不安から生

じる。患者と同様にセラピストも，苦悩に耐えることについて問題を抱えている。DBTにおいて，認証はさまざまな役割を担うものである。認証は，セラピーにおける困難な時期を通じて患者を落ち着かせるものである。そしてうまく行けば，認証はセラピストと患者の治療的結びつきを強化することになる。患者は，理解され，支えられていると感じ，セラピストは，自らの共感的な態度を強めることになる。セラピストによる認証は，自分自身を信頼し，自分自身を認証することを患者に教えるものである。そして認証は，患者自身があきらめたくなったとき，セラピーを続けるよう励ますものなのである。

第9章
核となる戦略（パート2）——問題解決

　問題解決戦略は，弁証法的行動療法（Dialectical Behavior Therapy, DBT）における変化戦略の中核である。DBTでは，セッション内外のすべての機能不全的行動は，解決されるべき問題と見なされる——観点を変えて言えば，それは生活上の問題に対する誤った解決策と見なされる。ボーダーライン患者に対する問題解決戦略は，患者たちと接するなかで向かい合うことになる受動的で無力な反応に対抗する積極的なアプローチを促進するように計画されている。

第一節　問題解決のレベル

▶第一レベル

　第一レベルでは，DBTプログラムの全体が，問題解決の一般的適用と見なされる。解決すべき問題は患者の生活すべてであり，その解決法はDBTの実行なのである。ここでの問題解決の有効性は，DBTがこの特定の患者にとって適切な治療法であるかどうかによって決まる。現段階で実証的なデータから示唆されるのは，この治療法は重度に障害された女性のボーダーライン患者に適切だということである。他の患者群に対して適切であるかどうかは分かっていない。

▶第二レベル

　DBTは非常に柔軟な治療法であり，多くの治療戦略と手続きを含んでいる。問題解決の第二レベルは，特定の患者の特定の問題に対してその時点でどの戦略や手続きが適用されるべきかをはっきりさせるということである。最も重要な課題として，セラピストは，どの変化戦略が最も役立ちそうかを見きわめなければならない。ここでの問題解決の有効性は，セラピストが，変化が必要な問題行動を引き起こし維持しているのは何かを正しく確定できるかどうか

によって決まる。特定の変化手続きの適用が，このレベルにおける問題解決にあたる。DBTで使用される四つの主要な変化手続き（随伴性マネジメント〈contingency management〉，スキル・トレーニング〈skills trainig〉，認知修正〈cognitive modification〉，そして暴露〈exposure〉）については，続く第10章と第11章で述べることにする。

▶第三レベル

　第三レベルでは，問題解決は患者の日々の生活のなかで生じてくる特殊な問題を扱うことになる。DBTの治療セッションはたいてい，その前の一週間に起こった出来事を患者が叙述することから始まる。こうした叙述は，日記カードの見直しと，その週の間の自殺念慮や自殺類似行動についての質問に対する応答といった一連の流れのなかで行われる。このような話し合いの初めの段階で，患者は自分がコントロールできないと感じた情動，思考，行為に関係する状況を叙述することもある。患者は，自殺行動などの機能不全的行動によって問題に対応したかもしれない。その問題が進行中ならば，患者は自分が遂行しようとしている行動計画（自殺計画であれ他のものであれ）を提示するかもしれない。セラピストから見れば，そうした計画は衝動的で機能不全に陥る可能性が高いものである。

　たいていの場合，患者の問題は，ここで述べたほど明確に語られることはない。特に，患者がすでに問題を解決したと感じて，新たな問題に移りたがるときには，当初の問題を患者からいわば「引きずり出す」必要があることも多い（患者が自殺類似行動を通じて問題を「解決」したときなどには特によくある）。あるいは，患者の問題が，怒り，絶望，不安，涙を伴う抑うつなどの情動表出とともに示されることもある。いずれの場合も，セラピストの課題は，患者の現在の生活上の問題に対して，患者から協働的な努力を引き出し，より効果的な新しい解決法を開発し，実行することである。ここでの問題解決の有効性は，セラピストと患者が患者の持ち出してきた特定の問題に対して解決法を作り出すことができるか，そして患者がその解決法を実行することができるか，または実際に実行するかによって決まる。

第二節　気分と問題解決

　問題解決に与える気分の影響は，ボーダーライン患者に取り組むにあたって理解しておくべき必要不可欠な事柄である。本書においてくりかえし述べたように，ボーダーライン患者は不安定な気分変動によって特徴づけられる。ベースラインのネガティヴな気分は慢性的に自殺念慮をもつボーダーライン患者で最も典型的だが，すべてのボーダーライン患者は気分に関連するあらゆるセラピー行動に対しても敏感である。したがって，セラピストの偶発的または不注意な反応によって，ネガティヴな気分が改善されたり，ポジティヴな気分が損なわれたりする。

　問題解決と認知的柔軟性と気分とは密接に結びついている。柔軟性は，ある時点でのその人の目標に合った認知戦略を積極的に選択する能力，その人の環境に適応する能力，そして問題に対する独創的かつ適切な解決法を発見する能力と関連している（Berg & Sternberg, 1985; Showers & Canter, 1985; Simon, 1990）。そのため，問題群（特に問題に関連した自分自身の行動や自分の環境の諸側面）を分析し，効果的な解決法を作り出す能力は，ある程度の認知的柔軟性を必要とするのである。多くの調査研究が，一般にポジティヴな気分が認知的柔軟性を促進し，したがって問題解決も促進することを強く示唆している。

　ポジティヴな気分は，課題の要求に応じて，ある状況についての多様で普段とは異なる解釈を作り上げ，相互関連性や類似性を見出し，必要に応じて重要な差異を見出す能力を向上させる（Murray, Sujan, Hirt, & Sujan, 1990; Showers & Cantor, 1985）。こうした能力は，セラピストと協働して行動パターンを分析し，解釈するための必要条件なのである。また，ポジティヴな気分は，問題の解決法の考案など，創造力を向上させる（Isen, Daubman, & Nowicki, 1987; Isen, Johnson, Mertz, & Robins, 1985）。諸問題に対する解決法を作り出すことを求められたとき，ポジティヴな気分にある人は，情報を違った形にまとめ上げ，人間関係を普段見るのとは異なったように見て，そうでない人より創造的で直感的な認知戦略を使うと考えられる（Fiedler, 1988）。特定の解決法と結びついた結果を評価することもまた，気分に影響される。たとえば，リスクが

あるかどうか，結果がポジティヴになる，あるいはネガティヴになる可能性はどの程度かといったことを主観的に評価する場合，その人が現在ポジティヴな気分かネガティヴな気分かということと関連するのである（これについての文献レビューはWilliams, 1993を参照）。

これらのポイントは，ボーダーライン患者に問題解決を適用する際に留意すべき重要事項である。ボーダーライン患者に取り組むセラピストは，問題解決が，ボーダーライン以外の多くの患者母集団に対するよりもしばしば遅く進行し，より難しいという点を，特に覚悟しておかなければならない。共感的理解と，問題解決をしている時点でのポジティヴな気分を強めることをねらいとした介入の必要性は，きわめて重要となり得る。認証戦略が有効なのは，部分的には気分の向上効果の結果であろう。患者との相互作用に際して，これらのポイントを理解し，心の中で繰り返し思い起こしていれば，患者の受動的な問題解決や，提示された解決法に対するネガティヴな態度を，不適切に，単に努力をしていないとか変化したがっていないなどと解釈しないようにすることができる。

セラピストの第一の課題は，患者が自身の非適応的行動を，生活上の問題群を解決するための試みの結果なのだと見るように方向づけることである。それらの問題群は，助けを得ることで，より機能的かつ適応的な形で解決することができる。この章では，問題に焦点づけられる六つの戦略グループ——行動分析（behavioral analysis），洞察戦略（insight strategies），教育的戦略（didactic strategies），解決法分析（solution analysis），方向づけ戦略（orienting strategies），コミットメント戦略（commitment strategies）——を論じるが，これらは話し合いに新しい問題が持ち込まれるたびに繰り返されることになるだろう。戦略の順序が変えられる場合もあるだろうし，一つの問題を扱うあいだにいくつかの戦略を（おそらく何度も）反復する必要が出てくる場合もある。ある特定の患者の治療法としてDBTを選択するという，より一般的な場合の問題解決諸戦略の適用については，第14章においてさらに詳細に論じる。

第三節　問題解決戦略の概要

　問題解決は二段階のプロセスである。①目下の問題を理解し受容する段階、そして、②その状況で用いられたはずの、あるいは将来同じような問題状況で用いられそうな新たな解決法を作り出し、評価し、実行を試みる段階である。受容の段階では行動分析、洞察戦略、そして教育的戦略を用いる。変化に標的をあてる第二段階では、解決法分析、方向づけ戦略、そしてコミットメント戦略を用いる。

　当たり前のことだが、問題を解決するには、最初に、問題が存在することを受け入れる必要がある。前述のように、治療的変化は、存在するものの受容の文脈のなかにおいてのみ起こりうるものである。ボーダーライン患者の場合、自分自身をネガティヴに見なす傾向を持つ者が多いことと、その結果として生ずる情動的苦悩を制御できないことによって、問題解決はとてつもなく複雑になってしまう。一方の極では、患者は環境中の問題を正確に見きわめることが困難で、なぜかすべての問題は自分が生みだしたものと見なそうとする。他方の極では、すべての問題は自分が生みだしたものであると見なすのがとても苦痛なので、患者はしばしば自己を反省するプロセスを抑制することで反応する。患者が、さらに苦痛に満ちた問題群の存在を認識できるようになるためには、その前に、これらの立場を導いた、弁証法的思考の欠如と、それに伴うネガティヴな情動とを扱う試みを繰り返す必要があるだろう。第8章で述べた認証戦略と第12章で扱う非礼なコミュニケーション戦略は、自殺行動などの極端な行動を強化することなく、このプロセスを支えるものである。

　行動分析（behavioral analysis）には、目前の特定の問題反応を導いた出来事や状況要因、あるいは問題反応に続く出来事や状況要因の連鎖分析（chain analysis）が必要となる。環境と、患者の認知的、情動的、行動的反応との間の相互作用に綿密に注意を払いつつ、詳細に分析する。洞察戦略（insight strategies）は、当面の考察のために、便宜上、行動分析と分けて扱っているが、ここには時間を横断する行動パターンや状況の影響を観察し、ラベルづけすることが含まれる。問題の分析は、非判断的なやり方で進められる。患者がパニックを経験しがちな傾向や、行動や行動の結果が期待を下回ったときにい

つも冷酷な懲罰的評価判断をしがちな傾向への注意を払う必要がある。こうした決めつけ的判断のほこ先は，自分が問題の元だからと自分に向いていたかと思うと，問題の唯一の原因は別にあると，他の人びとや環境へ移っていくのが普通である。その移行は，ときとして一瞬のうちに行われる。セラピストはその間ずっと，行動と人間一般，そして特にボーダーライン行動の特徴について説教的（didactic）なやり方で患者に情報を提供し続ける。この情報は患者自身の行動をノーマライズするとともに，何が患者の行動を維持しているのか，また何が変化のプロセスにおいて助けになるのかに関する仮説の根拠として役立つのである。

　問題解決の第二段階は，将来利用可能な代替的な解決法を生みだし，評価することから始まる（solution strategies）。ひとたび一連の解決法を作り出したなら，セラピストと患者は変化の手続きを実行するのに何が必要かを検討する。つまりセラピストは，患者を変化のプロセスへ方向づけるのである（orienting strategies）。最後に，セラピストと患者は，作り出した解決法に熱心に取りくむ（commitment strategies）。コミットメントを最後に置いたが，これは純粋に説明のためである。現実にはこの部分は，変化の手続きに先行したり，伴ったり，後に続いたりする。

第四節　行動分析戦略

　行動分析（behavioral analysys）はDBTのなかでも，最も重要で最も困難な戦略群に属する。ほとんどではないにせよ，セラピー上の誤りの多くはアセスメントの誤りである。つまりそれは，目の前の問題の間違った理解とアセスメントに基づいた治療的反応なのである。行動分析は問題解決の最初のステップである。あらゆる新しい患者の治療や，当該の患者に伴うあらゆる新しい問題行動の治療には十分な行動分析が必要であり，それをもって適切な介入の選択指針としなければならない。加えて，セッションと次のセッションの間に現在標的とされている問題行動が発生（または消失）した場合や，セルフコントロール・プログラム（たとえば，ポジティヴな行動を増加させ，ネガティヴな行動を減少させる試み）がうまくいかなかった場合，セラピーのプロセスそれ自体の内部で問題が生じた場合も，まず行動分析によって対応しなくてはならない。

行動分析の目的は，何が問題であるのか，何がそれを引き起こしているのか，何が問題の解決を妨害しているのか，そしてその問題を解決するにはどのような援助が利用可能なのかを明らかにすることである。ある場合には，こうした情報のいくつかはすでに知られているか，推測できるものである。そのため，行動分析実施のプロセスはわずかな質問で簡単に済むこともあるし，一回あるいは数回のセラピーセッションをまるごと必要とするようなきわめて長いものになることもあるだろう。しかし，どちらの場合でもポイントとなるのは，セラピストが特定の患者についての経験から推測していることや，理論から仮定していることを，実証的なやり方で確認することである。その意味で，行動分析実施のプロセスはセラピストのバイアスに対する対照的視点となる。そのため，行動分析のプロセスは，省略したり，無造作に流したりすべきではない。例外は，アセスメントをしなくても介入が緊急であることが明らかなとき，他の活動が明らかに優先的であるとき，またはセラピストが状況についてのアセスメントを特に確信しているときである。

前述したように，行動分析はこの章において，純粋に説明的な目的から洞察戦略と切り分けて説明している。実際には，行動分析は常に洞察戦略を含むものである。逆に，患者の問題と行動パターンへの洞察は，行動分析を賢明に利用することによって成り立つ。行動的アセスメントに関する教科書のほとんどでは，両戦略群は結びつけられており，その全体は「行動分析」または「機能分析」（functional analysis）と名づけられている。ここでの目的から言えば，両戦略群は以下のように切り分けることができるだろう。DBTにおける行動分析は，特に，ある一つの特定の事例や，ある問題またはある標的行動の事例の集合に対する徹底的な分析のことを言う。したがって，それは，行動につながったり，行動に続いたり，行動を「コントロール」したり，行動に影響を与えたりする要因を確定するセラピストの側（そして，望むならば，患者の側）の自覚的で，焦点づけられた試みである。一方，治療的洞察とは，セラピストが患者に与える行動パターンについてのフィードバックである。これらの行動パターンは，セラピストと患者との対人関係において，あるいは複数のセッションにまたがる議論のなかで，多くの個別の行動分析のプロセスを通じて浮かび上がってくるものである。

行動分析のプロセスには三つの重要な側面がある。①分析は協働的に実行さ

表9-1　行動分析戦略チェックリスト

___セラピストは患者が問題行動を定義するのを援助する。
　　___セラピストは患者が行動の観点から問題を定式化するのを援助する。
　　___セラピストは以下の項目について，患者が問題行動を具体的に叙述するのを援助する。
　　　　___行動の頻度
　　　　___行動の持続期間
　　　　___行動の激しさ
　　　　___行動のトポグラフィー
　　___セラピストはすべての戦略を通じて認証を織り交ぜる。
___セラピストは連鎖分析を実施する。
　　___セラピストと患者は分析ための問題の一例を選択する。
　　___セラピストは以下の観点から，連鎖の始まり（先行子），中間（問題となる例それ自体），そして終わり（結果）を定義することに注意を払いながら，行動の小さな単位（連鎖の各環）に注意を向ける。
　　　　___情動
　　　　___身体感覚
　　　　___顕在的行動
　　　　___環境要因
　　___セラピストは必要に応じてセッション内での出来事の簡潔な連鎖分析を実施する。
　　___セラピストは患者の（そして自分自身の）協力を維持する。
　　___セラピストは患者がセッション間の行動をモニターするための手法を作り上げるのを援助する。
___セラピストは患者とともに今問われている行動に影響を与えるかコントロールしている変数についての仮説を作り出す。
　　___セラピストは現在の分析を導くために以前の分析結果を利用する。
　　___ラピストはDBT理論により導かれる。
■DBTに反する戦術
___セラピストが患者と共謀して標的行動の行動分析を避ける。
___セラピストが患者の行動についての自分の理論を証明するために，情報収集に過度にバイアスをかける。

れなくてはならないこと（そのために認証戦略や随伴性マネジメント戦略など，他の戦略の同時使用が必要となる），②問題行動と結びついた内的および外的な出来事のつながりの正確かつ合理的な全体像が得られるように，十分に詳細なものでなくてはならないこと，③分析の結論は，もし後に確認されなかったなら放棄することを認めるようなやり方で受容されねばならないこと，の三つである。究極の目標は，患者自身が完全な行動分析を執り行えるよう教えることにある。行動分析は多くのステップを含むが，それぞれについて以下に論じるとともに，表9-1に要約した。

こうした分析の実践を細かい段階に分ける方法はたくさんある。以下に論じるステップのすべての面が常に求められるというわけではないし，その順序も不変ではない。しかしセラピストは，少なくとも以下で指摘する情報のすべてを得る必要がある。

1. 問題行動を定義する
■焦点を選ぶ

問題の定義をする際の焦点は多くの要因によって決定される。第一レベル（上述の「問題解決のレベル」参照）として，セラピーの開始時，またはセラピーの標的や目標が変わったときには，ガイドラインとして標的優先リスト（第6章の表6-1参照）を用いる。七つの具体的領域すべて（自殺行動，セラピー妨害行動，生活の質を損なう行動，行動スキルの欠陥，心的外傷後ストレス反応，自尊心に関する問題，個々の目標達成における困難）において問題を探る。第二レベルとして，セラピーの進行中には，アセスメントの焦点はDBTの標的優先順位によって決まる。つまり，前回のセッション以降に何らかの自殺行動，セラピー妨害行動，生活の質を損なう行動があった場合は，セラピーの最初の段階で明示的に扱う（必ずしも時間的順序がこのとおりである必要はないが，優先順位はこのとおりになる）。セラピーの次の段階では，外傷後ストレス反応を調べ，分析する。最後の段階では，自尊心と個人的目標を満足できなかったことを観察し，それに対応する。第三レベルとして，優先されるべき問題行動がなければ，患者が課題焦点を設定する。

分析すべき問題へとたどり着くためのこうしたプロセスは，ターカット（Turkat, 1990）の行動的ケース定式化法（behavioral case formulation method）とは異なる。ターカットの方法では，最も優先されるべき標的は他のすべての症状を生じさせているように思われる「一次的」問題ではなく，継続する生活，セラピー，そして生活における最小限の質に対して深刻で直接的な脅威の形をとる問題の順になる。DBTの観点からすれば，あらゆる問題に対するアセスメントは，各行動システム間および，繰り返し行われる行動分析を通じて浮かび上がる諸問題の間の相互関係を通して，すぐに「一次的」問題に至る。それら一次的問題群へとたどりつくことは，後述するように，きわめて徹底した連鎖分析にかかっているのである。

■行動の観点から問題を定式化する

　解決しなければならない問題が患者の行動ではなく，周囲の行動であることもあるが，セラピーの課題は，問題を患者またはセラピストの感情，思考，行為の側面という観点から定式化することにある。たとえば，深刻な虐待的夫婦関係にある患者では，その状況を患者が受容可能と考えないことが課題になるだろう。そして最終的な解決法としては，パートナーと別れること，またはパートナーが虐待を止めるよう行動すること，またはパートナーが他の人からコントロールされるように行動することが考えられるだろう。問題を，パートナーと別れない患者の行動，あるいはパートナーからの虐待的な相互作用を変えるように患者が動かないことと定義することで，私は，環境が機能不全でないとか，非適応的でないとか，嫌悪的でないと言っているのではない。それでも，DBTを含む成人に対するすべての精神療法の明確な特徴として，主要な焦点は状況のなかにおける患者の行動に当てられ，状況そのものに当てられるのではないということが言える。

　前述のように，ボーダーライン患者は，問題に対する解決法を提示する（たとえば「私は自殺する」）ときに，問題を見きわめられずにいることが多い。患者は，出来事を解決すべき問題状況としてラベルづけることなしに極端に苦しい情動を訴えたり，嫌悪的な環境状況を論じたりする。また別の場合には，問題をある程度でも特定することが難しいほど，曖昧で漠然とした言葉を用いて状況や出来事を叙述する。いずれの場合もセラピストは患者に，具体的な問題を明確に，行動の観点から同定することが最初の課題であると伝えなくてはならない。ときには，患者がこのような話し合いをしたがらないことがある。そうした場合にはセラピストは患者に代わって，どこが問題行動に思えるかを単純に繰り返し定式化しなくてはならない。しかし，第8章で述べたとおり，セラピストが，状況そのものがひどいのでなく患者が状況を歪曲していることが問題なのだと勝手に仮定しないことが，きわめて重要である。

■問題を具体的に叙述する

　問題の定義は概括的ではなく，具体的でなければならない。「毎日動揺しゆううつになっている」といった問題の定義は，概括的である。「毎日抑うつ的になっている」ならばより具体的だが，まだあまりにも概括的である。目標は「抑うつ」，または「毎日」ということによってその人が何を意味しているのか

を正確かつ詳細に叙述することにある。したがっていったん問題行動パターンが概括的に同定されたならば、セラピストはその行動のトポグラフィー（患者は実際何をしたのか）や、前回のセッションからの間にそれが生じた頻度、そしてその激しさ（行動の強さや深さ）についての正確な叙述を得なくてはならない。

具体的な叙述を引き出すために有効な質問は、次のようなものである。「その言葉で意味しているのは、正確にはどういうことですか」「それは先週何回起こりましたか」「その感情はどのくらい（何分間）続きましたか」「その時点で何か考えが心の中をよぎりましたか。それはどのような考えでしたか」「その感情や欲望は、百点満点でいうとどのくらい強烈でしたか」。何回かの行動分析の後にはセラピストと患者がこのような詳細な質問を必要としない場合もあるが、セラピストはそれでも明らかにされていないことが明らかにされていると思いこんでしまうことには十分に注意しなくてはならない。証拠にもとづかない事実の仮定は、行動分析の手法を学ぶ人が犯す最もありがちな過ちである。

こうした情報を得て、問題の定義にたどり着くための具体的なセラピー戦略のうちには、認証戦略の数々が含まれる。積極的な観察、映し返し、患者が情動を観察しラベルづけすることの援助、情動の読み取り、情動に関する複数選択の質問、行動についての非推論的で非判断的な叙述を引き出すこと、患者の考えを引き出し、それを言い直して確認すること、事実のアセスメント、がそれにあたる（第8章参照）。

■患者の苦悩を認証する

患者が何よりも先に、まず、自分が問題を有していることの妥当性を受け入れない場合は問題解決に焦点づけすることが難しい。第8章で述べたように、ボーダーライン患者や自殺志向の人びとは、苦痛に満ちた情動を有していることや援助を必要としていることを経験したり承認したりするのが難しい場合がきわめて多い。したがって認証戦略は、すべてのアセスメント戦略に織り交ぜられなければならない。

2. 連鎖分析（chain analysis）の実施
■分析のための具体的行動事例を選択する

問題行動が同定されたら、次の課題は、その行動につながった出来事から行動の後に続いた出来事までの連鎖の一つ一つについて、徹底的な叙述を作り上

げることである。第一レベルとして，セラピーの初期段階では，セラピストは，患者の問題行動とその先行子（antecedent）や結果（concequence）の全体的パターンについての一般的分析と，一部の具体的事例のより詳細な分析とを混ぜ合わせる必要がある。これをどのように行うかについては第14章で述べる。

第二レベルとして，連鎖分析は，DBT標的行動のあらゆる事例に――前回のセッション以後に生じたものも，今現在の治療的なやりとりのなかで生じてきているものも含め――焦点を当てる。ここで重要なポイントは，セラピストは各セッションで，どのくらいの頻度である問題行動が生じたかについての概観を得なければならないが，連鎖分析は一つの行動事例の選択を必要とするということである。この点はいくら強調してもしすぎることはない。連鎖分析実施の本質は，ある特定の機能不全的行動の特定の事例を徹底的に詳細に調べ上げることにある。DBTでの治療的取り組みの多くは，具体的な標的行動事例を止むことなく分析し続けることなのである。分析を重ねるたびに，古い情報に新しい情報を統合し，行動パターンの定義を進展させ，継続中の問題的な出来事に対して考えられる新しい行動解決法を探っていく。

なぜ詳細にわたる個人のエピソードのアセスメントを強調するかというと，セラピストは，患者の能力――独力で回想したり，分析したり，重要な先行子や結果を選択したり，多くのエピソードにまたがる情報をまとめたりする能力――に頼ることをしないからである。つまりセラピストは，患者がすでに十分な行動分析スキルを持ってセラピーに来ているということを前提にしないのである。標的行動や問題状況が，先行する週の間や現在のセッション中に複数見られる場合に，どの標的行動を分析に選ぶかについては，多くの要素が影響しうる。事例がどれほど深刻で強烈であったか，どの程度よく思い出されるか，他の出来事を発生させるにあたってそれはどれくらい重要であったか，患者自身の希望はどうか，などはすべて重要な要素である。深刻さと優先性が同等であれば，セッションとセッションの間の行動ではなく，セッション中に生じている行動を選ぶべきである。分析を繰り返すうち，しだいに出来事の集合全体を代表する行動事例が選ばれるようになる。

第三レベルとして，DBTでの優先順位の高い行動で分析に適切なものがなく，あるいは危機的状況から注意が必要な焦点が生じているということもない場合は，先にも述べたように，分析の焦点は患者に決定させる。

■連鎖の各環に注目する

1) **どこから始めるか** 非適応的行動はある問題に対する解決法と見なされるので、連鎖の始まりを明らかにするための良い方法は、患者に問題が始まったのはいつかと尋ねることである。非適応的行動は、状況のなかで、つまり分析の目的で言えば始まりと中間（今問われている行動）と終わりとを有するエピソードのなかで生じるものと見なされる。私の経験によれば患者は通常、そのようなエピソードがいつ始まったかを、少なくともごくおおまかに特定することができる。しかしここで考えているのは、患者の行動の連鎖を生み出した出来事を環境中から特定することである。その出来事の特定はときに困難だが、この課題は非常に重要である。全体的な目標は、患者の行動と環境中の出来事とを結びつけること、特に患者が気づかないうちに患者の行動に影響を与えている出来事と結びつけることである。たとえば患者は、単に目覚めてみたら絶望感や自殺感情を抱いていたのかもしれないし、環境のなかで何が一連の心配を引き起こしたのか同定できないかもしれない。それでもなおセラピストは、問題の発生と同時期に生じた出来事の詳細な叙述を得なければならない。たとえその出来事がはじめは患者の行動とは関係ないように見えたとしてもである。セラピストは「何が原因だったのですか」と尋ねるよりも、「何から始まったのですか」「問題が始まったとき何が起こっていたのですか」などと尋ねるべきである。行動療法の訓練を受けていないセラピストは、患者と同様に、こうした追求をごく簡単に諦めてしまいたい誘惑にかられるだろう。しかし、問題の開始と結びついた出来事のパターンは、時間をかけてそれを続けるうちにあらわになることがある。

2) **環を埋める** ここで鍵となるのは、セラピストが行動の最小単位——いわば「鎖を構成する環」——という観点から考えなければならないという点である。多くのセラピストが、ある行動反応と次の行動反応との間の環を自分が理解していると思いこみ、その結果、いずれ重要だと分かるような多くの環の同定に失敗してしまう。セラピストと患者が連鎖の始まりを同定したなら、次にセラピストは、その時点で環境中に何が生じていたか、そして患者が行動面で何をしていたかの両面について、詳細な情報を得なければならない。ここで「行動面で」(behaviorally) というのは、患者が何をしていたか、何を感じてい

たか（情動と感覚），何を考えていたか（明示的なものと暗黙のもの，期待におけるものと仮定におけるものを含む），何をイメージしていたか，を意味する。

　ひとたび一つの環が叙述できたなら，セラピストは「次に来たものは何ですか」と尋ねるべきである。行動面と環境面での出来事は連鎖のなかの個々の環について叙述されなければならない。患者もセラピストも，多くの環を飛び越しがちになることがある。忘れられたその環を埋めるために，セラピストは「そこからそこに，どのようにしてたどりついたのですか」といったタイプの質問をすることができる。たとえば，「私に話したいという感情から，私に電話をするという行動に，どのようにしてたどりついたのですか」と。私がある患者と自殺企図について分析していたとき，患者は自殺を企てる前に，自殺する決心をしたと話した。私は，何がその決心へと導いたのかと尋ねた。彼女は，それは，人生とはこれ以上生きていくにはつらすぎるものだという感情だと述べた。患者の視点からすれば，人生が耐えられないという感情と，自殺しようという決心とをつなぐ環は自明のものであるが，私にしてみればそうではなかった。実際私には，人生をこれ以上生きていくのはつらすぎると判断したあと，それゆえに人生を変えようと決心をすることも可能だと思われる。あるいは，死ぬ方がつらいと考え，苦痛をおして人生を耐える決心をすることもあるだろう。質問を重ねることにより，患者は実際のところ生きるよりも死ぬ方が幸せだと思いこんでいることが明らかになった。この思いこみを問題としていくことが，彼女の持続的な自殺企図をやめさせる解決法の一つとなったのである。

　ここでの戦略は，第8章で述べた患者の情動や行動や心を読む認証戦略とほぼ正反対のものである。連鎖の環を理解するのではなく，セラピストはなにも理解しておらず，あらゆることについて質問をする純粋な観察者としての役目を演じなくてはならない。このことは，セラピストが患者に頼らずに患者の連鎖の環を見出すことが役に立たないと示唆するものではない。それは，患者が出来事の連鎖の一部を飛び越してしまったときに役に立ち得る。これらの点について，セラピストはある特定の出来事，思考，感情が重要な環でなかったかどうかを質問するのである。

　ここでの目標はいくつもある。第一に，セラピストは非適応的行動を自動的に引き起こす出来事や，非適応的行動の前兆となる出来事を同定する。他の行動でもそうだが，情動反応は特に，なによりも出来事との条件づけられた結合

を通じてコントロールされると考えられる。第二に，セラピストは問題反応を引き起こしたであろう行動的欠陥を同定する。もし自殺類似行動が「助けを求める叫び」だとすれば，その人は他の形で助けを求める行動をとれなかったと考えられる。第三に，セラピストは環境中や以前のその人の反応（恐怖，信念，矛盾した行動）のなかから，より適切な行動をとることを妨害した可能性のある出来事を見きわめる。最後にセラピストは，その人が機能不全的反応にいたったあり方と，その人がとることのできた他のやり方について，概括的見解を得る。

3）どこでやめるのか　連鎖分析では，問題行動につながる出来事（先行子）および行動の結果に関する情報が必要となる。最も重要な結果とは，問題行動を維持したり強めたり増加させたりするような影響をもたらす結果である（強化子）。強化子としては，好ましい出来事の発生，嫌悪的な出来事の非発生あるいは休止，または望ましい行動への従事の機会などがある。同様に，セラピストは問題行動を弱めたり減少させたりするうえで重要であると思われる結果を同定するとよい。

　行動に先立つ出来事に関して，セラピストは，外的な出来事（外的状況や対人関係における行動の影響）についても，内的な出来事（情動，心身感覚，行為，イメージ，思考，仮定，期待）についても，情報を得なければならない。起こった出来事と，患者に対するその出来事の誘発性，つまり患者にとっての魅力の双方に関する情報を得ることが重要である。セラピストは強化の基本的原則についていくぶんかの知識を持つ必要がある。たとえば直近の事柄は，時間的に隔たった事柄よりも，行動に与える影響が大きい。間欠強化は消去に抵抗する行動を作り上げる強力な手法となる。罰は行動を抑圧するが，他に潜在的な強化反応がない場合，いったん罰が取り消されると，一般に行動は再び現れる。

　ここでの目標は，行動の機能を確かめることである。言い換えると，行動がどのような問題を解決したかを確定することにある。心に留めておくべき最も重要なポイントは，患者は，その行動がどのような機能を持つかということにも，たくさんある結果のうちどれが行動を維持するために重要かということにも気づいていないだろうということである。これはほとんどの人のほとんどの行動に当てはまることである。ほとんどの行動学習は自覚なしに生じる（また，

別の視点で言えば，ほとんどの学習は明示的ではなく暗黙のうちに起こる）。そして同じくらい重要で心に留めるべきこととして，結果が行動を維持するということは，人がその結果を得る「ために」何かをするということではないということがある。たとえば，教室のなかで学生は，教授がある方向に歩いたり何かについてコメントしたりした際にうなずいたり笑ったりすることで，教授が教室のどこに立つか，何を言うかに影響を与えることができる。当然，この効果は，教授の自覚なしに起こっている。教授は生徒のうなずきやほほえみを得るために自身の行動を変えていると言えるだろうか。コンピューターは，結果にしたがって「行動」を変えるようにプログラムすることができる。この場合，コンピューターが特定の結果を得るために作動したと言えるだろうか。ものごとを「〜のために」ということに帰することは，自分自身の行動の結果の影響を探索する患者の意欲を阻害することが多い。その主な原因は，「〜のために」という考えはしばしば推論されたもので，不正確であり，現象学的体験と一致しておらず，何かを悪意のせいにすることになるという点にある。後の教育的戦略の議論のなかでも指摘するが，こうした点を説明することは，セラピーの非常に重要な部分をなしている。

■セッション内行動については簡潔な連鎖分析を実施する

セラピーのセッション内で目下の標的行動が発生したときは，それをすぐに分析しなければならない。しかし，セッション内の行動に焦点を当てたときは，質問はごく少数になり，連鎖分析は短いものとなることが多い。たとえば，患者が自殺の脅しをするならば，その時点で話をやめ，何が自殺の脅しにつながったかを確定するような質問をいくつかし，おのおのの時点で患者がとることのできたはずの他の代替的な反応についてコメントし，それからもとの話題にもどる。本題からの離脱はわずか数分で済むが，一貫して実行すれば，とても強力な効果を持ちうる。このテクニックは概念的には洞察戦略と混じり合うものである（次節参照）。

■共同作業を維持する

連鎖分析に患者を協力させるのはセラピーにおける重要な課題の一つである。私の経験からすれば，セラピストも患者も双方とも，こうした取り組みにしばしば抵抗する。患者がこれを回避する理由はいくつもある。第一に，患者

が消耗しているときや養育を求めているときや積極的受動反応に陥っているときには，連鎖分析はとてつもない努力を伴うからである。また，過去の機能不全行動を分析することも，たいてい非常に激しい苦痛を伴う羞恥心を引き出してしまう。さらに，それは患者による自身の行動に対する現時点での解釈——患者が固持したいと動機づけられている解釈——を妨げる。最後に，行動は過去に起こっているものであるから，患者はしばしばそれを忘れて今現在の危機に注意を向けたがる。もし古い問題に注意が向けられても，患者は自分がなした非適応的な解決法よりもむしろ，連鎖を引き起こした状況（それは環境でもあり得るし，自分自身の行動でもあり得るし，両者の混合でもあり得る）に焦点を当てたがる。セラピストは，機能不全行動はセラピストからすれば問題と見なされるが，患者にとってはたいていが問題の解決法であるということに留意していなければならない。自らの行動の問題ある側面と，こうした行動へのコミットメントは，患者に，ときには繰り返し，思い起こさせる必要があるものである。

　セラピストもまた，連鎖分析を避けようとすることがある。患者の側は，多くの積極的取り組みを行うことになるが，セラピストはただ座って患者の言うことを聞く方が簡単であり，より興味深いことが多い。多くのセラピストにとって，患者がやりたくないと思っていることをセラピーのなかで指示したり，させたりすることは難しいことである。患者に連鎖分析をやりとげさせると，自殺に向いてしまうのではないかと恐れるセラピストもいる。セラピストに向けられた強烈な抵抗と敵対心は，単純に言ってとても嫌悪的である。私の経験からすれば行動分析全般，特に連鎖分析を避ける傾向は，DBTを実施するうえでの主要な障害の一つである。これに対する最も有効な対応策は，ケース・コンサルテーションチームである。

■現在の分析を導くために以前の分析を使用する

　特定の行動パターンの連鎖分析をたくさん行った後に，セラピストは患者と協働して，通常よく見られる典型的な統制変数についていくつかの仮説を作り出す。仮説が作られ得る関連変数は，問題行動が起こる状況，問題行動につながりやすい他の行動（思考，感情，感覚，顕在的行為など），問題行動を維持しているであろう強化子，問題行動の有用性に関する信念と予想，などである。セラピストと患者は一緒に話し合い，こうした仮説を作り出さなくてはならな

い。形成された仮説は，それに続く連鎖分析中に，探求される情報を導くことになる。つまり，いったん仮説が形成されたなら，続く連鎖分析ではその仮説の妥当性を検証する形がとれる。このようにして，求められる情報は時とともに洗練されていくのである。

■**患者が行動をモニターする手助けをする**

この章の最初の方で論じたように，気分が記憶に対して，また情報の組織化，想起，処理のあり方に対して強力な影響を持ちうるということを証明する実験的証拠は十分にある (Williams, 1993)。これは，ボーダーライン患者の治療独特の問題である。なぜなら，変動する気分と感情の制御こそが，この患者集団の決定的な特徴だからである。DBTにおいては，治療セッションのなかで生じる行動だけでなく，前回のセッションからの間に起こった行動と出来事にも強調点が置かれる。こうした行動を適正に評価し治療するには，多かれ少なかれ正確な情報が不可欠である。

根拠のない記憶に頼るというのは，情報を得る方法としては最も避けたいやり方である。したがって，DBTでは，他のほとんどの行動療法と同じように，患者に日々の行動をモニターさせることに重点が置かれる。第6章で述べたように，日記カードの使用が，DBTの重要な要素になっている。少なくとも特定の行動が標的となるセラピーの最初の二段階の間においてはそうである。日記カードは個人療法セッションの合間におこる問題行動の頻度や強度の記録を提供してくれる。しかし，日記カードには，問題行動の周辺にある出来事についての情報は記録されない。そのためこのカードは，追跡とアセスメントが必要な問題の兆候を示すものとして使用するのが最も良い。

患者が詳細にわたる日記カードを書き続けるべきか否かは，患者の想起能力，その時点での問題アセスメントの段階，書くことによって行動をモニターする患者の能力と意欲にかかっている。問題行動を取り巻く出来事を言葉にして再構成することにきわめて長けた患者がいる。この種の患者に，患者の記憶の妥当性を確認するために一，二週間，日々のモニターをさせるのは良い考えだが，継続的な毎日のモニタリングは必要ではないことが多い。一方，ストレス関連性の行動を取り巻く具体的な細部をなかなか思い出せないらしい患者もいる。このような患者に対しては，セッション内での行動の連鎖分析が，出来事のまとめ方や思い出し方を教えるのに非常に役立つ。私の経験では，このような分

析をたくさん行った後には，ほとんどの患者で，問題行動やそれらを取り巻く出来事の具体的な詳細に注意を向け，まとめあげ，思い出す能力が改善した。こうした特定の事柄の想起能力の改善は，DBTの治療的なメカニズムの一部であるとの主張を裏付ける証拠もある（Williams, 1991）。

包括的な行動記録の用紙には，問題行動の簡単な叙述を書き込む欄を作っておく必要がある。そこには，行動の日時，継続時間，頻度，行動の場所あるいは文脈（どこで，誰と），問題行動に先だつ思考，感情や行動（先行子），起こったこと（結果）を書き込む。課題次第ではこれらのカテゴリーのいくつかは省略したり一つにまとめたりできるだろう。こうした記録用紙を使うことで，出来事について誰が，何を，いつ，どこで，どのようにという点から観察し叙述し，観察から推論を排除し，想起を構造化しまとめ上げて行動変化の利益を最大化することを患者が学習するのを援助する機会が得られる。

日々のモニタリングを用いる際には，セラピストと患者はモニタリング・システムの形式について協働しなくてはならない。この点は非常に重要である。患者はほぼ必ず，課題の構造化の形について明確な意見と好みを持っている。特定の書式を患者に押しつけるのは的外れであり，不必要である。

日記をつけることを好む患者は，セッションのたびに，その週のメモと記録をたくさん持ってやってくるだろうし，毎日の日記を手紙で送ってくる場合もある。こうした患者については通常，データを容易にそしてすばやく取り出したりまとめたりできるように記録のつけ方を構造化することが課題となる。一方，包括的な日々のモニタリングをしたがらない，あるいは実際にできない患者もいる。DBTの日記カードへの書き込みは必要だが（これまで私の患者でカードへの書き込みができなかった者はいない），それ以外のモニタリングを行うかどうかは，それぞれのセラピストと患者の判断にゆだねられるべきである。たとえば，失読症の患者はものを書くという課題に対して非常に困難を感じる場合が多い。抱えている問題のせいで，モニタリング課題に焦点を当てることができないと報告する患者もいる。

モニタリングを拒否すること，あるいはそれを行う能力が不足していることが，セラピー妨害行動と見なされるかどうかは，セラピーの実施に対するその情報の重要度によって違ってくる。たとえば，持続的もしくは頻繁に起こる患者の思考と仮定を変化させるために認知修正の手続きをとっている最中には，

患者がセラピーセッション中に，その週の思考の流れや，それらの思考が問題行動と結びついていたあり方を正確かつ具体的に思い出すことはほとんど不可能である。この場合，日々のモニタリングは不可欠であり，セラピストは，患者がやりたくないとか難しいと言ったとしても，それでモニタリング課題を省略しないよう，十分に注意する必要がある。しかし，モニタリングが役に立つけれどもそれほど重要ではないときもある。たとえば，私の経験からいえば，自殺類似行動をした患者のほとんどは（助けを借りながら）その行動につながった出来事，周辺の出来事，その後に続いた出来事を，適度な正確さで思い出すことを学習できるのである。セラピストは，ただ良い考えと思えるというだけでモニタリングを強要してはならない。

3．行動をコントロールしている要因についての仮説を作り出す
■理論を用いて分析を導く

　DBTでは，個人それぞれが，自らの「ボーダーライン」行動をコントロールするユニークな変数パターンを持っていると考える。加えて，ある事例において行動をコントロールする変数は他の事例において行動を導く変数とは違うと考える。また，第2章で述べたとおり，DBTでは，行為，認知，生理的／生物学的反応，知覚反応などといった各行動システムの間に，問題行動を引き出したり持続させたりする際の重要度に差があるとは考えない。こうした意味では，DBTは純粋な認知理論にもとづくものでも，純粋な行動理論にもとづくものでもない。DBTでは，行動の環境的文脈は常に参照されるが，それぞれの事例によって，行動の根本原因が行動的なものである場合も環境的なものである場合もあると仮定する。

　しかし，これはDBTが理論的志向性をもたないという意味ではない。理論に基づいた選択は非常に重要なのである。先行子や問題行動を引き起こす変数に関して，DBTは，強烈で嫌悪的な情動状態に最も強く注目する。ほとんどの非適応的行動は情動の制御不全によって起こるものと見なされる。ボーダーラインの人の機能不全的行動は，その動機的主因の一つとして，耐えられないほどの情動的苦痛を和らげるということがあるのではないかと，常に考えられる。したがってどんな連鎖分析においても，先行する情動的行動は特に深く探求されなければならない。DBTはまた，嫌悪的な情動状態を引き起こす可

能性のある典型的なパターンや出来事の連鎖を提示する。すなわちDBTは，ボーダーライン行動を生み出し，維持することにおそらく手を貸してしまう環境中の出来事と患者の行動とのさまざまな組み合わせを提示するということである。弁証法的思考と，対極にあるものを統合する能力における行動的欠陥，マインドフルネスと（特に葛藤の解消における）対人関係の有効性，感情制御，苦悩耐性，セルフマネジメントといった行動スキルの欠陥は，アセスメントにおいて理論的に重要である。

いくらか違った見方からすれば，DBTは，極端な行動パターンの特定の集合がボーダーライン行動を引き起こし維持するのに役立つとともに，変化のプロセスを伴う可能性もあると主張する。こうした行動パターンとは，情動調整の欠陥，自己認証の欠陥，現実的な推論と判断の欠陥，情動経験の欠陥，積極的な問題解決の欠陥，情動状態とコンピテンスの的確な表現の欠陥などである。このような欠陥に呼応し，通常それらに伴って起こるのが過剰な情動反応，自己不認証，危機を誘発する行動，悲嘆の抑制，積極的受動行動，気分依存性である。このようなパターンと境界性パーソナリティ障害（Borderline Personality Disorder, BPD）とセラピーとの関係は，本書の最初の三つの章で詳細に論じたので，関心のある読者は，ボーダーライン患者に対するDBTアセスメントを始める前に，これらの章を注意深く読み直すことが望ましい。

第五節　洞察（解釈）戦略

洞察戦略（insight strategy）の目標は，その名が示すように，患者がパターンに気づき，機能的な相互関係に対する洞察を達成するのを援助することである。このことは上述した行動分析の根本的な目標ではあるが，セラピストはセラピーの他の多くの時点で，形式的な行動分析とは別に，セラピスト自身の「洞察」を提示する。治療的洞察（より伝統的な精神療法では普通は「解釈」と呼ばれる）は，ポジティヴな意味でもネガティヴな意味でも，きわめて強力な手段となり得る。したがって，それは不変の事実としてではなく検証されるべき仮説として提示することが重要である。さらにセラピストは，提示した洞察がセラピスト自身の認知的プロセスの産物であり，したがって必ずしもセラピストの外部で生じた出来事の正確な描写ではないことを冷静に認識していな

ければならない。

　治療的行動のうち，洞察の名の下に含まれるものとしては，患者の行動にコメントすること，患者の発言や行動を，そのある面を位置づけ強調するやり方で要約すること，観察された患者とセラピストの相互関係を指摘しコメントを与えること，患者のある特定の行動に暗に含まれている態度や情動の意味についてコメントすること，などがある。このような洞察や解釈の提示は，DBTだけでなく，あらゆる精神療法の根本的部分をなしている（Frank, 1973）。洞察は，セラピーの主要な焦点が他の話題にあるのだが，セラピストが後の参考のために特定の行動やパターンに注意を向けさせたいときに用いられることが多い。また，患者が回避したりセラピストに気づいてほしくないと願っていたりするような話題に向けてセッションを再度焦点づけるときの前置きともなるだろう。患者に行動やパターンについての手がかりを与えたいが，患者に自力で結論に到達し，向き合ってほしいときや，患者がもっと積極的スタンスか柔軟なスタンスをとるよう後押ししようと試みるときには，洞察の提示を簡単で微妙なものにすることもある。行動分析と比べ，洞察戦略はセラピーのやりとりのなかで生じる行動に焦点を当てることが多い。

　洞察戦略は行動分析に取って代わるものではない。洞察とは，患者が何をしていてなぜそうするのかに関するさまざまな理論の定式化である。行動分析では患者とセラピストはこれらの洞察を検証しようと試みるのである。しかし，心にとめておくべきことは，他の理論と同じように，そのような解釈は「真実」の見地からでは評価することはできず，有用性の見地からのみ評価することができるということである。それは変化のプロセスにおいて役立つこともあれば役に立たないこともあり，ときには実際に有害ともなり得るのである。コーレンバーグとツァイ（Kohlenberg & Tsai, 1991）は「あらゆる形式の精神療法は，クライエントが（行動に），セラピストが受け入れられるような理由を与えるように教えることを含んでいると思われる」と指摘している。また，彼らはそれに続けて精神分析とは患者が起こったことを話し，それに理由を与えるプロセスだということができるとしたウールフォークとメッサー（Woolfolk & Messer, 1988）の見解を要約している。続いてセラピストが解釈し，クライエントのものとは異なる理由づけを与え，クライエントの理由づけがセラピストのそれと同じものになったとき，セラピーは完了するというのである。洞察戦

表9-2 洞察（解釈）戦略チェックリスト

____セラピストは洞察を DBT の標的行動とその前触れとに焦点づける。
____セラピストは観察可能で公的な現在の行動と出来事を探る。
　　____セラピストは自分に観察可能な行動に特別な強調点を置きながらセッション内の行動についてコメントする。
____セラピストは洞察を構造化するために患者に関する DBT の前提と生物社会理論を利用する。
____セラピストは軽蔑的でない，共感的な解釈を優先する。
____セラピストは現在時点で行動を引き起こし維持している変数の観点から行動を解釈する。
____セラピストは洞察の効果を観察し，提供する洞察のパターンやタイプを適宜変化させる。
____セラピストは洞察を控えめに用い，それらを認証で包み込む。
____セラピストは患者の行動について強調（コメント）する。
　　____セラピストは患者との現在進行中の議論に行動観察を挿入する。
　　____セラピストは患者の行動について「……ということにお気づきですか」，あるいは「……ということは興味深いと思いませんか」といったようなコメントをする。
　　____セラピストはネガティヴな行動を強調することとポジティヴな行動を強調することのバランスをとる。
____セラピストは患者の生活における出来事の意味を構成するという文脈のなかで，（行動的な，環境的な，あるいはその両方の）繰り返されるパターンを患者が観察し叙述するのを援助する。
　　____セラピストは繰り返される思考を見きわめる。
　　____セラピストは繰り返される感情的反応を見きわめる。
　　____セラピストは繰り返される行動の流れを見きわめる。
　　____セラピストは患者が刺激のパターンと，それらの刺激が患者の反応パターンを引き起こす（古典的条件づけモデル）か強化する／罰する（オペラント条件づけモデル）といった結合関係を観察し叙述するのを援助する。
____セラピストは患者の行動が持ち得る暗黙の意味についてコメントする。
____セラピストはオープンかつ柔軟なやり方で，行動に関する仮説を受け入れたり拒否したりすることにおける困難を探究する。
　　____セラピストは患者の解釈が正しい可能性に対して開かれている。

■ DBT に反する戦術
____セラピストが患者自身の望みや希望，あるいは目標の知覚とは関係なく，動機を患者に負わせる。
____セラピストが洞察の基盤を患者の行動や患者を取り巻く出来事の観察に置かず，理論的なバイアスに従って洞察を主張する。
____セラピストが解釈に固執し，協働的でないやりかたで働きかける。
____セラピストがその行動や事実について軽蔑的でない解釈ができるときにも，軽蔑的な解釈を提示する。
____セラピストが行動の結果が動機を明らかにするのだと主張し，循環論法に陥る。
____セラピストが患者を攻撃し，非難し，罰するために解釈を用いる。

略を,表9-2に要約した。

1. 何をどのように解釈するか——洞察のガイドライン

ボーダーライン患者についてどのような行動が解釈されるべきか,そしてその解釈がどう行われるべきかという点に関しては,理論家間での意見の違いがきわだっている。たとえばカーンバーグ(Kernberg, 1975)は「転移」の陰性面の特徴に焦点を当てるように主張する。マスターソン(Masterson, 1990)は,セッション外の非適応的行動に焦点を当て続けることを薦める。患者自身による解釈に異議を挟み,対決することを支持する臨床家は多い(Kernberg, 1975; Masterson, 1990; Gunderson, 1984)。一方で,対決の危険性を指摘する臨床家もいる(Sederer & Thoreck, 1986; Schaffer, 1986)。ガンダーソン(Gunderson, 1984)もシェイファー(Schaffer, 1986)も,共感的でポジティヴな解釈の重要性を強調している。DBTにおける洞察,つまり解釈は,他のタイプのセラピストが薦めるものとどう異なるのだろうか。主な違いは,観察可能な標的行動(何を解釈するのか)と,洞察の定式化を方向づける仮定(どのように解釈するか)の両方を強調することである。

■ **何を解釈するのか**

患者の行動の何が解釈可能で,何を解釈すべきかについては,三つの一般的ガイドラインがある。第一のガイドラインは,コメントの半数以上はDBTの優先標的に挙げられた行動,またはそれと機能的に関連している行動に直接焦点を当てなければならないということである。たとえば,自殺行動,または自殺行動につながる行動は一番に優先されるし,セラピー妨害行動や問題を予期させる行動は二番目に優先される。第二のガイドラインは,他のすべての条件が同じであるならば,洞察は患者の私的な行動ではなく,観察可能な公的な行動や出来事に焦点を当てなければならないということである。行動は(セラピストに対して)二つの条件下で公的なものとなる。セラピストがその行動を観察した場合,あるいは患者が自ら観察した自分自身の私的な行動(何を考え,感じ,感知したか)をセラピストに報告した場合である。第三のガイドラインは,洞察は,過去の出来事や行動にではなく,現在の出来事や行動に焦点を当てるということである。

これらの点をまとめて言うと,最も効果的な洞察は,(電話でも直接でも)

セラピストとのやりとりのなかで生じる患者の行動に関わるものである。マーツィアリ（Marziali, 1984）のデータは，セッション内の行動に焦点を当てる程度が大きければ大きいほど治療結果もポジティヴなものになることを示唆している。このアプローチは，患者の問題行動が自発的に生じる場合やセラピストとのやりとりのなかで引き出すことができる場合に，最も良く効果を発揮する。コーレンバーグとツァイ（Kohlenberg & Tsai, 1991）が指摘したように，理想的な治療関係とは，患者の問題行動や臨床的にそれに相当する行動を引き起こし，一方で同時に，より効果的な代替行動を発達させる機会を提供するような関係である。セラピーを妨げる問題ある対人関係のスタイルや行動パターンは，ボーダーライン患者とそのセラピストとのやりとりのなかで最も起こりやすいものであり，だからこそ洞察のための最も良い題材なのである。しかし，セラピー内のやりとりでは，他にも多くの重要な問題行動が生じる。たとえば自殺念慮，自殺の脅し，情動の制御不全，苦悩に耐えられないことと焦燥，セルフマネジメントの失敗と衝動的行動，マインドフルネス（特に非判断的に観察し叙述すること）に関する困難，そしてあらゆる外傷後ストレス反応などである。同様に，これらの領域における改善も，セラピーのやりとりのなかで明らかになることが多い。したがってセラピストは，細心の注意を払い，臨床的進歩に関連した患者の行動の事例を観察しコメントする機会を伺わなくてはならないのである。

　セラピーセッションの間に生じる行動にコンスタントに，しかし間欠的に焦点を当てることが，通常セッションとセッションの間に起こる行動に焦点を当てる他のタイプの行動療法と異なるDBTの特徴となっている。このガイドラインの例外として，患者の自殺類似行動や自殺の計画，準備がある。こうしたことはセラピストの面前ではめったに起こらない。これらは優先順位の高い行動なので，セラピストは，こうした行動を引き起こし維持している要因に対する適切な洞察を得る努力をする必要がある。それとは別に，そうした行動の前兆が同定できたなら，セラピストは治療的なやりとりのなかで前兆に注意していなければならない。たとえば私の患者であったメアリーは，激しい情動を感じ，その感情が人に深刻に受けとめられていないと思うと，きまって自分の手首に傷をつけていた。セッションのなかで私は，メアリーが激しい情動を穏やかで落ち着いた姿勢で伝えることが多く，そのため深刻に受けとめられにくい

ことに気づいた。私はこの点について繰り返しコメントした。彼女の言語的，非言語的表現が誤った情報を伝えてしまい，そのせいで，彼女が実際にどのくらい激しい感情を体験しているのか，私になかなか分からないのだ，と。ときにこのコメントによって，セッションの場での彼女の言語的，非言語的表現をコントロールしている要因についての行動分析に議論の焦点を当てなおすことがあった。

■ どのように解釈するか

どのような行動に焦点を当てるかと同じくらい，どのように解釈するかということも重要である。対人関係中での人の行動についてコメントしたり，そのような行動に関連していそうな要因について見解を述べたりすると，その関係の相互作用の激しさを著しく高めてしまいかねない。もし，その人がコメントや解釈に同意しなければ，洞察の試みは失敗であるのみならず，解決すべき問題をさらに増やしてしまう。特に洞察を現在の行動に向ける場合は，極力注意を払わなければならない。

何を解釈するかのガイドラインとある程度平行するが，解釈の内容と方法についても三つのガイドラインがある。第一のガイドラインは，解釈は第2章で述べた生物社会理論と，第4章で概説した患者についてのDBTの前提とにもとづいていなければならないということである。実際のところ，臨床的な理論や仮定の重要な機能の一つに，セラピストが患者の行動について仮説的解釈を構築するのを導くというものがある。セラピストは，患者の行動を決定づけているルールに焦点を当てたコメントをしなければならない。コメントで焦点を当てる対象としては，患者の行動と，その直前の行動的先行要件と直後の結果や，すべての人びとに共通であることが知られている心理学的プロセス，生物学的な要因の影響，状況的な出来事や文脈とが，機能的に関連しているそのあり方がある。行動についての仮説を分析中に作り上げるための上述のガイドラインは，洞察を提示する際にも用いられる。

第二のガイドラインは，洞察を提示するに際しては，軽蔑的でない言葉を見つけだす努力をする必要があるというものである。他の条件が同じならば，軽蔑的な洞察よりも先に非軽蔑的な洞察を考慮しなくてはならない。同様に，患者の現象学的経験と一致する洞察を，一致しない洞察よりも重視する必要がある。例外は，第12章で指摘する，セラピストが変化に効果をもたらすために

非礼なコミュニケーション戦略（irreverent communication strategy）を使用する場合である。この場合，無礼で軽蔑的以外になにものでもない解釈が戦略的に使用される（たとえば，すでに指摘済みのセラピー妨害行動を百万回くらい行ったように感じられる患者に向かって，セラピストは「またこのセラピーを無駄なものにして私をおかしくさせようとしているの？」というような発言をする）。

　第三のガイドラインは，解釈は現在の行動を現在の出来事に結びつけるように試みなくてはならないというものである。ボーダーライン患者はしばしば，どのようにして自分が今のようになったのかを知ろうと躍起になる。幼い頃の出来事を論じたがったり，自分の問題の展開における人生初期の学習歴の役割を判定したがったりすることが多い。このような目標は明らかに正統なものであり，セラピストはそのような議論を完全に避けるべきではない。しかし，注意しなければならない点は，行動パターンの発生に寄与した要因を理解するということは必ずしも行動を維持している要因についての情報を提供するものではないということである。また，このような分析は，患者がどうすれば変わることができるのかということをほとんど示しはしない（実際，患者は「こんな人生を送ってきて，いったい私はどうしたら良くなるというのですか」と反応するかもしれない）。幼い頃についての議論から患者が時として獲得する心の平安は，それが適切に扱われるのならば時間を割くに値する。しかし，そのような議論のせいで，現在の状況のなかでの患者の行動を理解する試みが失われてはならないのである。

■解釈のタイミング

　いつどのような解釈を提示するかという問題について，すべての患者に適用できるようなガイドラインは，DBTには存在しない。ただし三つの点が重要である。第一に，いつどのくらい解釈するかは経験的かつ個別的に決定されなくてはならない。つまり，セラピストは患者の洞察の効果を観察しなくてはならず，またそれに従って自分の行動を修正しなければならない。第二に，DBTのセラピストは通常，患者を，セラピストの現実的な解釈を聞くには弱々しすぎるとか，それに耐えられないとは見なさない。第三に，シェイピングの原則により，現在焦点化している行動のために，さしあたりどの行動を無視しておくかを決定する（第10章参照）。

四つの洞察戦略を以下に述べる。

2. 強　調

　強調とは，患者の行為のある側面についてフィードバックを与え，患者の行動パターンをそのまま映し出し，目立たせ，取り出してみせることである。強調はごく短く，簡潔なコメントにすぎないことが多く（たとえば，「とても興味深いですね」)，その話題は，しばらく後になるまで詳しく話し合われないかもしれない。強調はしばしば質問の形をとる（「このセッション中にあなたが三回話題を変えられたことにお気づきですか」)。

　ネガティヴな行動の強調は，普通批判と受け取られる。したがってセラピストはこの戦略を，敵意のはけ口のかくれみのにしたり，ひそかに批判したりするために用いないよう注意しなくてはならない。ボーダーライン患者はそうしたことに非常に敏感である。一般に，患者の強さを強調することと，問題となる反応に焦点を当てることのバランスをとるように努めるのが良い。

3. 繰り返されるパターンを観察し叙述する

　どのようなセラピーでも重要なのは，繰り返される確実なパターンや対人関係を観察することを通じて，生活上の出来事から意味を構成することである。患者の生活について進めている話し合いのなかで，また，対人関係中で生じる行動を観察するなかで，セラピストは患者のさまざまな行動間や行動－環境間で繰り返される関係性に注意を向けていなくてはならない。特にセラピストは因果的なパターンに光を投げかけるような関係性を探し求める必要がある。結局，行動分析の場合と同様，行動を引き起こす出来事や，行動を強化する出来事への注目が焦点となる。最初から患者に，何か興味深いパターンが見えているかと尋ねるのが最も役に立つ場合もある。あるいは，患者の直前の発言や出来事の連鎖を，観察されたパターンを強調するような仕方で要約することで，セラピストの見解を間接的に伝えることもできる。また，セラピストが自分の観察したことを直接的に伝え，そうした観察の妥当性について患者と話し合うことが最も役立つ場合もある。

4. 行動が持つ意味についてコメントする

　先にも述べたように，DBTでは，人びと（ボーダーライン患者も含む）が通常，自分自身の行動をコントロールしたり影響を与えたりしている変数を自覚しているという前提は持たない。人間の行動を導いているルールのなかには明示的なものもあるが，ほとんどの場合，行動は暗黙のルールや仮定のコントロールのもとにある。ある行動パターンを恒常的に引き起こす出来事や，行動の強化子として機能する出来事も，多くは自覚の外で機能する。DBTは，このような自覚の欠如が必ずしも抑圧の結果（すなわち動機づけられた無自覚）とは考えない。そうではなく，大半の人はたいていの場合，自分自身の行動をコントロールしている要因をなかなか正確には同定できないということを前提とする。実際，多くの場合そのようなものを同定する必要はない。

　一般に行動が含む意味は，「もし〜ならば」のルールにもとづいているか，あるいは患者が自覚していない関連性にもとづいている。セラピストがコメントをする際には，「もしあなたの反応がXだとしたら，そのときおそらくYもまた起こっています」と言う（これに対して，前項のようにパターンを観察し叙述するときには「XとYがいつも一緒に起こるというのは興味深いですね」と言う）。たとえば，もし患者がセラピストを叩きたいと言ったのならば，そのことの理に適った含意とは，患者が怒りかおびえを感じているということである。もし患者がある状況を回避したり，そこから逃避したのなら，そのとき患者はその状況を恐れているか望みが無いと信じていることだろう。学校に復学するのを決めるということは患者が，課程をパスする自信がいくらかはあるということを暗に意味している。セラピストは，行動の結果が意図されたものであると示唆することについては特に慎重でなくてはならない。その結果が苦痛を伴うものであったり，社会的に受け入れ難いものであったりする場合には，特にそうである。第2章と第4章で概説した理論と前提を心に留めておくことが，ここでは特に重要となる。

5. 仮説を受容／拒否する際の困難を探究する

　繰り返されるパターンや行動の持つ意味を患者が理解できない場合もあるだろうが，理解はしていても，患者がそれをセラピストに対して認めたり，現実

として受け入れたりするのが困難である場合もある。行動パターンの存在やそれが暗に含む意味についてセラピストと患者が合意しないときには、それぞれについて患者とともに探究しなくてはならない。同時にセラピストは、自分自身のバイアスや「洞察」を放棄することの難しさについて注意深くあらねばならない。セラピストが差し出した洞察が、ただ単純に間違っていることもあり得るからである。患者とのこうした議論において、患者の観察をセラピストが尊重することは必要不可欠である。さらにセラピストは、直接的、間接的に患者とお互い協働的な努力に取り組んでいるということを伝えなければならない。したがって、患者とセラピストとの意見の不一致についても評価的ではないやり方で扱わなければならないし、患者が自分のパターンを理解する際の困難も、当然のこととして受容的なやり方で論じなければならない。

　進行中のセラピーで患者はしばしば、セラピストの行動や患者とセラピスト間の相互作用のパターン（あるいはグループ療法ではセラピストと他のグループメンバーとの間の相互関係のパターン）について、自分なりの洞察と解釈を提示してくるだろう。セラピストはこれらのパターンを理解し、患者の洞察が適切な場合にはそれを認証する態度を持つ必要がある。このように妥当性を追求することは、患者の投影や防衛性、洞察提示スキルの欠如の追求や、セラピストの行動に議論を方向づける隠れた動機の追求よりも優先されなくてはならない。特に指摘されたパターンがセラピスト側の誉められたものではない行動である場合には、この状況は、妥当な観察を強化し、非防衛的で非自己評価的な自己探究のモデルとなる機会を提供することになる。この話題は第12章と第15章でさらに論じる。

第六節　教育的戦略

　教育的戦略（didactic strategy）の本質は、行動一般に影響すると分かっている要因についてや、特定の行動パターンに光を投げかけるような心理学的、生物学的、社会学的理論についての情報を提供することである。ボーダーライン行動（自殺類似行動を含む）とBPDに関する情報、さまざまな治療戦略に関する実証的データ、そして理論的な観点を患者に伝え、またときには患者の家族やソーシャル・ネットワークにも同様に伝える。ここで伝えられる特殊な

表9-3 教育的戦略チェックリスト

____セラピストは患者に行動一般の発達，持続，変化に関する情報を提供する。
　　____セラピストは実証的な知見を提示する。
　　____セラピストは行動についての学習を基礎とした理論やその他の現代の理論を提示する。
　　____セラピストは行動についての心理生物学を論じる。
　　____セラピストは行動パターンの相互関連性と機能について話し合う。
　　____セラピストは患者が現在の状態や行動についてなす自己卑下的，道徳的，または「精神疾患」という観点からの説明に対抗する。
　　____セラピストは実証的な知見に基づいて他の異なる説明を提供する。
　　____セラピストは患者の問題の「問題ぶくみの適合」の概観を患者に提供する。
____セラピストは自殺類似行動や衝動的行動（たとえば，飲酒，薬物の使用，児童虐待，回避行動）を問題解決行動であるとして提示する。
　　____セラピストは患者の行動と問題解決スキルの欠陥との間の関係について話し合う。
　　____セラピストは患者の行動と機能的結果との間の関係について話し合う。
____セラピストは患者に行動，治療，BPDについての読み物を提供する。
____セラピストは必要に応じて患者の家族に行動やBPDに関する情報を提示する。
■ DBTに反する戦術
____セラピストが患者に対して情報を与えすぎる。
____セラピストが現実の一面だけを主張する。

情報については第14章でより詳細に論じる。この戦略を，表9-3に要約した。

　教育的戦略の基本は，学習と発達に関する原理――さまざまな行動パターン（薬物摂取を含む）の生物学的帰結と，情動，認知，行動の基礎的なプロセス――について直接的に教えることである。通常，教育的に情報を伝えるのは，それが患者自身の問題に適切な行動変化やセルフコントロールをもたらす効果的方法に関係するからだが，時として，この情報が患者に関係する他者の行動を理解するのに役立つこともある。教育的戦略は行動分析中に適切な情報に焦点を当てるよう患者を援助するために用いられる。また，問題解決法を作り出したり，治療における具体的目標の決定とそれへのコミットメントを実現したりするためにも用いられる。教育的に与えられる情報は，行動とその変化についての過剰に道徳的で迷信的で非現実的なものの見方に対抗するように意図されている。ボーダーライン患者はこうした知識が著しく欠けていることが多いと考えられる。患者は多くの場合，行動に影響を与える典型的要因についてや，自分自身が身を置いているような状況に対する標準的反応について，不適切な情報しか持ち合わせていないのである。このような情報の欠如にはさまざまな要因がある。たとえば不認証環境に決まって見られる欠陥のある教育や誤っ

た教育などである。

1. 情報を提供する

すでに指摘したように，ボーダーラインや自殺志向の人はきわめて多くの場合，自分の問題を，コントロール不可能なネガティヴな個人的属性に求める。患者はしばしば，「気がおかしくなりそう」だったり「自分をコントロールできな」かったり，自分が「とんでもない人間で」あったりするのは，自分自身に問題があるせいだと信じている。患者は，自分の行動や生活の状態について二とおりの説明しかしないことが多い。自分は狂っているか，邪悪であるか（つまり「いかれているか，ワルか」），どちらかだというものである。それに代わる，あるいはそれに対抗する概念化――すなわち，患者の行動は問題のある学習歴の結果か，通常の心理学的プロセスの結果であるとする概念化――は，しばしばこうした患者にとって大きな助けとなる。したがって，可能な限り，学習理論を基礎とした説明や，現在主張されている実証的心理学理論を提示すべきであり，患者が自分の行動を「精神疾患」もしくは「罪」の所産として説明しようとする試みには直ちに反論しなくてはならない。

心理学的説明を強調するからといって，行動に関する生物学的または遺伝的説明は，それが適切である限り，除外されるわけではない。たとえば，ボーダーラインの人の極度の情動の変動性は，遺伝的，生物学的な要因や体質に起因する面があると説明するのは適切なことである。知覚の歪み，認知的バイアス（特に記憶において），凝り固まった思考などは，情動の高覚醒の通常の典型的な帰結として説明できる。集中力や注意力の問題は抑うつに帰されるだろう。また，これらの問題は，部分的に生物学的要因や遺伝的素因による説明を加えることができるかもしれない。化学的に引き起こされる問題もあるだろう（たとえば，無気力や動機の欠如は栄養不足，過食，薬物使用などの結果かもしれない）。すべての場合においてセラピストは，問題は誤った学習歴によるものだと指摘することと，より変化しにくい患者の特徴の所産であると主張することとの間のきわどい一線を歩まなければならないのである。ここでは，変化と受容の弁証法が最も重要であり，セラピストはどちらかの指摘を唯一の真実として固持するのではなく，これら二つの視点を統合するように注意しなければならない。

2. 読み物資料を与える

　一部の患者は，自分の問題に関する情報を熱心に読みたがる。患者には次のような本を与えることができる。別巻のスキル・トレーニング・マニュアル，BPDについてや患者が満たす他の診断基準についての記事や研究論文，心理学的，薬理学的治療に関する効果研究，心理学，社会心理学，行動療法など，セラピストが使用する手段についての初歩的な教科書や読み物，患者に理解を深めてほしい話題（学習の原則，性的虐待と人間に対するその影響など）についての正確で有用な情報が含まれているセルフヘルプ本などである。一般的に，私は知っている限りのことを患者に教えることにしている。したがって，私が読んだいかなる資料も患者に提供してかまわない。ほとんどの患者は難解で無味乾燥な学術本は読まないが，簡単な論文や本の一部は読む。残念なことに，よく読まれているBPDの本は，DBTの定式化とは異なる定式化を紹介している。特に多くの本が，障害行動は「精神疾患」によって引き起こされるものであり，本当の変化を起こせるようになる前に，患者は疾患から回復しなければならないという見解を伝えている。DBTは，BPDが精神疾患であるという概念にもとづいていない。もしこれが受け入れられたなら，本当の変化をなすことがその病気を治しうるのであり，その逆ではないとの主張がなされるであろう。

3. 家族に情報を提供する

　ボーダーラインまたは自殺志向の人の家族は，しばしばその問題の難しさゆえに患者を非難してしまう。こうした非難は，行動やBPDに関する誤った情報にもとづくものであり，家族が患者を理解し援助しようとしてもうまくいかないことから生じるものである。どのような理由にせよ，患者の行動を軽蔑することなく同情的に理解する力を家族が持たないということは，患者と家族の双方にとって大変な苦痛となりうる。患者の非適応的行動のほとんどは，患者に対する家族のネガティヴかつ断定的な見方を変えようとする誤った試みなのである。家族療法のセッションにおける最も重要な課題の一つは，患者の家族に対して，BPDおよびボーダーライン行動の形成とその維持についての教育的情報を伝えるということである。家族には患者と同じ情報を与えられる（全

体的な議論は第14章を参照)。患者の家族の観点を変えようとする試みは，認証戦略を賢明に適用しつつ行うべきことをセラピストが留意しなければならないのは，言うまでもない。

第七節　解決法分析戦略

　一般に，DBTや行動療法では，行動分析を実施し，その人の問題の起源，パターン，維持について洞察をするだけでは，永続的な行動変化をもたらすには全く不十分であると考える。いったん理解や洞察が達成されたなら，セラピストと患者は非適応的行動に代わる適応的な行動パターンを作り出し，行動の変化を起こさせる計画を立てる積極的な試みを続けていかなくてはならない。患者によって示された嫌悪的な生活状況は，解決可能な問題としてセラピストにより治療される。たとえその解決法が，現状の生活に適応するための（問題を解決したり変えたりするのではなく，問題を受容する）新しい方法を意味しているだけであってもである。解決法分析（solution analysis）においては，セラピストは積極的に問題解決のモデルとなり，セラピーの経過を通じて患者が積極的な問題解決法を考え出し，それを使用することを促し強化する。下に論じるステップは，個々の状況に合わせて，どの順序でも，どの組み合わせでも利用することができる。それらを表9-4に要約した。

■分析のレベル

　分析の第一レベルとして，セラピーの初めに，セラピストと患者は互いの目標が両立可能かどうかを判断しなければならない。DBTの目標は，問題対処法としてのボーダーライン的自殺行動を減少させることにある。このことは，生きる価値のある人生をうち立てるための，患者との協働的な取り組みによってなされる。もしそれが患者の目標でなければ，一時的なものであっても問題解決をすることはできない。第二のレベルとして，自殺行動以外のDBTの標的行動を患者が改善したがっているかどうかを検討する。自殺類似行動とセラピー妨害行動の軽減以外の目標は，すべて患者に委ねられる。例外は，さらなるセラピーの進展に特定の目標が不可欠であるとセラピストが考える場合である。第三レベルでは，考慮中の問題状況に焦点を当てつつも，視野をより広げることになる。基本的に問われるのは，「解決すべき問題に対して，または改

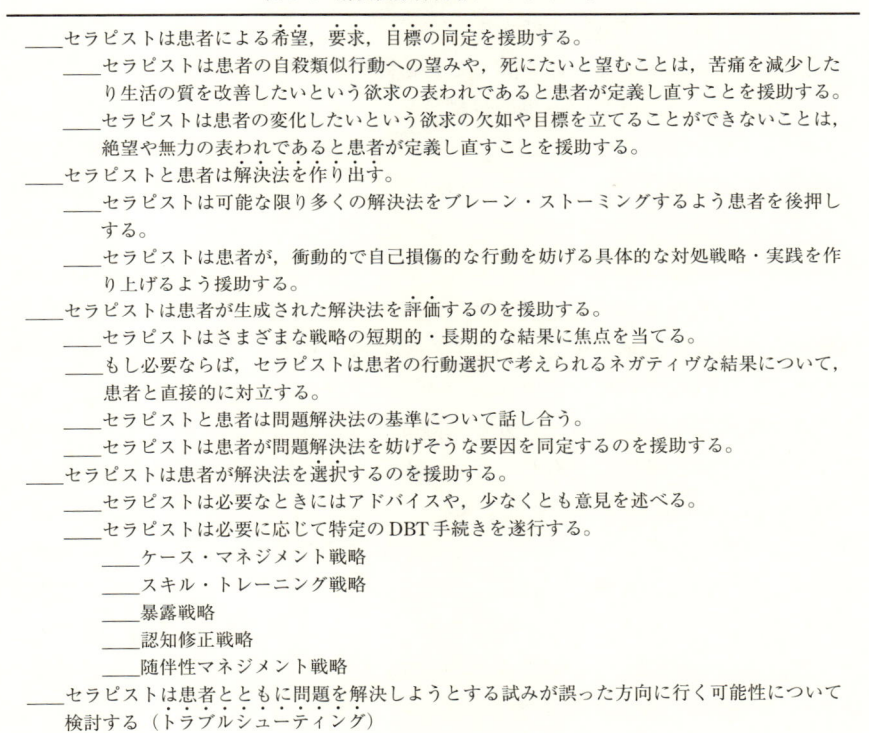

表9-4 解決法分析戦略チェックリスト

____セラピストは患者による希望，要求，目標の同定を援助する。
　　____セラピストは患者の自殺類似行動への望みや，死にたいと望むことは，苦痛を減少したり生活の質を改善したいという欲求の表われであると患者が定義し直すことを援助する。
　　____セラピストは患者の変化したいという欲求の欠如や目標を立てることができないことは，絶望や無力の表われであると患者が定義し直すことを援助する。
____セラピストと患者は解決法を作り出す。
　　____セラピストは可能な限り多くの解決法をブレーン・ストーミングするよう患者を後押しする。
　　____セラピストは患者が，衝動的で自己損傷的な行動を妨げる具体的な対処戦略・実践を作り上げるよう援助する。
____セラピストは患者が生成された解決法を評価するのを援助する。
　　____セラピストはさまざまな戦略の短期的・長期的な結果に焦点を当てる。
　　____もし必要ならば，セラピストは患者の行動選択で考えられるネガティヴな結果について，患者と直接的に対立する。
　　____セラピストと患者は問題解決法の基準について話し合う。
　　____セラピストは患者が問題解決法を妨げそうな要因を同定するのを援助する。
____セラピストは患者が解決法を選択するのを援助する。
　　____セラピストは必要なときにはアドバイスや，少なくとも意見を述べる。
　　____セラピストは必要に応じて特定のDBT手続きを遂行する。
　　　　____ケース・マネジメント戦略
　　　　____スキル・トレーニング戦略
　　　　____暴露戦略
　　　　____認知修正戦略
　　　　____随伴性マネジメント戦略
____セラピストは患者とともに問題を解決しようとする試みが誤った方向に行く可能性について検討する（トラブルシューティング）

善すべき状況に対して，何を変えなければならないのか」ということである。この第三レベルでは，患者がその問題解決への取り組みを望んでいることを確認することも，また重要である。ときに患者は（誰でもそうだが），ただ自分の問題を誰かに話して，理解や同情をしてもらおうとしているだけで，それ以上何かを望んでいないことがある。このような場合は，問題「解決」にこだわり続けることが，逆効果になってしまう。また，問題解決の回避の特徴的な形である，問題の定義の段階で立ち止まってしまう場合には，問題に取り組むという第一の合意を得るために，コミットメント戦略（後述）へと飛ぶことが必要となるだろう。

1. 目標，要求，希望を同定する
■患者が自分の求めるものを知ることの障壁

　自殺志向の人はしばしば人生の目標は死であると主張したり，自分の望みは自らを切るなどして傷つけることや，他の衝動的な行動にふけることであると主張する。本質的にこうした人は，自己破壊的行動を自分の問題のための解決法であると想定しているのである。セラピストの最初の課題は，患者が本当に自殺行動を起こしたいと望んでいることはほとんどあり得ないと指摘することである。むしろ患者はおそらく，経験している問題を解決し，気分を良くし，自分の人生により満足感を得たいと望んでいると指摘するのである。こう指摘したあと，こうした目標を達成するためにはおそらく他の方法もある，と続けなければならない。患者は，自分が求めているのは死ぬことか，自分を傷つけることだと主張し続けるかもしれない。セラピストは，患者が本当に求めているのは，自己破壊的行動へのセラピストの許可であるかのように感じてしまう。患者は，実際には自分がどれくらいひどい気分であるかをセラピストに分からせようとしているとも考えられる。ここでの有効なテクニックは，患者の苦痛を単純に認証したうえで，その発言を追いながら，それに代わる解決法へと会話の焦点を合わせ直すことである。1回のやりとりのなかでこのような循環的プロセスが10回，20回と必要とされることもある。また，（同じやりとりにおいてさえ）患者が，何も変えたくないし，すべてが順調だと言い出す場合もあるだろう。こうした発言は概して，絶望感やコントロール感の欠如から出てくるものである。

　目標設定における基本的な弁証法的緊張として，患者が自分の望むことを自由に選びとる力がなければ，その患者は自分が何を求めているかを知ることはまずできないということがある。ある特定の状況で患者が何を望むかについて長々と議論にふけるのは，はっきり言って無益である。セラピーの時間はまず，一定範囲の目標を達成する患者の能力を高めるために使用する方がよい。たとえば私の担当した患者に，自分が同僚に何を求めているのか，あるいは昇進したいのか，現在の職にとどまりたいのか，それとも辞めたいのか判断できずにいる人がいた。何度も時間をかけて話し合った末，患者にはアサーティヴな行動が極端に欠如しており，それが患者を仕事で自己主張したり，昇進を目指し

たり，別の仕事を探したりすることを妨げていることが私には見えてきた。私は患者に，自己主張や争いへの直接的対処の学習に取り組むことを提案したが，患者は争いの状況におかれたとき，自分自身何を欲しているかが全く分からないので，そのようなことはできないと言った。そこで私の取った戦略は，さまざまな問題に対して主張する方法を教えることと，たくさんのことを求める方法を教えることであった。患者と共に，「太陽も月も」求める方法が学べると考えたのである。患者は後に，何を求めるかを決められるようになった。患者がアサーションを上手にできるようになった頃には，患者と私は目標や望みについて話し合う必要はなくなっていた。患者には自分が何を欲しているか分かっていたのである。

特に危機状況に対する新しい反応の仕方を工夫するときには，セラピストが達成可能な目標や目的を作り出し，同時にそのための何らかの手段も示さなければならないことがある。長期的で達成できそうもない目標ではなく，短期的で現実的な目標に焦点を当てるように配慮しながら，セラピストが作り出したそれらの目標についての話し合いに患者を取り組ませるように，必要ならば繰り返し試みなければならない。特定の問題について患者と一緒に実現可能な目標や目的のリストを作り，最も望ましいものから最も望ましくないものまでランクづけするのも効果的である。

目標，要求，希望の同定という作業の大きな障壁となる最後のものは，自殺志向の人やボーダーラインの人が，実際のところ自分は幸福や良い生活や愛などには値しないのだと信じてしまう一貫した傾向である。自分は徹底的に価値がないとする患者のこのような信念には，ことあるごとに反論しなくてはならない。こうした機能不全の信念を変えるテクニックと戦略については，第11章でさらに詳細に述べる。

2．解決法を作り出す
■解決法のレベル

前述のように，第一レベルでは，患者の問題に対する実現可能な解決法とは，DBTに参加し，そこにとどまることである。他の解決法戦略——特に，DBTと薬物療法など補助的セラピーとの併用——といったやり方も模索しなければならない。第二レベルでは，DBTを成り立たせている個々の問題解決手続き

の一つまたは複数が解決策となる。いったん特定の行動パターンが適切な解決法として同定されたとしても，それより先に対応すべき新たな問題が生じるかもしれない。すなわち，この段階では患者は解決法を利用できないこともあり得る。第三レベルでは，セラピストと患者は特定の問題が生じたらその都度それに対する解決法を作り出したり，以前の問題に対処する新しくてより効果的な方法を作り出す。解決法が作り出され選択されたなら，患者はそれを実行できるし，少なくとも十分試みることはできる。通常のDBTの個人療法では，第二レベルと第三レベルの二つのアプローチはたいてい織り交ぜられる。

■その時どきの解決法を作り出す

　行動分析の実施中に，セラピストは行動の連鎖に沿って，その人が目下の問題を解決できたと考えられる代替的反応に気づくこともあるだろう。連鎖分析は，患者がどのようにして一つの地点から次の地点へと行くのかを見る道路地図の作成と少し似ている。しかし，すべての道路地図がそうであるように，行動の連鎖はしばしば患者がたどることのできた他のいくつかの「道」も示す。これらの他の道，つまり他の解決法は，分析が進むあいだに指摘していかなければならない。しかし，通常この時点では各時点において採用可能だった代替解決法のすべてについて時間をかけて話し合うことは勧められない。そのような話し合いは，セラピストと患者の双方を，行動連鎖の完全な構成という課題から逸らしてしまうことが多い。解決法分析でなされるのが，代替解決法の指摘のみということもある。

　もっと完全に近い解決法分析が実施されることもある。それは，危機の最中の電話での会話で，患者がより適切な方法で問題に対処しようと試みている場合かもしれない。あるいは，現在の危機に対する解決法作成が重要なポイントとなっているセッションのなかかもしれない。あるいは，セラピーのかなりの部分が，患者が直面している慢性的問題に対する新解決法を作り出し実行しようというものとして考えられている可能性もある。こうした場合に最初の課題となるのは，解決法についての「ブレーン・ストーミング」である。セラピストは患者に，自分の問題解決のための他の方法を思いつくかどうかを尋ねる。患者が考えつく限りたくさんの代替解決法を引き出すことが重要である。患者には，多くの解決法について即座に拒否する傾向がある。そこでセラピストは，患者に評価するのをやめさせ，ただ代替的な解決法を作り出させるため，十分

に促したり励ます必要があるだろう。セラピストはブレーン・ストーミング戦術の根底にある「量は質を生む」という原則を教え，そのモデルとならなくてはならない。

　患者が自分で，効果的と思えるものを含む解決法のリストを作り出したなら，セラピストは他の解決法を助言する必要はない。しかし，セラピー開始の時点では，そのようなことはまずあり得ない。この時点で，セラピストは患者の「見かけ上のコンピテンス」にだまされてはならない。患者が問題をどのように解決したら良いか知っていながら，実際はただ単に良い代替案を作り出すことに動機づけされていなかったり，怠惰からそうしないだけだと信じ込んではならないのである。患者が問題をどのように解決したら良いかを知っていることはまれである。ここでの最終的な目標は，患者が独力で新しい行動を作り出し，心に留め，実行することである。したがって，セラピストからのプロンプティングは，次第に減らしていかなければならない。その間，特定の問題をどのように解決するかという特定の行動計画を患者から引き出すことに重点を移していく。

　自殺志向のボーダーライン患者は通常，思考が凝り固まっていて二分法的なので，ある問題に対してたった一つの解決法しか示せないということがよくあるだろう。もし，その解決法が適切であれば（または，少なくとも患者の通常の解決法よりもましならば），セラピストはもちろんそれを強化しなければならない。しかし，（少なくともセラピストの観点からすれば）解決法が不適切で，非適応的で，可能な解決法のうち最上のものでないことがほとんどである。そのときは新たな解決法が作り出されなければならない。

　多くの場合，患者は効果的な行動計画を立てることができないか，効果的な代替案を提案することができない状態にある。それは，このような代替案と関連していると患者が見る結果について，情動的な抑制が働いたり，誤った信念や憶測を持ってしまったりしているからである。こうした場合には，問題解決のためのさまざまな行動計画を提案することが役に立つ。セラピストはまた，解決法の実施を妨げるような自己障害行動に対処するための特定の戦略を患者が作り出すのを援助する必要があるかもしれない。

3. 解決法を評価する

各解決法は，その潜在的有効性と，実行の際に想定される障壁の両面から評価されなくてはならない。

■**解決法の潜在的有効性を分析する**

セラピストはさまざまな解決法に伴う結果の有効性（短期のものと長期のもの両方）に関する患者の予想を慎重にアセスメントしなければならない。このことに関する話し合いのなかで，セラピストはそうした予想がどの程度の現実性を持つかを患者が評価するのを援助することができる。セラピストは，患者の側のネガティヴな予想が非現実的であると直ちに仮定してはならない。患者は，起こりうるさまざまなネガティヴな結果が現実に起こる嫌悪的な環境状況のなかで実際に機能しているかもしれないからである。患者がネガティヴな予想をしたときは，セラピストは患者に，その予想結果をどうしたら覆し，あるいは緩和できるだろうかと尋ねることで対応するのが望ましい。

患者が「はい，でも……」症候群に陥っていると感じられるときもある。セラピストが提案したあらゆる解決法が不適当だと言われてしまう。こうした場合，セラピストはセラピーのなかで起きていることに対する自分の感覚を同定し，袋小路を解決するための提案を患者に求めなければならない。セラピーのプロセスに関する患者の期待について話し合うことは有益であろう。繰り返しになるが，セラピーの進行を妨害していると患者を（直接的にであれ間接的にであれ）責めるのではなく，患者が感じているであろうフラストレーションや絶望感を認証することが重要である。

■**効果的な解決法に対する潜在的な障壁を分析する**

もし使用されたなら効果的かもしれない特定の解決法を，何らかの理由によって患者が日々の生活のなかで用いることができないということはある。したがって，解決法の実行を妨げている要因を注意深く分析することは，問題解決のきわめて重要な要素となる。

DBTで生じる可能性のある障壁の分析は，私が以前にアサーティヴな行動の失敗の分析のために提案した行動欠損（hehavior deficit）モデルと反応抑制（response inhibition）モデルにもとづいている（Linehan, 1979）。行動欠損モデルでは，必要なときに効果的な行動がとれないことは，欠損の帰結であると

仮定する。つまり，適切で効果的な行動（行為プラスいつどのようにそれらを用いるのかの知識）が，その人の行動レパートリーにないのである。反応抑制モデルでは，その人は必要な行動をとるのだが，その実践が抑制されていると仮定する。抑制の決定因については二つの仮説がある。一番目の仮説は，そのような抑制はネガティヴな情動反応の条件づけによるというものである。二番目の仮説は，そのような抑制は，非適応的な信念や自己叙述や期待に起因するというものである。反応抑制アプローチの変形として，必要な行動はとるが，それらの行動の実践に際して妨害があるという考え方もある。繰り返すと，妨害には二つの主要な源泉がある。第一に，ある行動がそれよりも優位で，かつ相容れない行動の発現によって阻まれてしまうという形。つまり，不適切で，相容れない行動が，適切で効果的な行動よりも，その人の反応優先順位のなかで高い位置を占めているのである。第二に，現在の環境のなかで作用している随伴性が，効果的な行動よりも効果的でない行動に有利に働いているという形。効果的な行動が罰せられ，効果的でない行動が報償されるのである。

　ある特定の問題状況や生活パターンに対する解決法を分析するなかで，セラピストは盲目的に前もって定式化された理論を適用するのではなく，その特定の領域において患者の行動に影響を与えている変数を慎重にアセスメントしなければならない。いったんセラピストと患者が，効果的な問題解決行動の使用を妨げているものを突き止めれば，どのようにして先に進めばよいか一緒に考えることができる。スキルに欠陥があるのであれば，スキル・トレーニングが必要となるだろう。条件づけられた恐怖や罪悪感から抑制が生じているのであれば，通常，暴露にもとづくテクニックの必要性が示唆される。誤った信念は，定式的な認知修正手続きにより治療される。問題ある随伴性が環境に存在しているのであれば，随伴性マネジメント手続きが用いられるだろう。これらの手続きについては第10章と第11章で詳細に述べる。

4. 実践する解決法を選択する

　問題群に対する潜在的な解決法を作り出し，評価し，検討することは，最終的な目的の達成のための手段である。解決法は最終目的そのものではないが，患者はよくそう考えたがる。目標となるのは，状況に働きかけ改善する可能性を持つ解決法の実践である。したがって，解決法の評価の過程で，セラピスト

は，その解決法を実際に実行していくものとして患者が選択するよう導かなければならない。その選択のための基準はさまざまに整理されるが，一つには，セラピストは，短期的な価値よりも長期的価値に特別な注意を払い，その解決法が持つ患者の望みや目標を満たす効果（客観的有効性），患者との対人関係を維持し強める効果（対人的有効性），患者の自分自身に対する尊重を維持し強める効果（自己尊重の有効性）に注目しなければならない（これらの有効性のタイプについては，別巻のスキル・トレーニング・マニュアルに包括的に記した）。このステップに患者とともに取り組むことは，妥当な判断基準によって意志決定をなす能力を患者が改善するのを援助する重要な手段となる。

　検討される解決法が，DBT手続きのいずれかの実践に関係する場合には，患者の選択を援助するセラピストの役割はずっと重いものになる。たとえば，問題を打開するためにスキル・トレーニングや暴露や認知修正を選ぶ際には，それらの手続きはセラピストとの緊密な協力を必要とするため，患者とセラピストとの間のコンセンサスが不可欠となる。対照的に，随伴性マネジメントは患者の側から（セラピストの行動を強化したり罰したりすることによる）も，セラピストの側からも一方向的に実践されうる。しかし，ここで鍵となるのは，セラピストが柔軟性を保ち，ローマに至る道はたくさんあるという発想を自ら進んで抱くことである。

5. 解決法のトラブルシューティング

　解決法のトラブルシューティングとは，解決法の実践が誤った方向に行くすべての可能性ついてセラピストと患者が検討し，それに対して患者に何ができるかを話し合うことである。患者が困難にあらかじめ備え，新しく生じてくる問題を解決する方法について前もって考えておくというのが，ここでのねらいである。セラピー開始時や危機マネジメントの際には，これに関してセラピストの側が積極的になる必要がある。トラブルシューティングはしばしば新しい解決法のリハーサルとつながり，次に論じる方向づけ戦略と関連性を持つ。トラブルシューティングに関して最も重要なことは，それを行うのを忘れないということである。

第八節　方向づけ戦略

　方向づけ戦略（orienting strategy）とコミットメント戦略（commitment strategy）とは常につながり合っているが，ここでは説明のために切り離して扱う。方向づけには，DBT自体が問題解決の一般的適用とされる第一レベルにおいて）DBTの課題全般のプロセスや必要要件に関する情報を与えることが含まれる。また，今後用いられる可能性のある治療手続き（たとえば，自殺行動に代わる手段を提供する行動的なスキル・トレーニング）についての情報や，特定の問題状況の解決法分析を通じて選ばれた解決法の実践にあたって必要とされるものについての情報を与えることも含まれる。患者をセラピー全体に方向づける具体的戦略は第14章で概説する。しかし，新たなことを学習する前には，その都度，学習すべき事柄についての正しい情報を提供するために，全体の方向づけと同様の方向づけや課題の概観を，直接じっくりと患者に提示しなくてはならない。また，学習活動の概念モデルも明確にしておく必要がある。

　学習の明らかな失敗の多くは，習得や記憶の問題ではなく，何を学習すべきかが理解されていないために起こる。課題の必要条件が実践の前に明確にされれば，課題の把握は改善される。適切な学習は，患者が学習すべきことを正確に知っているときにのみ保証されるのである。スキル教育の失敗の原因としては，手続きの根底にある概念モデルや理由づけが適切に明確化されていないこともある。治療の理由づけがセラピーの成果に対して有する重要性は，ローゼン（Rosen, 1974）や他の研究者たちによって実証されている。

　治療の間には，課題の方向づけを繰り返しやり直す必要がある。これは，セラピー全般に対して，また特定の治療的手続きに対して，そしてすでに同意している行動解決法の実践に対してコミットメントを繰り返すことの，一般的な第一ステップである。つまり，変化のための必要要件や，治療戦略の選択の理由や，治療のプロセスがその結果に対して持つ関連性について患者が可能な限りの情報を有していれば，進歩はよりスムーズでより迅速になるであろうと考えられるのである。方向づけ戦略を表9-5に要約し，以下に説明する。

表9-5 方向づけ戦略チェックリスト

___セラピストは患者をDBTと，セラピーにおける患者の役割に方向づける（役割提示）。
　　___DBT全体に対して方向づけする。
　　___特殊な治療上の課題に対して方向づける。
　　　　___セラピストは特定の介入の目標（標的）と，患者が望んでいる全体的結果との関係について話し合う。
　　　　___セラピストは介入において患者とセラピスト双方の役割がどのようなものになりそうかを患者のために明確化する。
___セラピストは患者が問題に反応しようと試みるにあたって，具体的に何をすることになるのかを患者とともにリハーサルする。
　　___セラピストは患者が治療上の課題がどれくらい難しいものであるかについて患者に同情する。
　　___セラピストは自分が学習や変化の決まり事を作り出しているわけではなく，（時には）それらを患者以上に好んでいるわけでもないことを指摘する。

1. 役割を提示する

　役割提示（role induction）とは，患者が，治療もしくは治療の手続きそのものに対して，またセラピストに対して，現実に何が期待できるかを明らかにすることである。ここでは，セラピー全般においてと，特定の手続き実践において，患者とセラピストが実際に何をするかに焦点が当てられる。患者がセラピストに何を期待できるのか，そしてまた，セラピストが患者に何を期待できるかが明らかにされる。特定の介入について話し合う際には，その標的を，そしてそれらの標的と患者の要求や希望との関連性を強調する。セラピストに対するネガティヴな感情も，治療に対するネガティヴな感情も，セラピーのプロセスにおいて，実際に患者に何が期待できるのかについての情報が欠けていたり誤ったりしていることから起こることがあるため，役割提示は重要である。逆にいえば，初期に形成された患者の予想を再確認させるような出来事が，セラピストへの傾倒と信頼を高めるだろう。

　患者とセラピストとがお互いの期待を明確にする話し合いは，セラピーを通じてずっと行わなければならない。特に，セラピストは患者の側の言語化されない非現実的な予想を注意して取り上げる必要がある。このような期待は，非判断的なやり方で患者に対して映し返しを行い，要約すべきである。その後，それを明確にする話し合いをする。ここで，患者がどうしてそうした非現実的な予想に至ったのかを理解していると伝えることが重要である。いつものよう

に，受容と変化のバランスを維持しなければならない。

2. 新しい期待の内容をリハーサルする

　患者が古い問題や新しい問題に対する新たな行動反応の実践を準備するのを援助する際には，セラピストは患者と共に，患者に期待されていることは何か——つまり患者は具体的に何をすることになるのか——を詳細にリハーサルしなければならない。特に，焦燥感の激しい患者に対しては，段階を追い，詳細にわたって，患者がこれから試みるべき行為を見直すのが唯一最良の道である。一般的にこうした見直しは，解決法が話し合われ，選択されていく間に行われる。セッションや電話でのやりとりの最後に，再度簡潔に見直しをすることもできる。患者によっては，それぞれのステップを書きとめる必要があるかもしれない。また，必要なときに自分を「チアリーディング」できるように，解決法実践の理由づけを書きとめる必要がある患者もいるだろう。この認知的なリハーサルそのものが新たな学習の体験であり，問題状況における問題解決のパフォーマンスを高めるような記憶の助けともなる。

　患者が何を期待されているのかについてセラピストと患者が検討する際には，セラピストが途中でかなり認証を織り交ぜていかなければ，検討を終える頃には，患者は解決法を試みようとする自信を失っているかもしれない。私はたいてい最初に，これがどれだけ大変なことになるかについて患者に同情することにしている。そして，学習の決まり事を作り上げたのは自分ではなく，患者以上にそれらを好んでいるわけではないことを指摘するのである。これは，逆の形の「はい，しかし……」戦略だと，私は考えている。

第九節　コミットメント戦略

　問題解決の最終段階は，選択された解決法を実践するために患者からコミットメントを引き出し，維持することである。特定の行動法へのコミットメント，またはもっと一般的に言えば課題や仕事や対人関係といった行動的計画へのコミットメントが，その後の成果と強く関連していることについては，大量のエビデンスがある（Wang & Katzev, 1990; Hall, Havassy, & Wasserman, 1990 など）。人間は，自分が同意したことの方が遂行しやすいものだし，強くコミットした

仕事や人間関係にとどまりやすいのである。

1. コミットメントのレベル

　セラピーの初期段階に，患者に求められるコミットメントとは，一定期間，特定のセラピストと共にDBTに参加し，第4章で概説したような合意を維持することである。セラピー開始時に，患者は最低限，自殺行動をやめ，より価値のある生活を構築することに取り組むことに合意しなければならない。コミットメントや協働についてこのレベルに達していないと見なされ，対処の対象となるセッション内行動には，たとえば，セラピーにおける取り組みを拒否する，標的行動に関連する感情や出来事を話すことを避けたり拒否する，セラピストからの情報の提供や，別の解決法の作成努力を一切拒絶する，などがある。こうした場合には，セラピーへのコミットメントそのものを分析し，話し合って，再コミットメントを引き出すことを目指さなくてはならない。患者が参加的または協働的態度を示した場合（セラピーの初期にはかなりまれである）には，セラピストは注意深く強化する必要がある。

　第二レベルで患者に求められるコミットメントは，選択された特定の治療手続きに関して協働することである。実施されているのがスキル・トレーニングであれば，それへのコミットメントは，患者が問題状況において新たな，よりスキルの身についた行動を学習し適用することに取り組むことである。暴露であれば，コミットメントは，患者が恐怖を感じる状況やストレスの多い状況に足を踏み入れて，情動を避けることなく経験したり，怖くて試みられない物事を考えたりすることである。認知修正であれば，コミットメントは，患者が必要に応じて問題行動に関連する自分の思いこみや信念，思考の特徴的パターンを検討したり修正を試みたりすることである。随伴性マネジメント戦略では，協働のタイプや程度が他の戦略といくぶん異なる。随伴性マネジメントにおいては，患者の行動観察や報告を基としてセラピストが随伴性を適用する。新たな随伴性への暴露は行動を変化させるだろうという仮定がここにはある。したがって，患者の側に必要とされるコミットメントは，自分自身を随伴性に暴露することと，自分自身の行動を正直に報告することの両方となる。これらの各コミットメントは，DBTを受けている，患者のほとんどにとって必要なものである。

第三レベルにおけるコミットメントは，解決法分析において患者とセラピストが選択したあらゆる行動的解決法を実践することである。患者が新たな行動を試み，特定の問題に取り組むことなどについて，セラピストは患者の合意を直接引き出さなければならない。

2. コミットメントと再コミットメント

私の経験からすれば，多くのセラピーの失敗や早期の終結の主要な原因の一つは，患者もしくはセラピスト，または双方のコミットメントが不適切なことである。変化の過程の初期段階ではコミットメントが不十分だったり不安定だったりするだろうし，さらによくあるのは，セラピーの内外での出来事が，以前に築き上げた強いコミットメントを弱める働きをする場合である。DBTにおける患者のコミットメントは，効果的なセラピーのための重要な前提条件でありながら，セラピーの目標でもある。つまり，変化や古い問題に対して新しい行動的解決法を実行することへのコミットメントは，はじめから前提されているものではない。コミットメントとは，それ自体が行動であり，引き出されたり，学習されたり，強化されたりする対象であると見なされるのである。セラピストの課題は，このプロセスの推進を援助する方法を考えることである。

治療を通じて，患者はそれまでのコミットメントを思い起こすことを必要とするとともに，行動コミットメントを洗練し，拡張し，改善するための補助を（ときには何度も繰り返し）必要とするものと考えてよい。いくつかのケースで，患者と私は一つの（とても難しい）セッションのあいだに何度か最初のコミットメントに立ち戻り，繰り返しコミットメントをやり直す必要があった。一回ないし数回のセッション全体を通じて，変化，DBT，または特定の手続きに対するコミットメントの問題点を考え直さなければならないことがあるかもしれない。セラピーで問題が起こった際には，まず，コミットメントの失敗がアセスメントされる（仮定されるのではない）べきである。その問題の解決に動く前に，セラピストは患者と共にまずコミットメント戦略に戻るべきである。そこで再コミットメントが形成されれば，共に再び取り組みを続けることができる。

ときには患者ではなくセラピストの側がコミットしていない場合もある。こ

のようなことは多くの状況で起こり得る。患者に実力以上の能力を求められてきたせいかもしれないし，患者が長いこと改善しないからかもしれない。あるいは，患者の進歩が非常に遅く，セラピストにはそれが見えなかったからかもしれない。ときには，患者が長足の進歩を示し，変化を自ら整理統合してしまうと，セラピストが単純に患者に対する関心を失ってしまうこともある。価値観の不一致があったり，セラピーの初期にとても破滅的な危機があったりして，その後セラピストが要するに患者のことが好きではないと気づいてしまうこともある。セラピストの生活を取り巻く状況が変化し，その患者の治療に優先性がなくなり，もはややりがいがないということになる可能性もある。ボーダーライン患者に原因があるとされてきたコミットメントの治療的失敗の多くは，より適切に考えれば，セラピストに原因があったのではないかと，私は疑っている。したがって，セラピストは自分自身の患者に対するコミットメントのレベルを分析し，必要に応じて新しくより精力的なコミットメントを展開しなければならない。こうした作業をする最も適切な場は，DBTケース・コンサルテーション・チームである。ただし，コミットメントの喪失は，患者がセラピー妨害行動を起こしている可能性を示す重要な手がかりである。

3．柔軟さの必要性

おそらく言うまでもないことだが，患者自身の望みや目標，そして「ここからそこまでどのようにたどり着くか」という考え方については，柔軟に受け入れ，尊重することが必要である。つまりセラピストは，患者の目標の選択やコミットメントに対して断定的になるのは避けなければならない。セラピスト側が決めた目標や治療の手続きは，それがDBTやセラピスト自身の限界によって要請されるものでない限り，患者に強要しないように注意しなければならない。セラピストは恣意的な選択や好みを必要なものとして提示する誘惑に駆られるものだが，そうした傾向に気づいたときには，ともかくそうしないようにするか，修正しなければならない。ケース・コンサルテーション・チームがここでは特に役に立つ。

患者からコミットメントを引き出すために，多くの段階を用いなければならないこともあるだろう。セラピストは時として優秀なセールスマンのように働く。商品は，DBTや新たな行動，改めて変化しようとする努力などであり，

表9-6　コミットメント戦略チェックリスト

___セラピストは変化のためのコミットメントの賛否両論について強調し，話し合う。
　　___セラピストはコミットメントを「売り込む」。
　　___セラピストは変化へのコミットメントを，患者自身の生活パターン，未来に向けての現実的期待，そしてセラピーの理論的根拠と予想される結果へと関連づける。
___セラピストは患者のコミットメントを強め，自己コントロール感をうち立てるために悪魔の弁護テクニックを用いる。
___セラピストはDBTの目標と手続きに対する患者のコミットメントを得るために「フット・イン・ザ・ドア」と「ドア・イン・ザ・フェイス」のテクニックを用いる。
　　___セラピストは目標をいくぶん曖昧にうまくいきそうな雰囲気で提示し，目標に到達するのがどれだけ大変かといった議論は避け，ほとんど誰でも合意するようにする。
　　___セラピストは患者から目標に到達するというコミットメントを引き出す。
　　___セラピストはより具体的な点を提示し，困難を少し強調しながら，目標を叙述し直す。
　　___セラピストは目標に到達するというコミットメントをあらためて引き出す。
　　___セラピストは「値段をつりあげる」。つまり，達成が非常に困難な目標を，おそらく患者がそれまで試みたなかで最高に困難な目標であるけれども，試みれば達成可能なものとして提示する。
　　___セラピストは目標に到達するというコミットメントをさらにあらためて引き出す。
___セラピストは患者のなした以前のコミットメントを強調する（「私たち／あなたは合意したと思っていたのですが……」）。
　　___セラピストは患者とともに，患者が以前になしたコミットメントをまだ患者が保持しているかどうかについて話し合う。
　　___セラピストは患者が自分のコミットメントを明確化するのを援助する。
　　___セラピストはもし目標がDBTにとって重要なものであったり，セラピストの限界にかかわる重要なものであるならば，再コミットメントに焦点づけを行う。
　　___もしその変更がDBTやセラピストの限界とぶつかり合わないならば，コミットメントについて話し合いをし直す。
___セラピストは患者の選択の自由を強調しつつ選択肢を提示する。ただし同時に，各選択の現実的な結果を明確にする。
　　___セラピストは自殺類似行動により問題に対処する人生を選択することは自由であるとしながら，もしそのような選択をしたのであれば，DBTが目標として自殺類似行動の減少を要求する以上，他のセラピーを探さなくてはならないことを強調する。
　　___セラピストは患者がセラピー妨害行動を続けるのは自由であることを強調するが，そのような選択がなされた場合のセラピストの限界もまた明確化する。
___セラピストは患者からコミットメントを引き出すためにシェイピングの原則を用いる。
___セラピストはチアリーディングによって患者のなかに希望を生み出す。
___セラピストと患者は具体的な宿題について合意する。
■DBTに反する戦術
　___セラピストが目標やコミットメントについての患者の選択に関して断定的である。
　___DBTやセラピストの限界が頑固さを求めていないときでも，セラピストが目標や目標到達手続きに関して頑固である。
　___セラピストが自分自身の目標や治療手続きを，そのような目標や手続きがDBTやセラピストの限界によるものでないにもかかわらず，それが恣意的ではなく必要なものであるとして患者に提示し，おしつける。

ときには人生そのものであったりする。コミットメント戦略の各段階について以下に述べ，また表9-6に概略をまとめる。これらの段階のすべて，またはほとんどが必要とされることもあるだろう。たとえば，課題が患者の側に並々ならぬ努力を要求する場合，努力が長期間にわたる場合，逆境のなかで，あるいは他人が患者の邪魔をしているなかで努力しなければならない場合，患者が変化の能力に絶望を感じている場合，要求されていることを患者が非常に恐れている場合などである。最も良いのは，まずセラピーへのコミットメントを形成することであるが，これについては第14章で論じる。また，言葉によるコミットメントを求めることだけが必要で，他の戦術は放棄できる場合もある。各戦略を用いる順番は，必要に応じて自由に前後してよい。

4. コミットメントを売り込む――賛否両論を評価する

人間は，自分が信じていないものよりも信じているものにコミットし続けるものである。そのため，行為計画が提案されたなら，患者には，その計画や解決法に実際にコミットすることの賛成反対の議論をさせなくてはならない。このやり方には二つの側面がある。①解決法分析においてすでに評価され，選択された解決法の良い点をリハーサルすることと，②患者が後に，おそらく一人で援助なしに疑いに立ち向かうことになったときに必ず現れてくる留保という考え方に対しての反論を発展させることである。セラピストは変化へのコミットメントを，患者自身の生活のパターン，未来に向けての現実的な期待，そしてセラピーの理論的根拠と予想される結果とに関連づける努力をしなくてはならない。

5. 「悪魔の弁護者」を演じる

患者のコミットメントが軽く，将来の逆境に立ち向かうには不十分な場合がある。そのため，仮のコミットメントが作り上げられたあとで，セラピストは可能な限り強化を試みなくてはならない。賛成反対を議論することも一つの方法だが（前項参照），第7章で論じた「悪魔の弁護」テクニックも一つの方法となる。このとき，セラピストは患者のコミットメントに反対する議論を提示する。秘訣は，コミットメント反対論を，コミットメントに賛成する患者の議論よりも少し説得力のないものにすることである。反対論が強すぎると，患者

は降参して，最初のコミットメントを撤回してしまうかもしれない。もしそうなったら，セラピストは少し譲歩し，コミットメント賛成論を強化し，その後でもう一度「悪魔の弁護」の立場に戻る。この戦術は，患者の選択の感覚や，自分が物事をコントロールしているとの「錯覚」を高めるのに役に立つ。

6.「フット・イン・ザ・ドア」／「ドア・イン・ザ・フェイス」テクニック

「フット・イン・ザ・ドア」（Freeman & Fraser, 1966）と，「ドア・イン・ザ・フェイス」（Cialdini et al., 1975）は，良く知られた社会心理学的手続きである。これは，要求やそれまでの約束に対するコンプライアンスを強めるものである（これらの用語は，戸別訪問でチャリティーへの寄付を依頼することに関する研究からきている）。「フット・イン・ザ・ドア」テクニックでは，セラピストは最初に簡単な要求をし，続いてより困難な要求をしていくことによって，コンプライアンスを高める（たとえば，まずは，電話相談をすることを患者に同意させ，その後で，電話で新しい対人関係スキルを使ってみるよう同意させる）。「ドア・イン・ザ・フェイス」テクニックでは，その手順は逆転する。最初に，自分が実際に想定しているよりもずっと大きな要求をするのである。そしてその後に何か簡単な要求をする（たとえば，まず，来週まで自傷行為をしないとの同意を要求し，その後に自分自身を傷つけそうになったらセラピストに電話するよう要求する）。両者の複合的な手続き——最初に何か非常に困難なことを求め，次に何かとても簡単なことに移行し，その後，少し困難な要求へと高めていく——といった手法が非常に有効な戦略になることもある（Goldman, 1986）。「フット・イン・ザ・ドア」も「ドア・イン・ザ・フェイス」もその複合戦略も，いずれも直接的にコミットメントを求めるよりも効果を発揮する可能性が高い。

　セラピーそのものや特定の治療手続きに対するコミットメントを得たら，たとえば以下に示すような複合的戦略の変形を用いることができる。最初に，多少曖昧な目標（セラピーの目標，または手続きの目標）を，その目標を達成するのがどのくらい難しいかという議論はせずに，できそうな雰囲気で提示する。そうすればほとんど誰でも同意することになる。次に，患者から，それらの目標に到達するというコミットメントを引き出す。三番目に，もう少し具体的な

点を提示して目標を叙述しなおし，困難さを少し強調する。四番目に，目標に到達するというコミットメントをあらためて引き出す。五番目に，「値段をつりあげる」。つまり，達成が非常に困難な目標を，おそらく患者がそれまで試みたなかで最高に困難な目標であるけれども，試みれば達成可能なものとして（おそらく実際以上困難なものとして）提示する。そして最後に，目標に到達するというコミットメントをさらにあらためて患者から引き出すのである。

　ホームワークの実践や新たな行動への挑戦のコミットメントを引き出すには，「ドア・イン・ザ・フェイス」テクニックが最もうまくいくことが多い。たとえば，私ならまず初めに患者に新しいスキルを毎日実践することを求め，その後で，次回までの間に一回か二回スキルを実践するようにと，要求を縮小するのである。いったん患者がこれに同意し，コンプライアンスが得られそうだと考えたなら，要求を少し上げて，次回までに三回スキルを実践するようにと言うこともある。

7. 現在のコミットメントを以前のコミットメントと結びつける

　「フット・イン・ザ・ドア」戦術の変形として，患者に以前のコミットメントを思い出させるというものもある。これは，患者のコミットメントが徐々に衰えているとき，または患者の行動が以前のコミットメントと一致していないときに必ず行わなければならない（「しかし，私たちは合意したと思っていたのですが……」）。この方法は，危機的な状況で有効なことがある。特に，患者が自殺など破壊的な反応による脅しをしたときには役に立つ。危機の時期に新たなコミットメントを作り出すことは非常に難しい。この戦術は，セラピストにとってきわめて確実な方法ともなりうるし，患者をたしなめたり，対抗行動に対する直接警告に向いている。一つの例だが，ある新しい患者が，グループ・スキル・トレーニングに行かなくてはならないことに対して屈辱感を抱き，それをめぐる危機のなかで（クリニックの監督者としての）私に電話をかけてきた。私がグループトレーニングに出席せずにプログラムを続けることは認められないと告げると，その患者は「分かりました。では，もう自分を傷つけるしかないですね」と言った。私は即座に「あなたはそうしたことをしないようにベストをつくすつもりだと思っていましたが？　それは私たちとのセラピーに入る際にあなたが約束したコミットメントの一つですよ」と言い返したので

ある。
　以前のコミットメントを患者に思い出させるには，セラピストはまだ患者が以前のコミットメントを維持しているかどうかを話し合い，患者を助けて，そのコミットメントをより明確にしなければならない。もし，そのコミットメントや目標が，DBTやセラピスト自身の限界に関して中心的なものであるとすれば（上記の例のような自殺類似行動への取り組みに対するコミットメントなど），再コミットメントの確立に焦点を当てなければならない。もしその変化がDBTやセラピストの限界と葛藤的でなければコミットメントについて話し合いをし直すのが適切であろう。

8. 選択の自由と代替案の不在を強調する

　コミットメントとコンプライアンスは，人がコミットメントを自由に選択し，目標への道がそれ以外にないと信じたときに強められる。つまり，セラピストは患者の目標を達成する別の方法がないことを強調しつつ，選択しているという患者の気持ちを高めるように試みなければならない。これを行う方法は，患者が簡単に目標を変えることができるという事実を強調することである。すなわち，目標達成への選択肢はたくさんないにしても，患者は自分自身の人生の目標を選択できるという点を強調するのである。ここでのねらいは，自分自身の目標を選択すると，同時にそれに伴って起こることを受け入れる覚悟が必要だということである。つまり，患者は自身の選択における自然な結果を受け入れなくてはならない。
　セラピストは，患者の選択の自由を強調しながら，選択の現実的な結果を明確に示すのである。たとえば，自殺の企てを止めさせるために患者のコミットメントを促す（もしくは再び促す）のであれば，患者に，自殺類似行動によって問題に対処する人生を選択することは自由であると強調しつつ，もしそのような選択をしたのであれば，DBTが自殺類似行動の減少を目標として要求する以上，他のセラピーを探す必要があるということも強調する。同様に，セラピストは，患者がセラピー妨害行動を続けることは自由であると述べ，もしそのような選択がなされた場合は，セラピスト自身の限界をも明確にしなければならない。私はかつて，（私に対して）非常に嫌悪的な行動パターンを繰り返した患者に，このような行動パターンを続けることはかまわないが，もし続け

るのであれば，もうあなたと問題に取り組みたくなくなるだろうと伝えたことがある。患者はすぐに，こうした行為を止めないならセラピーを終わらせると脅しているのかと尋ねてきた。私は「いいえ，私はあなたとのセラピーを続けるでしょう。ただそれが嫌になる，それだけです」と答えた。

　読者は，どちらの例でも，付随するものとして提示される結果が，セラピーにおける対人関係に関わるものであることに気づいたであろう。治療関係は通常，この戦略で用いられる最も強力な結果である。なぜならこれらはセラピストにとって最も信頼できるものだからである。しかし，第10章で論じるように，治療的な随伴性は強い人間関係に依存する。つまり，この方法は，人間関係がまだ築き上げられていないときには，注意して使用しなければならないのである。

　セラピストは，機能不全行動から起こりうる現実的な結果についての他の考えを得るために，それまでに行った賛否両論の議論や機能不全行動の結果の分析に目を向けることができる。ここでのポイントは，セラピストと患者の双方が，患者がこれら行動や結果を選択することができるということを受け入れなければならないということである。自由を強調しつつ，そのコミットメントができなかったときのネガティヴな結果を同時に強調することで，コミットメントと，合意に基づいた遂行の可能性の双方を強化できるのである。

9. シェイピングの原則を使用する

　コミットメントはしばしばシェイピングされなければならないということを心に留めておくことは重要である。変化のはじめの段階では，コミットメントの目標を限定し，次第に拡大していくようにすることができる。また，患者が単に疲れたり，意気消沈したりしたときに，大きかったコミットメントをしばらく縮小しなければならないこともある。セラピストは，患者が提供できるものよりも大きなコミットメントを望むものである。セラピストは柔軟である必要があり，ときにはかろうじて区別できる程度のコミットメントの違いを創造的に作り出せるようでなくてはならない。患者が落伍者のように見えるようにすることなしに，要求を縮小し，あるいはドア・イン・ザ・フェイス・テクニックを使用する能力が要求される。

10. 希望を生み出す――チアリーディング

　自殺的なボーダーラインの人びとが直面する重大な問題の一つは，作り出された解決法を実行に移せるという希望の欠如や，試みが失敗や屈辱に終わらないという希望の欠如である。コミットメントを保持できるという希望を持たないコミットメントは，極度に困難なものとなる。チアリーディング戦略は，問題解決で最も重要とされる。問題解決の各やりとりの間（特にやりとりが終わりに近づくにつれて，そして，コミットメントが必要とされるにつれて），セラピストは患者を励まし，患者の最小の進歩ですら強化し，患者が自身のなかに最後には問題を克服できるすべてをもっていることを指摘しつづける必要がある。

11. ホームワークに合意する

　新しい問題解決法や新しい行動スキルについて，構造化された練習課題を与えることは，心理教育的スキル・トレーニンググループの中心的な部分をなす。個人療法では，構造化されたホームワークを出すというのは典型的ではないが，患者とセラピストが，次のセッションまでの間に特定の行動を患者が試みることについて合意していることはよくある。そうした場合には，セラピストは必ず「ホームワーク」行動を書いておかなくてはならない。また，きわめて重要なのは，次のセッションのあいだにそのホームワークについて尋ねることを忘れてはならないということである。患者にとってもやはり，自分が何をやろうとしているのかを書きとめておくことは有効である。もし課題が非常に困難であれば，週の途中で来院して，進歩や予期しなかった困難について報告するように求めてもよい。

第十節　結　語

　DBTにおける問題解決戦略は，ほとんどの形の認知行動療法において使用されているものと違いはない。もしそれらだけで十分であったならば，もちろん，BPDのために特別な治療を開発する必要はほとんどない。ボーダーライン患者に対するこれらの戦略と，他の患者に対してそれらを適用することの間

にある大きな違いは，前者については，セラピストが各ステップを何度も繰り返すことを覚悟しなければならないということである。一度作られたコミットメントは，作り直されなければならない。一つの洞察は，それが理解されるまで，ほとんど永遠に繰り返される必要があるだろう。行動分析は，特に繰り返されるセラピー妨害行動によってプロセスが中断されるときには，時間のかかる飽き飽きするものとなりうる。セラピストにとって可能であると思われる代替行動や解決法にしても，患者からすれば不可能に思える。一般的に，スキル・トレーニング，随伴性の適用，認知修正，妨害的な情動性の縮小をねらう暴露にもとづいた手続きは，単独もしくは組み合わされて用いられるが，セラピストと患者が協力して開発した問題解決法を患者が実践に移すのを援助するために必要なものである。これらの手続きについては，次の二つの章において詳細に論じる。

第10章
変化の手続き（パート1）
――随伴性手続き（随伴性マネジメントと限界遵守）

　変化の手続き――すなわち，随伴性手続き（contingency procedure），行動スキル・トレーニング（behavioral skills training），暴露を基礎とした手続き（exposure based procedure），認知修正（cognitive modification）――は，弁証法的行動療法（Dialectical Behavior Therapy, 以下，DBT）全体に織り込まれて用いられる。各手続きの組み合わせ方は治療様式やセラピーの局面によって異なるが，すべてのセラピストはこれらを用いることになる。各手続きの適用は，行動分析で問われる四つの主要な質問群と関連している。質問群と各手続きとの関係を表10-1に示した。各手続きは，あらゆるセラピーの相互作用のなかで簡単かつ非定式的に用いることも，構造化し定式的に用いることもできる。

　たとえば，定式的な随伴性手続きには次のようなものがある。特定の行動の結果を具体的に示す自覚的治療計画（self-conscious treatment plan）の実施（たとえば，DBTでは，患者は自殺類似行動をした後24時間はセラピストに電話をしてはいけないと決めている。また，1週間に○○回以上セラピストに電話をかけたら，次の週はセラピストに電話をできないと決める），入院病棟でのレベルごとの行動許可制（level and privilege system）の実施，セッション間の「前もって用意され」，組織化されたセルフマネジメント・プログラム（organized self-management program）の使用，などである。非定式的な例を挙げると，あまり顧られることはないが，患者が観察し体験できるセラピストの個々の反応（すなわちセラピストの公的行動）は，中立的にも，懲罰的にも，強化的にもなりうる。つまり，すべての随伴反応は，スキルの有無に関係なく，非定式的な随伴性手続きなのである。新しくてより効果的な行動を支援するた

表10-1 行動分析で問われる質問群と変化の手続きとの関係

質　問	手続き
1. その人の行動レパートリーのなかに求められる行動はあるか。その人は以下の事柄を行う方法を知っているか。	行動スキル・トレーニング
a. どのように情動を制御するか。	情動制御
b. どのように苦悩に耐えるか。	苦悩耐性
c. どのように葛藤に対してスキルフルに対応するか。	対人関係の有効性
d. どのように断定せず，自覚と有効性への焦点づけを伴って観察し，叙述し，参加するか。	マインドフルネス
e. どのように自分自身の行動をマネジメントするのか。	セルフマネジメント
2. 効果のない行動が強化されていないのか。そうした行動はポジティヴで望ましい結果につながるのか。効果的な行動が中立的もしくは罰となる結果につながっていないか。あるいは報酬となる結果が遅延されていないか。目標行動に近い行動が強化のために利用可能か。	随伴性手続き
3. 効果的な行動が不当な恐怖や罪悪感によって抑制されていないか。その人は「情動恐怖症」ではないか。回避行動や逃避行動のパターンは存在していないか。	暴露
4. 効果的な行動が誤った信念や仮定によって抑制されていないか。それらの信念や仮定は確実に効果的でない行動に先だって存在していないのか。その人は環境のなかで作用している随伴性やルールに無自覚ではないか。また，セラピー中の随伴性やルールについてはどうか。	認知修正

めに環境のなかに直接的変化を作り出すことも，随伴性手続き使用の一例である。

　変化の手続きを適用する際の重要なポイントは，可能な限り，新たな行動が必要とされている状況のなかで学習を行わなければならないということである。たとえば入院病棟で，自殺行動を制止し，それを苦悩に耐えるスキルと情動制御スキルに置きかえることを学習したとしても，その新しいスキルがほかの環境や状況，特に危機的状況に般化されないならば，それほど役に立たない。同様に，セラピストとの適切なやりとりを学習しても，それがセラピスト以外の人間関係でのやりとりに般化されないならば，役に立つスキルとはならない。DBTは，新しい問題解決法や心的外傷への対処戦略を教える一方で，同時に，患者を問題や危機的状況のなかに置き続けることを強調する。たとえば，（苦悩に耐えるトレーニングの重要な焦点である）危機サバイバル・スキル（crisis survival skill）は，セラピストが状況が患者を圧倒していると思ったと

きにいつも患者を危機から引き離してしまったなら，学習は難しくなる。この話題については第15章でDBT電話戦略や病院プロトコルとの関連のなかで詳細に論じる。ここでは，セラピストは単に，学習は新たな行動が必要とされる状況で行われなくてはならない，もしくは，そうでない場合には，そうした状況への学習の般化を確実にする特別な努力を払わねばならないということを心に留めておくだけでよい。

第一節　随伴性手続きの理論的根拠

　DBT理論はスキルの欠損を強調するが，動機づけ要因も，患者の持っているスキルを適用する際には明らかに重要である。つまり，DBTはコフート（Kohut, 1977, 1984）やアドラー（Adler, 1985, 1989）のような欠陥モデルと，カーンバーグ（Kernberg, 1984）やマスターソン（Masterson, 1976）のような動機づけモデルとのバランスをとるものである。ボーダーライン患者は，特定の状況下で必要なスキルを持っているときでさえ，それらを用いないことが多い。その違いは，スキル習得とスキル実行の間にある。DBTでは動機づけの問題を，問われている行動に現在影響を与えコントロールしている環境的・個人的な要因の観点から分析する。これらの要因を同定することが行動分析の主要な焦点となる。

　DBTでの随伴性手続は単純な前提にもとづいている。ある行動の結果は，その行動がまた起こる可能性に影響を与える，というものである。ここでの目標は，患者の利益のためにセラピーの随伴性の力を利用することである。随伴性手続きでは，セラピストが患者と自分自身の対人行動を注意深く自己観察し，組織化して，最低限，変化の標的である行動が不用意に強化されたり，患者のポジティヴで適応的な行動が罰せられたりすることのないようにしなければならない。「まず，悪化させないこと」である。さらに，もし可能ならば，スキルフルな行動を強化し，未熟で非適応的な行動を置き換えるか消去できるよう，結果を調整する。自殺行動の問題では，デリケートでいくぶん危険なバランスが必要となる。セラピストは，自殺反応を過度に強化しないよう努めると同時に，反応を無視したせいで生命の危険に及ぶレベルまで反応をエスカレートさせることのないようにしなければならないのである。このアプローチでは，長

期の利益を達成するために短期のリスクを負うことがセラピストに求められる。

　ここでの「強化」（reinforcement）という用語は，応用的な意味で，行動の可能性を高め強めるすべての結果や随伴性に言及するものとして定義される。この定義は，実際のところ，機能的定義である。つまり，ある出来事は，それが強化子として機能する限りにおいて強化子なのである。したがって，個々人にとっての具体的な強化子を個別に同定することが必要となる。この点はきわめて重要であり，後でより詳細に論じる。強化子とは一般的にポジティヴで，望ましく報いのある出来事と考えられているが，必ずしもそうであるとは限らない。たとえば，コーレンバーグとツァイ（Kohlenberg & Tsai, 1991）は，歯医者に行くのが嫌いな人にとってさえも，歯医者が空いていて予約できることが（予約しないで歯の治療に行くよりも）歯医者に予約を入れる行動を強めることを指摘している。強化手続きと対照的に，消去や罰は行動の可能性を弱め減少させる。「消去」（extinction）とは，それまで強化されていた行動の強化の停止である。「罰」（punishment）とは，行動の可能性を抑える結果の適用である。罰として機能する結果のすべては原則として「嫌悪的」（aversive）である。どちらの手続きも行動を弱め除去するものであるが，全く異なる作用の仕方をする。この違いはセラピーの計画にとって非常に重要である。

　原則的に，DBTは強化手続きの使用，または強化と消去との併用を推奨する。罰または消去の単独使用はそれほど推奨されない。上述したように，理想を言えば，セラピストはスキルフルな行動がスキルを伴わない非適応的な行動に取って代わるように状況の調整を試みる。スキルフルな行動はその人にさらに強化を与えるものとなる。しかし，ボーダーライン患者にとって，理想的な条件が整うことはあまりない。その結果，消去や嫌悪的結果が必要となることもある。

　DBTの随伴性手続き，特に嫌悪的結果の使用は，他のセラピー・アプローチでの限界設定の手続きととてもよく似ている。通常の定義での「限界設定」（setting limits）とは，患者にとって有害であるとセラピストが考えるような行動に対する罰や，強化子の喪失の脅しといったセラピスト側の活動を意味する。この文脈における「限界」とは，受容できる行動の限界のことである。必ずではないが，たいていの場合，制限される行動とは，非適応的で患者のコン

トロールから外れているとセラピストが考えること，あるいはセラピーを深刻に妨害する行動である。DBTでは「限界」をより限定的に定義づけており，限界に関連する行動と標的に関連する行動（次項参照）の間に違いを設けている。しかし再度述べるが，DBTで用いられる実際の手続きは，他の様式のセラピーで用いられる限界設定の手続きときわめて似たものである。

1. 随伴性マネジメントと限界遵守の違い

　DBTには二つのタイプの行動を扱う二つのタイプの随伴性手続きがある。最初のカテゴリーは「随伴性マネジメント」であり，これはDBT優先標的リスト上の行動と，これらの行動と機能的に関係する行動とを取り扱う。まとめると，これらは「標的に関連する行動」(target-relevant behavior) と考えられ，その意味から言ってコーレンバーグとツァイ (Kohlenberg & Tsai, 1991) の用語である「臨床的に適切な行動」(clinically relevant behavior) と非常に近いものである。機能的に関係する行動をここに含めることは，たしかにパンドラの箱を開けるかのように対象範囲を広げすぎることになりかねないが，（少なくとも原則としては）セラピー開始段階で標的行動は明確に特定される。患者はDBTへの参加を選択することにより，これらの行動に取り組むことをも選択するのである。長期間のセラピーでは，標的優先順位の高い行動パターンが治療された後は，「標的に関連する行動」は，主に患者が選択した行動パターンによって構成してよい。これは，DBTの七つ目の標的である患者の個人的目標を反映するものである。「標的に関連する行動」であるか否かを決定する要因は，患者の幸福と長期的な目標である。

　二つ目のカテゴリーである「限界遵守」(observing limit) では，セラピスト自身の個人的な限界にぶつかったり超えたりする患者の行動すべてを扱うことになる。こうした行動は，まとめて「限界に関連する行動」(limit-relevant behavior) と考えられる。ここでは，患者の幸福や望みは主たる決定要因ではなく，それは患者の行動とセラピスト自身の限界との関係のなかにある。したがって，「限界に関連する行動」はセラピストごとに異なってくる。あるセラピストが標的とする行動が，他のセラピストでも標的とされる必要は必ずしもないのである。

　DBTでは随伴性手続きを用いるにあたり，これら二つのタイプの行動の区

別を強調する。限界遵守は，DBTの随伴性手続きの特別なカテゴリであり，セラピストの限界とそれに関連する患者の行動に焦点が当てられる。限界は，患者にとってもセラピストにとっても大きな問題となることが多い。限界遵守のアプローチは，この領域における問題を公平に，そして効果的に取り扱うために開発されてきたものであり，ほかの多くのセラピーでの限界設定アプローチとはいくぶん異なる。

2. 随伴性としての治療関係

多くのボーダーライン患者にとって最も強力な強化子とは，たいていの場合治療関係の質に関するものである。患者によっては，すでに存在する破壊的で非適応的な行動を強化する影響に対抗できるほど強力な強化子が，これしかないこともある。したがって，患者とセラピストの間に強い関係がうち立てられる前に随伴性手続きを用いるのは，まず不可能である。強固な関係性は，セラピストの行動の誘発性を高める。そうした誘発性は，DBTのなかで患者の行動を強化するために遠慮なく用いられる。要するに，患者と強く濃密な関係を作り上げることが不可欠なのである。ほかの強化子が利用できないというわけではないが，そのほとんどは，患者の問題行動を強化する結果に対抗するには弱すぎたり，セラピストがコントロールできないものであったりするのである。

いったん強固でポジティヴな関係が作り上げられれば，セラピストにとって利用可能で最も効果的な強化子は，ポジティヴな関係の表現と持続である。最も効果的な罰は，セラピストのあたたかみや好意，承認（あるいは，ときとしてセラピーそのもの）の撤回である。このような関係性は，患者の長期的目標のために用いられる（第4章で紹介した用語を使って言えば，セラピストは最初に強固でポジティヴな関係を作り上げ，そしてその関係を用いて「恐喝」〈blackmail〉を行い，かなり難しい変化標的を患者の行動のなかに起こさせる）。ここでは二つの点が非常に重要である。第一に，セラピストは強固でポジティヴな関係性が形作られる前には，関係の随伴性を用いることができない。いわば，「お金を使うには銀行にお金がなければならない」のである。第二に，DBTは，恣意的な随伴性よりも自然な随伴性に重点を置くので（これについては後述する），関係性の強さ（強烈さとまでいかなくとも）は相互的でなけ

第10章　変化の手続き（パート1）——随伴性手続き（随伴性マネジメントと限界遵守）　399

ればならない。つまり，セラピストの患者に対する誠実とはいえない偽の愛着は，必ず誠実とはいえない恣意的な反応につながる（患者への誠実な好意の維持は，第13章で論じるセラピストのスーパーヴィジョン／コンサルテーション戦略の一つの標的である）。DBTは，治療関係を無視したり軽視したりするなどということは全くなく，関係の力を強く主張する。

　セラピストの多くにとって，対人的なあたたかみ，愛着などを強化子として用いるという考えは，患者を誠実に気づかうことと両立しないように思われるかもしれない。人によってはその考え方はまさしく操作的であると感じるだろう。また，誠実なケアとは，ほかの人が何をしようともあたたかみと愛着を持ち続けることを意味するものだと考える人もいる。たいていの論争はそういうものだが，この論争でも，どちら側にも真実がある。一方の側から言えば，人はほとんどの対人関係において適切で適応的な行動を自然に強化し，ネガティヴな行動や好ましくない行動の後では強化を差し控える。たとえば，夫が嘘をついたり盗みをしたりしたならば，愛情ある妻は即座に賛意とあたたかみを示したりはしない。敵対的な言語的攻撃を受けたときに，普通，攻撃者とより多くの時間を費やすことで反応したりしない。治療関係が他のタイプの人間関係と異なるのは，ポジティヴな行動がどのような反応を受けるかという点ではなく，誰がポジティヴな行動や随伴性使用の明確さから恩恵をこうむるかという点なのである。セラピーにおける関係性では，強化されるのは患者に恩恵をもたらす行動であり，随伴性の使用は意図的で自覚的である。ほかのほとんどの関係（特に対等な関係）では，どのような行動が強化されるかを決定する場合，お互いの利益が等しく重要であり，随伴性は無自覚なやり方で用いられる。

　一方，対人的な随伴性の利用は，もともと対人関係に恵まれない患者にあたたかみ，愛着，親密さ，承認，認証を与えない口実となってはならない。たとえ最も難しい患者であっても，ときおり問題行動よりもポジティヴで適応的な行動をとるものである。単にセラピーセッションに来て，それにねばり強く取り組むだけでも達成と言える患者も多い。実際，多くのボーダーライン患者は対人関係に恵まれていないのであり，そのことからしても，セラピストができる限りの頼りがい，いたわり，ケアを患者に提供するよう努めなければならない。すなわち，セラピストは患者を強化する機会を探し求めなければならない。もっと簡単に言えば，セラピストは自分の患者を愛し，患者が元気になり成長

するために必要なものを，あるいはおそらくそれよりも少し多くのものを，与えなくてはならない。同様に，あたたかみと承認の基準はあまり高く設定すべきではない。ちょっとした失策は，壊滅的な損失を引き起こすものではない。この点については，シェイピングの原則との関連のなかで十分に論じる。

第二節　随伴性マネジメント手続き

　対人相互作用のなかでは，すべての反応は，潜在的に強化，罰，あるいは消去の形となりうる。このことはほかのあらゆる関係と同じく精神療法においても真実であり，セラピストと患者が意図していようといまいと真実でありつづける。セラピストがその一瞬一瞬にどのように患者に対して反応するかが，患者がそれに続いて何を行い，感じ，考え，気づくかに影響を及ぼす。随伴性マネジメント戦略とは，最終的な結果が医原的なものではなく有益なものとなるように，患者の行動とセラピストの反応との間の随伴性関係を調整する方法である。この節では特に重要な随伴性を検討する。表10-2に概要をまとめた。

1. 随伴性マネジメントに方向づける──課題の概観

　セラピストは，精神療法で随伴性マネジメントを使用するように患者を方向づけなければはならない。強化の原則とそれが行動に与える影響については，患者にも専門家の間にも混乱があり，そのため最初の方向づけというこの課題は，非常に重要かつきわめて困難なものになっている。患者が自分自身の行動をコントロールしている力を見出すためにセラピストと協働する場合には，学習の作用の仕方に関する正確な情報を与えることが不可欠である。セラピストが学習の原則に完全に通じていなければならないことは言うまでもない。これらの原則は，行動修正や行動療法に関する最も一般的な教科書に概略が記されている（たとえばMartin & Pear, 1992; Masters et al., 1987; Millenson & Leslie, 1979; O'Leary & Willson, 1987）。またセラピストは，社会的に受け入れ難い強化のパターンに対するスティグマを減らすように働きかけなくてはならない。私の経験では，以下のようなポイントが特に役に立つ（順序に意味はない）。

　第一に，セラピストは，実世界での人の反応や行為の仕方に影響を与える要因としての意図，行動計画，目的，結果のそれぞれの違いについて論じる必要

表10-2　随伴性マネジメント手続きチェックリスト

___セラピストは患者を随伴性マネジメントに方向づける。
　　___セラピストはどのようにして学習が──強化も含めて──生じるのか説明する。
　　___セラピストはある結果を「意図する」ことと，ある結果が「機能的に行動と関連している」ことの違いについて話し合う。
___セラピストは標的に関連した適応的な行動を強化する。
　　___セラピストは行動の直後に強化を行う。
　　___セラピストは患者の適応的反応の強さに適合するように強化をスケジューリングする。
　　　　___反応が弱いときには，患者が望ましい行動をとるたび毎回（あるいはほぼ毎回）強化する。
　　　　___反応が強くなるにつれて，セラピストは徐々に強化の強度を下げ，間欠スケジュールにもっていく。
　　　　___環境面の随伴性とセルフマネジメントされた随伴性が効果的になるにつれ，セラピストは強化を徐々にやめていく。
　　___セラピストは治療関係を強化子として用いる。
___セラピストは標的に関連した非適応的行動を消去する。
　　___セラピストは行動がそれを強化するような結果によって維持されていないかどうかアセスメントする。
　　___セラピストは譲歩しない。
　　___セラピストは行動暴発の間も消去スケジュールを固持する。
　　___セラピストは患者に問題解決をさせ，強化され得るほかの行動を見出すのを援助する。
　　　　___セラピストは代わりの適応的行動をすばやく強化する。
　　___セラピストは消去の間患者をなだめる。
　　　　___セラピストは患者の苦しみを案じ認証する。
　　　　___セラピストはあたたかみを持って患者に消去の理論的根拠を思い起こさせる。
___セラピストは必要な場合に嫌悪的な随伴性を用いる。
　　___標的に関連する優先性の高い非適応的行動を強化する結果がセラピストのコントロール下にはないとき。
　　___非適応的行動が他のすべての適応行動を妨害するとき。
　　___セラピストは（慎重に）不承認，対抗，あるいはあたたかみの撤回を用いる。
　　___セラピストは修正-過修正を用いる。
　　___セラピストは必要なときにはセラピーの休止を用いる。
　　___セラピストは最後の手段としてのみ，セラピーを打ち切る。
___セラピストは結果の潜在的影響力を判断する。
　　___セラピストは経験的に強化子と嫌悪的結果とを同定する。特定の患者にとって，特定の出来事，言葉，反応（特に称賛）が強化的であるに違いない，あるいは嫌悪的であるに違いないと仮定しない。
　　___セラピストは異なる結果の多様性を利用する。
___セラピストは可能な限り恣意的な結果よりも自然な結果を用いる。
　　___セラピストは恣意的な結果を自然な結果と組み合せ，自然な結果の有効性を強めるために時間を追って恣意的な結果を減らしていく。
___セラピストは患者の行動を強化するにあたってシェイピングの原則を用いる（強化の随伴性を調整して，患者の現在の能力と状況からの要求とのバランスをとる）。
　　___セラピストは患者の反応を望ましい行動に向けて徐々に発展的に形作るような強化スケジュールを用いる。

____セラピストは患者のレパートリーのなかにすでにある行動のなかで，標的行動の方向性にあったものを強化する。
____セラピストは患者の能力の限界のちょうど下のところまで患者を押し上げる。強化を必要とする課題の難しさは，患者がすでに達成した課題よりもほんの少しだけ難しいものである。
____患者がその能力の限界近くで行動するときには，セラピストは行動を強化する。
____患者の能力のなかに目標行動により近い行動があるときには，セラピストは目標行動からかけはなれた行動を強化しない（消去する）。
____セラピストは課題の難しさを評価するために，状況におけるすべての情報（患者の現在の脆弱性に作用するものも含む）を用いる。
■ DBT に反する戦術。
____セラピストが患者の要求に「譲歩」してしまい，現在の状況がより有能な行動を要求しているのに患者の能力以下の行動を強化する。
____セラピストが随伴性マネジメント手続きの使用において一貫していない。
____セラピストが嫌悪的結果の使用において懲罰的である。
____セラピストが行動の試みを強化する前に患者の能力を超えた行動を要求する。

がある。ボーダーライン患者において，これは非常に微妙な点である。ある行動の意図が，その行動の結果と，あるいは少なくとも結果の一部と関連しておらず，その結果が行動を強化しているということはよくある。（私が本書を通じて指摘してきたように）行動の結果が必然的に意図を明らかにしているという思いこみは論理の誤りであることを，セラピストは患者に指摘しなくてはならない。多くの結果が実際は意図されたものではないのである。さらに，結果が行動を強める（すなわち強化子である）という事実は，結果が意図されたり望まれたりしたものであったことを意味するものではない。意図されない結果が行動を強化することもあり，実際そうなることが多いのである。

　第二に，セラピストは，ほとんどの学習が自動的な性質を持つことを論じなくてはならない。例としては，意識的または無意識的な意図に通常帰されることのない幼児や動物の学習を挙げることができる。人が何を意図し求めているかとは別の，脳に対する強化の物理的影響について論じてもよい。強化の結果は脳内の化学的変化を引き起こし，神経回路が変化する。

　第三に，セラピストは，結果がその人の自覚なしに行動に影響を与え得ることを指摘しなければならない。事実，私たちのほとんどは，どのようにしていつ行動の結果が私たちの行動に影響しているのか気づいていない。つまり，私たちがある理由や目的のために何かをやっているかのように「感じた」という事実は，必ずしもこの理由や目的が実際に私たちの行動に影響を与えていること

とを意味するものではないのである。(「精神科患者」のみならず)すべての人間は,「原因」が明らかではないときに,自分の行動に理由づけしようとする傾向がある (Nisbett & Wilson, 1977)。例として次のようなことが挙げられる。動物では,脳内の特定の報酬中枢に刺激を与えると直ちに,刺激に先行する行動の頻度が増加することが,研究によって示されている。実際その効果はとても強力なので,動物に頻繁に「報酬を受ける」行動を繰り返させ,食物が取り去られた後でさえ摂食行動が止むことがないよう仕向けることができる (この研究は Millenson & Leslie, 1979 にまとめられている)。人間においても,随伴的に脳の報酬中枢に刺激を与える方法があるならば,それは先行行動を即座に増加させるだろう。もし人間がこのようなことをされたと知ったら,その人はもちろん増加した行動は刺激のためであると説明するであろう。しかし,もしその人が知らないうちに脳内の報酬中枢を刺激する方法があったとしたらどうだろう? もしこの刺激が特定のある行動に対して随伴的に与えられたら,行動は増加するだろうが,患者はその刺激が行動に影響を与えているとは分からないだろう。この場合,普通の人なら自分自身の行動を説明するために,脳の刺激とは関係のないそれなりの理由づけをするだろう (たとえば「私はこれをやるのが好きだから」)。セラピストは,何かほかのことによって完全に影響されていることが後で明らかになった行動について,自分が理由を「構成した」事例を示し,患者にもそうした例を挙げるように求めることができる。

　第四に,セラピストは,人が自分の行動に影響を与えているものは何かを考えるとき,それは「洞察」(insight) なのだということを指摘する必要がある。もしセラピストと患者が共に,意図と結果と強化とは必然的につながり合っているとか,原因にまつわる「感情」や (それを証拠づけるデータのない) 信念がいついかなるときにも本当に行動に影響しているものを知るための最良の情報だと思いこんでいるとしたら,社会的に受け入れ難い行動の強化パターンに切り込む洞察など得られるはずもない。患者とセラピストの双方が,強化の原則をこのようなやり方で定式化してしまえば,行動に影響を与えている随伴関係の観察と同定を妨げることになる。

　第五に,行動消去の効果について教えることは非常に有効である。必要ならば,強化が除去された後で非適応的行動の頻度や強度が一時的に増加することについて説明してもよい。こうした効果の理解は,強化子の除去に伴う苦痛を

緩和する場合がある。第9章で述べたフット・イン・ザ・ドア・テクニックの使用により，変化の随伴性の苦しい部分に耐えるコミットメントをなす患者を援助できる。

　最後に，後述するように，罰の原理を患者と共に概観しなければならない。この情報は，単なる方向づけに加え，いくつかの目的のためにも役立つ。一つには，患者がセルフコントロールのテクニックとして罰の中止を決断するための理論的根拠を与える。ここまでで何度か述べたように，ボーダーラインの人は，セルフコントロール手続きとして自罰しか用いないことがある。さらに，罰の効果が一定期間しか保たずネガティヴであるという情報を提供することは，治療関係におけるこのような患者の力を増強し，セラピストによる望ましくない強制力の使用をやめさせようとする際の「武器」を患者に与えることにもなる。

　強化に標的づけられる行動群（たとえば苦悩耐性やマインドフルネス）や，消去と罰に標的づけられる行動の集合（たとえば自殺の脅しやセラピストへの攻撃）は，初回とその後続くアセスメントや治療計画の一部として話し合われる。上で論じた原則や後にこの章でより十分に論じる内容は，通常セラピーに関する最初のオリエンテーションで患者と共に概観されるべきものである。患者とセラピストが特定の行動パターンを維持しているのは何かを明らかにしようと試みる際には，再度のオリエンテーションが必要となるかもしれないし，患者の行動に対しきわだって新しい随伴性を適用する場合には，諸原則をさらに検討する必要があるだろう。しかしあらゆる個々のケースでなぜ，どのようにして，どのような随伴性が実践されるかを説明することは，セラピストにとって必要でもなければ特に役立つものでもない。このようなことをすると，随伴性パターンの日常生活での使用を退けてしまうため，般化が深刻に障害されてしまうからである。これは消去や罰が用いられている場合に特に重要な問題である。このことについては後で詳細に論じる。

2．標的に関連した適応的行動を強化する

　DBTの中心原則は，標的に関連した適応行動が生じたときに，セラピストがそれを強化しなくてはならないということである。セラピストは，①患者が何を行っているか，②患者の行動はその増加をねらいとしたものか，減少をね

らいとしたものか，または行動が現在の目的と関連があるか（すなわち行動が標的と関連があるか否か），そして，③患者の行動に対しセラピストがどのように反応するか，に常に注意を払わねばならない。コーレンバーグとツァイ (Kohlenberg & Tsai, 1991) は，セラピストは「臨床的に適切」（clinically relevant）な行動を観察し，進歩を示すそれらの行動を強化しなければならないとしている。強化における二大重要原則とは，適切なタイミングとスケジューリングである。

■強化のタイミング

直後の強化は，遅延強化よりはるかに強力である。このことが多くの行動を減少させるのがきわめて難しい理由である——多くの行動は短期の直後効果によるものである。しかし，そうした行動が長期的にはネガティヴで懲罰的な結果につながることもある。嗜癖行動がよい例である。薬物，アルコール，ギャンブル，食物，そして自殺行動の直後強化の効果は，長期の嫌悪的結果が嗜癖行動を弱めるよりも，はるかに効果的に行動を増強する。したがってセラピストは，改善された行動をできる限り素早く強化することが重要である。セラピストの面前や電話での会話の間に生じる行動は，直接強化にはうってつけである。したがって，セラピーでのやりとりの間の改善に注意を払うことが重要である。

■強化のスケジューリング

セラピー開始時には継続的な強化が必要である。ポジティヴな行動が低率でしか生じないならば，ポジティヴな行動の事例があるたびにほぼ毎回何らかの形で強化しなくてはならない。いったん患者が高率でスキルフルな行動を発揮するようになったら，強化スケジュールを徐々に減らし始め，次第にやめるのがよい。間欠強化された行動は消去に強く抵抗する。しかしセラピストは，強化の頻度の急激な減少や，長期にわたって強化がほとんどあるいは全くなくなることについては，警戒しなくてはならない。こうしたことがあった場合，セラピストは，ポジティヴな出来事に対する自分自身の注意深さや患者に対する態度を検討しなければならない。

■強化子としての認証，反応性，要求がましくない注意深さ

いかにしてボーダーライン患者を強化するかは，きわめて複雑な問題になり得る。ある患者にとってはあたたかみや親密さの表現が非常に効果的だが，そ

のような表現が非常に脅威的で,意図したものと正反対の効果をあらわす患者もいる。DBTで中心となる手続きは,ポジティヴな関係を築き上げ,そしてその関係を進歩の強化のために用いることだが,実際にそのような関係を持つためにどのくらいセラピストと患者が親密であるかが,セラピストのどの行動が強化や罰となる可能性が高いかを決定する。結果の潜在的可能性を判断する方法については後述する。

ほとんどの(しかしすべてではない)ボーダーライン患者にとって,関係性のなかでの次のような行動が強化的となる。①セラピストによる承認,ケア,心配,関心の表現,②患者への好意と称賛を伝える行動(ほめ言葉の使用の際の注意事項については後述),患者と一緒に取り組みたい,交流したいという気持ちを伝える行動,③セラピストが頼りがいがあり,セラピーが安全であることを患者に保証する行動,④ほとんどすべての認証反応(チアリーディングは含まれない場合もある),⑤患者の要求や言葉に敏感な行動,⑥セラピストからの注目,またはセラピストとの接触(たとえば,定期的な予約や特別な予約ができること,次のセッションまでの間にセラピストに電話ができること,患者の望みによって長いセッションと短いセッションを行うこと)などである。

3. 標的に関連する非適応的行動を消去する

行動を維持している強化子が除去されると,行動反応は消去される。セラピストはどの強化子が実際に特定の非適応的行動パターンを維持しているのかを確定し,それから行動に引き続くそれらの強化子を計画的に除去しなくてはならない。ほかの条件に変わりがなければ,セラピストは,一度消去の標的とされた優先度の高い非適応的行動を強化してはならない。随伴性マネジメントのための特定の優先順位は,標的の優先順位と,後述するシェイピングの原則によって確定される。このことをセラピストは心に留めておかねばならない。しかし,一度ある行動が消去スケジュールにのせられたら,より優先順位の高い標的行動が出現したとしても,その消去プログラムを放棄してはならない。

消去の手続きは簡単に誤用され得るので,すべての行動がその結果によって維持されるわけではないと覚えておくことは役に立つ。先行する出来事によって自動的に引き出される行動もある。針が刺さって泣いている赤ん坊が,針を抜いてもらったときに泣き止むことを例に挙げてみよう。針を抜くことが泣く

ことを維持させる（強化する）と考えるのは理に適っているだろうか。おそらく，むしろ泣く行為は，刺されたという事情によって自動的に引き出されると考えた方がより理に適っているだろう。泣くことを強化しないように針が赤ん坊に刺さったままにするのではなく，常識的には針を抜くものである（しかし「生き残りの随伴性」という観点からすれば，この随伴性ゆえに，苦痛を伴う出来事の後に，人間はまずなによりも自動的に泣くようになったのかもしれない。苦しみや危険があるときに泣いたり叫んだりする赤ん坊は世話をしてもらいやすく，したがって幼少期を生き残り，その遺伝子を残す可能性が高まる）。実際のところ，問題となっている非適応的行動を維持しているものが何かを確定するためには，良質な行動分析に代わるものはない（この点について，特に自殺行動への適用については，第15章でより詳細に論じる）。

　それでもなお，ボーダーライン患者の多くの非適応的行動も含めて，人間の行動のほとんどはその結果によって維持されている。消去の標的とされた行動に引き続く強化を除去するという考えは単純明解なように思えるが，特に自殺志向の患者については，臨床実践のなかでそれを実行するのはかなり難しい。ことを難しくしている理由は，消去の標的とされる行動の多くが，セラピーと関連する二つのタイプの結果――対人関係において強化となる結果や，嫌悪的状況からの逃避を提供する結果――のコントロール下にあるからである。対人関係面では，そうした行動は，意思伝達をする，援助を得る，親密感を維持する（または距離を維持する），その人が必要としているか求めているリソースを得る，復讐するなどの機能を持つ。さらに，苦痛に満ちた出来事ややりとりから患者の注意を逸らしたり，そのような出来事ややりとりを終わらせたりすることも多い。ボーダーライン患者の問題行動はしばしば，非常に効果的に機能する。現在セラピストと患者が除去しようとしている行動が，メンタルヘルスの専門家（以前のセラピストも含む）や家族など患者に親密な関係にある者が，意図せずに，たいていは間欠強化によって，強化してしまったものであることはよくある。

　たとえば，患者が状況への対処に途方に暮れて入院を懇願したとしよう。セラピストは患者が対処できると考えて入院を拒否するが，もし入院できないのであれば自殺をすると脅されて考え直したとすると，これは将来の自殺衝動や自殺の脅しの可能性と強度を（たいていは患者やセラピストの自覚なしに）高

めてしまうことになる。患者が無力な態度やコントロールできない情動性を示したときに，自分の要求を直接的かつ適切に求めてきたとき以上にセラピストが注意を向け，援助を与えたならば，その反応はセラピストが低減しようとしているその無力性と情動性を強化してしまうことになる。患者が回避しようとしている困難で苦しい話題について話し合っている最中，患者が意識を解離させたり，離人感を生じさせたり，あるいは個人攻撃したりしたときに，セラピストがその話題を変えたり配慮したりしたならば，（ほかの条件が同じならば）解離，離人，個人攻撃の増加が見込まれるだろう。

　逆に，セラピストがこうした行動を強化しなければ，それによって患者を効果的に消去スケジュールにのせることになる。このときいくつかの結果が予想される。第一に，その行動はいずれ減少することが予想されるが，消去開始直後には「行動暴発」（behavioral burst）が起こり，以降も間欠的に起こる。消去には，一時的に行動の強さと激しさと頻度が高まるという逆説的な効果があるのだ。第二に，もしその行動がそれ以前にその人の重要な要求を満たしたり，非常に嫌悪的な状況を終結させたりするよう機能しており，しかも患者にそれと同様に作用するほかの行動の選択肢がない場合，患者の一般的な行動がいくぶん混乱するか，激しくなることを予想できる。このとき患者は，有効に作用するほかの同等の行動を探し求めるかもしれないが，それが見つからないときは，極端な情動と思考で反応するだろうし，行動は混沌としたものになるだろう。

　セラピストが，こうした反応に対してどのように対応するかはきわめて重要である。その行動がセラピストにとって不快であったり，またはセラピストが患者に取り返しのつかない危害を加えることを恐れていたりするときには，いっそ消去手続きをいったん中止しようと決めてしまいたくなるものだ。上に挙げた例で言えば，自殺の脅しをする患者を入院させず，患者がコントロール不能に陥ってもさらなる配慮や援助に気を配らず，患者が解離し，離人化し，攻撃してきても治療セッションを止めたり方向づけを変えたりしない姿勢を維持するのは，非常に難しい。消去手続きを中止するこれらの反応は必要な場合もあり，短期的には利益をもたらしもするだろうが，患者の長期的な幸福に対する効果は，医原的なものになるだろう。もし，これらの反応が本当にそうした特定の患者にとっての強化子であるならば，消去に標的づけられた行動は，より一層消去に抵抗するものとなるだろうし，当然それは将来現れやすくなる。

第10章 変化の手続き(パート1)——随伴性手続き(随伴性マネジメントと限界遵守)

さらに,もし行動暴発,または無秩序で極端で混乱した行動に強化のタイミングが続くならば,そうした行動をより悪化させてしまう。問題となっている行動が自殺行動であるときは,実際,不幸な結果になることもある。人はこうした行動を自らの死に至るまでエスカレートさせることができるのである。

セラピストが消去スケジュールを崩す可能性を高める要因は,さまざまであろう。患者がそれまで続けてきた非常に極端な反応が報酬を受けていたなら,患者はセラピストを単純に疲れ切らせてしまうかもしれない。これはセラピストが疲れているとき,仕事を抱えすぎたとき,自分の限界を守らなかったときに最も良くあることである。セラピストが自分の治療プランに自信がもてず,行動を正しく評価せず,患者が明らかに求めているものや必要としているものを与えていないことに罪悪感を感じている場合にも,スケジュールを中断して患者に譲歩しやすい。譲歩は通常,消去プロセスがセラピストの手に負えないほどの苦痛を強く示すに至ったときや,セラピストが患者の行動によって脅されていると感じるとき(たとえば,セラピストが患者は自殺を遂行するのではないか,さもなければ,自分をひどく傷つけるのではないかとおそれているとき)に行われる。ボーダーライン患者は,セラピストが苦痛を低減する何かをしないと頻繁に自殺の脅しをする。セラピストが「降参」すれば,脅しや苦痛の表現は減り,セラピストも患者も等しくなだめられる。

患者とセラピストにとって消去プロセスを楽にするためにセラピストにできることはたくさんある。これを行うのは重要である。これをしなければ,セラピストか患者が,あるいは両方が,簡単に計画から降りてしまうかもしれない。消去スケジュールの照準は標的行動にあり,患者個人に向けられてはならない。標的行動とそれを強化する結果との関係を断ち切ることを目標としなければならない。この目標は,必ずしも結果をその人から完全に引き離すことではないのである。ここでは二つの戦略が役に立つ。強化すべき他の行動を見つけだすことと,なだめることである。

1)**強化すべき他の反応を見つけ出す** 第一の戦略とは,消去される行動に取って代わるような強化されうる何らかの行動を患者にさせることである。(後述する)シェイピングの原則にしたがって,患者に普段よりも少しだけ良い何かをさせ,そしてすばやく強化へ移るということである。ボーダーライン

患者でこれをするには，問題解決の多用と相当の忍耐力が要求されるが，セラピストと患者がそうし続ければ，たいてい何らかのポジティヴなあるいは改善された行動にたどりつく（少なくとも，患者がセラピストのことを，自分に譲歩してお互いが止めるべきだと同意した行動を強化するようなことのない人間だということを知ったなら，そうなるだろう）。長期的課題は，適応的な問題解決行動を，非適応的行動と結びついた結果とではなく，より強化的な結果に結びつけることである。

2）なだめる　消去スケジュールにのっている患者に対しては，患者が求めたり必要としたりしているものを手に入れることの重要性を認証し，セラピープロセスがどれほど困難かを認めてやることが必要不可欠である。患者が何を求め必要としているかが問題であることはまれで，どのようにしてそれを手に入れようとしているかが問題となる。したがって，セラピストは，消去の際には，おおいに患者をなだめ，やさしくしなければならない。セラピストが，患者が求めているものを与えないことについて罪悪感を感じていると，これは特に難しいこととなる。セラピストのなかには，患者への情動を閉ざすことで自分自身の苦しい情動に対処する者もいる。つまり彼ら自身がボーダーライン的に全か無かで振る舞うのである。可能な戦術の一つは，患者と共に苦しむ方法を考え出し，その一方で消去を続けるということである（子どもを叩きながら，叩いている者の方がつらいのだと言い聞かせている父親がその一例である）。また，方向づけ戦略，教育的戦略，コミットメント戦略も適用することができる。患者は，消去を恣意的で情動抑制的なものとして経験することが多い。こうした場合は，なぜ消去を用いるのかを説明し，標的行動に取り組むために再コミットメントをするよう働きかけることが役に立つ。

結論は三つ挙げられる。第一に，いったん患者を消去スケジュールにおいたなら，セラピストはそれをやり遂げる勇気とコミットメントを感じなくてはならない。第二に，消去しようとしている行動が患者にとって機能的である場合，セラピストはその行動と同等かそれ以上に機能的でありそうなほかのもっと適応的な行動を患者が見出し，それらの行動が確実に強化されるよう援助しなくてはならない。第三に，患者を消去スケジュールにのせたときには，セラピス

トは最後まで患者をなだめ続けなくてはならない。消去は患者を罰する手段ではないのである。

4. 嫌悪的結果を用いる……ただし慎重に
■嫌悪的結果を用いるタイミング

　上述したように，罰とは行動反応と嫌悪的結果の組み合わせである。たとえば，患者の求めていない何かをすることや，患者がやりたがっている何かを取り去ることは，ほとんどの人にとって嫌悪的結果にあたる。しかし強化と同様に，何らかの具体的な結果の効果というものは，特定の状況，標的とされた特定の行動などの状況的特徴によって変わる。ある状況のなかでの嫌悪的な出来事は，ほかの場合には嫌悪的ではないかもしれない。繰り返すが，強化と同様に，罰の定義は機能上，手続き上のものであり，ある出来事や結果が特定の場合に行動を抑えるように働いた場合に限り，その出来事や結果は「嫌悪的」と呼ばれる（そして全体の手続きは「罰」と呼ばれる）。

　消去と罰の違いは，時に微妙だが重要である。消去においては，行動を強化する結果が除去される。罰においては，その反応に関連していないポジティヴな条件が除去される（または嫌悪的な条件が加えられる）。たとえば，もしスタッフの関心によって入院病棟での自殺類似行動が強化されたとしたら，自殺類似行動の後に患者を無視するのが消去である。患者にとって望ましい特権を剥奪したり，患者に人前で恥をかかせたりするのが罰である。

　嫌悪的結果が標的とされる非適応的行動を除去する唯一の方法となる場合もある。DBTでは，二つの場合にこれが用いられる。一つは，標的と関連する優先度の高い行動を強化する結果がセラピストのコントロール下になく，しかもほかのより強力な強化子を用いることができない場合である。つまり，その行動を消去スケジュールにのせることができず，反対の代替行動も強化できない。たとえば，「ボーダーライン」行動は，苦痛に満ちた情動，思考，状況を直ちに効果的に減少させたり終わらせたりでき，また快適な情動，思考，状況を作り出したりすることができるかもしれない。「ボーダーライン」行動のおかげで自ら望んだ通りに入院（あるいは退院）したり，公的な補助金を得たりするかもしれない。また，困難な課題から逃れられたり，他者から認証や気づかいや心配を引き出せたりするかもしれない。こうした強化子をセラピストが

コントロールできないときや，これらの強化子がセラピストが用意できる同等の強化子より強力なときは，嫌悪的結果の適用が必要となるだろう。嫌悪的結果が利用される二つ目のケースは，非適応的行動が，ほかのすべての適応行動を妨害している場合である。言いかえれば，強化されるようなほかの行動が全く生じない場合である。これは状況が多少なりとも自動的に問題行動を引き出すときに特に起こりがちである。たとえば，私たちのプログラムに参加していたある患者は，ときおり自分のセラピストに対して非常に敵対的になるため，どんなセラピーの取り組みも達成できなかった。行動は自動的で，セラピーのなかで取り上げられたある話題に対する条件づけられた反応として生じた。しかし，一度それが始まると，敵対的行動が全体的に広がるため，強化可能なポジティヴな行動は全くと言っていいほど生じなかった。そうなってしまった場合，患者が敵対的攻撃的行動を20分以内にコントロールできなければ，セラピストはセッションを早く終わらせるという対応をとった。

■嫌悪的結果としての不承認，対抗，あたたかみの撤回

批判，対抗，セラピストの承認やあたたかみの撤回は，平均的なボーダーライン患者にとって極度に嫌悪的である（結果の潜在的な可能性を確定する際のさらなる注意点は次頁以下を参照）。実際それは患者にとってあまりにも嫌悪的になり得るため，セラピストは多大な注意を払うことはもちろん，ごくわずかに，ごく簡潔に行わなければならない。セラピストからすればささいな批判にしか思えなくても，それを経験する患者にとっては，それは患者の存在のありかたすべてへの批判としてだけでなく，セラピーそのものの継続を脅かすものとして経験されてしまうことがある。その直後の結果は，強烈な羞恥と，それと同じくらい強烈な見捨てられることへの恐怖となるだろう。意図された罰のレベルがそのようなものであることもあるかもしれないが，たいていは，問題となっている行動に対して，これはあまりにも極端である。不満の表出や失望は，怒りの表現よりもずっと効果的である。セラピストの怒りはきわめて強烈に患者の心をかき乱すために，患者の情動は混乱し，おそらく以前よりもさらに機能不全に陥る（反対に，一部の患者にとって，セラピストの怒りは実際のところ強化的である。セラピストが腹を立てるほど「十分に気遣っている」ことが患者に伝わるからである）。嫌悪的な対人的結果を用いる場合，セラピストは注意深く，一ステップごとにその効果を分析しなくてはならない。

それでもなお，適切な配慮をするならば，ほど良い不承認，対抗，情動の撤回は効果的である。ときには，これ以上効果的な反応はないくらいである。ネガティヴな意見や情動反応を示す方法はたくさんある。第12章で詳しく論じる相互的コミュニケーション戦略（reciprocal communication strategy）と非礼なコミュニケーション戦略（irreverent communication strategy）を用いることもできる。たとえば，セラピストは「あなたがXをしたら，わたしはYと感じるか，Yを行います」（Xが問題行動，Yが患者の望まない反応である）と言うことができる。または，より非礼な言い方で，自殺の脅しをする患者に「あなたが自殺をするのなら，私はあなたのセラピストであることを辞めます」と言うこともできる。

 セラピストが不承認，対抗，あたたかみの撤回などによって標的に関連する非適応的行動に反応するときには，患者が何らかの改善——たとえその変化がごく小さく見分けにくい場合であっても——を示した後に，ポジティヴな対人的雰囲気を取り戻していくことがとても重要になる。つまり，承認，称賛，対人関係のあたたかみが持続しなくてはならないのである。さもないと，患者は自分が何をやってもセラピストを喜ばすことができないと感じてしまいやすい（ときには過剰にそう感じてしまうこともあるが，基本的には当然のことである）。患者が状況を修復しようとしているにもかかわらず，セラピストにとってとても嫌悪的であるかフラストレーションを感じさせるような行動をとってしまい，すぐにはセラピストから情動的なあたたかみを得られないこともある。こうした場合，患者の行動の自然な結果は，患者が，そしてときにはセラピストが望んでいるよりもはるかに長く続くものになる。こうした場合に適した戦略は，問題について開放的で受容的なやり方で患者と話し合うことである。その話し合いは関係修復へ向けたステップそのものであり，したがって，おそらく患者の改善を強化する。

■嫌悪的結果としての修正−過修正

 嫌悪的結果を用いる際の第一の最も重要なガイドラインは，結果が「良くない行為に相応するもの」でなければならず，かつ，患者がそれを避けたり終わらせたりする手段を持っていなければならないということである。「修正−過修正」（correction-overcorrection）テクニックはこれら二つの基準を満たすものである（このテクニックに関するレビューはCannon; 1993; Mackenzie-Keating

& McDonald, 1990 を参照)。加えて言えば，このテクニックはたいていセラピストにとって満足のいくものである。

　修正-過修正には三つの段階がある。第一段階では，問題行動が発生したら，セラピストはポジティヴな条件を撤回し，患者の求めるものを与えないか，あるいは嫌悪的結果を加える。加えられる結果として最も適切なものは，行動に対して自然ではあるが（患者の視点からすれば）望ましくない効果を拡大するものである。第二段階では，非適応的行動の影響を修正し，さらにそれを過剰に修正するような新しい行動に取り組むことを患者に要求する。教示は明確に行い，修正-過修正の理論的根拠を分かりやすく説明する。そして，修正-過修正に取り組むことのポジティヴな結果を明示する。つまり，求められる修正行動は弁証法的に問題行動に関連しているのである。第三段階として，いったん新しい「修正-過修正」行動が起こったならば，セラピストは直ちに罰を止めねばならない。すなわち，ネガティヴな条件を取り消し，患者が求めるものを与えないことはやめる。したがって，患者は罰をすぐに終わらせる手段を有しているのである。ここで難しい点は，言うまでもなく，十分に嫌悪的で，かつ些末なことではなく，セラピストが教えたいと思っている行動と関係する結果や過修正行動を考え出すことである。

　DBTでは，前回のセッション以降に自殺類似行動を行った患者は，他の話題について話し合う前にその行動に関する詳細な行動分析と解決法分析に取り組まなければならないとしているが，これも修正-過修正の一例である。ここで拡大されているネガティヴな結果とは，患者に対するセラピストのしごく当然な気遣いであり，そのとても困難な行動を必ず止めさせたいというセラピストの熱心な気持ちである。もしある人が非常に悲惨な状態であるために実際に自殺類似行動をとっているなら，責任感のあるセラピストがそれを無視することなどできるだろうか。セラピストはその問題への取り組みに強くこだわる。この場合，修正-過修正手続きは，行動分析であり解決法分析である。多くのボーダーライン患者は，自殺類似行動を引き起こしている問題についての話し合いは好むが，そうした反応につながった出来事や行動について話し合うのを好む患者は，まずいない。ほとんどの患者にとって，それについての話し合いは嫌悪的結果なのである。反面，患者はたいていほかに話したい話題を持っている。そのほかの話ができることが，強化となる。定期的に自殺をはかり，過

第10章 変化の手続き（パート1）――随伴性手続き（随伴性マネジメントと限界遵守）

量服薬し，自分自身を切りつけていた私の患者は，セラピー開始から半年後，突然それらの行動を完全に止めた。どうしたのかと尋ねると，彼女は，もしあした行動を止めないと，別のことが何も話せなくなると分かったからだと答えた。

同様の戦略はスキル・トレーニングでも用いられる。たとえば，患者が宿題を何もやってこなかったときに，セラピストはどんな要因が患者の実践を抑え，妨害したのかについて，徹底的に，だが非常に共感的な分析を始める。グループ環境では，ほかのメンバーにも，これらの影響にどのように対抗するかについてアイデアを提示するよう勧められる。もし患者がそれに従うのを断固として拒否したならば，セラピストは今度はその抵抗について，徹底的に，また同じくらいに気遣いながら分析するといい。ある患者はかつて，いつも情動的な混乱のなかでスキル・トレーニングに現れた。その患者は，スキルの実践を忘れたとか，あまりに打ちのめされていてスキルを実践できなかったというようなことばかり言っていた。うまくいかない数ヵ月が過ぎたある週，患者は実践の試みを報告し，話し合いを始めた。スキルの実践もグループでのやりとりも増え，じきに他の患者と同じレベルでやりとりするまでになった。患者の個人療法セラピストは何が起こったのか，と尋ねた。患者は，なぜ自分が実践しなかったかを分析することにグループの時間を費やすのが面倒になり，とにかくやってしまう方が簡単だと分かったから，と答えたのである。

修正－過修正とは飴と鞭の使用の一例である。セラピストとのやりとりはしばしば飴であり，修正－過修正が鞭である。ある患者が，遅い時間のセッションからの帰り際に，壁の物を剥がし取り，クリニックで働く人の持ち物を盗んだ。つまり患者はセラピストとクリニック双方の限界を踏み越えたのである（この点は後に詳述する）。これは明らかにセラピー妨害行動の事例である。その結果として，患者はクリニックを以前の状態に修復し，盗んだものを返すだけでなく，クリニックの時間外の警備を改善するよう時間外の受付を雇う金を寄付するよう求められた。飴は，この患者が自分のセラピストとの予約をまた取れたことである。同様の限界踏み越えの事例では，患者は壁を蹴りつけて空けたたくさんの穴を修理し，壁を塗り直し，さらにはその部屋にいる間は部屋の片づけをすることとされた。穴を修復した後でセッションは再開された。私のある患者は（私も同意のうえで），夜間に私に電話をかけ，自殺の脅しをし，

毒舌をふるうというパターンを増長させた。あまりに嫌悪的な話しぶりのため，私は家に帰るのが怖くなり，その患者とのセラピーを打ち切りたいと思うようになった。だがそうせずに，私は，電話は一週間に20分以内に制限し，電話の間隔を開けた。そして，電話でのやりとりを，私が喜んで彼女と話せるようなものに修正し，さらには私が実際に話したくなるようなものに過修正することが彼女の課題だと話した。そうなったら，電話の決め事も変えましょう，と。一年かかったが，彼女は最終的にはやり遂げた。

■嫌悪的結果としてのセラピーの休止

　罰を用いるにあたってのもう一つのガイドラインは，ちょうどいい強さの罰でなければならないということである。究極の罰とはセラピーの打ち切りであり，これは多くのボーダーライン患者が一度は経験している結果である。多くの入院病棟やセラピストは，もし特定の行動が一回でも行われたならセラピーを打ち切るという明確なルールを有している。自殺類似行為，特に死に近いものは自動的なセラピーの打ち切りにつながる行動の典型例である。その他の例としては，他のセラピストと会うこと，勝手に入院すること，セラピーに凶器を持ってくること，セラピストを攻撃することなどがある。

　DBTは一方的な打ち切りは推奨しない。それはあたかもセラピストが「もしあなたにセラピーに来る理由となる問題が実際にあるなら，私はセラピーを打ち切ります」と言っているようなものだからである。セラピーの打ち切りはまた，患者が必要な変化を起こすのを援助するセラピストの機会を一切なくすことでもある。これに代わるDBTの予備的戦略が，患者に「セラピーからの休暇」を与えることである。セラピーの休止は，標的に関連する行動にも限界に関連する行動にも用いられる。休止には，二つの条件が必要である。①ほかのすべての随伴性が失敗し，かつ②行動あるいは行動の欠如が，セラピーまたはセラピスト個人の限界を超えていることである。「セラピーの限界」とはセラピストが効果的なセラピーを行える限度のことである。セラピーの休止は，患者が行動を変えようとしないならばもう援助できないとセラピストが確信したときに用いることができる。つまり，患者の行動が効果的なセラピーが行えなくなるほどセラピーを妨害している場合である。「セラピスト個人の限界」とはこの章の初めで論じたように，セラピストがその範囲内でなら患者と共に喜んで取り組めると考える限度のことである。事態が変わらない限りセラピス

トが個人的にセラピーの継続を望まないときにも，休止は設けられるのである。休止に至る条件は，セラピストにより，また患者により異なる。

「休止」とは，特定の期間内の，または特定の条件が満たされるか変化がなされるまでのセラピーの停止である。休止を準備するには多くの段階が必要である。第一に，セラピストは変化すべき行動を同定しなければならない。期待は明確にすべきである。第二に，患者に行動を変化させる機会を適正に与え，患者がそれを行うのを援助しなければならない。要するに，患者は休止を避けることができなくてはならないのである。第三に，休止の条件はセラピストの限界から生じたものとして提示されなければならない（後述の限界遵守に関する議論を参照）。つまり，ここでセラピストは，ほかのセラピストであればこれらの条件なしで患者を援助することができるだろうと認めて，いくばくかの謙虚さを示す必要がある。第四に，いったん条件や時間要件が満たされたなら，患者がセラピーに戻れることを明確にしておかねばならない。第五に，休止中，セラピストは患者に電話や手紙などで接触を維持し，患者が変化しセラピーに戻ってくることを励ます（平たく言えば，セラピストは患者を追い出したうえで，戻ってくることを切望するのである）。最後に，休止中の患者のために，他のセラピストを紹介したりバックアップしてもらったりしなければならない。

一つ例を挙げよう。過剰にアルコールを摂取する患者としばらく取り組んだ後，私は，患者がアルコールを減らす取り組みに同意しないのなら，これ以上先には進めないと確信するようになった。アルコール乱用が患者の残りの問題の多くを引き起こしているのか，またはそれらの問題の結果がアルコール乱用なのか，私には確定できなかった。患者は，アルコールが自分を傷つけることよりは助けになっていると信じ，アルコールを減らす取り組みを拒否した。そこで私は，言ってみれば私とアルコールのどちらかを選択するという，今までとは違う決定に至るように，患者に三カ月の期間を与えた。私と物質乱用に取り組むか，アルコール治療プログラムに参加しなければならない——もし拒否したら，私はセラピーを継続できないが，しかし，患者が私の出した条件を満たしたいと望んだら直ちにセラピーに復帰してもらう（ここが，休止と打ち切りが違うところである），と告げたのである。患者は私からの圧力の下では飲酒を止めることはできないと感じた。それはもっともなことだと思われた。私

は患者に，自身の決断を助けてくれるようなほかの誰かを探すことを提案し，患者は「休暇」に入った。飲酒運転で有罪判決が下された後，患者は裁判所が認めた物質乱用セラピーに毎週一定時間参加するように言い渡された。そのため患者は私と問題に取り組むことができなかった。裁判所から命じられた2年間のプログラムを完了した後，彼女はセラピーを再開するために私に電話をしてきたのだった。

別の例として，何か生産的な活動に従事しない限りそれ以上援助できないと感じたため，休止状態とした患者もいた。彼女には重度の読字障害，てんかん，変性神経疾患に加え，15年間にわたる頻繁な精神科への入院歴があり，公的扶助を受けていた。患者の選択肢は，少なくとも週20時間以上の通学をし，仕事あるいはボランティア活動に従事するか，さもなければセラピーを休止するかというものであった。私は，患者が職業カウンセリングを受けるか学校に入学するかするために6カ月を与え，仕事や通学を始めるためにさらに6カ月を与えた。彼女は，期限日の前日に最初の条件を満たした。しかし二つ目の条件を満たすことができず休止状態に入ったのである。その時，私は，彼女が私とのセラピーを続けることについての決定を援助してくれる他のセラピストを探すようにとの提案も行った。患者はグループセラピーにはとどまり，患者を個人的に世話するケースマネージャーを見つけだした。彼女は私に非常に怒りを覚えていたので私と話すことを拒否し，精神科の入院病棟に戻るという結末となった。そこで彼女はスタッフに私宛に電話させ，私の気持ちを変えさせようとした。それから何週かにわたり，私はグループ・ミーティングの前に彼女をつかまえては，私が彼女と個人療法ができなくてどれほど寂しく思っているか，そして彼女が何か生産的な活動を始めるまで待ちきれないと語りかけた。最終的に彼女は条件を満たし，セラピーが再開された。

上記の例では，私がセラピーを実施する際に不可欠であると信じている患者の行動が欠如していた。セラピーにとって破壊的な行動を患者が積極的に頻繁に繰り返す場合や，セラピーを継続しようというセラピストの意欲が消耗してしまい（個人的限界），ほかのすべての変化の手続きも失敗に終わった場合，セラピストはどうしたらいいのだろうか。私たちのグループのあるセラピストが受け持った患者は，セラピストの家の留守番電話に繰り返しメッセージを残した。そのメッセージの頻度と口汚さは，しばらく前から随伴性マネジメントの

焦点となっていた。ある電話でその患者は，セラピストの命だけでなく，9歳になるセラピストの息子の命までも脅し，ちょうどそのメッセージが入ったところを息子が聞いてしまった。患者の行動は明らかにセラピストの限界を超えていた。患者はもしいかなる理由があってもこのような行動をまたしたら，セラピーを休止すると言い渡された。だが患者は行動を繰り返したため，セラピーは休止された。他のセラピストが紹介され，援助のための介入をした。復帰の条件は，もし患者がまる30日間セラピストやセラピストの関係者と電話，留守番電話のメッセージ，手紙，その他の方法で接触せずに過ごすことができたら，というものだった。これは患者が将来的に自分の行動をコントロールできることを再確認するために必要な条件だった。満たすべきその条件は，セラピーの継続がセラピストの家族に害を及ぼさないことを，患者が行動を通じてセラピストに再保証しなければならないということであった。

　敵対的な行動に続く休止は，行動が実際にセラピーの実施を妨害したときにのみ用いられる。このために留意すべきは，患者の行動とその罰は，可能ならば，同じシステム，領域，状況のなかで生じなければならないということである。もし行動がセラピーを妨害するのであれば，セラピーを中止するべきである。弁証法テクニックの拡張（extending）戦略（第7章参照）のように，セラピストは患者の行動の当たり前の結果を拡大解釈したり，誇張したりする。セラピストはまた，休止がどれほど嫌悪的なものになるかということを理解する必要がある。機能不全行動のあと一回か二回セラピーをスキップするとしたら，それが実際強化となる患者もいる。このような患者たちは大きな恥辱感を感じ，いずれにせよセラピーに来られない。明らかに，このような患者には短期的な休止を用いるべきではない。また，一回の停止すらも非常に嫌悪的で，行動に影響を受ける患者もいる。あるいは，一定期間電話を禁止する（患者が電話で暴言を吐くような場合）などの部分的休止が，患者の行動に影響を与えるには十分な場合もあるだろう。一般的に，もし行動パターンが極端で，（短期の休止を含む）ほかのすべてが失敗に終わったのであれば，セラピストは契約期間の終わりまで休止することも考えねばならない。この時点で，患者には，新しいセラピー契約を再交渉するために戻ってくることが承認されなくてはならない。DBTで，必ず契約期間末までの休止が必要とされる状況は一つだけで，予定されたセラピーを四週続けて休むことである（このルールに関しては

第4章参照)。

■セラピーの打ち切り……最後の嫌悪的手段

夫婦や家族関係の場合と同じく，DBTでも，恒久的な破局は最後の手段と見なされる。しかしある条件下では，打ち切りは避けられないし望ましくさえある。セラピーの初めに強固な関係性が形成される前に他のセラピストの方がより患者の助けになると考えた場合，そのセラピストはセラピーを打ち切るだろう。もちろんこれは他のセラピストが利用可能な場合の一つの選択肢にすぎない。関係のより進んだ段階では，セラピー妨害行動への明確な注目や，セラピー外部でのコンサルテーション，「カップル」カウンセリング，休止など，あらゆる可能な選択肢を実施したうえで，はじめて中途打ち切りを行うべきである。バーンアウトが起きる前にバーンアウトを引き起こす行動に対処するという考えである。しかし，最大限の努力にもかかわらずバーンアウトが起こってしまったら，状況は取り返しのつかないことになってしまう。セラピストは回復できなくなってしまうかもしれない。こうした場合には，破壊的となりかねない関係を継続するよりも，セラピーを打ち切り，他に紹介する方がよい。ここで留意すべき重要な点は，DBTでは，セラピストによるセラピーの打ち切りはセラピーの失敗であって，患者の失敗ではないということである。

■罰と懲らしめ

ボーダーライン患者の治療はストレスに満ちている。しばしば変化に向けて標的とされる行動が，まさしくそのストレスを増加させている行動にほかならない。このような状況では，セラピストはよく患者に対して復讐心と敵意を抱く。しかし患者を罰することは，こうした感情を表現する適切な方法ではない。私の経験では，治療的反応の装いの下にそのような行動を隠しながら暗に患者を罰することは，セラピストにとってはいとも簡単なことである。患者を強制的に入院させる（あるいは入院を拒否する），ほかのセラピストへの紹介を提案する，セラピーを打ち切る，大量の投薬をする，患者に対立する，無意識の動機に対し不認証的な主張をする，軽蔑的なケース記録を書く——これらは明らかに治療的ではないやり方で行われるときでさえ，すべて「治療的」に見える。特に嫌悪的結果がある場合，セラピストはボーダーライン患者に対する自分自身の行動を非常に注意深く観察しなければならない。こうした場合には，コンサルテーション・チームがきわめて有効に働く。

嫌悪的反応の正当性評価には多くのガイドラインがある。第一に，罰せられる行動は標的に関連していなくてはならない。限界遵守（後述する）という例外はあるが，DBTでは標的とされていない行動は無視する。たとえセラピストが個人的に，あるいは専門的見地からそれらの行動に賛同しかねてもそうすべきである。第二に，DBTの標的優先順位で，より低い位置にある行動は，より優先度の高い行動のために無視される。したがってDBTでは，セラピストは多くの非適応的行動を傍らに放っておくことになる（しかし，セラピー初期に無視された行動も，後の局面では無視されないということもある）。第三に，もし消去や対抗行動の強化がうまく作用するのなら，嫌悪的結果は後回しにすべきである。最後に，これは次に詳しく述べるが，成果はリスクに勝らなければならない。

■嫌悪的結果の副作用

嫌悪的結果には，良心的に適用したとしてもセラピストが熟慮しなければならない重要な副作用がある。第一に，罰はただ行動を抑圧するようにのみ機能する。罰は新しい行動を教えはしない。単独で用いられる罰は，患者にいかにして問題を解決し，より適応的なやり方で要求を満たすのかを教えはしない。たとえばセラピーの終わりや治療病棟からの退院の場合，いったん罰が中止されたら罰せられていたその行動はすぐに再発するだろう。第二に，罰の効果はたいてい罰を与える者が近くにいる間だけ効果が持続する。つまり，罰せられた行動はひそかに続いていくだろう。もし罰の目的が自殺行動のコントロールにあるならば，深刻なセラピー上の問題を生み出す。第三に，人間はたいてい自分を罰する人から身を引いたり回避したりするものである。したがって，セラピーの手続きとして嫌悪的結果を用いることは，ボーダーライン患者の治療に必要なポジティヴな人間関係の絆を弱めてしまいかねない。特にボーダーライン患者については，嫌悪的結果は疎外，情動的な引きこもり，会話の不能，早すぎるセラピーの終結，そして自殺行動（実際の自殺を含む）を促進してしまう可能性がある。医原性の影響はしばしば行動に間違った罰を組み合わせることから生じる。たとえば，セッション中に引きこもり，協力的でない患者に厳しく対抗することは，患者が話せるようにする援助にはまずならないであろう。患者の引きこもりの影響については，「あなたにとって私と一緒にセッションを進めることがとても難しいことは分かります。しかし，もしあなたが

セッションに戻ってくる方法を私たちで考え出せなければ，私はあなたを援助することはできません」とコメントすることは役に立つであろう。まとめると，これらネガティヴな副作用は，嫌悪的結果を随伴性マネジメント手続きとして考慮するのは最後の手段でなければならないということを示唆している。

5．結果の潜在的影響を判断する

　特定の結果が患者にとって強化なのか，中立なのか，あるいは罰なのかをあらかじめ想定することはできない。ある患者にとってはうまく作用したことでも，ほかの患者ではうまく作用しないこともある。ある結果がうまく作用したかどうかを判断する唯一の方法は，綿密な観察である。セラピストは患者や自分の理論や仮説を用いて有望そうな強化子や罰を提案できるが，それらは何が実際にうまく作用するのかを保証することはできない。こうした状況では，観察と実験が唯一の方法なのである。強化子となり得るものは，人によって異なるだけでなく，同じ人でもその人が身を置いている状況によって異なる。こうしたパターンはセラピストにとってかなりの困難やフラストレーションを生み出す。たとえば，称賛，あたたかみ，アドバイス，養育，チアリーディング，患者への信頼，接触，利用可能性は，患者の特定の状態や現在の出来事（すなわち状況）いかんにより，強化になるかもしれないし，ならないかもしれない。つまり，セラピストと患者にとって共に重要なのは，どのような結果が強化や罰を及ぼすかだけでなく，どのような条件下でそうなるかについても学習することである。

■強化子としての称賛

　ボーダーラインや自殺志向の患者は，ほめられることを熱望すると同時に，それを非常に恐れている。恐れは，直接的に表わされることもあれば，間接的な発言（ほめないでほしいとの要求，セラピストの称賛の妥当性に対する懸念など）を通じて表現されることもあるだろう。称賛された後に，より機能不全な行動に立ち戻ってしまうこともある。称賛へのこのような嫌悪にはさまざまな理由があるだろう。患者は，ほめられることは，自分がうまくやっておりセラピーが終わることを意味していると恐れているかもしれない。見捨てられることへの恐怖が表面化しているのである。または，称賛は，セラピストが自分を「追い出す」試みであると解釈するかもしれない。怒りやパニックが生じる

かもしれない。称賛されると，次は自分にできる以上のことを期待されることになるだろうと恐れるかもしれない。失敗への恐れや，セラピストを失望させることに対する恐れが引き起こされる。また別の場合には，称賛が，患者の真の困難とほかの領域での失敗の否認として経験されるかもしれない。患者は不認証の感覚を経験する。これらすべての反応に共通するテーマは，一人で放り出されるという患者の恐怖であり，セラピストから独立して自分で物事をできるようになる前に，あるいはその準備が整う前に，そうしなければならなくなることへの恐怖なのである。

　患者の称賛に対する恐れがさまざまなあり方で強化されてきた可能性もある。以前に，称賛がさらなる援助や支援の撤回や，称賛された課題のその後の失敗に対する罰と結びつけられてきたかもしれない。もしそうならば，再び成功することができるかどうか確信していないような課題の成功やうまく事をなしたことに対する称賛は，必要な援助が将来なくなることや罰への恐れのシグナルとなるだろう。私がスキル・トレーニングを担当したあるクライエントは，私にほめる機会をほとんど与えてくれなかった。彼女はどんな新しい行動も練習してこず，今は以前よりもさらにみじめで，自殺したいといつも言っていた。どう称賛しようとしても，私は全く患者を理解していないと言われるだけだった。6カ月ほど経ち，私はそのプログラムが患者にとって効果的か，続けるべきかを問題にし始めた。この時点で，患者は実際にどのくらい学習したかを私に示して見せ，もし私がそれを知ったらスキル・トレーニングを続けてくれないだろうから，今まで知られたくなかったのだと述べた。

　ボーダーライン患者はしばしば，非現実的な高い基準を自らに課す。その結果，患者は自分が称賛に値しないと信じてしまうことが多い。セラピストがほめたようなことは誰にでもできるはずであって，称賛は自分の無能さのさらなる反映であるという形で経験されてしまうのだ。特に，ほめられた行動がほんの些細なものであったり，称賛が口先だけで心がこもっていなかったりする場合にそうなりやすい。罪悪感や屈辱感が生じ，即座に自分に怒りが向き，ときには自殺類似行動のエピソードがそれに引き続くこともある。セラピストはこうした称賛のネガティヴな影響を予測し，それに対抗するように動かねばならない。たとえば，患者が自分に向ける非現実的な期待を探究するとよい。「ねばならない」の分析（第8章参照）や認知修正戦略（第11章参照）を用いるこ

とができる。
　一般に，適切な称賛を受け入れられないことはセラピー妨害行動と見なすべきであり，分析し治療せねばならない。セラピストはセラピー内外で称賛を受け入れられないことの結果について話し合わねばならない。ここでの戦略は，ふさわしいときに称賛し続けることである。つまり，進歩やポジティヴな変化に続けてポジティヴ・フィードバックを与え続けるのである。しかしこれを行う際に，患者にとってはネガティヴな結果に称賛を結びつけないよう注意しなければならない。したがって，ほめた後に接触を止めたり制限したりしてはならない。私は患者をほめた後よく，患者にはまだ他に多くの問題と取り組むべき困難があるのは分かっていると念を押す。またセラピストは，患者の称賛に値する行動の後にあまり期待を高めすぎないように特に慎重でなくてはならない。たとえば，患者が特に難しい経験を自殺類似行動に訴えることなくやり通したとほめたとする。その後患者が自殺類似行動をとったとき，（セラピストは今では患者ができると分かっているがゆえに）患者は自分の行動を改善したくないのだと非難すると，患者の称賛に対する恐怖を強化してしまう。
　恐怖，羞恥，怒りを強化しないような雰囲気のなかでの称賛に暴露し続ければ，長期的には称賛の誘発性がネガティヴなものから中立的なものへと変わっていくはずである。称賛をほかのポジティヴなセラピー行動と結びつけていけば，最終的にポジティヴな誘発性につながるはずである。このように考える背景には，患者にとって称賛で強化されることの学習は重要だということがある。称賛は日常生活のなかで最もよく使われる社会的強化子である。称賛が罰になる人や，称賛に対して中立な人は，際立って不利な立場にあると言える。

■関係性の随伴性に関するさらなるコメント

　第5章で，「慕ってくる」患者と「移り気な」患者を対比して論じた。「慕ってくる」患者とは，セラピストとほとんど困難なく親密な関係をうち立られる患者である。こうした患者では，セラピストのあたたかみ，承認，親密さは強く強化するものになりやすい。対照的に，「移り気な」患者にとってみれば，近しい治療関係は潜在的な強化子とはならないだろう。たしかにこうした患者にとってみれば，セラピーの親密さは嫌悪的であろう。これはそのセラピストとの関係に限定された特殊な要因によるものかもしれないし，一般的な対人的親密さに関連した問題を反映しているのかもしれない。たとえば，青年期の患

第10章　変化の手続き（パート1）――随伴性手続き（随伴性マネジメントと限界遵守）　425

者はセラピストを含むすべての大人からの自立を達成しようと努力しているかもしれない。このとき，セラピストの過度の親密さや近しさを示すような行動は，逆効果となるだろう。

　すべての随伴性マネジメントと同様，ここで鍵となるのは，患者の行動に対する対人的なあたたかみや愛着の効果に対して綿密な注意を保つことである。ここで，体重調整の分野のセットポイント理論を対人領域に当てはめてみると分かりやすい。セットポイント理論は，それぞれの人には体重調整のための「セットポイント」（安定適正値：プラスマイナス五キロほどの幅がある）があり，身体はその体重を守ると主張する。セットポイントの範囲を超えると，空腹感がなくなり，食べるのが難しくなる。新陳代謝が活発になって体重を減らし，セットポイントにまで戻す。セットポイントの範囲を下回ると，お腹が減り，食べること以外のことを考えることが難しくなる。新陳代謝は緩慢になって，それ以上の体重減を抑える。これとのアナロジーで言うなら，人はそれぞれ関係性のなかで快適さを感じるいわば親密さのセットポイント範囲を有しており，その範囲を守ろうとするのだ。そのセットポイントを超えた場合，人は相手を押しやってしまい，深い親密さを持とうとする試みは嫌悪的なものとして経験される。親密さを深めるごくわずかな動きでさえ脅威として経験されるだろう。セットポイントを下回ると，人は親密さを求める。その場合，他人のあたたかみや親密さは強化として経験され，冷淡さや距離をおいた行動は嫌悪的なものとして経験される。そして，親密さを深めるかなり大きな動きでさえ不十分なものと見なされるだろう。ボーダーライン患者は決して「満たされる」ことがないというセラピストたちの頻繁なコメントはこの現象を反映しているのだろうが，私はそれが真実であることはまずないと考える。私の見方からすれば，慕ってくる患者と移り気な患者とでは，それぞれの対人関係のセットポイントが違うだけなのである。慕ってくる患者は，いったん安全で，絆で結ばれ，あたたかみのある関係に十分長くおかれたならば，最終的にはリラックスし，しがみつきを止めるだろう（体重セットポイントが高いのに痩せている人の激しい空腹感も，いったん体重がセットポイントの範囲に入ったなら止まるのと同じである）。移り気な患者も，動き回る十分な余裕を与えられ，セラピストの手元から頻繁に離れていっても罰せられず，そして戻ってきたときにも罰せられないとしたら，やがて，セラピストにさらに愛着を持つようになるの

である。

■**飽和の原則**

セットポイントというアナロジーからは、もう一つの重要なポイントが見えてくる——すべての強化子の潜在力は、その人が要望し必要としているレベルのものをすでに受けているかどうかによって決まる、ということである。こちらのポイントは、（上で論じた）称賛の使用についても、またほかのあらゆる強化子についても言える。ここで問うべきは、その人は与えられたものにすでに十分満足しているのか、という問題である。たくさんの食事を食べ終えたばかりの人にとって、食べ物は良い強化子とはなりそうもない。過剰な称賛、自由、あたたかみ、あまりに多くの電話なども有効には働かないであろう。ここでの秘訣は「ちょうど良い」ということである。あいにく、あらゆる個々の患者にとっての「ちょうど良さ」を判断するには、（またしても）試行錯誤や入念な観察しかない。もしセラピストが過剰に「良いもの」を差し出すと、与えられたものの強化子としての価値は下がってしまいやすいということを、飽和の原則は示唆している。

6. 恣意的な結果よりも自然な結果を用いる

可能な限り、恣意的結果よりも自然な結果を適用すべきである。自然な結果とは日常生活の行動から流れ出るものであり、かつそれに特徴的な結果である。そのような結果は状況や行動に外在するものではなく、それに本来備わっているものである。笑う、近くに寄る、うなずくなどは、私たちが言ってもらいたいことを言われたときに出る自然な結果であり、チョコレートを与えることは恣意的強化の一例である。患者に求めているものを与えることは上手なアサーティヴ行動の自然な結果である。「それはいいですね！」と言いながら患者の欲しているものを与えないのは、恣意的強化でないばかりか何の効果もない。

自然な結果が用いられる理由は二つある。患者がそれを好むということ、そして効果が高いということである。好みということについていえば、私の経験ではボーダーラインの人は恣意的な結果に対して非常に鋭い目を持っており、それを信用せず、激しく嫌う。多くの場合、患者とセラピストの間に起こる議論は結果のふさわしさ、特に嫌悪的結果のふさわしさをめぐって展開する。結果が恣意的であればあるほど、患者がそれを自分の行動の結果として見ること

第10章　変化の手続き（パート1）——随伴性手続き（随伴性マネジメントと限界遵守）　427

はますます難しくなる。患者はその結果を，セラピストの特徴や，自分とほとんど関係のない治療設定から生じたものと見なしがちになる。患者はセラピストを独裁的，制圧的，あるいはお金のために承認を示すだけの存在と見なすかもしれない。学習に必要不可欠な部分である，行動に対する結果の関係性は失われてしまう。

　また，自然な結果の方が般化の促進に効果が高い。恣意的結果のコントロール下にある行動がほかの状況に般化することはまずない——獲得した行動の減退あるいは喪失が予想される。上述した対人関係の結果や修正－過修正テクニックの使用は，こうした基準を満たすように設計されている。セラピストの対人的反応は，ポジティヴなものでもネガティヴなものでも，それが真正である限り，そして他の人の反応に普通によく見られるものであるか，それに似たものである限り，自然なものとなる可能性が高い。限界遵守（後述）と相互的コミュニケーション戦略（第12章参照）もまた，このような自然な結果の優先性を反映している。

　しかし，恣意的な強化子が，セラピストが利用できるなかで唯一効果的なものとなることもある。こうした場合，セラピストは恣意的結果をより自然な結果と組み合わせねばならない。自然な結果を恣意的結果に結びつけることで，セラピストは徐々に恣意的な強化子の使用を減らしていくことができる。より望ましい恣意的結果と組み合わせることで，自然な結果の有効性を強めることがねらいである（この点は先の称賛に関する議論のなかでも扱ったものである）。前述したアサーティヴな行動の例に立ち戻るならば，患者が要求しているものを与える一方で，セラピストに影響を与えた患者の発言を同時に称賛することは，恣意的な強化子と自然な強化子の組み合わせの一例である。

7. シェイピングの原則

　シェイピング（shaping）では，標的（あるいは目標）行動への漸次的接近が強化される。シェイピングでは，望ましい行動を細かいステップに分け，これらのステップを逐次教えることが要求される。シェイピングはすべての患者にとって必要不可欠であるが，過去の生活史が絶望感や受動性にいろどられているボーダーライン患者にとっては特に重要である。目標行動へ向かう道筋の上の小さなステップを強化することなく，こうした患者から適応的行動を引き

出そうと試みてもうまくいかない。それはあたかも，ハイキングをしている人に，高い山のあちら側にたどりつけたら高価なごちそうをすると約束し，たどりつくまでの10日間の旅のあいだは食料を与えるのを拒否するようなものである。

　シェイピングは，セラピストが患者にどのような行動を期待するか，そしてどのような行動を強化したいかに関係してくる。患者の周囲の人間が，患者により適応的な行動を教えることに失敗した原因は，少なくとも部分的には，シェイピングの原則をうまく使わなかったことにあると言える。つまり，周囲の期待が患者の能力よりも高すぎ，その結果として，進歩が過去の行動に対する改善として強化されるのではなく，期待に達していないという理由でしばしば罰せられてしまう。本書を通じて述べてきたボーダーライン患者の非現実的な基準設定もまた，シェイピングの原則の適用失敗の帰結と言える。

　セラピーの開始時に患者が立っているスタート地点と，患者が到達を目指しているゴール地点（目標行動）を結ぶ線をイメージするといいだろう。セラピストが標的関連行動を強化するか，罰するか，無視するかは，以下の要素と関係する。①この線上における患者の現在の位置，②この線に沿ってさらに行動を生み出していく患者の能力，③その状況における必要条件，である。患者が線に沿って動いたのなら——つまり，ある行動が進歩を示したなら——セラピストはそれを強化しなければならない。線に沿って動かないのであれば，セラピストはそれを無視するか罰するし，もし必要があれば，新しい行動を教えねばならない。個々のやりとりの間に，セラピストは患者の行動と，（状況のなかでの患者の脆弱性を含む）患者の現在の状態，患者の潜在能力，そして状況の性質を継続的に突き合わせてみなければならない。そのうえで，この情報を治療的反応を生み出すためにも用いる。ボーダーライン患者との取り組みが大変難しいことには疑いがない。ボーダーライン患者の欠陥は，状況によって変化する性質のものであるだけでなく，患者の問題も複雑で多岐にわたるものであるため，セラピストはたいてい，同時にたくさんの線を頭に入れておかねばならない。大量の情報をまとめ，それを用いられるようにしておくことは，最高の条件下でも難しい。セラピストに過大な個人的ストレスを与えるような患者では，情報の柔軟な使用は隅に押しやられ，その難しさは拡大する。

　DBTでは，この問題に二つの面からアプローチする。第一に，標的の優先

順位を明確にすることで,セラピストが情報を区画化できるようにする。ある行動には注意を向け,他の行動は無視するのである。セラピストは患者のすべての行動に均等に注意を向けることはしない。優先順位に掲げられた標的に反する行動をチェックし,現在の標的で最も優先度の高いものに関連する行動だけに注意を向ける。つまり,課題を単純なものにするのである。第二に,第13章で論じる患者へのコンサルテーション戦略(consultation-to-the-patient strategy)は,セラピストが「治療する/扱う」(treat)人の数を制限するよう構想されている。ほかの多くの治療プログラムとは対照的に,DBTは,セラピストは患者のみを扱うと規定している。ほかの専門家の治療計画をまとめたり,実行しようとする必要はないのである。つまり,個々のセラピストは患者への自分自身の反応について配慮しさえすればよいのである。したがって,この面でも,弁証法的行動療法(DBT)は,セラピストの焦点を対応可能な程度にまで絞ることで複雑さに対処している。

第三節　限界遵守の手続き

　限界遵守というアプローチは,理論的には簡単であるが,実践するとなると難しい。それは,セラピスト個人の限界を脅かしたり超えたりする患者の行動に対して問題解決戦略と随伴性マネジメントを適用することである。限界遵守はDBTの不可欠な部分である。DBTでは,セラピストの限界について配慮する責任は患者ではなくセラピストにある。セラピストは患者のどの行動が自分にとって許容可能で,許容したいのか,そしてどの行動が受け入れ難いのかについて,自覚的でなければならない。こうした情報は,手遅れになる前にころあいを見計らい患者に伝える必要がある。セラピストは,どの患者の行動がセラピストをバーンアウトへ導きそうで,どの行動が導きそうにないのかを特定するだけでなく,どの行動が一時的に許せるだけで,どの行動が長期にわたって受け入れ可能なのかを特定しなければならない。セラピストの限界を超える患者の行動は,セラピー妨害行動のある特殊なタイプに属する。つまり限界に関連する行動は,セラピーの標的としては,自殺危機行動と自殺類似行動(または生命を脅かす他の行動)のみに次ぐ二番目に重要なものと言える。それらはセラピストのセラピーを続ける能力や意欲を妨害するために,セラピー

を脅かすものとなる。このような行動を無視しないことは，セラピストにとってきわめて重要である。このような行動を無視するならば，遅かれ早かれセラピストはバーンアウトを起こし，セラピーを打ち切ることになるか，さもなければ患者を傷つけてしまうことになるだろう。限界遵守では，セラピストは自分自身の面倒を見ることによって患者を気遣うのである。

1. 限界遵守の理論的根拠

限界とその設定方法は，ボーダーライン治療に関するほとんどあらゆる議論で主要な論点となる。こうした議論の枠組みは通常，患者の非適応的行動の抑止という観点にある。たとえば，グリーン，ゴールドバーグ，ゴールドスタイン，リーベンラフト（Green, Goldberg, Goldstein & Liebenluft, 1988）は次のように述べている。「これら［標準的な精神療法のテクニック］では，人の退行的な行動化を止めることに失敗したならば，適切な限界設定の介入という形の，より厳格な手段が必要となる」（p.ix）。非適応的行動は，患者が自己の感覚についての境界や限界がないために生じる結果であると見なされている。したがって限界設定の最大の目標は，患者個人の境界を強めることを通じて同一性の感覚を強化することである（これについての文献レビューはグリーンら〈Green et al., 1988〉を参照）。

これに対して，DBTでの限界遵守は，セラピスト個人の限界——いわばセラピストの自己感覚の保持に関わるものである。セラピーのなかで機能している随伴性が，セラピストの継続的な関与を絶対に罰さないようにすることが目標となる。その焦点は，セラピストの限界と患者の行動との関係にある。患者がセラピストを限界に追い込むときには，患者の要求や要望とセラピストの能力や望みの間の適合という観点から状況が検討される。つまり，患者が障害されている（たとえば，要求がましい，気が変わりやすい）とは想定しないのである。また，セラピストが障害されている（たとえば，逆転移の問題を示している）とも想定しない。そうではなく，人はしばしば当然のこととして，他人が与えられないことや与えたがらないものをその人に求めたり要求したりするということが前提とされる。人は他者を限界へと追い込む。人と人との間は，そんなにうまく適合しないのである。

これは患者の行動とセラピストの限界を障害として検討すべきではないとい

うことを意味するものではない。自分自身の要求とは無関係に他者への要求を制限するという能力は、それ自体とても重要な対人関係スキルである。相互的関係では他者の限界を守り尊重する能力が必要となる。多くのボーダーライン患者はこうした能力に欠けている。逆に、対人関係のなかで自分自身の限界を知り、守る能力も同じく重要であるが、多くのセラピストはこうした能力に欠けている。DBTは、多くの行動療法以上にセラピーにおける患者の経験や知覚に対するセラピストの影響力を強調するが、セラピストもまた患者の行動によって影響を受けていると見なす。だからといって、セラピストと患者の役割が対称的と見なされるわけではない。セラピストは関係性への影響要因についてより正確な仮説を作り出すよう期待され、セラピーセッション中でより卓越した対人関係スキルを示して見せるものと考えられている。また、セラピストは自分の行動をコントロールし、その行為が少なくとも患者に害を及ぼすことがないようにするものと期待される。にもかかわらず、セラピストは、患者の行動から必然的に影響を受けるものと見なされる。患者の行動によって、患者を援助しようとするセラピストの動機や能力は妨げられもするし、促進させられもするだろう。

2. 自然な限界と恣意的な限界

ごく少数の例外を除いて、DBTでは恣意的な限界というものは存在しない。個人療法セラピーとスキル・トレーニングの両方で恣意的に制限されている患者の唯一の行動とは、ドロップアウトである。患者がセラピーとスキル・トレーニングのどちらかからドロップアウトしたならば、セラピーは一時停止される。セラピストの行動で恣意的に制限されることは、専門家としての倫理ガイドラインに示されていることのみである。たとえば患者との性的交渉は、どんな条件下においても受け入れられない。

自然な限界は、複数の要因の結果として、セラピストによってさまざまであり、同じセラピストでも時によって変化する。要因としては、セラピストの生活や仕事の設定における個人的出来事、現在の患者とセラピストの関係、患者に関するセラピストの目標、特定の患者の特徴などがある。限界はセラピストが病気をしていたり働きすぎたりしているときには狭まり、休養を取ったときや適度な人数を受け持っているときには広がる。とても許容度の高かった私の

チームのあるセラピストは，子どもができたあと，限界を狭めた。支持的コンサルテーション・チームやスーパーヴィジョンがあるセラピストの限界は，単独で働いていたり厳しい環境下で働いていたりするセラピストよりも，おそらく広い。私の場合，セッション中の患者の叫びに耐えようという気持ちは，その叫びがほかの人の邪魔になるクリニックという環境下よりも，自分のプライベート・オフィスでの方がはるかに強くなる。セッション終了間際の患者の自殺の脅しに耐えようという気持ちは，ほかの患者が次に待っている時よりもいない時の方がより強い。

　さらに，一つのチーム内でも，それぞれのセラピストの限界は異なる。一人の同じ患者に取り組んでいるセラピスト同士であっても異なる。限界までの範囲がとても広いセラピストもいれば，狭いセラピストもいる。たとえば，あるセラピストは患者の書いたすべての手紙を，いくら長くても，いくら頻繁に送られてきても注意深く読むかもしれないが，ほかのセラピストはそうしないかもしれない。休暇中に進んで患者に電話するセラピストもいれば，しないセラピストもいるだろう。外来患者の自殺のリスクに関して私が耐えられる限界は，シアトルにいる他の多くのセラピストよりもはるかに広い。患者がセッションの欠席を前もってキャンセルできないことや，支払いが遅れることが気にならないセラピストもいれば，気にするセラピストもいる。患者のすがりつきや依存的行動，あるいは待合室で一日中座っていることに悩むセラピストもいれば，悩まないセラピストもいる。例を挙げればきりがない。

　一般的に，強い治療の結びつきが強ければ限界は広くなる。概して人間は，距離を感じる人よりも近しさを感じる人に対して，進んで何かをしたり我慢したりしようとするものである。セラピストの限界までの範囲は普通，セラピーに一生懸命取り組んでいる患者に対してはより広く，同意を拒否したり介入に抵抗する患者に対してはより狭くなる。しかし限界が患者の行動によって影響を受けるそのあり方は，同じ治療チームのメンバーであってもさまざまである。たとえば，あるセラピストの限界は患者が攻撃してきたときに狭められ，攻撃してこないときには広がるが，あるセラピストは攻撃を苦もなく乗り越え，どちらにしてもそれほど影響されない。私は，電話をかけてくる患者で，かつ，電話が役に立つように思える患者たちには，たとえ都合が悪い時であってもかなりの通話時間をさきたいと思っている。電話相談の終わりの時点で，電話を

かける前と同じくらい気分が悪いと言うのがおきまりの患者，電話をもっと長くできないことを非難する患者は，私が電話で長い会話をしたいと望む患者ではない。患者が私の提案に「はい，でも……」のパターンで反応するか，提案のすべてを拒絶するかどうかは，私の限界にたいして影響を及ぼさない。私はそれを課題とみなしている。だが同僚のセラピストたちは，私ほど恩知らずな態度は気にしないが，提案を拒絶し続ける患者と長く話すことは拒否する。

　DBTでは，限界がチームメンバーや患者を超えて普遍的である必要はない。唯一重要なのは，それぞれのセラピストが自分の限界を理解し，その限界をそれぞれの患者に明確に伝えることである。セラピスト間や，同一セラピストのなかで限界が変化することは，見方を変えれば，治療環境と日常生活との間に強い類似性をもたらす。率直に言って，生活も周囲の人びとも一貫しておらず，個人の要求を満たすためにいつもあてにできるわけでもない。最も近しい親友ですらときには身を引いてしまうし，すべての期待を満たすこともできない。DBTの目標は，このような自然な対人関係の限界のなかでいかに生産的かつ幸せに人と接するかを患者に教えることである。

　自然な限界や個人的な限界を守るには，恣意的限界を守る場合よりもいっそうの開放性とアサーションが必要となる。DBTセラピストは前もって決定されたルールの数々をよりどころにすることはできない。患者が35分遅刻してきたときにどのように反応するかを調べるための本などないのである。恣意的ルールや限界は関係性のなかの個人の個性を説明するものではないので，DBTは限界に関するルールブックは提供しない。なぜなら，恣意的ルールと恣意的限界は，ある関係のなかにあるその人の個人的特徴を考慮することはないからである。したがって，セラピストは自分自身の限界に個人的な責任を負わねばならない。特に患者が激しく苦しんでおり，限界がその苦しみを増大させるときには，これが非常に難しい課題となることがある。しかし，ボーダーライン患者の効果的な限界遵守には，いくつかのガイドラインが存在する。それらについて表10-3に要約し，以下で考察する。

3．限界をモニタリングする

　セラピストには，それぞれの治療関係で患者のどの行動を受け入れられるかという観点から自分自身の限界を観察し，セラピー施行中にそれらの限界を守

表10-3 限界遵守手続きチェックリスト

____セラピストはセラピーの実施にあたって自分自身の限界をモニタリングする。
　　　____継続的に。
　　　____各患者ごとに。
____セラピストは現実的能力や患者の要求と希望を満たそうという自分の望みの観点から自分自身の限界を誠実かつ直接的に患者に伝える。
　　　____電話のタイミング，通話時間，頻度に関して。
　　　____セラピストのプライバシー侵害に関して。
　　　____セラピストの財産，時間などの侵害に関して。
　　　____セッション中やセラピストに向けられる攻撃行動に関して。
　　　____セラピストが行おうとしてるか，あるいは一翼を担おうと望んでいる治療のタイプに関して。
　　　____患者の自殺のリスクをあえて冒そうとすることに関して。
____セラピストは必要なときには一時的に限界を拡大する。
　　　____セラピストが限界に達し，患者がより多くを望むとき，他の専門家のバックアップや援助を得る。
　　　____患者がセラピストの限界のせいで危険な状態におかれていないのなら，セラピストは患者がセラピストの限界に効果的に対処するのを援助する。
____セラピストは自分の限界について一貫して毅然としている。
　　　____セラピストは限界に即して随伴性マネジメントを用いる。
____セラピストは限界遵守になだめ，認証，問題解決を組み合わせる。

■DBTに反する戦術
____セラピストが患者から明らかに普段よりも一層多くを必要としているときに，一時的に限界を拡大することを拒否する。
____セラピストが恣意的な，予測できないやり方で限界を変えたり変動させたりする。
____セラピストが限界を自分のためではなく患者のためとして提示する。

ることが要求される。特に，患者の行動と，患者に取り組むセラピスト自身の意欲や動機との関係，自分が圧倒される感覚との関係，患者の役に立てるという信念との関係，バーンアウトの感情との関係を，注意深く継続的に観察していなければならない。このプロセスは，新人よりも，経験を積んだセラピストの方がはるかに容易に行える。私のチームのあるセラピストは，かつてこう言ったことがある。「限界が踏み越えられる前に限界を知ることはとても難しい」。限界を超える前の危険信号には，不快な感情，怒り，フラストレーション，そして「だめだ。もうたくさんだ」という感覚などがある。限界を超える前に——つまり突然，ある患者とそれ以上相互作用できなくなったり，したくなくなったりする前に——セラピストが自分自身で自分の限界を捉えることが大切である。ここでもコンサルテーション・チームがきわめて役に立つ。

4. 限界に誠実になる

　セラピストの限界は患者のための利益としてではなく，むしろセラピストのための利益として提示される。どのような治療関係であれ，セラピストの利益と患者の利益とは本質的に結びついているため，この区別は便宜的なものではあるが，セラピストのためということを強調すると，患者自身の利益として限界を提示するのとはかなり違ってくる。強調の置き方の違いは，効果の違いへとつながる。その違いのポイントは，患者は（子どもではないのだから）何が究極的に自分の利益になるかについては十分な言い分を持つことができるし，持たねばならないが，何がセラピストの利益になるかについては大きな発言権はない，ということである。アナロジーを一つ挙げると，セラピストが患者にオフィスでタバコを吸わないようにと言うとき，喫煙は体に良くないからと言うのと，セラピストの方が煙を吸うのが嫌だからと言うことの違いである。前者では，セラピストと患者は問題について論じあうことができる。少なくとも患者は，当然自分の身体の健康は自分自身で責任を負うと主張することができる。後者の場合，議論の余地はほとんどない。前者の場合，セラピストは患者の自律性と，自分の体への善悪の感覚に対してほとんど敬意を払っていない。後者の場合は，セラピストはセルフケアのモデリングをしているのである。こちらの態度が唯一誠実な反応であることもある。というのも，私たちは誰でも（セラピストでも），本当は自分自身のためなのに，相手のためだと言って他人の行動をコントロールしようとするということを始終しているのである。

　誠実さは，このうえなく効果的な戦略となり得る。ボーダーライン患者は尊重されることに飢えていることが多いからである。セラピスト自身の限界に関する誠実さは，最終的には患者を尊重することにつながる。それは患者を大人として扱うことである。セラピストは，（本当に公正ではないときに）その限界が公正ではないと患者に認めてもよいが，ただしそれでも，その限界を超えることが最終的に患者を傷つけることになるだろうということを指摘せねばならない。もし必要ならば，セラピストは患者と共に，患者がこれまで，自分自身の面倒を適切に見なかった他のセラピストによって傷つけられてきたケースを振り返ることもできる。

　セラピストが，誰の限界が守られているのかについて不誠実になったり曖昧

にしたりしたくなる理由はいくつかある。第一の理由は，精神療法のいくつかの理論では，セラピストを限界へと追い込むことは，定義上病理的であるとされるからである。患者がセラピストの自宅にかけてくる電話はすべて，セラピストに対する攻撃的行為だと私に語ったあるセラピストが，その一例である（第3章参照）。この例や，これに近い理論的見解は相互作用の柔軟な評価をきわめて難しくしてしまう。セラピストが患者のために自らの限界を広げる能力や意欲に欠けていることに問題があるという可能性を，セラピスト自身が検討することはまずないであろう。逆転移のような概念は，セラピスト自身の限界に生じうる病理に鋭く焦点を当てる。しかし，そうした概念は，セラピストの正当な限界が患者の同じく正当な要求を満たさないことにつながっている「適合困難」状況を救いはしない。第二の理由としては，セラピストであるということは，他の人に対して強大な権力の座にあるということである。そのため，傲慢さと不誠実が見過ごされてしまう。こうした可能性は，DBTでスーパーヴィジョン／コンサルテーションが重要な役割を担う理由の一つとなっている。

　第三の理由は，ほとんどのセラピストがセラピーは患者の利益のためだけのものだと教えられてきていることである。トレーニング・プログラムのなかでは，セラピストの利益についてはほとんど言及されない。したがってセラピストは，自分自身の要求や要望に注意を向けるとすぐに罪悪感を感じてしまうか，どういうわけか治療的でないと感じてしまう。ボーダーライン患者はおそろしく苦しむことが多く，セラピストは自分がもっと限界に余裕のあるセラピストならば本当に楽にしてあげられるだろうと感じることがある。ここでのセラピストの選択肢は，次のようなものである。①繰り返し自分自身の限界を超える，②患者の要求がただ単に病的であると決めつける，③患者は苦しみ続けるに任せ，助けられないことの責任を受け入れる。自分が患者の苦しみの主な原因であることを受け入れるのは難しく，セラピストはしばしば最初の二つの選択肢のうちの一つに行き着くことになる。限界遵守は三番目の選択肢へと導く。私の経験では，多くの新人や経験のないセラピストのほとんどの悩みを引き起こすのは，自分自身の無能さを受け入れることの難しさである。より経験を積んだセラピストでは，傲慢さが問題となることが多い。

5. 必要に応じ一時的に限界を拡大する

　限界遵守は，患者の重要な要求を気遣わず無責任であることを許すものではない。患者の要求や要望に対して気まぐれに反応することを承認するものでもない。自分自身の限界を押し広げ，拡大し，与えたくないものをも与えることがセラピストにとって必要なこともある。これは，慢性的な自殺志向のボーダーライン患者について特に言えることである。外科医のアナロジーがここでは役に立つだろう。緊急でオンコールの電話で呼び出されたときに，外科医は，それは限界を超えることだからと言って病院に向かうのを拒否することなどできない。しかしそんな外科医ですら，オンコールでの待機は間隔を空けられる。5夜連続で夜勤を勤め，毎夜1, 2時間しか眠れなければ限界を超えてしまうだろうし，1日か2日は呼び出しを引き受けてくれるほかの誰かを必要とする。眠らずに長いこと持ちこたえることなど誰もできない。同様に，セラピストが限界に達しそうになり，患者の生命が危機にさらされているなら，ほかの専門家にケアの準備に関わってもらうのが適切な戦略である。もし限界に達しそうになっても，患者が危機にさらされていないならば，問題解決や他の変化の手続きが適切な戦略となる。ここでの弁証法は，一方で必要に応じて限界を押し広げることと，もう一方では必要に応じて限界を遵守することの間にある。

6. 首尾一貫して毅然としている

　患者は自分の要求の妥当性を訴え，セラピストの力量不足を非難し，ときには他のセラピストを探すとか，自殺をすると脅すことによってセラピストに限界を広げさせようとすることがある。患者は繰り返し自殺類似行動にふけったり，セラピストが患者に「同調」するまで協力を拒否したりする。クリニックや入院の環境では，他のスタッフのところに行き援助を引き出そうとしたり，他の患者に大声で不平を訴えたり，セラピストのスーパーヴァイザーに直接訴え出たりするだろう。精神力動的セラピストは，これを「行動化」と言っている。

　ここで重要な点は，限界遵守はしばしば，患者の行動を消去スケジュールに乗せることを意味するということである。限界を広げようとする患者の努力に対する答えはシンプルである。「私は私だから」である。つまり，最終的には，

セラピストは自分自身の限界を守るしか選択肢がないのである。強いプレッシャーがかかったときには，限界を広げることと，患者の要求は度を超しているとか不適切だとほのめかして患者を攻撃することの間で心が揺れ動きがちになるものである。しかしセラピストは，こうした誘惑に抵抗しなければならない。行動がエスカレートしたあとに患者に譲歩することは，止めようとしている行動を強化するだけだし，逆に懲罰的に反応することは，嫌悪的結果の副作用の危険を意味する。ここで用いるべき戦術は，患者が対人スキル・トレーニングで教わるのと同様の「傷ついたレコード」戦略である。セラピストは繰り返し繰り返し自分の見解を穏やかに，明確に，そして毅然として述べる。また，これらの限界を守ることが最終的には患者に恩恵をもたらす，と頻繁に繰り返すことも助けになる（突然セラピーを打ち切ったり，ほかの形で患者を傷つけたりすることはしない）。

7. 限界遵守に，なだめ，認証，問題解決を組み合わせる

　限界を守らせると同時に患者をなだめることの重要性は，特に強調しなければならない。患者が欲しているものを与えない，患者のある行動を許容しようとしないということは，セラピストが患者に全くなぐさめを与えられないということを意味するものではない。セラピストは，患者の苦悩を認証し，患者が問題に対処する別の方法を見出す援助をする必要がある。限界遵守は，認証と問題解決戦略の網に包まれていなければならない。患者の希望や要求の不認証が治療的になることは決してないのである。

8. ボーダーライン患者に対する限界遵守が困難な領域
■電話コンサルテーション

　DBTでは電話による接触は禁止されるどころかむしろ奨励されるので，セラピストはどの時間に電話することができ，どのくらい長く電話で話を続けられるのか決めねばならない。時間外の電話を受けられないセラピストはおそらくボーダーライン患者と取り組むべきではない。それ以外にも，個々の患者とセラピストのニーズや短期的な問題を熟慮して，電話をかける際の適切な方針を決定しなければならない。電話についてどんな制限も課したことのないセラピストは（患者がおしゃべりのために深夜二時に電話することはできないとし

てだが），要求がましい患者を持ったことがないか，バーンアウトと患者の拒絶に向かっている。

　許容できる通話時間や頻度は，セラピストによって，そして同じセラピストでも患者によって異なる。どんな時でも喜んで電話を受け，たくさんの電話にもわずらわされないようなセラピストもいる。かつて一緒に働いていたあるセラピストは，夜になると自宅の地下室で木工作業をしたり絵を描いたりしていた。彼は話をしながら木材を削り，絵を描き続けていたため，晩に電話をかけてきた患者たちは，ほとんど際限なく話すことができた。電話にあまり時間を使いたがらず，話をすぐ終えるか，都合の良い時に患者に電話をかけ直すことを覚えたセラピストもいる。電話の条件もまたさまざまだろう。たとえば，私たちのクリニックでは次のようなセラピストがいた。①留守番電話サービスを通じてのみ相談を受け取り，こちらからかけ直す（このセラピストは一呼吸置いて「準備をする」必要があった），②緊急でない限り，決まった時間になったら電話をすぐに切る（このセラピストは早朝に起きねばならなかった），③夜間のみかけ直し，昼間の緊急時にはクライシス・クリニックや救命救急室に電話をかけるよう提案する（このセラピストの昼間のスケジュールは電話をかけ直すことができないほど詰まっていた），④患者がまだ一定のスキルを試みていない場合は，すぐに電話を切る（このセラピストは，この患者の〈ためになることをする〉ことに疲れており，電話が治療的ではないと信じていた），⑤患者が六時間以内にアルコールを摂取していたら電話を切る（飲酒は患者の援助を受ける能力を妨害する），⑥電話を掛けてきた患者が問題解決への取り組みを拒否したならば，その週はその患者の電話をとるのを拒否する（そのセラピストはこうした電話の後にいつもフラストレーションを感じた），などである。ここでの重要な点は，それぞれのセラピストが自分自身の限界を設定しなければならないということである。その限界は，セラピスト本人にも，スーパーヴィジョン／コンサルテーション・チームにも，尊重されねばならない。

■自殺行動

　自殺の脅し，特に深刻な脅しに耐えられる程度は，セラピストによって異なる。よく練られてはいるが患者が自殺した際には訴えられるリスクの高い治療計画に従うかどうかも，セラピスト次第だ。自殺を防ぐための強制入院に哲学的に反対するセラピストもいるが，そう考えないセラピストもいる。すべての

セラピストは，こうした領域における自分自身の限界を検討しなくてはならない。一般に患者は，深刻な自殺行動の継続がセラピストの限界を少なくともきつくするおそれがあることを知る必要がある。私のクリニックと，私の臨床的責任の及ぶ範囲においては，致命的な行動をとりそうな患者には生命に関わる薬物を持たせない。ある種のリスクは私の限界内にはおさまらない。私は，患者の危機的な電話コンサルテーションや自殺の脅しから離れて休む必要があるときには，患者を入院させることもした。しかし，限界遵守戦略の結果が患者にとって極端なものになる場合（たとえば強制入院），セラピストは患者に適切な警告を与え，そして嫌悪的結果を避けるための方法を提供することが不可欠である。また，セラピストが自分自身の限界を守ることも不可欠である。自殺行動と限界という話題は第15章でより詳細に論じる。

第四節　結　語

自分たちが精神療法で適用している随伴性を自覚していることは，セラピストにとってとても重要である。随伴性が行動に及ぼす効果についても，その効果が意図されたものであろうとなかろうと，それを自覚していることがやはり重要である。多くのセラピストは，随伴性の適用で患者の行動に影響を及ぼすということは，受け入れられないと感じているようである。ポジティヴな随伴性はわいろと見なし，ネガティヴな随伴性は威圧的，操作的，脅迫的であると見なすのである。しばしばこうしたセラピストは患者の自律性に価値を置き，外的影響のコントロール下にある行動は，内的影響のコントロール下にある行動のように「本物」でなく，不変のものではないと信じている。言いかえれば，これらのセラピストは，個人の「選択」や「意志」のコントロール下にある行動に価値を置くのである。無意識の意図や選択という観念にしがみついているセラピストは，あたかもすべての行動が実際に意図と選択のコントロール下にあると信じているかのごとく振る舞ってしまうことがある。単に，意図と選択が意識的か無意識的かだけの問題だという考えである。このようなセラピストの場合，セラピーの目標はすべての行動を意識的な意図や選択のコントロール下におくこととなるだろう。認知行動療法セラピストも，少なくとも望ましくない非適応的行動に関しては，この目標に確実に賛同するだろう。

「選択」や「意図」を基礎としたアプローチと認知行動アプローチの違いは二つある。一つは，認知行動療法セラピストは何が「選択」や「意図」をコントロールするのかを問題にするということである。もしこれに対する答えが，それが望ましいから，あるいは好きだから選択したのだというものであったら，新たな情報は全く得られない。その説明は後づけである。認知行動療法セラピストならば，選択や意図は行動の結果と環境の結果にコントロールされると主張するだろう。人間は以前に強化された選択をなし，意図を形づくる。そして以前に罰せられたものを避けるのである。

　二つ目の違いは，認知行動療法セラピストは，行動が意識的な選択や意図のコントロール下にないとき，そうした行動は無意識の意図のコントロール下にあるとは主張しないということである。実際その主張は同意反復なのかもしれない。認知行動的視点からすれば，意図や選択と行為との間に結びつきがないことが，解決すべき問題なのである。このような結合は学習されなければならない。先立つ意図や選択と適合する行為にそれを強化する結果が伴うときに，このような結合は学習される。この見解からすれば，意図や選択とは（たとえそこに，特に意図に関して，情動的な要素があるとしても）認知的活動であると言える。つまり，意図や選択と行為との間の関係は，行動と行動の結合なのである。その結合はア・プリオリに前提されるものではない。ボーダーライン患者の問題はまさに，先行する意図，選択，コミットメントが行動に影響を与えられないことが多いという点にある。したがって，セラピストはこのような行動-行動結合の系統的強化を考えるとよい。

　行動の決定因として選択を過度に信頼することは，行動の能力の役割を無視することになる。選択という概念は，その人が自分の選択に従ってことを行う自由を前提とする。しかし，できないことは何度繰り返し選択してもできないのである。ボーダーライン患者は，自分の行動を自分やセラピストが望んでいるようにコントロールできないことが多い。ときに随伴性は，以前はほとんどあるいは全くなかった能力を作り上げるが，良い意図だけでは，行動のコントロールと変化に影響を与えるには不十分なのである。

第11章
変化の手続き（パート2）──
スキル・トレーニング，暴露，認知修正

第一節　スキル・トレーニング手続き

　スキル・トレーニング手続きは，個人の行動レパートリーにないスキルが問題解決法のために必要となった場合に欠くことのできないものである。つまり，理想的な状況（恐怖，葛藤的な動機，非現実的な信念などにより行動が妨害されない状況）でも，その人は要求されている行動を生み出すことができない。弁証法的行動療法（Dialectical Behavior Therapy，以下，DBT）では「スキル」という言葉は「能力」と同じ意味合いで使用され，最も広い意味では，認知的反応，情動反応，そして外的に現れる顕在的行動（行為）反応のレパートリーと，それらの統合をも含む。効果的なパフォーマンスのためには，これらの統合が必要とされるのである。スキルの有効性は行動の直接的結果，間接的結果の双方により測られる。効果的なパフォーマンスとは，最大限のポジティヴな結果と最小限のネガティヴな結果につながる行動として定義される。つまり「スキル」とは，「スキルフルな手段を用いる」という意味と，状況に対し適応的あるいは効果的に反応しているという意味で用いられる。

　DBTではスキルの統合が強調される。なぜなら，人があるスキルの構成部分となる行動をとれるのに，必要なときに，首尾一貫した形でそれらを組み合わせられないということはよくあるからである（実際，それが普通である）。たとえば，人は皆，自分のレパートリーのなかに「いいえ」という言葉を有している。しかし，人から誘いを受けたときに，その人を疎外しないようにしながら誘いを断るために，「いいえ」という言葉を上手な言い回しで他の言葉と組み合わせることができないかもしれない。対人関係におけるスキルフルな反応では，適切なボディランゲージ，イントネーション，アイコンタクトなどと

第11章 変化の手続き（パート2）——スキル・トレーニング，暴露，認知修正

一緒に，すでに知っている単語をつなぎ合わせ，効果的な文章を作り上げることが必要である。スキルの構成部分が新しいものであることはめったにないが，それらの組み合わせは新しいものであることが多い。DBTでは，求められる行動のほとんどはスキルであると考えることができる。つまり，問題に効果的に対処し，非適応的で効果のない反応を避けるということは，いずれもスキルを用いていると考えられる。DBTのねらいとは，役に立たない行動や非適応的な行動，あるいはスキルに乏しい行動を，スキルフルな反応に置き換えることである。

スキル・トレーニングの間，そしてより一般的にはDBTを通じ，セラピストはことあるごとに，患者に対し自分の生活に対処するのに必要なスキルの習得と練習に積極的に取り組むよう主張する。セラピストはボーダーラインの人の受動的な問題解決スタイルに，直接的に，力強く，繰り返し注意を促す。以下に示す手続きは，どんなセラピストでも，適切な場面で非定式的に適用できるものだが，構造化されたスキル・トレーニングモジュールにおいては，定型的に適用される（付録のマニュアル参照）。

スキル・トレーニングの手続きには三つのタイプがある。①スキルの習得（たとえば，教示，モデリング），②スキルの増強（たとえば，行動リハーサル，フィードバック），③スキルの般化（たとえば，宿題を出す，さまざまな状況の類似性と違いについて話し合う）である。スキルの習得では，セラピストが新しい行動を教える。スキルの増強と般化では，セラピストはスキルを伴う行動をうまく調整するとともに，適切な状況において患者の行動レパートリーのなかにあるスキルを伴う行動をその患者が用いる可能性を高めるのである。スキルの増強や般化の場面では，今度は，随伴性マネジメント，暴露，認知修正の一つまたはいくつかの手続きが必要となる。つまり，いったんセラピストがある特定の反応パターンが患者の現在の行動レパートリーに含まれていると確信したなら，日常生活のなかでそのパターンを用いる頻度を増やすためこれら他の手続きを適用するのである。このように積極的，自覚的にスキルを教えるのは行動・認知療法に特徴的なものだが，この部分を強調していることが，DBTと他のボーダーライン患者への治療アプローチとを分ける点である。しかし，スキル・トレーニング手続きの一部は，支持的精神療法や力動的精神療法で用いられるものと実質的に同一である。

スキル・トレーニングの標的は，個々の事例における行動分析と，DBTの特徴的要素（たとえば，マインドフルネス，対人関係の有効性，情動制御，苦悩耐性，セルフマネジメント・スキル）により決まる。今は行動レパートリーにないけれども患者の生活を改善する助けとなると考えられる行動パターンは，ほとんどすべて，スキル・トレーニングの標的となる。特定の手続きの選択（たとえば，習得の手続きと増強の手続きのいずれにするか）は，患者がすでに身につけているスキルによって決まる。

1. スキル・トレーニングへの方向づけとコミット——課題の概観

　方向づけは，患者に，新しい行動を習う価値あるものとして，そしてDBTをうまくいく可能性の高いものとして，受け入れてもらうための主要な手段である。スキル・トレーニングはその人が治療プログラムに積極的に協働したときのみに達成できるものである。スキルに欠けていて，しかも新しいスキルの習得を恐れる患者もいる。その場合，新しい行動を学習するからといって，実際にスキルを用いなければならないとは限らないことを指摘するとよい。つまり，患者はスキルを習得し，そしてそれぞれの状況に応じて，そのスキルを用いるか用いないか選択するのである。この患者の問題は，空を飛ぶのを恐れる人の問題にとてもよく似ている。彼らは恐怖を減じたくはないのだ。なぜなら，そうしてしまうと空を飛ばなくてはならないからである。患者が，何かが自分の助けになるという希望を失ってしまったがゆえに，新しいスキルを学習したがらないこともある。私の考えでは，そんな患者には，自分の教えているスキルは，自分の助けになったか，そうでなければ知人の助けになってきた，と指摘することが有効である。しかし，ある特定のスキルが実際にその人の助けになるとあらかじめセラピストが証明することはできない。

　どんな新しいスキルを教える前にも，セラピストはなぜ特定のスキルや一連のスキルが役に立つのかについて，理論的根拠を患者に示さなければならない（またはそれをソクラテス的対話により患者から引き出さなければならない）。一言二言のコメントのみでこと足りる場合もあるが，徹底的な話し合いが必要となる場合もある（DBTの標的スキルの各セットの理論的根拠は，本書の付録のマニュアルに記載した）。それぞれの問題解決では，理論的根拠の付与は，通常，解決法分析の段階で行われる。また，ある段階で，自らの教え方の

一般的な理論的根拠――つまりDBTスキル・トレーニング手続きの理論的根拠――も説明すべきである。ここで指摘すべき，そして必要な限り繰り返し指摘すべき最重要点は，新しいスキルの学習には，練習，練習，さらに練習が必要であるということである。同様に重要なのは，練習はスキルが必要とされる状況のなかでなされなければならない，ということである。もしこれらの点が患者に理解されないのであれば，患者が実際に新しいことを修得する望みは薄い。

2. スキル習得の手続き

スキル習得（skill acquisiton）の手続きは，スキルの欠損の治療に関わる。DBTでは，すべての，またはほとんどのボーダーラインの人の問題が本質的に動機づけの問題であるとは前提されない。そうは考えずに，特定領域における患者の能力の範囲を評価する。そしてスキルの欠損が認められるならば，スキル習得の手続きを用いる。他のアセスメントの方法の代わりとして，スキル習得の手続きを用いてから結果として生じる行動変化を観察する，ということもある。

■能力アセスメントの注意点

ボーダーライン患者については，あることができないのか，あるいはできるのだけれども情動的に抑制されているのか，環境要因に制限されているのかどうかを知るのは非常に難しい。これはいかなる患者母集団についても言えるアセスメント上の複雑な問題であるが，特にボーダーライン患者については，自らの行動と能力を分析する能力に欠けているがゆえに，特別に難しい問題となり得る。たとえばボーダーライン患者は，何かをすることを自分が恐れているということと，何かをすることが自分にはできないということを混同してしまいがちである。さらに，第10章で述べたように，患者が自分にはどんな行動をとる能力もあるのだということを受け入れにくくさせるような，強力な随伴性が存在することもある。ここで特に考慮すべきことは，患者は，自分に能力があることを受け入れたなら，セラピストが（尚早に）セラピー完了を決めるのではないかと恐れていることである。また，もしある状況で何かができることを知られると，セラピストがあらゆる状況で――実際できない状況を含め――患者にはそれができると考えてしまうと恐れるかもしれない。つまり，セ

ラピストが患者がまだ必要としている援助を撤回してしまい，失敗の可能性を（失敗の可能性が引き起こすすべての関連する喪失とさらなる問題もともに）もたらすだろうと恐れるのである。また患者は，実際には自分の考えや感情を表現するのを恐れているのに，自分がどのように感じ，何を考えているのか分からない，あるいは言葉が見つからないとも言うかもしれない。多くの患者が言うように，患者はしばしば脆弱になりたがらないのである。最後に，患者のなかには，家族やセラピストから，自分の問題はすべて動機にもとづいていると見なすよう教えられてきている者もいる。患者はこうした視点を完全に信じるか（つまり何でもできるが，ただやりたくないだけであると信じている），または徹底的に反抗し，動機づけ要因は能力関連要因と同様に重要であるという可能性を一切受け付けないか（より適応的な行動の方法の学習も含めて，自分には何もできないと信じ込んでしまう），どちらかである。

　セラピストのなかには，自分は何もできないという患者の発言に対して，やる気になりさえすればできるという，同じくらい極端な発言で反応する者がいる。このようなセラピストには，スキルを用いて行動しなかったり，違った行動のやり方は分からないと文句を言ったりすることは抵抗と見なされる（または，少なくとも自覚外の動機づけにより決定されたものと見なされる）。アドバイスを与える，コーチする，提案をするなど，新しい行動を教えるということは，依存性と「本当の」セラピーを妨げる要求充足を助長するものと見なされる。一方，こうした患者がほとんど何もできないと信じてしまうという罠に陥るセラピストももちろんいる。このようなセラピストは，患者が新しいスキルを学習する能力はないとまで考えてしまうことすらある。受容，養育，環境介入が，これらセラピストが行うすべてである。患者の治療チーム内にこれら二つの方向性が共存している場合，葛藤と「スタッフの分裂」がしばしば起こるのは，驚くにあたらない。弁証法的アプローチならば，総合の模索を提案するだろう（この話題については第13章でさらに論じる）。

　患者の行動レパートリーのなかのある行動パターンの有無を評価するには，患者がその行動を生み出す理想的な機会を作り出す方法を考えなければならない。対人行動に関しては，それに近いものはオフィスでのロールプレイである。もし患者が拒否するのであれば，ある特定の状況に置かれたときに患者が何と言うかを尋ねてもよい。私は，対人関係スキルを巧みに用いるように見える人

表11-1 スキル習得手続きチェックリスト

___セラピストは標的に関連した能力をアセスメントする。
　　___セラピストは患者が有しているスキルを使えるような状況を作り出す。
　　___セラピストはセッション内と電話でのやりとりにおいて患者の行動を観察する。
　　___セラピストは患者に，ある状況や問題をどのように取り扱うのが理想的かを質問する。
　　___セラピストは患者に，セッション中や電話でのやりとりの間に，感情を変化させるといった新しい行動を試みるよう言う。
　　___セラピストは患者とロールプレイを行う。
___セラピストは学習されるべきスキルを教示する。
　　___セラピストは患者が理解できるように十分に具体的な言葉で必要な行動とそのパターンづけを特定する。
　　___セラピストは教示を簡単なステップに分割し，たどりやすくする。
　　___セラピストは患者の能力と恐怖に合わせて単純な課題から始め，スキルの難しい側面へと進む。
　　___セラピストは患者に学習されるべきスキルの例を提供する。
　　___セラピストは患者にスキルを記入したプリントを与える。
___セラピストはスキルを伴う行動のモデルとなる。
　　___セラピストは患者とロールプレイを行う。
　　___セラピストは患者とのやりとりのなかでスキルを伴う行動を用いる。
　　___セラピストは適応的な思考のモデルとなるために考えたことを独り言として口に出して言う。
　　___セラピストは自分の日常生活のなかで用いたスキルを伴う行動を開示する。
　　___セラピストはスキルを伴う行動を説明する物語を語る。
　　___セラピストは患者が観察できる環境中のモデルを指摘する。
　　　　___スキルを伴う行動をとれる患者の知っている他の人びと。
　　　　___スキルを伴う行動を例示するような有名人。
　　　　___本（伝記など）や映画。

が，特定のロールプレイ状況ではふさわしい反応を構成できなかったり，受動的で，おとなしく，対人関係のスキルに乏しそうな人が，オフィスの安心感のなかでは非常にうまく反応したりすることに驚くことがよくある。苦悩耐性について分析する際には，患者が用いたり考えたりするテクニックのうちどれが，困難でストレスの多い状況に耐えるのに役立つかを叙述してもらうとよい。情動制御は，セッションを中断し，患者が自分の情動の状態を変えられるかどうかを考えてみるように求めることで評価できることがある。セルフマネジメントやマインドフルネスのスキルは，セッションのなかでの患者の行動の観察と，患者の日々の行動を質問することによって分析できる。

　もし，患者がある行動を生み出したなら，患者がその行動をレパートリーとして持っていることが分かる。しかし，患者が行動を生み出さないときは，セ

ラピストは，それが患者のレパートリーのなかにないかどうか確信できない。統計学と同様に，帰無仮説を検定する方法はないのである。疑いを持ったなら（通常そうなるが），スキル習得の手続きを進めることがより安全な方法である。一般的に，スキル習得を行うことによる害はなく，手続きのほとんどがスキルフルな行動に関連する他の要因にも影響する。たとえば，（主要なスキル習得の手続きである）教示とモデリングが，行動レパートリーをつけ加えるからではなく，患者に行動の「許可」を与え，そのため抑制を減少させるがゆえにうまく働く，ということもあり得る。この二つの基本的な手続きについて以下に述べ，表11-1に概略を示す。

1) 教　示　教示とは，学習すべき反応要素の言葉による説明である。患者の必要性に従い，教示は一般的なガイドライン（「あなたの考えを再構築する際には，恐ろしくひどい結果が起こる可能性を確認しなさい」「強化を考えなさい」）であったり，患者が何をすべきか（「衝動におそわれたらすぐに，氷を取りに行って10分間握り続けなさい」），何を考えるべきか（「〈私はできる〉と自分自身に繰り返し言いきかせなさい」）といった非常に特定的な示唆であったり，さまざまである。これらを黒板を用い講義形式で教育的に紹介してもよい。標準的なDBTでは，スキル領域ごとに教示を書いたプリント（本書の付録のマニュアル参照）が与えられる。ほかのセルフヘルプの本を与えてもよい。教示とは考慮すべき仮説として提示されることもあれば，総合されるべき定立と反定立として示されることもある。ソクラテス的方法を通じて患者から引き出されることもある。いずれの場合においても，セラピストは効果的行動をとることやスキルの学習をすることの容易さを単純に見すぎないように注意しなくてはならない。

2) モデリング　モデリングは，セラピストや患者の周囲にいる人，テープ，ビデオ，映画，出版物などによって提供され得る。患者に適切な代替的反応の例を与える手続きはどれも，モデリングの一つの形である。セラピストがモデルになることの利点は，状況と材料を患者の必要性に合わせられるという点にある。

セラピストはさまざまな方法でスキルを伴う行動のモデルを示すことができ

る。セッション内のロールプレイは，適切な対人行動の実演に有用である。患者とセラピストとの間で起こった出来事が患者の自然な環境のなかで遭遇する状況と同じようなものならば，セラピストはそのような状況を効果的に取り扱うモデルとなることができる。また，独り言（口に出して言う）を用いることもできる。自分に向けて事態に対処する発言，自分に向けた教示，あるいは問題のある期待や信念の再構築の模範を示すのである。たとえば，「OK，私なら自分にこんなふうに言うでしょう。〈私は打ちのめされている。打ちのめされたときは，最初に何をすればいい？ 状況を段階に分けてリストを作ろう。そしてリストの一番最初のことをしよう〉」などと言うことができる。物語や歴史的出来事やアレゴリカル（寓意的）な例を挙げること（第7章参照）も，今までのものに代わる生活戦略を例示するにあたってしばしば役に立つ。最後に，セラピストの自己開示も，適応的行動のモデルとして用いることができる。特に，患者が現在遭遇しているのと同様の問題に，セラピストも生活のなかで遭遇したことがあるのなら，そのような自己開示は役に立つ。この戦術については第12章で詳細に論じる。

　セッション内のモデリングに加え，患者の周囲にいる有能な人の行動や反応を観察させることも役に立つ。観察した行動を，患者自身が実際に用いられるよう話し合い，練習する。セラピーでの提案のうちいくつかの適用方法を文章化したモデルも役に立つ。自分と同様の問題に対処した人びとの伝記，自伝，小説などもまた，新しいアイデアを与えてくれる。セラピストによってモデル化された行動についても，セラピー外でモデルとして提示された行動についても，患者がそれに対する反応を確実に観察するようにしておくことが，常に重要である。

3. スキル増強の手続き

　患者がいったんスキルを伴う行動を習得したならば，スキル増強（skill strengthening）を用いて，シェイピングし，洗練し，利用可能性を高める。強化練習なくしてスキルは身に付かない。この点はきわめて重要である。なぜなら，スキルの練習は努力を要する行動であり，受動的な行動スタイルをとりやすいボーダーライン患者の傾向に真っ向から対立するからである。スキル増強の手続きについて，表11-2に概略を示した。

表11-2 スキル増強手続きチェックリスト

____セラピストは行動リハーサルを用いる。
　　____セラピストは患者とロールプレイを行う。
　　____セラピストはセッション内の実践において患者をガイドする。
　　____セラピストは想像による（内潜的）実践において患者をガイドする。
　　____セラピストは現実場面での実践において患者をガイドする。
____セラピストはスキルを伴う行動を強化する。
____セラピストは患者の行動について具体的なフィードバックを与える。
____セラピストは患者にコーチングをする。

■ DBTに反する戦術
____改善を示しているがセラピストを不快にさせるような患者の行動を，セラピストが罰したり無視したりする。
____セラピストのフィードバックがパフォーマンスではなく動機に焦点を当てている。
____セラピストが推測される動機と特定の行動の間のつながりを提供しない。
____セラピストが重要なポイントを選ばずに些末な点についていちいちフィードバックを与える。

1）行動リハーサル　行動リハーサルとは，患者が学習すべき反応を練習するあらゆる手続きを指す。これは，セラピストとのやりとりのなかでも，模擬的状況のなかでも，現実場面でも行われる。言葉のやりとりも，非言語的行為も，思考や認知的問題解決のパターン，生理的情動的な反応要素も，あらゆるスキルを伴う行動は原理的に練習可能である。

　練習は，目に見える形でもできるし，外に表われない形でもできる。外に表われ目に見える行動リハーサルには，さまざまな様式が可能である。たとえば，患者が適切な反応を練習できるように，セラピストは患者と共に問題状況をロールプレイすることができるだろう。バイオフィードバックは，生理的反応のコントロールを練習する方法である。患者にセッション中にリラックスするよう練習を求めてもよい。認知スキルの学習では，患者は言葉で効果的に自己陳述するように求めることもあるだろう。認知再構成（cognitive restructuring）の特殊な事例では，患者に，問題状況により引き起こされたあらゆる機能不全的な信念，ルール，予想をまず検討し，言葉にするよう求め，そしてより役立つ対処の言明やルールなどを作り出すことで，これらの信念を再構成するよう求める。外に表われない反応の練習――つまり，必要とされる反応を想像のなかで練習すること――もまた，効果的なスキル増強の様式であり，より複雑な認知スキルを教えるためには，外に表われる方法よりも一層効果的であろう。そして，患者が外に表われるリハーサルへの取り組みを拒む場合でも役に立つ。

患者に情動制御の練習を求めることはできるが,しかし一般的には,「情動行動」は直接的には練習できない。つまり,患者は怒ったり,悲しみを感じたり,喜びを経験することは練習できないのである。代わりに,患者は情動の特定の構成要素を練習しなくてはならない（たとえば,表情の表現を変えてみる,ある情動を引き起こしたり抑制したりするような考えを作り出してみる,筋肉の緊張を変えてみる,など）。

　私の経験では,患者が行動リハーサルを好むことはまれである。つまり,かなりの巧みな説得やシェイピングが必要なのである。たとえば,もし患者が対人的な状況をロールプレイしないのであれば,セラピストは対話を通じて患者に語りかける（「そこで,あなたは何と言えるでしょう？」）試みをしてもよいし,患者が練習に打ちのめされないよう新たなスキルのほんの一部のみの練習を試みてもよい。ここで伝えたいことの本質は,今までとは違うようになるには,患者は今までとは違う行為を練習しなければならないということである。セラピストには,特に患者とのロールプレイが必要な場合に行動リハーサルを嫌う人もいる。セラピストがロールプレイに恥ずかしさや居心地の悪さを感じるのであれば,コンサルテーション・チームの他のメンバーと一緒に練習するのが最善の解決法である。また,セラピストが患者にリハーサルを押しつけたくないがゆえにロールプレイに抵抗を示す場合もある。このようなセラピストは,行動リハーサルがセラピーのもたらす改善に寄与することを示すデータが豊富にあること（たとえば Linehan et al., 1979）を知らないのかもしれない。

　2）**新しいスキルの強化**　セラピストによる患者の行動の強化は,ボーダーライン患者や自殺志向の患者が,スキルを伴う行動をシェイピングし,増強する最も強力な方法の一つである。こうした患者はしばしば罰を過剰に用いる環境のなかで生きてきた。彼らは,世間一般から,また特に自分のセラピストからのネガティヴな,罰となるフィードバックがあるとしばしば予期し,たいてい過剰な自罰的戦略を適用して自身の行動を形成してしまう。長い目で見れば,セラピストによるスキルの強化は,そのような患者の自己イメージを改善し,患者がスキルを伴う行動を用いる機会を増やし,自分の人生におけるポジティヴな結果をコントロールできるという患者の感覚を強めることができる。

適切な強化を与えるテクニックについては第10章で詳細に検討した。しかしここで重要な点について指摘しておかなければならない。セラピストは改善を表わす患者の行動に，それがたとえセラピストにとってやや不快に感じられることであっても，気を付けて注意を向けていなければならないということである。たとえば，患者に両親に向けての対人スキルを教えているとき，患者がそのスキルをセラピーセッションのなかで用いた際に，罰したり無視したりしたのでは，治療的とはいえない。患者が自分自身で考えることを奨励しながらも，患者がセラピストの考えに合意しないとなると罰したり無視したりするのは，治療的ではない。患者があらゆる状況に「適合」するわけではないということはけっして壊滅的なことではないし，そのような苦悩は耐えられるものだと強調するセラピストが，一方では患者がセラピストのスケジュールや，ボーダーラインの人はこのように振る舞うという先入観にうまく合わないことに自分が耐えようとしないとしたら，それは治療的とはいえない。

3） フィードバックとコーチング　反応のフィードバックとは，患者のパフォーマンスに関する情報を提供することである。フィードバックは，パフォーマンスをもたらす動機にではなく，パフォーマンスそのものに関連しているべきであるということは，強調しておきたい。多くのボーダーラインの人の人生の不幸の要因の一つは，人びとが患者の行動について，彼らに推測される動機や意図についての解釈を混在させずにフィードバックを与えてくれることがほとんどないということである。推測される動機があてはまらないとき，人は自分の行動について得るであろう価値あるフィードバックを軽視したり，注意を向けなかったりしてしまう。セラピストのフィードバックは，行動に特化したものでなければならない。つまり，セラピストは患者に，問題の持続，あるいは問題の改善を示している行動自体を正確に伝えなくてはならない。患者に対して，操作的であるとか，コントロールしたい要求を顕わにしているとか，過剰反応だとか，すがりついているとか，行動化しているなどと言うことは，もしその言葉が指し示す明らかな行動がなければ，全く役に立たない。問題行動を正確に特定しても，動機の推測が正確でない場合には，もちろんその指摘は役に立たない。患者とセラピストとの意見の衝突の多くは，このような不正確さから生じるものなのである。

セラピストは患者の行動（セッション中の行動と，自己報告されたセッションとセッションの間の行動）に綿密に注目し，患者にフィードバックすべき反応を選ばなくてはならない。セラピー開始当初，患者がコンピテンスを示すようなことをほとんど行わないときには，セラピストは，限られた数の反応要素をフィードバックするのがよい。たとえば，たとえ他の欠陥へのコメントがあったとしても，改善が必要な一つか二つの反応だけにフィードバックを制限すべきである。さらに多くの反応にフィードバックすることは，刺激過多になったり，進歩速度に落胆したりすることにつながるだろう。効果的なパフォーマンスという目標への持続的接近を促すよう考えられたフィードバック，コーチング，強化とともに，反応シェイピングのパラダイム（第10章参照）を用いるべきである。
　ボーダーライン患者はしばしば自分の行動に対するフィードバックを必死に求めるが，同時にネガティヴなフィードバックに敏感である。ここでの解決法は，ネガティヴ・フィードバックをポジティヴ・フィードバックによって包み込むということである。患者はネガティヴ・フィードバックと向き合うには脆弱過ぎると見なすのは，患者のためにならない。フィードバックの重要な役割とは，患者の行動がセラピストに及ぼす影響について情報を与えるということである。これについては，第12章で相互的コミュニケーション戦略（reciprocal communication strategy）との関連で詳細に検討する。
　コーチングとは，フィードバックに教示を組み合わせたものである。セラピストは患者に，ある反応がどのくらいスキルを伴うパフォーマンスの基準と食い違っているか，どのようにすればそれは改善されるかを伝える。つまり，コーチングとは，患者になすべきことと改善する方法とを教えることである。臨床実践から示唆されることだが，行動変化の達成には，コーチングで暗に示されているように行動する「許可」だけで十分なこともある。

4．スキル般化の手続き

　DBTでは，セラピーで学習したスキルが，必然的にセラピー外の日常生活の状況に般化されるとは想定しない。したがって，これらのスキルの日常生活への移し替えをセラピストが積極的に促すことはとても重要である。これを行うための多くの特定の手続きについて以下に述べるとともに，表11-3に概略

454　第Ⅲ部　基本的な治療戦略

表11-3　スキル般化手続きチェックリスト

____セラピストはスキル般化の計画を立てる。
　　　____セラピストはおのおのの状況に対するさまざまなスキルを伴う反応を教える。
　　　____セラピストは患者がスキルを実践するトレーニング状況をさまざまに変える。
　　　____セラピストは患者がセラピーの外で持つ対人関係の重要な特徴をセラピーの関係性のなかで再現する。
____セラピストは患者が現実場面でスキルを適用できるようにセッションとセッションの間にコンサルテーションする。
　　　____セラピストは電話コンサルテーションを通じて問題状況に対してスキルを適用できるよう患者を支援する。
____セラピストはセッションとセッションの間に聴くためにセッションの録音テープを患者に与える。
____セラピストは患者に現実場面での行動リハーサルの宿題を出す。
　　　____標準的なDBT（個人療法とスキル・トレーニングのセラピストが異なる）においては，個人療法セラピストは患者にスキル・トレーニング・セラピストに対して行う具体的な課題を与える。スキル・トレーニング・セラピストは患者に個人療法セラピストに対して行う課題を与える。
　　　____セラピストは患者の要求や能力に合わせてホームワークを作り直す。シェイピングの原則を用いる。
____セラピストは患者がスキルを伴う行動を強化するような環境を作り上げるのを援助する。
　　　____セラピストは患者にどのようにして自然なコミュニティのなかから強化を引き出すかを教える。
　　　____セラピストは患者にセルフマネジメント・スキルにおいて，特に自分の環境の構造をどのように作り出すかを教える。
　　　____セラピストは，患者の生活が変化した際にそれを強化する環境の望ましい反応を患者が強化したり整えたりする必要性を明示し，断言する。
　　　____家族セッションやカップル・セッションにおいて，セラピストは適応的行動に対する社会的強化の必要性と適応的行動に対する罰の低減を強調する。
　　　____セラピストは環境からの強化よりもセラピストによる強化の頻度が低くなるように，強化を間欠強化スケジュールにまで減衰させる。

を示す。

　1）　般化の計画　スキル・トレーニングの各段階で，セラピストは二種類の般化を積極的に計画しなければならない。一つ目の般化は，専門的には「反応の般化」（response generalization）と呼ばれるもので，セラピストは，学習されるスキルが一般的で柔軟であるように，つまりほとんどの状況で患者が数多くの行動の選択肢を持てるようにと考える。この手続きを適用する際に，セラピストは慎重に，状況の一つ一つに対してさまざまなスキルを伴う反応をモデ

ルとなって示し，教示し，強化し，指示しなければならない。問題状況に対してスキルフルな解決法を作り出す際には，スキルフルな解決法が一つできたらそこで止めるのではなく，患者が多くの異なる反応を考え出すことを援助すべきである。同様に，一つのタイプの解決法に対しても，さまざまに異なる反応をモデルとして示し，強化しなければならない。二種類目の般化は，専門的には「刺激の般化」(stimulus generalization) と呼ばれるものである。セラピストはある一つの状況で学習されたスキルが，他の状況へも般化されるように考える。以下に挙げる手続きのほとんどは，このタイプの般化を強めるように考えられたものである。ここでの基本的な考え方は，患者に可能な限りさまざまな状況でスキルを実際に試みるよう促すということである。セラピストがセラピー外での患者の対人関係の主な特徴を，セラピーの関係性のなかで再現するよう試みることが特に重要である。患者との関係で誠実でありつつそれを行う一つの方法は，セラピー外での状況と，セラピーセッション内での問題ややりとりとの間の類似性を明らかにすることである。

2) セッション間のコンサルテーション　患者が自然な環境のなかで新しいスキルを適用できないのであれば，セッションとセッションの間にコンサルテーションを求めるよう勧めるべきである。個人外来セラピーでは，このようなコンサルテーションは通常，セラピストへの電話により行われる。他の技法として，ニューヨーク州ホワイトプレインズのコーネルメディカルセンター／ニューヨーク病院のチャールズ・スウェンソンが開発し，第6章で論じたものがある。その方法は，毎日の就業時間に行動のコンサルタントを配置し，患者が日常生活に新しいスキルを適用する援助を行うものである。入院病棟で日中プログラムがある場合は，困難を感じたらスタッフに援助を求めるように勧めるとよい。

このようなコンサルテーションのやりとりの間に，セラピストと患者は，患者の実生活での状況に適切なスキルを適用することについて話し合うことができる。一般的に，やりとりは問題解決の手法で行わなければならない。すなわち，ただ患者に解決法を与えるのではなく，患者が効果的な解決法やスキルを伸ばす方法にたどり着くのを援助するように関心を払わねばならない。セラピストに時間がないときや，その時点で患者に思い煩わされたくないときには，

患者と共に取り組むことをせずにただ解決法を与えたい誘惑に駆られやすい。こうした場合には，患者に電話を掛け直してもらう，またはより都合の良い時間にまた来てもらうのが好ましい。電話相談などの特別なコンサルテーション戦略については，第15章でより詳細に論じる。

　3）復習のためにセッションの録音テープを提供する　すべての精神療法のセッションは，評価とスーパーヴィジョンの目的でテープに録音すべきである。加えて，患者のために各セッションのテープをもう一本ダビングしてもよい。患者はセッションの合間にそのテープを全部聴くことができる。録音によるモニタリング戦略にはいくつかの理由がある。一つは，セッション中に過度の情動覚醒や，抑うつと不安に伴う集中困難，解離反応のために，患者がセラピーセッション中に起きることの多くに注意を向けられないことがままあることが挙げられる。つまり，患者は，テープを聴くことで，セッション中の提示された題材の記憶を高めることができる。二つ目は，テープを聴くことで，患者は自分自身の行動や，自分へのセラピストの反応，自分とセラピストのやりとりについて重要な洞察を得られることが挙げられる。このような洞察はしばしば，患者が自分自身の対人行動や患者とセラピストの対人関係を理解し，改善することを助けるものとなる。三つ目には，自宅でセッションのテープを聴くことで，患者がその題材を自然な環境で用い，統合する手助けとなりうることが挙げられる。基本的に，患者はセラピーでの洞察をセラピーセッションの外で再学習しているのである。最後に，多くの患者が，打ちのめされたときや，パニックに陥ったとき，セッションの合間に事態に対処できなくなったときにテープを聴くことがとても助けになると報告していることが挙げられる。ただテープを聴くことが，セラピストと追加セッションを行うのと同様の効果を有するのである。このようなテープの使い方は奨励すべきである。

　患者にセッションのテープを聞き直させる場合，いくつか問題が生じるかもしれない。問題の一つとして，患者がテープレコーダーやオーディオテープを買えないということがある。その場合は（それはしばしば起こるのだが），セラピーの始めに患者が使用できるように空のテープをいくつか与えるべきである。患者には最初テープレコーダーも貸し出されるが，その後，テープレコーダーを買うお金を得たり，テープレコーダーを貸してくれる人を探したりする

ことも，問題解決のセッションの焦点としなければならない。もし他の解決法が見つからないのであれば，患者がセラピストのオフィスでテープを聴けるように取り計らわなければならない。患者がセッションにテープを持ってくるのを忘れることもあるだろう。もしテープを聴くことがセラピーにおいて中心部分を占めているならば，そのような忘れ物は分析をして，セラピー妨害行動として扱わねばならない。最後に，患者がセッションを聴けないと言い張る場合もあるだろう。それはたいてい，自分自身の言ったことを聴くのを大変不快に思うからである。こうした場合にはセラピストは，最初はほとんどの患者がテープを聴くことが難しいが，時がたつにつれ楽に聴けるようになり，かなり役に立つことが多いことを指摘すればよい。しかし，テープを聴くことがセラピーのセッションのなかでの力争いとなってはならない。もし患者が断固としてテープを聴くことを拒否するならば，患者の望みを尊重しなければならない。この話題は，治療を通じてときおり持ち出し，説得して患者の気持ちを変えられるかどうかみるべきである。

4）　現実場面での行動リハーサルのホームワーク　翌週までのホームワークとして出される行動課題は，構造化されたスキル・トレーニング・モジュールの重要な部分であり，日常生活へのスキルの般化を保証する主要な方法である。したがって，スキル・トレーナーと個人療法セラピストとが，課題の出題を支援し，患者が課題にどのように取り組んでいるかを尋ね，患者がその練習の障害を克服するのを援助することが不可欠である。構造化されたスキル・トレーニングでは，特にそれがグループで行われている場合，個人の問題に十分に注意を注ぐための十分な時間がないことが多い。患者は練習に伴う困難を認めたり，そのことについて話し合ったりするのをいやがることが多い。「標準的な」DBTでは，スキル・トレーニングを個人精神療法に組み合わせる。患者が援助を要している問題に学習中のスキルを適用することへの援助に強く焦点化することが必要不可欠である。言うまでもなく，セラピストは，構造化されたスキル・トレーニングで患者が今何を学習しているかを常に把握していなければならない。

　構造化されたスキル・トレーニングでは，ホームワークは，現在習っている特定のスキルに合わせて出される。しかし個人療法セラピストは，セラピーを

通じて，必要に応じて，何らかのホームワークやそれに伴う記入用紙を用いるとよい。個人療法では，ホームワークの記入用紙の使い方は患者の必要に合わせて調整できる。たとえば，情動を同定，ラベルづけすることに焦点化した記入用紙は，患者が段階を追って自分が何を感じているのかを明確にできるようにするものであるが，個人療法セラピストは，患者が情動によって混乱したり打ちのめされたりしているときに，いつでもこの用紙を使うよう提案してよい。本書の付録のマニュアルには，DBT行動のスキルを網羅する多くの宿題記入用紙が掲載してある。セラピストはこれらの記入用紙を，それぞれの患者や，自分自身の好みや必要性に合うように作り変えて構わない。

【患者へのコンサルテーション戦略を用いてホームワーク課題を作成する】標準的DBTでは，患者は，治療プログラムで一人のセラピストとやりとりするなかで，しばしば他のセラピストについての不平を漏らす。こうした不平はクリニックや，日中プログラム，入院環境でもよく耳にする。治療プログラムのなかでの他のセラピストとの問題は，そのセラピストに対して実際に使えるさまざまなスキルに取り組むよい機会を提供する。

たとえば（私のプログラムではよくあることだが），構造化されたスキル・トレーニングの患者が個人療法セラピストに，スキル・トレーニングのセラピストが理不尽だとか，何かミスを犯していると不平を漏らしたとする。個人療法セラピストは，患者が状況を分析し，そのセラピストでの実践練習にはどのスキルが最も適切で役立つかを決めるのを援助する。患者は対人スキルを実践し，スキル・トレーナーの行動を変化させようとするかもしれない。あるいは，苦悩耐性スキルの実践の機会と捉え，スキル・トレーニングの状況とそれに対する自分の感覚の両方を，そういうものとして受け入れるかもしれない。情動が強烈で苦痛であるならば，この種の対人的問題に対する自分の情動反応の調整や変化を試みる実践の機会とされるかもしれない。その間ずっと，個人療法セラピストは特に注意を払って，患者がこの状況下で（特に非判断的な立場で）マインドフルネスのスキルを実践することを援助することになるだろう。次のセッションで，患者とセラピストは，スキルの練習がどのようになされたか振り返ることができる。また，私のプログラムでやはりよく起こることだが，不平が逆方向に向くこともある。スキル・トレーニング・セッションの際に個人

療法セラピストについての不平を漏らすのである。スキル・トレーナーは，どの新しいスキルが個人療法セラピストに対して実践できるかを考えるよう，患者を援助することができる。

　自殺志向の患者については，入院病棟や救命救急のスタッフに対して，特に自殺行動について報告するにあたって新しいスキルの実践を援助するとよい。たとえば，病院に入る，病院から出る，病院スタッフからより多くの（あるいはより少ない）関心を集める，救命救急の人の心配を和らげる，強制的拘束を避けるなどのために対人スキルを実践することができるのである。ルールが恣意的であったり，規制が理不尽であったり，要求に圧倒され手に負えない場合には，苦悩耐性スキルと情動制御スキルが実践できる。DBTでは，すべての治療戦略が患者へのコンサルテーション戦略（consultation-to-the-patient strategy, 第13章で説明）に支えられているため，患者に他の専門家に向けた行動スキルを教えることは非常に重要である。

【弁証法戦略とシェイピングを用いてホームワークを工夫する】　DBTの見地からすれば，問題のある現実場面での治療的状況は，行動スキルを実践練習する好機である。枠組みをこのように変える（問題を好機に転じる）ことは，第7章で述べた「レモンからレモネードを作る」といった弁証法戦略の一例である。ここでの全体的な弁証法的緊張は，難しい状況のなかで患者が新しいスキルを実践するように望むことと，新しいスキルが強化され増強されるような成功経験を患者が持つことを望むこととの間にある。シェイピングの原則（第10章を参照）も同様に宿題を工夫するのに必要不可欠であり，それをセラピストは強く推進すべきである。ごく安全な状況でのみ練習したがる患者は背中を押さなければならないし，自分の能力をはるかに超えた状況で実践しようとする患者は引き留めなければならない。

　5）環境に変化を及ぼす　これまで述べてきたように，ボーダーラインの人は自分に関する制御について受動的スタイルを持つ傾向がある。一方の極が内的自己制御，もう一方の極が外的環境制御である線上で，こうした患者は環境の極に近いところにある。多くのセラピストは自己制御の極の方が本質的に優れ，成熟したものと信じており，ボーダーラインの人が自己制御を高めること

に多くの時間を割いている。DBTは，その反対の立場，すなわち環境制御スタイルが好ましい，とは主張しないまでも，患者の強さに調和したやり方をとっていくことが，長い目で見ればより簡単で，より役に立つだろうと主張する。つまり，いったん行動スキルが定着したのであれば，セラピストは，スキルに欠ける行動よりもスキルを伴う行動を強化する自然環境の傾向を最大化する方法を患者に教えるべきである。たとえば，患者に，構造を作り出す方法，私的ではなく公的にコミットメントをする方法，患者の新しい行動を支持するようなコミュニティやライフスタイルを見つけ出す方法，そしてスキルに欠ける行動ではなくスキルを伴う行動に対して他の人たちから強化を引き出す方法などがあるだろう。患者に自己制御のスキルを教えるべきではないということではない。教える自己制御のタイプを患者の強さに合わせるべきということである。たとえば，準備された日記用紙に記入するセルフモニタリングは，毎日行動を観察し，そしてそれを心に留めておく試みよりも好ましい。禁酒のためには，アルコールを家から遠ざけておく方が，自己へ言い聞かせる戦略を試みるよりも好ましいのである。

　ここで，最後のポイントを明確にしておかねばならない。ときおり，患者が現実世界のなかで自分自身の行動を罰してしまうために，新しく学習したスキルが般化しないことがある。このようなことになるのは，たいてい患者の自身の行動に対する期待がとても高く，行動が強化の基準に到達しないからである。このようなパターンは変えていかなければ，般化や進歩は生じない。自己強化と自罰についての問題は第8章と第10章で詳細に論じた。こうした問題に対抗する行動認証戦略を，ここでも用いるべきである。

【家族セッションとカップル・セッション】　般化を最大化する方法の一つは，患者の社会的コミュニティに属する人にセッションに来てもらうことである。通常，それは患者の配偶者あるいはパートナーであったり，その他の家族であったりするだろう。家族やカップルとのセッションは多くの面で般化を促進する。セラピストと共に学習し，練習したスキルを，重要な他者と共に実践できるのである。こうしたセッションでは，セラピストは患者と共に，何が困難であるのかを正確に観察することができる。今まで教えられたスキルは全く不十分で，新しいスキルを作り上げなければならないことが両者に分かることもあ

る。また，こうしたセッションは家族，配偶者，パートナーなどに，スキルの欠けた行動よりスキルを伴う行動を強化する必要性を教示する機会となる。新しいスキルが，自然なコミュニティによって報酬を与えられることなく罰せられてしまうために般化しないことはよくある。たとえば，アサーション・スキルが典型である。特に，目下の社会的環境に，患者の要求に反応する時間もエネルギーも気持ちも欠けている場合，このスキルが問題となる。

【フェイディングの原則】 スキル・トレーニングの始めに，セラピストは，患者がスキルをセラピーセッション内でも自然な環境中でも使えるようにモデルを示し，教示し，強化し，フィードバックを与え，コーチングする。日常的環境でスキルフルな行動がセラピストの影響下から離れて用いられることがはっきりしたならば，セラピストはこれらの手続き——特に教示と強化——の使用をフェイドアウトしなければならない。ここでの目標は，スキル・トレーニングの手続きを間欠スケジュールに減らすことである。教示とコーチを，患者が自分自身で与えるよりも少ない頻度にし，モデリング，フィードバック，強化を，患者が自然な環境から得るものより少なくするのである。

第二節　暴露にもとづく手続き

　暴露にもとづく治療手続き（exposure based treatment procedure）は，本来，望ましくない問題のある恐怖や，恐れに関連する情動の低減のために考案されたものである[1]。DBTでは，この手続きを，罪悪感，羞恥，怒りなど他の情動を治療するために拡大し，いくぶん修整している。ボーダーラインの人に一般的に見られる四つの状態は，苦痛な情動への直接的な焦点づけが必要であることを示唆している。その一つ目は，不安，恐怖，パニック，羞恥，罪悪感，悲しみ，怒りが，多くの患者にとっての目下の主要な問題であるということである。機能不全的ボーダーライン行動パターンの機能の低さは，それらの行動パターンが上記の情動を軽減する効果の低さにもとづくものである。二つ目は，ボーダーラインの人は，特定の状況下で必要な行動スキルの多くを持ち合わせているものの，そのスキルを用いる能力が，しばしば予期的な恐怖や羞恥，罪悪感により抑制されていたり，過度の怒りや悲しみにより妨害されたりしてい

ることが多いということである。三つ目は，多くのボーダーライン患者は，情動を経験したり表現したりすることを非常に恐れているために，セラピーのなかで情動についての話題を話し合えないことが多いということである。言い換えるならば，彼らは情動恐怖症なのである。四つ目は，（児童期の性的虐待を含む）トラウマとなる過去の出来事のために，これらのストレスと結びついた未解決で侵入的な情動反応に苦しんでいるボーダーラインの人が多いということである。ボーダーライン・パターンには，これらの現在も続いている情動反応に直接関連しているものもある。DBTにおいては，広義で考えられる暴露にもとづく手続きは，これらの困難の治療に重要な構成要素となっている。

　情動障害にもとづく不安の治療において，恐れている対象や状況に対する非強化的暴露（nonreinforced exposure）が有効だということには，疑問の余地はない。不安に関連する手がかりへの暴露は，機能不全をもたらす恐怖，パニック，恐怖症，外傷後ストレス反応，広場恐怖，強迫的思考，強迫行動，全般性不安の治療において重要である（Barlow, 1988）。しかし，暴露にもとづく治療は従来，羞恥，罪悪感，怒りといった情動に対しては適用されてこなかった。DBTでは，暴露にもとづく手続きの修整バージョンを，恐怖関連の情動と同様，これらの情動を減少するためにも用いる。特に，DBTで用いられる手続きには，恐怖，悲しみ，罪悪感，羞恥，怒りを促進する出来事への非強化的暴露とともに，自動的で非適応的な情動活動と表現傾向を阻止したり転換したりすることも含まれる。暴露と，別の行為をとることの両方が強調される。

　暴露にもとづく手続きは，DBTでは，いくぶん非定式的に用いられる。すなわち，これらの手続きは，セッション全体や一連のセッションを通じて明示的な方法で実行する定型モジュールはないのである。ただし，セラピーの第二段階での外傷後ストレス反応の治療は例外である。特に性的虐待の事例では，かなり暴露にもとづくDBT手続きを用いる戦略をとる。この場合，高度に開発された治療モジュール，特に性的虐待の犠牲者のために特別に考案された治療モジュールを挿入したり同時に用いたりしてもよい。

　DBTでは暴露は非定式的な性質を持つが，そのプロセスはなお，セラピー全体を貫いている。私がこれまでに論じてきた戦略の多くは，患者を情動的に条件づけられた刺激へ暴露する傾向と，情動活動の傾向を阻止するという傾向

の点から再分析することができる。暴露において鍵となる段階は，次のとおりである。①問題状況に合致し，条件づけられた感情反応を引き起こす刺激を提示する。②感情反応を強化しない。③回避反応などの行為傾向を含む非適応的対処反応を阻止する。④状況や自身に対するコントロール感を強める。⑤暴露を十分な期間持続する（あるいは十分な頻度で生じる）ようにする。

1. 暴露への方向づけとコミットメント——課題の概要

「馬から落ちたらまた乗りなさい」という古い格言は，恐怖を治療するための暴露の一例である。大部分の患者は，この格言やそれに類似したものを耳にしたことがあるだろう。患者を暴露に方向づけるにあたり，セラピストは，この助言の有効性を強調しなければならない。すなわち，セラピストは患者に対し，長い目で見ると，情動が語りかけてくるのと反対のことをするのが有効であると納得させなければならない。通常，患者はその格言に大筋では同意するだろうが，それが患者自身の問題にどのように関連するかは分からないだろう。セラピストの課題は，それを関連させることである。物語ることや，メタファーの利用のような弁証法戦略が，ここではかなり役に立つ。

繰り返すが，ボーダーライン患者は，情動をひどく恐れている。特にネガティヴな情動を恐れている。そのため，彼らは情動の経験を阻止することにより，こうした恐れを避けようとする。すなわち，ボーダーライン患者は，情動の手がかりを避け，情動の経験を抑制する。そのため彼らには，放っておけば情動は現れ消えていくということを学習する機会がない。セラピストの課題は，このような患者に対して，情動とは浜辺の波のようなものであると説得することである。何もしなければ波は寄せては引いていく。情動恐怖症の患者は，防波堤を築くことで波の侵入を避けようとするが，水を防ぐのではなく，実際は内側に水を溜めてしまっている。防波堤を取り去ることで問題は解決する。

ほとんどの暴露で，患者との協働が必要不可欠である。患者は，解離，離人化，他の思考やイメージに気を逸らす，部屋から出て行く，話題から脱線したり注意を逸らしたりする，などの方法で暴露を阻止できる。簡単に言えば，患者は目や耳を閉じることができるのである。方向づけとコミットメントの戦略は，それゆえきわめて重要である。特に，非常に短い暴露は苦悩を生み出すが，役には立たないという事実に患者を方向づけするのは役に立つ。すなわち，暴

露を常に速やかに遮ってしまえば，患者の気分は改善することなく，悪くなるばかりである。苦痛に満ちた脅威となる刺激への暴露がきわめて困難であることを認証し，そこに「フット・イン・ザ・ドア」戦略（第9章参照）と組み合わせることが，ここでは非常に重要である。

　患者が暴露にもとづく手続きの理論的根拠を理解するのを援助することは，コミットメントと協働を得るための鍵となる。研究結果やセラピスト個人の経験，臨床経験を参照することもまた，きわめて有用である。情動の作用の仕方，情動の変化の仕方を明確に説明することも効果的である。理論や随伴性マネジメントを学ぶ場合と同じく，患者を方向づけ，暴露にもとづく手続きを適切に用いるためには，セラピストは情動に関する研究を筋道立てて明確に把握している必要がある。これに関しては，バーロウ（Barlow, 1988）やグリーンバーグとサフラン（Greenberg & Safran, 1987）をはじめとする優れた文献が多くある。情動変化に関しては，互いに競合する理論がこれまでに数多く提出されている。患者の暴露への抵抗と教養の度合いに応じて，方向づけの間にそれらの理論について話し合ってもよい。暴露にもとづく治療の有効性は，消去，習慣化，生物的な頑強化のプロセスに帰されてきた（Barlow, 1988のレビューを参照）。情報処理の理論家は，変化は，既存の脅威に関連する認知構造と両立しない新たな修正情報の統合をもたらす情動処理の結果であると主張した（Foa & Kozak, 1986）。この考えを一般的に言えば，学習された不安反応，あるいは条件づけられた不安反応は，学習を消去したり，条件づけを消去したりできるということである。しかし，バーロウ（Barlow, 1988）など（たとえばIzard, 1977）は，現在の情動理論や研究を引用し，暴露にもとづく手続きの有効性は，それが情動と結びついた行為傾向を妨げるという事実によって決まると主張した。たとえば，恐怖に関する問題を標的としたすべての手続きでは，情動に突き動かされた逃避や回避は断固として阻止される。すなわち，恐怖と結びついた行為傾向（逃走）は防止される。バーロウが述べたように，暴露の手続きに身をおく患者は，新たな感覚に向かって「自ら動く」のである。

　標準的な暴露にもとづく手続きでは，恐怖を治療する場合の早すぎる逃避の阻止は例外として，情動を喚起する状況への暴露を行っている間は，情動行動を変化させることには焦点を当てない。しかしDBTでは，そこが強調点として加えられており，このことについて明確で納得のいく理論的根拠を患者に

第11章　変化の手続き（パート2）──スキル・トレーニング，暴露，認知修正　465

分かってもらうことが非常に大切である。患者の多くは，自分が感じていることと異なる情動を表現することは，不当であると信じている。事実，不認証環境では，ネガティヴな情動を隠したり「マスキングする」ことに最大の価値が置かれている。そのため，セラピストが患者に情動行動を変える取り組みを求めるということが，もう一つのさらなる不認証として経験されやすい。セラピストは，この要求について論じる際に，多くのことを指摘しなければならない。

　「情動をマスキングする」ことと「情動表現を変化させる」ことの区別は重要である。マスキングはたいてい顔面の筋肉の緊張をもたらす。反対の情動の表出，たとえば恐怖と裏腹に冷静さを表出する，罪悪感や羞恥と裏腹に満足を表出するなどは，その同じ筋肉の弛緩が必要となる。マスキングや緊張は，弛緩とは全く異なる。例を挙げると，怒りを覆い隠し，にやりと笑うことは，喜びの表現としての笑顔とは全く別のものである。患者が異なる表情をしてみるようにし向けることは，非常に効果のあるものとなり得る。

　表情と姿勢を変えることの背景にあるのは，筋肉のなかでも特に顔面の筋肉は，その人が感じていることについて脳にメッセージを送るという考えである。これらのメッセージは，次に本来の情動を増幅したり維持したりする。DBTの暴露にもとづく手続きでは，この発想は，顔や身体が脳に向けて異なるメッセージを送るように試みるものである。これはたとえば，恐ろしい状況を恐ろしくないとすることである。弛緩とは対照的に，マスキングは，「これは恐ろしい，しかも恐れを見せることはできない」というメッセージを送る。同様に，行為もまた脳に向けて情動に関するメッセージを送る。行為の変化は，メッセージを変化させる。メッセージの変化が，情動の持続時間や強度を変化させるということが，研究文献でかなり明らかにされている。情動表現の抑制，表出の強度や継続時間の調整（低減や増加），情動表出のシミュレーションは，本来の情動の制御や活性化に用いることができるのである（Duncan & Laird, 1977; Laird, 1974; Laird, Wagener, Halal, & Szegda, 1982; Rhodewalt & Comer, 1979; Zuckerman, Klorman, Larrance, & Spiegel, 1981; Lanzetta, Cartwright-Smith, & Kleck, 1976; Lanzetta & Orr, 1980）。このように，情動表現の調整は，情動の制御とコントロールの手段の一つである。こうした文献を，患者と共に検討してもよい。

表11-4 暴露にもとづく手続きチェックリスト

____セラピストは患者を暴露にもとづく手続きに方向づけ，協働のためのコミットメントを引き出す。
　　____セラピストは患者がより良く共同作業できるように，暴露にもとづいた手続きの原則を患者に確実に理解させる。
　　____セラピストは「感情表現を変化させる」ことと「感情をマスキングする」ことを区別する。
____セラピストは問題となっている情動を引き出す手がかりへの非強化的暴露を行う。
　　____セラピストは恐怖と不安を引き起こす状況についての新しい情報を確実に与え，処理させる。
　　____問題となっている罪悪感や羞恥に関しては，セラピストはそれらが状況に支持されていない場合に限り，暴露にもとづく手続きを用いる。
　　____もし患者がわずかなフラストレーションに耐えられるのなら，セラピストは患者に怒りを引き起こす状況を，ただし最後には患者が望むようなやり方になるようにして，提示する。
　　____セラピストは暴露状況を問題状況に対応づける。
　　____セラピストは暴露が実際に確実に行われるようにする。
　　　　____セラピストは注意を逸らす戦術に警戒する。
　　　　____内潜的暴露では，セラピストは患者に情景を詳細に現在形で叙述させる。
　　____セラピストは暴露の強度を徐々に変化させる。
　　____セラピストは情動が引き起こされ，いくらかの減少が生じるように十分に暴露を続けるが，患者がコントロールを失うほど長くは絶対に続けないようにする。
　　____セラピストは特定の変化の戦略手続きを暴露のテクニックとして用いる。
　　　　____行動分析。
　　　　____スキル・トレーニング。
　　　　____随伴性手続き。
　　　　____支持活動の撤回またはフェイドアウト。
____セラピストは患者の問題となる情動と結びついた行為傾向を阻止する。
　　____セラピストは患者が恐れを感じたときの逃避，回避傾向を阻止する。
　　____セラピストは患者が羞恥を感じたときの隠蔽，撤回傾向を阻止する。
　　____セラピストは患者が支持されない罪悪感を感じたときの補償，自罰傾向を阻止する。
　　____セラピストは患者の敵対的で攻撃的な反応傾向を阻止する。あるいは，患者が怒りの体験を恐れているのであれば，怒りの回避を阻止し，患者が怒りの体験を脱制止するのを援助する。
____セラピストは患者が感じているものとは反対の情動を表出するのを援助する。
　　____セラピストは異なる情動を表出することと，「マスキング」とを区別する。
____セラピストは嫌悪的な情動を引き起こす出来事に対する患者のコントロール感を強める。
　　____セラピストは患者と協働して暴露による治療を計画する。
　　____セラピストは最初に患者に向かって，患者が刺激に対して究極的なコントロールを持っていることと，いつでも暴露を終わらせることができることを教示する。
　　____セラピストは患者と協働して，可能な限り長い間，情動的な刺激の条件下にとどまるようにする。
　　____セラピストは患者が暴露状況から自動的にではなく，自発的に離脱あるいは逃避するのを援助する。
　　____セラピストは患者からの影響を受ける。

セラピストは，特に外傷後反応の治療（DBTの第2段階）にあたっては，必要に応じてより
　　　定式的な暴露にもとづく手続きを利用する。
■DBTに反する戦術。
　　　セラピストが患者に情動のマスキングを推奨する。
　　　セラピストが情動からの逃避や回避という患者の非適応的な試みを強化する。
　　　セラピストが嫌悪的状況の適応的なスタイルでの終了を罰する。
　　　セラピストがシェイピングの原則を忘れる。
　　　セラピストが患者を過剰に脆弱なものとして扱う。

　表現と行為傾向の変化は，患者自身が変えたがっている情動を変化させるための戦術として提示されるべきである。つまりこの戦術は，望ましくない機能不全的嫌悪的情動を，それらの情動を引き出す状況のなかで減らすよう用いられる。嫌悪的情動のすべてを減らすために用いるのではない。実際，多くのボーダーライン行動パターンの原因は，嫌悪的情動そのものよりも，むしろ嫌悪的情動に耐えられないことであると，DBTでは考える。したがって，情動を変化させるよりも，むしろ情動に耐えることが目標となることが多い。暴露にもとづく手続きもまた，情動表現それ自体の変化に向けられるものではない。DBTの主な焦点は，通常の情動表現性と結びついた恐怖を減少させることにある。暴露にもとづく具体的戦略について以下で論じ，表11-4に概略を示す。

2. 非強化的な暴露

　第一の要件は，患者を嫌悪的情動を引き起こす手がかりに暴露する際に，セラピストと患者が減少させようとしているまさにその情動を再条件づけしない方法で行うことである。すなわち，患者は最初に嫌悪的情動反応が生じたのと同類の条件づけを再体験すべきではない。簡潔に言うなら，ここでの暴露状況は不安反応を強化しない。フォアとコザック（Foa & Kozak, 1986）が指摘するように，暴露状況に「修正情報」を含んでいなくてはならない。

■非強化の基準

　恐怖に関連した情動の場合，その人が新しい情報を受け取り処理できるようなあり方で，不安や恐怖を引き起こす手がかりに暴露すべきである。その状況は，状況の持つ脅威の質について，新たな情報を提供しなければならない。例を挙げると，5回連続して試験に落第した学生は，試験不安になる。もう一度

受けてさらに失敗が続くなら，この不安は低減しないだろう。状況は同じものとなり恐怖を引き起こすが，それを修正する情報はない。実際，試験に結びついている恐怖は強化される。もし人が，いったんある情動が始まると完全にコントロールを失う（失神など）かもしれないと恐れており，そのとおりになったら，その暴露は恐怖を軽くするどころか高めてしまう。そこで，心に留めておくべき重要な点は，恐怖のような嫌悪的情動に対する暴露にもとづく手続きは，情動反応が現在の状況に対して過剰反応であるときのみ正当化されるということである。恐怖で言えば，その恐怖が実際の脅威の度合いを超えている場合にのみ，この手続きは正当だということになる。

罪悪感の場合には，暴露が強化とならないための必要条件は，暴露にもとづく手続きを罪悪感が支持されないときに限り用いるということである。罪悪感を支えているのは，患者の確固たる信念であったり，道徳規範であったり，社会的コミュニティであったりする。ここで「罪悪感が支持されない」というのは，患者がいつもより冷静で——いわば「賢明な心」(wise mind) をはたらかせており——，その行為が間違っているとも道徳的でないとも患者自身が信じていない，という意味である。すなわち，罪悪感が，その患者自身の信念や道徳規範によって支えられていないのである。また，この場合，再暴露の最中に患者が，信用できる社会的非難や個人的な道徳的非難に直面することもない。すなわち患者は，道徳的立場を受容から非難へと変化させるような新しい情報は受け取らないのである。だからこそ，児童期の性的虐待と結びついた手がかりへの暴露にもとづく治療に共感的なセラピストが参加すると，条件づけられた罪悪感が減少するのである。患者が悪いと固く信じ込んでいる行為（たとえば，窃盗，詐欺，友人への嘘や暴行）と結びついた手がかりへの暴露は，特にそれが償えない場合は，罪悪感は減少するどころかむしろ強まってしまう。自分の権利の主張に罪悪感を抱いている患者が，アサーションのスキルを実践するたびに，利己的だとか人をコントロールしすぎだと言われると，一層罪悪感を感じるだろう。

羞恥は，特に厄介で難しい情動である。なぜなら，この情動は何よりもボーダーラインの人の間に広がっており，またその本質から，セラピーでの話の自由な流れを妨害するからである。対人的な出来事のなかで，あからさまな非難や屈辱は羞恥を強化する。ボーダーラインの人とのセラピーを実施するなかで

羞恥が生み出す諸問題として，一つ目として，羞恥はセラピストが理解できる方法で表現されないことが多いこと，二つ目に，患者が恥の感情を隠そうと試みることが多いことが挙げられる。そのため，セラピストはしばしば，羞恥をともなう問題の存在にすら気づかないことがある。対人間の出来事のなかで，排斥，拒絶，他者からの敬意の喪失は，羞恥を強化する。したがって，患者が恥ずかしい内容を明かしたとき，セラピストは非難ではなく認証を，拒絶ではなく受容をもって反応することが特に重要である。特にセラピストは，恥ずかしい出来事を打ち明けること自体が恥であるという事実に注意していなくてはならない。このように，打ち明けの行為に反応し認証する際には配慮が必要である。

　罪悪感や羞恥もそうだが，怒りを減少させる暴露の効果は，情動に関する文献では詳細に探求されていない。しかしその効果はおそらく，後述するように，怒りの行為と表現傾向の妨害と，反対の行為と思考の誘導とに密接に関係している。それでも，非強化的な暴露の手続きに関しては，こう考えてもおかしくないと思われる——その状況がどの程度，実際にあるいは知覚的に，患者の目標達成を妨げるかに注意を向けるべきである。たとえば，セッション中に話題Aについて話したい患者は，セラピストがその週の彼女の自殺類似行動について話そうとすると，怒りをもって反応するかもしれない。その週の自殺類似行動について話した後にAについての話し合いをするというセッションに一貫して暴露され続ければ，その週の自殺類似行動の行動分析を行おうとするセラピストの主張に対する自動的な怒りの反応は低減するだろう。一貫してAについて話し合う機会を持たないセッションへの暴露は，（他の条件が同じなら）怒りをあおるだろう。同様に，激しい苦しみや入院など望まない出来事をもたらすような危機の際にセラピストが不在であるという状況に患者が一貫して暴露され，再び同じ状況に暴露されたなら，患者の怒りは増大する。セラピストとコンタクトがもてない状況への一貫した暴露に，嫌悪的苦しみや入院を回避するために他人の協力を得る能力や行動スキルを独力で用いる能力が組み合わされたならば，その状況の危機は遠のくだろう。

　さらに多くの付加的原則を心に留めておかなければならない。第一に，セラピストは暴露状況や出来事が，問題状況や出来事に対応していることを確認し

ておかなければならない。第二に，暴露は単に患者がその状況下にいれば生じると見なすべきではない。第三に，暴露は情動が呼び起こされるくらい強烈にすべきであるが，情報処理を妨げたり，セラピーの回避を生じさせたりするほど強烈であってはならない。第四に，暴露は情動が形成されるのに十分な時間続けるべきであるが，患者がコントロールを失うほど長く続けるべきではない。

■暴露状況と問題状況の対応づけ

　問題となる情動を引き起こす状況の特徴と，情動反応をさらに強化する状況の要素の両方を評価することは不可欠である。暴露状況は，問題状況によく似ていなければならない。ここでは文脈が全くもって重要である。たとえば，親友に対して自分の要求を主張することを恐れている人が見知らぬ人に対しては恐怖を抱かないかもしれないし，その逆もあり得る。家庭では批判されることに悩まない人も，職場では批判されることにかなり悩むかもしれない。万引きにほとんど罪悪感を感じない人も，友人から盗むことには強い罪悪感を覚えるかもしれない。セラピストは，情動を引き出す状況と同じくらい，情動を強化するか再条件づけする出来事についても注意深く評価しなければならない。例を挙げると，試験に不安を抱く学生は，おそらく試験を受けることそれ自体と，試験に失敗することの両方に不安を感じている。試験を受けることへの恐れは試験の失敗により強化され，失敗への恐れは，退学になるといった失敗からくる結果により強化される。さらに退学への恐れは，友人や社会的地位を失うことにより強化される，といった具合である。差異を作り出す状況要因は，患者や情動，問題により異なる。効果的な治療では，それぞれの要因へ順に暴露することが必要となるであろう。セラピーのなかでのやりとりという比較的安全ななかで実行される暴露は，患者の日々の環境における直接的な暴露によって補われなければならない。患者が暴露を日常世界に取り入れ，多く実践するほど良い結果が得られる。上述したスキル・トレーニングのための般化の手続きは，暴露の手続きでもやはり役に立ち得る。

■確実に暴露する

　情動に関連した手がかりの提示は，直接的にも間接的にも行い得る。直接的な暴露では，患者は情動に関連した実際の状況や出来事に曝される。患者は，

恐れている状況に立ち入り，自分が恐れている物事を行い，恐怖の情動に関連した話題について考えたり話したりする。そして，恥ずかしいと感じることや，罪悪感を覚えることをそのまま繰り返し再演する。ここで言いたいことは単純である。すなわち，情動から離れる唯一の道は，それを通り抜けることだということである。問題状況によって，セッション中の暴露には，言葉による直面化，回避された情動の話題についての構造化された話し合い，やりとりのなかでマインドフルな自覚を実践するための患者への教示が含まれる。多くのボーダーライン患者にとっては，単にセラピーセッションに行くこと自体が，暴露状況となる。実際には，セラピーのなかで条件づけされていない問題情動を引き起こすものはすべて，セラピストが新しい修正情報を，情動を引き起こす要素とともに配置するよう注意している限り，直接的暴露の焦点となり得る。内潜的暴露，つまり間接的な暴露では，患者に情動を引き起こす場面を想像させる。セラピストは，想像された暴露では，テレビ画面で想像を「見ている」ようにではなく，想像のなかへ「入っていく」ように患者を導くことが特に重要である。セッションとセッションの間には，セラピーを録音したテープを聴くことでも間接的暴露を実践できる。特別に難しい話題に関しては，そのための特別な暴露用テープを作ることを考えてもよい。

　セラピストにとって非常に重要なことは，起こるべき暴露が実際に確実に起きるようにすることである。セラピストは，患者の解離，離人感，無関係な思考やイメージへの集中，白昼夢などといった認知を逸らす戦術（cognitive diversion tactics）に警戒しなくてはならない。ときにこれらの回避戦略はあまりにも自動的に行われるので，患者がそれを自覚していないこともある。間接的暴露を用いる際には，セラピストは患者に，情景を一つ一つ現在形で叙述をするよう求める。

■暴露の強弱

　患者は，いわばプールの浅い方から歩いて入っていかせるべきなのか，あるいはいきなり深い方に投げこむべきなのか。この問題は，長年にわたり議論されてきた。暴露の強度は，系統的脱感作のとても弱い段階の暴露から，インプロージョン（implosion）やフラッディング（flooding）といった非常に激しい暴露までさまざまである。これまでに積み重ねられた研究から，暴露は少なくとも条件づけられた情動を引き出すのに十分な強さでなくてはならないことが

示されている。しかし，極端な状況への暴露の必要性はない。むしろ，情動を徐々に喚起する手がかりへ段階的に暴露する方が，患者にとっては受け入れやすいし，効果も変わらない。

■暴露時間のコントロール

暴露の長さに関する問題も，恐怖に関する研究文献のなかで，多くの理論的論争の主題となってきた。その結果は複雑であるが，以下の三点が重要である。第一点は，暴露は，比較的強いが耐えられる程度の嫌悪的情動を引き起こすのに十分な時間続けるべきであるということである。その情動が引き出される前に逃避したり，注意が逸れてしまったりすると，効果は見込めない。第二点は，自動的プロセス（解離，離人感，衝動的逃避，セラピストへの攻撃など）で暴露を止めるのを許すのではなく，患者が意志をもって暴露を終結すべきであるということである。特に恐怖がある場合は，暴露の量や程度をコントロールできると患者が学習すること自体が治療的であり，これからの暴露に対する恐怖を弱める（この点については後にさらに論じる）。第三点は，問題となる情動が恐怖（情動への恐怖を含む），羞恥，あるいは罪悪感であるとき，暴露を終えるまでに，ある程度の情動の低減が起こらなければならないということである。これが必要不可欠な要件かどうかは明らかではないが，ボーダーライン患者には，情動はコントロールし難く終わりなきものであると信じ込む傾向があるため，この戦術がもたらす修正情報はきわめて重要かもしれない。有効性と暴露時間の関係から，通常より長いセッションが必要になる場合もある。例を挙げると，（トラウマの被害者に典型的な）激しく複雑な恐怖については，暴露は一時間あるいはそれ以上継続する必要があるだろう。

■暴露法としての特殊な変化戦略と手続き

【暴露としての行動分析】　これまで繰り返し指摘し，第9章で詳しく述べたように，患者がセラピーセッション中やセッションの前に優先度の高い標的行動を行ったときは，そのすぐあとに構造化された詳細な行動分析を行う。つまり患者は，自らの非適応的行動やそれを取り巻く環境について，はっきりと写実的に詳細を語るようセラピストから求められる。ボーダーライン患者は，自らの非適応的行為や反応を叙述するように求められると，強い羞恥，屈辱，非難への恐れ，不安，ときにはパニックを経験する。それを語る際の悲しみがあまりに激しいため，その経験に持ちこたえられないのではないかと思う患者も

いる。ほとんどすべての患者が，分析を回避しようとしたり省略しようとしたりする。私たちのプログラムのなかで，この過程を通して「悪戦苦闘」を余儀なくされた患者は一人や二人ではない。

　これまで見てきたように，標的ボーダーライン行動の行動分析は，問題解決戦略の主要部分である。それはアセスメントでもあり，また行動に関する洞察や解釈（第9章）を作り上げる方法でもある。それはまた，随伴性マネジメント（第10章）における修正-過修正の手続きでもある。これは，暴露の例とも考えられる。患者は，自分自身の嫌悪的な行動やそれらを取り巻く出来事だけでなく，公的開示をする状況に対しても，言葉により，また想像により，暴露される。セラピストが断定するのではなく認証し，社会的に非難するのではなく共感し，侮辱するのではなく理解し受容する限り，この暴露がさらに羞恥を強化することはない。患者がセラピストの前で繰り返し自らの行動を分析し，経験を切り抜け，セラピストの愛情を失わない限り，暴露が不安や恐怖を強化することはない。

　【暴露としての随伴性マネジメント戦略とスキル・トレーニング戦略】　スキル・トレーニング・モジュールに関連する行動実践の多くには，その遂行において強烈で嫌悪的な情動と結びついた活動や状況への暴露が含まれる。患者は恐れていることや非現実的なほどの罪悪感を感じていることを行い，怒りや悲しみを引き起こす状況に入り，恥ずかしいと思う出来事を公にさらけ出すよう繰り返し求められる。随伴性マネジメントや限界遵守では，セラピストは患者に問題行動に直面化させる。言い換えれば，スキル・トレーニングでも随伴性マネジメントでも，セラピストは患者に，問題行動や起こりうる結果について，直接的で評価的なフィードバックを与える。患者は他者からの非難や批判にさらされたり，ネガティヴで問題のある行動を人前で強調されたりする。行動分析と同様，患者はこれらの手続きで条件づけられた羞恥と恐怖に関連する情動を引き起こすような状況に暴露されるのである。しかし，情動が自己開示行為に対する反応である行動分析とは違い，これらの手続きでの情動は，セラピストの行為に対する反応である。実際，これらのセラピストの行為（対抗，非難）は，患者が自己開示に際してまさに恐れるものであろう。患者は，見捨てられる恐怖か，依存性に関連する羞恥か，激しい怒りか，あるいはこれら三つのす

べてを続けざまに感じながら自動的に（ときには驚異的な早さで）反応する。逃避，隠蔽，攻撃という不安定な行為傾向は，しばしば患者もセラピストをも困惑させる。

　セラピストが随伴性マネジメント手続きとスキル・トレーニング手続きに暴露の要素があることを理解すれば，それらの手続きの使用を導くさらに多くのガイドラインが出てくる。第一には，その手続きが患者を不快にさせるという理由だけで，セラピストはその手続きの使用を止めるべきではない。特に，非常に短い暴露を与え，患者が過覚醒をしている最中に中止してはならない。この場合は，少し手を緩めて患者をなだめ，患者の覚醒（たとえば恐怖や羞恥）が──たとえわずかでも──落ち着いたところで止める方法をとるべきである。第二に，暴露は集中させたり強烈にしたりするのでなく，段階づけて徐々にすべきである。ほんの少しの直面化や非難で有効なこともある。第三には，どんな暴露の形式でも同じであるが，セラピストはその手続きが羞恥や恐怖に関連した反応をさらに強化しないように注意するべきである。手続きが怒りを引き起こすときは，重要な目的や要求についての実際のフラストレーションを減らすような情報を同時に与えながら，暴露を維持すべきである。最後に，随伴性マネジメント手続きとスキル・トレーニング手続きは，患者の反応への認証と常に組み合わされるべきである。患者が変化する必要があるということは，その患者の反応が理解不可能だということではないし，問題行動に関連するすべてのことに問題があるということでもない。推測される動機から行動のフィードバックを切り離すことが，ここでは特に有効な方策となり得る。

【暴露としてのマインドフルネスの実践】　マインドフルネス（mindfulness）の実践（別巻の『スキル・トレーニング・マニュアル』で詳述）では，患者はまさにその瞬間に起こっていることを，何も外に押しやったり取り入れたりしないで正確に「経験」するよう教示される。患者はまた，「一歩下がって」自分たち自身の行動についての断定的な反応を観察するようにも教示される。マインドフルネスの実践は，自分の考えや情動を恐れたり恥ずかしいと思っている患者には，特に有効な手段であろう。コントロールしようと試みることなく思考や感情，感覚を現れては消えさせ，湧き上がらせては鎮めるという考えである（だが実際には，患者はコントロールのなかにあり，いつでもその過程を

止められるということは指摘しておくべき重要点である)。マインドフルネスは全体として,自然に湧き起こる思考,感情,感覚への暴露の一例である。マインドフルネスは,情動に関連する身体的手がかりへの暴露を奨励するための方法として特に役に立つ。その再条件づけは,患者が言ってみれば,身を引いて,感覚,思考,情動をひたすら観察していれば,それらはただ現われては消えていくだけだという事実のなかに存在している。多くのボーダーラインの人にとって,これは全く新しい体験であり,情動への恐れを低減させるのに重要なものである。

【暴露としてのセラピストの支持活動撤回】 セラピーの最終局面で,セラピストはそれまでの認証や支持活動を撤回し,徐々に減らしていく。一般的に,このような撤回は,激しい不安や,ときには怒りのきっかけとなるだろう。患者は援助を失い,助けなしで自力でやっていかなければならない状況に暴露されるのだ。セラピストはしばしば患者と協働してこの暴露を簡略化しようとする。暴露は双方にとって苦しいことなのである。しかし,適切なタイミングと方向づけがあれば,暴露は独立や孤独についての不安の低減につながる。その秘訣はもちろん,患者が十分に独力で生活できるようになる前に,認証や支持を撤回してしまわないということである。もしそうしてしまうと,嫌悪的な情動を強化し,再条件づけすることになってしまう。

3. 問題情動に結びついた行為傾向を阻止する

暴露の手続きの間,セラピストが問題となる情動に関連する患者の情動行為傾向を阻止することが,必要不可欠である。ある意味,DBTのすべてはこの戦略の実践である。DBTは,行動がコントロールしている情動の変化の前に,情動に関連する行動を変化させることに焦点を当てている。ここでの基本的な概念は,バーロウ (Barlow, 1988) の提言に準ずるものであるが,患者を「患者自身のやり方」で,異なる感情に向かって行動させるのである。

阻止すべき最も重要な反応は,回避である。恐怖に関連する情動の基本的な行為傾向は,逃避か回避である。ボーダーライン患者(そして同様に他の多くの種類の患者)は,常に嫌悪的情動を生み出す状況を回避しようと試みる。セッションの間,患者は行動分析に抵抗し,情動をかきたてるような状況につ

いての話し合いに抵抗する。分析や話し合いに納得しても，より気楽な話題へと話を逸らし続ける。想像を用いる手続きでは，何か他のことについて考え始める。ほとんどの患者は，ホームワークを回避し，セッションでのロールプレイングはいやがる。回避が情動の連鎖のなかで早く起こりすぎてしまい，患者が嫌悪的情動を経験しないことさえある。羞恥に関連する基本的な行為傾向は，隠蔽である。セラピーのなかでは，黙り込む，大切な情報や出来事を開示しない，日記カードを持参しない，カードに書き込んでいない，情動的にも言語的にも引きこもる，セッションに来ない，時期尚早なセッションの打ち切り，などによって隠蔽が行われる。罪悪感と関連する重要な行為傾向は，補償の試みや自罰である。軽蔑的で過度に批判的な自己判断や自殺類似行動，自殺行為のみならず，過度の告白や謝罪，贈り物や許しを請う長い手紙，傷つけた人への親切な行いが，その典型的な反応である。

　セラピストの課題は，恐怖の回避，羞恥の隠蔽，罪悪感の補償を阻止することである。その目的は，患者が逃避や隠蔽，補償で状況を変えるように仕向けることなく，患者を情動をかきたてる状況に暴露することである。これを行う最善の方法は，もちろん患者の協力を得ることである。これは暴露の原則へ適切な方向づけで達成できる。ときには一連のセッションの間に，患者を何度も再方向づけしていく必要もあるだろう。また，逃避の反応を，言葉を用いて患者の注意をその手がかり刺激へ何度も引き戻すことで一方的に阻止しなければならない場合もある。これを行う秘訣は，セラピストがねばり強くなだめ続け，そして自らのやる気を失わないようにすることである。

　怒りの場合については，特記しなければならなない。この場合，情動をかきたてる状況からの逃避は，実際には怒りの行為傾向に逆らうものであり，恐怖や羞恥や罪悪感とは対照的なものである。すなわち，怒りは接近や攻撃，状況の調整やその克服などといった「戦い」の反応に自然につながっていく。この反対は，しばらくの間のその状況から引きこもったり（そして何か他のことについて考えたり），話題を転換したりすることである。セラピストと患者が減らそうとしている条件づけられた情動が怒りである場合，制止すべき反応は，全体としては敵意ある接近や攻撃反応として分類されるものとなる。もちろん，まずセラピストは，自己へ向けた怒りをしばしば伴う自己破壊的行動など，現実の攻撃を阻止したいと考える。さらに，言葉による攻撃（たとえば，敵意に

満ちた会話や非難の言葉，わめき，攻撃的な脅し，皮肉）をもって反応する傾向も阻止し，制止したいとも思っている。言葉による攻撃は，あからさまであろうとなかろうと，たいていは実際に挫折した出来事や患者の目標達成に有害な結果についての，断定的で一方的な，徐々にエスカレートする言語的あるいは心的な振り返りである。あからさまでない攻撃は，ときには怒りの対象への想像上の言葉による攻撃の形をとることもある。患者はこれらの敵対的反応を，判断的でなく破局的でもない反応に置きかえるよう勧められる。しかし，敵対反応を無関係な話題についての考えや会話に置きかえること（気を逸らすこと）も，やはり有効な手段になることがある。マインドフルネスの実践練習の一つとして，敵への共感に関連するものがあるが，これにも患者の自然な怒りの反応を変化させる効果がある。カタルシスが怒りを減少させるよりもむしろ増加させるということには，かなり強力な証拠がある。

　多くのボーダーライン患者の問題は，怒りの過度の経験や表出ではなく，むしろ怒りを表出しないことである。つまり患者は，怒り恐怖症なのである。こうしたケースでは，目標は怒りの経験と表現の脱制止になる。逆説的ではあるが，怒りの経験や表出の脱制止を学習するにはまず，いったん湧き起こった怒りを制止する学習が非常に重要である。多くの患者は，怒りを抱くと自分をコントロールできなくなり，暴力的に反応してしまうことを恐れている。また，あからさまであろうとなかろうと，もし敵対行動をとると，拒絶されてしまうのではないかとも恐れている。多くの患者は実際，過去にこのような経験をしているのである。このような患者では，セラピストは，怒りの覚醒と怒りの行動への暴露と表現のコントロールの訓練とを組み合わせなくてはならない。怒り恐怖症の低減には，（怒りについての羞恥や拒絶の不安がこれ以上強化されないように）怒りの覚醒と表現を受容することと，（コントロールを失うことへの恐れがこれ以上強化されないように）患者の過剰表現の抑制を助けることとのバランスが求められる。

4．問題情動と結びついた表出傾向を阻止する

　先にも述べたように，情動的な表出行動を変化させることは，患者が経験している情動を変える有効な手段である。したがって，暴露の手がかりによって引き起こされる情動とは異なるある情動を身体的に表出するようにベストをつ

くすように，という教示が役に立つ。たとえば顔の筋肉を緩め，少し微笑むことに焦点を当てる。患者は，この手続きに抵抗することが多い。患者は，もし顔を緩めたら泣いてしまうのではないかと恐れているのかもしれない。ほとんどのボーダーライン患者は，泣くことを極端に恐れ，恥ずかしく思っている。セラピストは，段階的なアプローチをとらなければならないだろう。

　姿勢による情動表出に取り組むことも効果的である。頭，肩，腕，胴体，脚の位置は，情動表現に重要である。セラピストはしばしば，患者は厳密には何を変化させる必要があるのかを，患者に正確にコーチする必要がある。鏡の前で練習するように助言してもよい。ボディイメージに関する問題，特に体の大きさに関する不満は，私が取り組んできたボーダーライン患者にとって特別な問題の一つであった。それゆえ，これについては十分な配慮と敏感さをもって進める必要がある。前述したように，マスキングすることと，実際に顔や姿勢を緩め，変えることとの違いを指摘することも重要である。たいてい多くの方向づけが必要となる。

　情動の表出行動を変えるように教示すべきときとすべきでないときがわかることが重要である。そのルールはいたって簡単である。一次的情動に向いた二次的情動（たとえば，恐怖への恐れ，あるいは怒りに対する羞恥）の低減を標的とするときは，一次的情動の手がかり（それぞれ，恐怖と怒り）に患者を暴露する。この場合の目的は一次的情動の表出を変えることではなく，情動表出と結びついている一次的情動の手がかり（身体的手がかりを含む）に患者を暴露することである。この場合に一次的情動の表出を変えるとしたら，それは暴露を避けることになる。そうではなく，阻止や変化の対象は，二次的情動と結びついた表出である。恐怖への恐れについていえば，恐怖という手がかり刺激への回避を阻止しなければならない。怒りによって引き起こされる羞恥についていえば，怒りの隠蔽や怒りに対する謝罪を阻止しなければならない。これに対して，一次的情動（たとえば機能的でない一次的な恐怖や怒り）の低減を標的とするのなら，セラピストは情動的表出を変えることを勧めるべきである。

5. 嫌悪的出来事についてのコントロールを高める

　セラピストが回避を阻止するという事実は，患者に暴露の試みを止められないということを意味するのではない。実際，嫌悪的な出来事についてのコント

ロール感を得ることは，情動コントロールの回復にとって重要なものと思われる。したがって，回避が阻止される一方，患者はその出来事のコントロール方法も教わらなければならない。ときには状況をそのままにし，暴露を止めることが実際には治療的となることもある。上述したように，一般的な考え方として，患者が自発的に暴露を止めるべきである。すなわち，終わりをコントロールすべきであり，患者のコントロール下にない自動的で衝動的な反応によって暴露を終えてはならない。DBT全体の構造は，環境と患者自身に対するコントロールを高めるよう設計されている。この高められたコントロールは，情動に関連した条件への暴露と相まって，情動制御を高め，消耗的な情動を減らす効果をもたらすものと考えられる。

　DBTでのセラピーの通常のやりとりの多くは，暴露の試みとして構成され得る。そのため，上記の原理からどのようにセッション時間を使うかについて患者がある程度コントロールできるようにしなければならない。その点を意識しておくことが大切である。すなわち，耐え難い情動が引き出されたときには，患者が暴露を調整したり中止したりできなければならない。したがって，セラピストと患者は，ネガティヴかつ機能不全的な方法ではなく，ポジティヴかつ適応的な方法で暴露を終えるように協働する必要がある。たとえば，患者がセラピストから反対を受けたり，自殺類似行動の行動分析を強要されたりしたときに，激怒したり自殺の脅しをしたりすることは，奨励されるタイプのコントロール行動ではない。セッション中の対立の強さや量について（特に患者が通常よりも傷つきやすい場合）話し合って決めることや，行動分析とともに他の話題の話し合いも並行して進める計画案を設定することなどの戦術が奨励される。私の場合，特に行動分析に関しては，分析に割り当てる時間の長さや，セッション中のどの位置（序盤，中盤，終盤）に分析をおくかについて，話し合って決めることが多い。要するに，セラピストの行動が暴露条件となるとき，患者にはセラピストが行うことや行う方法についてのコントロールを与えられるべきなのである。セラピストは，そのコントロールの影響を受けなければならない。

6．構造化された暴露の手続き

　治療的暴露を強めるDBT戦略は多いが，性的虐待によるトラウマの治療に

は特に,より定式的な暴露手続きの実施が必要となるだろう。身近な家族の死や身体的な危険といった他のトラウマとなる出来事にも,構造化された配慮が必要となる場合がある。これらの標的はDBTの第二段階の焦点であり,この段階では,セラピストは,DBTの内容と,より組織化された暴露へのアプローチとを組み合わせる。この段階では,ほとんどすべてのセッションが暴露の実施に費やされる。それは,たいていは虐待に関連するトラウマの手がかり刺激を想像のなかで再生することで行われる。セラピストは,患者を方向づけ,参加させ続けておくために,常にトラウマとなる出来事をできる限り詳細に(視覚的,運動感覚的,聴覚的,嗅覚的,身体的手がかり,およびそれぞれの瞬間に何を考え,何をしていたのか)叙述をするように患者に求める。暴露のセッションは,録音しておくべきだろう。セッションの合間にも暴露を実践するよう,教示しなくてはならない。量的にうまくコントロールされた環境中で行うときでさえ,この治療手続きは,きわめて大きな,ときには予想もできないようなストレスを生み出すため,第一段階の標的が十分にコントロールされてから実施する。場合によっては初回の暴露セッションのために患者を入院させることが,きわめて有効なこともある。定式的な暴露にもとづく手続きは,フォア(Foa & Kozak, 1986; Foa, Steketee, & Grayson, 1985)とホロヴィッツ(Horowitz, 1986)によって開発されており,第二段階の治療に合わせて適用できる。

第三節　認知修正手続き

認知過程,情動,行為の間の関係は,複雑で多岐にわたっている。ボーダーラインの人が出来事を認知的に歪曲するとの臨床的知見は豊富にある。この歪曲は,たいていの場合ボーダーラインの人が,選択的に注意を向け,出来事を強調・誇張し,絶対的結論を下し,世界を二分法的に白か黒かで見ることで生じる。自殺志向の人やボーダーラインの人には認知が堅い傾向もあり,それは彼らが抱える他の認知的問題を悪化させてしまう。情動と情動障害の認知理論(たとえばArnold, 1960, 1970; Beck et al., 1990; Lazarus,1966; Mandler, 1975; Schachter & Singer, 1962; Lang, 1984)では,出来事に対する個人の認知的評価(cognitive appraisal)が情動反応の主要な決定因であることが指摘されてい

る。ヤング（Young, 1987; Young & Swift, 1988）は，人生初期の非適応的スキーマが，パーソナリティ障害を基礎づけており，ある刺激についての最初の知覚とその知覚に対する認知の加工が重要であるとしている。多くの研究や理論では，認知的期待やルール，随伴性についての暗黙の信念と明示的信念もまた，重要な行為決定因であることが示されている（これについての文献レビューはHayes et al., 1989を参照）。認知療法は，情動の認知理論に基づき，情動や行動の問題を治療するための第一歩として，個人に特有の評価やルール，認知スタイルを変化させることを目的としている。

DBTは，認知修正が占める位置という点で，認知療法や多くの認知行動療法と異なる。これまでにも繰り返し述べてきたように，DBTにおける第一の課題は，ボーダーラインの人の妥当で機能的な信念や期待，ルール，解釈を見出し，強化することである。すなわち，その人に特有の認知内容や認知スタイルのいくつかの側面を認証することが目標となる。しかし，いったんこれが行われてしまうと，患者は，妥当な結論に到達する場合がある一方，機能的でないやり方で情報を選択し，記憶し，処理しつづけることも多いという状態になる。これでは，現在の問題に解決法を提供するのではなく，新たな問題を作り出すことになってしまっている。

話を単純化するために，用語の使い方を限定しておく。「認知内容」（cognitive content）とは，仮定（assumption），信念（belief），期待（expectancy），ルール（rule），自動思考（automatic thought），自己のつぶやき（self-talk），スキーマ（schema）を指して言う。すなわち「内容」と言うときには，個人の考えていることと，覚えていることを指すのである。「思考」（thinking）とは，言語的認知過程あるいは命題の認知過程のことを指す。これは意識レベルでも無意識レベルでも生じ得るものである（この点に関するレビューは，Williams〈近刊〉を参照）。私の用いる「認知スタイル」（cognitive style）という用語は，情報処理の特徴的な様式のことであり，認知の堅さと柔軟性，拡散的・収斂的思考スタイル，二分法的思考，集中，抽象化スタイル，注意欠陥といったものを指す。これらの区別は，私が示しているほどはっきりとしたものではないが，認知的手続きの焦点についての議論のためには役に立つ。DBTにおける認知修正手続きとは，患者が認知内容を評価し，変化させ，認知スタイルを修正する手助けをするものである。しかし暴露手続きと同様，

認知修正も定式的というよりむしろ非定式的である。すなわちDBTには，認知の変化を目的とする構造化された活動で主に構成される自己完結的モジュールは含まれない。パーソナリティ障害の認知療法とは対照的に，その治療の原則的目標は，ボーダーライン・パターンを基礎づけると信じられている広範なスキーマを同定して変化させることではない。それでも，DBTでは認知過程を無視するわけではない。アセスメントの重要な課題は，情動を含む標的行動を引き出し維持している認知内容と認知スタイルの役割を解明することである。認知修正手続きは，DBTのいたるところに織り込まれているものなのである。

ボーダーライン患者に関して覚えておくべき重要な点は，認知的手続きは常に，修正以上に，認証と融合されなくてはならないということである。ほとんどのボーダーラインの人は，出来事を歪めているとか知覚が間違っていると他人から非難されながら，人生の大半を過ごしてきた。このような批判のせいで，あまりにもたびたび患者の正当な要求が軽視されてきたのだ。「すべてはあなたの頭の中にある」と告げることは，認知療法の愚かな単純化だが，多くの患者がこれまでそう言われた経験がある。したがって，セラピストが患者に対し，自分の知覚や，出来事の結論，出来事の記憶について，それらの有効性を検討すれば非常に役に立つというフィードバックを与えたときに，患者がまたしても，その問題は「すべて頭の中にある」という意味で，典型的な全か無かというやり方でこれを解釈する可能性は高い。そこで生じる特別な問題は，たった一つの結論や信念が「間違っている」からといって，患者がそれまで信じ思っていたことすべてが「間違っている」わけではない，という考え方に伴うものである。その問題は，理解可能なものである。もし患者が知らず知らずのうちに今を歪曲しているなら，その患者は自分の知覚，信念，記憶を信じることができるだろうか。患者が自分をいつ信頼し，いつ信頼しないようにするか決めるために，どのようなガイドラインがあるだろうか。患者がこれらのガイドラインを開発する手助けをすることが，DBTでの認知修正の重要な役割である。

認知修正手続きには，認知再構成（cognitive restructuring）と随伴性明確化（contingency clarification）という二つの主要なタイプがある。認知再構成は，患者の認知スタイルと，患者の思考の一般的・習慣的な内容あるいは形式を

変化させることを目的とする。随伴性明確化とは，一般的な認知再構成の特殊なケースである。その焦点は，特定の場合に作用する機能不全的ルールや「もし〜ならば」型期待の修正におかれる。随伴性明確化と認知再構成との関係は，行動分析と洞察との関係と同じである（第9章参照）。随伴性明確化や行動分析では，その焦点は特定の事例や出来事に当てられている。すなわち，今ここで起きていること，具体的状況，随伴する関係に焦点が当てられている。認知再構成と洞察戦略では，多くの出来事や事例や場合を通じた，出来事，思考，個人的ルールのパターンが焦点とされる。一般的で習慣的なことに強調点が置かれるのである。

　随伴性明確化をここで特別な手続きとして取り上げるのは，セラピストの注意をその重要さに焦点づけるためである。私の経験では，ボーダーライン患者は適切な行動ルールを学習することが難しい場合が多い。「ルール」とは，出来事と出来事の間の随伴する関係性についての，明示的あるいは暗黙の言葉による定義である。行動のルールとは，行動と結果の間の随伴する関係性に関するものである。ボーダーライン患者，特に10代20代の患者は，年齢の割に著しく幼く見えることがある。たとえば，患者の振る舞いを見ていると，絶望感を訴える一方で，そのような結果はあり得ないのに，他人が自分に対し肯定的に愛他的に応えてくれることを期待して，不相応なほどに物事を信じていることがよくある。ボーダーライン患者は，非常に高いレベルの脅威には十分によく応答する。しかし，日常的な随伴性のコミュニケーションには，特にそのコミュニケーションが微妙で間接的なものである場合には，反応しないかもしれない。極端な脅威のみが患者の行動を修正するように働くことがままある。いわば，ボーダーラインの人の関心をひいたりルールを分からせるためには，人はあたかも患者を脅さなければならないかのようである（良く言えば，患者はどん底まで行っても，あるいは行けば，かなりうまくやることがあるということである）。随伴性を学習する際の困難とは，学習や注意への気分の影響，注意面での問題それ自体，あるいは関連情報を選択し抽象し想起する場合のより一般的な困難さといった，多くの要素に起因する。随伴性明確化は，これらの問題の是正を目指している。

1. 認知修正手続きへの方向づけ

　DBTの見地から言うと，機能不全的認知内容と認知スタイルは，情動や行動の機能不全の原因であるとともに，それらの結果でもある。後者に強調点を置くところが，DBTが他の多くの認知行動治療と異なる点であり，患者に与える方向づけでも，そこが重要となる。すなわち，患者には，多くの誤った評価や情報処理のエラーは，気分や極端な情動覚醒の通常の結果であると教える。適切なルールの学習や記憶の失敗は，気分が学習と記憶を妨げた結果であろう。歪曲（あるいは正常に歪めることの失敗）は，彼らの問題の結果と見なされ，根本的原因とは見なされない。しかし，いったん認知の歪みと誤った情報処理が始まると，それらは問題を改善するのではなく，悪化させていく。学習や記憶の失敗は，理解できるものではあるが，やはり治療されなくてはならない。

　私のセラピストへのスーパーヴァイズやコンサルテーションの経験からいって，ボーダーライン患者が常に歪曲し，大袈裟で，物事を誇張し，単に「物事を悪く受け取っている」わけではないだろうという考え方を実践に移すのは，大部分のセラピストにとってはかなり難しいようである。患者はセラピストとは違う形で情報を用い，状況のなかのセラピストが目に止めなかった部分を観察し，セラピストとは異なる結論に至ることがあまりにも多いため，セラピスト自身，二分法的思考を回避するのが非常に難しい。どちらかが間違っているはずだとすると，セラピストはたいてい，それは患者に違いないと思い込む。仮にセラピストが，自分の方が「間違えている」可能性を探ったとしても，得るものはほとんどないであろう。ここで必要なのは，セラピストも患者も両者とも「正しい」という考え方なのである。セラピストと患者が共に，気分，行動，認知過程に関する文献に触れることができたら，非常に役立つことになる。一般に，認知や注意のコントロールに対する気分と情動の影響についての第2章の記述（「情動の脆弱性」の項を参照）は，必要に応じセラピーのプロセスを通じて少しずつ患者に伝えるとよい。ただし，セラピストがこの資料を把握し，患者が理解して受け入れられる言葉で示すことがきわめて重要である。

第11章 変化の手続き(パート2)——スキル・トレーニング,暴露,認知修正 485

表11-5 随伴性明確化手続きチェックリスト

____セラピストは随伴性を強調する。行動が目前の結果に与えた影響に患者が注意を向けることに焦点化する。
　　____日常生活において。
　　____患者の問題行動に関して。
　　____他者への患者の行動の影響と,他者の患者への反応に関して。
　　____治療関係への患者の行動の影響に関して。
　　____治療結果への患者の行動の影響に関して。
　　____セラピストは行動分析,洞察,相互的ミュニケーション戦略を用いる際に,随伴性明確化に気を配る。
____セラピストはセラピーのなかで期待される随伴性を明確化する。特に患者をDBT全体や特定の治療手続きに方向づける際にこれを明確にする。
　　____ある患者の行動(特に自殺やセラピーを妨げる行動)が起きたときにセラピストが行うであろうこと。
　　____患者がセラピストや治療手続きから合理的に期待できること。

2. 随伴性明確化の手続き

　随伴性明確化(contingency clarification)は,自らの生活の中で作用している随伴性を観察し,引き出すのを助けるように計画された手続きである。上述したように,ボーダーラインの人は関連する随伴性に注意を向けるのが困難で,それゆえにポジティヴな結果をもたらすであろうあり方で行動できないことがある。注意を向けることはできても,重要なルールを引き出したり想起したりできない場合もある。随伴性明確化の介入には二つのタイプがある。一つ目では,セラピストは患者の生活のなかで作用している自然なルールを強調する,つまり,現れてくる「もし―ならば」関係に患者が注意を向け,それを引き出すのを助けるのである。この意味での随伴性明確化は,行動分析戦略,洞察戦略,相互的コミュニケーション戦略の一部分となる。二つ目のタイプでは,セラピストは患者に対し,患者が入っていく新しい状況で作用するであろうルールを教え,適切な期待を強調する。この意味での随伴性明確化は,主にセラピーのなかで作用する随伴性に関して用いられる。これらの手続きについて以下に述べ,表11-5にまとめる。

　1) 現在の随伴性を強調する　第一の目標は,患者が日常生活のなかに作用する随伴性を観察し,抽出し,記憶することを助けることである。ルールを知

り正確に結果を予測することは，適応的な行動の可能性を高める。特に，患者が自ら自身の行動と他者へのその影響の結果を理解することは重要である。患者は状況の誤った細部に注意を向けることが多い。あるいは反対に，細部に敏感になるあまり，重要な「もし―ならば」関係を抽出できなくなっているかもしれない。非適応的行動の結果を明確化することは，変化へのコミットメントを獲得するうえで特に重要である。もし結果がネガティヴだったり苦痛を伴うものだったりしないのなら，なぜ変化をする必要があるのか，ということになる。ここでは注意は，即時的結果と長期的な結果の両方へ，また患者と他者双方への影響へと向けられなければならない。

　状況の影響，特に患者の反応である感情，思考，行為の衝動に対する他者の行動の影響を明確化することもまた重要である。ボーダーラインの人は，ある状況や人びとから繰り返し不利益を被っているのに，そのことを忘れ続けていることのできる非凡な能力を持つことがある。目前の証拠と反対に，ボーダーラインの人たちは状況や自分自身の反応が違うものであることを期待し続けている。最後に，セラピストは，環境のなかで作用する一般的なルール，特に社会的ルールを患者が見極めることを支援する。前述したように，ボーダーラインの人はしばしば，他者がさまざまな出来事にどのように反応するかについて無邪気な概念を抱いている。ボーダーラインの人は自分自身と同じような人びとのことを予測することにかけてはかなり正確だが，未だ経験したことのない反応はなかなか予測できない。すなわち，彼らの共感性は自分に似た状況を経験している人に対しては高いが，そうでない人に対しては低いのである。

　【行動分析および洞察戦略での随伴性明確化】　行動連鎖の緻密な分析の実施は，随伴する関係性を強調する機会を提供する。機能不全的行動につながる出来事の連鎖の検討では，セラピストは，何が何につながるのかというルールを患者が抽出するのを助ける。標的行動の機能的有効性の検討では，自らの行動の結果についてのルールを患者が抽出するのを助ける。セラピストは質問をし，患者が自らに問いかけるように勧める。その質問とは以下のようなものである。「そのとき何が起こったのでしょうか」「それはあなたにどんな影響があるのでしょうか」「あなたがしたことの影響は何だったのでしょうか」「他の人はどんな反応をしたでしょうか」。質問のねらいは，患者の行動と他者の反応の

関係性に患者の注意を向けることである。洞察戦略では，セラピストは，たくさんの行動事例に共通する情報を患者が要約するのを助ける。セラピストは，ずっと表われ続けるルール（すなわち一貫した「もし—ならば」パターン）を強調すべきである。ある程度簡潔な命題の形でルールを明確に表わし，患者が定期的にそれらをセラピストに繰り返してみせるよう勧めるということである。

【相互的コミュニケーション戦略での随伴性明確化】　相互的コミュニケーションについては次章で論じる。しかし，これらの戦略で重要な部分は，セラピストが患者に，患者の行動がセラピストに及ぼした影響について絶えず情報提供することである。「あなたがXをしたら，私はYと感じる」という陳述は，厳密に言えば，患者の行動とセラピストの行動の間の随伴関係についての陳述なのである。セラピストは，「あなたがXをしたらYが起こる」といった言語的表現を，かなり継続的に与え続けるべきである。このような陳述は，患者が自分の行動の他人への影響を学習するための援助という面で価値を持つ。それが，DBTが相互的コミュニケーション戦略を持つ主要な理由の一つである。

2）セラピーにおける将来の随伴性を伝達する　ボーダーライン患者にとって最も重要な随伴性は，セラピーに関する随伴性である。ここでの随伴性明確化には，二つの側面がある。①患者の側にある行動が起こったら，セラピストは何をするか。②患者はセラピストやセラピーに，合理的にどのような期待を持てるか。DBTは，少なくともセラピー開始時には，セラピストの明確性と直接性を強調する。セラピーの最終段階ではこのような直接性は徐々に退け，患者が微妙で間接的な関係性のコミュニケーションを読む能力を奨励するべきである。

　DBT全体への方向づけや，治療手続きを実施する際の方向づけについては，この章と前の二つの章で詳細に論じてきた。方向づけとは，セラピールールの教示の一例である。患者は，自分のどのような行動がポジティヴ，ネガティヴ結果につながるか，自らの期待はどれが満たされ，どれが満たされれることがなさそうか，自分のいくつかの行動の結果がどのようなものになりそうかなどについて教えられる。方向づけはセラピーの開始時（特殊な教示ルールは

第14章参照）やそれぞれの新しい手続きで行われるだけでなく，セラピーの背景として常時行われるべきである。すなわち，セラピストは継続的に教え，患者の理解と記憶をアセスメントし，コーチングすべきである。DBTに不可欠なのは，多くの異なる状況や気分状態で継続的に随伴性を明確化することである。特にセラピーの最初の段階では，セラピストは，患者がルールのすべてを抽出想起するすることを全く期待してはならない。随伴性の学習や想起の失敗を，常に動機づけの観点から解釈してもならない。

3. 認知再構成の手続き

認知再構成（cognitive reconstruction）とは，患者が自らの思考のスタイルと内容を変化させるのを援助する方法である。思考の四つの側面が重要となる。①非弁証法的思考（たとえば，二分法的で，堅く，極端な思考スタイル），②行動を支配する誤った一般ルール（信念，根底にある仮定，観念，期待），③機能不全的叙述（たとえば，自動思考，評価的呼称，誇張的ラベル），④注意の機能不全的配分，である。認知再構成の手続きでは，まず患者の思考のこれらの側面についての観察と分析が必要となる。続いて，新しくより機能的なスタイル，ルール，叙述，そして注意戦略を生み出し，それらを患者のトラブルを生じさせてきたものと置き換えることを試みる。変化はまず，現在の思考や注意バイアスに言葉で挑むこと，代替となる理論，説明，叙述を提案すること，そして患者のルールやラベルの正確さに関する利用可能な証拠を検討すること（必要ならば新しい証拠を得ること）によって始めることができる。変化は絶え間ない実践により強められる。認知再構成の手続きについて以下に述べ，表11-6に要約した。

1) **認知的自己観察を教える** 時間や状況を越えた自らの認知パターンをモニターし変化させ続けるためには，患者が自らの思考パターンとスタイルの観察を学ぶことが重要となる。さまざまな理由から，自殺志向の人やボーダーラインの人にはこの能力がほとんどない。ある出来事や状況について評価し考えるプロセスにあまりに激しく巻き込まれているため，言うなれば，自分の外側に立つことができない。自分の活動から離れて実際の思考や評価のプロセスを顧みることができないのである。そこで用いられる主要なセラピー戦略は，認

表11-6 認知再構成手続きチェックリスト

____セラピストは，患者自身の思考スタイル，ルール，言葉での叙述について患者が行う観察と叙述を明示的に援助する。
____セラピストは特定の非機能的ルール，ラベル，スタイルを同定，直面化し，それに挑戦する。ただしそれは弁証法的方法で行われる。
____セラピストはより機能的かつ/またはより正確な思考スタイル，ルール，言葉での叙述を患者が作り出すことを援助する。
　　____セラピストは自分が絶対的真理を手にしていると主張しない。
　　____セラピストは知の直観的源泉に価値をおく。
　　____セラピストはデータがまだ得られていないときにデータを得ることに価値をおく。
　　____セラピストは必然的に「真である」「正確な」思考よりも，機能的で効果的な思考に焦点を当てる。
　　____セラピストは患者を自らの適応的思考スタイル，ルール，言葉での叙述を作り出す能力の限界にまで後押しする。
____セラピストは患者が自らの解釈をいつ信頼し，いつ疑うかに関するガイドラインを作るのを援助する。
____セラピストは随伴性手続きとスキル・トレーニング手続きを認知修正に適用する。
____セラピストは患者がスキル・トレーニングモジュールで用いられた認知戦略を日常生活に統合していくのを援助する。
____セラピストは患者に定式的な認知療法プログラムを適宜適用したり紹介したりする。
■ DBTに反する戦術
____セラピストが患者に，問題は「すべてあなたの頭の中にある」と言う。
____セラピストが患者の問題を過度に単純化し，もし患者が「態度」や思考，ものの見方を変化させられさえすれば，すべてが良くなるだろうとほのめかす。
____セラピストが考え方について患者と力比べに陥る。

知的自己観察（cognitive self-observation）の戦略（すなわち，認知プロセスの自己観察をリハーサルする行動リハーサル手続き）であり，セラピストは患者に教示，フィードバック，コーチング，強化を提供する。実践方法としては，セッションのなかで，患者に自らの外に立っているのを想像させ，何が起きているか観察してみるよう教示することや，特定の状況，条件下で自分の思考をモニターし，記録するホームワークを与えることまで，さまざまな方法がある。筆記記録のホームワークでは，患者と共にホームワークのさまざまな実行方法について詳細に検討するとよい。マインドフルネスの練習（別巻マニュアル参照）やその他の瞑想訓練も，自己観察の学習の支援となり得る。
　認知的自己観察の教示において鍵となる問題は，患者がきわめてネガティヴな感情を体験しているときに必要とされることが多いということである。それは患者にとって，自らの思考や評価パターンを正確に観察できるほど長時間情

動に耐えることが，最も難しい時期なのである。じっくり「内面」を見れば見出すであろうものへの恐怖も，課題の回避につながり得る。つまり，セラピストは，患者が習得できるレベルに要件を保つために，その手続きを注意深くモニターしなければならない。シェイピングの原則をここで思い出すべきである。

　2)　**非適応的な認知内容と認知スタイルを同定し，直面化する**　繰り返し述べているように，DBTでは，機能不全的なボーダーライン・パターンの発達や維持において，認知内容と認知スタイルが環境あるいは他の行動要因と同様に重要であると提唱している。このように，行動分析を実施する際に，セラピストは，他の前兆と結果に注意するのと同様に，非適応的行為や反応の認知的前兆と影響を探すべきである。

　DBT戦略の多くでは，セラピストが問題となる信念，仮定，理論，評価価値，そして固く絶対的で極端な言葉で考える傾向（すなわち，非弁証法的思考）を（明示的ではなくとも，暗黙裡に）見極め，それに挑戦し，直面化することが必要となる。弁証法的戦略でも，問題解決戦略でも，非礼なコミュニケーション戦略でも，そして一連のスキル・トレーニングにおいても，その少なくとも一部で，どのように患者が情報をまとめ用いているか，そして患者が自らやセラピー，自らと世界との関係についてどのように考えているかに焦点を当てる。セラピストにとって，特定の事例での認知の問題を探し出し，それを患者に対し説得力ある形で示し，実行可能な代替案を提示する能力が非常に重要になる。前章で検討した多くの戦略（たとえば，悪魔の弁護の弁証法的戦略，フット・イン・ザ・ドア・コミットメント戦略）はこれを念頭に置いて作られている。ただし，セラピストがすべきなのは，患者が「間違っている」と証明することではなく，患者が自らの認知の選択を広げることの支援であり，弁証法スタイルが非常に重要である。他の可能性を提案しながら，今現在の視点を認証することが重要なのである。

　3)　**代替となる適応的な認知内容や認知スタイルを生み出す**　いったん，思考の非適応的なパターン，機能不全的ルールと期待，そして問題となる認知スタイルが同定されたら，次の段階は患者が取り入れ可能な，より適応的な思考

方法を見つけることである。ここでの最も重要なDBTのルールは，セラピストは完全に「合理的」な思考や，逆に完全に情動に基づいた思考よりも，弁証法的思考スタイルを教え，強化すべきだということである。弁証法的思考については（ボーダーラインの弁証法的ジレンマとともに）第2章, 3章, 5章, 7章で詳細に論じた。したがって，ここでさらに定義や議論を繰り返すことはしない。しかしセラピストは，弁証法的アプローチを保つなかで，自分が絶対的真理を手にしているわけではないことは，覚えておかねばならない。弁証法的思考でさえ限界はある。認知の修正における弁証法的緊張の一つは，合理的経験的思考と，直感的で情動に焦点を当てた思考の間にある。一方の側では，より純粋な認知療法（たとえばベックの認知療法）のように，セラピストは人の仮定や信念やルールを検証するための現実世界での「実験の実施」に価値をおく。もう一方の側では，セラピストはどんな伝統的意味においても証明のできない直観的知識に価値をおく。必然的「真」や正確な思考よりも，むしろ機能的で効果的な思考に価値をおくのである。

　他のスキルの場合と同様，弁証法的機能的に考える方法を学習するには，患者の側の積極的な努力が必要である。セラピストはこの努力に対し，認知のホームワークを与えることや，セッション中に賢明な質問をすることで援助できる。ホームワークにおいては，セラピストは患者に，1週間の機能不全的思考の記録をつけ，それをより機能的な思考に置き換えようと試み，日記やノートをつけるようにさせて，次のセッションのときにその努力について話し合う（この練習用紙は，別巻の『スキル・トレーニング・マニュアル』に掲載）。最初の段階では，多くの場合，セラピストが多かれ少なかれより適切な思考を患者から引き出さねばならない。ボーダーライン患者は古い問題にアプローチする新しい方法を生み出すよう求められると，「分からない」と言うことが多い。ボーダーライン患者は罰されたり嗤われたりすることを恐れるために，より効果的な思考方法を明かしたがらないことが多い。したがってセラピストは，患者が自らの適応的思考スタイルやルール，出来事の言葉による叙述を生み出せるよう，背中を押したり，チアリーディングしたり，シェイピングしたりすることが必要となる。

　4）　解釈をいつ信頼し，いつ疑うかのガイドラインを作る　患者は，もし自

分があることについて間違っていたり，バイアスがあったり，歪曲しているなら，自分はずっと間違っていたに違いないし，これからもずっと間違っているのだろうと信じる傾向がある。その患者の傾向にセラピストが注意を向けるのは重要なことである。これはもちろん，ほとんど全く弁証法的でない思考の例である。しかしどうすればうまくこれに対抗できるのだろう？ 最良の解決法は，患者がいつ自らを信頼し他の意見を見放すべきか，そして，少なくともいつ，自らの知覚や結論を見直せばよいのかという決断を支えるガイドラインの開発を援助することである。

この種の一般的なガイドラインのいくつかは，ほぼすべての人に適用される。たとえば，社会認知学者やパーソナリティ心理学者は，長いあいだ，人びとの評価や決定のバイアス傾向の研究に時間を費やしてきた。人間一般に作用すると広く知られている数多くのバイアスの影響，したがってここでの課題に関連する影響を，表11-7に掲げた。加えて，患者ごとに，バイアスを持ったり歪曲したりしがちな特定の領域がある。したがって，ガイドラインでは，注視すべき一般領域を同定するだけでなく，患者の特定のバイアス傾向もカバーしておくべきである。たとえば，ある患者は極度に怒っているときに特徴的な誤りを犯すかもしれない。あるいは特定の人に対してのみ特徴的な誤りを犯すかもしれない。主に悲しいときにバイアスが生じる患者もいるかもしれない。月経前症候群で苦しむ女性は，月経期間前の数日は特に注意する必要があるだろう。ボーダーラインの人は，拒否の手がかりとなるものに選択的に注意を向けることが多い。フェミニストは，性的あるいは性差別主義的と解釈されうるような手がかり刺激に，選択的に注意を向けるかもしれない。私の患者に，独身で結婚したがっている女性がいた。彼女は一人で歩いている人たちにはほとんど気にかけなかったが，彼女が歩いている間に何組のカップルとすれ違ったかは記憶していて，その数をほぼ正確に数えられた。

いくつかのポイントがここで重要となる。第一に，患者には，すべての人はバイアスを持ち歪曲をするものだということを知らせる必要がある。このことは，人は決して自分自身を信頼できないということを意味しているのではない。第二に，知識は力である，あるいは知識は少なくとも安心感を増すものである。いつ，どんな条件下で最もバイアスを持ったり歪曲したりしやすいかを知ることは，誤りを捉え修正するのに役立つ。情報に対するバイアスを病理と捉える

表11-7 判断のヒューリスティックとバイアス

1. 人は，自分が行っている判断に関連する事柄についての相対的な利用可能性，すなわち記憶のアクセスしやすさの影響を受けている（「利用可能性のヒューリスティック」）（例：さまざまな原因による死の可能性についての主観的評価は，メディア報道による致死的な出来事に偏った暴露と関連するとともに，記憶力や想像力にも関連する）。
2. 人の判断は，特定の事柄がその事柄を含むより大きな群の典型であるとどの程度考えるかに基づいている（「代表性のヒューリスティック」）（例：ある人が何をするかを予測するときに，基本割合を見過ごす傾向。たとえば，ほとんどの博士課程では，90％を越える学生が最終的には博士号を取得する。しかし，多くの学生は，指導者の不興を買った学生は修了しないと予測する。これは，修了できなかった学生より博士号を取得する学生の方がはるかに多いという事実，そして博士号を取得した者の少なくとも一部は指導者の怒りを買っていたに違いないという事実を見過ごしていると言える）。
3. その不適切さが明らかであるときでさえ，当初の立場は後の判断に影響を与え続ける（「係留ヒューリスティック」）（例：人は，もともと自分が基づいていた証拠が全く信用のないものとなったときでさえも，それまでの仮説にしがみつく）。
4. 人は，自らの立場に異議を唱える情報よりも，自らの信念を確証する情報を集めるのを好む。（「確証バイアス」）（例：他人に，あるパーソナリティ特徴や傾向があるか見極めようとするとき，人はふつう，確かめようとしている特徴を否定する質問ではなく，確信するような質問で尋ねる）。
5. 人は，現在の知識と合致させるように，自らの想起したあるいは再構成した可能性判断を調整する傾向がある。（「後知恵バイアス」）（例：臨床ケースの既往歴を示し，たとえば自殺のような仮定的結果を説明するよう求めると，その結果が生じる可能性についての推定値は実際きちんと増加する）。
6. ネガティヴな気分の状態は判断やバイアスの推定において，一貫してネガティヴなバイアスを作り出す（「気分バイアス」）（例：[中立あるいはネガティヴな気分と比較して] ポジティブな気分にあるとき，人は自らの状態についてより満足していると報告し，自らの能力についてよりポジティヴに評価する。それは成功と失敗に関して誤ったフィードバックを与えるように実験的に統制されているときでさえそうなる。ネガティヴな気分にあるとき，人は何か災害が起こるかもしれないと見る主観的な可能性の推定値をかなり増大させる）。
7. 人は結果を想像するとき，その結果が実際生じる可能性の推定を増加させる（「想像上の結果バイアス」）（例：冤罪で訴えられたと想像したことのある人は，実際にそのように訴えられる可能性があるという考えを受け入れやすい）。

[出典 *The Psychological Treatment of Depression : A Guide to the Theory and Practice of Cognitive Behavior Therapy*, 2nd. By J. M. G. Williams, 1993, New York : Free Press. Copyright 1993 by Free Press. 許諾を得て改変]

のではなく，ノーマライズする考え方である。

■随伴性手続とスキル・トレーニング手続きの原則を認知修正に適用する

すべての積極的なDBT介入と同様に，非適応的な思考スタイルと内容に挑戦し，直面化し，そして新しくより適応的で弁証法的なパターンを生み出すと

いうセラピストの役割は，患者が自らの認知の誤りやバイアスを観察し，置き換えていく能力を高めていくにつれ，しだいに背景に退いていかなくてはならない。セラピーの初期には，セラピストにとって「心を読む」こと（これについての詳細な議論は第8章を参照）がしばしば必要となる。セラピーの中期には，患者が自らの非適応的仮定，信念，ルールを観察しそれを述べ，新しい思考方法を生み出すようセラピストは後押しする。セラピーの終期には，セラピストのコーチングをほとんどあるいは全く必要とせずに，患者はより弁証法的に考えられるようになり，自らの問題となるスタイルや内容を捉えることができるようになる。第10章やこの章の最初に論じた随伴性マネジメントとスキル・トレーニングの原則は，認知修正にも適用するべきである。

■**各スキル・モジュールの認知スキルを統合する**

前述のとおり，認知スキルはすべてのスキル・モジュールで教えられる。特定の自己言明は苦悩耐性や対人関係の有効性モジュールで教えられる。結果と結果への適切な期待を明確にすることも対人関係の有効性トレーニングの重要な部分である。評価的，判断的な叙述を同定し，変化させることは，マインドフルネスのモジュールのなかで教えられる。距離を保ち観察するスキルも同様である。情動制御のモジュールには，情動に関連する認知的評価を同定するスキルが含まれる。もしこれらのスキルがスキル・トレーニングで教えられたとしても，個人療法セラピストが異なる用語を用いたり，単にスキルを無視したりすれば，これらのスキルは学習されないだろうし，患者に良い影響はほとんど与えないだろう。このように，DBTにとっては，個人療法セラピストがスキル・モジュールで教えられた認知スキルに綿密な注意を払い，それらの認知スキルの上で取り組みを行い，それらを強化することが不可欠である。

■**定式的な認知療法プログラム**

DBTでは，定式的な認知療法プログラムを患者に実施したり，紹介したりすることは禁じていない。特に準備ができていて意欲ある患者には，補助的セラピー・プログラムとして推奨するとよいだろう。DBTが，組織化され，構造化された認知変化の手続きを含めていないことには，いくつかの理由がある。第一に，私の経験では，情報をどう考え，問題解決法としてその情報をどう用いるかというやり方を変化させることに主に焦点を絞ることは，不認証環境にあまりにも似通ってしまうのである。患者が正しく考えさえすればすべては解

決する，というメッセージに対抗するのは難しい。これはきちんと実施されている認知療法への非意図的，非弁証法的な反応であるが，私の見るところ，この意見を克服するのはかなり難しい。

第二に，定式的な認知療法では，思考や仮定を書き記したり，思考や信念を検証するための挑戦や実験を考え出したり，その実験を実際に実行したりして，少なくともいくらかの認知的セルフモニタリングが求められる。これらの活動には，多くのボーダーライン患者は絶対持ち合わせていない多くの予備的なスキルが必要である。最初から単独での作業をかなりの量求めるようなプログラムは，深刻な状態の患者には適当ではない。変化の手続きがセラピーセッションのなかでセラピストと共に実施されるといったように，認知治療が一部変更されるにつれ，DBTの変化の手続きと，他の多くのタイプの認知療法および認知行動療法との相違は小さくなっていく。

第四節　結　語

この章と第10章において，基本的な認知行動的変化の手続きを検討し，いかにそれらがボーダーライン患者の問題に適用可能かについて考察した。これら四群の手続き，すなわち随伴性マネジメント，スキル・トレーニング，暴露にもとづくテクニック，そして認知修正の利用が，現在の行動療法の大部分をなしている。つまり，DBTはこの点で新しいものを多くは含んでいない。読者の方々は，効果的な変化の手続きと確信できるテクニックや，研究によりその有効性が示されているようなテクニックを加えることができるし，そうすべきである。このことに留意することは大切である。すなわち，あなた方も私も，本書に入れなかったセラピー手続きについてさらなる章を付け加えて書くことができるのである。たとえば，ゲシュタルト・セラピストなら，当然ゲシュタルトのテクニックを加えてしかるべきである。特に治療の第二段階，第三段階では，二つの椅子テクニック（two-chair technique）のような手続きがかなり役に立つのではないだろうか。

特定の行動上の問題（たとえば，結婚や性に関係する機能不全，物質乱用，摂食障害，その他のⅠ軸障害）への取り組みを行うとき，これらの問題に効果的であると実証されている手続きを加えてよい。多重人格障害の基準に合致す

る人と取り組むなら，その領域での専門家が人格の統合や「融合」（merging）を促進するために開発したテクニックのいくつかを加えるとよいだろう。しかしながら重要なのは，他の手続きを熟慮し，理論的一貫性のある方法で統合することである。ここで指示しているのは，うまくいかないたびに戦術を変えることでもなく，耳にした新しいテクニックを片端からすぐに試してみるということでもないのである。

注

1) この節に示したガイドラインや構成の多くは，エドナ・フォア（Edna Foa, 私信, 1991）によるものである。彼女はいくつもの暴露にもとづいた効果的な治療プログラムを開発した。

第12章
スタイル戦略
――コミュニケーションのバランスをとる

　スタイル戦略（stylistic strategy）は，その名が示すように，セラピストのコミュニケーション・スタイルや形式に関わるものである。この戦略は，コミュニケーションの内容よりもむしろ，セラピストがどのように各治療戦略を用いるかに焦点を当てる。スタイルというのは，トーン（温かい 対 冷たい，または対決的）や鋭さ（柔らかくなめらか 対 堅くぶっきらぼう），激しさ（軽い，またはユーモラス 対 非常に深刻），スピード（速い，素早い，または妨害的 対 緩やかで思慮深く，熟考型），反応性（脆弱 対 鈍感）などに関係している。セラピストのスタイルが，恩着せがましく傲慢 対 敬意と愛情といった態度を伝達することもある。

　弁証法的行動療法（Dialectical Behavior Therapy，以下，DBT）には，主に二つのコミュニケーション・スタイルが存在する。まず，相互的コミュニケーション・スタイル（reciprocal communication style）は反応性，自己開示，温かさ，そして誠実さを特徴とするものであり，反対に，非礼なコミュニケーション・スタイル（irreverent communication style）は邪悪で，厚かましく，ちぐはぐなものである。相互性は影響に脆弱だということであり，非礼は対決的なものと言えるだろう。この二つのスタイルは，弁証法の両極を成すものであり，またこれらは，互いにバランスをとるだけでなく，総合されるべきものでもある。セラピストは，これらのスタイルの間を素早く行ったり来たりできなければならない。その素早さにより，両者の融合がスタイル戦略を構成するのである。

　ボーダーラインの人たちは，対人的な権力関係やセラピストが行う「ゲーム」に驚くほど敏感である。彼らの生活体験の大部分は，「一ランク下」の位置にあることが多い。ボーダーラインの人たちが持つ対人関係上の問題の多くは，

権力のアンバランスを是正しようとする，不器用とも言える試みの結果なのである。相互的コミュニケーションの意図は，このようなアンバランスをよりスキルフルに是正すること，そして患者がセラピー計画のなかに居続けられる環境を提供することにある。また，患者が重要な対人関係において，対等にやりとりする方法をモデリングするという意図もある。

ボーダーラインの人たちにとって，自らの生活における進行中の出来事やプロセスを観察し，叙述できるほど十分な心理的距離をとることは非常に難しい。だが，そのような観察は変化のために不可欠である。非礼なコミュニケーションの意図は，患者のバランスを崩し，生活や自分自身や問題解決に対する凝り固まった狭いアプローチを揺さぶることで，この距離を作り出す手助けをすることにある。弁証法の二極のどちらかを否定することなく，両極を強調するという発想である。

第一節　相互的コミュニケーション戦略

相互的コミュニケーション（reciprocal communication）の基本戦略は，反応性（responsiveness），自己開示（self-disclosure），温かい関わり（warm engagement），誠実さ（genuineness）の四つである。相互的であるということは，良好な対人関係すべてにおいて重要なことである。精神療法のように緊密な関係においては，それは特に重要であり，ボーダーラインの人との治療関係では不可欠である。DBTにおいては，相互的コミュニケーションが通常用いられるモードとなる。

権力と精神療法――誰がルールを作るのか

精神療法を受けている患者は，セラピストによって情動的に動かされ，深く傷つけられる一方，自分たちがセラピストに対して同じような仕方で影響を与えられないことの不満をこぼすことが多い。つまり患者たちは脆弱であって，セラピストたちはそうではないのだ。いわば，セラピストが洋服を着ているのに患者は裸でいるようなものであり，リスクの分担は均等ではない。また患者は，自分のセラピストは不可侵であるという感覚――すなわち，セラピストたちには無限の境界がある一方，患者には境界が持てないという感覚――を抱い

ている。要するに，治療関係における権力が不平等なだけでなく，まさに精神療法の本質そのものにより，患者が最も価値をおく自らの生活領域に不平等が存在するのである。実際，精神療法において生ずる争いの多くは，力の不平等な配分と，それを是正しようとする患者の試みに関するものである。

　セラピストは実は患者が信じているほど強くはないのだが，現代の精神療法の慣習は，この点に関する患者の不満や混乱の原因となるものを数多く抱えている。つまり，セラピストたちはそうであってほしくないと思っているかもしれないが，患者の不満は，実際妥当である場合が多いのである。セラピストの行動や対人関係スタイルを導くルールの多くは恣意的なものであり，セラピストはそれを知っていても患者は知らない。その結果，セラピストの行動は患者にとって不可解なだけでなく，予測不可能なものになってしまう。また，セラピストは治療関係における情動的親密さを奨励するが，親密な関係性に関する通常のルールは治療関係には適用されない。多くの患者－セラピスト関係に同時に携わる人（セラピスト）のために考え出された親密さのルールは，ただ一つの関係に携わる人（患者）にとっては全く不適切な場合もあり得る。またセラピストのなかには，患者の自己開示を主張する一方，自らの自己開示についてはいつも不快に感じたり，理論的に反対する人も多い。治療関係というものは，養育的で援助的なものとして提示されるにもかかわらず，他の養育的な関係のほとんどが本来備えている利用可能性と柔軟性が存在しない場合が多かったり，存在しても非常に乏しかったりするのである。

　セラピーのなかで，ボーダーライン患者は，ある意味親子関係における子どものように扱われる。つまり，患者は自分自身の幸せについて意思決定する場合に，セラピストよりも能力が高くないものと見なされる場合が多いのである。しかし，子どもの場合，最終的には親と対等になるが，患者の場合「成長」しても，治療関係のなかで患者の権力が必ずしも変化するとは限らない。このような出来事（対等性）が精神療法のなかで生じてきたとき，おそらくその関係性は終結することになる。

　学問の世界には，学生は教師の肩に立つ，という言い回しがある。教師から学生への系譜は，その影響を遡って示すことができる。だが精神療法の場合，文化的な慣習が，その関係性を――誇るべきものより恥ずべきものとして――秘密にしておこうとする。自分自身が精神療法の患者であった経験を持つセラ

表12-1　相互的コミュニケーション戦略チェックリスト

____セラピストは患者に対して反応的である。
　　____セラピストは心を配って患者に注意を向ける。やりとりの間，患者を「注視」する。
　　　　____セラピストはやりとりの間に患者の小さな行動変化に注意を向ける。
　　　　____セラピストは感情表現や非言語的反応（姿勢，アイコンタクト，微笑み，うなずき）を，患者の発言内容に応じて，関心や積極的な関わりを表現しつつ，変化させる。
　　　　____セラピストは患者の激しさに合わせる。
　　　　____セラピストが反応するタイミングは，理解と関心を伝える。
　　____セラピストは患者の課題を真剣に受け止める。
　　　　____セラピストは患者の話す内容に反応する。
　　　　　　____セラピストは患者の質問に対応する答えで応じる。
　　　　　　____セラピストの反応の内容は，患者の発言に直接関わるものである。
　　　　____セラピストは患者の表現内容を精緻化する。
____セラピストは自己開示する。
　　____セラピストはDBTにおける自己開示の役割に対して患者を方向づける。
　　____セラピストは自己関与的自己開示を行う。
　　　　____セラピストは患者や患者の行動に対する自分の反応を，「私は」を用いて「あなたがXをすると私はYを感じる（思う，したい）」という表現形式で提示する。
　　　　____セラピストはその相互作用および現在進行中の関係についての自らの経験を開示し，「腹を割る」。
　　　　____セラピストは相互作用のプロセスに焦点化する。
　　　　____セラピストは患者に対し，患者との関係性において自分がどのような位置にいるのかを教える。
　　____セラピストは自己関与と反応性を調和させる。
　　　　____セラピストは患者および自らの行動を，両者の違いも含めて明確にする。
　　　　____セラピストは自己開示と反応性が患者の行動に与える影響を追跡する。
　　____セラピストは自分に対する他者の反応を開示する。
　　____セラピストは個人的自己開示を行う。
　　　　____セラピストは自己開示をモデリングとして用いる。
　　　　　　____セラピストは患者と同じような問題に対処した自分の個人的努力について（成功失敗を含め）自己開示する。
　　　　　　____セラピストは規範的行動や問題をモデリングする。
　　　　　　____セラピストは自分自身の生活上の問題をモデリングする。
　　　　　　____セラピストは失敗への対処をモデリングする。
　　　　____セラピストは自分自身に関する専門的情報を開示する。
　　　　　　____専門的訓練や学位。
　　　　　　____セラピーの志向性。
　　　　　　____ボーダーライン患者や自殺的な患者に対する経験。
　　　　____セラピストは自分が心地よく感じ，それが患者の助けになると思われる程度において，自分自身に関する個人的情報（年齢，婚姻状態など）を開示する。
　　____セラピストはコンサルテーションチームを用いて自己開示をマネジメントする。
____セラピストは温かい関わりを表現する（患者といやいや相互作用したり協働したりしない）。
　　____セラピストは少し気が乗らない場合に正直である。
　　____セラピストが元々対人的に控えめな場合，セラピストは他の方法で気遣いを表現する。

＿＿＿セラピストは患者によって怒りが引き起こされた場合，それに対処する。
　　　＿＿＿セラピストは治療的な接触を用いる。
　　　　　＿＿＿セラピストの治療計画における接触の役割は，非常に明確である。
　　　　　＿＿＿1回のハグ（抱擁）や接触の時間は短いものである。
　　　　　＿＿＿ハグや接触は，治療関係における，その時点の近さのレベルを表わしている。
　　　　　＿＿＿セラピストは患者の希望や安心感に非常に敏感である。
　　　　　＿＿＿セラピストは接触に関する自分自身の限界について正直である。
　　　　　＿＿＿セラピストは性的接触を厳格に回避する。
　　　　　＿＿＿セラピストは接触やハグに関する不適切な申し出を，セラピー妨害行動として扱う。
　　　　　＿＿＿セラピストは身体的接触が公的にできるものであるようにし続ける。
＿＿＿セラピストは誠実である。
　　　＿＿＿セラピストの行動は恣意的ではなく自然である。
　　　＿＿＿セラピストの援助の姿勢は，役割とは別個のものである。
　　　＿＿＿セラピストは関係性に対する自然な限界を遵守する。
■DBTに反する戦術
＿＿＿セラピストの自己開示が，患者の要求ではなくセラピストの要求に関連している。
＿＿＿セラピストが反応性と自己開示の限界を遵守しない。
＿＿＿セラピストが関連する問題行動に取り組むことなく，患者と「腹を割る」。
＿＿＿セラピストが嘘をつく。
＿＿＿セラピストが患者との性的行動に関与する。あるいは性的に誘惑したり媚びたりする。

ピストでさえ，患者にこの情報を開示することはまずない。

　ボーダーライン患者は特に権力の差に敏感で，治療関係が持つ恣意性に耐えられないものである。これは，患者たちが対人的な力関係の不均等な配分に苛まれてきた過去を持つからなのだろう。さらに患者の多くは，力関係がほぼ対等で，治療関係とのバランスをとれる親密な関係を他には持っていない。ボーダーライン患者への精神療法において生ずる問題の多くは，この基本的な不平等に関するものである。患者たちは，力関係を対等にすることも，その関係性を諦めることもできないため，しばしば卑屈で要求がましく，しがみつくような行動と，傲慢で，相手を切り捨てるような拒否的な行動との間で揺れ動くことになる。患者たちは，過度の独立性と過度の依存性との間を行き来する。親密な関係のなかで，自らの権力的立場と影響力が非常に制限されている場合，そこに好んで留まり続けようとする大人はまずいないだろう。長期的な治療関係が必要な場合，ボーダーラインの人は特に脆弱な立場におかれることになるが，セラピーが効果的であるためには，セラピストがこのジレンマに対して特に敏感であることが必要である。

相互的コミュニケーション戦略は，セラピストと患者との間の感覚的な権力差を軽減するために考案されたものであり，患者に対するセラピストの脆弱性を増加させることによって，患者への信頼と尊敬を伝え，そして愛着と関係の親密さを深めるものである（反応性と自己開示に関する文献レビューはDerlega & Berg, 1987を参照）。以下，この戦略について述べ，表12-1にその概要を示す。

1. 反応性

広い意味において「反応性」（responsiveness）というのは，セラピストが患者の言うこと，すること，および理解していることへの興味と，患者のコミュニケーションや，願望や，要求の内容への関心を示すような仕方で，患者のコミュニケーションに応答する度合いを指している。それは，患者が言うことや望むことを軽視したり，無視したり，拒絶することなく，セラピストが患者の話を聴いて，真剣に受け止めていることを示すスタイルである。反応的なスタイルには，以下のようなものがある。

■注視し続ける

注視し続けること（staying awake）というのは，患者の話を聴いているときにセラピストが他の事に思いをめぐらせたり，空想にふけったり，（必要もないのに）話を聞きながらメモをとったり，電話に出たり，時計に目をやったりすることなく，患者に注意の焦点を向け続けることである。またセラピストは，やりとりのなかでの患者の気分や情動反応の変化を特に注視しなければならない。これまでにも繰り返し述べてきたように，ボーダーライン患者の非言語的な情動表現の多くは，非常にかすかで分かりにくいものである。それゆえ，セラピストは小さな変化に気づくべきであり，患者に何が起き，変化しようとしているのかを定期的に確認しなければならないのだ。ここでは，「今どう感じていますか」と問いかけるのが有効だろう。ときには，現在のやりとりが患者に与えた影響を探るのに何分か必要な場合もあるだろう。セラピーのスタイルや焦点の変化が必要かもしれないし，そうでないかもしれない。またこれによって，起きている出来事の内容に対する注意が逸れてしまうことがあるかもしれないが，軌道修正は比較的容易である。注視し続けるというのは，何事も見逃さないということである。

注視し続けることには，積極的で相互的なやりとりのパターンも必要となる。情動の言語的表現や，そうした表現の強さ，そして非言語的反応（姿勢，アイコンタクト，微笑み，うなずき）も，患者の発言や行動に応じて，やりとりへの積極的な関わりを示すような仕方で変化させるべきである。

■**患者の課題を真剣に受け止める**

反応性には，セッションの課題に関する患者の願望と要求を考慮に入れることが必要である。すなわち，患者の話題を真剣に受け止めることである。だがこれは，必ずしもセラピストの課題をさておいて患者の課題に従うということではない。患者の願望を無視するのではなくオープンに見極め，可能なら妥協案について交渉し，患者の課題が本当に重要ならば，セラピストのものよりも優先させるということであり，そしてセラピストが自らの課題を進めるほうを選んだ場合は，患者の願望の正当性を認証するということである。

■**患者が話す内容に反応する**

反応性に求められるのは，セラピストが患者の質問に対応する答えで応じ，患者がたった今言ったことや行ったことに関する意見を述べ，患者がたった今言ったことを精緻化したり拡張したりしてみせることである。患者の質問に対して，逆に「なぜそう尋ねるのですか」という質問で応ずることは，治療的ではあるかもしれないが，反応的ではない。

2．自己開示

「自己開示」（self-disclosure）とは，セラピスト自身の態度や意見，患者に対する情動反応を伝達することや，セラピー状況や関連する生活体験に関する情報への自身の反応を伝達することである。精神療法の文献において，セラピストの自己開示は，非常に専門的な論争を招きがちな話題である。またそれは，患者とセラピストの間でも論争の種となる。常にではなくともたいていの場合患者は，セラピストがちょうど良いと思う以上の治療的自己開示を望むものである。逆に，患者の望む開示がセラピストが思う以下の場合もある。DBTでは，治療的自己開示を推奨する場合と，むしろ推奨しない場合とがある。自己開示については常に，患者に対する援助的観点と，そのときに考慮されている話題との関連性によって決められなければならない。

DBTでよく用いられる自己開示には，二つのタイプがある。すなわち，

①自己関与的（self-involving）自己開示と，②個人的（personal）自己開示である。「自己関与的自己開示」とは，セラピストの患者に対するそのときの個人的な反応についてのセラピスト自身の発言を指すものであり，いくぶん専門的な用語である。カウンセリングの文献において，これは「即時性」（immediacy）と呼ばれることもある。また精神力動的用語では，逆転移に焦点を当てたものとして扱う人もいるだろう。一方「個人的自己開示」というのは，セラピストが持つ専門資格や，セラピー外での（たとえば結婚といった）社会的関係，過去や現在の体験，意見，あるいは必ずしもセラピーや患者に関係のなさそうな計画など，セラピスト自身に関する情報を患者に与えることを指す。

　自己開示は，ほとんどすべてのDBT戦略の一部として，効果的に用いることが可能である。たとえば，①認証の一部として，ある状況に対する患者の知覚や解釈への同意や，患者の情動への理解や，患者の意思決定への価値づけを開示することによって，患者の体験や反応をノーマライズする，②問題解決の一部として，セラピストが類似の問題に対して試みたことのある問題の分析や解決方法の分析を開示する，③スキル・トレーニングの一部として，セラピストが自らの経験から導き出した新しい状況への対処法を提案する，④随伴性マネジメントや明確化の一部として，患者の行動に対するセラピストの反応の開示に用いる，⑤セラピストの反応を患者が恐れたり，フラストレーションを感じたりする場合は，暴露法の一部となる。さらに自己開示は，親密さや温かさを増やすことによって，治療関係が持つ力をより強化するものである。他のあらゆる戦略と同様に，自己開示をうまく用いるガイドラインも数多くある。

■**患者をセラピストの自己開示へと方向づける**

　まず，自己開示が有効であるか否かは，患者がセラピストの自己開示を援助関係の一部として期待するか否かによる場合が多い。専門的で有能なセラピストは自己開示しない，と聞かされてきた患者は，セラピストの自己開示に気をそがれ，そのようなセラピストを無能で役立たずだと見なすこともあるだろう。たとえば私の患者のなかに，以前セラピストによって一方的にセラピーを打ち切られ，私のところに紹介されてきた人がいた。しばらく経って私に出張で町から離れる予定ができたとき，その患者はどこへ行くかを私に尋ねた。私が情報を与えると，患者は私に腹を立て，嘲笑した。つまり，行き先を進んで答え

るようでは，明らかに私は良いセラピストではないというのだ。以前のセラピストなら，絶対に答えなかったはずだという。私は，その患者にDBTと精神分析との違いを説明していなかった。この事例においては，念入りな準備をしていても問題は解決しなかったかもしれないが，セラピストは，セラピーの最初にDBTにおけるセラピストの自己開示が果たす役割に向けて患者を方向づけるべきである。セラピストの自己開示に対する患者の期待や信念を見出して話し合うことは有効である。

■自己関与的自己開示

【患者や患者の行動に対する反応を開示する】 DBTにおいてセラピストは，セラピーの対話の一部として，セラピーの進行中に，患者や患者の行動に対する自らの即時的な反応を提示する。この場合の自己開示の形式は，「あなたがXをすると，私はYを感じる（思う，したい）」というものである。たとえば，セラピストは「あなたが私の家に電話してきて，あなたを助けようという私の努力を批判すると，私はフラストレーションを感じます」「……，もうあなたとは話したくなくなります」，あるいは「……，あなたが私に本当は助けを求めていないのだろう，と思い始めます」などと言う。翌週，患者の電話行動が改善されていたなら，セラピストは「今週のあなたは，前ほど電話で私を批判しなくなったので，私はあなたを前よりはるかに援助しやすくなりました」と言えるだろう。私のクリニックのあるセラピストの場合，自分のクールさに不平を持っている患者に対して，「あなたに温かさを求められると，私は腰が退けて，温かくしにくくなります」と言っていた。私の患者が，援助を求めながらもセルフ・モニタリング日記カードに記入しようとしない場合，「あなたは私に助けを求め続けるけれども，私があなたを助けるのに必要と信じていることをしようとしませんね。私はあなたを助けたいと思うけれど，あなたがそうさせてくれないから，非常にフラストレーションを感じています」と言うこともある。私がよく行う自己開示は，患者が改善したり，難題に直面したり，あるいは私にとってすばらしいことをしてくれたとき（たとえば，バースデーカードを送ってくれる）に，「私はうれしい」と言うことである。反対に，患者が私の再三にわたる忠告に反して入院した場合などは，「私はがっかりした」という開示を行うことになる。

患者への反応の自己開示は，認証と挑戦の両方に用いられるものである。こ

れは随伴性マネジメントや限界遵守,あるいは随伴性明確化の主要な方法であり,セラピストとの関係性における患者の行動を標的としている。だが,患者の行動に対するセラピストの反応が患者にとって中立的であることはまずないため,随伴性マネジメントこそが重要となる。セラピストの反応は「X」という行動に対してポジティヴでそれを強化するものであるか,あるいはネガティヴでその行動を罰するものであるかのいずれかである。第10章で述べたように,患者とセラピストの関係性は,ボーダーライン患者との取り組みにおける最も重要な随伴性の一つであり,自己関与的自己開示は,関係性のその瞬間の状態を伝える手段なのである。

能力の限界や好みの限界に関する個人的自己開示は,限界遵守手順を用いるうえで必要不可欠なものである。この場合実際のところ,セラピストは慎重に,このセラピストの属性として,つまり「自身の」属性として限界を開示する。セラピーやセラピーのルールブックが持つ属性として開示するのではない。自己開示は,それ自体が限界遵守の一形態なのである。

患者や患者の行動に対する反応を開示することは,患者に患者自身の行動の影響に関する情報を与えることになるため,随伴性明確化の手段とも言えるだろう。そうした情報は,セラピストの反応が規範的である限りにおいて,患者の対人行動の変化を援助するうえで非常に重要なものになり得る。ボーダーラインの人は,自分の行動に対する反応が伝わってこない家庭や,その反応が規範的でない家庭で育っている場合が多いため,ダメージがもはや修復できなくなってから,自らの行動がいかに他者に影響を与えていたかに気づくことが多い。したがって,そうした患者については,有害な対人行動の連鎖の早期にフィードバックを行い,反応が強すぎて関係性の修復が難しくなるまで待たないことが特に重要である。

【「腹を割る」】 自己関与的自己開示には,電話のやりとりであれ,セラピーセッション中であれ,その時点の患者とのやりとりのなかで起きていることについてセラピストが何を感じているかを患者と話し合うことも含まれる。これは患者の行動に対する反応の開示と大きく異なるものではないが,このときの焦点は,両者間の双方向の相互作用に当てられる。セラピストは自らの反応を開示するとともに,現在の相互作用に対する自分の見方も開示するのである。

形式として言えば、「私たちの間にXが起こっているように思われます。あなたはどう思いますか」で、具体的には「私たちのやりとりは次第に緊迫してきている感じがします。あなたもそう感じますか」というようなものになる。セラピストは対話の焦点を、今この時点の相互作用プロセスへと切替えているのだ。その切替えは非常に短く（単なる一時のコメント）もできるし、あるいは相互作用に関する深い議論へとつなげていくこともできる。

　患者から要請があれば、セラピストは、自らが患者との関係性においてどのような位置づけにあるかを、積極的に話し合わなければならない。この場合セラピストは、特定のやりとりに焦点を当てるのではなく、患者と一緒に自らが全体としての関係性をどのように捉えているかを、見直すことになる。たとえば、私が担当したある患者は、抗てんかん薬を（再び）飲み忘れ、てんかんクリニックに（再び）入院したため、連絡なしにセラピーセッションを（再び）キャンセルすることになった。次のセッションでその患者は、私が患者のことで（再び）怒るかと尋ねた。私はこのように答えた。「うーん、そうね、そうなると思います。けれどこれまで、あなたがこのようなことをすると、私は悩んで、二人で問題に取り組んで、そしてまたやり直して続けてきたことも私には分かっています。私たちはかなり良い関係にあると思いますし、お互いこのようなアップダウンにかなり耐えることができるでしょう。ですから、この問題を解決しましょう、そうすれば私たちは他の事柄に取り組めるのです」と答えた。ボーダーライン患者は、「私についてどう感じますか」あるいは「私の面接を続けたいですか」と直接的に尋ねてくることが多いが、セラピストはこのような質問には直接的で明確に答えなければならない。この場合私なら、「今この瞬間はあなたのせいでどうにかなりそうですが、でもとにかく、私はあなたが好きですよ」と言うだろう。

　やりとりのなかで患者がセラピー妨害行動をとる場合、プロセスについての話し合いが必要である。計画にこだわり、セラピー妨害行動を無視するか、セラピーを停止してプロセスに注意を向けるか否かを決めるのは、非常に難しい。私の経験からすると、セラピー妨害行動について話し合うためにセラピーを止めてばかりになると、他の面でのセラピーがほとんど全く達成されない。逆に、妨害行動について一切話し合わない場合も結果は同じである——セラピーはほとんど、あるいは全く達成されない。多くの場合、妨害行動は目前の課題から

セラピーが逸脱するように作用する回避行動である。したがってセラピストは，そうした逸脱に加担してしまわないように注意しなければならない。これと反対に，プロセスに関する話し合いは，患者とセラピストの双方を著しく強化し，広い意味で「腹を割った」(heart-to-heart)話し合いと呼べるものを作り出す場合が多いのである。

　腹を割ることを効果的に用いるためには，セラピストが特定の患者の特定の瞬間における腹を割ることの機能をしっかり把握しておく必要がある。基本的な考え方としては，腹を割ることを，問題解決やセラピー活動の強化するために用い，目前の重要な話題から注意が逸れてしまうときには腹を割ることを控える，ということである。つまり，腹を割ることが適切か否かは，時と場合によるのである。

　まず第一に，セッション中，比較的優先順位の高い問題への取り組みを妨げる患者の行動を弱めるために，ごく短く腹を割る方法が用いられる。この場合，腹を割ることは，ある種の強調（highlighting）（洞察戦略，第9章を参照）であるし，また対立の度合いにもよるが，嫌悪的随伴性（第10章を参照）としても働くだろう。たとえばある患者が，敵対的だが受動的な気分でセラピーにやって来て，私の考えやセラピーにおける問題解決の試みをすべて拒否したとしよう。それに対して私は「なんだか私たちは力争いをしているみたいですね，あなたは私にこの問題の責任を負わせようとするし，私はあなたに責任を負わせようとしている。あなたはどう感じますか」と問うだろう。あるいは「ここで何が起きているのでしょう？　私はこの問題に対してできる限り最善の援助をしているけれど，あなたはここにただ座って，全部私にさせようとしているように思えてしまいます。だから私はあなたにも関わってもらおうと一生懸命なのです。でもうまくいってないみたいですね。あなたはどう思いますか。あなたもそう思いますか」と尋ねるかもしれない。その話題に関する短いやりとりの後（それが私たちの関係性全般についての議論へと逸れないように用心しながら），私はすぐに元の目下の問題に戻る。この戦術は，セッションの間に何度も繰り返してよい（「私たちはまた力争いになっていますね」というように）。それでも，常に元の話題に戻るということがきわめて重要である。さもなければ，腹を割るのを促すことが，患者にとって困難な話題を効果的に回避する方法になってしまいかねない。

第二に，腹を割る方法をうまく用いれば，それを強化子として使える。そのためには，用いるタイミングが，患者の改善された行動の直後か，少なくとも回避していた課題への暴露の直後でなければならない。たとえば私の場合，患者を引きずりながらなんとか行動分析を終え，その後で，それがいかに大変だったかについて腹を割って話すことにしている。

第三に，「腹を割る」方法をうまく用いれば，セラピストが誤りを犯した場合の関係修復もできる。またそれは，患者が誤りを犯し，それを修復したがっている場合にも用いられる。関係性の問題解決戦略については第15章で詳細に論じるが，その戦略はある意味「腹を割る」方法を精緻化したものである。だがここで重要なのは，腹を割ることが多くの患者にとって持つ，強化的な価値に留意しておくことである。またセラピストは，「腹を割る」せいで，セラピーの焦点を困難な話題から逸らしてしまってはならない。腹を割ることと患者が避けようとしている話題への焦点化とのバランスは，セラピストが認証と積極的問題解決の間で考えるバランスと同様のものである。

【自己関与と反応性を調和させる】　これまでの議論から分かるように，自己関与的自己開示には，セラピストが患者とセラピスト自身に対して用心を怠らないことが必要となる。そのためには，自身の感情や反応を明確にしておく一定の能力とともに，これらの反応を患者に分かる言葉に置き換える能力が必要となる。ここでは次の二点が重要である。一つ目に，状況を表現するとき，セラピストは状況の一部としての患者の動機づけや幻想あるいは願望に関する推論を示すのではなく，「観察可能なもの」を示し続けなければならない。そのような推論は，状況に対するセラピストの反応の一部分ではあっても，状況それ自体の一部分ではない。「私は，あなたがまるで私とゲームをしているかのように感じます」と言うことと，「あなたは私とゲームをしています」と言うこととは全く違うのである。二つ目は，反応を表現するとき，表現の強さが適度になるように配慮しなければならないということである。たとえば，拒絶を恐れる新しい患者に対しては「私は怒っています」と言うよりも「私は非常にフラストレーションを感じています」と言う方が望ましいだろう。（必ずしも情動に限らないが）強烈さの度合いを患者のそれに合わせるというのは，セラピーの始め方として良い方法である。

セラピストのあらゆる行動について言えることだが，患者個人に対するセラピストの自己開示行動の影響を追跡することは不可欠である。その目標は，セラピストが患者に対する自分の反応を——言語的にも行動的にも，オープンかつ自発的に——患者と共有することにある。だがこれは，セラピー開始時点では不可能だろう。開示は徐々に行わなければならない。

【セラピストに対する他者の反応についての自己開示】　他者がセラピストに対してどのように反応しているかについて開示することも，患者がセラピストに対する自らの反応や，患者に対するセラピストの反応を受け入れやすくする重要な援助となり得る。先に述べたような情動的にクールなセラピストは，自分が温かさに欠けるという患者の不満に対して「そう考えるのはあなただけではありません。私の周りの人も同じように言っています。私がもっと温かければ，あなたがもっと楽になれると私は分かっています。しかし私はベストを尽くしているのです」と（いう意味の言葉で）応えた。このような自己開示的で脆弱な反応により，患者が要求行動を続けることは非常に難しくなった。その患者には，これ以上セラピストに関する自らの体験を認証したり，自分にはより多くの温かさが必要だという点を証明する必要がなくなった。その代わりに，患者とセラピストは，患者が望み，おそらく必要とする温かさを他者に与えてもらえないような関係性に対処する方法に焦点化することができたのである。私の患者たちは，対人関係における私の多くの弱点について不満を言うが，それらの点については他の人からも指摘を受ける。そのような不満を他の人たちも持っているという事実を告げることは，患者をおおいに認証し，元気づけるものである。また私がそうした自分の特徴に対して（それが本当に有害で，変化させられるものであれば）取り組んでおり，しかも過度の罪悪感や羞恥心を持たずに取り組んでいるという事実を伝えることは，患者が模倣できる一定程度の自己受容を示すことになるのである。

■個人的自己開示

【モデリングとしての自己開示】　DBTでは，状況に対する規範的な反応もしくは困難な状況を扱う方法をモデリングするために，個人的自己開示（personal self-disclosure）を奨励している。その際セラピストは，患者の反応

を認証するため，あるいは患者の反応に反対するために，「私は賛成です」「私は反対です」といった，状況に対する意見や反応を開示する。このモデリングは，文化的規範を反映しない意見や反応にさらされるような混沌とした家庭や「完璧な」家庭で育った患者にとっては，特に強力なものとなる。そのような患者は，出来事に対する他の反応や，世界についての他の意見というものがあり得るということも，さらには別の反応や意見も受け入れられ得るということにも，気づいていない場合が多いのである。

同様に，患者の反応が，規範的反応と食い違ってはいるが，妥当で，称賛され，奨励されるべきものである場合も，セラピストの自己開示は有効だろう。セラピストと患者が同じように文化に「順応」していない場合，セラピストの自己開示は患者にとって著しい認証となる。性差別文化におけるフェミニストの女性，多数派文化のなかに生きる少数民族，個人主義的文化のなかで関係性を重視する人などがその例である。こうしたケースにおいては，セラピストがいかにして，自己認証しつつ，多数派とのポジティヴな関係性が維持されるように，非順応に対処しているかを開示することが，やはり重要になる。

行動スキルを教示する際，スキル適用の（習熟のモデルではなく）対処のモデルを示すことはきわめて有効である。ここでセラピストは，教えられているスキルを用いようとした際の成功も失敗も含め，自分の努力を伝える。特に失敗への対処について述べるときには，そこに失敗の例を含めることが重要となる。だが留意すべき重要な点は，セラピストの状況が患者の状況と似ていたとしても，決して同一ではないということである。

【専門的情報に関する自己開示】　セラピストは患者に対して，自らの専門的背景やトレーニング，セラピーの志向性，そして専門的な問題に対する見解を明確にしなければならない。BPD治療における経験や，そうした治療における成功や失敗について尋ねてくる患者もいるだろう。こうした情報は，スーパーヴィジョンやコンサルテーションのあり方に関する情報とともに開示されるべきである。

【個人情報に関する自己開示】　患者が，セラピストの年齢や婚姻状態，子ども，交友パターン，宗教や宗教的信念，仕事の習慣，セラピスト自身がセラピー

を受けた経験の有無，といった個人的詳細に興味を持つということはよくある。これに対してセラピストは，言っても構わない情報は開示しなければならない。ここにおける原則は，開示が患者のためになる限り，患者に与える情報を制限するルールは（常識や先出のガイドライン以外に）ないということである。プライベートの範囲はセラピストによって異なるが，大切なのは，自分のプライバシーの限界を守りつつ，それを開示することである。どんな親密な関係性においても不適切とされるような行動を患者がとっているのでない限り，セラピストは，さらなる開示を求める患者の願望が病的であると言ってはならない。

　場合によっては，患者がセラピストに対して，自分が抱える問題に似た個人的問題を経験したことがあるかと尋ねてくることもある。これにどう答えるかは，セラピストの実際の経験や，セラピストが自らの生活についてどの程度オープンにする意思があるか，その情報を患者が効果的に使うことができるか否か，によって決まる。治療プログラムによっては，たとえば物質乱用者のためのプログラムなら患者と同じ問題を経験しているという理由でセラピストが選定される，ということもある。その場合，セラピストが物質乱用を経験しているという情報の共有は，治療プログラムの重要な要素となる。女性グループというのも──セラピストとグループメンバーの経験の共通性があるという──同じ考え方にもとづいている。DBTにおいて，こうした個人情報の共有はセラピーを定義づけるものではないが，禁止されているものではない。

　このタイプの自己開示について，いくつか留意しておくべき点がある。第一に，いかに状況が類似していようとも，セラピストと患者の相違はそれよりはるかに大きなものであるかもしれず，相違も類似性も共に重んじられねばならない。第二に，セラピストは，現在抱えている問題を開示することについては非常に慎重でなければならない。患者に重荷を負わせる，すなわち患者に「セラピストのセラピスト」の役割をとらせることは避けねばならない。これらの点については，より詳しく後述する。

■スーパーヴィジョンとコンサルテーションを用いる

　自己開示の取り扱いは非常に難しい課題である。多くのセラピー学派で，セラピスト自身が個人精神療法を受けることを提唱する理由の一つがそこにある。DBTの場合，セラピストによる自らの自己開示行動の検証を支援するた

めに，個人スーパーヴァイザーやケース・コンサルテーションチームが不可欠の存在となり得る。

3. 温かい関わり

　精神療法に関する研究文献によれば，対人関係の温かさと治療的な親しさは，ポジティヴな結果と関連していると見られている（行動療法文献に関するレビューはMorris & Magrath, 1983を参照）。少なくともこの点は，他の患者群と同様にボーダーライン患者についても真実である（Woollcott, 1985）。これらの患者たちは，非常に強いポジティヴな感情とネガティヴな感情の両方をセラピストから引き出すことがあるという点で，パラドックス的である。一方で，セラピストが共感，温かさ，親しみを抑制できない（つまり，過度に強いポジティヴな感情）という傾向が，セラピー契約を破らせ，非治療的な親しみや情動的身体的親密さを優先させ，ときには役割が逆転する事態をもたらしかねない。他方，第1章で論じたように，ボーダーライン患者は，セラピストにとってなかなか好きになれない人であることがある。多くのセラピストが持つ，怒ったり，敵対心を抱いたり，不認証化したり，「犠牲者非難」をする傾向性というのは非常に強力であるため，DBTは，ボーダーライン患者を好きになるように，そしてボーダーライン患者と共に取り組む動機づけを持てるよう積極的に働きかけることになる。一人のセラピストが，患者への過剰な関与と攻撃的な突き放しの間で揺れ動くのは珍しいことではない（この点については第13章でより詳しく論じる）。

　DBTが採る通常の治療的スタンスは中道（middle way）であり，これは温かい関わり（warm engagement）を表現することである。「温かさ」とは，患者に対するポジティヴな反応を積極的に伝えることであると定義できよう。温かい関わりは，セラピー計画のなかで，患者へのポジティヴな反応とその患者との取り組みに対するポジティヴな関心とをつなぐものである。声のトーンと会話スタイルは，気乗りのなさや後ろ向きな姿勢ではなく，温かさと治療的相互作用への積極的関わりを反映するものでなければならない。特に電話コンサルテーションの場合，セラピストは会話に十分に参加すべきであり，また話を遮られたもどかしさや迷惑さを意図せずして声のトーンに表わさないよう気を付けなければならない。また，体の姿勢も，関心や配慮を反映したものでなけ

ればならない。ボーダーライン患者によっては，多くの（そのうちのいくつかは全く妥当な）理由から，セラピストが自分に対し怒っていて，自分を避けたがり，退屈に感じていると考えることが多い。このような患者は，セッションに来ることを恐れ，冷たさや不承認，あるいは無関心な歓迎に怯えていることだろう。このガイドラインが持つ，より治療的な側面の一つは，温かさを伝え，セラピストが毎週患者に会えるのを楽しみにしていることを伝えることである。ここでの目標は，クールでビジネスライクなアプローチよりも，親しみがあって愛情に満ちたスタイルをとることである。

■温かさに対する制限

患者が電話や不意の訪問によってさらなる治療的接触を求めてきた場合，温かい関わりが難しいことがある。もしセラピストがある時点で患者と話をしたくない（そして関心を寄せるべき緊急の危機がない）なら，後でその患者と話をすると申し出てもよい。あるいはセラピストは，自分の予約状況を開示して，短いやりとりをし，その短い間に可能な限り十分に，そして温かく患者と関わる，ということもできる。さめていて，よそよそしく，興味を感じないセラピスト，あるいは患者との定期的セッションを退屈に感じているセラピストは，何か——セラピストか患者か，あるいは双方——が間違っていると確信することだろう。ここでの戦略は，その話題についてコンサルテーションチームと共に検討し，患者との相互作用を分析し，関係性の問題解決を行うことである。セラピストの意欲のなさが，患者がセラピー妨害行動をとっているか，セラピストが自らの限界を守っていないしるしであることも多い。

「温かいタイプ」ではないセラピストもいる。つまり，もともと対人的に控えめな人間である。もちろん，関係性のなかでちょうど同じように距離をとる患者にとって，これは問題にはならない。だが反対に，温かさを好み，それを必要とする患者や，あるいは控えめであることを愛情不足と誤解してしまう患者の場合，それがセラピーの障害となる場合がある。必要なのは，第一に，限界遵守の手順を思い出すことである（第10章を参照）。この場合，控えめなセラピストがとるべき戦略は，患者に対して，愛情を分かりやすく直接的に表現する自分の能力について正直であることである。第二に，セラピストは，患者がセラピストとの関係性が持つ他の特質を，セラピストの愛情や友情として解釈する（そして理想的には，体験する）ように援助しなければならない。つま

りセラピストは，自分が控えめであることの影響を，関係性の他のポジティヴな側面を強調することによって緩和しなければならないのだ。たとえば，きわめて信頼性の高いセラピストの場合，その特質自体が気遣いと愛情のしるしであると言うとよいかもしれない。第三に，セラピストは，言葉によって感情を伝えることができる――たとえば「あなたと面接ができてよかった」「あなたは面白いですね」「来週会えるのを楽しみにしています」「電話して下さい。あなたと話すことは嫌ではありません」（本当にそうならば）などと言える。

■**患者への激しい怒りに対処する**

　セラピストに対して温かい関わりを表現するようにと言うのは全く良いことであるが，ただしそれは以下の条件を満たす場合である。患者があらゆる相互作用のなかで，セラピストの有能さや信頼性，および純粋性に疑問を抱かず，望ましくない電話を始終かけてきてセラピストを圧倒することもなく，セラピストが少し誤りを犯した場合や他の関心事の負担を抱えている場合に自殺の脅しをすることもなく，毎週のセラピーを止めると脅すこともなく，話を聴いてくれそうな人に誰彼かまわず（大げさに）セラピストについて不平を言うこともなく，セラピストの発言を歪曲して大げさでいい加減に言い換える（「そうですね，もしそれが本当なら，私も……」と言うこともある）こともなく，セラピストが不用意な意見を述べた場合に常に長い沈黙で反応することもなく，セラピストがベストを尽くしたにもかかわらず改善しないばかりか悪化すらしてしまうこともない，という場合である。しかし，患者がこれらの行動のいくつかまたは全部を示す場合，あるいはより悪い行動に走った場合はどうだろう？　この場合，セラピストが温かく関わることが難しいだけでなく，患者に報復攻撃をしないでいることも難しくなる。私は，ボーダーライン患者への怒りと同じくらい激しい怒りを他の患者に対して経験したことはない。他のセラピストを見てもやはりそうである。激しい怒りは，患者が強い苦痛を訴え，それが改善しそうにない場合に，特に激しくなる。メイン（Main, 1957）は，手に負えない苦悩に対するスタッフの困難について見事な共感的分析を行ったが，そこでは問題の本質を次のように捉えている。

　　手に負えない苦悩――手に負えない患者と言ってもよいだろうが――の場合，治療はいつものように絶望的なものになっていき，次第に愛だけで

なく憎しみのために行われるようになり，治療は生き生きとさせるだけでなく，弱々しく，静かで，沈黙させるようなものになる傾向がある。……大きく強い苦悩に直面したセラピストが，看護師が鎮静剤を使うようなやり方で——絶望したときに自らをなだめ，アンビバレンスと憎しみの悩み深い不安から逃れるために——患者に対して解釈を加えないという保証はない。私たち自身の目および患者たちの目から，狂信的な善［に対する］増大する憎しみを隠したいという気持ちが大きくなるほど，私たちの心配は募っていくのである。「worried」（心配／困る）という言葉には二つの意味があるということを，おそらく私たちは常に意識しておく必要があるのだろう。そして，もし患者が私たちをあまりにもひどく困らせるならば，好意的な客観性を維持することは困難もしくは不可能になってしまうのだ。

　激しい怒りを克服するための最初のステップは，進んで「なりゆきにまかせる」姿勢を持つことである。つまりセラピストは，患者に対する激しい怒りも含めた自らの情動反応を見るマインドフルなスタンス——来ては去っていく情動反応をただありのままに見る——を養わなければならないのだ。セラピストにとって，あらゆる情動反応は，患者や患者が抱える困難さをより良く理解するための重要な手がかり刺激になるが，激しい怒りを貫いたところで得られるものはほとんどない。たいていの場合，頑固な怒りあるいは頻繁な激しい怒りは，セラピストの個人的問題が患者の行動によって表出させられたことを示している。また，セラピー機関やグループ実践などの状況では，頑固な怒りが制度的問題を露呈している場合もある。ここでは，誠実な自己分析と（第13章で検討する）セラピストのスーパーヴィジョン・コンサルテーション戦略を用いることが不可欠である。また，個人スーパーヴィジョンや個人セラピー，あるいは施設外でのコンサルテーションが必要となることもある。
　激しい怒りというものは例外なく，怒りを引き起こす出来事に関する軽蔑的な判断や「すべき」（should）という表明にもとづいている。嫌われる行動を取る人は，そのことに責任を負い，自由であり，望みさえすればよりよく行動できると思われている。すなわち「彼女はそうすべきでなかった」「彼女は私を操作している」「彼女は良くなりたいと望んでいないのだ」といった具合で

ある。DBTの生物社会理論は，まさしくこうした態度に対抗するために展開されてきたものでもある。したがって，激しい怒りに対抗するための第二のステップは，見方を変え，患者の行動を未だ修正されていない生物社会的要因の結果と見なすことである。セラピストは，患者の視点から事象を見る現象学的な視点へ移行しなければならない。セラピストが二つの視点――「私の今までの生活歴からすれば，これが私のできる唯一の反応だ」という患者の見解と，「そうはいってもあなたの反応はやはり受け入れられない，変えるべきだ」というセラピストの見解――をまとめて押さえてこそ，セラピーが前進するのだ。私には過去に，特定の患者との一度のやりとりの間にこの移行を何度も行わねばならなかった時期がある。セラピストは，このプロセスを何度も繰り返す不屈の忍耐力を備えていなければならないのである。

　第三に，セラピストは患者の行動に関する自らの限界（limit）を綿密に吟味し，そうした限界が適切に守られているか，患者に伝えられているかを問わなければならない。第10章で概略を示した限界遵守の手続きは，主にセラピストのフラストレーションや怒りを和らげるために展開されたものであった。もっとも，激しい怒りに満ちた反応の只中でこうした限界を伝えたところで，ほとんど役には立たないが，ひとたびセラピストが落ち着けば，このような議論は実り多いものになるだろう。不幸なことに，ボーダーライン患者の場合，セラピストは患者の行動が改善するまでしばらくの間，自身の限界を拡張する必要がある。そのために，ここではシェイピングの原則を忘れないでいることが不可欠になる（第10章参照）。実際，こうした原則を自らに思い出させることは，怒りを減少させる助けとなるだろう。

　最後に，完璧なコントロールや完璧なセラピーは絶対に不可能であることを覚えておくことが重要である。ときおり爆発したり，敵対的行動や怒りの行動を起こすことがあっても，それは破滅ではない。つまり，セラピストがその関係性をうまく修復するのであれば，それは破滅的ではないのだ。この話題については，第15章でより詳しく検討するので，ここではあまり深入りしない。しかし，絶えることのない温かさというのは，いかにポジティヴな関係性であろうと，必ず見られるわけではないことを覚えておくといいだろう。

■温かい関わりと精神療法における身体的接触

　ボーダーライン患者と関わるうえでの問題の一つは，――温かくなりすぎた

り，関わりを持ちすぎるといったような——極端なものになりやすいということである。セラピストのなかには，これを避けようとして，身体的および情動的に，患者と反対の方向を向いたり，引きすぎてしまう人もいる。セラピー中の身体接触に関して，最もそうしたことが起こりやすい。多くのセラピストは（特に現代のような訴訟時代には），いかなる状況にあっても患者には決して触れないという恣意的なルールを作っている。とはいえ，あらゆる対人関係において，接触が個人の欲求や要求に応じるものであれば，その接触は癒やしとなり得るし，治療関係においても同じである。ボーダーライン患者のなかには，しばしば身体接触やハグ（抱擁）を求める人もいるし，これが適切な場合は，恣意的な理由からその要求を拒んだり患者を遠ざけたりすることは，道理に適わないように思われる。また，さよならのハグがボーダーライン患者にとって特になだめになることもある。こうした場合における接触の価値は，少なくとも一部の患者に関しては，過小評価してはならない。セッションが適切に終結に向かったときでさえ，離れるというのは多くの人にとって難しいことなのである。

　おそらくここでの問題は，ルールが曖昧であるのに，違反した場合（不注意であろうとなかろうと）のペナルティは高くつくということではないだろうか。ルールがもっと明確であれば，話はより簡単になるだろう。ではDBTにおけるルールはどのようなものだろうか。

(1)　身体接触は慎重にすべきである——セラピストの心のなかでは，個々の患者との治療関係の文脈において，接触の果たす役割が明確にされていなければならない。接触と治療計画の関係を意識し，明示しておくべきである。要するに，接触はうかつに行うのではなく，よく考えたうえで行わなければならない。

(2)　身体接触は短くなければならない——患者がセラピールームの席へ向かうときに肩をたたくことや，さよならを言うとき，あるいは久しぶりに会ったときにハグをすること，また特に困難を伴う自己開示の間，患者の手にセラピストの手を軽く添えること，患者がコントロールを失ったときにその手や腕をしっかりと握ることなどは，特定の条件のもとではすべて適切で治療的な行為となり得る。

(3) 身体接触は現在の治療関係を表わすものでなければならない——それはコミュニケーション戦略なのであって，変化の手続きとして用いるべきではない。したがって，身体接触は，その関係性における治療的親密さのレベルに相応しいものでなければならない。近しい関係における接触（たとえばさよならのハグ）は，その関係性の現在の状態を反映するものであり，異なる関係状態を作り出すために用いてはならないのである。たとえば，関係がこじれたときに，接触を関係修復のために用いるべきではない。ハグは（双方にとって）すでに達成された修復を反映するものであり，修復の手段ではないのである。患者をリラックスさせるために患者の首をマッサージすることも，DBTにおいては不適切である。また身体接触は，変化の手続きを包み込む認証手続きでもない。セラピーセッションのなかで患者を抱くことは，特に困難な開示に際しても，DBTの戦略ではないのだ。唯一の例外は，動揺の激しい患者を静止したりコントロールしたりするために，強い身体接触が役立つあるいは必要になるようなまれな状況のみである。

なかには，セラピストが患者との接触を快く思うほど関係が近しくないと思っている段階で，お別れや慰めのハグを求めてくる患者もいる。これは特に新しい患者や，敵対心や愛着のなさに特徴づけられるような治療関係（たとえば，第5章で述べた「移り気な」患者との関係）においてよく見られる。このような場合には，そうした要求や接触の開始がどういうときなら適切なのかを患者がモニターし，それに則って振る舞うような学習を援助することが議論の焦点となる。性的虐待歴のある人は，この点に関する問題を抱えている場合が多い。

もし患者が別れのハグを求め続け，セラピストがそれを快く思わない場合，セラピストはセッションがどのように終わっているかを考え直すべきである。たとえばセラピストは，部屋を去る前に徐々に沈静化していく十分な時間を患者に与えていないかもしれない（この話題については第14章を参照）。もし患者が，情動的に非常に脆弱なときにセラピーの相互作用から去ることを強いられるならば，別れのハグは特に重要となるだろう。接触に関する多くの争いは，他ならぬこの

問題の付近に集中している。患者の問題は無視されるべきではないが，セッションを適切に沈静化する代わりの手段としてハグを用いてはならない。

(4) 身体接触については患者の希望や安心感に気を配らなければならない——セラピストは，患者をハグしたり患者の手に触れたりする前に許可を得なければならず，触れて欲しくないという患者に触れてはならない。またセラピストは，安心感のレベルの変化に気を配り，それに合わせて振る舞うべきである。患者が抵抗しないからといって，患者が接触を気にしていないと単純に思い込んではならない。ここでは非言語的コミュニケーションが重要である。

(5) 身体接触はセラピスト自身の限界の範囲内で行われねばならない——たとえば，誰に対しても「ハグするタイプ」でないセラピストは，そのことを患者に明確に伝える必要がある。ただしその際，患者が身体接触を求めることが何らかの意味で病的で，基本的に問題だと（上記参照）ほのめかすことのないようにしなければならない。第10章で論じたように，他者の限界を守れるようになるというのは重要な社会的スキルである。セラピストによっては，特に友人や同僚が患者との性的関係で訴えられたり処分を受けたりしている場合，（そうしても明らかに安全なときでさえ）患者に触れることに危険を感じる人もいるだろう。こうした懸念は，多くの場合男女関係における事柄であるが，片方がレズビアンかゲイであれば同性関係にあっても同じことが考えられる。さよならのハグは，（玄関ホールやドアの開いたオフィスなど）オープンな場所のみでする方がよい。ボーダーライン患者とは，接触をめぐる倫理的問題を話し合うことも非常に重要である。

(6) 性的接触は絶対に認められない——言うまでもないが，性的接触は絶対に認められない。また性的意欲を，接触，言葉，トーン，誘惑などによって表現することも適切ではない。特に，ボーダーライン患者とセラピストは不適切な性的関係に陥る傾向があり，接触のリスクや過ちは他の患者の場合よりも高い。そのため，ことさら注意が必要であり，セラピストは患者が接触をどういう意味に受け取っているかについて，特に慎重であらねばならない。これには，患者がハグや肩を

たたくことをどのように解釈しているか話し合うこと以外に方法はない。ジェンダーや性的志向に基づいて，接触が性的なものとして経験されないはずだと単純に思い込んではならない。

　また，接触がセラピストと患者双方にとって性的なものにならざるを得ない場合は，いかなる接触も行ってはならない。もしセラピストが（ある程度持続的に）患者に性的魅力を感じているなら，身体接触を避けるだけでなく，速やかにコンサルテーションを受けることを勧める。ここで重要なのは，自分自身を過信しないことである。

(7)　患者が不適切な接触や性的な申し出をしてきたときは「とことんまで話し合う」べきである——そのような行動はセラピー妨害行動であり，妨害行動として扱わなければならない。またセラピストは，自分自身の行動がそのような行動を不用意にあおったり強化していないかを積極的に見直すべきである。

(8)　身体接触は公にできるものでなければならない——これは接触がすべてオープンな場で行われるということではないし，セラピストが接触について，同僚の専門家たちと誰彼なくオープンに議論すべきだということでもない。単に，たとえば患者にさよならのハグをしたという事実を秘密のままにしようとしてはならないということである。この話題については，スーパーヴィジョンやコンサルテーション・ミーティングにおいて定期的に話し合うべきである。またセッションを録画しているセラピストは，患者をハグするときにカメラの撮影範囲から外れてはならない。このルールが目指すものは，誠実さと自己防衛である。セラピストがこの話題について話し合いを続けていれば，誤りに陥ることもきわめて少なくなる。

4. 誠実さ

　経験豊かなセラピストやセラピー学派のほとんどは，セラピストの重要な特質として誠実さ（genuineness）に価値をおいているが，DBTも例外ではない。特にボーダーライン患者は，維持するには疲弊しそうなほどの誠実さをセラピストに要求してくる場合が多い。これらの患者は些細なやりとりを取り上げることがあり，セラピストにとっては，役割を演じ続けることが非常に難しい。

ボーダーライン患者を担当するというのは，患者がスーパーヴァイザーになってしまうようなものである。つまり，人工的な反応や，ぎこちない介入，一貫性のない主張，あるいは不適切な権力の行使はすべて感づかれてしまい，コメントされてしまうのだ。ボーダーライン患者はしばしば，自分のセラピストが「本物」であって欲しいという表現をする。彼らは多くの場合，治療的役割からどうしても生じてくる曖昧さを心地良く思っていないのである。セラピストは「本当に気遣って」いるのか，あるいは気遣いのある行動は役割の反映にすぎないのか。ボーダーライン以外の患者のほとんどは，治療的役割から生じざるを得ない人為的な制限やバリアに耐えているが，ボーダーラインの人たちはこれにあまり耐えられない。それは部分的には，ボーダーラインの人たちが恣意的なルールや恣意的な制限，恣意的な区別に満ちたなかで生きてきたからでもある。だがこれは，セラピストはバリアを作るべきでないということではない。バリアがないということもまた恣意的であろう。セラピー状況における誠実な関係により，患者は，良い関係性のなかにさえ自然な制限やバリアが存在することを学習できるのである。

　DBTでは，転移関係とは違う「本物」としてのセラピーを非常に強調する。セラピストは，患者が転移性の問題を解決できるような鏡として動くのではなく，ただ自分自身として存在するのである。セラピストは，患者との間に本物の関係性を作り，患者がその関係性のなかで変化するように援助するのであり，この誠実な関係性のなかで癒やしが生じるのである。セラピストの誠実さは，変化をもたらすセラピー手続きを乗せる乗り物を提供する。また，セラピストの誠実さが提示するものは，患者の持つものと同質の片割れであり，患者はそれに対立的に反応したり協調的に反応したりして，対人関係行動を改善していく。最後に，セラピストの誠実さは，親密さとつながりの感覚をもたらし，それによって患者とセラピスト双方の生活が高まっていくことになる。自分自身として存在するということの性質は，次のように語られる。

　　彼［原文ママ］は見せかけやうわべを持たずに存在しており，その瞬間に彼のなかで流れる感情や態度が率直に存在しているのだ。そこには，セラピストが経験している感覚が彼にとっても経験可能であり，彼の気づきにとっても経験可能であり，そして彼はそうした感覚を生きることが可能

であり，関係性のなかでそれらの感覚になることが可能であり，適切な場合にそうした感覚を伝えることが可能である，という意味において，自己認識の要素が含まれている。つまり彼は，クライエントとの直接的で個人的なエンカウンターに参入し，クライエントと個人対個人の関係性にもとづいた出会いをするのである。彼は自分自身を否定するのではなく，自分自身として存在しているのだ。(Rogers & Truax, 1967, p.101)

同様に，サフランとシーガル（Safran & Segal, 1990）は認知療法における関係性について，次のように論じている。

　しかし突き詰めれば，あらゆる理論的概念やテクニックは……単なる道具でしかないということを覚えておかねばならない。それは，セラピストが患者と我-汝関係（I-Thou relationship）を持つ障害となるものを克服できるように作られた道具なのである。もし真の人間のエンカウンターを促進するためではなく，回避するために用いるならば，この道具自体が障害となってしまう。禅でいうところの「正しい道具も間違った人間の手に渡れば間違った道具になってしまう」のだ。賢明なセラピストであれば，変化のための特定の手段と……根底にある変化の本質とを混同することはない。
　その瞬間に患者に本当に生じていることは何か，という現実を，概念によって見えなくしてしまうようなセラピストは，患者を対象物，つまりブーバーの用語を借りれば「汝」ではなく「それ」として見ていることになる。あらゆる役割の超克，および自分自身がどうあるべきなのかということに関する先入観の超克をもたらす真の人間的エンカウンターのリスクを負うことなく，ここに示されるような概念的枠組みの安全性の陰に隠れるセラピストは，患者にとって癒やしとなるであろう人間関係における経験そのものが持つ可能性を排除していることになるのだ。(pp. 249-250)

純粋さの最も大きな特徴は，恣意的で役割定義された行動と，自然で，適合的で，役割と無関係な行動との対立に関するものである。DBTにおいて，セラピストは自らの役割を過剰に強調することはない。つまり，恣意的な役割定

義ではなく，有効性と自然的限界がセラピストの反応を決定するのである。この自然さは，厳密な境界と「専門的な」行動を重視する学派で訓練を受けたセラピストにとってはきわめて難しいものになるだろう。限界遵守の場合と同様，DBTには，セラピー中に自分自身であることを反映する行動が何であるかを示すルールブックは存在しない。セラピストは，自分自身の自然な援助スタイルに頼らなければならないのである。

セラピストの非脆弱性（Invulnerability）の必要性

セラピー・アプローチのなかには，脆弱さや自己開示のレベルは，セラピストと患者の間で同等でないのが当然であるというばかりか，同等であるべきでないことが当然だとするものがある。そうしたアプローチにおけるセラピスト−患者関係は，強力−無力関係に似ている。このような関係の特徴は，ある（無力な）人は，そうでない人よりも脆弱だということである。しかしすでに述べたように，ボーダーラインの人は関係性が持つ権力差に非常に敏感である。またボーダーラインの人は，自分は子どもではない，ときわめて正当に主張することによって，多くの治療関係が持つ疑似親子的性質を激しく嫌うものである。患者たちはなぜ脆弱性がもっと平等に共有されないのかと尋ねてくるのだ。DBTは，医療モデルにもとづくものではなく，患者を子どもとして扱う疑似親子関係にも積極的に反対する。関係性モデルという点からすれば，DBTは，患者を「エンパワー」することを目的とするフェミニスト・セラピーに最もよく似ている。しかしDBTにおいてすら，脆弱性と相互性はセラピストと患者の間で平等に共有されているわけではない。したがって，次のような非常に良い問いが生じる――患者が相互的脆弱性と開示は治療を促すもので，治療を妨げるものではないでしょうと強く主張したときに，セラピストはどのように反応すべきか。ある患者は，私の同僚に次のように言った。「あなたがセラピストらしく振る舞わなければ振る舞わないほど，あなたはより援助的になるのです」。

これに対しては多くの答えがあり得る。逆説的になるが，DBTによる答えはいずれも，関係性のなかでは恣意的ではなく自然でありたいというセラピストの姿勢を中心に展開することになる。以下に，上の問いに対する三つの主な理由を挙げる。それぞれ，セラピストの個人的限界，患者特有の特徴，そして

効果的なセラピーを実施するセラピストの能力と脆弱性との間の相互作用に関わるものである。

■脆弱性に対するセラピストの限界

　脆弱性と自己開示のレベルが患者とセラピストの間で同等ではない第一の理由は，もしそうであった場合，セラピストの身が持たないということである。どんな人にも耐えることのできる相互性の量というものがある。自分が関わるあらゆる関係性のなかで完全に脆弱で開かれている人はいない。そんな状況に本当に耐えられる人などいないだろう。ほとんどの人は，自分の生活のなかにいる人のうちの1人か2人，多くても3, 4人（たいていは家族）に対して開かれていて脆弱であるにすぎない。家族のいない人は，脆弱性を見せて自己開示する親友が1人か2人といったところだろう。一般的に，人間は誰に対しても互いに脆弱ということはない。もしセラピストが，そのように毎日すべての患者に対して脆弱だったとすれば，一日の終わりには疲れ切り，家にも帰れなくなってしまうだろう。

　セラピストがセラピー目的のために脆弱性や自己開示に焦点を当てるならば，その相互作用は誠実でも本物ではない。その場合，ケア行動が単にセラピスト役割の一部にすぎないという患者の不満は正しいことになる。患者は相互的脆弱性を求めるかもしれないが，それを期待あるいは要求することは非現実的であろう。真に相互的で自己開示的で誠実な関係というのは，セラピストがそれを望み，それが可能な状況においてのみ生じ得るのである。相互的開示や脆弱性が患者にとっていかに有害であるかというルールや物語を，仮にそれが本当に有害であったとしても，ひねり出す必要はない。またセラピストが，患者の望み通りに相互作用できないしそうするつもりもないことが，患者にとって一番利益になることだと納得させる必要もない。さらに，患者がより多くの相互性を望むことが病的であると想定する必要もない。ここで必要なのは，セラピストの誠意なのである。私が「相互的コミュニケーション」について話す場合，それはセラピストが自分の生活で起きているすべての事柄を開示することや，すべての反応を患者に明かすことを言っているのではなく，その瞬間における率直さ，この瞬間のことについて話しているのである。

■脆弱性を制限する患者の特徴

　DBTにおいて，セラピストは対人関係上の境界やバリアを設けない。しか

し，これはセラピストと患者の間にバリアや境界が存在しないという意味ではなく，セラピーの一環としてバリアや境界を意図的に設けることはしないという意味である。限界遵守には，脆弱性や自己開示へのバリアを含め，こうした境界を守ることが含まれる。

親密さや相互性に対するバリアを作り出す患者の特徴や行動パターンは数多くあるだろう。ボーダーライン患者は，セラピストを含む他者に対して頻繁に，親密さや脆弱性を強いたり，重圧をかけたり，要求したりするものである。こうなった場合，強いられ，重圧をかけられ，要求された人は距離を取りバリアを設けるが，これは自然な反応である。対人関係的な過ちを犯したら自殺する，と脅す人と一緒にいて，リラックスし自発的でいることは難しい。また，ある日は温かく応え，次の日は酷く攻撃してくる人と親密でいることも難しい。相互的コミュニケーションには，こうしたバリアを観察し，そのバリアの理由を知ることが必要である。セラピストは，そのバリアについて，患者がどのようにそこに寄与しているかの説明を含め，患者と話し合うのである。

患者とセラピストの反りが合わないということはある。パーソナリティやコミュニケーションスタイル，社会的階層，ジェンダー，宗教，政治，教育，年齢などの違いが，セラピストの安心感や，自己開示の有用性を低下させることもあるだろう。相互的コミュニケーションというのは，こうしたバリアを解体するものではなく，バリアを率直に認めるものである。生活のなかで，人びとの間にさまざまな理由から文化やスタイルの違いが存在するのは自然である。そしてセラピーの価値は，患者が道徳と無縁な，非判断的な文脈のなかで自然なバリアについて学ぶことができるという点にある。患者にとっての最大の利益は，バリアなど全く存在しないということを学ぶことではなく，世界をありのままに学ぶことにあるのだ。バリアは存在するのである。

DBTセラピストは，精神療法トレーニングのほとんどが患者とセラピストの間に境界を設けることを推奨している事実を認めなければならない。ほとんどのセラピストは，そういうトレーニングを受けてきたのである。したがって，DBTにおけるセラピストは，存在するバリアや境界のどれが人工的で，どれが自然なものであるかを自分自身で絶えず探っていなければならないし，人工的なものを減らし，自然なものを認めていくように努力すべきである。

■効果的なセラピーのための制限

　セラピストの脆弱性と自己開示の程度は，効果的なセラピーと効果的でないセラピーの間の境界によって制限されるが，そこには，脆弱さや開示に関するセラピストのそれまでの体験と，DBTにおける患者への焦点化という二つの要因が存在する。前者についていえば，DBTには，困難な患者に関する個人的経験と現在の患者個人への理解との間の微妙なバランスが必要な場合がある。ある患者には効果的だったものが，他の患者にはそうでないこともある。また，ある患者に対して以前効果的だったものが，もはやそうでないこともあるだろう。あるいは，近しく親密な関係性のなかでうまくやれる患者もいれば，怖がっていくぶん距離のある関係の方がよりうまくやれるという患者もいるだろう。どんな戦略であろうとも，その時その時のアセスメントが最も大切になる。

　後者に関していえば，DBTにおけるセラピーの焦点は患者に当て続けなければならない。セラピストは，自らの感情や生活について，患者への焦点化を逸らしてしまうようなやり方で話さないように注意する必要があるのだ。特に精神療法が持つ不均等や，役割依存的な規範について説得力のある議論をすることが多いボーダーライン患者に対しては，つい焦点を逸らしてしまいがちになる。またしばしば，患者たちが持つより親密な関係への欲望や，養育的になる能力やセラピストに自己開示を強いる力，そして対人関係における距離を罰する傾向は，治療関係を放棄させるような危険な道へとセラピストを導くことになる。ボーダーライン患者の場合，患者役割にいることの心地悪さが，完全な役割の逆転をもたらすこともある。つまり，セラピストが事実上患者となってしまうのである。逆転が部分的で，関係性が相互カウンセリングのようになる場合もある。役割の逆転や相互カウンセリング関係は，必ずしも患者に悪影響をもたらすものではないが，多くの点で問題となる。双方とも，最初に合意されたタイプの関係性ではない。つまり，セラピー契約に違反しているのだ。このような変化が起きてしまった場合，患者によっては，自らの問題により関心を向けて欲しいと思うときでも不満を表すのが難しくなることが多い。患者が，セラピストが抱える問題や生活の話を重荷に感じてしまうかもしれない。DBTにおいて，自己開示は戦略的に，すなわち，治療計画の枠組みのなかで用いられなければならないのである。

第二節　非礼なコミュニケーション戦略

　非礼なコミュニケーション戦略は，いわば患者を「脱線」させるために用いられるものである。基本的な考え方は，患者の「バランスを崩させ」，バランスをとり直させるということである。非礼なコミュニケーションは，①患者の関心を惹き，②患者の感情的反応を変化させ，そして③患者に全く異なる視点を理解させるために用いられる。これは，患者もしくは患者とセラピストの双方が機能不全的な情動や思考，あるいは行動パターンに「陥った」場合，常に用いられることになるが，そのスタイルは少々風変わりなものである。

　非礼なコミュニケーションが患者に示すのは，セラピストや患者が持つ考えや信念のすべてが，最終的には疑問を付され得るものであり，探求や変化の余地があるものであるということである。そして，論理を用いて患者が逃げられないようなクモの巣を編む。非礼を有効にするためには，次の二つの要素が必要となる。①それはセラピストの「中心」からくるものでなければならない（すなわち，誠実でなければならない）。②思いやり，気遣い，温かさの基盤のうえに成り立っていなければならない。さもなければ，不適切な状況で用いられ，誤用となってしまうおそれがある。非礼なコミュニケーションは，相互的コミュニケーションとのバランスを保つものである。

　非礼なコミュニケーションを，行動的側面から定義したり説明したりすることは難しく，例や観察から理解する方が容易である。非礼なコミュニケーションには，多くの場合，淡々とした無表情なスタイルが必要である。つまりセラピストは，患者が抱える根底的な仮定を取り上げ，冷静な態度でそれを拡大してみせたり縮小してみせたりして（お笑いコンビにおけるボケ役に似ている），患者がそれまで考えたこともないであろう点を指摘するのである。反対に，患者の方が淡々として無表情な人の場合，激しい情動性や極端な発言が，非礼なスタイルとして効果的なものになり得る。無表情であるにせよ強烈であるにせよ，そのスタイルは，相互的スタイルの温かい反応性と明確に対照的なものである[1]。以下に非礼なコミュニケーションの具体的な戦略について述べ，表12-2にその概要を示す。

表12-2　非礼なコミュニケーション戦略チェックリスト

____非適応的行動に対するセラピストの声のトーンは，淡々としている。
____セラピストは論理を意地悪く用いて患者を捕らえるクモの巣を編む。
____セラピストは患者のスタイルに対照的に無表情さや極度の強烈さを適宜用いる。
____セラピストは非礼な仕方で弁証法的戦略を用いる。
　　____パラドックス。
　　____悪魔の弁護者を演ずる。
　　____拡張。
　　____変化の許容。
　　____レモンからレモネードを作り出す。
____セラピストは淡々と患者の発言を型破りな仕方でリフレームする，あるいは患者の発言中の意図されていなかった側面を取り上げる。
____セラピストは繊細な領域へ突き進む。
　　____セラピストのスタイルは真っ直ぐで，直接的で，明確であり，「歯に衣を着せない」。
　　____セラピストはユーモアを用いる。
　　____セラピストは機能不全的行動について，当たり前のように話し合う。
　　____セラピストは非礼さを認証で包み込む。
____セラピストは機能不全的行動に対して直接対決を用いる。
　　____セラピストは標的となる適応的行動以外の反応に対しては「馬鹿げている」と伝える。
　　____セラピストは注意を逸らすための機能不全的外傷への逃避を阻止する。
____セラピストは患者のはったりを受けて立つ。
____セラピストは情動や声，態度の激しさを変化させ，静けさを用いて患者と対峙する。
____セラピストは適切と思われるときに全能さを装う，または無能さを認める。
■DBTに反する戦術
____セラピストが狭量な仕方で非礼なコミュニケーションを用いる。
____セラピストが患者に対する効果を意識せずに非礼なコミュニケーションを用いる。
____セラピストが堅苦しい，または頑固な仕方で非礼なコミュニケーションを用いる。

弁証法的戦略と非礼さ

　第7章で述べた弁証法的戦略の多く（ほとんどとは言わないまでも）は，非礼な性格を持っている。実際，そうした戦略が成功するか否かは，多くの場合，逆説的なあるいは型破りな立場を信用できる理に適った立場として提示するセラピストの説明次第なのだ。パラドックスを導入し，悪魔の弁護を行い，拡張し，変化に任せ，レモンからレモネードを作り出すことは，セラピストがそれらについて自信を持ち，至極当然のものとして説明する場合にのみ効果を発揮する。セラピストは「といってももちろん」というスタイルを用いるが，そこにはおそらく，患者にはポイントがすぐには分からないというやや懐疑的な面が込められる。たとえば拡張戦略に際して，セラピストは患者の立場を疑わし

げにリフレームしてみせる。「あなたが自殺を考えているというときに，解雇されたというあなたの不幸に反応してほしいなんて，よく思いますね？　なぜかって，当然，私たちはまず自殺を扱わなければならないからです！　死んでしまったら，いい仕事も何もないでしょう？」。また変化に任せる場合，患者が「先週あなたは，私が必要なものをすべて持っていると言いましたが，今週あなたは，私が必要とするスキルを持っていないと言うのですね？」と尋ねてきたら，セラピストはそれに対してあっさり「そうですよ」と答える。そして，患者が総合を見出すに任せるのである。あるいは，テクニックや戦略を，警告や謝罪や説明なく唐突に変えるやり方もある。患者に「また治療を変えたのですか」と尋ねられたら，「そうですよ」と答え，当たり前のように淡々と治療を進めるのである。

1. 型破りな仕方でリフレームすること

　非礼な反応を患者が期待することはまずない。非礼な反応は，患者のコミュニケーションに反応的であっても，患者の期待（そしておそらく直接的な願望）に応じるものではないのである。セラピストは患者の発言を型破りな仕方でリフレームするか，患者の発言の意図されていなかった側面を取り上げる。たとえば，患者が「死ぬつもりだ」と言ったなら，セラピストは「あなたがセラピーを途中で止めないことに同意したと思っていました」と応じるのだ。

　私の患者に，仕事を（またしても）辞めさせられそうになっている人がいた。その患者は，来週中には解雇されるだろうと（かなり現実的に）考え，このようにいつもうまくいかないストレスが，自殺の十分な理由になるのだと私を納得させようとした。続いて患者は，私は明らかに成功した専門家だから，自分の状況がいかにストレスに満ちているのか分からないのだとほのめかした。非常に激しく情動的な議論の最中，私は静かに，淡々と，そして非礼に，「ああ！　でも分かりますよ。私はいつもあなたと同じくらいのストレスを感じて生きなければならないんですから。いつも死ぬと脅してくる患者を担当することが私にとってどれほどストレスの多いことなのか，あなたにも想像できるでしょう。私たちは二人共，クビになることを心配しなければならないんですよ！」と応えた。慎重に用いれば，非礼なリフレームによって問題解決が促進され，また同時に自殺行動が強化されることもない。

2.「天使も踏むを恐れるところ」へ突き進む

　多くの場合，ボーダーラインの人は対人関係において直接的で激しいものである。先に述べたように，ボーダーラインの人は社会的な操作があまりうまくない。また彼らは，似たようなスタイルの人——単刀直入で，直接的で分かりやすい仕方でコミュニケーションをとる人——とうまく付き合える場合が多い。このようなスタイルは，非礼なコミュニケーションの一部でもある。DBTにおいて，ボーダーライン患者は傷つきやすくも傷つきにくくもあると前提されているが，この非礼さは患者の傷つきにくい側面に向けられるものである。非礼さを用いる場合普通，その「解釈」や理由の推測をいつ行うかは重要ではないと考えられる。このときセラピストのスタイルは直接的で，明確で，具体的で，遠慮がなく，率直である。そしてセラピストは，「歯に衣着せず」「天使も踏むを恐れるところ」（賢明な人間ならば普通は避ける状況）へ突き進むのだ。ユーモアと，見かけ上ある程度の愚直さと無邪気さもまた，このスタイルの特徴となる。この非礼さの理由づけは，火事の被災者を，社会的な細かな気遣いを抜きにして窓から安全ネットへ放り出す消防士や，溺れている人を引っ掴んで安全な場所へ連れて行くライフガードと同じである。つまり，苦痛が強烈ならば時間が最重要なのであり，直接的な方法をとることで時間が節約できるということである。

　問題解決への機能不全的な努力や，自殺行動，セラピー妨害行動，逃避行動などその他の要注意の話題は，患者の学習歴や，患者の現在の生活を動かしている要素による当然の結果として受け入れられることになる。つまりそうした行動は，常軌を逸した状況の当然の帰結と見なされるのだ。セラピストは，その議論に立ち戻ることも，そこに慎重にアプローチすることもなく，ただ静かに毅然として突進していくのだ。特に，自殺念慮や自殺の脅し，自殺類似行動についても，他の行動に対するのと同じ仕方で話し合い，患者が実際に自殺する可能性も率直に認める（だが推奨はしない）。このような淡々とした姿勢は，そうした行動によってコミュニティの大きな反応を引き出すことの多かった患者にとって，たいていの場合驚くべきものとなる。その淡々としたスタイルが，話題の激しさや普段の強い情動からいくぶん患者を引き離すのである。基本的な考え方としては，セラピストが患者を引っぱっていけるだけ十分に素早く自

然に動くことである。自殺行動へのこの反応とは本質的に，その行動を軽く淡々と扱うのと同時に，十分深刻に受け止めるということである。

最後に，非礼さは認証に包まれなければならない。セラピストが患者に対して，自殺はセラピー妨害行動だからあなたは自殺するべきでない，と発言した場合，その後すぐに，あなたは恐くて，フラストレーションがあって，絶望しているに違いないのですねといったことを伝えるのである。非礼戦略は，非情動的であることと混同されてはならない。劇的演出と情動の表出は推奨されるのである。

3. 対決的調子を用いる

非礼なセラピストというのは，機能不全的行動に直接対決的に立つものであり，場合によってそれはあからさまに示される（たとえば，「あなたはまた私にイラついているのですか」「あなた，おかしくないですか」「あなたは私がこれをいい考えだと思っていることを，しばらく信じられなかったんでしょう？」）。セラピストは，標的となる適応的な反応以外の反応に対しては「馬鹿げている」と伝える。またセラピストは，注意を逸らすための機能不全的トラウマへ患者が逃避するのを阻止するために，非礼なスタイルを用いることもあるだろう。たとえば，不安を引き起こすような話題に対して，患者が他の無関係な外傷や「メロドラマ的」なものへと話を逸らそうする（そしてそれに固執する）場合，セラピストはこう言えるだろう。「あなたは現実の問題への助けが欲しいんじゃないんですか」あるいは「あらあら！ またメロドラマですか」。これらの例が示すように，対決は非常に強力でポジティヴな関係性に依存している。また，認証に包まれていなければ，対決は成り立たない。

4. 患者のはったりを受けて立つ

非礼なセラピストは，患者のはったりを受けて立つ。たとえば，患者が「セラピーをやめます」と言ったなら，セラピストは「紹介を希望しますか」と応える。弁証法的戦略のなかの拡張戦略——患者が意図した以上に深刻に受け止める——は，通常，患者のはったりを受けて立つ一例となる。だがこの場合，注意深く患者に出口を残すか，新たに与えるようにしなければならない。ここで肝心なのは，はったりを受けて立つタイミングと安全ネットを与えるタイミ

ングである。温和なセラピストは両方（はったりへの挑戦とネット）を同時に提供してしまうし，残酷だったり，鈍感だったり，怒っていたりするセラピストは，ネットを忘れてしまう。

5. 激しさを変化させ，静けさを用いる

情動や声，態度の激しさを意図的に強めたり弱めたりすることは，それが患者自身の激しさを跨いで上下する場合に非礼なものとなる。セラピストはかなりの激しさからリラックスした静けさへと素早く動き，また元に戻す。あるいは徹底的な深刻さから陽気さへと転じ，また戻る。非礼さは，患者の見かけ上の気分とセラピストの気分との間の不一致のなかにあるだけでなく，揺さぶり自体のなかにも存在する。

激しさを増幅・減少させたり，患者から引いたり患者に近づいたりするためには，沈黙も用いられる。たとえば，患者からコミットメントを引き出したり，感情の変化を呼んだり，無分別な立場から引き離したりするために沈黙を用いることができる。あれこれ話し合いの応酬をした後，沈黙を使って患者と対峙し，主導権の空白を作り出す。その空白を患者が埋められるようにするのである。セラピストは話さず，笑わず，全く動かないで，患者か，空間か，どこか一点を見つめ，患者が標的反応（たとえば，感情のこもった反応，コミットメント，「理に適った」コメント）を起こすのを待つ。患者の反応を得てから，セラピストは反応する。

6. 全能さと無能さを表現する

ときとして，セラピストが全能を装い，患者に対し，自分と共に取り組むか，または自分の提案に従うことによってのみ前進が可能だとほのめかすことが，非常に効果的な非礼となる場合がある。たとえば，セラピストは「自殺をして問題になるのは，当然のことですが，あなたが死んだら，私があなたを援助できなくなるということです」と言うことができる。あるいは患者が「どうして私が〈賢い心〉を持っていると分かるのですか」と尋ねてきたら，「どうして私が知っているかですって？ 私を信じなさい。私には分かるのです」と言う。その正反対——無力さを認めること——もまた効果的である。たとえば，セラピー妨害行動に反応する際，「あなたの勝ちです。多分このセラピーはあなた

の役には立たないでしょう」と言ってもよい。あるいは治療的関係についての話し合いのなかで，セラピストが「私をやっつけたいと思うなら，そうしなさい。難しいことではないですよ。ただ嘘をつけばよいだけのことです」と認めるやり方もある。患者が繰り返しセラピストの行動や自分自身の絶望について不平を言うなら，「たぶんあなたには，私より優れたセラピストが必要なのでしょう」という反応もあり得る。これらの例では，患者のはったりを受けて立つ要素も明らかにある程度含まれている。金の粒の混じった砂のように，そうしたコメントには真理が含まれていなければならない。非礼がそのまま誠実さの代用になることはないのである。

第三節　結　語

　相互性と非礼さは，一つのスタイルの布に共に織り込まれていなければならない。だから，どちらか一方だけで用いられたり，バランス悪く用いられたりすれば，そのいずれもがDBTとはいえない。相互性はそれ自体「甘く」なり過ぎる危険があるし，非礼さのみでは「意地悪」になり過ぎる危険がある。また相互性は，温和なセラピストや罪悪感を感じているセラピストが使い過ぎる場合があるし，非礼さは傲慢なセラピストや怒ったセラピストが使い過ぎる可能性がある。DBTにおいて，これらのスタイルは互いにバランスをとらなければならない。不幸なことに，これを知ったところで，この調和を成し遂げる方法に関するきちんとしたガイドラインにはならない。弁証法的理論を頼りにすることはできるが，DBTのコミュニケーションが必要とする迅速な動きや調和を生み出すことができるのは，実践と，ある程度の確信，自信のみなのである。スタイルからスタイルへと移行するタイミングは，セラピー相互作用のなかの，今ここで起きている物事に基づいて決めなければならない。したがって，常に，何が起こっていて，何が必要なのか——今どこにいて，これからどこへ向かおうとしているのか——の双方に注意を向け続ける必要がある。

　非礼さというのは，短期的にリスクが大きいものであり，それによって意図せざるトラブルが生ずる場合もある。しかし場合によっては，それまでほとんど前進がなかったのに，非礼さによって急激な進展が得られることもある。相互性は，短期的には安全であるが，長期的には危険もある。変化を伴わない認

証のように，患者の悲惨な状況が深刻に受け止められないこともあり得るからである。認証が変化の戦略と調和させられるように，相互性も非礼さと調和させられなければならない。セッションによって，非礼さが際立つ場合もあるだろうし，相互性が優先される場合もあるだろう。あらゆるスキルについて（患者に教示するものも含めて）言えることだが，熟練というのはタイミングにかかっている場合が多い。それは，経験を通してのみ学べるのである。

注

1) DBTの非礼なコミュニケーション・スタイルは，カール・ウィテカー（Carl Whitaker）のスタイルと非常によく似ている（解説はWhitaker, Felder, Malone, & Warkentin, 1962/1982を参照。ウィテカーの業績全般に関する紹介はNeill & Kniskern, 1982を参照）。ウィテカーのスタイルは，少なくともそこに書かれていることからすれば，本書で推奨しているよりもやや強いものである。このスタイルに似たパラドックス的意図を用いるセラピストもいる。

第13章
ケースマネジメント戦略
―― コミュニティとの相互作用

　ケースマネジメント戦略（case management strategy）は，セラピストが患者-セラピスト関係を取り巻く人的環境に対して，いかに反応し相互作用するか，ということに関わるものである。この戦略は，セラピストがほかの専門家（患者のほかのコンサルタントや，セラピストにとってのコンサルタントも含む）や患者の家族，患者にとって重要な他者，さらに患者に対して日常的に環境的な要求をしてくる他者に対していかに反応するか，という点に主眼をおいている。ケースマネジメント戦略には，新たな治療戦略は含まれない。この戦略は，ケースマネジメントの問題に対して弁証法的戦略や認証戦略，問題解決戦略を適用する方法のガイドラインを提供するものである。ケースマネジメント戦略には三つの下位戦略群が存在し，互いにバランスを取っている。その三つとはすなわち，患者へのコンサルテーション戦略（consultation-to-the patient strategy），環境介入戦略（environmental intervention strategy），そしてセラピストへのスーパーヴィジョン／コンサルテーション戦略（therapist supervision/consultation strategy）である。

　「ケースマネジメント」というのは，患者が自分の身体的環境や社会的環境をマネジメントできるように援助することであり，それによって患者の生活全体の機能や幸福が高まり，人生の目標に向けた進歩が促され，治療が促進される。したがって，環境のなかに存在する問題や障害が患者の機能や進歩を妨げていれば，セラピストは即座にケースマネジメント戦略に移行することになる。ボーダーライン患者の場合，問題の多くは，他の専門家や機関が補助的な医療や心理的治療に携わる場合に生ずる。そこで，ケースマネジャーとしてのセラピストは，患者が日常世界を生き抜くための問題に対処するだけでなく，他の専門家や機関との交流をマネジメントできるよう援助するのである。

第13章　ケースマネジメント戦略——コミュニティとの相互作用

ケースマネージャー役割においては，自律 対 依存，自由 対 安全，コントロール 対 無力感に関わる問題が中心課題となる。一般的に，従来のケースマネジメントにおいて（そして弁証法的行動療法〈Dialectical Behavior Therapy，以下，DBT〉の環境介入戦略において）重視されるのは，セラピストによる患者環境への介入である。この観点からすれば，ケースマネージャーはシステムのコーディネーターであり，サービスの仲介者でもある。だがDBTには，患者に対し自分自身のケースマネージャーになるように教えようとする方向性がある（患者へのコンサルテーション戦略）。つまり，患者へのコンサルテーションがケースマネジメントの主要な形態であり，必要に応じて従来型の介入志向のケースマネジメント戦略によってバランスがとられることになる。環境介入戦略が用いられるのは，環境や患者の能力が持つ諸特徴のせいでコンサルテーション戦略が明らかに機能せず，適切でない場合である。

セラピストをマネジメントするという観点からすれば，ケースマネジメントとは，セラピストがDBTプロトコルをうまく効果的に用いられるよう援助することである。DBTにおけるスーパーヴィジョンやコンサルテーションは，セラピストをDBTの枠内に——その枠組みを壊そうという誘惑がどれほど強くとも——留めておくよう構成されている。ケアの担い手が複数いる状況の場合，スーパーヴィジョンチームやコンサルテーションチームは調整や情報交換のために会合を持って，そのなかで治療を提供する治療的なコミュニティを準備し，セラピストが患者との相互作用のなかでバランスが取れるようにしていくのである。

環境介入戦略とは，ごく単純化して言うならば，患者の面倒を見，患者に関する情報を患者に代わって他者に伝え，患者への対応について他者にアドバイスし，患者の環境に介入して変化を起こすことである。患者へのコンサルテーション戦略とは，これと同じ課題を患者自身が達成できるよう——すなわち，自分で自分の面倒を見，自分に関する情報を他者に伝え，自分が必要とすることや望むことを他者にアドバイスし，自分自身の環境に変化を起こせるよう——援助することである。セラピストへのスーパーヴィジョン・コンサルテーション戦略とは，各セラピストが，一緒に治療している患者に関する情報を交換し，互いに面倒を見，治療プランについてアドバイスし合い，治療環境のなかに有益な変化を起こす方法について，互いにコンサルテーションし合うこと

である。

　いずれの戦略においても，治療状況や治療提供者を越えて協調し合うことが重要である。またいずれの戦略においても，家族やソーシャルネットワークがセラピーの取り組みに関与することは，歓迎され奨励すべきことである。そしていずれの戦略においても，最も重要なことは，患者の安全と幸福と長期的前進である。各戦略の相違は，個々のケースにおいてセラピストがそうした目標に到達する手段の相違にすぎない。

　ケースマネジメント戦略のスピリット——不必要なほど危険とは言えない環境のなかでは，患者に（ソーシャル・ネットワークやヘルスケア・ネットワークを含め）自分自身の生活を効果的にマネジメントすることを教える——に留意することはきわめて重要である。セラピストが他者とどのように交流すべきかという判断は，規則に基づいてではなく，このスピリットに基づいて下すことになる。将来訪れるさまざまな状況において生じるであろう困難をすべて事前に確認しておくことは，ほぼ不可能である。実際，セラピストへのスーパーヴィジョン／コンサルテーション戦略の重要な機能の一つは，個々の事例で他の二つの戦略とのバランスをとりつつセラピストを援助することにある。

第一節　環境介入戦略

　DBTの主な目標は，患者が自分の人生の問題を積極的に解決できるようにすることだが（患者へのコンサルテーション戦略の基礎），場合によっては，問題があまりにも大きく，かつ／または患者の自分自身の行動に介入する力があまりにも限られたものであるために，セラピストの介入が必要になることもある。環境介入戦略（environmental intervention strategy）を，患者へのコンサルテーション戦略の代わりに用いるのは，次のような場合である。①結果が本質的（essential）なものである場合。②患者がその結果を生み出す力や能力を明らかに持っていない場合。この文脈において「本質的」という言葉は，基本的に，患者の重大な苦痛を回避するという意味である。また環境介入戦略は，環境が患者よりも強い力を持っている場合にも必要となる場合があるが，そのような場合，力の配分を均等にするためにセラピストが介入することになる。

　DBTの原則は，セラピストの直接的または一方的な介入を，患者の幸福と

矛盾しない範囲内で最低限に留めるというものである。したがってセラピストは，自分が介入しない場合に患者が受ける害が，患者に代わって介入する場合の（短期的，長期的な）害より大きいときにのみ介入する。さらに，セラピストが積極的に介入する場合でも，一方的な介入は可能な限り最低レベルでなければならない。したがって，セラピストが他の専門家や家族と話をするときは，患者も同席し，さらにコンサルテーションのなかでできる限り積極的に発言することが奨励されるべきである。もし，患者が不在のなかでどうしても介入が必要な場合，介入全体の概要をできるだけ早く患者に伝えなければならない。また言うまでもないが，可能であればいつでも，介入を行う前に，患者にその介入について知らせなければならない。つまり，自殺や深刻な自傷，あるいは他者に危害を与えるおそれがあるような緊急事態を除き，介入を行う前に患者に対するインフォームドコンセントを行う必要があるということである。

ケースマネジメントと限界遵守

多くの場合，患者にはケースマネジャーと精神療法セラピストの両方が関与する。こうした状況では，ケースマネジメント介入の大半は，治療チームの他のセラピストではなくケースマネジャーが行えるし，またそうすべきである。もしケースマネジャーのいない状況でそのような援助が多く必要ならば，セラピストは患者と共に，ケースマネジャーを迎えることを検討するといいだろう。専任のケースマネジャーがいる場合，主セラピストを含む他のセラピストの役割は，患者がそのサービスを適切に利用できるように援助することになる。実際，DBTにおいて，個人療法セラピストが従来ケースマネジメントと関連づけられてきた課題を遂行するのは適切ではあるが，この場合，セラピスト個人の時間やエネルギーの限界が，セラピスト自身がそれを行う力を制限することになるだろう。

環境介入を命じる条件
■患者が自分自身のために行動できず，その結果が非常に重要な場合

どんなにうまく指導されようが，患者が自分自身の最大の利益のために行動できないこともある。一時的な精神病状態にある患者や，過量服薬で意識不明の患者などがその例である。また，問題状況によっては必要とされる新たな行

動が多すぎるため，シェイピングの原理により，患者が自分自身で行動するとともに，セラピストも患者のために行動せざるを得ない場合もそうである。私たちのプログラムの実例だが，非常に遅くはあるが着実に改善している青年期の患者がいた。その患者が突然，屈辱的な罪で訴えられた——私たちが分かる範囲では，患者は無実だった。だが患者が信頼していた養親が，本人が罪を犯したと信じ込んで出て行くように言ったとき，患者は解離を起こし，離人感が生じ，極度に自殺念慮が強まった。こうした状況に陥ったときに，その患者が過去に行ってきたのは自分自身を傷つけることであり，最高100針縫ったこともあるほどだった。彼女は自傷するより良いということで精神科病棟への入院に同意したが，その他の面では明らかに心理的ショック状態にあった。遅くなりすぎないうちに確実に入院できるよう，セラピストは直接入院コーディネーターと話をし，入院と対応決定に必要な情報を提供した。そこで計画されたのは，患者が危機を統合し，レジデンシャル・ホームを見つけて引っ越すまでの間，病院への滞在を利用するということであった。だがいったん入院すると，患者は引きこもってしまい，病院のスタッフに何も話そうしなかった。スタッフたちは，この危機を招いた出来事について知らなかったため，どう援助したものか途方に暮れてしまった。そこでセラピストが介入し，患者についてスタッフに電話で（患者の許しは得たが，患者の前ではなく）コンサルテーションを行うことになった。そしてセラピストは，患者が自分自身で介入を始められるようになるまで，断続的に入院病棟のスタッフと電話による情報交換を続けた。

患者が昏睡状態や医学的にかなり危険な状態で救急処置室に運び込まれることもある。その場合，患者が受けている薬物治療について知っておくことが決定的に重要になり得る。患者が無理な場合には，セラピストが必要な情報を提供する。また，患者が自分自身や薬物治療，治療経過について提示した情報を認証（あるいは訂正）するのもセラピストの役目である。

■環境が妥協的でなく権力に勝る場合

問題が，非妥協的で権力的に勝っている環境にある場合もある。たとえば，メンタルヘルスの専門家というのは多くの場合，たとえ患者がどんなにうまく彼らと交流していようとも，強い権限のある人の介入がなければ，患者への治療を進んで修正しようとはしないものである。だから私たちがこの治療プログ

ラムを開始した当初，私はシアトル市圏内のほとんどの病院に電話をして，「はい，患者が言っていることは本当です」と，知らせなければならなかったほどである。「はい，たとえ入院中でも，セラピーに来させてもらえるものと思っています」「はい，4週続けてセラピーを休むと治療プログラムから外すというのは本当です」と。

これと同様に，保険会社は，たとえ患者とどんなにうまくやりとりできていたとしても，セラピストの診断や治療計画がなければセラピーにお金を払おうとはしないだろう。公的扶助プログラムの場合も，給付金を継続するためにはセラピストの報告が必要な場合がある。また，患者が急性期精神科病棟に入るためには，セラピストによる紹介の電話や，セラピストが入院担当者と話し合うことが非常に有効（ときには，必要不可欠）である。入院病棟のスタッフが怯えてしまっている場合，セラピストの介入がなければ，自殺念慮をもつ患者を本人の利益に反して強制的に州立病院に送ることになりかねない。

■**患者の命を救う場合と，他者に対する重大なリスクを回避する場合**

患者が自分自身の行動に介入できないということは，患者がそうしたがらないということと深く関係している。たいていの場合，セラピストはこうしたケースには介入しないが，患者に重大な危害が及ぶ危険がある場合（たとえば，自殺の危険性が高いとき），セラピストは患者の安全を守るため積極的に介入することになる。また他のあらゆるセラピーと同様に，患者が自分の子どもや他者の幸福な生活を脅かす危険がある場合，セラピストは介入しなければならない。州法や専門家のガイドラインや倫理規定は遵守されねばならない。自殺を回避する介入については，第15章で詳細に論じるので，ここではこれ以上触れない。

■**介入するのが人道的で，かつ治療に害をもたらさない場合**

非妥協的な環境と患者の一時的不能の混合が問題となる場合もある。たとえば，患者がセラピーに来る途中に突然車が故障し，すぐには直せないとする。その患者は，バスやタクシーに乗るお金を持っていないし，約束の時間に間に合う他の交通手段を見つけることもできない。そこで患者はセラピストに電話をかける。セラピストには時間があり，患者を迎えに行く。このような介入の基本原則は，同じような状況で友達のために行うことを患者のために行う，ということである。ただし，その介入のために，患者が積極的な問題解決行動の

代わりに受動的行動をとりやすくなってしまうとしたら，行わない。典型的な心理療法とは対照的に，DBTは介入をセラピストのオフィスに限定しない。この点ではケースマネジメントの多くの形態と似通っている。セラピストは，危機に直面した患者の家に行き，車が故障したときには道路脇の現場まで行き，住宅を扱う公的機関の手続きが複雑すぎて案内役が必要ならば，役所まで出掛けていくのである。

しかし，患者が学習すべき能力の欠如が問題である場合，セラピストは（毎日の危機ではなく）例外的状況にのみ介入する。つまり，セラピストは日常的介入はしない。それゆえセラピストには，患者が必要なスキルを身につけるまで，患者の苦悩や災難に耐える能力が必要となる。また，患者に習得できる見込みのない能力（たとえば，セラピストによる報告抜きで保険会社に支払ってもらう）や，学習する道理や必要性のない能力（たとえば，壊れた車を直す）の欠如が問題となっている場合にも，セラピストは介入することになる。

■**患者が未成年者の場合**

私の治療チームでは，15歳以下の患者の治療にはDBTを用いていない。未成年者の場合，法律面，現実面を考慮すると，特定の状況では患者に対するコンサルタント役割を一時停止する必要が出てくる。特に，未成年の患者の親や保護者，あるいは教師と共に取り組むことが非常に重要となる場合が出てくるだろう。DBTが持つ通常の方針は，患者の同席のうえでの介入であるが，患者が非常に若い場合は，この方針は実用的でないし，常に役に立つというわけでもないだろう。また未成年者がそこにいても，セラピストの方が患者よりずっと積極的に動かなければならない場合もあるだろう。なお，児童虐待の報告については法律で定められており，セラピストは基本的に，この種の虐待にはいかなる場合でも介入し，関係当局と連絡を取らねばならない。

以降，具体的な環境介入戦略について述べ，表13-1に挙げる。

1. 患者抜きでの情報提供

メンタルヘルスの世界において，他者に対する情報提供は，環境への介入の最も一般的な形態である。医療の記録，インテーク記録や退院記録の要約，検査結果などは，患者を治療する他の専門家に，日常的に送られる。また，セラピーの計画を立てるため，また保険給付金を手配するため，あるいは危機状況

表13-1 環境介入戦略チェックリスト

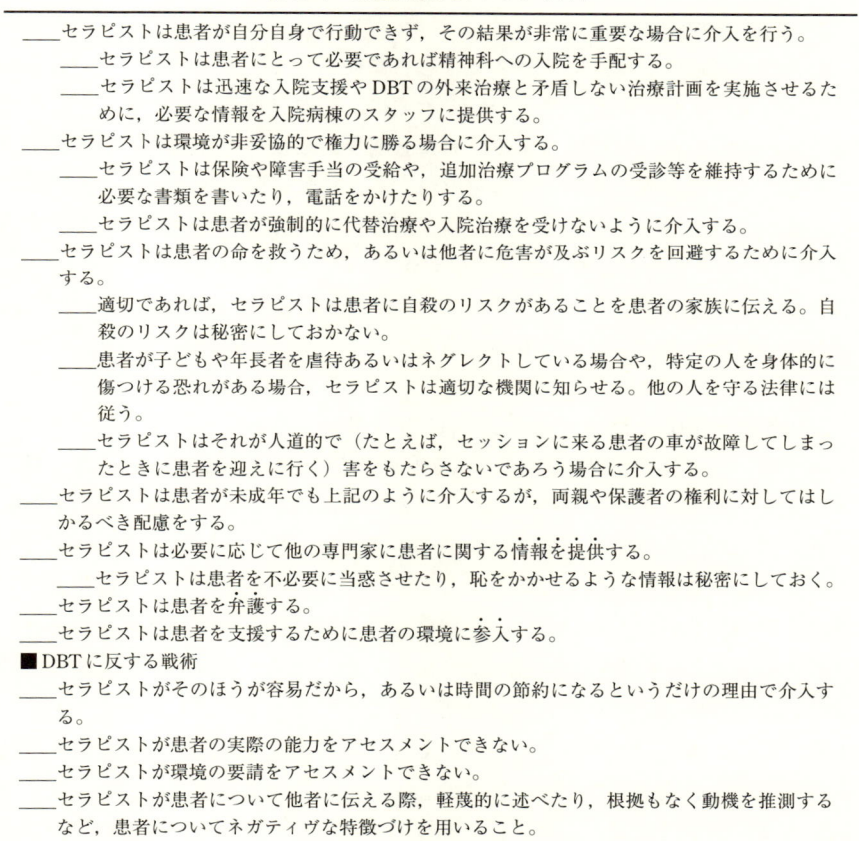

___ セラピストは患者が自分自身で行動できず，その結果が非常に重要な場合に介入を行う。
　　___ セラピストは患者にとって必要であれば精神科への入院を手配する。
　　___ セラピストは迅速な入院支援やDBTの外来治療と矛盾しない治療計画を実施させるために，必要な情報を入院病棟のスタッフに提供する。
___ セラピストは環境が非妥協的で権力に勝る場合に介入する。
　　___ セラピストは保険や障害手当の受給や，追加治療プログラムの受診等を維持するために必要な書類を書いたり，電話をかけたりする。
　　___ セラピストは患者が強制的に代替治療や入院治療を受けないように介入する。
___ セラピストは患者の命を救うため，あるいは他者に危害が及ぶリスクを回避するために介入する。
　　___ 適切であれば，セラピストは患者に自殺のリスクがあることを患者の家族に伝える。自殺のリスクは秘密にしておかない。
　　___ 患者が子どもや年長者を虐待あるいはネグレクトしている場合や，特定の人を身体的に傷つける恐れがある場合，セラピストは適切な機関に知らせる。他の人を守る法律には従う。
　　___ セラピストはそれが人道的で（たとえば，セッションに来る患者の車が故障してしまったときに患者を迎えに行く）害をもたらさないであろう場合に介入する。
___ セラピストは患者が未成年でも上記のように介入するが，両親や保護者の権利に対してはしかるべき配慮をする。
___ セラピストは必要に応じて他の専門家に患者に関する情報を提供する。
　　___ セラピストは患者を不必要に当惑させたり，恥をかかせるような情報は秘密にしておく。
___ セラピストは患者を弁護する。
___ セラピストは患者を支援するために患者の環境に参入する。

■ DBTに反する戦術
___ セラピストがそのほうが容易だから，あるいは時間の節約になるというだけの理由で介入する。
___ セラピストが患者の実際の能力をアセスメントできない。
___ セラピストが環境の要請をアセスメントできない。
___ セラピストが患者について他者に伝える際，軽蔑的に述べたり，根拠もなく動機を推測するなど，患者についてネガティヴな特徴づけを用いること。

でアドバイスを得るための電話によるコンサルテーションは，多かれ少なかれほとんどの治療状況において日常的なことである。DBTを含め，いかなるセラピーにおいても決定的に重要なことは，情報を与えるか否かは，知る必要があるか否かのみに基づいて決められるべきだということである。セラピー関連の秘密や個人的詳細，個人の秘密，もし公になれば患者が当惑したり恥をかいたりするような情報は，秘密にしておかねばならない。患者に対する他者の態度にネガティヴな影響を与えるような軽蔑的な叙述，裏付けなしの動機の推測といった患者の特徴づけは，絶対に避けなくてはならない。

2. 患者の弁護

　患者の弁護戦略では，セラピストは患者に代わって，患者に望ましい結果が得られるよう手配したり，患者の他の治療に影響力を行使したりする。たとえば，患者の医療給付金を維持するために必要な治療根拠や経過報告を送付することや，請求書作成に関わる問題を解決するために保険会社へ電話をかけること，治療プログラムやレジデンシャル・プログラムに受け入れられるよう弁護すること，患者を不本意な治療状態におかないよう（あるいはおき続けるよう）取り組むこと，患者を入院プログラムから解放すること，などである。弁護は，絶対に必要なときだけに行うものである。

3. 患者支援のために患者の環境に参入する

　ボーダーラインの人の多くは，孤立した生活を送っており，支持的な対人ネットワークを作ったり，維持したりすることは往々にして困難である。彼らは近くに家族がいないか，あるいは家族が近くにいても，関係がひどくこじれているかもしれない。友人はほとんどいないか，いても必要なときに役に立つ援助を得られないかもしれない。危機に際して助けを求めて電話をかける相手がセラピストしかいないというのは，決して珍しいことではない。上述の条件に合っている場合，セラピストは直接，患者に助けの手を差し伸べることができる。たとえば，患者が今にも自殺しそうであれば，セラピストが患者を救急処置室や病院に連れて行くし，患者の恐怖が強く単独で課題を行えない場合には，セラピストは患者と一緒に行って援助するし，セラピーの後に最終バスに乗り遅れたら，家まで車に乗せて行くこともある。

　患者が自分自身でできないわけでもないが，遠方からのアドバイスやコーチング以上のことを必要とする場合もある。カンター（Kanter, 1988）が言うように，ケースマネジャー（この場合，DBTセラピスト）は患者の孤独を和らげるため，場合によっては「旅のガイド」としてだけでなく「旅の同行者」として機能することもあるのだ。DBTが和らげようと努める孤独は，必要なときに助けてもらえる準備がないまま積極的に問題解決をする際の孤独である。つまり，セラピストが精神的サポートを与えるため患者に同行する場合もある。行動療法における現実的状況での暴露療法は，このアプローチのモデルとなる。

このような暴露に際しては，通常，患者が日常的環境中の恐ろしい状況に参入しようとする試みに，セラピストも同行する。本書の前の方で述べたように，DBTセラピストは接着剤のように患者に張り付き，アドバイスを耳元でささやいて元気づけるのである。だが，コーチングや道徳的サポートを与えることと，患者の肩代わりをすることとの違いは明確にしておかねばならない。後者が行われるのは，例外的な状況においてのみである。

第二節　患者へのコンサルテーション戦略

　患者へのコンサルテーション戦略（consultation-to-the-patient strategy）は，概念的にはシンプルだが，実行するのは非常に難しい。その概念とは，次のようなものである。DBTセラピストの第一の役割は，患者といかにして効果的に交流するかを環境に相談することではなく，環境といかにして効果的に交流するかを患者に相談することにある。ボーダーラインの人が患者なのであって，システムやネットワークが患者ではないのだ。それゆえセラピストは，患者のネットワークのコンサルタントとしてではなく，患者のコンサルタントとして機能するのである。セラピストは，患者がネットワークに対して抱える問題に，患者と共に問題解決に取り組むが，ネットワークの問題については残しておき，患者自身に取り組みを任せることになる。

　いくつかの例外を除き，DBT患者に補助治療を行う保健専門家は，患者の生活における他の人びとと同様に扱われる。私の経験からすれば，この点――補助的専門家との交流スタイル――は，DBT治療の最も革新的な側面の一つである。だがこれは，保健専門家が健康の問題を扱うために訓練されてきたやり方と正反対であるため，実行が非常に難しくなることがある。大半のコミュニティは，ヘルスケア・システムのなかで個人への治療を調和させ統合するために，相当量のヘルスケア・リソースを充てるものである。DBTは，こうした見方と対立するものではないし，一般に，調和されたケアは望ましいものである。その違いは，DBTがケアを調和させる際の自身の役割を，いかなるものとして見ているかにある。

　この節では，まず，患者へのコンサルテーション戦略が持つ理論的根拠やスピリット一般ついて論じる。次に，具体的なコンサルテーション戦略の概要を

示し，最後に，コンサルテーション・アプローチに対する意見と，それでもなお，より標準的な医療やメンタルヘルス・コミュニティのコンサルテーションアプローチではなく，このアプローチを選ぶ理由について率直に論じるつもりである。読者に，このアプローチを試してみようと思っていただければと思う。

患者へのコンサルテーション戦略の理論的根拠とスピリット

　患者へのコンサルテーション・アプローチには三つの目標がある。すなわち①患者に対し，自分自身の生活をマネジメントするよう教えること，②DBTセラピストと，患者と相互作用する他者との間の「分裂」（splitting）を減らすこと，そして③患者への敬意を促すこと，である。

■効果的なセルフケアを教える

　私が最初に考えたのは，ボーダーライン患者が持つ，問題解決を回避しようとする傾向の対極として機能するような方針を持つことであった。ボーダーライン患者というのは，対人関係に影響を与える手段として，直接的手段よりも間接的手段を用いることが多い。また，患者がセラピストを自分自身の対人関係における困難に介入させようとすることも珍しくない。このコンサルテーション戦略は，患者による積極的な解決を一貫して求めていくものだが，現在や将来に患者が遭遇するであろう環境的問題をセラピストがすべて解決することができない以上，この方針はきわめて重要であろう。

　ここには相矛盾する二つの必要性が存在する。一方は，患者を治療したり交流したりしているすべての人が情報を必要としているということである。保健専門家も，家族も，同僚も，友人も，患者をよく知り理解している方がより効果的に反応できる。セラピストによる情報提供は，患者に対する理解を深めるのだ。もう一方は，患者自身が，（保健専門家も含む）他者と効果的に交流し，自分で自分を気遣い，そして自分自身の能力や自信を高めることを学ぶ必要性である。コンサルテーション戦略はこれを標的としている。したがってDBTの場合，セラピストは患者に対し，セルフケアの長期的改善のために，あえて効果的でないセルフケアを採らせ，短期的でネガティヴな結果を経験するよう図るのである。しかし，コンサルテーション戦略の当面の結果があまりにも厳しい場合，セラピストは環境介入戦略へと方針を変えることになる。

　このアプローチが暗に含んでいるのは，患者は効果的な相互作用を学習する

能力を持っているという信念である。DBTにおいて，患者は他人と相互作用する際の責任を分かち持っているのだ。このアプローチは，セラピストの仕事は，世界に存在するあらゆる問題や不公平も含め，患者がありのままの世界に対処できるように援助することである――患者のために世界を変えることではない――という信念に基づいている。だからセラピストは，患者のために問題を解決したり，患者が必要としているものを獲得するといった介入をするのではなく，問題の解決法や必要なものをいかにして獲得するかを教え，コーチするのである。それゆえ，環境が患者に対してもたらす不幸や「悪い」治療は，実践と学習の機会と見なされる。換言すれば，レモンを使ってレモネードを作るのである。患者は環境に対して受動的に従うことではなく，環境を「マネジメントする」ことを教わる。

■「分裂」を減少させる

「分裂」(splitting) という現象は，ボーダーライン患者の生活で頻繁に生ずるものである。分裂は，患者のネットワーク中の人たちのあいだで，患者とのやりとりのあり方や反応の仕方をめぐって対立がある場合に起きる。両親が分裂することもある。たとえば，一方の親は患者に無償で部屋と食事を与え続けたいと思い，もう一方の親は家計を負担し始めてもらいたいと主張するような場合である。友人のなかに，ほかの友人たちは悪意のあるやり方あるいは破壊的なやり方で振る舞っていると信じる人がいる場合は，友人も分裂することになる。患者の女友達が患者の配偶者やパートナーをトラブルの原因だと責めるかもしれないし，その逆もあるだろう。また「スタッフ分裂」の場合は，保健専門家たちが一人の患者の治療について，その治療法や優先順位で合意しないだけでなく，強硬に異を唱え合う（これについては本章で詳細に後述する）。

患者へのコンサルテーション・アプローチは，こうした分裂を減少させるために開発されたものである。セラピストは，患者のコンサルタント役割に留まることによって，患者に関わる他の人が採る対立的立場に巻き込まれることを回避できるのだ。患者に対してどのように反応するかについての意見の相違は，患者にとって，自分自身をいかに主張し，いかにして自分自身の頭で考え，いかにして異なる意見を統合し，そして基本的には，自分自身の人生や幸福に対していかに責任をとるか，といったことを学習する機会と見なされる。他者が患者に対してどのように反応すべきかという議論から距離をおくことによっ

て，DBTセラピストは，分裂に参加したりその一因となることを回避する。

■**患者への敬意を促す**

　最後に，患者へのコンサルテーション・アプローチは，患者や患者の能力に敬意を払うよう促すものであるが，これはDBTの基本的立場と一致している。ここで患者に発信されるメッセージは，患者が信頼できる情報ソースであり，患者がソーシャル・ネットワークや保健ネットワークに対し自分自身のために効果的に介入できる，というものである。「専門家たち」にとって，共同で取り組むケースについて（領域が教育であれ，司法であれ，医療であれ，精神療法であれ）互いに相談し合うのは珍しいことではないが，患者が不在の状態でそのようなコンサルテーションが行われた場合，以下のようなメッセージを発信することになってしまう――患者が目標に到達するための手段は非常に複雑なため本人には理解できない，本人の意見や希望は必ずしも重要でない，患者の提供する情報は信用できない。患者へのコンサルテーション戦略は，患者の幸福に関する患者自身の希望や意見は信頼できるものだということを，一貫して示唆するものである。つまりこのアプローチは，患者への教示も含んでいる。その目標は，行動的変化あるいは心理的変化のプロセスを分かりやすいものにすることにより，患者が自分自身のためのより良い支持者になることができる，ということである。

「治療チーム」対「他のすべての人びと」

　患者へのコンサルテーション・アプローチにはいくつかのバリエーションがある。そのバリエーションは，情報やコンサルテーションを必要とする人がセラピーチームのメンバーであるか否かによってまず決まるが，原則として，補助セラピストはすべてDBTチームのメンバーになることができる。セラピストがDBTチームに参加するのに必要な条件は，次の三点のみである。すなわち，①患者が同意し，②そのセラピストが治療にDBTの原則を適用することに同意し，③セラピストが定例のDBTスーパーヴィジョン／コンサルテーション・ミーティングに参加することである。DBTは，研究所付属クリニックで用いる外来治療の一つとして，全セラピストがこの療法を実践する形で開発された。この状況は，DBTの特別治療プログラム（あるいはプログラム内プログラム）が設定された入院病棟や外来病棟でも全く同じようにできる。また，

開業セラピストの小グループが，多くのボーダーライン患者の治療を共同で行うようなとき（たとえば，一人または複数のセラピストが個人精神療法を行い，スキル・トレーニングを提供する他の一人または複数のセラピストと協力する場合）も，同じようにできる。さらに，一人の開業セラピストがボーダーライン患者を治療し，仲間と定期的にDBTスーパーヴィジョン／コンサルテーションのミーティングを行うような状況でも同じようにできる。患者の治療に当たるチーム内のただ一人，あるいは二，三人だけがDBTを用いるような状況では，ここで私が述べるような厳密さでコンサルテーション戦略を適用することは，おそらく不可能だろう。少なくとも，チームの全メンバーがDBTケースマネジメントの方針に従うことに納得している必要がある。

当然，治療チームのメンバーはチーム内で定期的にコンサルテーションし，患者への対応や患者との交流に関する情報だけでなく，患者に関する情報をも交換することになる。また当然，チーム外の人（つまり，ほかのすべての人びと）が，情報を定期的に共有することはない。チームのメンバーは家族のように扱われるのである。メンバーは全員，守秘義務のルールに同意しており，同じ治療原則を患者にもセラピストにも同様に適用することに関与する。そして，与えられた情報は十分に予測可能な方法で解釈されることになる。これに対して，チームメンバーでない人は友人のように扱われる。彼らは，DBTチームが患者に適用するのと同じルールを適用するとは想定されていないし，共有された情報をどう解釈して用いるのかも明確ではない。患者へのコンサルテーション・アプローチの基本的な原理や方針は，DBTチームにとっても他の人びとにとっても同じではあるが，具体的な戦略は異なる。こうした違いは重要である。

具体的なコンサルテーション戦略を，表13-2に示し，これについて以下に論じる。

1. 患者とネットワークをアプローチへと方向づける

患者へのコンサルテーション・アプローチをシアトルで導入した当初，それは地域コミュニティのなかで大きな議論になった。そして地域に対するかなりの方向づけが必要となり，考え方に馴染んでもらうまでに相当骨が折れたものである。このコンサルテーション・アプローチでは，患者と患者のネットワー

表13-2 患者へのコンサルテーション戦略チェックリスト

____セラピストは患者と他の専門家をコンサルテーション・アプローチへと方向づける。
____セラピストは患者に対し、いかにして他の専門家と交流するかをコンサルテーションする。患者の治療環境を調整する介入は行わない。（例外は表13-1を参照）
　　____セラピストは治療プログラムや治療哲学、プログラムの限界などに関するその他の一般的情報を提供する。
　　　　____セラピストは患者のためにではなく自分自身のために話す。
　　____治療チームの外では、セラピストは患者が同席しているときにのみ患者について話し合う。
　　　　____セラピストは必要なときには患者が電話や直接面会してのコンサルテーションを準備するように求める。
　　　　____セラピストはケース・カンファレンスで患者にコーチングし、患者がそのようなカンファレンスを準備できるように励まし援助する。
　　　　____セラピストは患者と協働して患者に関する報告書や手紙を書く。
____セラピストは治療チーム内において、治療プランを導くための患者に関する情報を共有する。
　　____セラピストは患者がチーム・ミーティングに参加していなくとも、その戦略のスピリットを保持し、患者が自分自身でできることを代わりに行わない。
____セラピストは患者の治療方法を他の専門家に話さないようにする。
　　____セラピストは他の専門家や機関に「皆さんのいつものやり方に従ってください」と伝え、それから患者にコンサルテーションをする。
____セラピストは患者がDBTチーム外の専門家（機関や権威のある人も同様）と共に治療プランの問題を扱う際、自分自身の代理人として振る舞えるように援助する。
　　____補助的なケアの担当者とのアポイントメントをとること。
　　____適切な薬物療法や薬物に関するコンサルテーションを受けること、不適切な薬物を変更させること、薬物を補充してもらうことなど。
　　____入院するため、退院するため、スキル・トレーニングや個人DBTに来る許可を得るため、あるいは治療計画を変更させるために、精神科入院病棟のスタッフと効果的なやりとりをすること。
　　____強制入院を避けること。
　　____セラピストとコンタクトがとれない場合に緊急保護を受けること。
____セラピストは患者と他の専門家との対人関係上の問題に患者に代わって介入したり、解決したりしない。
　　____セラピストはDBT治療チームの他のメンバーや補助的専門家との間の問題解決方法について、患者にコンサルテーションする。
____セラピストは他の専門家を擁護しない（あるいは不当に非難しない）。
　　____セラピストは自分自身の行動に責任を持ち、チームの他のメンバーの行動には責任を持たない。また、患者に対して他のセラピストの代理を務めない。
　　____セラピストはすべてのセラピストが間違いを犯すものであることを受け入れる。
____セラピストは他の治療が有効でなかったり、医原的な害をもたらすことが明らかになった場合、患者自身が自分の治療コミュニティに介入できるように援助する。
____セラピストは患者の危機に関する他者からの電話にコンサルタントとして対応し、ケースマネージャーとしては対応しない。また、患者がその場にいないときに患者の代弁をしない。

＿＿＿セラピストは電話のかけ手に基本的情報を提供し，危機に関連する情報の提供を受け，そして有効な対応策を編み出すために患者にコンサルテーションする。
　　　＿＿＿セラピストはケース・カンファレンスで患者をコーチし，患者がそのようなカンファレンスを準備できるように援助する。
　＿＿＿セラピストは特にセラピーに関連する問題について，家族や友人に対応する最善の方法を患者にコンサルテーションする。
　　　＿＿＿セラピストは電話をかけてきた家族や友人に基本的情報を提供し，危機に関連する情報の提供を受けるが，患者に関する情報は明かさない。
　　　＿＿＿セラピストは適宜患者と家族とのセッションを開く。
　　　　　＿＿＿セラピストは患者にコーチするが，患者の代弁はしない。
　　　　　＿＿＿セラピストは家族に対し，治療やBPDの理論などに関する情報を提供する。
　　　　　＿＿＿セラピストは家族が患者を認証できるように援助する。
■DBTに反する戦術
　＿＿＿セラピストが患者と取り組んでいる他の専門家たちを擁護する。あるいは他の専門家たちに代わって介入する。
　＿＿＿セラピストが患者を弱すぎるものとして扱う。
　＿＿＿セラピストが患者を過度に操作的であるものとして扱う。

　クメンバーの双方を方向づける必要がある。セラピストが患者のために介入することを初めて拒むときに，セラピストと患者は，拒む理由や患者を能力のある人として扱うことが，長期的にみて，患者にとってどれほど大きな利益になるかを話し合わなければならない。ここでは，非礼なスタイル——そういうものと考えられている患者の脆さやマネジメント能力のなさについての非礼さ——が非常に役に立つだろう。自分は狼たちのなかに投げ込まれ，自力で生きていくように放置されるのではないか恐れる患者も多い。だが，コンサルテーションとはそのようなものではなく，セラピストはいかなる段階においても患者のすぐ傍にいるのである。この方向づけは，何度も繰り返し行わなければならない。

　相手が他の専門家の場合，セラピストは，自分自身の立場が単にセラピーのルールに依拠するものだとしたうえで，このコンサルテーション・アプローチについて説明するのが得策である。私は普段，次のように言うことにしている。すなわち，私が行っているセラピーは独特であり，そのセラピーでは，私が患者の代わりに何かをしてあげるのではなく，可能な限り常に患者が自分自身で介入するよう患者に教えることが必要である，と。ボーダーラインの人が保健システムのなかで効果的に交流することに大きな困難を抱えている場合が多いことを指摘することもある。そのために，患者がより効果的になれる方法を教

えることにエネルギーを注いでいるのだ，と私は説明する。また，患者が同席する場でなら，進んで他の専門家に相談したいと（実際心から）思っているというのである。

　この説得のポイントは，専門家とではなく患者と取り組む方が，長期的にはセラピストにとって最大の利益になることを，他の専門家に理解してもらうことである。私の経験からすれば，ひとたびコミュニティの専門家がこの考え方に慣れてしまえば，あとは気にしなくなるものだが，慣れるまでは骨が折れるものだし，途中で少々認証が必要になる専門家もいる。相手が強情な専門家の場合，患者へのコンサルテーション戦略を放棄して，環境介入戦略に移行せざるを得ないかもしれない。

2. 他の専門家をマネジメントする方法についての患者へのコンサルテーション

　患者へのコンサルテーションの本質は，セラピストが，他者をマネジメントする（他者に対処する）方法について患者に相談することであり，患者をマネジメントしたり治療したりする方法を他者に相談することではない。個々のDBTセラピストの課題は，医療専門家やメンタルヘルス専門家——DBT治療チームのメンバーであれ，補助的セラピストであれ——を含む，自身の対人ネットワーク内のすべての人との間で効果的に交流できるように援助することである。基本原則として（前述した例外を除き），DBTセラピストは，他の専門家から患者が受けている治療も含め，患者のために環境を調整するような介入はしないものである。要するにこの戦略は，処方（「患者に対し，専門家に対してどうするかを伝える」）と禁止（「他の専門家に対し，患者に対してどうするかを言わない」）の組み合わせである。この一つの戦略から，以下に述べる諸戦略や一般的ルールが系として必然的に生じてくる。

【系1：治療プログラムに関する基本的情報を他の専門家に提供する】　患者へのコンサルテーションでは，DBTに関する基本的情報や，セラピストの治療に対する考え方，セラピストの個人的限界やプログラムの限界，DBTの基本となる行動原則などについて，セラピストが他者に教えることは禁じられていない。セラピストは患者の代弁はしないが，セラピスト自身の主張やプログ

ラム全体について語ることは可能であるし，実際，そうしている。電話や手紙，あるいは他の専門家や患者との共同ミーティングにおいて，セラピストは自分自身の観点について説明する。

【系2：治療チーム外で，患者が同席していないときに，患者や患者の治療について議論してはならない】　前述した環境介入戦略の場合を除き，セラピストは，患者から離れてDBT治療チーム外の人とやりとりしない。つまり，患者の関与がない限り，セラピストは電話カンファレンスも，報告書の送付も，ミーティングやケース・カンファレンスへの参加もしない。たとえ患者が許可し，複数の専門家と交流することが必要な場合であっても，情報が一方的に渡されることはない。セラピストと患者は協働して手紙や報告書を作成し，共にミーティングに参加する。補助セラピストや患者と関わる他者への必要な電話についても，コンサルテーション中に，まず室内で患者と話し合う。その際，スピーカー付き電話があれば非常に便利である。セラピストが出張する間のバックアップケアを計画する場合，その計画は患者と共に作成し，患者には，セラピストの出張前にバックアップする専門家に電話して計画を検討するという課題が与えられる。もちろん通常の場合，セラピストは（患者と相談後）バックアップケアについて同僚と前もって調整しておく。患者によっては，セラピストが出かける前に，同僚と一緒にバックアップケアの計画を二重チェックした方がいい場合もあるだろう。

　通常，セラピストとスタッフは，患者を紹介するための儀礼的な手紙や紹介状は書かない。患者自身が自分を紹介したり自分の意見を言ったりできると想定されているのである。もしそのような手紙が必要または有効である場合には，患者とセラピストが一緒に手紙を書くことになる。新たな専門家に与えるべき情報は，患者を通して伝えられる。患者は，少なくとも，DBTチームのコーチがあれば，自分の問題や，現在までの治療，現在必要としていることを要約できると見なされているのである。患者が自らの考えを述べることができない場合には，患者を交えた共同ミーティングが設定される。

【系3：治療チーム内で情報を共有しても，戦略のスピリットは保持される】　ある特定の患者に取り組むすべてのDBTセラピストは，患者の進歩を再

検討し議論するためのスーパーヴィジョン／コンサルテーションチームで毎週顔を合わせることになる。そこには患者は出席しない。これらのミーティングの第一目標は，患者と関わる際に利用可能な情報を共有することと，共有された情報にもとづいた治療コンサルテーションを得ることである。このような場合，チーム全体がセラピーユニットとなる（実際に患者に会っているセラピストが一人であっても）。そして，ユニット全体として患者に教えることができるように，情報はすべてのパートから集められる。この文脈において，患者が自分でできる（あるいは学習できる）ことを，セラピストが患者のために行った場合，それは患者へのコンサルテーション・アプローチに違反したことになる。情報は，治療プランを導くために共有されるのであって，患者に代わって誰かに何かを伝えるために共有されるのではない。

【系4：ほかの専門家に患者を治療する方法を教えない】（先の）環境介入戦略によって必要とされる場合を除き，治療チームと補助的専門家とネットワークのなかの他者との間の仲介は，患者自身が務めることになる。セラピストと他のすべての人との間の場合も同じである。相手が補助的専門家の場合，治療ガイダンスへ向けたDBTセラピストの通常の反応は，多少表現は違っても，基本的に「皆さんのいつもの手続きに従ってください」である。治療チーム内の場合，セラピストはさまざまな治療のオプションを考え出すことによって，チームの他のメンバーを助けるかもしれないし，計画を立てるのに役立つような患者に関する情報を提供することもあるだろうが，最終的にはやはり同じアドバイスになる。すなわち「いつものDBT手続きに従ってください」である。

このルールは，補助治療がセラピストの治療に重大なインパクトを与え得る場合であっても適用される。一つの例を示そう。DBTを受けている患者が，対人関係の有効性のスキル・トレーニング・モジュールで，アサーション・スキルを学習している。その患者は，自分自身を主張することに非常な困難を抱えており，過度に攻撃的になるか過度に受動的になるかのいずれかである。その患者の個人療法セラピストは，午後九時以降に自宅へ電話をかけることを認めない。患者は午後八時半まで働いており，九時過ぎまでは帰宅できないため，セラピストに制限時刻を九時半に変更してほしいと思っている。患者はすでに

それを要求し，言葉で攻撃してみたが，無駄であった。そこで患者は，スキル・トレーニングにやってきて，個人療法セラピストについて文句を言うのである。スキル・トレーナーはその患者と一緒に，よりよいアプローチを考え出そうと取り組んでおり，患者は次のセラピー・セッションでそれをやってみることに同意する。そのトレーナーは，患者の行動が，新しくよりスキルフルなものへと強化されることを本気で望んでいる。その患者に対する個人療法セッションの前に行われるスーパーヴィジョン／コンサルテーション・ミーティングにおいて，スキル・トレーナーは，患者へのコンサルテーション・アプローチをどのように用いるだろうか。

　ここで最も重要なのは，個人療法セラピストに対するスキル・トレーナーの態度である。ミーティングの際には，スキル・トレーニングで行われたことをチームで共有することは適切であろう。スキル・トレーナーが患者との個別の取り組みやホームワーク（これはやや周辺的かもしれないが）について共有することさえあり得る。またトレーナーは，患者が新しいスキルを使う際にそれが強化されて欲しいという希望をも伝えるかもしれない。しかし大事なことは，何が起こってもスキル・トレーナーは，患者による状況への対処を援助する，という態度を維持することなのだ。この例の場合，個人療法セラピストの仕事は，社会を体現してみせることである。そしてスキル・トレーナーの仕事は，社会への対処の仕方を教えることである。もし患者が適切に援助を求め，強化されたならば，その患者はスキルフルな行動が要求や攻撃的な行動よりも有効であると学習することになる。また，もし強化が得られなければ，その患者は，たとえ完全な行動であっても，日常世界においては常に強化されるわけではないということを学習する機会を得ることになる。教訓としてはどちらがより重要なのか。それは断言できない。どちらもきわめて重大だからである。

　たとえば，患者が次のスキル・トレーニング・セッションにやってきて，自分の要求を最後まで伝える前に個人療法セラピストが話をさえぎっていきなりノーと言い，それ以上の交渉も拒否されたと話したとしよう。この場合，スキル・トレーナーの課題は，患者が自分自身や他人の行動を可能な限り客観的に分析するよう援助することであり，そうした事象の変化にどう対処するかを考え出すことである。次のチーム・ミーティングにおいて，このトレーナーはどのようにコンサルテーション・アプローチを用いるだろうか。この例において

情報交換が果たす役割は，個人療法セラピストの見方を理解することである——つまり，誰が正しいかを決めるためではなく，患者がとる戦略の微調整を援助するために，セラピストの視点を知ることである。スキル・トレーナーにとっては，実際に個人セッションに参加すれば得られたであろう情報を手に入れることがここでの目的となる。いわば，トレーナーはセッション内での交流に焦点を合わせたビデオカメラを持っているようなものである。ただし，一つ異なる点は（これは非常に重要なことだが），スキル・トレーナーが通して見ているのは普通のカメラではなく，個人療法セラピストのプリズムを通してだという点である。DBTは，患者が歪んでいてセラピストは歪んでいない，という前提を持たない。

その次の患者とのやりとりにおいて，スキル・トレーナーは，患者がどのような態度でセラピストとのセッションを行ったか，あるいはセラピストがそれをどのように見たかについて得た情報を患者に伝えることになるだろう。セッションでの交流について，セラピストの見方と患者の見方は近いかもしれない。あるいは，セラピストが「調子のよくない」日だったかもしれない。あるいは，患者が要求を出したときは，ちょうどセラピストがわき道に逸れたくないと思う重要な話題について話している最中で，それを患者が理解していなかったのかもしれない。あるいはセラピストは，またしてもスキルに欠けた要求がましい仕方で要求されたと，感じたかもしれない。いずれにせよ，スキル・トレーナーはストーリーの表裏両面を把握しており，患者の相互作用スタイル改善を援助するに際し，そうした情報を用いる（または用いない）ことができるのである。

もちろん，ほかの人間による患者の治療が有害だとセラピストが信じている場合，このルールの適用は特に難しくなる。しかし，DBTでは，患者に寄せる信頼が非常に強く，他の専門家に直接意見を伝えることはせず，患者は有害な治療をうまく修正またはストップできると想定するのである。たとえば，他の専門家が意図せずに（よくあることだが）非適応的行動を強化してしまったなら，DBTセラピストは患者に，その専門家と共に取り組んで望ましい変化を作り出すことを教えるようにする。医療システムのなかで，知識あるスキルフルな消費者になるよう学習していくことは，DBTが持つ重要な目標の一つである。このトピックは重要なので，この先で再び検討する。

【系5：適切なケアを獲得するうえで，自分自身の代理人として振る舞うことを患者に教える】　DBTセラピストが担う重要な役割の一つは，患者に，自分が必要とするあらゆる専門家の援助を得る方法を教えることである。したがってセラピストは，患者が自分自身の要求を評価し，利用可能なリソースを調べ，それらのリソースにコンタクトをとってサービスを依頼し，自分が受けたサービスを評価するということを教えなければならない。たとえば，入院させられているあいだ，個人セッションやスキル・トレーニング・セッションに来る許可を得ることも，自分で役に立たないと分かっている（または治療プログラムで認められていない）薬物を投薬されないように治療をコントロールし続けることも，患者自身の責任である。したがってセラピストは（先に述べたような，絶対に必要な場合を除いて）入院病棟のスタッフに電話をかけるのではなく，患者に対して，その環境で効果的に振る舞う方法を教えなければならないのだ。そして患者は（おそらくDBTセラピストからはっきりとしたガイダンスを受けて）自分で，外来の薬物療法セラピストに，致死性の薬物を過度に用いないよう訴えなければならないのである（この点については第15章でさらに論じる）。

　この原理は一見単純なように見える。しかし実際には，私たちが大事にしてきた治療の仕方の多くを考え直されなければならない。たとえば，患者が入院病棟で自分を深く傷つけたとする。DBTの場合，セラピストやスタッフは手当てのために電話をしたり予約をとったりはしない（もちろん，明らかに患者にはできそうにない場合を除く）。患者は，自分で電話をして予約を取るように指示され，そしてスタッフは，患者が電話をかけるのをコーチするのである。他の専門家の予約についても，大人なら自分自身で自分の予約ができるという前提で，セラピストやスタッフが患者に代わって予約を入れるということはしない。セラピストが介入するのは，明らかに自分自身ではそれを行うことができず，タイムリーに予約できないことによって，患者が行おうとしているポジティヴな学習よりも，深刻でネガティヴな結果がもたらされる場合のみである。

【系6：介入しない，問題解決しない，ほかの専門家に対して患者の代理をしない】　これは系5の裏の側面である。もし患者が，他の医療やメンタルヘルスの専門家も含む他者との間の困難を解決するうえで自分自身の代理人とし

て振る舞うならば，セラピストが患者に代わって介入しないというのは理に適うことである。また，もし患者が，現在受けている補助治療や他のセラピストに対して不満を抱えているならば，その時点で患者と関わっているセラピストは，患者がそのことを他の専門家に対して効果的に伝える方法を考え出せるように援助することになる。セラピストは，患者のことを，(多かれ少なかれスキル・トレーニングをすることで) 最終的には自分自身のために行動できる人間として扱う。たとえば，患者が一人または複数の治療チームメンバーについて困難を感じている場合でも，それを知っているセラピストがメンバーのところに行って問題を説明したり，解決しようとはしない。セラピストは患者の代理人ではないのだ。たとえば「あの患者はあなたに対して本当に怒っているけれど，あなたに話すことを恐れています。どうして患者にそんなことができるのですか」と言うのは，受け入れられることではない。このやり方が，概念的には簡単でも，実践として難しいという理由はすぐに分かるだろう。このアプローチを失敗させないためには，謙虚さが必要なのである。

【系7：他の専門家を擁護しない】 セラピーチームのなかでは，患者へのコンサルテーションに際し，個々のセラピストが自分自身の行動についてのみ責任を取り，他人の行動に関する責任を負わないことが必要となる。したがって，患者に対して他のセラピストを擁護することは，セラピストの仕事ではない。現実世界と同じように，患者とうまくやりとりできるかどうかはその人による。すべてのセラピストは間違いを犯す。また，誰がそれを実施するかによってルールも変わるだろう。DBTは，セラピストがすると「よくない」と患者が考えることを，おそらくセラピストがしてしまうだろうと想定している。上に述べたように，セラピストは患者に代わって他の治療専門家に介入しないが，ここでのポイントは，他の治療専門家に代わって患者に介入することもないということである。つまりセラピストは，同僚の側に与するものでもないのである。

とはいえこのルールは，患者が他のセラピストをよりよく理解しようとするのをセラピストが援助できない，ということではない。実際，他者と効果的に関わる方法を患者に教えるということには，多くの場合，共感的理解の態度の形成を援助するということが含まれている。またそれは，患者が他の専門家にひどく腹を立てているときでさえ，セラピストはその専門家に同意できないと

いうことでもない。たとえば，私たちのクリニックで，ある患者がスキル・トレーニングのセラピストに対して非常に困難を感じていたが，事実そのトレーナーは，重要なセラピー上の間違いを犯していた。しかし一度間違いを犯すと，関係を修復する方法がないように思えてしまう。患者はトレーナーをひどく罵るようになり，しかもスキル・トレーニングが終わった後も罵り続けた。そしてついに，スキル・トレーナーは，あらゆるコンタクトを絶ってしまった。すると患者は，（クリニックの監督者としての）私に対して，以前のスキル・トレーナーに自分と話をするように「させて」ほしいと電話で懇願し始めた。それに対する私の反応は，患者の苦悩を認証し，トレーナー自身の限界を守る権利を認証し，そして患者がいかにしてこの苦しい状態を扱うか，という問題解決を援助するものであった。

■ほかの治療がセラピーを阻害する場合

前述の環境介入状況にある場合を除いて，DBTセラピストは他の専門家に介入しないし，有効でない治療や医原的問題を生み出す治療，あるいはDBTに合わない治療を変えさせようともしない。その代わりに，患者と一緒に補助治療の状況を分析し，患者自身が自分の治療コミュニティに介入する方法を教えようと試みるのである。最初の選択肢は，患者が他の専門家に影響を与えるように援助することによって，他の専門家に治療アプローチを変えさせることである。もしこれがうまくいかなければ，次の選択肢であるセラピーの終結や，別の専門家，あるいは他の治療プログラムへの変更を模索することになる。これについていくつか例を挙げよう。

私のクリニックのある患者は，（頻繁にある）危機のときにいつも救急処置室に行く。その患者はいつも自殺をすると脅すので，ほとんどその都度入院している。だが本人は，入院が問題を回避する手段だと認めている（そして食事もおいしい）にもかかわらず，それは自分の意志に反するものだという。頻繁な入院は，受動的な行動や自殺行動を強化したばかりでなく生活も破壊し，患者は三度も職を失い，今は公的扶助を受けている。患者のやる気はさらに（私たちと一緒に）低下し，セラピーは退潮気味である。私が病院と相談して，その患者を扱うための，より有効な方法を編み出せないものだろうか。それはできない。なぜなら，有効な方針をある一つの病院に採用してもらったとしても，

シアトルにはかなり良い精神科入院病棟が少なくとも十はある。だから，もし私が一箇所を「シェープアップ」したとしても，患者はほかの病院に行ってしまうかもしれない。そして私がすべての病院とコンサルテーションを終える頃には，患者は最初の病院に戻っており，しかもその病院は完全に新しいスタッフに入れ替わっているかもしれない。であれば私はもう一度そこへ行ってコンサルテーションをしなければならないのだ。また，患者が引っ越した場合はどうだろう？　私は町から町へと患者について行くのだろうか。それも違う。しかし患者を「シェープアップ」して，効果の上がらない病院の反応を患者がマネジメントできるようにできれば，その方がはるかに容易に片づくだろう。それゆえ患者は，病院のスタッフと相談する方法や，不必要な入院を断る方法を学習しなければならない。患者と病院が一緒に，治療計画――おそらく，緊急時に患者が出向いて誰かと話せるようにしながら，受動的行動や自殺行動を強化しないあり方――を作り上げる必要があるのである。

　患者へのコンサルテーション・アプローチは，ほかの専門家に対するセラピスト自身の怒りを抑える際にも非常に有効であり，また，患者への援助に対する注意やエネルギーを維持するうえでも効果的である。私は，長いあいだ町の専門医にかかっていたてんかん患者を担当していたことがある。ときおり，抗けいれん薬の血中濃度が高くなりすぎたり低くなりすぎたりすることがあり，その場合，患者は救急処置室へ行き，しばしばメディカル・フロアに入院させられた。そこのスタッフは，次々と薬を変え始め，新しい薬は効かないという患者の言葉や，主治医と相談してほしいという患者の要求は無視された。退院後，通常の薬に戻され，再び安定するまでには三週間かかった。そんな繰り返しのなかでのこと，彼女はまたメディカル・フロアに入院させられ，私との電話で，スタッフがまたしても薬を変えようとしていると話した。私の即座の情動反応は担当医への怒りだった。それは主に，こういうことが起こるといつも私が「後始末をさせられる」と感じていたからだった。そして私は，主治医に電話して介入しようという衝動にかられた。疲れてイライラしており，この循環を止めたかったのだ。しかし，電話をかけることは，私たちのコンサルテーション・アプローチへの違反行為であった。私はすぐに，自分の課題は患者を治療している人びとを変えること（これは圧倒的に困難な課題である）ではなく，患者を変えること（もっとずっとやりやすいと感じる課題である）である

と気づいた。怒りは消えた。私は患者に電話して，(かなり断固とした口調で)今度こそあなたは適切なコンサルテーションなしに薬を変更することをはっきり拒否しなければならないと言った。患者は，自分の体についてはスタッフよりも専門家なのだと。この患者へのコンサルテーション・アプローチは，いくぶん時間を要したが，最後にはうまく行った。この患者は今では，うまく自分の薬物を正しくモニターさせている。鋭敏な読者はおそらく，この患者にとって効果的なセルフケアが，ある専門家と相談するために別の専門家を必要とした点にあると気づいているだろう。つまり，彼女は専門家を使って担当医に介入してもらおうとしたのだ――良い戦略ではある。

　DBT治療チームのメンバーが，治療的でない破壊的なセラピーを行う場合，セラピストはどうしたらよいだろう？　ここでセラピストは，患者へのコンサルテーション・アプローチ(患者の代理を務めない，あるいは他者に患者への治療法を話さない)と，セラピストのスーパーヴィジョン／コンサルテーション・アプローチ(グループとして治療を計画し修正する)との間の細い綱を渡ることになる。患者へのコンサルテーション・アプローチの志向は，自分自身の治療計画や目標，あるいは他のチームメンバーの治療が患者や自分の治療目標に与える影響に関する情報を，他のセラピストと共有する方向に向いている。セラピストのスーパーヴィジョン／コンサルテーション・アプローチの志向は，複数の治療アプローチの総合を探求する方向に向いている。

■危機時の電話への対応

【治療チーム外の専門家からの電話】　保健専門家の大半は，患者の積極的な関与がなくとも(とはいえ，もちろん患者の同意のうえで)患者たちの治療をコーディネートすることに慣れている。だが危機介入チームや，警察や救急隊，住宅スーパーヴァイザー，居住カウンセラーやケース・マネジャー，救急処置室スタッフなどが，危機にある患者への最良の対応の手がかりを得ようと，大変な思いをして個人療法セラピストに電話をかけてくることもある。ともあれいかなる状況であろうと，DBTの方針は同じである。すなわち，治療チーム外の専門家から電話があった場合，セラピストは，①その状況に関する可能な限りの情報をもらい，②患者が与えることのできない必要な情報を与え，患者が彼らに与えた情報を確認(あるいは修正)し，③彼らの通常の手続きに従うようにと伝え，④患者と話をさせてくれるよう頼むのである。次にセラピスト

は，患者に対し，その状況に対処し，専門家と交流する一番良い方法をコーチするのである（繰り返すが，患者が協働できず，また結果が重大である場合，このコンサルテーション・アプローチは用いない。たとえば患者が意識を失っていたり，意識がもうろうとしていたり，敵意があり過ぎて話ができない場合，セラピストは既往歴や治療，薬物について必要な情報を与えることになる）。

　たとえば，私のセラピー・ユニットは，大きな精神科クリニックのスペースを使うこともある。私たちの患者の一人は，クリニックのスタッフにしつこく話しかけたり，ときには明らかに敵対的な態度で待合室で振る舞ったりしてスタッフをわずらわせ，さらにほかの患者に迷惑をかけてもいた。そのクリニックの管理者は，「私の」患者に関する苦情を数枚のメモに書いてよこし，私がもっとうまくその患者をコントロールするようにと間接的に示唆してきた。そのクリニックはこのタイプの患者を想定しておらず，ほかの患者たちは被害に遭っていたのだ。だが，その患者が抱える最も大きなリスクが自殺であったため，私は患者を生かしておくことにより関心を持っていた。さらに，私はそのクリニックにおけるその患者の行動が，ほかのクリニックにおける以前の行動よりもかなり改善していることを知っていた。クリニックは，患者に許される行動についての（私から見ると）抑圧的な一連のルールを作り出すことで彼女に対応した。そこで私はクリニックの管理者に対して一連の不満を書き連ねた手紙を送って応酬した。そして双方がかんしゃくを起こし，スタッフ分裂が生じた。どこが間違っていたのだろうか。間違いは，私のクリニックの管理者に対する反応が，「通常のあなた方のやり方に従って下さい。私は患者がそれに対処するよう援助します」というものではなかったという点にある。私は患者の潜在的可能性を強化するのではなく，患者の脆さを保護してしまったのだ。クリニック管理者との問題解決ミーティングは役に立ったかもしれないが，そのようなミーティングは患者も出席して行うべきであった。

【治療チームメンバーからの電話】　通常，セラピーチーム内では，個人療法セラピスト，すなわち主セラピストが危機状況を扱う。したがって，すべてのDBT副セラピストは，危機が生じた場合（明確な手続きがすでに実施されていない限り），患者を扱う方法について指示を受けるため，主セラピストに電話をかけなくてはならない。この場合，主セラピストは「通常の手続きに従っ

てください」とは言わず，指示を与えることになるが，これについては第15章で詳細に論じることにする。

■ケース・カンファレンスへの参加

患者へのコンサルテーション・アプローチでは，治療をコーディネートすることやケース・カンファレンスに参加することを全く禁止していない。非DBTの補助セラピストとの治療コーディネーションは，特に相手がケース・マネジャーや入院病棟の主治医，あるいは薬物療法セラピストのように，長期にわたって患者と関係を維持している人の場合，非常に有効であろう。また，セラピーが「停滞」しているときや，患者が危機にあるとき，入院時，もしくはセラピストを渡り歩いている場合などにも，非常に役立つことだろう。患者がケース・カンファレンスを準備する状況は理想的である。

ケース・カンファレンスの間，セラピストの主な課題は，患者が自分自身で話し，情報を共有し，新たに獲得することができるように援助することである（だが通常，これはセラピストがそのネットワークを方向づけない限り不可能である）。セラピストは，患者がスキルフルに相手とやりとりすることの援助に集中し，絶対に必要でない限り，患者の代弁をすることはない。セラピストはコーチとしてそこに存在するのであって，代理のプレーヤーではないのだ。セラピストは，治療方針や治療計画を説明し，自分自身の限界を明らかにする目的で，話をする。またセラピストは，患者が治療に関する議論や治療計画に対して協働的に関与し続けるよう，積極的に働きかけねばならないこともある。患者の積極的受動性と，大勢のメンタルヘルス専門家の伝統的な実践が絡み合って，患者の身体はそこに存在しても心が抜け落ちてしまうような雰囲気を生んでしまうことがある。

3. 家族や友人との接し方に関する患者へのコンサルテーション

家族や友人は，ボーダーライン患者を治療する際の重要な支援者となり得る。患者がセラピーに留まり続けるためにも彼らの支援は重要である。私の経験では，不認証的な家族や友達の多くは，人は自分の問題を，どんなに深刻な問題であっても，セラピストのところへ行くことなく自分で処理できなければならないと信じている。特に両親は，ときとして子どもが治療プログラムに参加す

ることに頑固に反対するものである。また，精神療法を受け入れる度合いは，文化的背景や社会階層的背景の違いによってかなり違う。治療のプロセスに対して積極的に関わりたいと望む家族や友人もいるだろう。こうした個々の事例におけるセラピストの主な役割は，患者が，自身の抱える問題や治療，自らの要求について，ソーシャル・ネットワークと効果的にコミュニケーションをとれるように援助し，治療や問題解決法について対立する助言を評価できるように援助し，患者が自分でスキルフルに意思決定できるように援助することである。

■家族や友人からの電話

セラピストにとってしばしば厄介なのは，患者の家族や友人（たとえばルームメイト）からの苦悩に満ちた電話である。彼らの多くは，患者に関する一般的または具体的な問題をいかに扱うか，ということについてアドバイスを欲しがる。また，セラピーの経過報告書を欲しがったり，セラピストの資格認定書について念を押したがる場合もある（特に両親，あるいはセラピーの費用を負担している人の場合によくある）。あるいは，患者が自殺をするのではないかと恐れて電話してくることもある。ここでの基本原則は，（特に自殺危機についての電話なら）セラピストが情報を得ることができ，セラピスト自身についての情報（たとえば資格や経験に関する）を与えることができ，DBTや境界性パーソナリティ障害（BPD）についての基本的情報を提供できるということである。しかしセラピストが，患者や患者に対するセラピーについての情報を与えることはない。セラピストは，電話をかけてきた人が自分自身の問題や気持ちに対処できるように援助できるが，患者がその会話に参加していない場合は，患者への対処に関する援助は行わない。

家族や友人からの電話には，細心の注意を払って対応しなければならない。セラピストが家族や友人に対して横柄で無神経な拒否をすると，セラピーに留まろうとする患者の努力への援助を阻害することになりかねない。基本的には，それぞれの会話の冒頭で，患者に関する情報は与えられないことを強調しておくのが最善の方法である。またその際セラピストは，情報の開示を断るのは精神療法というものの性質上の問題であり，電話をかけてきた人の性格によるものではないことを明確にしておかなければならない。

セラピストは，電話してきた人が感じている困難に耳を傾けてもよいが，患者のネットワークとのコンサルテーションには常に患者が同席するようにす

る。したがって，患者が目の前にいない場合，セラピストは電話してきた人が必要とするコンサルテーションを得る方法はアドバイスできるが，患者を援助する方法はアドバイスできない。場合によっては，家族や友人が伝えてくる情動的苦痛をセラピストが強調したり，反復して確認してもよい。これは，会話の焦点を患者やセラピーにではなく，電話してきた人やセラピストに当てるということである。

そして，患者には電話があったことを知らせ，会話の内容を開示し，議論しなければならない。また，そうするつもりであるというセラピストの考えは，電話をしてきた人にも開示しておく必要がある。

■家族セッション

本章の前の方で述べたように，15歳以下の患者にはDBTは用いていない。青少年の場合（特に親権の元から離れたティーンエイジャーの場合），患者の家族には一貫して，このコンサルテーション・アプローチで対応することになる。もし家族とのコミュニケーションが役に立つ場合があるとセラピストが考えるならば，そのコミュニケーションは他の問題解決法と同じように——患者が選択して行うべきものとして——進められる。だが，家族セラピーセッションはDBTと矛盾するものではなく，場合によっては実施を指示されることもある（第15章参照）。とはいえ，患者を抜きにした家族とのセッションはDBTに反する。セラピストは患者が重要な他者の反応を理解できるように援助するが，セラピストの契約は常に患者との間で交わされているのであり，他者と交わされているわけではない。セラピストはまた，家族や重要な他者とのミーティングで，参加者が患者をよりよく理解し，患者に対してより認証する態度がとれるような援助も行う。そこではDBT理論が提示され，認証やスキル形成の必要性が話し合われることになる。

患者へのコンサルテーション・アプローチに対する反対論

DBTにおける患者へのコンサルテーション・アプローチは，メンタルヘルスの専門家が期待する行動とはかなり異なっており，全く正反対のこともある。多くの時間を要するものであることも否定できないし，少なくとも文字通りの意味においては（弁証法的システムも含む）システムアプローチとも食い違う。以降，こうした議論について，コンサルテーション・アプローチを支持

する私の反論も提示しつつ検討する。

■**精神療法の慣習**

　精神療法セラピストというのは，患者の既往歴や診断，薬物，治療反応，現在の状態，および現在患者を担当している専門家にとって役に立つすべての情報を，常日頃から同僚と交換していると期待されている。患者が自らのために自分で話し，介入できる場合でさえも，たいていの場合セラピストは，患者を治療している他の専門家に情報を提供し相談をすることを求められるのだ。だがDBTにおいて，こうしたセラピーの慣習はやや軽視される。DBTと通常の実践とのこうした違いは，臨床的な議論と経験的な議論の二つ流れに根差している。

　【臨床的な議論】　精神療法で各セラピストが同等に行動するという慣習は，医療モデルに基づくものである。医療場面で，医師が診る普通の患者は，複雑な医療情報を新たな医師に正確に伝える能力を持たないため，ケースコンサルテーションと紹介情報の提供が必要となる。たとえば，心臓病の既往歴のある患者が救急処置室に運ばれた場合，医師がその人の既往歴と現在の常用薬を知るというのは，生死に関わる重大な事柄である。

　だが，身体疾患治療のルールを行動障害の心理社会的治療に持ち込むと問題が生ずる。実際，多くの患者は，心機能や肝機能に関する一貫した説明はできないだろうが，ボーダーライン患者を含め，精神療法を受けている人のほとんどは，自分の行動機能についてきわめて筋の通った説明ができるのである。精神療法が協働的なものである限り，その患者がエキスパートであることはまずないにもかかわらず，現在の自分に対する治療計画についても，適切な説明ができると考えていいだろう。だが，精神療法の目標が自分自身の行動をコントロールする能力や，自分自身の人生に影響を与える能力を高めることにある場合には，状況が異なってくる。その場合，患者は，自分自身の行動に関する最高のエキスパートであるか，またはエキスパートになるべきなのである。患者へのコンサルテーション・アプローチは，もしその人が現時点で自分自身のエキスパートでないならば，確実にエキスパートになるようにという意図を持っている。

　もちろん，患者によってはそのような説明ができないことがあるし，自分が望む治療を得るためにわざと情報を歪曲することさえあるだろう。そして先に

述べたように，当面の結果が非常に重要で，患者が自分自身で効果的に介入できない，あるいは介入したがらない場合，セラピストはコンサルテーション戦略から環境介入戦略へと移行することになる。しかし，私の臨床経験からすれば，多くのセラピストや治療状況が患者の能力を過小評価しており，反対に，ボーダーラインの人が自分の希望を満たすためにコミュニケーションを歪曲したり操作する傾向を過大視している。あまりに頻繁に，あまりに多くのことが，患者に対して行われている。ボーダーラインの人の多くは，実際より脆く，操作的なものとして扱われている。患者が自分で効果的に介入できるしまたそうすべきときに介入してしまうセラピストもいる。私たちのプログラムに参加する患者は異口同音に，この治療法のなかでまさに治療的と言える部分は，（患者も含めて）他の人が普通信じてくれない能力を，セラピストが信じてくれることであると言う。私たちは，多くの人が患者を責めているときに，患者を信じるのである。

【実証的な議論】 DBTが推奨する患者へのコンサルテーション・アプローチの採用を支持する最も有力な議論は，この種の戦略を含めたDBT治療モデルが有効であるという実証的証拠があるということである。コンサルテーション戦略自体は治療の結果と無関係かもしれないが，全体としての治療が有効であることが重要なのだ。現時点において，この戦略が有害であるとか効果がないということを示す実証的データを私は知らない。

■保健専門家の時間的要請

コンサルテーション・アプローチは非常に時間がかかるものである。人が自分自身で何かをすることによって一歩ずつ進んでいくよりも，他人がそれをした方が手っ取り早いということはよくある。たとえばセラピストを，まだ足元のおぼつかない子どもを連れて食料品店で急いでいる親だと考えれば分かりやすいだろう。つまり，子どもがよちよちと一歩ずつ歩くのを待つよりも，たいていは抱き上げて運ぶ方が手っ取り早いのだ。教えるということは，時として無限の忍耐を必要とするのであり，思いやるより世話をする方が易しい場合が多いのである。DBTは基本的に時間を要するものだが，場合によってはセラピストが実用的観点から人を抱き上げて連れて行かなければならないこともある。

たとえば，ある患者が救急処置室に行って自殺をすると脅し，すぐに入院が必要だと言うとする。この場合，その患者が過去に同じような状況で無益に入院を繰り返したという事実を知ることが，今入院させるか否かを決めるうえで重要となる。しかし救急処置室という状況において，長々と既往歴を聴くことは難しいだろう。患者かセラピストがそのような情報を提供できれば確かに手っ取り早いが，患者が入院したいと強く望んでいる場合，過去についての正確な情報を伝えないかもしれない。こうした場合は，患者の現在のセラピストに電話をかけ，情報や治療上推奨される事柄について尋ねるというのが得策となる。セラピストには，そのような情報を提供することが期待されるのである。しかしDBTの場合，セラピストはそうした情報を必ず提供するとは限らない。しかし，いかなる場合にも拒否するわけでもない。拒否することによって，患者がまさに必要としているその専門家を遠ざけてしまいかねないからである。通常，このような場合に用いられる方針は，患者と共にその状況を振り返り，他の専門家が患者の具体的な状況を評価する時間を持てないことを明確にし，そして患者の許可を得たうえで，新たな専門家が取り組んでいくのに必要な情報を与えることである。だが基本的にセラピストは，救急処置室の医師に対して，入院一般あるいはその患者に対する方針についての情報は与えても，患者を入院させるべきか否かを告げることはしない。

■ **システムについてはどうか**

ある人が安全でない環境に生活している場合，セラピストは何を治療の標的とすべきだろうか。環境をより安全にすることだろうか。もし環境が変化しないならば，その人をその環境から抜け出させるべきだろうか。あるいはその安全でない環境のなかで安全に居られる方法を教えることに焦点化すべきだろうか。それぞれのアプローチに利点があり，ときに応じてそれぞれが必要となる。だがDBTでは，最後のやり方――自分自身のために安全を作り出す方法を患者に教える――を哲学として強調する。フェミニスト・セラピーと同じように，その主眼は個人を「エンパワーすること」にある。

DBTにおけるセラピストの役割は，患者に（DBTシステムも含め）システムを変える方法を示すことである。また介入アプローチは，「トップダウン」ではなく「ボトムアップ」である。これが不可能な場合――たとえばシステムが極度に虐待的であったり，変化しようとしなかったり，変化させられない場

合——，患者はシステムから救い出されることになる。セラピストが専門家や他のシステムを変えようとすることもあるが，そうした努力はすべての患者のためになされるのであり，特定の患者のためではない。自分自身や自分自身の生活を適切なコントロールの下に置き，システムの改善に向けて働きかけようとする患者の情熱は奨励されるべきである。

第三節　セラピストへのスーパーヴィジョン／コンサルテーション戦略

　セラピストに対するスーパーヴィジョン／コンサルテーション戦略は，DBTでは補助的どころか核心の部分である。セラピストへのコンサルテーションは，治療戦略群として，先に述べた患者へのコンサルテーション・アプローチとバランスをとるものである。こうした見方からすれば，DBTは，①セラピストが患者にDBTを適用し，②スーパーヴァイザーあるいはコンサルテーションチームがセラピストにDBTを適用するという一つの治療システムである。スーパーヴァイザーやコンサルテーションチームは，セラピストが患者と交流する際の弁証法的バランスを提供するのである。

　DBTにおいて，セラピストへのコンサルテーションは，主に三つの機能を持っている。一つ目は，スーパーヴァイザーやコンサルテーションチームが，各個人療法セラピストが治療関係の中に居続けられるように援助することであり，セラピストをチアリーディングし支持することである。二つ目は，スーパーヴァイザーやコンサルテーションチームが患者と交流するセラピストのバランスをとることである（図13-1）。バランスを提供する際に，コンサルタントは，セラピストに近づいていって，セラピストが確固たる立場を維持できるように援助することもあるだろうし，逆にコンサルタントがセラピストから離れることによって，セラピストがバランスを維持するために患者に近づくように求めることもあるだろう。三つ目は，プログラムにもとづいてDBTを適用するなかで，スーパーヴィジョン／コンサルテーションチームが治療のための文脈を提供することである。最も純粋に言えば，DBTとは，ボーダーライン患者のコミュニティとメンタルヘルス専門家のコミュニティとの間，そしてコミュニティ内部での交流関係なのである。

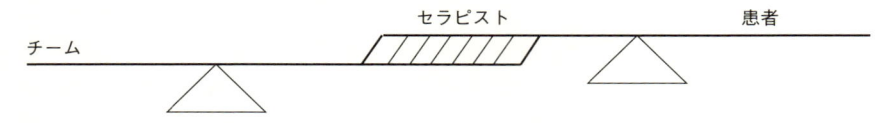

図13-1　DBTにおけるスーパーヴィジョン／コンサルテーションチームとセラピストおよび患者との関係

スーパーヴィジョン／コンサルテーションの必要性

　先に述べたように，DBTは臨床研究の場面で開発され用いられたものである。広範囲におよぶセラピストのトレーニングや，個別ケースへの緊密なスーパーヴィジョン，発生する臨床的諸問題に対する治療の適用についてのセラピスト全員によるコンサルテーションなどは，いかなる臨床研究プログラムにおいても必要不可欠である。とはいえ，スーパーヴィジョンとコンサルテーションは，もともと治療プロセスに補助的なものと見られていた。また私も，そのような広範にわたるスーパーヴィジョン／コンサルテーションは，研究状況外や，新人セラピストのトレーニング完了後は不要になると考えていた。しかし，研究プログラムの経過に関するセラピストからのフィードバックや，セラピーに失敗した経歴を持つ患者からのフィードバックを通じて，次第に私は，研究状況以外のセラピーでスーパーヴィジョンやコンサルテーションの果たす役割が，当初想像した以上に大きいものであると考え始めた。

　私は，コンサルテーションやスーパーヴィジョンがなければ，多くのボーダーライン患者に対して効果的な治療を行うのは非常に難しいと考えるようになった。私は，あまりにも多くの優秀なセラピストが，ボーダーライン患者たちに対して結局は効果のないセラピーを行ったり，大きな間違いを犯していることに驚いていた。入院病棟や施設のような臨床場面では，セラピストが患者とほとんど変わらないほどボーダーライン的に振る舞っているかのように思えたこともある。そのようなセラピストは，極端な立場をとることが多く，セラピスト同士，あるいは患者を不認証化し，患者が自分自身を責めるのと同じくらいセラピストが患者を責めたて，自分の治療のやり方に対する他人からの批判やフィードバックに対して脆弱であり，セラピストが互いに混乱した関係になり，それがしばしば「スタッフ分裂」として現れていた。また，孤独，落胆，絶望，抑うつといった感覚や，患者や他のスタッフに対する怒りや敵対感覚，

そしてエネルギーに満ち，自信に満ち，勇気があり，希望に満ちた感覚の間を揺れ動いていた。こうしたパターンがなぜ現れるのかを理解することは難しくはないのだが，それでもセラピストは往々にして，変化を支えてくれる環境やコミュニティを持たないままに，自分自身に対し，より良くあろうという非現実的な要求をしてしまうのである。なぜこうしたパターンが生ずるのだろうか。それには多くの理由がある。

　第一に，ボーダーライン患者たちは総じて，最もストレスの大きい三つの行動（自殺企図，自殺の脅し，敵対行為）（Hellman, Morrison, & Abramowitz, 1986）に走ってしまうという点である。また患者たちは，毎回強烈な苦痛を訴え，それによってセラピストのストレスに拍車がかかることになる。加えて，最も有効な治療が施されている場合であっても，ボーダーライン患者に対するセラピーの進展は，他の多くの患者よりもずっと遅い。そして患者は，すぐに自分を助けて欲しいとセラピストに懇願し，うまくいかなければ自殺すると脅すのである。もし患者をすぐに助けられるのであれば，それほどストレスになることでもないだろうが，そういうわけにもいかない。多くのセラピストは，非常に気がかりでうまくやりたいと思う状況に対し，無能で，効果がなく，絶望的だと感じつつ切り上げることになるのだ。その結果，「犠牲者非難」をし，衝動的に治療を変更し，あるいは患者の現在の気分は良くなっても長期的予後を考えれば害になるような一時しのぎの行動をとることになってしまう。そしてこれらのすべてが失敗した場合，セラピストは（おそらく，患者には現時点でセラピーを受ける準備ができていない，と言うことによって）巧妙に患者をセラピーから追い出すか，あるいはセラピーを急いで終わらせてしまうことが多いのである。

　第二に，患者が意図せずに効果のないセラピーへとセラピストを強化し，効果のあるセラピーをするセラピストを罰してしまうことが多い。これは少なくとも，セラピストがDBTを実施しようとする場合にはよくあることである。個人療法では，自殺類似行動や，自分自身へのセラピー妨害行動，自分自身の生活を深刻に損なう行動のような標的行動について通常は話し合いたがらない患者もいる。仮に話し合うとしても，それは患者が自分の感覚やセラピストの行動について腹を割った話し合いをしたいのであって，自分の行動に対する分析や，より適応的な問題解決法に取り組みたいわけではない。これに続いて生

じる力比べは，たいていの場合，セラピストにとって非常に嫌悪的なものとなる。だが患者に話し合いの計画をコントロールさせることはずっと易しいし，またしばしば非常に興味深いことでもある。スキル・トレーニングでは，患者はスキル学習に集中するよりも現在の危機について話し合いたがる。患者が進んでスキル・トレーニングに焦点を当てるのは，スキルが十分に役に立たないと批判するときである。それに対してスキル・トレーナーは「なぜこんなことを気にするのか」と思い始めるかもしれない。もしトレーナーが激しく怒れば，重要なプロセスの問題を完全に無視し，スキル・トレーニングの構造をたやすく逸脱することになってしまう。また，もしトレーナーがフラストレーションを溜め込めば，スキル・トレーニングを止めて，いわば「流れに身を任せ」てしまうことも容易に起こり得る。

第三に，患者が困窮している人としてだけでなく，セラピストを養育することに非常に長けた人として現れることもある。患者は，セラピストと友達になることが，自分自身のセラピーにとって最高だと信じている場合が多いため，セラピストにしてみれば，自分自身や自分の問題と話し合いの方向を変えてしまいやすい。だがこれは，患者がセラピストのセラピストになるという役割の反転を招くことになる。私のクリニックでは，患者がセラピストに住宅ローンのためのお金を貸していたり，セラピストが病気のときにセラピストの家まで看病に行ったり，離婚しかかっているセラピストが危機にあるときに電話に応じたり，家事や秘書の仕事をしている，といったいくつかのケースについて相談を受けたことがある。ボーダーライン患者に関しては，性的接触や性行為が患者にとって何らかの治療的作用を持つ，というセラピストの勘違いも非常に起こりやすい。

以降，セラピストのコンサルテーション・スーパーヴィジョン戦略について述べ，表13-3に概要を示す。

1. 治療についての協議ミーティング
■スーパーヴィジョン／コンサルテーションのモード

セラピストがどのようにスーパーヴィジョン／コンサルテーションに関わるか，そしてコミュニティの誰がそれに関わるのかは，セラピストの取り組みの状況とボーダーライン患者の負荷によって全く違ったものになる。個人開業セ

表13-3 セラピストへのスーパーヴィジョン／コンサルテーション戦略チェックリスト

____セラピストは定例のスーパーヴィジョン／コンサルテーション・ミーティングに出席する。
____セラピストはスーパーヴィジョン／コンサルテーションの合意事項を作り，それを守る。
 ____セラピストは弁証法的な見方から，コンサルテーション・ミーティングで表明されたすべての見解の総合を模索する。
 ____セラピストは患者に対し，他のセラピストとの相互作用の仕方についてコンサルテーションするが，他のセラピストに患者との相互作用の仕方を話すことはない。
 ____セラピストは他のセラピストの行動が患者にとって違ったルールや期待を表わしていたとしても，それは患者にレモネードを作らせるレモンであると見なし，受け入れる。
 ____セラピストは他のセラピストの個人的限界が自分の限界と違っていても，それを受け入れ，他のセラピストが自身の限界を遵守することを援助する。
 ____セラピストは患者の行動に対して軽蔑的でなく，現象学的で，共感的な解釈を探し求める。
 ____セラピストはすべてのセラピストが間違いを犯すということを受け入れる。
____セラピストは他のセラピストをチアリーディングする。
 ____セラピストは目に見えない患者の進歩を探し求める。
 ____セラピストは他のセラピストが患者のためのさまざまなリソースを見つけられるよう援助する。
 ____セラピストは他のセラピストが計画を立て，治療や関係性に関する問題を修復することを援助する。
____セラピストは他のセラピストの患者に対する態度や行動のバランスがとれるように援助する。また，セラピストたちに反応する際の受容と変化のバランスもとる。
____「スタッフ分裂」に巻き込まれたとき，セラピストはある程度の責任を受け入れ，そのような問題が起きたら，すぐに解決できるように援助する。
____セラピストは他のセラピストの非倫理的あるいは破壊的な行動を必要なものとして，適切な方法で扱う。
____セラピストはセラピストたちあるいは患者たちの秘密情報を守る。

■DBTに反する戦術
____セラピストが「スタッフ分裂」を患者のせいにして責める。
____セラピストがメンバーの意見が一致しないとき，誰が「正しくて」誰が「間違っている」のかを探し求める。
____セラピストが自分は患者について「正しく」解釈しており，絶対的な真理を自分が押さえていると主張する。
____セラピストが他のセラピストに対し，患者に対応する方法や介入する方法を教える。
____セラピストが規則の解釈や，限界設定，患者との相互作用に関して全員一致していなければならないと主張し，逸脱する人を批判する。
____セラピストが他のセラピストの限界について断定的である。
____セラピストが防衛的に行動し，批判的なフィードバックに過度に敏感である。
____セラピストがフィードバックを提示する際に過度に批判的で，他のセラピストを認証することを忘れる。

ラピストの場合，経験のあるセラピストと正式なスーパーヴィジョンの契約をすることもあるし，同僚と共にピア・スーパーヴィジョンを行ったり，ピア・コンサルテーショングループに参加することもあるかもしれない。都会であれば，普通このような手配は難しいことではないが，地方の場合，工夫（たとえば，電話コンサルテーションでの話し合い）が必要になるだろう。施設内や日中プログラム，入院環境では，DBTスーパーヴィジョン／コンサルテーション・ミーティングが毎週定例のチーム・ミーティングやケース・カンファレンスになっていることもあるだろうし，特別なDBTコンサルテーション・ミーティングがもたれることもある。

ミーティングの頻度と長さは，参加するセラピストの数と，検討される患者の人数次第である。私の研究所付属クリニックでは，たいてい毎週1時間行われる。私が個人開業者に個人コンサルテーションを行う場合，ミーティングはたいてい隔週で1時間である。私自身は，自分の患者についてコンサルタントやチームと最低でも月2回は話し合うことにしている。ミーティングに必要な人数は最低2人だが，弁証法的アプローチに忠実であるためには，3人以上の方が望ましい。というのも対立性が現れた場合，第三者が，弁証法に光を当て，総合を促進するうえで非常な助けとなるからである。

■ミーティングの検討課題

個人コンサルテーションにおいて検討すべき課題は，当然コンサルテーションを求める側のセラピストが決めることになる。ピア・コンサルテーション・ミーティングやチームミーティング，あるいは施設やプログラム内といった状況におけるケース・カンファレンスの場合，さまざまなミーティング形態が可能である。課題の検討計画に関して重要な点は，以下の通りである。

(1) 個々のセラピストは，ある特定の患者について抱えるあらゆる問題を持ち出す機会を持たなければならない。問題には，現在の治療の焦点を患者のどの行動に当てるかを決めることや，治療戦略を選択し実行すること，問題のある患者の行動に反応すること，あるいは患者やセラピーに対するセラピスト自身の気持ちや態度に対処することなどが含まれるだろう。個々のセラピストは，各ミーティングで（たとえ短くても）少なくとも1事例はレビューし，全患者について手短な経

過報告をしなければならない。ここにおけるチームやコンサルタントの役割は，いかにしてその患者，その関係性，および変化を，DBTの理論を用いて概念化し，そしていかにして治療にうまく適用するかについて，セラピストが明確に考えられるように援助することである。

(2) スキル・トレーナーは，個人療法セラピストに対し，現在スキル・トレーニングでどのスキルが教えられているかを伝え，そしてスキル・トレーニングで患者が抱えているあらゆる問題を明確にする機会を持たなければならない。個人療法セラピストは，さまざまなスキルについて患者が抱える困難や，特定の領域における能力の有無に関する情報を提供することができる。これは，個人療法セラピストおよびスキル・トレーニングセラピストにとって，患者の情報を交換し，それぞれの治療プランについて議論する機会である。同様の原理は，DBTプログラムを構成する他の治療モード（たとえば，職業リハビリテーションやケースマネジメント）とのやりとりにも当てはまる。DBTは一貫性というものを必要としないため，チームメンバー間の一致はここでは必要ない。だが，もし反対の立場の言明があるならば，総合に到達するための弁証法的合意に向けた論議が行われことになる。ケース次第では，これを進めるために，チーム全体がスキル・トレーナーと個人療法セラピストを援助することもあるし，ケースマネジャーと個人療法セラピストを援助する場合もある。

(3) 施設やクリニックの場合，あるいはセラピーがDBTプログラムの一部であるとき，制度として行うべき意思決定について議論されることになる。ここでの目標は，制度としての問題に対応する方法について，総合を達成することである（繰り返すが，同意は厳密には必要でない）。例を挙げるなら，ある患者がスキル・トレーニングに行き，壁を蹴って穴を開けたり，他のセラピーセッションを妨害する行動をとるような場合である。制度としての限界は何か。クリニックや病棟の管理者は何に進んで耐えようとするのか。誰が限界を遵守すべきなのか。誰が限界や結果を患者に伝えるべきなのか。通常であれば，機関としてのすべての限界を伝えることも含め，患者の個人療法セラピストが日々のケースのマネジメントに責任を持つが，（可能な範囲内で）組織

としての調整はDBTミーティングにおいて行われる。実際，患者が病棟管理者も含む治療チームの他のメンバーのもとを直接訪れるというのも，全く珍しいことではないのである。そうしたやりとりの情報も共有されることになる。

(4) すべてのセラピストは，DBTを実施する際のあらゆる誤解や問題を話題として持ち出す機会を持たなければならない。このような状況において，DBTの原則は合衆国憲法のようなものであり，グループ全体は連邦最高裁のように機能する。そしてグループは，特定のケースに対し，その原則をいかにして実行するかを考えるのである。

(5) DBTを学んでいる過程にあるセラピストやプログラムスタッフにとって，ミーティングの時間の一部をDBTの治療原則の一般的レビューに充てれば，非常に役立つものである。私のチームミーティングの場合，各ミーティングの最初の30分を使って，私がDBTのいくつかの側面をレビューすることにしている。これは，ユニットやチームのDBT文化を形成するうえで，非常に重要なことである。治療の哲学やケースの概念化へのアプローチを共有し，形成し，維持するという課題は，後回しにしたり，軽視したりすべきではない。

2. スーパーヴィジョン／コンサルテーションに関する合意事項を守ること

セラピストのスーパーヴィジョン／コンサルテーションに関する合意については第4章で論じた。表13-3にもまとめてある。これらの合意の重要性は，いくら強調しても足りないほどである。この合意は，さまざまなミーティングの基盤をなす基礎的契約を形成するものである。ミーティングに参加する人間には，人の言うことを受け入れ，防衛的にならないことが要求されるが，こうした特徴は共通理解という基盤がなければそもそも成り立たない。

組織状況下では，この要請がジレンマを生むかもしれない。多様な理論的志向性や治療哲学，時間的制約，制度的倦怠などが，スタッフのDBTスーパーヴィジョン／コンサルテーション戦略に同意し実行しようとする意志を妨げることもあるだろう。たとえば，入院病棟のなかには，個人療法セラピストが他の理論的アプローチに基づいた治療を行い，スタッフ・ミーティングに参加せ

ず，入院環境として関わらないところもある（もちろんこのような場合，治療の核は個人療法となり，DBTも部分的に実施されるだけになる）。あるいは，ボーダーライン治療プログラムが，多様な方向性を持つさまざまな治療プログラムを行う大きなクリニックのなかのサブ・ユニットの一つになることもあるだろう。大規模な施設に少人数のDBTセラピストがいるような状況の場合，DBT志向のセラピストは会合を持ち，治療を組織化し，スーパーヴィジョン／コンサルテーションの合意事項に従わねばならない。そして他の治療プログラムを適用している人たち——たとえば，前述のような入院病棟の個人療法セラピスト——は，（DBTへの）補助治療の専門家と見なされることになる。また状況次第では，スタッフ全体がDBTの実施に同意しないこともあるだろう。この場合，DBTを施行する側と施行しない側という対立の総合を模索する。少なくともDBTのセラピストは，DBTの合意事項に目を向けるべきである。DBTと非弁証法的行動療法とを対立したままにしておくことは，反弁証法的行動療法的である。

3. チアリーディング

　ボーダーライン患者を治療していてやる気を失う，ということはきわめてよくある。やる気を失わせる原因は非常に多いし，患者が何らかの進歩をしているということが極端に分かりにくい場合もあるだろう。つまり，セラピストがあまりにも木に近寄り過ぎているため，森が見えないのだ。スーパーヴァイザーやチームメンバーの役割は，患者が実際に遂げている変化や進歩を見つけ出し，拡大してみせることである。たいていのボーダーライン患者や同じように強情な患者では，進歩は遅くとも結局は成功している，ということをセラピストに思い起こさせるのもコンサルタントの仕事である。そうした思い起こしが，かなり長期にわたって継続的に必要な場合もある。かつて私のところに，毎週挫折感を抱かせる患者がいた。私は週毎のコンサルテーション・ミーティングに参加するたび，その患者に他の機関を紹介するか病院に戻すべきであり，私にはその患者を援助できないことは明らかだと言っていた。それに対し，スキル・トレーニングのリーダーは，毎週いくつかのとても小さな，それでいてポジティヴな患者の動きを指摘した。それによって私は元気を取り戻し，エネルギーに満ちて戦いに戻っていった。やがて1年経ち，積み重ねられた進歩は私

にさえもはっきり分かるようになり，やる気の問題は小さくなっていった。

　たいていのボーダーライン患者は極度に困難な環境にいるため，自分の状況を変えることに絶望感や無力感を感じることが多く，セラピストも患者と共に絶望してしまいがちである。私たちのクリニックにおいて特に厄介なのは，多くの患者が経済的基盤を欠いていることである。たとえば，患者が仕事をするようになれば，医療費の公的扶助を失う。そして再発した医学的問題のために医療的ケアを得る必要が生じると，仕事を辞めざるを得なくなる。こうして公的扶助に戻ると，患者は失敗したと感じるだけでなく，金銭的窮乏のためセラピーを続けられなくなるかもしれない。また仮に患者が教育に対して情熱を持っていたとしても，教育にお金を出すことはできないし，仕事と学校を同時にこなせるようなボーダーラインの人などまずいない。あるいは患者にとっては独り暮らしの方が具合が良かったとしても，そうできる余裕はないだろう。私たちの患者の多くは，都市の中心部からある程度離れた家賃が安い住居に住んでいることが多いため，セラピーに往復する交通運賃にも困っている。虐待的な家族から逃れるため，あるいはどこかでチャンスをつかむために引っ越すというのも難しいだろう。このような患者を持つセラピストは，希望を持ち続けるだけでなく，最もうまく適応している人でさえ気力をくじかれるような困難を前にして臨機応変でなければならない。コンサルタントの仕事は，セラピストに必要なこの臨機応変さを得られるように援助することなのである。

　場合によっては，セラピストが患者にではなく自分自身に絶望してしまうこともある。何度も述べてきたように，セラピストはボーダーライン患者に対しては，多くの間違いを犯しがちである。そのような間違いの情動的影響は非常に激しいものになり得るし，セラピストは非常に辛い気持ちになりかねない。自分自身の間違いに気づくのは良いことだが，間違いについて極端に悪い気分になることが役立つことはまずない。たいてい，そのようなセラピストは自分自身に判断を下し（つまりマインドフルネスのスキルを使わず），自分自身のセラピー行動を架空の良い行動と比較してしまっているのだ。こういう場合のコンサルタントの役割は，セラピストがセラピー上の間違いに対してより合理的に反応できるよう援助するために，認証戦略と問題解決戦略を用いることである。通常，最善のコンサルテーション戦略というのは，協力し合って，セラピストが実らせてしまったレモンからレモネードを作り出すプランをセラピス

ト自身が考え出せるように援助することである。そのようなやり方で間違いを修正できるようになることが，非常に価値あることなのである。

4. 弁証法的バランスを提供すること

　セラピストへのコンサルテーションの基本的目標は，セラピストがセラピーの弁証法的枠組みのなかに留まることができるように，個々のセラピストにバランスを提供することである。患者が頑固で，偏っていて，激しく，非常に苦しんでいる場合，セラピストが柔軟性を維持することはかなり難しくなる。患者がセラピストを攻撃し，協働を拒み，前進どころか後退してしまう場合，セラピストが対極へと動く――患者から引きこもり，仕返しを望み，あるいはセラピーを止めたいと願う――ことは普通である。私のチームでは，セラピストがミーティングにやってきて「私は患者を今にも殺してしまいそうです。DBT的に考える方法を教えて下さい！」と言うのも珍しいことではない。チームはそうした課題を受け，すぐにセラピストの立場を認証し，問題解決に取り組ませていく。チームメンバーは，互いにDBT戦略を適用し合うのである。

　患者が危機に打ちのめされているように思え，自分は脆弱すぎてそれに対処できないと思い込んでいるセラピストが，セラピーシーソーの患者側へ移動し，過度に養育的で気を配りすぎてしまうこともまた珍しくはない。その場合セラピストは，チームミーティングにやって来て「私の患者を意地悪く扱うあなた方全員を殺してしまいそうです。私にDBT的に考える方法を教えてください！」と言う。この場合DBTチームの仕事は，セラピストの反応がもっともであると認証し，DBTの解釈により対照的な要素を提供して，セラピストがよりバランスのとれる場所に移動できるよう援助することである。この場合チームは，DBT戦略を用いて，セラピストを治療するのである。

　コンサルタントとスーパーヴァイザーが，DBTのパラドックスを念頭に置いておくことは重要である。つまり，変化は受容の文脈においてのみ生じ得るということである。したがって，セラピストの妥当な反応を見つけ出し，コンサルテーションミーティングにおいてそれを反復して確認することもコンサルテーションの重要な役割であるが，患者が最も効果的な援助を受けられるようセラピストが治療を適切に変化させるよう援助することもコンサルテーション

の課題となる。場合によっては，コンサルタントが患者に味方して，強情なセラピストと議論することもあるし，また長期的な観点から，強硬策の必要性を諭すこともある。

　クリニックやプログラム内のコンサルテーションチームの場合，通常は患者とその治療について二つの情報源を持っている。一つはセラピストによるケースレビューであり，もう一つはセラピストがプログラムの他のメンバーと行うやりとりである。チームは，利用可能なあらゆる情報を土台に，各セラピストが現在の自分自身を受け入れ，セラピー戦略をより効果的にするために必要なややり方で変化させることを援助するため，DBT治療戦略を適用することになる。同僚のケリー・コーナーの言葉を借りれば，DBTチームメンバーは，患者を援助するのと同じくらい，仲間のセラピストをDBTの枠内に留めるため「温かい冷酷さ」を持たなければならない。

「スタッフ分裂」の問題に取り組む

　先にも述べたように，「スタッフ分裂」（staff splitting）は，ボーダーライン患者の治療に携わる専門家同士が，患者や治療計画，あるいは患者に対する他の専門家の行動について論争になり，闘争的になってしまう問題現象である。この「スタッフ分裂」という用語は，スタッフ間の意見の相違の責任が患者に帰せられ，患者がスタッフを分裂させる」という意味でこのように言われる。

　たとえば，退院計画の一環として，入院患者が私の治療チームに紹介されてきたことがある。私たちのチームメンバーがアセスメント面接をしている途中に，看護師がアセスメントを続けないようにと割って入ってきた。後になって私たちは，その患者の主治医が，行動療法は患者にとって相応しくないと信じ込んでいたことを知った。これには患者も私の治療チームのメンバーも怒りを覚えた。次に患者は，同じ病院の外来プログラムに回されたが，外来病棟には私のプログラムへの参加は許可しないようにという指示が与えられた。外来病棟長は，その指示に，自分が適切な治療計画を作れないという含みを読み取って腹を立てた。スタッフ・ミーティングにおいて，患者はその病棟に行く前からスタッフを分裂させようとしていたのであり，その患者はまさにボーダーラインであることが明らかだという指摘がなされた。

　従来スタッフ分裂と結びつけて考えられてきたスタッフ間の論争や観点の相

違は，DBTにおいては，患者の問題ではなく，スタッフ間の総合や対人関係プロセスの失敗と見なされる。つまりスタッフがスタッフを分裂させるのである。患者が分裂させているという信念は，セラピストが変えようとしている患者の思考タイプ——自分の抱える問題を他人や外的な事象のせいにする——に危険なほど近いものである。DBTでは，こうした問題が発生した場合，メンバーが直ちに解決のために対人的スキルを用いることを奨励している。一人の患者に関してセラピスト間に不一致があるとき，その両者は弁証法的に，潜在的にはともに妥当な極として扱われる。したがって，両極性が生じているという認識と，解決には総合に向かう必要があるという（明言されないにしても）そこに含まれる想定が，対話の出発点となる。

　スタッフ分裂を助長するものは多様であり，数多くのシナリオが考えられる。多くの分裂は，患者に対するセラピストの態度が，患者のセラピストに対する過度の理想化と幻滅との間の行き来と似た波形パターンをとる結果であるという事実に関係している。この波は，患者は懸命に努力しなければならないし，セラピストはより強くなるべきだという極と，他方，患者は脆くて世界はあまりにも過酷なため，スタッフはより穏やかで養育的でなければならないという極との間の空間をうねっている。よくあるシナリオでは，二つの要因が存在する。第一に，患者の苦痛を伝えるコミュニケーションの激しさが，それに応じて患者を気にかけ苦痛を癒やしたいという激しい願望を引き起こす。特に自殺の脅しが苦痛を伝えるコミュニケーションの一部になっている場合，それができなければ激しい失敗や不安の感覚がもたらされることになる。第二に，同一の患者と相互作用している各セラピストが持つ態度が，瞬間的に互いの同期を失い，波型の両極になってしまうことがある。図13-2に示すスタッフAとスタッフBがこの状態である。「分裂」の激しさは，患者の苦痛を伝えるコミュニケーションの激しさや，セラピストの苦痛に対する不快感の激しさに関係している。DBTは，強い立場と穏やかな立場との間の総合を模索することによってこの問題に対処する。図13-2の場合，AとBの総合への到達は，スタッフCによって援助されるだろう。

　もう一つのシナリオは，患者があるセラピスト（「善い者」）に他のセラピスト（「悪者」）の酷い振る舞いについて不平を言うことに関係している。もし「善い者」が「患者はか弱い」という波の頂点にいれば，そのセラピストが

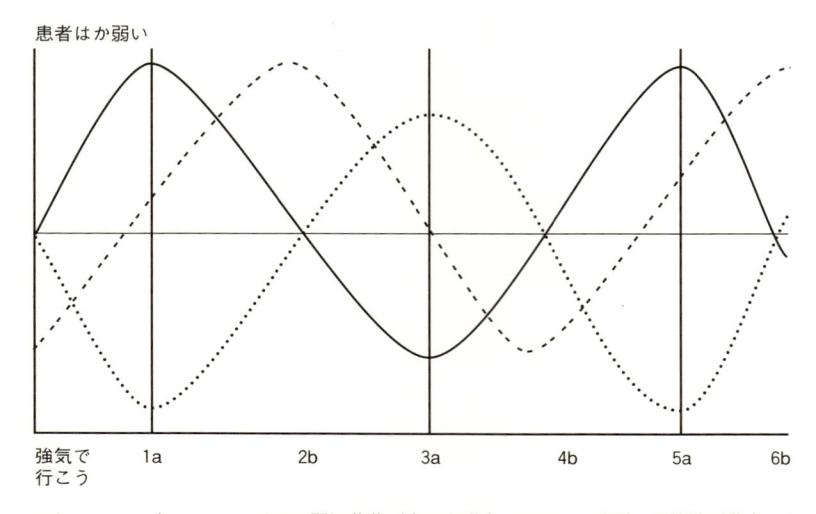

582 第Ⅲ部 基本的な治療戦略

患者はか弱い

強気で
行こう　　1a　　2b　　3a　　4b　　5a　　6b

―――― スタッフメンバーA　　a. AとBの間で葛藤が生じた場合，スタッフ分裂の可能性が最大になる点
……… スタッフメンバーB　　b. AとBの間で葛藤が生じた場合，スタッフ分裂の可能性が最小である点
－－－ スタッフメンバーC

図13-2　起こり得る「スタッフ分裂」シナリオの図：異なるメンバーの患者に対する
　　　　態度の波形パターン

「悪者」に怒りを向けるのはきわめて容易である。特に患者が自殺念慮をもっている場合や，「悪者」が「強気で行こう」という波の頂点にいる場合，この傾向は激化する。ここで再びDBTは，見出すべき総合が存在するはずだと想定することによって，この問題に対処することになる。そしてスーパーヴァイザーあるいはコンサルテーション・チームは，患者の不平の妥当性と，非難されたセラピストの行動の妥当性の双方を探索するのである。もちろん「悪者」が防衛的になることは，何の役にも立たない。ここにおいては，間違いやすさに関する合意（セラピストはたいてい間違いを犯す）と，現象学的共感に関する合意（セラピストが患者の視点で人生を見ようと試みること）が役立つだろう。

セラピストの非倫理的，破壊的行動への対処

　セラピストへのスーパーヴィジョン／コンサルテーション・アプローチは，チームとして取り組むすべてのセラピストが，コンピテンスと倫理と非防衛性

の最低限の水準を満たしているという想定にもとづいている。そしてさまざまな合意事項は，互いを尊重することのうえに成り立つものである。セラピストにとって，尊重できない他のセラピストの行動を認証したり，批判的フィードバックに過度に敏感なセラピストに率直に意見を言ったりするのは難しい。また場合によっては，チームやスーパーヴィジョン／コンサルテーショングループのセラピストが，治療を侵害するほどの深刻な問題を抱えているかもしれないし，重大な倫理違反を犯すかもしれないし，あるいは破壊的な治療関係を継続してしまうかもしれない。また，患者が他のセラピストに向かって，あるセラピストを激しく非難することもあるだろう。基本的にこうした問題は，まず個人スーパーヴィジョンや，チームミーティング以外の場で，個人的に扱う。その個人療法セラピストに直接言う場合もあれば，病棟管理者に相談する場合もある。激しい非難やセラピーの違反は，けっして無視されない。

情報の秘密保持

ただ一つの例外を除き，すべてのコンサルテーションにおける話し合いは秘密にしなければならない。患者についての情報はもちろん秘密であるが，セラピストが自分自身について明らかにした情報についても同様に秘密である。唯一の例外は，スーパーヴィジョン／コンサルテーション・ミーティングにおいて患者のことが話し合われているという事実が患者に告げられる場合である。患者に要求された場合，個人療法セラピストは慎重に議論の内容をある程度明らかにしてよい。ただしそれは，その情報が患者と他のセラピストとの関係にポジティヴな効果を与えるか，あるいは他者からのフィードバックが患者のスキル向上を促進する場合である。また，情報が歪曲される可能性には留意をしておく必要があるし，その可能性はオープンに認めなければならない。

第四節　結　語

DBTのなかで，ケースマネジメント戦略が最も実施が難しいというセラピストもいる。DBTのこのアプローチには，不本意な面があるからである。実際，私たちのほとんどは，私がここで提唱しているのと正反対の原理を教えられてきた。これらの原理や戦略は，私と同僚が長年にわたり，臨床研究の場面

においてこうした患者たちと取り組んでいるうちに徐々に発展させてきたものである。そうした原理のなかには，最初は研究上の必要から実施されたものもある。たとえば，私たちの治療チームが患者の入院の長さをコントロールできたとしたら，外来DBTの結果の指標として，精神科入院日数を簡単に用いることはできなかっただろう。また，いくつもの注意点や例外は，私たちが戦略の限界まで行き着き，どこを修正しなければならないのかが分かるにつれて開発されてきたものである。私自身驚いたのは，純粋に研究目的のために開発された戦略の多くが，臨床的にも非常に有効だと分かったことである。そうした成果はその後も維持され，今やDBTを構成するものになっている。

当初，セラピストへのスーパーヴィジョン／コンサルテーション・アプローチは，研究に必要なものであった。というのも，すべてのセラピストが実際にこの治療を行っていることを確認しなければならなかったからである。だが，私たちがコミュニティにおいて個人療法を受けている多くの患者にグループスキル・トレーニングを実施したとき，私はいかに多くのセラピストがコンサルテーショングループの支援なしに機能しているかを初めて知ることになった。また私は，セラピー上の問題について援助を求めてきた多くのセラピストに対するコンサルテーションも行ったが，前にも述べたように，それ以外の点では非常に良いセラピストである人たちがセラピー上の間違いを犯そうとしていることに私は驚いた。さらに，入院病棟や公的機関でコンサルテーションをするにつれ，多くの機関がスーパーヴィジョンやスタッフのサポートを欠いていることに繰り返し衝撃を受けた。私は，適切なコンサルテーションやサポートが行われていないことは，セラピー行動も含めた行動シェイピングにおける状況・環境的事象の重要性が認識できていないことに根差していると考えている。セラピー行動には，それを強化する状況が必要である。患者に当てはまる行動の法則は，セラピストにも同じように当てはまるのである。

第IV部
特定の課題に対する戦略

第14章
構造的戦略

　構造的戦略（structural strategy）とは，弁証法的行動療法（Dialectical Behavior Therapy, 以下，DBT）全体と，各個人療法セッションとを，どのように開始し，終了するかという問題に関するものである。この戦略はまた，セラピストが治療の各段階や，個人療法セッションの各段階の時間をどう構造化していくのかということにも関係している。

　DBT開始時にされなくてはならない主な事柄は，協力的な治療契約の形成である。またDBT終了時にされなくてはならない主要な課題は，患者にDBTなしの生活に向けた準備をさせ，そして正式な治療が終了した後，患者がセラピストや治療チームに対して何を期待していいのか，という方向づけをすることである。

　個人療法セッションの開始時と終了時における重要なポイントは，患者がセッションを通じて，オープンに話し合えるような情動的雰囲気を作り出すところにある。そしてこの雰囲気は，セッション終了後に生ずるコントロールできないほどのネガティヴな情動から，可能な限り患者を護るものとなる。個人療法におけるセッションの時間は，DBTの標的優先順位にもとづいて構造化されている（自殺行動の減少，セラピー妨害行動の減少，生活の質を損なう行動の減少，行動スキルの増進，外傷後ストレスの減少，自尊心の増進，個人的目標の達成）。他のいくつかのセラピーの形態（たとえば，スキル・トレーニング，電話など）におけるセッションの構造は，それぞれの相互作用のモードが持つ標的の優先順位によって決まる（スキル・トレーニングの構造化については，別巻の『スキル・トレーニング・マニュアル』のなかで論じている）。

　構造的戦略には，新たな受容戦略や変化戦略はない。ケースマネジメント戦略と同じく，構造的戦略の焦点は，成し遂げられるべき課題にある。つまり構造的戦略は，新しい戦略を作るものでなく，これまでの諸戦略を拡張し統合す

るものなのである。弁証法的戦略と，核となる認証戦略および問題解決戦略が，構造的戦略のバックボーンを形成する。

第一節　契約戦略――治療の開始

　患者になり得る人物との面接で，最初に行うべきことは，その患者をDBTに方向づけ，患者との間で最初の治療契約を取り結ぶことである。この契約が，後に続くすべての治療の基盤を形作ることになる。

　契約戦略（contracting strategy）は，患者との最初の何回かの面接を通じて，DBTがどういった類のものであるのか，患者に何が期待されているのか，患者はセラピストに何を期待していいのか，そしてどのようにして，またなぜその治療がうまくいくと期待されるか，といったことに患者を方向づけるために使われる。その目標は，患者とセラピストがセラピーチームとして協働していくために，両者の間でコミットメントを形成することにある。契約は，（第9章の問題解決の）方向づけ戦略とコミットメント戦略の，治療の開始への適用である。これらの戦略は，その後も以下に挙げるような場面で再び用いられることになる。すなわち，①患者が治療契約に違反したとき，またはそうすると脅したとき（たとえば，スキル・トレーニングをやめるという場合），②患者が自殺あるいは自殺類似行動すると脅したとき，③患者が現実離れした要求や，セラピストに対する現実離れした期待を示したとき，④セラピーを適切に行えないような困難を患者が抱えているとき（たとえば，セラピストに電話をかけるのが適当な場面でも，押しつけになることを恐れて電話をかけてこない）等の場合である。端的にいえば，治療契約は何度も繰り返し交わされ直されるのである。具体的な契約戦略を表14-1にまとめ，以下に論じる。

1. 診断的アセスメントの実施

　構造化された診断的面接が前もって実施されていない場合，契約段階において最初にするべきことは，そのような面接を行い，詳細な行動的および精神医学的既往歴，特に患者の以前の精神療法経験についての情報を，集中的に得ることである。私たちのクリニックでは，ボーダーライン患者に対して，DSM-III-R，第Ⅱ軸のための構造化された臨床面接（SCID-Ⅱ；Spitzer & Williams,

表14-1 契約戦略チェックリスト

____セラピストは診断的アセスメントを実施する。
　　____セラピストは構造化された診断的面接を使用する（たとえば，SCID-ⅡやDIB-R）。
　　____セラピストは治療が自発的なものであるかどうかを確認する。
____セラピストは生活全般における諸問題と，特定のボーダーライン的行動パターンとに対して，生物社会的アプローチを提示する。
　　____セラピストは非適応的行動（特に自殺類似行動）に対して，機能的で問題解決的なアプローチをとる。
　　____セラピストは非適応的行動のスキル欠損モデルを提示する。
____セラピストはDBT哲学を強調しつつ患者をDBTへと方向づける。
　　____ DBTは支持的である。
　　____ DBTは行動的である。
　　____ DBTは認知的である。
　　____ DBTはスキル志向である。
　　____ DBTは受容と変化とのバランスをとる。
　　____ DBTは協働的関係を必要とする。
____セラピストは患者の持つネットワークをDBTへ方向づけるよう援助する。
____セラピストは治療の合意事項と限界を検討する。
　　____セラピストは患者の側に必要な合意事項について話し合う。
　　　　____合意された時間，セラピーの場に留まること。
　　　　　　____セラピストは最初の治療契約の期間について交渉する。
　　　　　　____セラピストは契約期間の更新について明確にする。
　　　　____セラピーセッションに参加すること。
　　　　　　____セラピストはセッションの頻度と長さについて患者と交渉し，患者の希望を聞き出す。
　　　　　　____セラピストは患者が個人セッションとスキル・トレーニングセッションに毎週参加することになるということを伝える。連続4回の欠席という制限について説明する。
　　　　____自殺行動の減少に努めること。
　　　　____セラピストと協働すること。
　　　　　　____セラピストは患者に対し，セッション中，あるいはセッション間にどのような行動が適切かについて情報を提供する（たとえば，「ただ気分が乗らないからといって，セッションを欠席するのは良くないことですよ」）。
　　　　____スキル・トレーニングに参加すること。
　　　　____研究と支払いに関する合意に従うこと。
　　　　　　____セラピストは研究の要請事項がある場合はその概略を示す。
　　　　　　____セラピストは料金とその支払いの合意について交渉する。
　　____セラピストはセラピストの側に必要な合意事項について話し合う。
　　　　____セラピストは患者が望む変化をするよう援助するに際して，あらゆる合理的努力が効果を発揮するように努める。
　　　　____セラピストは標準的な倫理的ガイドラインに従う。
　　　　____セラピストは合理的な範囲内で患者からのコンタクトに応じられるようにする。
　　　　____セラピストは患者に敬意を払う。
　　　　____セラピストは秘密を守る。

____セラピストは危険度の高い自殺行動に関しては秘密を守らないことについて話し合う。
　　　____セラピストは必要なときはセラピーのコンサルテーションを受ける。
____セラピストは電話によるコンタクトの可能性と，セッションの録音について話し合う。
____セラピストはコミットメント戦略を用い，DBTに対する，また特に自殺類似行動を減少させるという目標に対する患者のコミットメントを引き出す。
　　　____セラピストは慎重に考えたうえで，患者との作業にコミットする。
____セラピストは主要な標的行動に関する分析を実施する。
　　　____自殺類似行動。
　　　____以前のセラピー。早期に中止されたものも含む。
　　　____生活の質を損なうような重大な問題。
　　　____外傷後ストレス反応（治療の第二段階）。
____セラピストは治療関係の構築を開始する。
　　　____セラピストは契約セッションのなかで，関係行動に注意を向ける。
　　　____セラピストは自分の専門性や信頼性，有効性を伝える。
　　　　　　____セラピストは興味深げにくつろいで，専門職らしいスタイルをとる。
　　　　　　____セラピストは訓練と経験を自己開示する。
　　　　　　____セラピストは信頼感を伝える。

■DBTに反する戦術
____セラピストがBPDについて説明しない。患者から受ける「感覚」に基づいて診断する。
____セラピストが患者から必要なコミットメントを得ずにセラピーを開始する。
____セラピストがコミットメントを得ることに熱心でない。さまざまな問題や情緒的苦痛を「切り抜け」なければコミットメントを形成できないという考えを，患者と示し合わせたかのようにして持つ。
____セラピストが差し迫った危機に対応するため契約戦略を省略し，その後戻って戦略を完了させることを怠る。
____セラピストが実施できない，あるいはしたくないセラピーを約束する。

1990）と，ボーダーラインのための診断面接-改訂版（DIB-R; Zanarini et al., 1989）も用いている。

　DBTには欠かせない患者の特性は数多くあるが，なかでも最も重要なのは，自発的参加である。少なくともDBTにはセラピストとの協働的関係が必要であり，セラピストとの関係継続は患者が治療プログラムに参加したいと望む際のポジティヴな随伴性としてのみ扱われる。したがって自発的でない患者では，随伴性マネジメントは非常に難しくなる。裁判所命令による治療は，セラピストが裁判所命令を取り消させたとしてもセラピーに留まることに患者が同意する場合にのみ行われる。

　私の経験では，居住地が地元であるというのも，望ましいことである。患者が近所（来院時間が1時間以内）に住んでいない場合，もしくはセラピーのた

めに引っ越さなければならない場合は，患者がセラピーのストレスに耐えるために必要とするコミュニティのソーシャル・サポートやリソースを得るのが難しく，治療から早い段階でドロップアウトする可能性が高い。グループセラピーに必要とされる患者の特性として，もう一つ，他者に対する敵意のコントロールがある。明らかに攻撃的なメンバーを含むグループは，高い情動的感受性と行動面での受動性を持ったボーダーライン患者たちの間の通常の結び付きを考えれば，非常なハンディを負っているといえよう。

DBTの有効性を論じる研究では，患者は活性化している精神病と器質性精神障害についてスクリーニングしてきた。研究とは無関係にDBTを応用する場合，このようなスクリーニングは，患者がスキル・トレーニングに参加する能力を持たないとか，スキル・トレーニングの恩恵を受けられないほどスキルの概念を理解できないといった重度の認知障害のレベルにおいてのみ必要となるだろう。また物質依存は，患者がその依存を断ち切った後でなければ治療の効果が得られないようなケースを除いて，DBTからの除外の理由にはならない。基本的に，DBTを物質乱用の主たる問題を治療するよう改良できないと考える理由は全くない。とはいえ，私たちはこれまで患者の何人かを，DBTに受け入れる前に，短期の物質乱用入院治療プログラムに委ねた。

2. ボーダーライン行動に関する生物社会理論の提示

最初のセッションあるいは数回目までの間に，セラピストは自殺類似行動と境界性パーソナリティ障害（borderline personality disorder，以下，BPD）に関する弁証法的・生物社会的な見方（第2章参照）を提示しなければならない。自殺行動は，苦痛を抱えた個人が，生きながら問題解決を図ろうとする一つの試みとして提示されるべきである。つまり自殺行動も，それが命に関わる高いリスクがあるという点以外では，原則的に他の非適応的な諸行為と変わりないのである。自殺類似行動の機能は，時間や状況，そして個々人に応じてさまざまであるが，自殺類似行動の持ついくつかの機能的特性は，ほとんどの自殺志向の人に共通している。そうした特性について患者に説明し，話し合う必要がある。話し合いが，そこにおいて患者自身が機能の多くを思いつくようなソクラテス的対話になり得るのであれば理想的である。セラピストは，自殺類似行動の機能が多くの人びとに共通していることを話す際には，特定の患者が必然

的に他の人と同じようになるという含みを持たせないように注意しなければならない。

　この状況のなかで，患者に対して機能的関係の性質を説明することも重要である。第9章と10章でも述べたように，患者が，機能的関係に関するセラピストの話を，人が自殺類似行動を通じて意図的に目標を達成しようとしているという含みをもった話として理解することは珍しくない。要するにセラピストは患者に対して，特定の行動と結果との関係が，必ずしもその個人が意識的に（または無意識的に）そういう結果を意図していた，という意味を持っているわけではないことを明確にしなければならないのである。一方，そうした結果が，患者が望んでいない場合でさえ，自殺類似行動を強化するように働いてしまうということを理解するよう，患者を導かなければならない。セラピストはかなり早い段階でこの問題を指摘することによって，はるかによく患者の自信を高めることができる。なぜなら，患者はそれまで自分にとって重要な人から，患者の自殺行動が意識的で操作的だと言われてきていることは疑いないからである。この点については，第1章と第9章でかなり詳しく論じておいた。

　患者には，ボーダーライン的行動が，どのようにして情動制御不全と不認証環境との組み合わせから形成されていくのか，というモデルについても説明しなければならない（第2章参照）。繰り返しになるが，セラピストは話し合いを進めていくあいだに，患者から肯定的または否定的確認を引き出すようなソクラテス的方法に則ってモデルを提示しなければならない。DBTは強固な理論モデルに依拠しているが，この契約的段階で（そしてセラピー全体を通じて）されなくてはならないことは，それぞれの患者に適合するように理論を発展させ改良していくことである。

　この時点では，ボーダーライン患者に欠けていると思われるスキルのリストを，黒板に書き出してみせるのも有効である（板書の概要については別巻のマニュアルを参照）。同様のものはスキル・トレーニングでも提示されるが，それぞれの治療モードのなかで反復されることで効果が高まる。それぞれのスキルの構成要素を説明したら，次にスキル間の相互依存性についてユーモラスな，あるいは少しドラマティックなやり方で話し合ってみるといい。これによって患者は，一つのスキルセットを習得するのに別のスキルセットが必要なときに，その第二のスキルを獲得していない状態で第一のスキルを発達させよ

うとしてフラストレーションを感じている理由がよく理解できるようになる。
　たとえば，嫌悪的な環境に耐えられなければ，セルフコントロールをなかなか学べない。どんな効果的なセルフコントロール・プログラムでも，小さなステップの積み重ねで実施しなければならず，それゆえある一定の時間，嫌悪的な状況に耐えることが必要となる。多くの場合，このような耐性の欠如は，自分には状況を改善するスキルが欠落しているために決して状況は改善されないだろう，という患者自身の気持ちに由来しているため，当然のことながら，もし患者がセルフコントロール・スキルを持っていれば，嫌悪的な環境に耐えることはもっと容易だと思えるはずである。同様に，情動のコントロールの学習には，情動制御に必要な行動を学習するプログラムの実施に必要なセルフコントロール・スキルを身に付けていることが条件となる。だが，このようなプランを実行に移そうとすれば，まさにそれは情動制御スキルの欠如によって妨げられることになる。極度に激しい情動によって，どのステップが行われようとしているのかを思い出すことさえも困難になり，そうなれば患者は必然的に，苦痛に満ちた情動を取り除くために熟慮された行動マネジメントという重荷を投げ捨て，安易だが非適応的な手段へと引き寄せられることになる。
　こうした例が示すように，行動スキルがいかに相互依存的なものであるかを患者に示すのは非常に簡単である。この時点では，患者に対し，こうした各領域で患者に欠けているものがあることを，ただの「クジ運」にすぎないと言明するのが有効である。患者に，いずれそれらの欠如は埋められるという希望を与えることを怠ってはならないが，クジ運として説明することで，患者はなぜ自分がフラストレーションを感じているのかをよりよく理解できるのである。そのように理解することによって，DBTに含まれるスキル形成のプロセスに耐えやすくなるのである。

3．患者を治療へと方向づける

　セラピー初期の何回かのセッションは，患者をDBTへと方向づけることに関するものであり，その際，患者の役割とセラピストの役割に関して適切な情報を与えるための役割提示を行う。これらのセッションにおいては，以下に挙げる事柄を網羅しなければならない。説明の順序は，各ケースに応じてアレンジしてもよい。繰り返すが，話し合いの状況のなかで，可能な限り患者から材

料を引き出すようにするのが賢明である。教育的な説明は最小限にする。
　患者に対しては，セラピー自体について，またセッションの回数や形態，内容について，分かりやすく詳細に説明しなければならない。加えて，以下に掲げるDBTの治療哲学を説明する。

　1）　DBTは支持的なものである　DBTのセラピストの方針は，患者がしようとすることに対して支持的であり，自殺行動を減少させようとする患者の試みに対しても，人生の満足を増進させようとする患者の試みに対しても支持的である。この点からすれば，DBTセラピストは，患者が自分自身のポジティヴな属性や力を認識できるよう援助し，患者がこれらの特性を発展させ，その特性を人生における満足を深めるような仕方で用いることができるように，と励ますものである。このとき患者には，DBTが自殺防止プログラムではなく，人生を豊かにするプログラムであると教える。
　2）　DBTは行動的なものである　セラピーの主眼は，次の2点について患者を援助することにある。①自分にとって特徴的な問題行動パターンを，それを引き起こす出来事やそうした行動の機能的特徴を含めて分析することを学び，そして，②非適応的な行動をスキルフルな行動に置き換えることを学ぶ。
　3）　DBTは認知的なものである　セラピーの焦点はまた，以前の状況のなかで学んだもはや役に立たない信念や期待や仮定を変化させることにもある。加えてセラピーは，必要になれば患者が自分の思考スタイル，特に「すべてか無か」の考え方と，（特に患者自身に関して）過度に善悪の判断をする傾向を吟味し，変化させるのを援助する。
　4）　DBTはスキル志向である　構造化されたスキル・トレーニングであれ，個人療法であれ，いずれも患者に新しいスキルを習得させ，すでに持っている能力を高める意図で構成されている。少なくとも構造化されたスキル・トレーニングにおいては，マインドフルネスや対人的有効性，苦悩耐性，セルフコントロール，情動制御といったスキルに焦点が当てられる。個人療法においては，患者がスキル・トレーニングのなかで学んでいるさまざまなスキルを，日常生活に組み入れていけるよう援助することに焦点が当てられる。
　5）　DBTは受容と変化のバランスをとる　このセラピーは，苦痛に満ちた感覚や嫌悪的な環境，曖昧さ，あるいは変化のペースが全般に遅いことに対す

る耐性を患者が高められるように援助することに焦点を当てる。セラピーが常に抱えるテーマは，スキルの向上と現実への耐性という両者に同時に焦点を当てることから生ずる矛盾を解決することである。患者に対し，患者がしばしば二つの矛盾する立場の間で揺れ動くことになるだろうと指摘するのが有効であることが多い。その実例は，いくつか，その時点の患者から引き出せることだろう。たとえば，希望の感覚と絶望感の間で，あるいはすべてがコントロール可能という自立的感覚と全く制御不能という依存的な感覚の間で揺れ動く自分に目を向けさせるのである。

　6）DBTは協働的関係を必要とする　DBTでは，患者の目標を達成するために，患者とセラピストが一つのチームのように機能することが要求される。この目標に向けては，患者がセラピーに留まらなくてはならないだけでなく，患者とセラピストが常に自分たちの関係に関連した行動に取り組み，発展を妨げるのではなく，促進させるようにしなければならない。したがって治療においては，患者とセラピストがその時点での関係に必要とされるものに，両者の特徴的対人スタイルを適応させることに，主な焦点が当てられることになる。

4. ネットワークを治療へと方向づける

　初期のアセスメントを通じて，セラピストは，患者の持つ対人的ネットワークや，進行中の医療的，心理学的治療すべてに関する情報を集めることになる。患者が自分のソーシャル・ネットワークと医療／心理学的治療ネットワークをDBTへと方向づけ，また自分のDBTへの参加へと方向づけるよう取りはからうのは，セラピストの責任である。もしその治療関係が許すのであれば，セラピストと患者に，患者のネットワークのメンバー（一人でも数人でも）を加えた合同ミーティングを持つこともまた非常に有効だと思われる。このことは，非常に自殺念慮の強い患者で，患者の持つネットワークに対してリスクの高さが伝えられていると，ほぼ常に指摘されるような場合，特に重要である（自殺行動のマネジメントに対するネットワークの関与については，第15章において詳細に論じる）。このような初期のネットワーク・ミーティングもまた，第13章で論じた患者へのコンサルテーション戦略へとネットワークを方向づけ，BPDに関するDBTの理論的公式化を提供し，患者とそのネットワークに関するさらなる情報を収集する一つの機会なのである。

5. 治療の合意事項と限界を検討する
■患者とセラピストの合意
　第4章で述べた患者とセラピストの合意事項については，徹底的に話し合う必要がある。DBTに必要な合意事項は，患者に関して六つ（セラピーを開始し留まること，セラピーに参加すること，自殺行動を減らすよう努めること，セラピー妨害行動を減らすよう努めること，スキル・トレーニングに参加すること，研究と支払いに関する合意に従うこと），セラピストに関して六つ（あらゆる合理的努力が効果を発揮するように努めること，倫理的に振る舞うこと，患者とのコンタクトの機会を確保すること，患者に敬意をはらうこと，秘密を守ること，必要なときはコンサルテーションを受けること）ある。こうした合意事項によって，これまで述べてきたDBTの治療哲学が，実際に働くようになる。これらの理論的根拠については，すでに第4章で論じているので，ここでは繰り返さない。

■電話によるコンタクトに応じられるようにする
　最初のセッションのときに，患者にはセラピストの連絡先電話番号と，コミュニティで利用可能な救急サービスの電話番号を教えなければならない。またセラピストへの電話の制限についても話し合う必要がある。この時点で患者が，多分自分は電話できないだろうと言うときは，セラピストはその患者と電話に関するDBTの方針について話し合わなければならない。一般的に，すべてのセラピーが個人療法セッションやスキル・トレーニングセッションの状況で実施できるわけではない。そのため，患者が時に応じてセラピストにコーチしてもらうために電話をかけることは，特に患者が自殺行動など深刻な非適応的行動に走りそうな危機的状況にある場合には必要なことなのである。電話によるコンタクトに関する戦略については，第15章でさらに論じる。

■セッションの記録・録音
　セッションを録音する場合は，患者にそのことを伝えておかなければならない。DBTでは，個人療法セッションでもスキル・トレーニングでも録音を勧める。治療での録音テープの役割については話し合っておくべきである。患者が次のセッションまでの間にセッションのテープを聴くことを治療プランの一部とするときには，セラピストは，患者がセッションの合間に録音テープを聞

けるようにテープレコーダーの手配をしなければならない。DBTにおける録音テープの役割と，この手順において生ずる問題点については，第11章で論じた。

6. セラピーへのコミットメントを確立する

　患者とセラピストが協働の合意に達するまで，正式なセラピーを始めることはできない。つまり，患者が患者に関する合意事項を守ると確約し，またセラピストがセラピストに関する合意事項を守ると確約して，はじめてセラピーが始まるのである。この点は強調してもしすぎることはない。第9章で述べたコミットメント戦略は，DBTのプロセスと目標に対するボーダーライン患者のコミットメントを取りつけ，それを強める主要な方法である。患者から必要な言語的コミットメントがなされるまで，セラピストは，他のいかなる話題にも進んではならない。患者の「抵抗」を読み解く糸口を得ようと，患者の過去を詮索してもならないし，なぜ患者が今すぐにコミットできないのかをよく理解しようと，患者の情動的苦痛や人生の混沌について話し合ってもならない。さらに（セラピー初期の方向づけや相互アセスメントの一環である場合を除いて）患者がセラピストと協働できるか否かを把握するために腹を割り過ぎてもならない。患者はすぐにそのレベルのコミットメントをする準備はできていない，あるいはコミットメントできないと言ってDBTのコミットメントに躊躇することがあるために，この点は非常に重要である。また，患者が，自分の絶望がとても深いためにセラピストもすぐに援助をあきらめてしまうだろう，と言うこともある。

　患者（セラピストの場合もある）が絶望していても，先に挙げた六つの合意事項を拒否している限りは，セラピストは患者の申し立てを受け入れつつ，合意なしにセラピーは進められないという態度を固持すべきである。必要なコミットメントなしにセラピーを開始するというのは，乗客の便宜を図ろうと焦るあまり客車をしっかり繋ぐ前に機関車を発車させてしまう列車の機関士のようなものだ。いくら早く発車したところで，駅に取り残された乗客は，目的地に少しも早くたどり着けないのである。たいていのボーダーライン患者は，自殺類似行動や自殺のリスクを減少させようとすることに対して，非常な困難を抱えている。こうしたコミットメントをいかにして獲得するかについては，第9

章と第15章で詳しく論じたので，ここではこれ以上触れない。

　患者からコミットメントを得ることに焦点を当てるのがとても簡単な場合があるために，セラピストは，自分の行う治療がほかの治療法と同等以上に患者の助けになるかどうか，また，自分が本当にその患者を治療したいのかどうか，ということを考え損なうことがある。特に，患者が危機的状況で治療に訪れ，何に対しても進んでコミットしたがる状態にある場合は，このようなコミットメントに先だってしかるべき慎重な考慮なしに治療に突入しがちである。しかし，治療の安請け合いは，絶望している患者の希望を容易に刺激できるものの，まさしくそのせいで，セラピストは，患者に深刻なダメージを与えずにセラピーを終えることが非常に難しくなる。ほとんどの場合，セラピストは最初のセッションの際に治療の継続を請合うべきではない。私の場合，患者になりそうな人に対して，最初の2～3回のセッションは，自分たちが協働できるのかどうか，あるいはその人の抱えている問題が自分に治療できるタイプのものなのかどうかを判断するために使う，という旨を伝えることにしている。そしてセッションとセッションの間に，自分がその人に対して効果的な治療を提供できるのか，しかも進んで提供したいと思っているのかどうかを，考えるようにしている。もしそれができるのであれば，2回目か3回目のセッションの間に，強固なコミットメントが形成されることだろう。だがそうでない場合，私は別の治療法を見つけられるように援助することにしている。私が患者に対して，別の治療プログラム（たとえば，物質乱用プログラムや，構造化された長期のDBT入院プログラム）に参加し，それを完了した後で，また会いにくるよう提案したことも何度かある。

7. 主要な標的行動を分析する

　初期の何回かのセッションを通じて，セラピストは，患者が思い出せる個々の自殺類似行動の主な実例について，包括的な行動分析を行わなければならない。以前の治療において重大な問題があった場合は，それについても吟味する。私は通常，少なくとも早期に中断されてしまったセラピーそれぞれについて詳細な分析を行うようにしている。治療が第二段階に進んだならば（またはセラピーをこの段階から始めるならば），外傷後ストレス反応に関する包括的な分析を行う。この場合，セラピストはまずそうした反応のパターンをそれぞれ同

定し，各パターンについて詳細な分析のために一つか二つの実例を選び出す必要があるだろう。だが治療の焦点は過去ではなく現在に当てなければならない。こういった分析の実施ガイドラインは第9章に示した。セラピーが研究的文脈のなかで実施されるなら，研究的アセスメントを分析の手引きとして用いてもよいだろう。しかし，いずれにせよセラピストは，早く介入しようとして，この手順を省略してはならない。行動分析は，情報を集め，パターンを明確にするために重要なだけでなく，患者が自分の行動を「狂った」ものでも「悪い」ものでもないと説明できるように，なるように援助することでもある（詳細は第9章を参照）。

8. 治療関係の構築を開始する
■契約セッションのなかで関係性のパターンを観察する

初期の契約セッションで，まずしなくてはならないことは，ポジティヴな対人関係の確立に努めることである。こうしたセッションが，患者とセラピスト双方にとって，治療的協調関係を確立し維持していこうとするなかで生じる問題を探し出すチャンスになることがしばしばある。アセスメントと契約のためのセッションそれ自体が，ある意味で，患者－セラピストの交流パターンのサンプルとなるため，将来の相互作用パターンの予測にも役立つだろう。したがって，セッション中のパターンや反応の可変性などは，後の分析に備えて注意深く観察し記録しなければならない。

■専門性や信頼性，有効性を伝える

治療の専門性と信頼性，有効性を伝える方法にはさまざまなものがありうる。一般に，DBTの持つ戦略や技法の多くは，セラピストの有効性を高めるという意図を持って作られている。専門性については，専門職らしい服装，興味深げにくつろいでいる態度，気楽でいながら注意を払っているという座り方，自信と確信を伴った流暢な話しぶり，セラピー・セッションの準備を整えていること，といった対人関係上の形式的特徴によって伝えることができるだろう。肩書きや所属機関，あるいはその患者の持つ特有の状況や経験に似た事例を学問的，専門的に扱った経験，さらに，従っている治療アプローチについて開示することもできる。信頼性は，確実性や頼もしさや予測可能性，一貫性といった特徴の影響を受ける。自殺念慮を持つ患者について特に重要なことは，セラ

ピストが治療に際して持っている動機や意図について，患者がどのように見ているか，という点である。そのため，合意の実行，時間どおりのセッションの開始，患者を単なる客や研究対象としてだけではなく，一人の人間として確かな関心を持っていることを伝えること，といった要素に留意することが重要になってくる。

　最初の何回かのセッションの間に，患者がポジティヴでドラマティックな学習経験ができるようにアレンジできれば，治療とセラピストに対する信頼が強化されることもある。たとえば，セッションのなかで，いかにしてリラックスするか，あるいはいかにして情動的覚醒を解消するかを手短に教えることは，セラピストへの信用を高めるドラマティックな効果を持つ。危機サバイバル戦略（別巻の『スキル・トレーニング・マニュアル』参照）も，ほとんど同じ効果をもたらしうる。

9．現実的な注意事項

　契約戦略について，私はここまで順を追って書いてきた。これは，実際のセラピーが，これらの戦略を通してここで概説したように進行していく，という意味も含んでいるが，そのように進まないこともしばしばある。特に問題になるのは，患者が重大な人生の危機を抱えてセラピーにやって来たときや，本気で自殺しようとしているとき，それが解消されなければ何も達成できないほどの激しいセラピー妨害行動をするときである。そうした場合セラピストは，治療の最初期に，危機介入治療モデルを使う必要が出てくる（第15章参照）。こうしたケースの初期に，セラピストは，患者を治療の基礎へと方向づけ，基本的コミットメントを得るために，規定以上の特別な時間を追加することが必要となる（たいていは1セッション分で十分である）。この二つのこと（方向づけとコミットメント）は，何よりも優先されなければならない。公式の診断的アセスメントについては，同僚もしくはクリニックにいる別のセラピストに実施してもらうのがよいかもしれない。DBTの生物社会理論を提示することや，主要な標的行動をアセスメントする，病歴を取る，あるいはソーシャル・ネットワークを方向づける，といった事柄すべては，治療のもっと後の時点に組み入れるべきだろう。

　たとえば，9カ月の間にほとんど致命的な自殺を3回試みたということで，

第14章　構造的戦略　601

　ある患者がセラピーのため，私の外来へ紹介されて来たことがある。3回とも頸動脈を傷つけたものであった。またこの患者は，前年に12回も服毒しており，さらに，皮膚移植が必要なほどの自罰的火傷痕も非常に多く見られた。最初のセッションで，これらの行動に取り組むと言明した後，その患者はすぐに，生きるか死ぬかでアンビバレントになり，次に自殺したいと強く感じた場合は死なないようにベストを尽くす，と言明するのがやっとであった（その患者の解離的状態が状況を厄介なものにしており，患者はこの状態の間は，自分の行動をコントロールする力がなくなると主張した）。押しつぶされそうなほどの自殺衝動が頻繁に起こり，死への欲求が連続的なものであったため，そのセラピーは，患者が生き続け，少しでも自分を傷つけないようにすることに目的を集中させることとなった。私がその患者に繰り返し言ったことは，私たちが患者の自殺行動をコントロールできるようになったら，速やかにその患者の抱えている問題に取り組み，そしてお互いに理解し合うよう努める，ということであった。これには，何回かの入院と，他の治療法の模索も含めて，3カ月かかった。差し迫った自殺の危険性が，少なくとも薄れた後，普通ならばセラピー開始近くに行う病歴取りとアセスメントを開始した。

　第二の例は，私たちのクリニックのある男性セラピストが担当した患者である（その患者は女性セラピストを望んだが，割り当てられず，また残念なことに，そのコミュニティで他の治療法も見つけられなかった）。この患者はセラピーにやってきて，必要な合意を形成したが，その直後，男性セラピストとのセラピーに対する不安に襲われた。3週目までには一つのパターンが出来上がっていた。すなわち，その患者は，セラピーに耐えられない，こんな経験の浅いセラピストでは納得できない，こんな見当はずれの治療プログラムは受けられない，あまりに鈍感過ぎる人たちの間でセラピーなんか続けられない，スキル・トレーニングも並行して行うよう要求され続けるのならセラピーをやめる，といったメッセージを週に五つか六つ残し，電話をかけてほしいと言いながら，1, 2時間のうちに，もう電話をかけてくれなくていいと言って，セラピーをもうやめる，セラピストのせいではない，というメッセージを残すのだった。その患者はセッションを2, 3回欠席し，その後電話やセッションのなかで疑いを解くが，その解決と再コミットメント（一時的なものだが）の数時間後には，またその繰り返しに突入するのであった。最初の4カ月の間，セ

ラピーはこのセラピー妨害行動にのみ焦点が当てられた（患者の受けた以前のセラピーでは，同じような頻度で自殺の脅しをしていたということからすれば，一歩前進である）。診断的アセスメントは同僚が行い，病歴の聴取と他の標的問題については棚上げされることになった。

第二節　セッション開始戦略

あらゆる精神療法において，セッションをどのように開始するか，というのは重要な問題である。セッションの始まり方によって残りのセッション時間の雰囲気が決まってくる。たとえばある患者はいつも，セラピストが自分に対してネガティヴで拒絶的に接するだろうと思っている。だからその患者は，恐れ，逃げ出す用意をしつつセッションに来ることがある。特に，その前回のやり取りが激しく，ネガティヴなものであった場合にそうなりやすい。ほとんどのボーダーライン患者は，ネガティヴな情動もそれが生じた後は消え去り，問題は解決されていくものだということを知らない。そのような経験がない場合，その日の最初の顔合わせがネガティヴであることは，破壊的な意味をもちかねない。他方，患者に対して，何度も繰り返し，温かい，招き入れるような態度で接すれば，怒りやフラストレーション，対人関係の問題，あるいは患者の間違いといったものが，必ずしも見捨てられることや，回復不能なほどの情動的緊張につながるわけではないということが，徐々に理解されるようになってくる。そうすれば，エスカレートしていく情動を，何とかコントロールするのに必要な自分をなだめるという行為が，非常に容易に行えるようになるのである。

ここで，セラピーの多様な状況について簡単に述べておこう。私のクリニックでは，セラピストの臨床用オフィスは大体において，DBT個人療法セッションが満足に行えるような状況になっている。DBTの状況として，もうひとつ重要なものは電話であるが，これについてはこれまでも論じてきたし，さらに次章でさらに詳しく扱う。環境介入戦略は現実場面で行われることがある。セラピーに対しアンビバレントな青少年の患者にセラピーを続けるためには，フレキシブルな環境にすることが重要となる。ボウリング場や車の中などでオフィス外セッションをすることなどは，困難な段階においてコンタクトを維持

第14章 構造的戦略　603

表14-2　セッション開始戦略チェックリスト

___セラピストは患者に対し，会えて嬉しいという感じを伝えるように，感じよく挨拶する。患者への関心を示すようにしてセッションを開始し，温かい感じを伝える。
___セラピストは患者の現在の情動状態に注意を向け，適宜，セッション中に注目する必要がある差し迫った問題を患者が抱えていないかチェックする。
___セラピストは必要に応じ，相互的コミュニケーションと問題解決によって関係の修復を図る。

するために非常に有効である。その若者がオフィスでのアポイントを取りに来るまでコンタクトを保っているだけでも，同じ結果が得られる場合もあるかもしれないが，連続4回の欠席までという制限がある以上，これは現実的ではない。青少年患者のなかには，こういった別の面談場所の方がより自然であり，患者の生活におけるトラウマをより耐えやいものにしてくれると感じる者もいるのである。

セラピー開始時に留意すべき諸戦略について以下に述べ，表14-2に概略を示す。

1. 患者への挨拶

基本的にセラピストは，患者に対して温かく，再会できたことを明らかに喜ぶような仕方で挨拶しなければならない。通常は患者に微笑みかけることであり，仮に患者が何回かセッションを欠席したのであれば，再び会えたことがいかに喜ばしいかを話すことでもある。この最初の時点における目標は，患者を重視していて，好感を抱いているということを伝えることにある。

2. 患者の情動状態を見きわめる

セッション開始の時点では，その患者の現在の情動状態を見きわめることが重要である。患者の側に（またはセラピストの側に）伏せられた計画案があれば，それは開示されなくてはならない。またもし，患者を苦しめている話題がいくつかあれば，そのことに留意しなければならない。セッションの最初に，非公式な計画案を一つ立てると，どういう話題をどういう順番で話し合う必要があるか，お互いに分かる。後述する標的づけ戦略は，この課題計画案の設定においてきわめて重要である。

3. 関係を修復する

　ごくわずかの例外を除き，少なくとも短期的には，関係の修復をセッションにおける他の深刻な問題よりも優先しなければならない。だが，「腹を割ること」を，セッションにおける優先順位の高い行動の標的づけの代わりに行うべきではない。こうした誘惑の危険性については，すでに第12章で詳しく論じた。

　患者と面談することについて，迷い，議論するべき困難な問題に不安を抱き，あるいは患者に対して未だフラストレーションを感じているセラピストは，自分が患者に対して持っている葛藤を本当に解決したいのかどうか，慎重に考え直す必要がある。もしその答えがノーであれば，その問題を次のスーパーヴィジョンまたはコンサルテーションで取り上げなければならない。そして，患者にこのことを切り出す前に，患者とは離れたところでの修復への努力がある程度必要となる。もし答えがイエスであれば，相互的コミュニケーション戦略（第12章参照）や治療関係戦略（第15章参照）を使って，互いの関係について患者と話し合い，問題解決を図るべきである。

第三節　標的づけ戦略

　標的づけ戦略（targeting strategy）は，セラピストが個人療法セッションの時間をどのように構造化し，どの話題に注意を向けるかという問題に関するものである。この戦略は，DBTが強調する治療標的の優先順位階層構造を反映しており，DBTに必要な階層構造にセラピストの注意を向けさせるために開発された。標的づけ戦略を実施するには，従来の治療戦略のほとんどすべてを組み合わせる必要がある。DBTの第一段階で，これに非常な困難が伴うことがあるのは，患者もセラピストも標的行動に注意を払いたがらないことが多々あるからである。

　標的づけ戦略の理論的根拠，あるいはそれにまつわるさまざまな異論や困難（および可能な解決策）については，第5章と弟6章で詳しく論じた。しかし，標的づけ戦略を顧みないセラピストにDBTは行えない，ということは繰り返しておくべきだろう。つまり，DBTにおいては，何が話し合われたかという

ことが，どのように話し合われたかと同じくらい重要なのである。患者と共に標的づけ戦略を進めようとするときに生ずる困難については，他のすべてのセラピー妨害行動に対する治療と同じように扱われなければならない。これをどのように行うかについては次章で論じる。（よくあることであるが）標的づけ戦略に関してトラブルを抱えているセラピストは，その話題をスーパーヴィジョン／コンサルテーション・ミーティングにかけるべきである。他のセラピストたちも同じような問題を抱えていることはほとんど確実である。

　標的づけの理論的根拠については，他の章で詳細に論じたので，ここで繰り返すことはしないが，標的づけを課題計画案の策定の際に考えるというのは，いいやり方だろう。課題計画は，その週における患者の行動に応じた柔軟性を保っていなければならないが，各セッションの前後にそれを見直してみるというのは有効である。標的づけ戦略について，表14-3にまとめた。以下，これについて述べる。これらの戦略は，用いる順番はどのようであっても，各セッションで，そのすべてを使わなければならない。

1. 前回セッション以降の標的行動を振り返る

　各セッションにおける治療的課題の第一は，その日まで一週間の患者の行動的進歩について振り返ることである。通常，DBTの最初の2段階では，この探索が，セラピストが標的行動に関する具体的な情報を得るために構造化されている。

■日記カード

　私は毎回，「日記カードを持っていらっしゃいましたか」という単純な質問からセッションを始めることにしている（日記カードの詳細については第6章を参照）。もし患者がカードを持ってきていれば，私は即座に目を通し，それによってそのセッションの最初の課題計画案を決定する。しかし患者がカードを持って来なかった場合は，カードに記入はしたのか，何があったのか，といったことを尋ねることになる。もし患者が全部記入していて，それを何らかの理由で持ってこなかった場合は，速やかに口頭でその内容を確かめる。私はカードに関するほとんどの情報（自殺類似行動や衝動，自殺念慮や衝動，物質の使用[医薬品を含む]，日々の苦悩，行動スキルの使用，その他モニターしていること）を得ようと試みるが，セラピーの段階に応じて，またその時点での標的

表14-3　標的づけ戦略チェックリスト

____セラピストは前回のセッション以降の患者の進歩を振り返る。
　　____セラピストは治療の第一，第二段階において日記カードを回収し，それを分かりやすい仕方で入念に調べてみせる。こうすることで，患者にとってその重要性が明らかになる。
　　　　____患者が日記カードを持ってこないときは，その理由を聞き出す。適切な場合は，セラピー妨害行動のプロトコル（第15章参照）を利用する。
　　　　____患者が日記カードを持ってこないときは，セラピストは患者に，その週の間の自殺行動について尋ねる（日記カードにある他の行動も尋ねる）。それが適切ならば，セッション中にカードに全部記入させる。
　　　　____異常な反応や問題のある反応についてはすべてコメントする。進歩を強化する。
　　____セラピストは何か行動の宿題があったときは，進歩について尋ねる。
____セラピストは行動標的優先順位を用いてセッションを組織化する。
　　____自殺行動（繰り返される低レベルの自殺念慮を除く）が報告されたなら，セラピストは問題解決戦略を使い，これについて話し合う。自殺行動プロトコル（第15章参照）を用いる。
　　　　____苦悩が強く自殺念慮が弱い場合，かつ／または自傷衝動が高く自殺類似行動がみられない場合，セラピストはその苦悩，衝動についてコメントして注意を向け，患者の抱えている問題は自殺行動を伴わないとしても重要なものであると認証する。
　　____セラピー妨害行動あるいは生活の質を損なう行動が見られた場合，そのことについて話し合い，問題解決（一般的な，またはその関係に応じた）を行う。
　　　　____患者からの電話がそのときの標的となっていたり，前の週に患者が異常な電話をかけてきたならば，そのことについてセッション中に検討する。
　　____必要な標的（自殺行動，セラピー妨害行動，生活の質を損なう行動，外傷後ストレス）が定まったら，患者はセラピストにセッションの内容と方向性をコントロールさせる。
____セラピストは患者の治療段階に注意を払う。段階を飛び越えてはならない。
　　____前段階の問題が再び現れたときは，セラピストはその段階へと戻る。
____セラピストは他の治療モードにおける患者の進歩をチェックする。
　　____セラピストは患者のスキル・トレーニングへの参加とその進歩をチェックする。
　　　　____患者がスキル・トレーニングセッションを欠席したり，スキル・トレーニングのためのホームワークを終えなかったり，スキル・トレーニングに対する不満を表明したなら，それらの問題を探求する。
　　　　____適切な場合には，スキル・トレーニングの規範へのコンプライアンスを促すために，セラピー妨害行動プロトコル（第15章参照）を採用する。
　　　　____セラピストは患者に対し，スキル・トレーニングの意義を伝える。
　　　　____セラピストは患者がスキル・トレーニングで習得したスキルを，生活における目下の問題と関係づけられるよう援助する。必要ならば，セラピストはスキルに関してさらなる教示をする。
　　____セラピストは患者がスキル・トレーニングや支持的グループセラピーなど他のDBTモードに関して抱えている問題を，患者自身の生活における諸問題と関連づけられるよう援助する。
　　____セラピストは患者がスキル・トレーニングや支持的グループセラピーに関して抱えているプロセスの問題を，個人療法において吟味されている問題と関連づけられるように援助する。

■DBTに反する戦術
____セラピストが日記カードを見せるように言わない。
　　____セラピストがカードを持ってこなかったことに関する患者の言い逃れを受け入れる。
　　____セラピストがカードに記入されていたはずの情報を尋ねない。
　　____セラピストが患者に譲歩する。
____セラピストが自殺行動について触れない，またはおざなりな話し合いしかしない。
____セラピストがセラピー妨害行動について触れない，またはおざなりな話し合いしかしない。
____セラピストが生活の質を損なう行動についてについて触れない，またはおざなりな話し合いしかしない。
____セラピストが標的の優先順位ルールに従っているが，この戦略のスピリットには従っていない。
____患者がまだ治療の第一段階にあるのに，幼いころに受けた虐待について話すように，セラピストが患者に強要する。
____セラピストがスキル・トレーニングが誰か他の人の責任であると言う。

行動に応じて，具体的な質問をする。患者が書き込み自体をしていない場合は，新たにカードを渡し，セッションの間に記入してもらう。第6章で述べたように，日記カードに対するこのような一貫した注意が，遅かれ早かれコンプライアンスを生み出すことになる（もし従わない場合，それはセラピー妨害行動のひとつであろうし，さらに注意を払うことになる）。日記カードの理論的根拠および，カードに対するセラピストと患者双方の抵抗への対応策については，第6章で論じているが，第15章でも再び取り上げる。

■ホームワーク

ホームワークを課した場合，セラピストはセッション時に忘れずにそれについて尋ねなければならない。

2. 標的優先順位を用いてセッションを組織化する

これまで何度も述べてきたように，DBTの際立った特徴の一つは，交流を組織化するために行動標的の優先順位を用いることである。その基本的ルールは，個人精神療法の時間を現在の（前回のセッション以降の）行動に向け，注意を向ける優先順位を標的階層によって決定する，ということである。読者のために，この階層（第6章参照）について繰り返すならば，個人外来セラピーにおける最優先標的は自殺行動であり，次にセラピー妨害行動，生活の質を損なう行為の重篤なもの，スキルの欠如，外傷後ストレス行動，自尊心，個人的

目標の順番で続く。電話の場合もまた，標的階層にもとづいて相互作用を組織立てる。電話での優先順位は，順番に，自殺危機的行動を減少させること，目下の問題に対し行動スキルを適用すること，そして患者とセラピストとの間の対人的危機や疎外を解決することである。スキル・トレーニング・セッションや支持的プロセス・グループなど他のすべての治療モードにも，それぞれの階層がある。各セラピストの課題は，そのときの交流モードにおける順序を使って時間の使い方を決めていくことにある。新人セラピストにとってこの戦略は特に難しいものの一つであり，また同時に，セラピー全体の進展にとって最も重要なものの一つである（標的の優先順位の使用に関する詳細な議論については第5章と第6章を参照。時間の組織化と抵抗への対処については，第6章と第15章で詳しく論じた）。

3. セラピーの段階に注意する

第6章でも論じたように，DBTは四つの段階に分類されている。すなわち，方向づけとコミットメントに関わる治療の前段階，基本的能力を習得する第一段階，外傷後ストレスを減少させる第二段階，自尊心を高め，個人的目標を達成する第三段階である。セラピストは，どの段階にいるかに注意を払うことが重要である——現在のセラピー段階における目標が達成されていなければ，次の段階には進まず，また前段階の問題が再び現れた場合は，前のセラピー段階へ戻る。セラピーを開始する前に，（治療前段階の）方向づけとコミットメントが完了していることの必要性については，先に論じておいた。第6章でより詳細に述べたように，第二段階へ進む前に第一段階において十分な進歩を達成するということも同じように重要なことである。セラピストはこの段階戦略から，DBTにおいては以前の外傷後ストレスを無視しない，ということを知らされる。したがって，説得力のある論拠もなく，基本的能力の学習から個人的目標の達成へと段階を飛ばすことは，一般的に言ってこの戦略に対する違反である。

4. ほかの治療モードにおける進歩をチェックする

個人精神療法において，患者がDBTのほかのモード（スキル・トレーニングのような）をも受けている場合，セラピストは各セッション毎に，そうした

他の療法における進歩をチェックしなければならない。個人療法セラピストは，自分が主セラピストであり，そのためすべての治療モードをコーディネートする責任を持っていることを自覚しなければならないのだ。個人療法セラピストが他の治療モードについて，尋ねるまでもないほど重要でないと考えているなら，ほとんどの患者にとって，それらの治療モードが重要だと考えるのは困難である。他の治療法への参加や協調に関して生じている問題も個人療法セラピストの責任であり，そうした問題は，セラピー妨害行動として扱われる。

第四節　セッション終了戦略

　ボーダーラインまたは自殺的患者に対するセッションをどのように終了するかというのは，きわめて重要な問題である。ボーダーライン患者たちが，怒りやフラストレーション，パニック，悲嘆，失望，絶望，空虚，孤独といった極度にネガティヴな情動を抱えてセラピーセッションから帰っていくことは珍しくない。彼らにとっては，非適応的な行動に頼らずに情動的苦痛に耐えることが非常に難しいのである。このような情動を前もって予想し，「解決されるべき問題」として，患者と共に取り組むことも非常に重要である。また同様に，セッションにおける「ビジネス的」部分を総括する――つまり，与えたホームワークを吟味し，そのセッションで得られた進歩を要約する――ことも重要である。セッション終了に関する戦略について，表14-4にまとめた。

1. 終了に充分時間をかける

　セッションの終了に入るタイミングは，それぞれの患者に応じて異なる。たとえば，セッション開始時にもう終了に向かう患者もいる。つまり，彼らは去ることに対する不安をあまりにも持ちすぎているため，彼らの行動は最初の最初から，セッションの交流が彼らの言葉でいうところの「始まる前にほとんど終わってる」という顕著な事実に影響されるのである。前にも述べたように，ボーダーライン患者はたいてい，セッション中に情動を「解き放つ」ことができないし，したくないという。というのも，もし情動を解き放ったなら，「切り上げる」時間が足りなくなるからである。そして彼らには，制御不能な強烈な情動が残される。この問題は，セッション時間をどんなに長くしても完全に

表14-4　セッション終了戦略チェックリスト

____セラピストは患者が焦らないよう，またセッションが突然終わらないよう，終了に充分な時間をかける。
　　____患者には，セッションが終わりに近づいているという予告を与える。
　　____セラピストは患者がセッションをうまく終了できるよう援助する。
　　____セラピストは患者が情動的に切り上げられるよう援助する。
____セラピストは合意された来週までのホームワークや課題を再確認する。
____適切な場合には，セラピストはセッションを要約する。
____セラピストは患者にセッションの録音テープを与える。
____セラピストは患者の進歩する力と，今後直面するかもしれないいかなる問題にも対処できる能力への信頼を表わして患者を力づけ，チアリーディングする。同時に，患者が本当に困難な問題に直面していることも認証する。
____セラピストは患者をなだめ，セラピストが引き続きそこにいるという感覚を与える（たとえば，電話でコンタクトできるようにする，患者が電話コンタクトを使えることを思い出させる，電話計画のことを思い出させる）。
____セラピストは（適切な場合には）トラブルシューティングをする。問題解決戦略を用い，セッションの後，あるいは次週までの間に生ずると予想されるさまざまな困難に対処する。
____セラピストは温かさと，またすぐに会えるという期待を伝えるような仕方で，患者を支持し，そして別れる。セラピストと患者双方にとって安心できる終了儀式を作り，実施する。
■DBTに反する戦術
____セラピストが患者への予告なしに早い時間に終了する。
____セラピストがセッション終了直前にデリケートな問題を持ち出す。
____セラピストがセッションを終了し立ち去ることで，患者の困難を不認証化する。

防ぐことはできないが，セラピストと患者は，この重要な終了作業のために，どのくらいの時間をセッションの終わりに残すべきかを一緒に考えなければならない。これに必要な時間は，患者によっても，あるいは同じ患者でも，セッションで話し合われた話題によってもさまざまである。

2．ホームワークについて合意する

　セッションのなかで，患者とセラピストは次週までに行うべきさまざまな活動について話し合うことになるだろう。各セッションの終了時には，ホームワークに関する提案をあらためて検討し，明確化しなければならない。また，ホームワークへの取り組み対する患者の同意も再確認する。この時点で，セラピストは患者に，次週までにそのホームワークをすることに関して何か障害があるかどうかを尋ねる。一般に障害はあると考えておくべきであり，セラピストはそれを，患者の問題解決を援助するチャンスと捉えなければならない。

3. セッションを要約する

セラピストは状況に応じて，セッションの終わりに，話し合われた重要なポイントを要約する必要がある。こうしたまとめは，一般に「快活な」調子で行うべきである。その週またはそのセッションで患者が得た重要な洞察についても，手短に触れなければならない。ほんの一言二言で十分な場合もある。

4. セッションの録音テープを与える

各セッションの終了時に（計画に含まれているなら）そのセッションの録音テープを与え，次週までに最低1回は聞くようにと指示するべきである。そのテープは患者が情動に押しつぶされそうなとき，それに立ち向かおうとする刺激になる。いわば，患者の自然的環境のなかにセラピストを出現させるものである。

5. チアリーディング

各セッションの終わりに，セラピストは，患者が達成しつつある進歩について直接的に，オープンに励まし，そして患者のポジティヴな面や称賛に値する行動を指摘しなければならない。基本的にこれは，セラピストにとって，患者に要求される前に患者の行動を認証する一つのチャンスなのである。またこれはセラピストにとって，患者に希望と激励を与えるチャンスでもある。セッションの相当の部分が，患者自身の自己卑下行動を一層自覚することに充てられている場合，このセラピストからの激励は，特に重要である。患者がくじけ，希望を失いながらも，セラピストに自分の有能さを伝える，ということは非常によくあるが，セラピストはこのような見かけ上のコンピテンスに騙されないことが大切である。セラピストは注意深く，称賛とともに，患者の生活が未だひどく困難で苦痛を伴うものであるという認証を組み合わせていかなければならない。自身の問題に対処する患者の能力を過大評価してはならないのである。セラピーが進むにつれ，セラピストは患者から，自信と自己認証の言葉を有効に引き出せるようになってくる。セラピーの後半になれば，セラピストが患者に，その週のあいだ，またはそのセッションの間にどのような進歩があったと思うか，直接尋ねてもよい。

6. 患者をなだめ，安心させる

　セラピーセッションの場から帰るときに，患者が悲しい気分になってしまうことは多い。絶望感と孤独感が，セッションが終わろうとするときに蘇ってくるのである。セラピストはこれを予測し，必要な場合は次のセッションの前でも電話できるということを念押ししなければならない。つまり，コンタクトが永遠に終わってしまうのではないということである。またセラピストは，患者が必要であればいつでも救急サービスを呼んだり，周囲の人びとに助けを求めたりできるということについても念を押さなければならない。前に述べたように，自殺類似行動をするボーダーライン患者の多くにとっては，適切なやり方で助けを求めることが難しい。患者が危機の最中でセラピストに電話をかけ，絶望的な仕方で行動したり感じたりしてセラピストに法外な要求をする，というのはよくあることだが，そういう患者が危機に至る前に助けを求めて電話してくるということはほとんどない。

　したがって，セラピー開始時に，患者に適切な仕方で助けを求めるにはどうすればよいかを教えることが一つの大きな目標となる。患者にとっては，ただ問題について話し合うためとか，助言を求めるとか，あるいは自分の身に起きていることを話すためだけであっても，誰かに電話をかけてよいということを学ぶことが特に重要なのである。しかし，たいていの場合，患者にとってはこれが難しい。そのため，セラピーの第一段階では，セラピストに電話をかけることをホームワークにすることが必要となるかもしれない。患者が危機の最中に苦労なくセラピストに電話できるようになれば，以後のセッションの終了時には，危機が生じる前に電話を試みるようにという指示を与えるべきである。患者が適切なときにセラピストに電話できるようになれば，次には，このスキルを患者の周囲にいる他の人に対しても使えるように般化することに関心を向ける。この時点になってセラピストは，その患者には適切なときに電話をかけられるような援助的な相手がほとんどいないことに気づくかもしれないが，そうであれば，そのことがセラピーの重要な焦点となる。いずれにせよ，セラピーが完了するころまでに，患者が身近な他者に電話で適切に助けを求められるようにするということも，セラピーの主要な目標の一つなのである。

7. トラブルシューティング

セッションの終わりの時点で，患者が深刻な情動的困難を持ち続けていた場合，セラピストは患者が帰宅後も情動制御ができるように，また苦悩耐性の戦略を使うことができるように，援助しなければならない。繰り返しになるが，患者の見かけ上のコンピテンスに騙されないことが特に重要である。最初のうちは，ほとんどすべての患者で，セッションの終了への対処に非常な困難が伴うだろう。また，情動的苦痛は時間が経つにつれ軽減していくものだが，セラピストも患者も，情動的苦痛を和らげ，順応性を欠くタイプの対処行動を未然に防ぐための問題解決法を積極的に発展させていくべきである。

8. 終了儀式をつくる

終了儀式をつくることによって，患者を落ち着かせることができ，より簡単に別れられるようになる。少なくともセラピストは，患者と一緒にドアのところまで行き，またすぐに再会するだろうという期待を伝えなければならない。患者によっては，さよならのハグが，セッション終了時における重要な一部になるかもしれない（これについてのガイドラインは第12章参照）。

第五節　終結戦略

始まったときから，患者にセラピー終結に向けた準備をさせておくというのは，きわめて重要なことである。結び付きが強い，ポジティヴで緊密なあらゆる関係と同様に，その終わりは非常に難しいものである。DBTは，完全なる関係の断絶を唱導するわけではない。それは，患者が患者というカテゴリーから元患者というカテゴリーへと移行し，セラピストがセラピストの役割から元セラピストの役割へと移ることなのである。この「元〜」という役割は，「非〜」の役割とは全く違うものである。前者においては，かつて強烈でポジティヴな愛着があったという事実が，認知され価値づけられるのである。この変化は，生徒から元生徒へ，あるいは，親に依存していた子どもから親元を離れた子どもへ，という変化によく似ている。またセラピーをうまく終結させるためには，患者がセラピストと共に学んだ対人的スキルを，非治療的状況に般

614　第Ⅳ部　特定の課題に対する戦略

表14-5　終結戦略チェックリスト

____セラピストは最初のセッションのときから，来るべき終結について話し合いを始める。終結へのアプローチとして，セッション回数を減らしていく。
____セラピーが終わりに近づくにつれ，セラピストに対する信頼以上に自己信頼と他者への信頼を強化し，依存と自立双方の必要性を強調する。
____セラピストはセラピーが終わる最低3カ月前に，積極的に終結のプランを立て始める（1年間のDBT治療契約の場合）。
　　____セラピストは問題解決戦略を用いて終結に伴う困難をトラブルシューティングする。必要であれば，セラピストはセラピーを減らしていくスケジュールのなかで，患者に対する「後押しセッション」を定期的に設ける。
　　____セラピストは進歩を評価する。
　　____セラピストと患者は，継続されるコンタクトについての基本ルールを定める。
　　　　____セラピストはDBT終了以降に患者がセラピストに対して期待できる関係のタイプを明確にする。
　　　　____セラピストは治療関係と元セラピストとの関係，そして友情の違いについて話し合う。
　　　　____セラピストは，セラピーへの再参加の基準について，患者がスキルを再検討し，あるいはセラピー終了後の問題解決により積極的になって決定するのを援助する。
____患者がセラピー終結後も引き続き他のところで治療を継続することを望んだならば，セラピストは紹介を行い，必要であれば新たなセラピストが治療を開始できるようになるまで，患者と面会を続ける。

化していくことも必要となる。セラピー終結に向けた具体的な諸戦略について，表14-5にまとめた。

1. 終結に向けた話し合いの開始──セッションを減らしていく

　般化や終結への焦点化はセラピー全体を通して続けられることだが，終結に近づいていることに関する積極的な話し合いは，セラピー終了のかなり前に始める必要がある。しかし，このタイミングは，セラピーがどのくらいの期間続けられているかに左右される。セラピーからの離脱をスムーズにするためには，セッションを急に停止するよりも，その頻度を徐々に減らしていくべきである。こうして積極的な終結へと導いていく間，セラピストは患者の進歩を強調，称賛し，セラピーなしに生活していく患者の能力に対する明確な信頼を示し，単にセラピーが終わったからといって，患者へのケアと関心がなくなってしまうわけではないこと，そしてコミュニティや私的なリソースは，患者が必要なときにはいつでも利用可能であることを強調する。

2. 対人的信頼をソーシャル・ネットワークに向け般化する

　自殺類似行動をする患者やボーダーライン患者の多くは最初，セラピーのなかでセラピストを信頼し，セラピストに助けを求め，依存と自立との間でバランスを適正にとる，といったことがなかなかできない。これについては前にも述べた。こうしたパターンを調べていくと，たいていの患者は，身近な他者に対してもそうであることが分かる。基本的に，助けを求めるスキルというのは，嫌悪的な環境で生き延びるために必要なものである。したがって多くの場合，信頼する能力，適切に助けを求められること，そして他の誰かにも自分にも頼ることができること，などが治療目標となる。

　セラピストに対して信頼を持ち始めるにつれ，患者はセラピストに対して，より正直に助けを求めるようになっていく。セラピーの初期段階では，患者がある状況に対処するなかで困難に直面した場合はセラピストに電話をして助けを求める，ということの強化に力点がおかれる。しかし，この助けを求める能力が，その患者の身近な他者に助けを求めることに移行せず，また，自助も教えられてもいなかった場合，セラピーの終結は極度のトラウマをもたらすだろう。セラピストの非常に短期の不在（たとえば町の外への出張）に対してさえ，自殺類似行動をする患者は，そうした行動によって反応してしまいがちなのである。したがって，セラピストへの信頼から自分自身に対する信頼，そして他の人びとに対する信頼への移行は，速やかに開始されなければならない。ここで再び，弁証法的戦略が必要になる。この場面でセラピストは，患者が自立を学ぶ一方で，他の人びとに依存できるということを強調する。

3. 積極的に終結のプランを立てる

　前述したように，セラピーがいずれ終結するという事実は，DBTのきわめて初期のセッションにおいて，話し合われていなければならない。だが，セラピーが終わることと，セラピストとの関係が終わりになることとは，明確に区別されるべきである。また，元セラピストの役割と，友達の役割についても，明確に区別されなければならない。ほとんど例外なく，元セラピストは元患者の友達になるのではなく，またそのような期待をもたせてもならない。もしも友情が生まれてしまったら，それは予定された権利というよりも，むしろ望外

の喜びということになるだろう。

■トラブルシューティング

セラピストは，セラピー終結のプロセスもしくはその直後に生ずるであろう困難のすべてについて，患者と話し合っておかなければならない。解決策を編み出すためには，問題解決戦略が用いられるべきである。解決策としては，「後押しセッション」の可能性を考えるべきである。半年ごとにこのようなセッションを計画するのは，問題が予想されない場合でも，良い考えである。

■進歩を評価する

セラピーがどのくらい進展したのか，どのような成果が達成されたのか，また患者がこれからの人生においてどのような進歩を遂げたいと思っているのか，といったことを，合理的，徹底的に検討する十分な時間を持つべきである。そこでは治療関係それ自体について（セラピストの観点および患者の観点から），そして標的行動に関する患者の変化について検討しなければならない。またセラピストは，問題が完全に「治った」という人は未だかつていないのであり，人生のすべてが成長と変化に関わっているのだという考えを示す必要がある。

■コンタクトの継続に関する基本ルールを定める

精神療法に関する文献で，元セラピストと元患者との関係について十分に検討したものはない。しかし，セラピストが患者との以後の付き合いに関する自己の志向について明確な考えを持つことは，非常に重要である。その考えは，患者に分かりやすく提示しなければならない。守られないような漠然とした約束は，けっして患者のためにならない。通常の成り行きだと，元患者と元セラピストとのコンタクトは，セラピー終結直後から1年ほどは非常に頻繁であり，やがて徐々に減っていくものである。私自身は，元患者について，元の生徒たちと同じように，長期間追跡することに常に関心を抱いているので，定期的に連絡するよう働きかけることにしている。これによって，私は患者たちがどのように過ごしているのかを把握できるのである。これは，相互的なコミュニケーションと限界遵守とを織り合わせる機会である。

セラピストとの相互作用を継続したいという患者の希望そのものも，探究の対象となる。比較的コンタクトを求める患者もいるし，コンタクトを全く断ちたがる者もいるだろう。どちらにも，セラピーに再参加するための基準の概略

を提示しなければならない。もし再参加が認められないなら，セラピストはそのことを明確にし，患者が別のセラピストを見つけるために問題解決を用いるように援助するべきである。

4. 適切な紹介をする

完全なる世界であれば，ボーダーライン患者に対するセラピーは第一段階から第二，第三段階へと進展していき，患者が自分の人生に適度に満足し，自分自身に安らげるようになったところで終わりを迎えることになる。第一段階から入った患者の場合，これには何年もかかることがある。実際，重度の自殺念慮を持ったボーダーライン患者は，第一段階から第二段階に移ることにさえ最低1年，またはそれ以上かかることも珍しくないのだ。以前のトラウマおよび解離傾向の強さによっては，第二段階のセラピーもまた1年もしくはそれ以上かかることになる。少なくとも，私たちがより効果的な治療法を開発しない限り，これらの段階で患者を急がせることは，解決される問題以上の問題を生み出すことになりかねない。

不幸なことに，金銭面や保険契約上の限界や，マネージドケアの要請，セラピストの個人的限界，あるいは研究上の制限などによって，セラピストと患者が目標を達成するまでの時間，一つのチームであり続けられないことはしばしばある。無論，そうしたケースにおいて，セラピストがその患者を見捨てないということは最低条件である。つまり，セラピストは代替の治療フォローアップ計画を作ることについて患者を援助しなければならないのである。上に挙げた理由から，そのような計画を立てることは，個人療法を受ける資金を欠く患者にとってはこの上なく困難なことである。また，個人療法セラピストの多くがボーダーライン患者や自殺的患者に取り組むのを嫌がるという問題もある。そこでセラピストは，ピア・カウンセリングやサポート・グループ（たとえばAA）のように，公的で低価格のメンタルヘルス・リソースを探す必要がある。セラピーに時間制限があることが最初から分かっている場合，必然的にセラピストは，セラピーが終了するずっと以前から，他機関への紹介の計画を立てるべきである。

第六節　結　語

　患者に，自分は良くなるのだろうか，自分は幸せになれるのだろうかとよく聞かれるが，これは難しい質問である。たしかに，初めて私に会ったときよりは良くなり，幸せになれるだろう。そしてたしかに，かつてBPDの基準を満たした人間にとっても，人生は生きる価値のあるものになり得ると私は信じている。しかし，私の患者の多くが経験したような虐待的環境の力に，誰もが完全に打ち克てるようになるかどうかについては，確信が持てない。人生にずっと，ある程度の苦痛がどうしても伴うのかもしれない。だがここで重要なことは，そのような現実に対して大騒ぎしないことである。歴史上の多くの人びとが，極度の苦難に直面し，それを受け入れねばならなかったにもかかわらず，生き続け，良質で満ち足りた人生を送ってきたのだ。もちろん，どのようにすればよいのか，ということは明確にできないし，簡単にできることでもない。精神療法は，こうしたジレンマに立ち向かおうという，社会の企ての小さな一部分にすぎない。精神療法の限界の外には，宗教や，スピリチュアルな実践，文学や歴史や哲学などの学問，コミュニティ活動などさまざまなものがある。つまり，精神療法以外にも多くの答えがあるということである。

　すべての人が，いつでも欲しているような愛のある，養育的で，援助的な対人関係といったものを見出し，維持できるわけではない。少なくとも，一つの関係のなかにこうした性質を見出せないことはあるだろう。また，仮にそのような関係を作り上げたとしても，それは永遠には続かないかもしれない。セラピストとの関係は，患者が見出す関係のなかでも最良のものかもしれない——それは必ずしも患者の側に欠落したものがあるからというわけではなく，むしろ私たちの社会が持つ，コミュニティや親密な交わりを可能にする力が，その最良のメンバーに対してすら十分に発揮されないからである。そのため，個人療法終了後に参加する支持的グループセラピーは，多くの元ボーダーライン患者にとって一つの福音となるだろう。そのようなグループを無期限に続けたいという者もいるだろうが，それは奨励し，支持すべきことだと私は思う。その他の人については，たとえ断続的であっても元セラピストとのコンタクトを継続することが非常に重要になるだろう。

第15章
特別な治療戦略

　本章では，ボーダーライン患者の治療における特定の問題点に対応する諸戦略を扱う。構造的戦略と同様に，これらの戦略でも，標準的な諸戦略を特別なあり方で結合し直すことが必要となる。以下，①患者の危機，②自殺行動，③患者のセラピー妨害行動，④電話，⑤補助治療，⑥患者-セラピスト関係の問題に対する統合的戦略について論じていく。

第一節　危機戦略

　本書を通じて指摘してきたように，ボーダーライン患者は危機状態に陥ることが多い。そうした状況では必然的に，患者がそれまで学習してきた行動スキルを用いる能力は低下する。情動覚醒が認知プロセスを阻害するため，患者が目前の危機以外のものに焦点化する能力が制限されてしまうのだ。そのような場合，セラピストは，この節で述べるような危機対応フォーマットを用いるべきである。

　標準的な外来弁証法的行動療法（Dialectical Behavior Therapy，以下，DBT）において，危機にある患者を支援する責任は，個人療法セラピスト，すなわち主セラピストにある。他の外来セラピストやチームのメンバーがするべきことは，①主セラピストに取り次ぐ（必要ならば患者が主セラピストとコンタクトをとる援助をする）ことと，②患者が主セラピストに会えるまでの間，苦悩耐性スキルを用いるのを援助することである。主セラピストがすぐにつかまらないときにいつも他の治療スタッフを呼ぶような患者や，主セラピストの反応が気に入らないときに同情的な反応を「あちこち探し回る」患者を効果的に治療するうえで，この分業は非常に重要になり得る。以下に危機対応戦略について述べ，表15-1に概要を示すが，これらの多くが，この制限の多い課題にとっ

表15-1 危機戦略チェックリスト

___ セラピストは内容よりも感情に注意を払う。
___ セラピストは現在の問題を探究する。
　　___ セラピストは前回のコンタクト以降の期間に焦点を当てる。
　　___ セラピストは現時点の情動を引き起こす鍵となった出来事を同定する。
　　___ セラピストは問題を定式化し，要約する。
___ セラピストは問題解決に焦点化する。
　　___ セラピストはアドバイスを与え，提言をする。
　　___ セラピストは患者が学習している行動スキルにもとづき解決法を考案する。
　　___ セラピストは行動計画がもたらす将来の結果を予測する。
　　___ セラピストは患者に非適応的な観念や行動に直接的に対立する。
　　___ セラピストは患者の適応的反応を明確化し強化する。
　　___ セラピストは有意義な行動計画を妨害する要因を同定する。
___ セラピストは感情の耐性に焦点を当てる。
___ セラピストは患者自身が行動計画にコミットできるよう援助する。
___ セラピストは患者の自殺の可能性をアセスメントする。
___ セラピストは危機反応の再発をあらかじめ予想しておく。

て有効であることが明らかになるだろう。DBTは，危機にある患者が，その日待機している治療チームメンバーとしか話ができないという「オンコール」(on-call) 手続きを，通常の実践としては推奨しない（詳細については，663頁の「電話戦略」に関する議論を参照）。入院や日中プログラムのような他の状況の場合は，危機介入の責任が，治療チームの他のメンバーに課せられることもあり得る。

1. 内容よりも感情に注意を払う

患者が情動的に覚醒している場合，その危機の内容よりも情動に注意を払うことが特に重要である。情動的な経験を認証するテクニックについては第8章で述べたが，要約すれば，セラピストは，患者の感覚を同定し，その感覚の妥当性を患者に伝え，情動表出の機会を与え，患者の持つ感覚に対するセラピスト自身の情動反応を言葉によって伝え，患者の発言を映し返さなければならない。

2. 問題を探す
■前回のコンタクト以降の期間に焦点を当てる

患者は，情動覚醒の高い状態にあると，最初にその情動反応のきっかけとなった出来事の経緯を見失うことがきわめて多い。また患者が，きっかけとなった出来事だけでなく，今までの人生やここ数週間の間に起きた，似たようなすべての出来事に注意を向けてしまうこともありうる。つまり，ある一つの出来事が危機を引き起こしているときに，患者は自分の身に起きていることを伝えようとして，話題から話題へと急に飛び移るのである。セラピストは，患者の生活におけるすべてのネガティヴな出来事を検討しようとするのではなく，前回のコンタクト以降実際に起きたことに患者が焦点を当てられるよう，援助に集中しなければならない。

■現在の危機のきっかけとなった要因を同定する

ほんの些細な出来事が，圧倒的な危機反応を引き起こすことがよくある。そのような場合，患者がきっかけとなった出来事を同定できるようにセラピストが援助することが不可欠である。たいていの場合，患者は自分の生活における扱いにくい出来事や状況のすべてを列挙するものである。それに対してセラピストは，選択的に聞きとり，反応しなければならない。つまり，取り組むに値する題材に反応し，関係のない面やどうしようもない面については無視するのである。こうした状況では，患者に，自分に起きていることを具体的に叙述するように求めなければならない。

セラピストは，患者の危機反応のなかから，打ちのめされ，希望をなくし，絶望し，自殺したくなった感覚などいくつかの部分を選び出し，その反応が最初に起きたのはいつか，またそれはどういう時に増減するのかといったことを正確に特定するように患者に求めなければならない。たとえば恐怖という感情なら，セラピストは「そのときに怖かったですか」と繰り返し尋ねる。もしその答えがイエスなら，セラピストは「ではあなたは，彼が〈X，YあるいはZ〉と発言する直前に怖かったのですか」と続ける。この答えもイエスであれば，セラピストは少しずつ時間をさかのぼり，恐れを引き起こしたコメントや出来事を正確に特定する。その少しあとのことについて，セラピストは「では，それによってもっと怖くなりましたか，怖くなくなりましたか」と続けるとよい。

要するに，患者の特定の危機反応（あるいは反応のセット）と，特定の出来事や一連の出来事とを，絶えず結び付けようとすることが大切である。

■問題状況を定式化し要約する

問題の定式化と要約は，危機をめぐるセッションの間中繰り返し必要になるだろう。セラピストは，問題の主な要素の定義について，患者と合意に達することに焦点を当てなければならない。患者が問題を適切に定義しないままその解決法に焦点を当てるということは非常に多い。もちろん，患者が推し進めようとする主な解決法が自殺行動であることはきわめて多い。しかし患者は，自殺行動を問題解決法ではなく問題として述べる傾向があり，セラピストはこの傾向に十分注意を向けていなければならない。

患者が「問題は，私が自殺したいということです」と言う場合，セラピストは自殺行動が問題なのではなく，むしろ問題の解決法なのだということを，共感的かつ直接的に，きっぱりと伝えるべきである。セラピストは，「オッケー。それは問題解決法の一つです。あなたの心に自殺という考えが最初に入り込んで来たのがいつなのかを明らかにしましょう。初めてそう考えたのはいつですか。何がきっかけですか」と言うとよい。ひとたびその瞬間が突き止められたなら，セラピストは出来事に関する何が自殺衝動を引き起こすほど問題なのかを探索できるようになる。人によっては，自殺という考えが，あらゆる厄介な出来事に対する単なる過剰学習反応にすぎないこともあるし，出来事に関する苦痛に満ちた感情や解釈が介在していることもある。分かると思うが，きっかけになる出来事を見つけ出すことは，たいていの場合，問題状況を明らかにする最短の近道なのである。このような分析の後には，問題を直ちに再定式化し，可能であれば患者からの同意を引き出して強化するべきである。

3. 問題解決に焦点化すること

ここで再び，セラピストは，相対立する視点の総合という課題に直面することになる。セラピストは，患者が嫌悪感やネガティヴな感情を抑えるのを援助しつつ，同時に，そうした覚醒状態を抑えるには，不愉快な情動をある程度我慢することが必要であることを患者が理解するように援助しなければならない。ここで問題解決テクニックを用いるには，現在の危機のなかの小さな領域を選び出すことがほぼ必ず不可欠となる。患者は「今すぐ，何もかも解決した

い」という強い欲求を伝えてくることが多いが，セラピストは，問題を小さく分割し，一度に一つの側面を扱うというモデルを示さなければならない。また，危機の最中における問題解決では，第9章で述べた標準的な問題解決テクニックに加えて，以下のような手続きをとる必要がある。

■アドバイスを与え直接的な提言をする

DBTでは，セラピストは多様な役割を果たしている（コンサルタント，教師，チアリーダー等）。たしかに，患者が自分の生み出したいくつかの反応のなかからどれかを選択するのを援助する場合には，コンサルタントの役割をとることが望ましいが，患者は単純に置かれた状況で何をすればよいのか，それをどう扱えば良いのか分かっていないときもある。こうした場合に，セラピストは患者に具体的なアドバイスを与え，可能な行動計画を直接提言するのがよい。これは特に「見かけ上のコンピテンス」を持つ患者に対しては重要である。通常そのようなケースでは，患者は何をすべきかを分かっているのに，自分の能力に自信が持てないだけなのだとセラピストが考えてしまうことが多い。患者はアドバイスを必要としないという誤った推測の下でアドバイスを拒むという誤りを犯しやすいのである。したがって，患者の能力を慎重に評価し，自分の能力に関する患者の知識を尊重することが重要になる。患者の受動性は，動機の欠如，抵抗，自信のなさによるものと一方的に解釈してはならない。多くの場合，受動性とは不適切な知識やスキルの現れなのである。

■患者が学習している行動スキルにもとづいた解決法を推奨する

どの問題についても，解決法は一つではない。どの方法をとるかはその人の見方次第である。DBTでは，問題解決法を作り出すときに行動スキルの見地から見る能力が不可欠である。したがって，苦悩に耐えることが現時点での治療モジュール（あるいは患者に実践してほしいとセラピストが思うスキルセット）であるなら，危機は，そのなかで苦悩に耐えることが必要な状況と見なされることになる。また，対人関係における有効性が焦点であれば，問題は対人行為に関するものとして捉えられる。一般に，出来事は嫌悪的な情動反応と結び付いているために「問題」化するのであり，状況に対する患者の情動反応を変化させることが，一つの解決となり得る。マインドフルネスのスキルの見地から効果的な反応が考え出されるかもしれない。ある問題状況に対してある行動スキルを適用する能力は重要であるが，またそれは非常に難しいことでもあ

る。セラピスト自身は，そうした行動スキルの裏表を知り，危機のなかで迅速に思いを巡らせられるようでなければならない。

　例を挙げると分かりやすいだろう。ある患者がセッションにやって来て，一週間を振り返るなかで，この一週間はあまりに混乱したものだったので話せないと言って泣き出したとする。これに対してセラピストは，次に挙げるどの方法をとることも可能である。一つ目に，セラピストは，強い苦痛を体験しているように見えるとコメントし，今まさに感じている苦悩に耐えるために——また実際，その週の話し合いに入ることが十分耐えられるように——患者がどのスキルを用いることができるかに集中するように励ますことができる。二つ目に，その話し合いを，患者がセラピストとのやりとりのなかで現時点での目標を評価することに焦点化することができる。たとえば，患者が目的を果たすために，どのスキルを用いることができるか。または，セラピストとのやりとりを終えたときに良い気分でいるためには，何を言い，何をすることが必要か。あるいは，セラピストとのやりとりを終えたときに，セラピストに自分のことをどう感じて欲しいのか，そしてこの場でうまくやるために，患者は何を言い何をすることができるか，などである。三つ目に，セラピストは，現在の情動を見きわめ今すぐに気分を良くする方法を考え出すことに話し合いを焦点化することができる。最後に，患者に教えられているマインドフルネスのスキル（あるいは患者が実践しなければならないスキル）に応じて，現在の状態を観察し叙述することや，非判断的な仕方で自分自身の現在の状態に反応すること，あるいは今現在と目下の課題のみに注意を向け直すこと，「何がうまく作用するか」に焦点化するために何をすべきかを今考慮すること，などを提言できる。

■さまざまな行動計画の将来的結果を予測する

　往々にして，自殺念慮のあるの患者やボーダーライン患者は，自分の行動の長期的結果を考えずに，短期的な利益に焦点を当てるものである。そこでセラピストは，患者が自分の行動の長期的結果に注目するように強く促す必要がある。また，患者がさまざまな行為選択肢の長所短所両面を，目的達成や対人関係の維持への有効性や，自分自身を尊重し気分を良くするのに役立つかどうかという観点から検討できるように援助しなければならない。

■患者の観念や行動を直接直面化する

　危機や強い情動覚醒の状態では，患者が多様な行為計画の長短両面を落ち着いて検討できないことが多い。セラピストは，ある行動の経過が有害であると確信した場合，患者の行動選択の結果を患者に直接直面化しなければならない。選択が患者の持つ非現実的な信念と結びついていることはよくあるが，その場合，その信念も直面化されなければならない。セラピストが，激しい情動覚醒状態にある患者に直面化すると，患者は，セラピストが自分の状況を本当には理解していないと発言することが多い。そうした場合，患者が体験する苦痛への理解と認証を示し，続いて，たとえ苦痛に満ちていても，別の行動を選択する方が長期的には好ましいだろうという考えを示すのが有効である。

■適応的反応を明確化し強化する

　患者が適応的な認知反応や行動反応を学習し始めれば，それらの反応を強化しなければならない。危機の間は，あらゆる適応的反応や編み出した考えに注意を向け，そうした反応を明確化することを援助し，強化することが効果的である。また，患者が似たような状況を適応的に切り抜けたときのことを引き合いに出したり，そのような行動を称賛したりしてもよい。

■有意義な行動計画を妨げる要因を同定する

　患者とセラピストが有意義と思われる行動計画を立てたならば，次にセラピストは，その計画を妨げるであろう要因を患者が同定できるように援助しなければならない。この段階を無視すると，患者は失敗しやすくなり，その結果将来の問題解決はより困難なものとなる。当然，有意義な計画を妨げる要因を認識した後には，どうすればそれらの問題が解決できるかについて話し合う必要がある。

4. 感情の耐性に焦点を当てる

　多くの場合，患者はセラピストに対して，自分には危機的状況に耐える能力がないと言ってくるものである。つまり，状況が圧倒的であるだけでなく，患者がその状況に耐えられないと言うのである。それに対してセラピストは，患者の苦痛を認証しながら，ネガティヴな感情に耐えることの必要性を患者に直面化しなければならない。次のように言うと効果的であることが多い。すなわち，「もし私があなたのつらさを取り除けるならばそうするでしょう。しかし

私にはできないのです。あなた自身にも取り除けないようです。あなたがつらく感じていることはお気の毒に思います。でもしばらくは、あなたは耐えなければならないのです。そのつらさを切り抜けることが、唯一の解決手段なのです」。セラピーの初期段階では、患者がこうした見方に共感すると期待すべきではない。しかしそれでも、セラピストはセラピーの初期段階を通じてこのような発言を繰り返すことを控えることはない。

5. 行動計画へのコミットメントを得る

　セラピストは、あらゆる努力をして、双方が次回までに何を行うかを具体化した行動計画に患者を同意させなければならない。はっきりとした期限付き契約――患者が次回までに満たさなければならない必要条件を含む契約――について交渉すべきである。言い換えれば、セラピストは患者に対して、現在の危機を解決するために始めることを合意した段階に進むと考えられているということを伝えなければならないのである。

6. 自殺の可能性をアセスメントする

　危機時のやりとりを終える際には、毎回、セラピストは患者の自殺の危険性を再アセスメントしなければならない。患者が、自殺や自傷など破壊的行動をしてしまいそうだと言うことからそうしたやりとりを始める場合もあるだろう。セラピストの最善の努力にもかかわらず、患者が最後までこうした考え方を持ち続けるかもしれない。そこでセラピストは、次回までの間、自殺を思い留まれると患者自身が信じられるほどに、その危機が十分弱められているかどうかを確認しなければならない。このことに患者が同意できない場合、セラピストは、次節に述べる自殺行動戦略へと移らなければならない。

7. 危機反応の再発をあらかじめ予想する

　セラピストと患者が共同して、患者の現在の打ちのめされるような気持ちを確実に軽減する行動計画を策定することは多い。そうした計画はたしかに非常に役立つものであるが、打ちのめされるような患者の気持ちはたいてい（短期間の後に）再発するものである。したがってセラピストは、危機の時期は、患者が次回までの時間の計画を立てたりその時間を構造化したりすることの援助

に責任を負わなければならない。また，嫌悪的な気持ちは非常に再発しやすいため，そうした気持ちに対処するためにいくつかの戦略を準備しておかねばならない，という注意を患者には与えるべきである。

第二節　自殺行動戦略

　自殺念慮を持つ人の治療には，自殺行動——自殺危機行動や自殺類似行動，自殺や自殺類似行動の脅し，自殺念慮，そして自殺類似行動への衝動を含む——に対応するための構造化されたプロトコルが必要となる。このプロトコルは，治療セッション中あるいはその後，電話での会話，入院状況，あるいは（まれではあるが）セラピストや患者の日常的環境のなかで実行される。自殺行動に関する情報は，自発的にセラピストに伝えられる場合もあるだろうし，質問によって患者から引き出されたり，他の専門家や患者の周囲にいる関係者からの電話を通じて得られることもあるだろう。

セラピーの課題
　自殺行動に対応する際のセラピストの課題は二つある。すなわち，①患者が本当に死んでしまったり，重傷を負うことを阻止するため，十分積極的に対応すること，そして，②その後の自殺行動の可能性を低減するような仕方で対応すること，である。これら二つの課題に要求される条件はしばしば相対立する。患者の安全を保つことの必要性と，生きていることに価値を与えるような行動パターンを患者に教えることの必要性との間に，弁証法的緊張が生まれるのだ。こうしたすべてを複雑にしているのは，誤った段階を踏んだり，間違いを犯したりして患者が死亡した場合に負わねばならない責任について，ほとんどすべてのセラピストが抱いている恐怖である。以下に述べる諸戦略は，患者のセラピーに対する要求とセラピストの限界の双方に対処するために計画されたものである。

　自殺行動や自殺の脅しに対してセラピストがどのように対応するかは，患者個人の特徴や，患者のおかれた状況，治療関係などの影響を常に受ける。DBTでは，自殺行動に関する恣意的なルール（もちろんそれは治療の方向づけ中に患者に伝えられなければならない）は三つしかない。まず第一に，自殺

表15-2　自殺行動戦略チェックリスト

■自殺危機行動，自殺類似行動が発生した場合（主セラピスト向け）
____セラピストは事件後24時間は患者と電話連絡をとらない（医学的緊急性のある場合を除く）。この自殺行動については，次回の個人セラピーセッションで話し合う。
____セラピストは自殺行動の頻度，強度，深刻さをアセスメントする。
____セラピストは当該行動の連鎖分析を行う。
____セラピストは他の解決法をとるか耐えるかの検討を行う。
____セラピストは自殺行動のネガティヴな影響に注意の焦点を当てる。
____セラピストは自殺的ではない反応を強化する。
____自殺以外の行動計画に患者をコミットさせる。
____セストは患者の苦痛を認証する。
____セラピストは現在の行動を全体的パターンに関連づける。

■差し迫った自殺や自殺類似行動の脅しがある場合（主セラピスト向け）
____セラピストは自殺や自殺類似行動のリスクをアセスメントする。
　　____セラピストは自殺行動関連の既知の要素を用いて長期的リスクを予測する。
　　____セラピストは差し迫った自殺行動関連の既知の要素を用いて差し迫ったリスクを予測する。
　　____セラピストは危機計画シートを作成し，常に利用可能な状態にして使用する。
　　____セラピストはさまざまな自殺／自殺類似行動の致死性を理解する。
　　____セラピストは計画された，または実行可能な諸方法の持つ医学的リスクについて，救急サービスもしくは医療コンサルタントからコンサルテーションを受ける。
____セラピストは致死性のある物品を取り除く，または患者に手離させる。
____セラピストは患者に対し自殺を試みたり自殺類似行動をしたりしないように，きっぱりと教示する。
____セラピストは自殺が良い解決法ではないという立場を維持する。
____セラピストは希望に満ちた発言や解決法を生み出す。
____セラピストは自殺のリスクが高く差し迫っている場合，コンタクトを保ち，治療計画への参加を維持する。
　　____セラピストは自殺のリスクが高いときにはより積極的になる。
　　____セラピストは医学的リスクが高くない限り，自殺類似行動に対し積極的に介入しない。
　　____セラピストは新しい患者にはより慎重になる。
　　____セラピストは自殺行動がレスポンデント行動かどうかアセスメントする。
　　　　____セラピストは誘発している出来事を止めるよう試みる。
　　　　____セラピストは将来の自殺行動を防ぐ方法を患者に教える。
　　____セラピストは自殺行動がオペラント行動かどうかアセスメントする。
　　　　____セラピストは治療計画および自然的随伴性の双方に適合する反応を探す。
　　　　____セラピストはやや嫌悪的な随伴性――強化的ではない治療反応――を提供する。
　　____セラピストは自然で，（レスポンデント行動の）引き金となる要因を減らし，（オペラント行動の）強化が最小であるような，適切な反応を探す。
　　____セラピストは積極的に介入する前に，患者から改善された行動を引き出すよう試みる。
　　____セラピストは考慮される反応の選択肢に関して柔軟である。
　　____強制的な介入を考えるときは，セラピストはそうする理由について率直に話す。
____セラピストは反復を見越しておく。
____セラピストは患者の周囲の人びとに対し，患者の自殺のリスクを伝える。

第15章　特別な治療戦略　629

■コンタクト中またはその直前に自殺類似行動が生じた場合（主セラピスト向け）
___セラピストは考えられる医学的リスクをアセスメントする。必要ならば緊急医療サービスやその他の医療リソースに相談する。
　　___セラピストは患者が自力で医学的治療を受ける能力をアセスメントする。
　　___セラピストは近くに他の人がいるかどうか確かめる。
___もし医学的に急を要するならば，セラピストは患者の身近な人に警戒するように促し，緊急医療サービスに電話をする。
　　___セラピストは患者に電話をかけ直し，救助が到着するまでコンタクトを保つ。
___緊急ではないが医学的治療が必要な場合，かつ患者にその意志がある場合，セラピストは医学的治療の受け方についてコーチする。
　　___セラピストは患者に対し，医学的治療を受けている場所から電話で連絡してくるように指示する。その際，会話は治療と医学的状態を要約するにとどめる。
___緊急ではない医学的治療が必要であり，患者にその意志がない場合，セラピストは問題解決戦略を用いる。
　　___セラピストはノーという答えを受け入れない。
　　___セラピストは強制入院に対する患者の不安を解消する。
　　___セラピストは患者に対し，医療専門家とどうやりとりするかコーチする。
　　___セラピストは補助的専門家に対し，通常の手続きに従うよう話す。
　　___必要であれば，セラピストは強制入院を阻止するために介入する。
___医学的配慮が必要でないことが明らかな場合，セラピストは24時間ルールを守る。
■副セラピスト向け
___セラピストは患者を安全に保つ。
　　___スキル・トレーニングセラピストは患者が個人療法セラピストとコンタクトをとれるまで，患者が行動スキルを用いるよう援助する。
　　___薬物療法を行う医師は患者が個人療法セラピストとコンタクトをとれるまでの助けになるような投薬について，患者にコンサルテーションする。
　　___入院病棟のセラピストは，患者が個人療法セラピストと次回の約束をとりつけるまで，危機介入や問題解決，スキル・トレーニング戦略を用いる。
___セラピストは患者について個人療法セラピスト，すなわち主セラピストに問い合わせる。

類似行動と自殺危機行動は必ず深く分析し，決して見過さないこと。第二に，自殺類似行動をした患者は，その後24時間はセラピストに電話をかけられない。ただし医療的緊急事態で患者の命を救うためにそのセラピストが必要な場合はこの限りではない。その場合でも，患者は，セラピストにではなく救急救命サービスに電話をかけなければならない。第三に，死に至る可能性のある患者には，命に関わる薬物を与えない，ということである（最後の点については，以下の補助治療戦略の項でさらに論じる）。

　自殺行動戦略は少なくとも次に挙げる四つの状況で実施すべきである。①個人療法セッション中に，患者が個人療法／主セラピストに対して前回セッション以降の自殺行動を報告した（そして現在いかなる医学的危険性もない）場合，

②患者が，今にも自殺行動または自殺類似行動をすると主セラピストを脅した場合，③患者が主セラピストとコンタクト中に自殺類似行動をした場合，あるいは自殺類似行動の直後にセラピストにコンタクトしてきた場合，そして④患者が副セラピストに対し自殺行動を報告した場合，または自殺すると脅した場合，である。患者が危機にあり，しかも自殺念慮を持つ場合は，先ほど述べた危機戦略に，この節で概説する諸段階を統合すべきである。自殺行動戦略の各段階を，表15-2に要約する。

前回セッション以降の自殺行動（主セラピスト向けプロトコル）

電話での会話やスキル・トレーニング，プロセスグループセラピー・セッション，個人療法セッションを含めたあらゆる治療的やりとりのなかで，患者が前回セッション以降の自殺行動に関する情報を自発的に提供することがあるかもしれない。各個人療法セッションのはじめに回収するDBT日記カードは，日々の自殺念慮や自殺類似行動への衝動の情報を尋ね，そして前回のセッション以降，その患者が実際に自殺類似的行動を行っていないかどうかなどを問うものである。セラピストは，この情報を，セッションのはじめに毎回必ず確認しなければならない。以前の自殺行動に対するセラピストの反応の仕方は，その後の自殺行動発生の可能性に影響するため，細心の注意が必要となる。

前回の個人療法セッション以降に自殺危機行動（自殺の脅しなど）か自殺類似行動が生じた場合は，問題解決戦略を実施する。しかし，その自殺行動の詳細な分析は，個人療法セッションにおいてのみ実施される。主セラピストは，セッションの合間に（患者や他の情報源から）他者に向けられた自殺の脅しを含むそれ以前の自殺行動あるいは自殺危機行動に関する情報を耳にしたとしても，患者がさらなる行動をとる危険や医学的危険性のある場合を除き，その行動に対する直接的な介入は次のセッションまで延期する。

前回以降の自殺類似行動に対応する最初の段階は，詳細な行動アセスメントである。これは必ず自殺類似行動後，最初の個人療法セッションにおいて行う（セッション内でこれを行うタイミングは自由）。行動分析にセッションの全時間を費やすこともある。一般的には少なくとも15～20分である（もしこれより短ければ，セラピストか患者のいずれかがおそらくその話題を避けている）。これに続いて解決法分析を行う。またはアセスメントに解決法分析を織り込む。

そこでセラピストと患者は，どのような他の行動をとり得たか，または次回にはどのような他の行動を用いることができるのかを検討する。たいていの場合，異なる反応が異なる結果に結びついたであろう多くのポイントを見つけられるだろう。行動分析および解決法分析は，適切に行われれば，再発防止計画へとつながる――これはアラン・マーラット（Marlatt & Gordon, 1985）が開発したアルコール依存症者治療のためのアプローチである。

　これらの諸戦略の実施にあたっては，例外は全く存在しない。それを実施するかどうかは，行動が医学的に重篤でリスクが高いか否か，気分や協調の程度（またはセラピストの気分），あるいは自殺行動以後さらに急を要する危機が生じているかどうか，といったことには全く左右されないのである。また，これらの戦略は，たとえ患者が質問に対する答えを思い出せないと言ったり，答えを知らないと言ったりした場合でも省略してはならない。その場合，セラピストはただ，記憶が欠落する前までの部分を分析し，続いて記憶がある次の時点へと移る。協調的な行動が全く得られない場合，コミットメント戦略（第9章参照），またはセラピー妨害行動戦略（後述）へと引き返す。時間が足りないときは，行動分析を優先して，解決法分析の時間を短縮しなければならない。また，直ちに注意を向ける必要のある自殺危機行動がその時点で見られる場合は，以前の自殺行動や自殺類似行動については，次回のセッションまで待つことになっても，優先リストで次の順位に回される。

　やがて，自殺行動の典型的なきっかけが明らかになるにつれて，行動分析はより速やかに行われるようになる。ただし，長期セラピーを行うセラピストは，患者の過去の行動に関する情報にもとづいて，自分が現在の自殺行動を理解しているという思い込みには注意しなければならない。自殺行動の決定要因も時間とともに変わり得るし，実際変わるのである。

　第9章と第10章で論じたように，行動分析は（また，ある程度は解決法分析も），行動修正と過修正――つまり，随伴性マネジメントの手続き――を使用していると考えられる。過去の自殺危機行動や自殺類似行動に関して話し合うことは，多くの理由から嫌悪感を引き起こす可能性がある。患者は，心に浮かんだことを気楽に話すのではなく，自殺行動に注意を集中しなければならないが，それには努力が必要となるのである。また往々にして，自殺行為について考えたり話したりすることには，羞恥が伴うものである。さらに時間的制約が

あるため，自殺行動について話すということは，患者にとって重要なその他の話題については話し合わないことを意味する。

　前回のセッション以降，自殺類似行動や自殺危機行動が発生していないとき，セラピストは，あらゆる自殺念慮や自殺類似行動への衝動，加えて自殺行動の認知的および情動的要素にも焦点を当てなければならない。自殺念慮や衝動の話し合いに，自殺危機行動や自殺類似行動と同程度の時間を充てることはまずない。一つか二つの質問，あるいはコメントを強調するだけで十分な場合もある。いずれにせよ，程度の弱い行動をいつも扱うということはしない。そうしなければ，他の標的に注意を向ける時間がほとんどなくなってしまうだろう。

　以前に自殺的反応を引き起こした出来事に対して自殺的でない反応が得られたときには，変化が安定するまでその反応を強化することが非常に重要である。しかし，自殺的でない反応の唯一の証拠が，自殺行動のないことや減少でしかないこともある。私の経験からすれば，多くのセラピストが，実際に起こっていない自殺行動に時間を費やすことにかなりの困難を感じているようである。この話題全体は，患者とセラピスト双方にとって非常に嫌悪的なので，これを無視してしまう方が簡単に思えることもよくある。しかし，特に強い自殺念慮や自殺類似行動への衝動，あるいはさまざまな苦悩のなかにいながら，いかにして患者が実際に自殺行動を回避しているか分析することは，代替的な問題解決行動を強化する非常に有益な機会をセラピストにもたらしてくれるのである。時間の経過とともに，こうした注意の向け方を次第に弱め，自殺行動への抵抗を自然な強化子のコントロール下に移していくようにしなければならない。

　個人療法セッションでは，以下の段階を踏む必要がある。

■自殺行動の頻度・強度・深刻さをアセスメントする

　前回セッション以降の患者の自殺行動に対応する最初の段階は，詳細で記述的な情報を得ることである。セラピストとのやりとりの間に自殺危機行動が発生したのであれば，発言の内容，発言の様子，その他すべての行動（自殺についてのメモを書く，致死的手段を得る等）を含め，どのような行動をとったのかについて，セラピストと患者とで振り返って合意できるということを確認する。自殺の脅しが他のメンタルヘルスの専門家に対してなされたならば，発言

や行動や状況に関する正確な記述を入手する。セッション後には，記述的ケース記録を書き残す必要がある。

　自殺類似行為に関しては，セラピストは自傷行動の正確な性質（たとえば，切り傷の箇所と深さ，正確にどの化学物質や薬品をどの程度摂取したか）や，環境状況（独りだったか，他に人がいたのか），身体への影響，必要とされるすべての医療的配慮，付随する自殺念慮の有無，患者が思い出せる自覚的な意図，などをアセスメントする。また，その自殺類似行動エピソードの実際の致命性や医学的危険性についても，注意深くアセスメントしなければならない。これには付録15-1のスケールポイントを用いることができる。この基準は，スミス，コンロイ，イーラー（Smith, Conroy & Ehler, 1984）が開発し，ボンガー（Bongar, 1991）が改訂したものであるが，医師ではない臨床家でも信頼して用いることができるし，自殺類似行動エピソードの時点における自分の「意図」について，正確に話し合う意欲を患者が持っているか否かにも影響されない。このスケールの使用解説書は，同じくスミスらが作成し，ボンガーが改訂している。

　前回のコンタクト以降に生じた自殺念慮の頻度や，情動の激しさについても検討しなければならない。上述のように，継続的な自殺念慮や自殺類似行動への衝動については必ず話し合わなければならないということではないが，（増加であれ減少であれ）重要な変化については，簡単にであっても検討すべきである。セラピストは，患者が自殺企図の計画を立てているか，また，それを実行するための手段を持っているかを定期的にアセスメントしなければならないし，自殺類似行動への衝動についても，同様の情報が引き出されなければならない。患者が自殺類似行動を行うための道具を所持しているかどうか（薬物を蓄えている，カミソリを持ち歩いている，等）を把握することは特に重要である。健全な疑い深さが，ときとして役立つのである。

■連鎖分析を実施する

　連鎖分析は，瞬間瞬間のごく細部にわたって実施すべきものである。セラピストは，詳細を十分に聞き出し，その決定的な行動に至るまでの環境中の出来事や，情動的，認知的反応，顕在的行為，さらには行動の結果（そしてそれが果たす機能）を明らかにしなければならない。分析の出発点は，患者が自殺危機の始まりと同定しているその瞬間，あるいは自殺や自殺の脅し，自殺類似行

動をしようと最初に思ったり衝動にかられたりした瞬間におかれる。詳細で特定的なアセスメントに際しては，たとえば「それで，その自殺に関する考えがあなたの頭をよぎったのは，そのときですか。それともその前ですか」「その瞬間あなたは自殺したいように感じたのですか。それともその感情は後になってから湧いてきたのですか」「あなたは，彼が自分をおいて他の女性のところへ行こうとするので自殺したくなると言いましたね。その感情（自殺したい，死んでしまいたい）は，彼が出て行くと言ったその瞬間に始まるのですか。それとも，そのことについて，またはそれがあなたにとって何を意味するのかをまず考え始めて，それから自殺したくなるのですか」といった質問をすることになるが，こうしたアセスメントから生じる間接的な（けれども意図的な）帰結の一つとして，これらの質問が，（患者の信念とは違って）自殺反応が話し合いの対象となっているその瞬間に対する反応では必ずしもないことを強調しているということがある。この後，第9章で述べたアセスメントモデルを実施する。

■他の解決法をとるか耐えるかを話し合う

問題状況が同定されれば，セラピストと患者は，その問題状況に対して患者が適用できる他の解決法を話し合う。セラピストは必ず，ネガティヴな感情も含めて，状況の生み出す苦しい結果に単純に耐えるというのも一つの解決法になり得ることを伝えるべきである。さらに，最も過酷な問題に対してさえも常に複数の解決法がある，ということを強調すべきである。この後，第9章で述べたアセスメントモデルを実施する。

■自殺行動のネガティヴな影響に焦点を当てる

セラピストは，自殺行動の持つネガティヴな影響の現実的あるいは潜在的側面を列挙するか，患者から引き出さなければならない。ここで用いる戦略および手続きは，解決法分析，随伴性明確化，場合によっては相互的コミュニケーションである。患者が，自殺危機行動や自殺類似行為が対人関係に及ぼすネガティヴな影響を理解し始めることが重要である。自分の行動が他人に与える情動的影響や，他人からみた自殺行動の深刻さを理解するには，多大な援助が必要となるだろう。自殺行動が治療関係やセラピストの感情，患者へのセラピストの態度に与えるあらゆるネガティヴな影響を患者にフィードバックするために，相互的コミュニケーション戦略を用いることもできる。

たとえ自殺行動が秘密裡に行われ，周囲へのネガティヴな影響がすぐには明らかにならない場合でも，セラピストは，自殺行動が一時的には苦痛な感情状態を軽減し，周囲からの必要な援助を得られるとしても，長期的には問題の解決手段にはならないということを指摘しなければならない。また，自殺行動が患者の自尊心に及ぼすネガティヴな影響についても話し合う必要がある。自殺念慮の場合，セラピストは，生きていくうえでの問題に対する反応として自殺を考えることは，問題を解決する方法から回避する方法へと患者の注意を逸らすものでしかないという事実を明言すべきである。自殺の脅しや自殺の準備もまた，より有効な解決法の発見から患者を遠ざけ，患者にとってさらにネガティヴな結果を生み出すことがある。

■**自殺的ではない反応を強化する**

問題状況に対して，患者が，自殺危機行動や自殺類似行動以外の方法で対処することを強化することは重要である。これには，第10章で述べた手続きを適用すべきである。強化子としては，セラピストのより一層の温かさ，より心地よいセラピーセッション，セッション時間の使い方のコントロールなどが挙げられる。基本的にここでは，配慮やポジティヴなフィードバックが有効であるが，称賛が患者の継続的な情動的苦悩に対する無関心の現れだと解釈されないように，細心の注意を払わなければならない。また，強い苦悩は感じても自殺念慮や自殺類似行動への衝動は弱いという患者の報告に対しても，強い自殺念慮に対するのと同じくらいの配慮と関心をもって接するべきである。もし患者が，関心や積極的なセラピーの援助を引き出すために自殺行動を続けざるを得ないのならば，それ以降も自殺行動が続くことは疑いない。また，自殺行動が改善しているというだけの理由でセラピーが終わるわけではないと念を押す必要がある患者も，当然いるだろう。

■**自殺以外の行動計画へのコミットメントを得る**

セラピストは，患者が将来同じような問題状況に直面した場合に自殺行動を回避できる行動計画の作成を援助しなければならない。ここで再び，第9章に概述した解決法分析戦略を用いることになる。患者は，問題の解決法が自殺行動以外にないと思い込んでいることが多い。これに対しては，二つの対応が可能である。一つは，自殺行動を回避するためにベストを尽くすというコミットメントについて，セラピストが患者と振り返ることである。二つ目は，セラピ

ストが他の代替行動を考え，その行動を実験的に試みるというコミットメントを患者から引き出すことである。こうした代替行動の一例としては，自殺行動を行う前に電話で助けを求めることが挙げられる。

■患者の苦痛を認証する

自殺行動がどれほど理不尽に見えようとも，セラピストは，患者が自殺類似行動や自殺を考えてしまうほどの耐え難い心理的苦痛の感情への理解を表現する配慮を怠ってはならない。問題解決としての自殺行動を不認証化し，そうした行動に結びついた感情の認証を怠るのは，非常にたやすいことである。シュナイドマン（Shneidman, 1992）は，この見方について最も雄弁に語っている。

> 自殺は，停止に向けた動きと，耐え難く受け入れ難い苦悩から逃れる動きとの結合として理解するのが最も良い。私が話しているのは，心理学的苦痛，すなわち苦痛を感ずることの苦痛，「メタ苦痛」である。従来の精神力動的観点では，敵意，羞恥，罪悪感，恐怖，抵抗，死別した愛する人との結びつきへの切望などが，単独または組み合わせによって，自殺の根本的（諸）要素として認識されてきた。しかしそれはこのどれでもなく，それらのいくつか，あるいはすべてに含まれている苦痛なのである。（p.54）

自殺類似行動と自殺とは，停止（すなわち死）への動きが存在するかしないかという点においてのみ異なる。

■現在の行動を全体的パターンに関連づける

セラピストは，現在生じている自殺行動のパターンを患者が理解できるように援助しなければならない。ここでは，第9章で概略した洞察（解釈）戦略がそのモデルとなる。そのようなパターンが明らかになれば，セラピストと患者は，いかにして自殺的ではない方法で望ましい結果を生み出せるか，あるいは問題状況をいかにしてより効果的に処理できるか，といった事柄の学習により集中できるようになるのである。

差し迫った自殺や自殺類似行動の脅し
  (主セラピスト向けプロトコル)

　患者が自殺や致死的でない自殺類似行動をするという意図を直接的または間接的に伝えてくる場合には,積極的な対応が求められる。このような意思伝達は危機状態の下で起こり得るし,セラピストは,おそらくは都合の悪い時間帯に電話を通じて,目前にせまったリスクの判断を迫られることになる。患者が自殺類似行動や自殺の意図を定期治療セッション中に伝えてくることもあるだろう。その自殺行動の脅しは,すぐに(たとえばその日に)すると言うこともあれば,近い将来,ある出来事(たとえば,予想されるセラピーの拒否やセラピーの失敗)が起こったならば自殺行動をとると言うこともある。どのような脅しであれ,以下の段階を踏んで対応すべきである。

■自殺や自殺類似行動のリスクをアセスメントする

　短期的な差し迫ったリスクと長期的リスク,二つのタイプのリスク・アセスメントが重要である。長期的リスクのアセスメントでは,その人が自殺や自殺類似行動をする危険性の高いグループに分類されるかどうかということが問題となる。たとえば,境界性パーソナリティ障害(Borderline Personality Disorder, 以下,BPD)の基準にあてはまる人は,自殺と自殺類似行動双方の長期的リスクが高い。女性であることで自殺類似行動のリスクは高まり,自殺のリスクは低下する。年齢は自殺のリスクと正の相関があり,自殺類似行動のリスクと負の相関がある。自殺と自殺類似行動の長期的リスクと関連する要因を,表15-3に挙げた。これらのリスク要因についてはリネハン(Linehan, 1981)やリネハンとシェアリン(Linehan & Shearin, 1988)により詳細に論じられている。差し迫る自殺や自殺類似行動のリスク・アセスメントをする際に役立つ要因については,表15-4に挙げた。こちらもリネハン(Linehan, 1981)が詳細に論じている。ボンガー(Bongar, 1991)と,マリス,バーガー,マルツバーガー,ユフィット(Maris, Berman, Maltsberger & Yufit, 1992)は,リスク・アセスメント戦略の優れたレビューを行っている。セラピストはリスク要因を,即座に思い出せるようしっかりと記憶しておかなければならない。危機のただ中で本を調べることはできないのである。

表15-3 自殺または自殺類似行動の長期的リスクに関連する要因

要因	自殺類似行動	自殺
I．環境的特徴		
A．生活変化	喪失	喪失，死別
	人間関係の破綻	―
	離別	―
	比較的多い出来事	―
		精神科病棟から退院（6～12カ月以内）
		退院後の嫌悪的な出来事
B．ソーシャル・サポート		
1．仕事	サポートなし	サポートなし
2．結婚率	非婚＞既婚	非婚＞既婚
3．家族	敵対的	利用しにくい
4．対人接触	サポート低/信頼に欠ける	サポート低/独居
C．モデル	家族の自殺率が高い	他の自殺類似行動する人との社会的つながりがある
	広く自殺報道のあった後高くなる	広く自殺報道のあった後，高くなる
D．手段の利用可能性	利用可能	利用可能
II．人口統計上の特徴		
A．性別	女性＞男性	男性＞女性（精神科患者のなかではほぼ同等）
B．年齢	年齢とともに減少	年齢とともに増加（黒人，ヒスパニック，ネイティブ・アメリカンでは年齢とともに減少）
C．人種	非白人によく現れる	白人＞非白人
III．行動上の特徴		
A．認知的特徴		
1．スタイル	堅い	―
	おそらく衝動的	―
	問題解決がうまくない	―
	問題解決が受動的	―

表 15-3 (つづき)

要因	自殺類似行動	自殺
2. 内容	おそらく絶望的	絶望的
	無力	—
	ネガティヴな自己概念	—
B. 生理学的／感情的特徴		
1. 感情的	怒り，敵対的	アパシー的，無気力
	抑うつ	抑うつ
	治療への不満	治療に無関心
	友好関係や愛情を好む度合いが高い	おそらく依存的，不満足
		精神的不安，パニック発作
	人と一緒にいて落ち着かない	
2. 身体的	おそらく不健康	不健康（年齢とともに健康的でなくなる）
	—	不眠
	フラストレーション耐性が低い	苦痛への耐性が低い
	—	血縁者に自殺者
C. 顕在的な運動の特徴		
1. 対人関係	社会的関与が低い	社会的関与が低い
	助けを求めることが少ない	支援や配慮を求めることが少ない
	摩擦や葛藤が多い	摩擦と葛藤についてのデータは一定しない
2. 一般的行動	過去の自殺類似行動 20〜55%	過去の自殺類似行動 20〜55%
	アルコールや薬物の乱用	アルコールや薬物の乱用
	—	犯罪的行動（若い男性）
	非雇用	非雇用／引退後

〔出典 "A Social Analysis of Suicide and Parasuicide: Implications for Clinical Assessment and Treatment" by M. M. Linehan (1981), H. Glaezer & J. F. Clarkin (Eds.) *Depression: Behavior and Directive Intervention Strategies*. New York: Garland. Copyright Garland Publishing より許諾を得て改変〕

　自殺する人も，死に至らない自殺類似行為をする人も共に，事前にその意図を伝えてくることが多い。たとえば，習慣的な自殺類似行動にふけるボーダーライン患者は，自分を切りつけたい，一週間眠り続けたいという衝動や意図を明かすことがある。これらの人たちは，自殺する意図がないことを明白にする

表15-4　自殺または自殺類似行動の差し迫った危機に関連する要因

Ⅰ. 自殺や自殺類似行動の差し迫ったリスクの直接的指標
  1. 自殺念慮
  2. 自殺の脅し
  3. 自殺の計画や準備
  4. 前年の自殺類似行動

Ⅱ. 自殺や自殺類似行動の差し迫ったリスクの間接的指標
  5. 患者が自殺や自殺類似行動をするリスクのある集団に入る
  6. 最近対人関係が壊れたり失ったりした。過去1カ月に環境がネガティヴに変化した。最近精神科を退院した
  7. セラピーに無関心あるいは不満。入院患者の脱走および早期の外出許可証返還
  8. 現在の絶望感または怒り，あるいはその両方
  9. 最近の医療的ケア
  10. 自分自身の死への間接的な言及。死の準備
  11. 突然の臨床的変化（ポジティヴ，ネガティヴ）

Ⅲ. 数時間／数日以内の自殺あるいは自殺類似行動に関連する状況
  12. 抑うつ的混乱，深刻な不安，パニック発作，深刻な気分循環
  13. 大量の飲酒
  14. 自殺遺書を書いた，あるいは書いている
  15. 手段が利用可能あるいは容易に入手可能
  16. 孤立
  17. 発見や介入への用心（タイミングや場所を欺いたり隠したりするなど）

〔出典　"A Social Analysis of Suicide and Parasuicide: Implications for Clinical Assessment and Treatment" by M. M. Linehan (1981)，H. Glaezer & J. F. Clarkin (Eds.) *Depression: Behavior and Directive Intervention Strategies*. New York: Garland. Copyright Garland Publishing より許諾を得て改変〕

こともある。たとえば，自分の手首や腕を切ろうと計画している人が，耐え難い緊張を緩和するためにそうするつもりだと話すのである。同じように，自殺を計画している人がその計画を非常に率直に伝えてくることもある。

　患者が，セラピストに直接知らせずに，自殺行動について考えたり，計画したりすることもある。そこで，患者が自殺念慮の話題を持ち出さないときにセラピストがそれについて尋ねるべきかどうかが問題となる。自殺念慮の探索の必要性を示唆する出来事もいくつかあるだろう。これまでの自殺類似行動や自殺念慮のきっかけとなる因子であると分かっている出来事が生じたなら，質問をしなくてはならない。さらに，もう耐えられない，死ねたらいいのに，自分がいない方が他の人にとってはいいのだ，などという発言は，セラピストにとってさらなる探索が必要だということを示す警鐘となる。

患者が自殺や自殺類似行動を考えていることが明らかになれば，セラピストは表15-4に概略を示した目前のリスク要因のアセスメントに移るべきである。特に重要なことは，セラピストは患者が使おうとしている手段（そしてそのような手段を現在利用できたり簡単に入手できるたりするかどうか）について質問することである。過量服薬を考えている場合，セラピストは現在患者が持っている（あるいは簡単に手に入れられる）すべての薬物の名前と，残っている薬の数と服用量を尋ねる。さらに，患者が遺書を書いているか，独りになる計画があるか，発見や介入への予防措置を講じているかどうか，セラピストは確かめなければならない。また，現時点で患者のために周囲の人の協力がどの程度得られるか，今後数日間にどの程度協力が得られるかをアセスメントすることも重要である。もし患者がこの情報を明かそうとしなければ，もちろんリスクは高まる。セラピストは，重篤な抑うつ感情あるいは強まっていく抑うつ感情の徴候や，パニック発作の兆候に注意を払わなければならない。電話でリスクアセスメントを行うなら，患者が飲酒していないか，非処方薬物を最近摂っていないか，現在どこから電話しているか，患者の関係者がどこにいるかを確かめることが重要である。

【致死性薬物：危機計画シートの使用】　過量服薬をすると脅してくる患者は，友人や家族から薬物を盗むことがよくある。患者は，所持薬の漠然とした知識があったり，それを述べたりできるかもしれないが，正確な名称や服用量を知らない場合が多いだろう。患者が所持していたり服用したりしている特定の薬物や服用レベルを確かめるのには，医師用のPhysicians' Desk Reference（PDR）が非常に役立つ。通常，医学的トレーニングを受けていない人は，患者が飲んだり飲むと脅したりしている薬物の致死性や医学的危険性を判断してはならない。他の薬物やアルコールとの併用，特定の医学的条件，患者の体重などの要因が影響するため，判断は複雑になる。
　しかし，患者の自殺の脅しへの対応は，死や重大な危害に関する実際のリスクについてのセラピストの見通しによって決まる。したがって，患者が手にしているか，服用してしまった薬物の致死性を確かめるために何らかの手段を講じることが重要である。それには多くの手がかりや手続きがある。まずセラピストは，患者のための危機計画シート（図15-1）を作り，常に更新する。危

図15-1　弁証法的行動療法（DBT）危機計画シート

日付 _____

患者名 _____　受付番号 _____　生年月日 _____　体重(kg) _____
自宅住所 _____
勤務先住所 _____
電話(自宅) _____　(勤務先) _____

重要関係者：
氏名 _____　電話 _____　区市町村 _____
関係 _____

親族：
氏名 _____　電話 _____　区市町村 _____

紹介セラピスト：
氏名 _____　電話 _____　区市町村 _____

現在の個人セラピスト：
氏名 _____　電話(日中) _____
　　　　　　　　　　　(夜間) _____

スキル・トレーニング主セラピスト：
氏名 _____　電話(日中) _____
　　　　　　　　　　　(夜間) _____

スキル・トレーニング副セラピスト：
氏名 _____　電話(日中) _____
　　　　　　　　　　　(夜間) _____

薬物療法担当医：
氏名 _____　電話(日中) _____
　　　　　　　　　　　(夜間) _____

■危機計画
参考メモ（簡単な自殺類似行動既往歴，治療計画）
_____
_____
_____

■投薬
#1　処方 _____　一般名 _____　日付 _____
医師 _____　電話 _____
薬剤師 _____　電話 _____
1日の投与量 ____mg/g　1日あたり ____錠／カプセル　1錠／カプセルあたり ____mg/g

```
通常の処方 _____    注意 _____
メモ _____
投与中止日 _____    残っている錠剤／カプセルの数 _____

#2 処方 _____    一般名 _____    日付 _____
医師 _____        電話 _____
薬剤師 _____        電話 _____
1日の投与量 ____mg/g  1日あたり ____錠／カプセル  1錠／カプセルあたり ____mg/g
通常の処方 _____    注意 _____
メモ _____
投与中止日 _____    残っている錠剤／カプセルの数 _____

#3 処方 _____    一般名 _____    日付 _____
医師 _____        電話 _____
薬剤師 _____        電話 _____
1日の投与量 ____mg/g  1日あたり ____錠／カプセル  1錠／カプセルあたり ____mg/g
通常の処方 _____    注意 _____
メモ _____
投与中止日 _____    残っている錠剤／カプセルの数 _____
```

機計画シートには，患者が所持したり服用できることが分かっているすべての処方薬と非処方薬の名称とその量，処方医，患者の体重などのすべての情報を盛り込む必要がある。患者が定期的に服用する薬や所持している薬それぞれの平均的な一日の摂取量も書いておくべきである。致死性のない量であっても医学的に危険を招き得ることは留意しておくべき重要事項である。したがって，薬物の致死性を知るだけでは，スキルフルな対応には不十分である。

　二番目に，医学的トレーニングを受けていないセラピストは，薬物の致死性のアセスメントを，必ず医師免許を持つ人に即刻確認すべきである。ときに問題となるのは，必要な情報を提供してくれる誰かを求めても，情報提供の責任を恐れる人がいるということである。私の経験では，電話をするのに一番よい相手は，地域の公共の救急処置室である（それも最も忙しいなところが望ましい）。ここは，不必要な入院を最も望まない場所で，従って援助をしてくれる可能性も最も高い。服用したかこれから飲むと脅している薬物の正確な服用量，患者の体重，アルコールや違法な薬物の関与の有無，患者の医学的問題などについてセラピストが知っていると，たいてい非常に良いコンサルテーションを受けることができる。医学的コンサルテーションを誰からも受けられないとき

には，間違っても軽率な判断をしてはならない。

　セラピストが医学的トレーニングを受けていない場合，患者に医学的配慮を払わねばならないかどうかについて，医師のアドバイスに従うべきである（アドバイスに疑問があるときは，電話で別のコンサルテーションを受けてその問題を検討する）。この点は非常に重要である。疲労していたり仕事を抱えすぎていたりして別の事に気をとられているセラピストは，過量服薬の医学的結果を低く見積もりやすい。医学的な反応は遅れて現れることもあり，患者の意識が清明で大丈夫そうだという事実は，対応しないでいい理由にはならない。セラピストはしばしば，医学的配慮が必要だとの判断が問題の行動を強化すると主張して自分の怠慢を正当化するが，この理屈が生死に関わる結果につながることもある。

　【他の致死的手段】　患者は過量服薬以外の方法で自殺の脅しをすることもある。したがって，セラピストはさまざまな自殺の方法について致死可能性を知っていなければならない。1メートルの高さから飛び降りると脅す方が，15メートルの高さから飛び降りると脅すよりも，死に至る可能性は明らかに低い。よくある手段を致死可能性の高い順に並べると，①銃器や爆発物，②高所からの飛び降り，③生命維持に重要な器官を切ったり刺したりする，④首吊り，⑤入水（泳げない人），⑥毒物（固体，液体），⑦生命維持に重要でない器官を切ったり刺したりする，⑧入水（泳げる人），⑨毒物（気体），⑩鎮痛剤，睡眠薬（Schutz, 1982）となる。

■致死性のある道具を手離すように患者を説得する

　患者が自殺しようとしており，致死的手段を持っていることを確認したなら，セラピストは患者がその死を招く道具を手離すか捨てるように説得することに注意の焦点を当てなければならない。電話の場合には，致死可能性のある薬物をトイレに流すように，あるいは家の人に渡すようにと指示する。患者がアルコールを飲んで薬物を摂ろうと計画していたら，手の届くところにあるアルコールは，どれも捨てるようにと言うべきである。カミソリの刃などの切断用具，マッチ，毒物などは，家の外のゴミ箱に捨てなければならない。銃や弾薬は車のトランクやロッカーなどに施錠し，鍵を他の人に預ける。基本的な考え

方は，患者と手段との間に距離を置き，入手に努力を要するようにすることである。セラピストには創意工夫が求められる。差し迫った自殺の脅しがセッション中のことならば，患者の身を守るために，セラピストは，持っているものを手渡すように要求すべきである。

　セラピストはこれらの教示を当然のことのように患者に与え，患者が実際にそうするのだという肯定的期待を伝える。電話では，患者がなすべきことだけを単純に伝え，死を招く道具を捨てるまで待つ。もし自殺の脅しが定期セッション中に起こったなら，患者に次のセッションで死を招く道具を持ってくるように教示するか，すぐに家に帰って持ってくるよう教示することさえある。死を招く手段を身の回りに持つことは，一つのセラピー妨害行動と考えられ，そのように扱われる。このときこそ相互的コミュニケーションを限界遵守と組み合わせて使うときである。

　死を招く道具を取り去るという課題から逸れないことが重要である。死を招く手段を持っていることを，患者は安全のためだと認識していることが多い。患者はどんな自殺可能性も取り上げられるという見通しをかなり不安がるだろう。死を招く道具を手放させる説得に役立つ理由づけは，そのような道具が目前にあると，たとえ事後の状況分析で本人がおそらく自殺する決心をしていなかったことが分かるような状況でも，不慮の自殺に結びつくというものである。患者は将来いつでも死を招く道具を再準備できるということも強調してよい。死を招く道具を手放すことは，患者にもっと考える時間を与えるためのテクニックとして提示し，将来的にどんな自殺行動も絶対に認めないということではないと伝えるべきである。

　患者がどうしても同意しないことが明らかになったときは，この課題に過度に焦点を当てないことも重要である。この結果生じるセラピスト−患者間の力争いに勝つのはとても難しい。もし患者が拒否したなら，セラピストはあっさり引き下がり，別の日に再び持ち出す。タイミングよくそれを持ち出し続ければ，最終的には成功するはずである。それでも，患者が死を招く道具を持参したりそれらを捨てたりしたことの重要性を，セラピストは過小評価すべきではない。私の患者の一人は，何度も死ねるほどの量のさまざまな薬を溜め込んでいた。二年間，彼女はそれを捨てようとしなかった。それらは彼女の安全弁だったからである。とうとう彼女は薬を箱に入れて持って来た。箱は黒い絶縁テープで

包まれ，箱の上に十字架と花が貼ってあった。彼女は自分の棺を私のところに持ってきたのである。これがセラピーの重要な転換点となった。

■患者に自殺や自殺類似行動をしないようきっぱりと教示する

患者に自分自身を殺したり傷つけたりしないようにきっぱりと言うだけで効果があることがよくある。繰り返しになるが，セラピストは患者に，今自殺行動をやめることは，将来の自殺を妨げるものではないと言うことができる

■自殺は良い解決法でないと断言する

自殺志向の患者は，しばしば自殺に取りかかる「許可」を得ようと，セラピストに自殺は良い解決法だと同意させようとする。このような許可を与えないことが重要である。すなわち，DBTセラピストは，自殺に取りかかれとか何かをしろと言うことが患者に十分な怒りを引き起こし自殺行動が抑制される，という誤った想定にもとづいてそのような教示をすることは絶対にしてはならない（すなわちパラドックス的な教示を使うべきではない）。また，どうせ脅しを実行には移さないだろうとほのめかす発言で患者を「けしかける」べきでもない。このような発言は，患者を自分は本当に深刻であると証明してみせるように仕向けるだろう。セラピストは，自殺行動につながった情動的苦痛を認証する一方で，同時に自殺行動を適切な解決法として認証することは拒否するべきである（自殺行動に反対する議論の詳細は第5章を参照）。

■希望に満ちた発言や解決法を生み出す

危機によっては，セラピストができる最善のことが，できるだけたくさんの希望に満ちた発言や解決法を並べ，そのなかのどれか一つが，患者が問題に対する他の解決法があることに気づく一助となるように期待することでしかないという場合もある。もし「当たり」の解決法がなければ，他の解決法を提示する。私は以前，自殺すると脅している女性の家を緊急訪問したことがある。自殺する理由は夫と子どもが彼女をひどく邪険に扱うからだった。彼女は完全に絶望していた。私のチームメイトが家族と話している間，私は一時間以上彼女と話をした。夜遅い時間で，私は早く危機を解決して帰りたかった。しかし，何も役に立たないようで，彼女は私が考えつくすべての考えや解決法を拒否した。ついに私は，「そうですね，あなたの結婚や家庭が破局的であるからといって，それだけであなたの人生全体と未来が破局的にならざるを得ないということではないでしょう」と言った。彼女はかなり驚いた目で私を見て言った，

「そういう風には考えたことがなかったけれど，あなたが正しいです」。私たちはもう数分話し合った。そして当面の危機は解決した。私は彼女のもののとらえ方の枠を広げ，それが彼女の人生の新しい解釈を導き，感情的な変化を可能にしたのである。

　自殺行動の計画に焦点を当てるよりも，問題状況に焦点を当てる方が役に立つ。なぜなら，自殺行動の計画を過度に強調すると，代替的な解決法を見つけることから注意がそれてしまうからである。問題が複雑すぎて，セラピストでさえも問題を軽減するような代替的な解決法にたどり着けないこともある。こうした場合セラピストは，現在のところお互い自殺的ではない解決法を考えつくことはできないが，だからといってそれは自殺以外に頼むべき道がないことの証明ではないとだけでも述べるべきである。そこから解決法としての自殺の最終性について話し合い，自殺を先延ばしにする案も提示できる。

■自殺のリスクが高く差し迫っているとき
——コンタクトと治療計画参加を保つ

　セラピストが治療場面で出会う最も難しい患者は，自殺の脅しに説得力があり，孤立しており，患者の目的を思い留まらせるための説得を拒否する患者であろう。このような場合の一般原則は，直接会っている場合も電話の場合も，コンタクト終了後に患者が（自殺や深刻な傷害の面で）安全であるとセラピストが確信するまでコンタクトを保つことである。もし可能なら，セラピストが患者と十分な計画をたてられるまで，そのセラピーセッションや電話を延長すべきである。それによって不注意に自殺のコミュニケーションを強化することにならなければ，家庭訪問が必要となるかもしれない。DBTの家庭訪問は，他のチームメンバーと一緒に行わなければならないし（決して単独では行わない），男性セラピストは必ず女性セラピストを同伴する。家庭訪問はDBTではきわめてまれである。

　コンタクトを維持できない場合は，患者にとって重要な人や家族，他の治療要員（たとえば，ケースマネジャーや，患者がグループホームに住んでいるならそこに常駐するカウンセラー）の援助を求めるか，一時的な入院を提案すべきである。差し迫った自殺の脅しの場合，守秘義務は適切ではない。もし患者が望むなら，救急処置室など地域の緊急医療サービスへの紹介も可能である。可能な限り侵襲的でない介入を選ぶことが経験則である。

【リスク要因とオペラント行動 対 レスポンデント行動】 治療計画を立て，自殺危機にどのくらい積極的に対応するかを決める際には，二つの要因に留意する。一つ目の要因は，セラピストが積極的に介入しない場合の短期的な自殺のリスクである。二つ目の要因は，セラピストが積極的に介入した場合の長期的な自殺のリスク，すなわち生きる価値のない人生であるとする危険性である。いかなる場合でも患者への対応には，現在のリスク要因と，患者にとって自殺行動が持つ機能についての十分な知識が必要である。新しい患者の自殺行動の要因やその機能についてセラピストはあまり明確には分からないだろう。したがって，セラピーの初期段階では，治療はより保守的で積極的であるべきである。

リスク要因は上述のとおりである。一般原則は，危険が高ければ高いほどより積極的に対応すべきというものである。しかし，問題の行動の機能や，さまざまな行為の長期的結果として予想されることにより，原則にも例外が生じる。短期的には自殺の可能性を低くする対応が，将来の自殺可能性を高めてしまうこともある。個々の事例で患者の自殺念慮，自殺の準備状況，自殺の意思伝達がオペラント行動かレスポンデント行動かは，必ず行わなければならない重要な分析である。行動がレスポンデントであるとは，行動が状況や特定の刺激的な出来事によって自動的に引き出される場合に言われる。行動は先立つ出来事にコントロールされており，行動の結果にコントロールされているのではない。極端な絶望や希死念慮によって，自分自身を殺せという「声」によって，あるいは深刻な抑うつによって，引き出された自殺念慮や自殺の脅しがその例である。自殺行動がレスポンデントであるとき，セラピストは介入が偶然それを強化してしまうことを恐れる必要はない。

行動がオペラントであるとき，行動は結果にコントロールされている。オペラント行動は環境に影響を及ぼすように機能する。自殺念慮や自殺の脅しが他の人を積極的に巻き込むように機能するとき（たとえば，援助を得るため，注意や関心を集めるため，他人に問題解決をしてもらうため，入院の許可を得るためなど），それらは機能的にオペラント行動である。これらの場合セラピストは，止めさせようとしているまさにその行動――危険の高い自殺行動――を意図せず強化してしまわないように細心の注意を払わなければならない。困難なのは，もしセラピストが積極的な関わりを取り下げれば，患者はセラピス

トが介入するまで，いつまでも行動をエスカレートさせるということである。いっそう致死性の高い行動へと強化することにもなり得る。これがエスカレートし続けると，自殺行動が実際に命を奪うことになりかねない。

多くの場合，ボーダーライン患者の自殺行動は同時にレスポンデントでありオペラントである。人生への絶望，落胆，耐え難さが，その自殺行動を引き出したのではあるが，地域の対応，すなわち援助の供与や，その人を真剣に受け止めること，その人を難しい状況から連れ出すことなどが，自殺行動を強化している。最も良い対応は，その行動を引き出した要因を減らし，同時にその行動の強化を最小限にとどめることである。医学的に緊急でない限り，行動を強化する可能性のある積極的な介入は，まず患者の行動をいくぶんか改善させ，かつ患者の安全を保つものでなければならない。

対応の選択肢の柔軟性は重要である。セラピストは，行動の機能を明らかにし，積極的に，しかしその行動が機能的であり続けないような形で対応しなければならない。患者を安全に保つ方法は多くある。たとえば，もし患者の行動がセラピストの時間や関心を得る機能を果たしており，病院に行くことが嫌悪的な場合であれば，問題はかなり深刻なので直ちに病院に入らねばならないと主張することが，強化なしに安全を維持することになる。もちろん，いったん患者が入院すれば，セラピストは患者のために特別な時間を割くべきではない。もし患者の行動の機能的価値が自分を入院させることにあるなら，もちろん対応は異なる。この場合，セラピストは，患者に対して病院外でかなり多くの配慮や積極的支持を与える必要があるだろうし，病院外で安全を保つために十分な地域のリソースを手配する必要があるだろう。あるいは強制的な入院を検討する必要があるかもしれない（これが強化にならないことが前提である）。患者の好みから地域の病院を順位づけしておくことは，よい考えである。入院を認めてもらうために自殺をしようとする患者には，できれば患者が最も好まない病院に入院させるべきである。

そうする目的は，あくまでその患者の自殺行動を強化してしまう結果の除去であることを，セラピストは心しておかなければならない。しかしそのことが事態をさらに難しくする。第10章で説明したように，特定の患者に対して何が強化や罰になるかならないかということは，周到な経験的観察によってのみ判断できるのである。患者がある結果を好まなかったりそれについてひどく文

句を言っているとしても，そのことはその結果が強化子ではないということを必ずしも意味してはいない。どんな結果が患者の自殺行動を維持しているかに関しては何らかの考えを持っておく必要がある，それが，DBTで自殺類似行動や自殺危機行動の全エピソードについての細かい行動アセスメントを強調する主な理由である。

　要約すると，自殺行動がオペラント行動のときは，恣意的でなく自然で，やや嫌悪的で（あまり嫌悪的になりすぎると，行動は一時的に抑えられるだけになったり，秘密にされたりする），その患者にとって強化子にならないような対応を計画する。たいていは（常にではない），これは患者が好む治療的反応とは違うものを選ぶことを意味する。レスポンデントな自殺行動の場合，誘発している出来事を止める（あるいは少なくとも減らす），将来それらを防ぐ方法を患者に教える，代替となる問題解決行動を強化する，といった治療的反応を計画する。自殺行動がオペラント行動とレスポンデント行動が混合したものの場合，戦略も組み合わせるべきである。

　ここでは二つの点が重要である。第一に，自殺行動がオペラント行動であるかレスポンデント行動であるかの決定は，注意深いアセスメントに基づかねばならない。理論ではこの問いに答えることはできず，綿密な観察のみが答えを与えてくれる。第二に，慢性的な自殺志向の人と取り組む場合，長期的な利益を生み出すために，合理的な範囲内で高い短期的リスクをとらねばならないケースがあるだろうということである。患者が直接間接に自殺すると脅してくるときに安心感を得ることはとても難しい。最良の反応を見つけるのが難しくなる可能性が最も高いのは，自殺行動がレスポンデント行動でもオペラント行動でもあり，かつて間欠強化スケジュールにのっていた場合である。これらのケースで迫られる危険は，DBTを自動車の「チキンレース」――2台の車が障害物に向かってスピードを出して走っていき，遅くハンドルを切った方が勝ちになる――のようにしてしまう。

　一般に，自殺を防ぐためには積極的な介入を行うが，自殺類似行為については，深刻な医学的危害に至ると信じられるような理由がない限り予防的介入はしない。体を焼く，切りつける，推奨量よりやや多い薬物を摂取するといった行為は，たいていセラピストが環境へ介入する理由にはならない。選択肢は，患者へのコンサルテーション・アプローチか環境への介入アプローチかであ

る。セラピストは通常前者を選ぶ。慢性的に自殺類似行動をする患者の場合，セラピストは，行動がコントロール下に入るまでに，何度も自殺類似行動が繰り返されるだろうと予想できる。しかし，最終的に重要なことは，行動をセラピストや地域のコントロール下に置くのではなく，患者のコントロール下に置くことである。

【強制的な介入】 自殺志向の患者をはじめ，患者をいつどのように入院させるかに関するガイドラインは，補助治療戦略（後述）との関連のなかで得られる。自殺の危険のある人の強制入院に関して，DBTに特別な方針はない。このような介入を進んでするかどうかはセラピスト次第である。この選択肢の倫理や効果に関する意見はさまざまである。DBTにおける重要な点は，患者が自殺的になる前に，セラピストがこの問題に関してどの立場をとるかを絶対に把握していなければならないということである。自殺危機の最中にはこれを見極める時間がない。また，セラピストは強制入院についての法的指針や手続き，自州の判例についても知っていなければならない。

　重要なのは，患者の意志に反して介入する理由について，率直かつ明確にしておくことである。しばしばセラピストは（恐怖や極度の疲労のために），患者のためではなく，セラピスト自身のために行動することがある。どのような場合でも，介入が患者の任意でない場合，患者の利益に関するセラピストと患者の見解には葛藤がある。幸か不幸か，ある人が確実な方法の自殺の脅しをするとき，私たちの法律では，その人はメンタルヘルスの専門家に能力を譲らなければならず，個人の自由の権利を失う。この件に関しては，患者へ強制的な介入や精神科への入院が，どんな形であれ自殺の危険を実際に減らすという実証的証拠が全くないにもかかわらず，そういうことになっている。

　セラピストの自己利益が問題になる場合，それを患者に示すために限界遵守と相互的コミュニケーションを用いることができる。たとえば，患者が自殺して訴訟を起こされたり責任を問われたりするおそれを避けるために，自殺志向の患者を強制的に入院させるセラピストもいるだろう。入院が行動を強化することに気づいているにもかかわらず，患者を入院させないときの自殺の危険を負うことを恐れているのかもしれない。個人的危険をどの程度進んで負うかは，セラピストによって異なる。すべての積極的な介入が，セラピスト自身の幸福

とは別に，患者の幸福を守るために計画されたものとして正当化されなければならないというわけではない。もし患者がセラピストに恐れを抱かせているのであれば，そのことははっきりさせるべきであり，快適な生活を維持するセラピストの権利について説明しなければならない。セラピストの自己利益が問題でなく，患者の自殺の危険がとても高く，本人自身のために振る舞えないような場合には，通常そのこともはっきりさせる必要がある。実際私は，自殺予防の方法としての強制入院には基本的に反対だが，精神病的エピソードの最中にある積極的自殺志向の患者は入院させることをためらわない。自殺志向の患者と取り組む際の重要な焦点は，自分の自殺行動に対応しなければならないコミュニティメンバーの動機を患者が尊重するように援助することにある。

　強制入院や，差し迫った自殺の脅しに対してとりうる対応に関するセラピストの立場は，セラピー開始時に患者に対して明確にしておかなければならない。私は患者に，もしあなたが自殺するかもしれないと私が確信させられることになったときには，私はそれを止めるために積極的に介入すると話しておく。私は個人の自己決定の権利（セラピー中のボーダーライン患者の権利も含めて）を信じているが，止めることができたのに患者が自殺をしたという理由で訴訟を起こされる危険性に，私の職業や治療プログラムをさらすつもりはない。強制入院に反対する個人的信念を説明し続けながらも，必要ならばその信念を破るかもしれないことを私は明言する。ある行動（自殺）を行う患者の権利や強制入院から自由でいる患者の権利と，私の職業的実践や生死の問題と格闘している他の患者に対する治療プログラムを維持する権利との間の葛藤が最終的に解決できないものであれば，私はほぼ確実に自分の権利を優先させるだろうと説明する。コミュニケーションのスタイルは非礼だけれども，重要なのはセラピーの面である。自殺はその対人関係状況から切り離すことはできない。セラピーに入ることによって，患者は対人関係のなかに入ることになる。そこでの患者の行動は関係性のなかでの結果ももたらすのである。もちろん同じことは，セラピストの行動にもあてはまる。自発的な自殺やそれを選ぶ権利についての患者の見解も探究すべきである。

■自殺衝動の反復を見越しておく

　患者が差し迫った自殺の脅しを行わなくなったならば，セラピストは自殺衝

動や自傷衝動の反復を予想し，計画を立てておくべきである。
■守秘義務を制限する
　自殺の脅しをしたり致死可能性のある自殺行動をする患者は，しばしばそのような行動を起こしたことを秘密にしてほしいとセラピストに要求する。セラピストはこれには同意すべきでない。患者や患者の家族には，セラピーの方向づけの間に，この点を明確にしておくべきである。

進行中の自殺類似行為（主セラピスト向けプロトコル）
■緊急事態のアセスメントと対応
　患者が自傷行為を開始したあとにセラピストに電話をかけてきたときや，電話中に自傷を始めたとき，セラピストは直ちにその行動の致死可能性のアセスメントと，患者の現在の居場所と電話番号の確認に会話の焦点を置くべきである。過量服薬の場合，危機計画シートを使ってその行為による患者の致死可能性を見極める。刃物で切った場合は，出血量や傷口の医療措置の必要性を確認する。ガス栓を開けた場合は，換気の程度やガス栓を空けた時間を確かめる。化学物質（たとえば，パイプ詰まり用洗剤や漂白剤）の摂取ならば，種類と量を確認する。
　その自傷行為が生命を脅かす可能性があるなら，医学的リスクの緊急性をアセスメントするとともに，患者が自力で医学的治療を受けられるか，そばに誰かいるかということも確認しなければならない。もし危険度が高く医学的緊急性があるなら，セラピストは現在患者の近くにいる誰かに注意するように促し，直ちに地域の適切な緊急医療サービスに電話をして，患者の所在と自殺類似行動についての情報を与える（このような場合に備え，すべてのセラピストは患者の連絡先をいつでも分かるようにしておく必要がある）。それからセラピストは患者に折り返し電話をし，助けがくるまでコンタクトを保つ。もし医学的処置は必要であっても緊急性が高くなければ，セラピストはまず患者が自発的に必要な処置を受ける意志があるかどうかアセスメントする。もし受ける気がありそうならば，セラピストは，患者が，医師，クリニック，救急処置室にたどり着く方法を考え出すよう援助する。患者の状態や状況によって，患者の周囲の人に搬送を頼むか，患者が自分自身で出向いたりタクシーを頼んだりさせるかする。セラピストが患者を信頼できていれば，救急処置室から電話で連絡

してくるよう患者に教示することも賢明であろう．しかし，その際の会話は，治療と医学的状態のチェックに限るべきである．

　患者は，自殺類似行動について医学的処置を受けようとしないことが多い．精神科への強制入院という結果（実際しばしばそうなる）を恐れているからだ．セラピストはここで問題解決戦略を適用する．もし入院が医学的に必要とされたならば（ときには，セラピストがその必要があるかもしれないと考えているだけの場合でも），少なくとも，医学的検査は受けるべきである．こうしたとき，セラピストは主に患者との治療関係の側に立つ．入院しないと自殺の危険が高い（あるいは，もちろん，継続的な医学的処置が必要である）というのでない限り，DBTセラピストは自殺類似行動エピソード後の入院は勧めない．私たちのクリニックでは，患者は救急処置室のスタッフに対し，自分は私たちの治療プログラムに参加しており，入院は治療プログラムに入っていないと言うように教示される．患者が対人スキルのすべてを使うことが意図されているのである．もし患者が医師やメンタルヘルスの専門家を説得できなければ，セラピストに電話をするように求める．そうすればセラピストは，治療プログラムに関する患者の説明を裏づけることができる．ときとして，救急処置室のスタッフが患者を入院させない場合の彼ら自身の責任をとても恐れていることがある．患者を帰した場合の臨床的責任を取ることに同意するよう求められたことは何度もある．このようなことは，一般に患者の面前ではなく，電話で行われるため，どんなセラピストにとっても難しい状況となり得る．セラピストがどう対応するかは，患者と患者の現在の危機状態に関するセラピストの見識にかかっている．しかしまた，セラピストがどのように反応するかも，治療関係にとって非常に重要なこととなりうる．

　たとえば，セラピーに入ったばかりの私の患者の一人が，複数の薬物を多少多めに過量服薬した．母親が私に電話をかけてきたので，私は二人を救急処置室に送った．そこから患者が私に電話をかけてきて，医師と話してほしいと頼んできた．その医師は，精神科病棟への強制入院の手続きをとるよう強く迫ってきた．患者は明らかに医学的に危険な状態は脱していたが，医師は過量服薬した人は誰でも一晩入院させるべきだと信じていた．患者を退院させた場合，私がすべての臨床的責任をとることに同意するよう医師は主張した．患者との話のなかで，私は私自身が患者の味方になることを指摘し，さらなる自殺行動

を避け通すコミットメントや，そのコミットメントをやり遂げる患者の意思や能力を問いただした。彼女に救急処置室での適切な行動についてコーチし，私たちの次のアポイントメントを確かめた後，私は医師に患者の退院後の継続的配慮について責任を取ると伝えた。私にとってこの信頼にもとづく行為はとても難しいことだったが，それでも患者にとっては必要なことだと私は考えたのである。しかしたいていの場合，患者の対人スキルは（おそらく多くのコーチングを用いることで）十分であり，そのときは，救急処置室のスタッフや医療補助者や警官には，通常の手続きをするように勧めることが最善の戦略となる。

このような医学的危機時における最優先事項は患者を生き延びさせることであるが，自殺志向の患者の長期的マネジメントという観点からは，二つの派生的な問題が重要となる。第一に，セラピストが地域の人と共に，自殺行動の強化を最小限にとどめるような一般的な危機反応戦略の開発に取り組むべきである。第二に，深刻な自殺行動の社会的結果を妨げるべきではない。セラピストは患者に，自分は地域の機関をコントロールすることはできないと，絶えず繰り返し述べておくべきである。このようにして患者は，自らの自殺行動に対して起こりうる地域の反応に関して現実的な期待を発達させられるのである。

自殺志向の患者はすぐに，自殺行動に対するDBTセラピストの反応と地域の反応との違いを理解するだろう。一般に，地域の機関の方がDBTセラピストよりずっと積極的に反応する。このような場合，他の人を恐れさせるような患者の行動が及ぼす影響について，セラピストは患者と冷静に話し合う必要がある。

■24時間ルールを守る

もし，自傷行動が現在のことではなく，潜在的に生命を脅かさないものであり，危険でないことが明確なときは，セラピストは24時間ルールに立ち戻るべきである。このルールは電話戦略との関連で後に詳述する。自傷行動後に電話をするのは適切でないことを，セラピストは患者にしっかりと思い起こさせるべきであり，他の人（家族，友人，緊急医療サービス）とコンタクトをとるように教示すべきである。極端に特異的な状況を除き，会話はそこで終える。自殺類似行動ならびに不適切な電話については，次回のセラピーセッションで話し合う。

自殺行動（副セラピスト向けプロトコル）
■患者を安全に保つ
　患者が差し迫った自殺の危険性の高い行動を現在とっているなら，すべてのセラピストはその行動に注意を向ける。主セラピスト以外のセラピストは全員，主セラピストに連絡がつくまで患者の安全を保つために必要なこと（前述）をすべきである。

■主セラピストに問い合わせる
　いったん安全が確認されれば，主セラピストにコンタクトをとることが最優先の対応である。全セラピストが患者に明確にしておかなければならないことは，たとえ患者が副セラピストが危機の原因であると感じていたとしても，自殺の危機への援助は主セラピストから得なければならないということである。主セラピストとコンタクトが取れるまで，スキル・トレーナーは患者に苦悩に耐えるスキルを使うよう援助するかもしれないし，薬物療法セラピストは患者の耐性が増すよう（たとえば，不眠の患者に睡眠薬を与える）薬物を調整したりするかもしれない。しかし，患者の安全に注意を向け，自殺の危険に関して自分が耐えられる限界を守ること以外は，主セラピストを除く全セラピストの自殺危機行動への対応は，主セラピストへの連絡である。主セラピストは上述したより適切な問題解決戦略を用いて対応する。

【《例外》スキル・トレーニングと支持的プロセスグループ】　スキル・トレーニングと支持的プロセスグループにおけるルールのなかに，自殺類似行動については，グループミーティング外で他の患者と話し合わないというものがある。その話題をグループセッション内で取り上げるときは，どのようにすればその行動は回避できたか，あるいは将来回避できるようになるか（すなわち他の解決法で解決する）という点に直ちに注意を向ける。グループでは，セラピストはごく冷静に，DBTや他の行動スキルをいかにこのような事例に適用できるかに注意を向けさせる。自殺念慮や自殺衝動の検討でも同様のアプローチを用いる。自殺類似行動の結果（たとえば，包帯をした腕，むき出しの傷）の顕示や，帰結（たとえば入院）についての議論は，一般に無視する。直接注意を向けるべき唯一の行動は，セラピーセッション中の自殺類似行動の試みであ

る。止めるように言い，必要ならば，行動を制止する。もし行動が続くようなら，教示のために主セラピストを呼ぶか，患者にその場を去るように言う（もちろん医学的危険度が高く自殺の危険があるときは安全を第一に配慮する）。

【《例外》入院とデイ・トリートメント】　入院とデイ・トリートメントの環境には，このような行動に焦点を当てた問題解決的方法で対応できる人材がたくさんいるため，自殺行動への問題解決戦略適用を高める特有の可能性が生まれる。

たとえばある入院施設では，看護スタッフとメンタルヘルス技術者がすぐに，すべての自殺類似行動や自殺危機行動の深い行動分析と解決分析を行っている。その分析は，それから週毎のコミュニティ・ミーティング中に繰り返され，患者とスタッフのやりとりがまとめられる。この公開的な手続きを成功させる秘訣は，分析を，判断を伴わず，淡々と，認証的な方法で行うことである。スタッフは，患者がその行動を認め，話し合うなかで感じる羞恥や罪悪感，恐怖感を強化しないような暴露の雰囲気を作らなければならない。そうすれば，行動分析や解決法分析が患者のモデルとなるだけでなく，スタッフにとってもこれらの分析に参加する機会を得られることができるし（おそらく彼らのスキルを向上させる），暴露の疑似体験や適用される随伴性から利益を得ることもあるだろう。

最後に，行動分析と解決法分析も，他の問題解決戦略とともに，個人療法セラピストによっても適用される。

また別の施設では，患者が自殺類似行動や自殺危機行動を行った後は，公的で一貫した監視のもとに置かれた。以前は，わずかな例外を除いて，患者は，このような行動をとった後24時間は誰とも話してはならなかった。しかしその手続きは，DBTにあわせて修正され，沈黙の強制は取りやめになった。新しいルールでは，自殺類似行動や自殺危機行動後24時間の間，その患者とスタッフや他の患者との間で，唯一正式な行動分析と解決法分析の話題だけは話し合って良いとされた。これらの各プロトコルでは，自殺行動やそれらに伴う苦痛は，非常に深刻に取り扱われている。

自殺志向の患者のリスクマネジメントの原則

　DBTは基本的に慢性的に自殺しようとするボーダーライン患者のために開発されたものである。したがって，このセラピーには，自殺行動を扱う「通常の」精神療法の修正版のほとんどが織り込まれている。しかし，すべてのボーダーライン患者で自殺の危険性が高いわけではない。治療の途中で自殺を試みたり自殺の危険性が高まったりしている患者に対して，セラピストはもちろん，そのリスクを最小限に留めるような戦略を行うように特に注意すべきであるが，同時に，もし患者が自殺した場合の自分自身の法的責任のリスクも最小限にするように手を打つべきでもある。ボンガー（Bongar, 1991）なども指摘しているように，臨床家がリスクの高い患者を治療しているときにそれにふさわしい臨床的，法的問題を考えないのは，愚直に過ぎる。ボンガーは，多くの臨床的，法的リスクマネジメント戦略を提唱している。その戦略は，容易にDBTに取り込める。そのうちのいくつかを以下に挙げる。

　1）技術的能力の自己アセスメント　自殺行動を治療する自分の技術的能力をアセスメントすることは重要である。たとえば，自殺行動や患者が示す他の障害に対して推奨される介入に関する具体的な臨床研究文献の知識が求められる。すべての臨床家が，自殺志向の患者との取り組みに向いているわけではない。自殺しようとするボーダーライン患者に取り組むのにふさわしい気質を持っていなかったり，そうしたトレーニングを積んでいなかったりする臨床家はたくさんいる。もし自分の能力が十分でないのであれば，患者を他に紹介するか，スーパーヴィジョンや付加的トレーニングを受けるべきである。

　2）詳細で時宜を得た文書作成　詳細な文書を適切なタイミングで作成しておく必要がある。自殺のリスクアセスメント，さまざまな治療計画のリスクと利点の分析，治療上の決定とその根拠（患者を入院させなかった決定や他の予防策を講じなかったことなどを含む），得られたコンサルテーションや受けたアドバイス，治療計画や関連するリスクについて患者や他の人に伝えたこと，得られたインフォームド・コンセントなどの記録を，セラピストは残しておかなければならない。経験的に言って，「書かれていないことは起こらなかった」のである。

3）過去の医療・精神療法記録　各患者ごとに，以前の医療と精神療法の記録を得ておく。特に自殺行動の治療と関連する記録は入手しておかなければならない。これに関するDBTの最適な手続きは，患者に，これらの記録を入手してセラピーに持参する責任を負わせることである。

4）家族を参加させる　自殺のリスクマネジメントと治療に，患者の家族と，必要ならば（患者の許可を得たうえで）患者のサポートシステムに参加させることは非常に有用である。提示した治療と，その代替となる治療それぞれのリスクと利点を家族に伝え，患者が治療に参加し続けられるように積極的に家族の支援を求めることが役に立つ。患者を家族やサポートネットワークとを一緒に診ている場合，これは，DBTの観点と全く矛盾するものではなく，また自殺対応の専門家がしばしば推奨していることでもある。

5）他の専門家のコンサルテーション　一般的マネジメントやリスクアセスメントについて他の専門家に相談することは，DBTでは不可欠であり，また標準的な自殺行動治療でも行われる。医療領域にない臨床家は，特に医療領域の同僚に薬物使用やさらなる医学的評価の必要性についてコンサルテーションを受けるべきである。補助的な薬物療法はDBTと両立でき，個々のケースで役立ち得る。

6）ポストベンション（事後の対処）　患者が自殺した後の対処は非常に困難なものだが，それでもきわめて重要である。たとえば個人的な法的問題への対処，患者のケアに関わった他のスタッフのカウンセリング，家族や友人との面談と取り組みなどである。法的なコンサルテーションも含め，ポストベンションの進め方について知識の豊富な同僚に相談することは，多くの人が強く勧めている。

第三節　セラピー妨害行動戦略

本書を通じて強調しているように，DBTは患者の側からの積極的で協働的な参加を必要とする。患者のセラピー妨害行動には主に三つのタイプがある。①自分がセラピーを受けること自体を妨げる行動（注意を向けない，協働的でない，合意に反する行動をとる），②他の患者に対するセラピー妨害行動，③セラピストをバーンアウトさせる行動（すなわち，セラピストをその人の限

表15-5 セラピー妨害行動戦略チェックリスト

____セラピストは患者がセラピーを妨げるためにしていることを行動的に定義する。
____セラピストは妨害的行動の連鎖分析を行う。行動の機能についての仮説を提供するが，その仮説を決めつけることはしない。
____セラピストは問題解決計画を適用する。
____患者が行動の修正を拒むとき
　　____セラピストは患者とセラピーの目標を話し合う。
　　____セラピストは不必要な力比べを避ける。
　　____セラピストはセラピーの休止を考える，あるいは他のセラピストを紹介する。
■DBTに反する戦術
____セラピストが患者を責める。
____セラピストがアセスメントなしに，患者が変化や進歩を望んでいないと結論する。
____セラピストが患者の行動の解釈について頑なである。
____セラピストが変化についての責任をすべて患者に置く。
____セラピストが立場を主張し，変化を拒む。
____セラピストが防衛的である。
____セラピストが患者の行動にセラピスト自身が寄与していることに気づかない。

界に押しやったり，セラピストのモチベーションを損なったりする行動）。これらの行動の具体例は，第5章で検討した。患者のセラピー妨害行動に対処する基本戦略は，その行動を解決すべき問題として扱うアプローチをとり，患者が問題解決へのモチベーションを持っていると想定することである（セラピストのセラピー妨害行動を扱う特別な方法については，関係性戦略との関連で後述する）。

　第3章で記したように，ボーダーライン患者は二つの異なるタイプの自己不認証の間を揺れ動く。一方で患者は，セラピー内の失敗も含め，すべての行動の失敗は動機の問題に根ざしていると思いこみ，自分が十分に一生懸命にやらず，怠けのせいで，あるいは単に良くなりたくないせいで失敗したと考える。その一方で患者は，これらの失敗のすべては回復不可能な性格の欠陥からくるものだと信じる。これに対してセラピストは，患者はやる気があり，最善をつくしており，致命的な欠陥があるわけではないと想定し，問題行動について話し合う際にその効果をはっきりと述べる。このように方向づけることで，セラピストも患者も，セラピー妨害行動を，患者のある特性の否定的結果を立証する証拠としてではなく，治療そのものに問題がある証拠と見なせるようになる。セラピー妨害行動戦略について以下に述べ，表15-5に概要をまとめる。

1. セラピー妨害行動を定義する

最初の段階は，セラピー妨害行動をできるだけ正確かつ厳密に特定することである。セラピー妨害行動の性質について患者と話し合い，患者とセラピストの間の認識の不一致は解決しなくてはならない。

2. 行動の連鎖分析を行う

セラピストは，患者になぜある特定の行動をしたのか，あるいはしなかったかと尋ねることから分析を始めてはならない。そうではなく，自殺行動に関する連鎖分析なら，その反応を生み出した先行子，反応そのもの，反応に続く結果，を徹底的に細部にわたり特定していかなければならない。患者が自分のセラピー妨害行動に影響する要因を同定し伝えることに困難を感じている場合，セラピストは話し合いのための仮説を作り出す。それらの仮説作りは，その特定の患者について知っていることや，一般的な自殺志向の患者についての知識にもとづいて行う必要がある。セラピー妨害行動を生み出し得る状況は非常に多様であり，このような行動の各事例には個別的具体的に取り組まなければならない。実際，患者がセッションを休む理由はさまざまである。セッションが役に立たないと考えたり，改善の可能性に希望が持てないと感じていて休む患者もいるだろう。予期不安や抑うつ，他のネガティヴな感情のために休む患者もいるかもしれない。セッションへの出席に必要な行動（たとえば，予約時間にあわせて職場を離れる，ベビーシッターを頼む，約束があるのでセッションに行かなくてはならないと友人に言う）が，とれないこともあるだろう。周囲からの圧力でセラピーを休む患者もいるだろう。家族や同居人が，患者にセラピーをやめろと迫ったり，セラピーに出かけることを嘲ったり，セッションに出席すると罰を与えたりするのかもしれない。

3. 問題解決計画を適用する

問題が明確にされ，決定因が同定されたなら，患者とセラピストはセラピー妨害行動を減らすプログラムについて合意する必要がある。このプログラムはセラピー妨害行動の分析結果に基づいたものでなければならない。プログラムの焦点としては，動機づけの問題と随伴性を変えること，求められる行動をと

るために必要なスキルを教えること,感情抑制を低減すること,信念や期待を変えること,あるいは環境の決定因を操作することなどがある。セラピーにおけるすべての問題に関して,セラピストは問題解決アプローチを言葉を用いて強調しながら自らモデルを示すべきである。

4. セラピー妨害行動の修正を拒む患者への対応

ボーダーライン患者は,セラピーが求める条件に従うことを断固として拒否することがある。こんなに多くのセッションに参加する必要はないと言ったり,ロールプレイや割り当てられたホームワークを拒んだり,セラピーの他の同意を遵守することを頑なに拒否したり,セラピストに自分を治すよう要求したり,助けになるかどうかはセラピストの責任であって自分の責任ではないと言ったりするかもしれない。これらの場合には,治療全体の目標についてあらためて患者と話し合い,セラピー開始時に患者が認め,治療プログラムへの受け入れ条件でもあった最初の合意について話し合う。DBTの多くの標的と同様に,問題行動について徹底的に話し合うのがここでの戦略である。

セラピストは不必要な力比べを避けるように細心の注意を払わなければならない。重要でないと思われる問題は追求しない。いかに身を引くかを学ぶことはDBTではとても重要である。また,戦いを賢明に選択することも大切である。セラピストは患者を援助するために戦いの準備をし,いくつかの戦いには勝たなければならない。患者に対して関心がないとか怠惰だと言うべきではないし,わざとセラピーをさぼっていると責めるべきではないし,他のどのようなものであれ軽蔑的な言葉を使って患者を記述してはならない。

患者がセラピーの継続を断じて拒否するときは,セラピーの休止や,他のセラピストへの紹介の可能性を話し合いに持ち出すことになる。このような話し合いでは,休止や終結の選択をするのは患者でありセラピストではないということを,必ず強調しなくてはならない。それ以上に,セラピストは患者のことを心配しており,患者が現在の難局を解決するために一緒に取り組めることを望んでいるとしっかり強調する。このような話し合いは,患者が問題解決に取り組むことを拒否していて,他の容易な選択肢が患者とスーパービジョン／コンサルテーションチームの双方によってすでに検討されている場合にのみ行う。

第四節　電話戦略

　DBTの電話戦略は，いくつかの点に留意して計画されている。第一に，主要な原理は，患者が主セラピストから特別な時間や配慮を得るために自殺しようとする必要がないようにすべきだということである。すなわち，セラピストの電話でのコンタクトが，自殺類似行動や自殺念慮に対する強化子として機能するのを最小限にとどめるように計画されているのである。第二に，この戦略は，セラピーで学習しているスキルを日常生活の問題状況に適用する方法について患者に教えるように計画されている。言い換えれば，スキルの般化を促進するのである。

　第三に，セッションとセッションの間に危機が生じたときや生活上の問題に対処できないときに，電話戦略は付加的セラピーの時間を提供する。自殺志向の患者やボーダーライン患者はしばしば，毎週の個人療法セッションで提供できる範囲以上の治療的コンタクトを必要とする。その理由として，スキル・トレーニングのセッションのなかでは，患者の個人的な関心事がほとんど議論できないということが特に挙げられる。特別なセラピーセッションが組まれることもあるが，より多くのセラピー時間を求めるという要求は，患者からの電話にセラピストが応えるという形で対応するのが普通である。

　第四に，電話戦略は，患者が他者から適切に援助を求める方法をトレーニングするように計画されている。DBTでは，患者は必要なときに援助を求めて主セラピストに電話をすることができる。グループセラピーのセラピストなど副セラピストへの電話は厳しく制限する。副セラピストへの電話が認められるのは，ミーティングの時間についての情報を得るため，予約のため，あるいはセラピー終結につながりかねない問題を解決するために限られる。これらの条件は本書の付属マニュアルで論じてある。

　患者のセラピストへの電話は「ほとんど全くない」から「過剰にある」までの連続線上にあり，ボーダーライン患者の電話はしばしばこの連続線の一方の極に偏るか，時期によって両極の間で揺れ動く。ある患者は困難のほんの些細な問題兆候を感じただけでセラピストに電話をかけ，不適切な時間に電話してきて，要求がましく敵対的なやり方でセラピストとやりとりする。またある患

664　第Ⅳ部　特定の課題に対する戦略

表15-6　電話戦略チェックリスト

____セラピストは患者からの電話をさまざまな状況で適切なものとして受け入れる。
　　____セラピストは自殺類似行動後の電話に関する24時間ルールを患者に知らせ，それを守る。
　　____問題解決の電話中に，セラピストは患者に危機を切り抜けるスキルなどのスキルを用いるようコーチし，次のセッションまで患者がなんとかやっていけるようにする。
　　____セラピストは電話中に患者の疎外感を進んで修復する。
____セラピストは患者からの電話を定期的にスケジューリングするように考える。
____セラピストから電話をかける。
　　____セラピストの注意と自殺行動との間の機能的な結びつきを消去するため。
　　____患者の回避を妨げるため。
____セラピストはセラピーセッション中に電話行動について患者にフィードバックを与える。
DBTに反する戦術
____セラピストが電話で精神療法を行う。
____セラピストが電話を受けることについて狭量である。
____セラピストが患者からセラピストへの電話に対して軽蔑的な解釈を行う。
____セラピストが危機の間に対応できない。

者は，すでに自殺類似行動を始めていたり，終えていたりする状況でしかセラピストに電話しない。このタイプの患者には，セッションとセッションの間に電話をかけてくることをホームワークにすると有益であることが多い。あるいはセラピーの時期によって，電話をほとんどかけてこなかったり，かけすぎたりする患者もいる。

　電話戦略の適用は，全く電話をかけてこない患者と過度に電話をかけてくる患者とではやや異なる。電話をかけてこない患者は，自殺行動が関心を引くという機能を果たさないように，危機の間により早く助けを求めることを学習しなければならないことが多い。過度に電話をかけてくる人は，多くの場合苦悩に耐えるスキルを改善する必要がある。患者との電話によるコンタクトには三つの主要なタイプがある。①患者からセラピストへの電話。危機や生活のなかで現在問題となっていることを解決できないという理由や，治療関係の亀裂が理由のために電話をかけてくるもの，②あらかじめ計画されている患者からセラピストへの定期的な電話，③セラピストから患者への電話，である。それぞれの戦略について以下に述べ，表15-6にまとめた。

1. 特定の条件下で患者のかけてきた電話を受ける
■電話と自殺行動——24時間ルール

　患者は，最初の方向づけセッションのなかで，自殺類似行動をした後ではな
く，その前に個人療法セラピストに電話をかけるよう言い渡される。実際，電
話をするという目的のために自殺行動をとる必要はないのである。本章の初め
に述べたように，一度自殺類似行動を起こしたら，（患者の傷が生命を脅かす
ものでない限り）患者は24時間後までセラピストに電話をかけることが許さ
れない。つまり，自殺類似行動を通じて問題を解決しようと試みる後より前
の方が，セラピストがより助けを差し伸べやすいということである。ここで
与えられる理由づけは，患者が自傷行動をした後では電話がもはや役に立たな
いのは，その時には患者はすでに問題を解決（非適応的な解決ではあるが）し
てしまっていて，セラピストの配慮の必要性がほとんどなくなっているから，
というものである。自殺念慮を引き出すセラピストの強化の役割については，
明確に患者に説明すべきである。さらに，援助を求めずに危機が本格化するま
で待ってしまう患者に対しては，どんな人でも役に立つことはきわめて難しい
ということを明確に患者に指摘しなければならない。

　患者がそれまで行ってきた典型的行動は，自殺類似行為の後に電話するとい
うものである。これらの電話は上述したような方法で扱う。目標は，患者が危
機の早い段階でセラピストに電話をかけてくるようシェイピングすることであ
る。このシェイピングの中間段階は自殺類似行動をする前ではあるが自殺念慮
が生じた後に電話をかけるというもので，その最終的な目標はもちろん，自殺
念慮に陥る前に電話をすることである。

　この戦略は，患者がセラピストへ電話をかける意欲いかんで異なる効果をあ
げる。セラピストに電話をかけることに嫌悪感を持っている患者には，この戦
略は，破壊的行動を適切な援助の依頼に置き換えることを学習する機会を提供
する。セラピストに電話をかけようとする試みが前もってなされなかった自殺
類似行動はセラピー妨害行動と見なされ，セラピーの時間中の焦点となる。対
照的にセラピストと話すことが心地よい患者にとっては，電話と関連するどん
な行動も強化されることとなる。したがってセラピストは，適応的な行動と自
殺行動のどちらを強化するかという選択肢を持つことになる。セラピストへの

電話は自殺類似行動を24時間とらなければ，その後許可される。もし最初の24時間の間に再び自殺類似行動をすれば，その時点からさらに24時間電話はできない。きわめてまれだが，この時間枠を12時間に減らすこともある。セラピストは，自殺の危機が高まっている場合と同様の時間と配慮を，より危機の少ない場合にも提供するよう心がけるべきである。セラピストに電話をかけるために自殺したいと感じる必要はないと教示することが，きわめて重要である。

■電話相談の種類

電話相談が勧められる状況は二つある。これらの状況が電話相談のやり方を決める。第一の状況は，患者が危機にあるとき，または患者自身では解決できない問題に直面しているときである。第二の状況は，治療関係に亀裂が入り修復が必要なときである。一般に，電話相談は10分から20分でそれ以上は続けないが，危機状況により例外はあり得る。もっと長い時間が必要ならば，その患者と特別なセッションを予定したり，その日のうちにもう一度電話をかけるように提案することも役立つだろう。

【スキルへの焦点づけ】 電話相談の理論的根拠は（少なくともセラピストの観点からすると），患者がそれまでに学習してきたり現在学習したりしている行動スキルを日常生活上の問題や危機に適用する際に，しばしば援助が必要になるということである。これらの電話相談の焦点はスキルの適用に当てるべきであり，問題全体の分析や，患者の問題への対応の分析，カタルシスの提供に焦点を当てるべきではない。上述した危機戦略を実行すべきである。比較的易しい問題に関しては，問題を実際に解決するためのスキルに焦点を当てる。解決しにくく複雑な問題の場合，次のセッションまで患者が非適応的な行動をとらずにすむようなやり方で対応することに焦点を当てる。つまり，機能不全的行動は避けられるが，問題は必ずしも解決されるわけではないという対応である。このことに留意し，患者にもそれを思い起こさせることが重要である。しばらくの間，問題を耐え忍ぶ必要があることもしばしばある。この場合，苦悩に耐えるスキルを推奨すべきである。

すべての患者とセラピストは，危機サバイバル戦略を電話口ですぐに参照できるようにしておく必要がある（本書の付属マニュアル参照）。患者の問題や

危機の簡単な説明を聞いた後，セラピストはどのスキル（DBTで学習しているもの，あるいは患者が独自に開発した他のスキル）を患者がすでに試してみたか尋ねなければならない。次に，役立つかもしれない他のDBTのスキルや患者が持っている他の考えをセラピストは再検討する。私は患者に，別のスキルフルな対応を一つか二つ試してみて，それからまた確認のために電話をかけるようにと言う。その時点で，必要ならば新しい対応を考え出せるだろう，と。

電話でDBTの個人精神療法を行いたくなるが，これは避けるべきである。しかし，それが避けにくいことがある。なぜなら患者はしばしば危機を修復できないものとして提示するし，あるいは情動がかなり覚醒していて問題解決スキルが低下しているかもしれないからである。患者の思考が硬直化し，新しい解決法を理解できないことはよくある。セラピストはこれに三つの方法で対応すべきである。一つは，本章で既述した危機戦略を適切に用いること。二つ目は，その人がどんなスキルを用いられるかに焦点を当て続けること——セラピストは電話相談の方針を維持する責任を負う。三つ目は，すべての問題解決の努力に，患者の苦悩や困難さの認証を織り交ぜることである。患者がどうしても「はい，しかし……」という反応をし続けるとしたら，それはセラピー妨害行動であり，その反応が多いときは（次のセッションで）分析する。電話相談中には，「はい，しかし……」行動に対してセラピストは相互的コミュニケーションで対応する。すなわち，そうした行動がセラピストの電話を続けようという意欲に与える影響をはっきりと述べるのである。

この戦略を維持していけばいずれ，患者の日常生活でのスキルと電話で援助を得るスキルの両方が改善するはずである。電話の頻度と時間は減少するだろう。私のクリニックの患者の何人かは，しばらくして電話が大幅に減少してから，セラピストが何をしようとして何を言おうとしているか間違いなく分かるようになり，自分でもそれを行い，言うことができるようになったと話す。ある患者の言葉によると，「いつもスキルについて話すのはつまらない」というのである。

【関係の修復】　もし治療関係に亀裂が生じているとすれば，それが修復されるまで一週間待つように患者に要求することは理不尽だと私は考えていた。そ

のようなルールは恣意的で，思いやりに欠けているように思う。したがって，関係が悪化し患者が疎外感を感じているとき，患者がつかの間の「心のふれあい」を求めて電話をかけるのはもっともなことである。すなわちそれは，セラピストやセラピストの治療についての患者の気持ちを処理する行動なのである。たいていこれらの電話は，強い怒り，見捨てられたという不安，拒否されたという気持ちによって引き起こされる。「確認」だけのために電話することもまた適切である。これらの電話でのセラピストの役割は，なだめて保証を与えることである（治療の最終段階では例外で，その場合の焦点は患者が自分自身をなだめることの学習に当てられている）。周到な分析は次のセッションまで待つべきであるが，電話がなければ，次のセッションはないかもしれないのである。

　もし関係に亀裂が生じたときに患者に電話を許してしまえば，そのことが不注意にも断絶を強化してしまい，治療関係がさらに悪化していくのではないかと恐れるセラピストもいる。そのような結果になってしまうとしたら，それは二つの条件が揃った場合である。①セラピストと電話で話すことが，断絶や疎外の回避ではなく，むしろ強化につながっている。②電話が，関係に亀裂を入れる反応と結びついてしまう。ここで解決法は二つある。一つは，患者は関係に亀裂が入っていないときでも気軽に「確認」の電話を自由にかけてよいと念を押すことで，電話と亀裂強化との連結を壊すというものである。たとえば，次項で述べる定期的な電話スケジュールを用いるとよい。何のコンタクトもなしにまる一週間過ごすことが難しいという患者には，特に重要な方法となり得る。二つ目は，セラピストは，亀裂が入って電話をもらう関係よりも，亀裂がなく関係修復の電話もない関係の方を強化するよう努めなければならないということである。この方向に向けたステップとして，過度の電話につながった出来事について，その後のセラピーセッションで体系的な行動分析をしたり問題解決を行ったりする。また，セラピストは，関係が悪いときにだけ患者にセラピーをコントロールする権利を多く与えたり，認証や称賛といった社会的強化を行ったりするということをしてはならない。セラピストは，関係がうまくいっているときにもたらされる随伴性に，注意を払わなければならない。社会的強化を急激に減らしすぎてはいけない。

2. 患者からの電話をスケジューリングする

セラピストが毎週の個人療法セッションで提供できるよりも多くの時間や配慮を必要とする患者もいる。たとえば，患者が毎週毎週3回以上電話をかけてきたりする。このような場合，セラピストは前もって一定の間隔で電話のスケジュールを組むことを考えなければならない。このような方針は，より大きな援助を求める患者の要求を認め，危機に至る結果を最小限にとどめ，電話と電話の間に待つ期間を挿入することで苦悩耐性スキルを伸ばすことを患者に要求する。患者はセラピストからより多くの時間を受け取るが，その特別な時間は患者のパニック感情や危機状態に時間的に随伴しない。要するにこの戦略は，痛み止めカクテルを，痛みのあるときに与えるのではなく，非随伴的に，定期的に与えるのと似ている。定期的な電話セッションをスケジューリングした場合，セラピストは，たとえ患者が危機状態にあっても，予定されていない時間に患者と話をしたいという誘惑に抵抗しなくてはならない。

3. セラピストから電話をかける

セラピストからかける電話は，セラピストの注意と患者の自殺行動および強烈でネガティヴな感情との間のあらゆる機能的な結びつきをさらに消去するように計画される。セラピストからの電話は，一般に，患者が尋常でない困難に遭っているときや，かなりストレスの多い出来事に直面していることが分かっているときに限り計画されるものであり，患者からの電話とは関係なく行うべきである。これらの電話はごく簡潔にし，患者の日常問題へのセラピー原理の適用法に焦点を当てるべきである。

セラピストからの電話をするもう一つの場合は，患者がセラピーや問題への取り組みを回避しようとしているときである。このような場合には，セラピストからの電話が患者の回避に歯止めをかける。たとえば，患者がセラピーに来ることを恐れていて現れないとき，私はすぐに電話をかけ，時間がまだ残っているうちにセッションに来る方法を考え出すように指示するか，その日のもっと遅い時間に予定を入れるように指示する。再度述べるが，セラピストは患者の非適応的行動の分析を行い，それに従って対応しなければならない。

4. セッション中に電話行動についてフィードバックする

　前述したように，電話戦略の目標の一つは，患者が他者に助けを求める適切な方法の学習を援助することである。援助を求める行動をとるには，社会的感受性が要求される。つまり，援助を過剰に求めたり，不適切な時に援助を求めることはできない。さらに，要求がましい態度や，受け手が実際にできないような方法を提示するようなやり方で援助の要請をしてはならない。このように，援助を求める際の行動についてと，それが適切な場合は，患者の要求がセラピストから引き出す反応について，患者にフィードバックを与えることは不可欠である。

　DBT の主要な治療目標は，患者が自分の環境のなかで助けを求められる相手を見つけられるように援助することである。しかし，患者のスキルが十分な水準にないならば，他者に援助を求めることはソーシャル・ネットワークを広げるよりもむしろ患者の孤立の度合いを高めることにつながるということを認識しなければならない。その一方で，セラピストは，患者の依存を助長しすぎないよう警戒する必要がある。

　治療に期間の制限がある場合，これは特に問題となる。どんなに患者の援助の頼み方がうまくなくても，制限期間の終わりには，セラピストにではなく他者に必要な援助を頼むしかなくなる。少なくともセラピーの中盤までには，患者が生活上の問題を抱えたときに電話ができる相手を周囲に見い出すことに，セラピストは患者と共に積極的に取り組むべきである。そうした相手への電話がポジティヴな結果を生まなかったときは，それについてセラピーセッションのなかで話し合い，分析しなければならない。その結果を改善する戦略は，患者が計画し実践すべきである。

セラピストの対応可能性と自殺のリスクマネジメント

　セラピストたちとワークショップを持つ際，非常によく持ち出される強い懸念事項として，業務時間後ボーダーライン患者からあまりにも頻繁に電話がかかってくるというものがある。多くのセラピストは打ちのめされ，患者がセラピストの日常生活を侵害しているという感情を抑えることができない。家にいるときの電話を制限する恣意的ルールを作り上げることで対処するセラピスト

もいる。また邪魔されたくないときには，留守番電話サービスや留守番電話機を橋渡し役として使い，留守番電話サービスに自分は対応できないと伝えさせたり，留守番電話機にそのようなメッセージを録音して対応させるセラピストもいる。電話をしないことを患者に即座に学習させるために，患者に対して強い怒りをぶつける対処法をとるセラピストもいる。さらに，自殺志向の患者やボーダーライン患者とは単に面接をしないセラピストもいる。DBTの限界遵守手続きは，セラピー妨害行動戦略と組み合わせて，マネジメントできない可能性のある患者からの電話をいくらかコントロールできるように計画されたものである。

　しかし，セラピストの希望や要求と患者の希望や要求との間の緊張は，非常に切実な問題になることがあり，とても深刻になり得るものである。セラピストがかなりの長期間，自分の限界を広げなければならない場合や，電話や夜間の対応にそなえて待機しなければならない場合もあるだろう。患者には，いつでも，必要ならば昼でも夜でも，平日でも休日でも，セラピストに電話をかけてよいと言わなければならないと，私は強く信じている。（BPDの基準を満たす患者も含む）自殺志向の患者の治療にあたっている多くの専門家もそう考えている（Bongar, 1991を参照）。自殺のリスクの高い患者には，家にいるセラピストに連絡できるように自宅の電話番号を知らせなくてはならない。留守番電話サービスを使うのであれば，きわめて特殊な状況で受信を制限せざるをえない場合を除き，自殺志向の患者からの電話はセラピストに取り次ぐよう指示しておくべきである。受信を制限するときは，他の専門的なケアを与える代わりの人に連絡がつくようにしておかけなればならない。

　たとえば，私自身の患者については，電話をかけてもらっても出られないときは，必ず，少なくともその夜眠る前に私から電話をかける約束をすると言うことにしている。それまで待てないときにかけられる代わりの相手の電話番号も教える（私はこれまで，頻繁に自殺類似行動をする患者と共に，危機や，私がすぐに電話でつかまらないことに対する怒りに対処のするために使える代替的な解決法に関して，数え切れないほどの時間を費やして話し合ってきた）。患者が自殺の危機にあるとき，患者に私の日々のスケジュールを教え，私を電話で最も捕まえやすいのはいつかを知らせることもある。確実にコンタクトがとれるよう，定期的な電話のスケジュールを立てることもある。出張するとき

は，私は患者に自分の電話番号を教えるか，私の電話サービスを通して緊急のコンタクトがとれるようにしている。スキル・トレーニングのリーダーも，バックアップとしてカバーしてくれる。こうしてケアの継続性が保証される。出張時に患者からむやみに電話をかけてこられたことはないが，私に電話ができると分かっているということが多くの患者にとって大きな安心になっている。

　私の経験では，DBT戦略を一貫して用いていれば，セラピストに電話をかける権利を実際に乱用する患者はほとんどいない。そうする人があれば，その不適切な電話はセッションで取り組むべきセラピー妨害行動になるだけである。患者が電話を乱用するたびごとに話し合いをすれば，その行動は長くは続かないだろう。もちろん重要なのは，セラピストが，危機の間の電話や危機を避けるための援助を求めての電話のすべて（あるいはほとんど）を，乱用，あるいは操作的と見なさないことである。

第五節　補助治療戦略

1. 必要なときは補助治療を勧める

　DBTは，補助的なメンタルヘルス治療プログラムが明らかにDBTの補助で主治療ではない限り，これらの治療を禁止することはない。外来患者は（DBTを4週間以上休むことがない限り）精神科への短期入院や物質乱用の居住プログラムに参加することが許可される。また，向精神薬の投与を受ける，薬物療法を行う医師に経過観察してもらう，地域で行われている行動スキルを教える教室に出席する，グループミーティングへの出席や居住プログラム治療コミュニティにいるカウンセラーと会う，補助治療に参画しているケースマネジャーに会う，結婚カウンセリングや職業カウンセリング，運動療法を受ける，日中プログラムに参加するといったことも許可される。患者は臨時に他のメンタルヘルスケア提供者（たとえば，クライシス・クリニックや救急処置室）とコンタクトすることもよくある。私の経験では，ボーダーライン患者に補助治療を禁止しようとするどのような試みも，患者の嘘を招くか，反抗を引き起こすことになる。したがって，ボーダーライン患者との通常の治療状況では，メンタルヘルスネットワークは広くて複雑なものとなることが多い。想定される形を図15-2に示した。円がDBTに必要とされるユニットを囲んでいる。丸括

第15章 特別な治療戦略 673

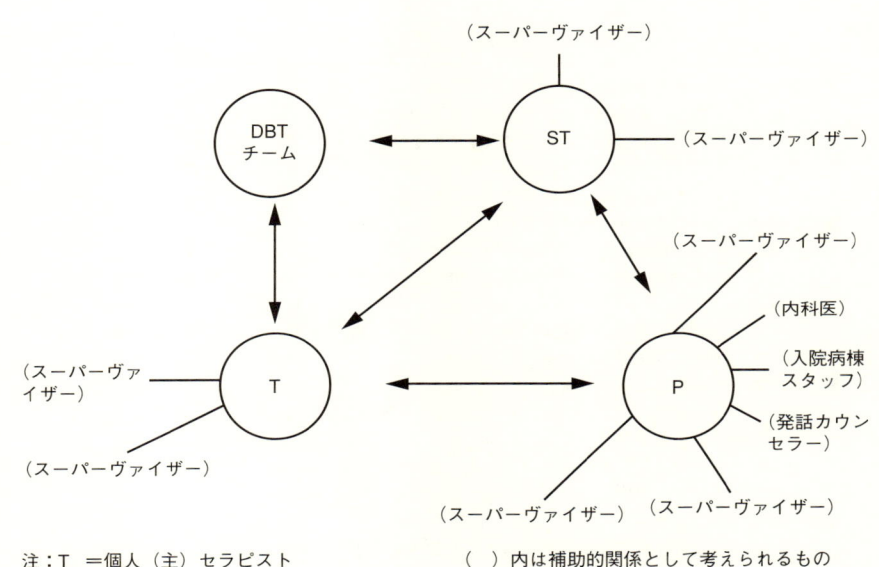

```
                    (スーパーヴァイザー)
                         │
        DBT ←―――――→ ST ――――(スーパーヴァイザー)
        チーム             ↑
          ↕              │
          ↓              ↓    (スーパーヴァイザー)
                              │    ―(内科医)
(スーパーヴァ―  T ←――――――――→ P ―(入院病棟スタッフ)
  イザー)                          ―(発話カウンセラー)
          │
   (スーパーヴァイザー)     (スーパーヴァイザー) (スーパーヴァイザー)
```

注：T ＝個人（主）セラピスト 　　（ ）内は補助的関係として考えられるもの
　　P ＝患者
　　ST＝スキル・トレーニング・セラピスト

図15-2　DBTで考えられる補助治療の形

弧内のものは選択可能な補助コンサルタントである。補助治療戦略の概略を，表15-7に示した。

　患者が精神科病棟に入院し向精神薬の投与を受ける可能性は非常に高いため，入院と薬物に関する特別なDBTのプロトコルが開発されている。これについては後述する。すべての補助治療では，ケースマネジメント戦略，特に第13章で論じた患者へのコンサルテーション戦略を適用すべきである。補助治療をする専門家とやりとりをしたり，患者とこれらの専門家に関してやりとりするとき，セラピストは，自分の役割が患者のコンサルタントであって補助治療ユニットのコンサルタントではないことを思い出すのが良い。DBTの弁証法戦略，特に真実とは絶対的なものではなく，構成されるものであるという強調点と，一貫性は必ずしも維持する必要はないという原則を思い起こすことが役立つだろう。患者が相容れないアドバイスや選択肢や解釈を与えられたときは，主セラピストは患者が自分自身や，自分の人生や，自分の問題をどのように考えたいのかを徹底的に考え抜くよう援助することができるのである。

表15-7　補助治療戦略チェックリスト

____セラピストは必要なときには補助治療を勧める。
　　____セラピストは薬物療法を行う適切な医師を勧める。
　　____セラピストは適切ならば患者に入院治療を勧める。
____患者がセラピストのセラピーに満足してないとき，セラピストは，患者がセラピーのコンサルタントを見つけることを援助する。
■薬物療法を行うのが補助専門家である場合のプロトコル
____セラピストは薬物療法と精神療法を切り離す。
____セラピストは薬物療法の利用者としての問題について患者へのコンサルタントとして振る舞う。
____セラピストは患者の処方薬乱用を適切に治療する（自殺行動として，セラピー妨害行動として，生活の質を損なう行動として）。
■セラピストが薬物療法も行う場合のプロトコル
____セラピストはBPDの薬物療法についての最新の研究文献を知っている。
____セラピストは患者の既往歴と物質乱用のリスクに対処する。
____セラピストは死の危険のある患者に致死性薬物を与えない。
____セラピストは他の専門家の紹介で力比べを解消する。
■病院関連のプロトコル
____セラピストは可能な限り患者を精神科に入院させることを避ける。
____セラピストは一定の条件下（表15-8参照）で短期間の入院を勧める。
____セラピストは患者の入院中は主治医として振る舞わない。
____セラピストは入院治療の問題に関して患者へのコンサルタントとして振る舞う。
____入院が必要でないとセラピストが考えているときは，患者自身に自分で入院する方法を教える。
　　____セラピストは自身の立場や意見を維持する。
　　____セラピストは患者が自身の立場を維持する権利を認証する。
　　____セラピストは患者が自分で自分の面倒を見ることを主張する。
　　　　____セラピストは患者に自分自身の幸福に責任をもつように教える。
　　　　____セラピストはたとえ尊敬する他人が同意しないときでも，自分自身の「賢明な心」を信頼するよう患者に教える。
　　____セラピストはどうしたら患者が自分で入院の許可がとれるかを患者に教える。
____患者が自分自身で入院したことを罰しないことによって，セラピストは患者の自己認証を強化する。

DBTに反する戦術
____セラピストが外部のコンサルテーションを受けたいという患者の希望を軽蔑的なやり方で解釈する。
____セラピストが患者と比較して過剰に強い立場にいる。
____セラピストが患者が自分自身の「賢明な心」に従いセラピストの勧めに従わないことを罰する。

2. 患者に外部のコンサルテーションを勧める

　患者が個人療法に満足していないときや，主セラピストや治療チームとの関係に不満を抱いているとき，主セラピストは患者に外部のコンサルテーションを受けるように勧めても全くかまわない。DBTにおける不公平の一つは，セラピストには患者との関係について援助してくれるチームがあるが，患者にはセラピストとの関係について援助してくれる同様に有能なチームはないであろうということである。患者にはグループセラピーがあり，グループのメンバーやリーダーが個人療法セラピストとのエピソード的なトラウマについて患者を支援してくれるため，この不公平はいくぶん和げられる。他のコンサルテーションを見つけることは望ましいことと見なされるだけでなく，患者がそのような援助を見つけられるようにセラピストは進んで支援しなければならない。以下に述べるように，精神科入院病棟のスタッフはこの面でしばしば非常に役に立つ。

　患者は同時に複数の個人向け精神療法に関わるべきではない。つまり，主セラピストは一時に一人だけでしかあり得ない。DBTでは，個人療法セラピスト以外のすべてのセラピストは明らかに個人療法セラピストを補完するものであり，外部の専門家とも同様の関係を維持しなければならない。DBTの状況のなかでは，外部の個人コンサルタントに会うのは，短期間に続けて3回まで認められる。それ以上になると二重セラピーと見なされる。これはセラピー妨害行動の一形態と考えられ，高い優先度でセッションの焦点となる。

薬物療法プロトコル
■薬物療法を行うのが補助専門家である場合のプロトコル

【1. 心理療法から薬物療法を切り離す】　標準的DBTでは，主セラピストは向精神薬の薬物投与のスーパーヴィジョンやマネジメント，処方は行わない。後述する例外を除き，この戦略はたとえ主セラピストが医師や医療行為のできる看護師であっても保たれる。このアプローチは，薬物療法と精神療法を結びつけようとした私たちの臨床的経験と，責任ある賢い医療利用者になるよう患者に教えることの根底にある行動原則との両方に由来する。私の臨床経験から，患者はしばしば薬物の使用に関して不正直であることがうかがえる。ある患者

が私に語ったところによると，もし患者が欲しがる薬物の使用を私が禁じれば，患者はどこか他からそれらを得るだけで，そのことについて私には話さないだろうという。主セラピストが薬物治療の管理の役割も担っていると，患者はセラピストからもっと多くの薬物を得るために，薬物乱用について嘘をつくインセンティブを得ることが明らかになった。行動論的観点からすれば，このことは正しい薬物使用や医学的コンサルテーションの教育者としてのセラピストの役割を，ほぼ完全に無効なものとする。そのようなセラピストは，本質的に薬物処方者として力を振るう立場にあり，その役割は，正しい薬物使用について患者と協働して作業するというセラピストの能力を妨げることとなる。

　私が治療プログラムのなかで精神療法を薬物療法から切り離す方針を確立して以降，私たちは次に挙げるような患者のやっかいな傾向を見出してきた。すなわち，処方薬の過度の使用，過少使用，誤った使用全般，危険な混合服用，将来の自殺企図のためや医療給付がなくなったときに備えた薬物の貯蔵，処方医や看護師との間で，ときには無駄なあり方で，ときには偽装的な方法で行われるやりとり，などである。この傾向が，他の患者母集団よりも自殺志向の患者やボーダーライン患者群で強いものなのかどうかは，はっきりとは分からない。しかし，精神療法と薬物療法，二つのタイプの治療を分離してからすぐに，私たちのクリニックのスタッフは，上記の行いについて非常に多くのことを学んだということははっきりしている。

【2．患者に薬物療法の利用者としての問題についてコンサルテーションする】　いったん二つの役割が分けられれば，精神療法セラピストは，医療従事者といかに効果的にやりとりするかについて患者にコンサルテーションすることになる。つまり，どのようにして自分の要求を相手に耳を傾けさせ対応してもらえるような仕方で伝えるか，さまざまな薬物療法の危険性と利点について必要な情報をどのように得るか，与えられたアドバイスや医療計画をどのように評価するか，処方をどうやって遵守するか，必要なときにはどのようにして処方を変えてもらうか，などをコンサルテーションする。ボーダーライン患者は頻繁に入院するので，新しい医療チームが投薬をすべて変える前に現在の医療チームと相談してもらうよう主張する方法も，セラピストは教えなければならない。DBTでは，医原的治療に留まらないようにする責任のすべては患者

にあるとする。したがって，精神療法セラピストは，セカンドオピニオンを得る方法や，薬物療法を行っていて共に協力できる医師を見つける方法も教える。当然のことだが，DBTの長期的目標は，気分や認知過程も含めた行動の医学的マネジメントを，行動マネジメントや自己マネジメントで置き換えることにある。しかし，一部の患者にとって，これは容易に達成できる目標ではない。

【3．処方薬の乱用を治療する】　患者が処方薬を乱用している場合，乱用が命を脅かす可能性があったり自殺類似行動の手段であったりするのであれば自殺行動として治療する。また，薬物療法が定式的な治療計画の一部となっているのであればセラピー妨害行動として，また治療計画に入っていないのであれば生活の質を損なう行動として治療する。DBT日記カードによって，（合法，非合法の）摂取薬物と，日々の摂取量に関する情報を引き出す。主セラピストはこの情報を定期的にチェックしなければならない。患者はしばしば，毎日同じだから書きとめる必要はないと言って勝手に記録を止めてしまう。セラピストはこれに同調してはならない。患者と協力して，もっと簡単に情報を記録できるように速記記号のようなものを考え出すべきである。この方法を使えば，患者が薬物使用についてセラピストに知らせないようにするには，嘘をつくしかなくなる。

　薬物の乱用について患者が精神療法セラピストに嘘をつくかどうかは，乱用と嘘に対するセラピストの対応にかかっている部分が大きい。一般にセラピストは，乱用よりも嘘や情報の隠蔽に対してネガティヴに反応すべきである。問題解決戦略，随伴性手続き，スキル・トレーニング手続きが，患者の薬物や医学的コンサルテーションの不適切な使用を変えるための最も重要なアプローチとなる。環境介入（たとえば，薬物療法の専門家に電話をする）ではなく，患者へのコンサルテーション戦略こそが，薬物乱用に対するDBTでの通常の対応である。しかしながら，精神療法セラピストが，患者と関わっているすべての薬物療法の専門家に，DBTのコンサルテーション戦略やケースマネジメント戦略について知ってもらうようにすることも必要不可欠である。DBTのアプローチは，まだ多くの地域で受け入れられているものではないため，この点は特に重要である。そのため薬物療法を行う医師には，ある意味で，患者が薬物療法の副次的なものとして精神療法を受けているのではない場合と同様の慎

重さをもって治療にあたるように警告しておかなければならない。

　自殺行動の危険のある患者には，致死量の薬物の入手を制限する援助が必要である。致死性の高い薬物を死の危険のある人びとには与えないということが，DBTでの基本ルールである。いったんこの決まりを理解した患者は，たいてい医師や看護師にそのことをうまく伝えられる。患者とセラピストは利用できる薬物の量をコントロールする方法や処方に従う方法を話し合って工夫する。たとえば保健師の利用，家族の協力，処方薬の少量化，薬物が摂取されたか，誤魔化されていないかを調べる血中レベルや尿中レベル（たとえばリチウムのレベル）のモニタリングの利用，などである。十分に注意を払った方が良い。このような定式的なプログラムを準備し，検査する責任は処方医が負うべきものだが，精神療法セラピストと患者が自殺行動のマネジメントという文脈のなかで実際的な合意に達していることが必要である場合が多い。

■主セラピストが薬物療法も行う場合のプロトコル

　DBTでは精神療法を薬物療法から切り離すことを勧めるものの，それを実践できない場合がある。患者が他に薬物療法を行う医師を見つけられないこともあるだろうし，特に地方では，人材がいないこともある。また，精神療法セラピストが医師や看護師でもある場合，そのような分離はその人の治療方針に反するかもしれない。精神療法と薬物療法の両方をマネジメントするセラピストのためのDBTガイドラインは，以下の通りである。

　【1．最新の研究文献に目を通す】　BPDの薬物療法に関する研究文献は着実に充実してきており，それに遅れをとらないことが大切である。たとえ第Ⅰ軸の同一の診断基準を満たしているとしても，ボーダーラインの人と他の人とでは，特定の薬物に対する反応が全く違うということを念頭に置くことが重要である。たとえば抑うつ状態のボーダーライン患者とボーダーラインではない抑うつ状態の患者とでは，異なる投薬計画が必要であろう。ある種の薬物はボーダーライン患者を治療する際の特殊な問題である行動のコントロール不全を悪化させる（Gardner & Cowdry, 1986; Soloff, George, Nathan, Shulz, & Perel, 1985）。

【2. 物質乱用の既往歴とリスクに対処する】 物質乱用はボーダーラインの人にとっては特別な問題である。患者は処方される薬物を乱用する可能性が高い。ベンゾジアゼピンの使用は特に問題であり，そのため，ベンゾジアゼピンは使うとしてもごく少量にすべきである。乱用の発見はとても難しい（あるいは発見したとしてもコントロールがとても難しい）。これが，標準的DBTにおいて，薬物療法と精神療法を分ける主な理由の一つである。薬物処方を行うセラピストはときおり，この問題を事実として淡々と取り上げ，ごまかしを増長させる要因と正直さを保つ要因とを患者と共に分析する。つまり，患者が物質使用について嘘をついたり情報を隠蔽することの良い点と悪い点を分析するよう援助するのである。もし患者がセラピストに対して全く不正直ならば，そのことが治療関係にもたらす結果についてセラピストは定期的に繰り返し強調しなくてはならない。

【3. 死の危険がある人に致死性の高い薬物を与えない】 セラピストは，患者が過量服薬や自殺に用いる可能性のある薬物の処方についてはきわめて慎重でなくてはならない。患者に薬物の乱用や過量服薬の既往がある場合には，致死性の高い薬物について，一度にすべて摂取してしまうと危険な量は与えないということが一般原則となる。このことによって，薬物療法を著しく控えることになる患者もいるし，自分をとりまく社会的環境の中で他の誰かに薬物管理を任せることになる患者もいるが，すべての患者にとって，処方を少量にして，補充が利くようにしておかなければならない。金銭的理由で患者が一度に大量購入しなければならない場合には，それを少しずつ与える方法を考える必要がある。

【4. 他の専門家の紹介によって力比べを解消する】 患者がセラピストの望む処方とは異なる薬物療法を求めることがあるだろう。もしセラピストと患者がこの問題について合意に達することができないのであれば，セラピストはコンサルテーションや薬物管理のために他の専門家に患者に紹介することを考える必要がある。理論的根拠は二つある。一つは，自分が間違っているかもしれず，あるいは「正しい」薬物の扱い方は一つではないかもしれないということを受け入れなければならないということである。二つ目は，セラピストと患者

が即座にこの問題に関して合意に達する必要はないということである。長い目で見れば，その時点で確実に正しい薬物療法を受けることよりも，医療リソースの有効利用を患者に教えることの方が重要である。

病院関連プロトコル

1) 鉄は熱いうちに打て──精神科入院を避ける

DBTでは可能な限り入院を避ける。現在までのところ，たとえ自殺の危険性がかなり高いと考えられる場合でも，緊急入院が自殺の危険性の低減に有効であるという実証的データは存在しない。また入院がボーダーライン行動に対する最善の治療選択肢であることを示唆するエビデンスもない。この点に関してDBT治療モデルは，リハビリテーション医療モデルにきわめてよく似ている。セラピストは患者をストレスの多い環境にとどまらせ，自分自身でそこに足を踏み入れさせ，ありのままの生活への対処を学習するように援助する。患者は状況のなかで強くなるのであり，その外で強くなるのではない。危機に見舞われたときには，DBTは「今こそ新しい行動を学習するときだ」と言う。つまり，「鉄は熱いうちに打て」ということである。ストレスの多い環境から患者を引き離すことは，セラピーを一時的に停滞させることになり，逆にセラピーを後退させることにもなりかねない。したがって，それが最善の治療選択肢にはまずならない。

2) 短期入院を推奨する……ただし一定の条件下で

前項の方向性にもかかわらず，DBTセラピストが短期入院を推奨したり考慮したりするような状況もいくらかはある。そうすべき状況を表15-8に列記した。入院を勧める場合，セラピストは入院のための準備にまつわるほとんどすべての作業を行う。つまり，セラピストはこの場合通常，環境介入戦略を用いて入院の手配をするのである。また，セラピストは，その地域の精神科救急サービスに関して十分な知識を持ち，患者の入院手続きについても熟知している必要がある。それぞれの病院には独自の方針や選択方式がある。また，患者の好みという観点から病院の優先順位をつけておくべきである。

セラピストはセラピーへの方向づけの期間に，入院に関するセラピストの方針について患者と話し合っておかなければならない。緊急入院が必要な患者が，セラピストの意見に対して入院を拒むかもしれない。こうした状況では，

表15-8 短期の精神科入院を推奨または考慮する状況

■推奨する状況
1. 患者は精神病状態にあり，自殺をすると脅し，患者のリスクが高くないことを示す証拠が確認されないとき。
2. 自殺のリスクが不適切な入院のリスクを上回っているとき（さらなる検討は自殺行動戦略を参照）。
3. オペラント行動としての自殺の脅しが激しくなり，患者が入院を望んでいないとき。健康や生命に明らかに危険でない限り，自殺類似行動が激しくなったからといって患者を入院させるべきではない（さらなる検討は自殺行動戦略を参照）。
4. 患者とセラピストの関係が深刻な緊張関係にあり，その緊張が自殺のリスクや患者がマネジメントできない危機を作り出し，外部のコンサルテーションが必要なとき。入院病棟のスタッフは両方の側からの相談や，関係修復の援助にとても役に立つ。セラピスト，患者，入院病棟のセラピストとの合同ミーティングを考えるべきである。
5. 患者が向精神薬を服用していて，深刻な薬物乱用や過量服薬の既往があり，薬物や服用量の綿密なモニタリングが必要となるような問題を抱えているとき。
6. 外傷後ストレスの暴露治療の初期段階の間，あるいは特に負担となる後段階の間，患者に保護が必要なとき。これは入院病棟スタッフ全体での検討が十分なされるべきである（多くの入院病棟スタッフは患者の「退行」を恐れており，暴露治療を受けている患者の治療を望まなかったり，治療できなかったりする）。
7. セラピストに休暇が必要なとき。DBTは入院に反対する立場にあるが，セラピストが病院になれと提唱しているわけではない。患者は危機の間あまりに多大の援助を必要とするため，セラピストがバーンアウトしそうになり，患者から何日か離れる必要が出てくることがある。DBTでは，セラピストが誰に対してもその理由について率直である場合に限り，セラピストの休暇を推奨する（私の経験では，入院病棟のスタッフはこの点に関して快く外来のセラピストの便宜をはかってくれる）。

■考慮する状況
1. 患者が外来のDBTに反応せず，深刻な抑うつや無力化するほどの不安があるとき。
2. 患者が危機に圧倒されており，自傷の深刻な危険を伴うことなく一人で対処することができず，他に安全な環境が見つからないとき。生きる価値ある生活に対するリスクが不適切な入院のリスクに上回っているとき（この理由はかなり慎重に用いるべきである）。
3. 初めて突発性の精神病になったとき。その後患者がそのような精神病状態になり，容易に対処できず，ソーシャル・サポートがほとんどあるいは全くないとき。

強制的な治療の条件や手段に関する州法が適用される。セラピストは自分の地域と州の手続きを熟知しておくべきである。危機時にこれらを調べる時間はない。また，前述したように，セラピストは強制入院に対する立場を自ら明確にし，それを患者に明示しなくてはならない。最後にセラピストは，自宅でも職場でも，緊急入院用の電話番号が即座に分かるようにしておく必要がある。

3） 主セラピストの役割と入院中の主治医の役割を分ける

標準的DBTでは，主セラピストが入院中の患者の主治医として機能するこ

とはないし，入院許可をすることもない。自分が入院許可を下す権限を持っている病院に患者を入院させたいセラピストは，患者の入院を許可する他の人を探さなければならない。ここでの理論的根拠は，上述の，主セラピストが薬物療法を担わないということの根拠と同じである。ここでは，セラピストの役割は，入院病棟のスタッフとの適切なやりとりの方法について，患者にコンサルテーションすることである。通常，繰り返し生じる課題は，スタッフを必要以上に怖がらせず，かつ患者にとってネガティヴな結果が起こらないように自殺行動についてスタッフに伝える方法を患者に教えることである。たとえば，入院病棟で自殺の脅しをして回ることは，全く効果のない戦略である。アサーティブであることと適切な協力とを調和させる方法を教え，非常に強い権力を背景に持ち，ときとして恣意的でもあるシステムのなかで機能する方法をアドバイスすることが，コンサルテーションではよく話題となる。患者の入退院や，特権の付与撤回の権限を持っている主セラピストでは，良いコンサルタントにはなりえない。

4) 入院治療の問題を患者にコンサルテーションする

病棟への入院が許可された場合には，第13章で述べた例外がない限り，セラピストは患者に対するコンサルタントの役割に留まらなければならない。セラピストは患者に，個人セッションやスキル・トレーニングセッションに来る許可を得ることや，必要なら交通手段や付添人を手配することを求める。私たちの経験では，予定されたセッションをどんな理由であれ4週間休むと外来セラピーが打ち切られてしまうことを入院病棟のスタッフが知ると，スタッフは患者がセラピーに出席できるよう非常に熱心に取り計らってくれる。どうしても必要なら，個人セッションのために入院病棟で患者に会うこともできる。

要請があれば，個人療法セラピストは患者と入院病棟のスタッフと共にケース・カンファレンスに出席しなければならない。入院治療の環境は，家族との面談や，すべての補助セラピストとのミーティング，あるいはDBTの副セラピストとのミーティングなど，普段もたれることのない患者との大きなミーティングをするのに良い場所ともなりうる。ケースカンファレンスが要請されていなくても，セラピストがそれは有益であると考える場合には，患者がミーティングの準備をし段取りを組むように援助することが最初の取り組みとなる（第13章で述べたように，入院病棟がDBTの患者へのコンサルテーション戦

略に方向づけられていないと、この方針が裏目に出て患者に怒りを向けさせることがある）。一般に、患者の改善を観察するために、電話で密接なコンタクトを保つとよい。私はたいてい、入院患者には定期的に電話をするようにしている。

■**患者が入院を希望し，セラピストが同意しないときのガイドライン**

　ボーダーライン患者は、患者のためにならないとセラピストが考えている場合でも、しばしば入院を希望する。患者はおそらく危機の真っただ中にあり、自殺したい気持ちを告げ、入院させてほしいと懇願するだろう。状況によっては、このような人の実質的な危険性と入院の必要性のアセスメントはきわめて難しいものとなりうる。そうした状況におけるDBTの指針は、以下のようなものである。

　1）自分自身の立場を維持する　患者が自殺することなしに病院の外で対処できないと感じているという事実があったとしても、それはセラピストが患者に同意しなければならないことを意味するものではない。セラピストは、（適切なリスク・アセスメントを行った後）少なくとも援助があれば患者は対処し生き延びる力があると信じてよい。

　2）患者が自分の立場を維持する権利を認証する　反対に、患者は対処できるとセラピストが考えているという事実があったとしても、それは患者が本当に対処できることを意味するものではない。セラピストが間違っていることもあり得る。正直さ、謙虚さ、意欲のスピリットがここでは必要となる。セラピストは、患者が「賢明な心」を活用して二つの立場を評価するように励まし、セラピストの立場から独立した患者の立場を維持する権利を支持すべきである。患者に同意したように装うことは、「賢明な心」の活用を学習する機会を患者から奪うことになる。

　3）患者が自分自身を気遣うことを主張する　このような状況下では、セラピストは、たとえセラピストが同意せずとも患者が自分のために最善であると考えることならば実行するように言うべきである。もし患者が自分で入院が欠かせないと信じているなら、患者はそれを実現する努力をしなくてはならない。患者は「賢明な心」に従うべきなのである。患者は自分自身の人生に最終的な

責任を負い，自らの生活を気遣わなくてはならない。

　4）患者が自分で入院許可を得るよう援助する　セラピストは，急性期病棟への入院許可を患者が自分で獲得する方法を教えなければならない。患者が救急処置室へ行き自殺しそうだと言えば，もちろんこれはほぼ必ず実現する。しかし，そこまで手荒ではない選択肢はたくさんあり，セラピストはこれらについて患者にコンサルテーションすべきである。セラピストはこれを教えるにあたり，自分が望ましいと考える選択肢を教えるのと同じくらいスキルフルでなければならない。

　5）患者がアドバイスに反しても罰しない　患者がセラピストのアドバイスに反して自分で入院をしても患者を罰しないことがきわめて重要である。患者が「情動の心」や（それよりもずっとまれであるが）「合理的な心」ではなく，自分自身の「賢明な心」に従ってそのような行動に出たのかどうかということが唯一考慮すべき重要な点である。

第六節　関係性戦略

　自殺志向の患者との強いポジティヴな関係は絶対に欠かせない。セラピストのなかには，そのような関係性がなくても，あるいはかなり希薄な関係であっても，特定の人びとや標的となる問題をうまく扱える人もいるが，自殺志向のボーダーライン患者との取り組みでは，そのようなことはあり得ない。実際，関係性の強さがこのような患者を（そしてしばしばセラピストをも）セラピーに留めておくものなのである。他の試みがすべて失敗しても，関係性の強さのおかげで患者が危機を生き延びられることがある。チアリーディングや情動の認証，随伴性マネジメント，相互的コミュニケーションや非礼なコミュニケーションなど多くのDBT戦略や手続きが有効に作用するかどうかは，患者とセラピストの間にポジティヴな関係が存在するかどうかにかかっている。また，セラピストが作業同盟を維持したり，敵対的な対応やフラストレーション，その他のセラピーに反する行動を避けたりするために，ポジティヴな関係性が助けになる場合もある。DBTは治療的な関係を強めるように計画されているが，逆に，関係性の強さはDBTの有効性を強めもする。

　DBTにおける関係性には二重の役割がある。関係性は，セラピストがそれ

を通じてセラピーに効果をもたらす媒体であると同時に，それ自体がセラピーでもある。これら二つの観点の間には弁証法的緊張がある。後者は，もしセラピストが情に厚く，敏感で，柔軟性があり，中立的で，受容的で，忍耐強くいられるようならば，セラピーは成功するということを含意している。このような特質を備えた関係性をもたらすことで，患者の過去の経験の傷が癒え，発達上の欠陥が修正され，成長への生得的で潜在的な力と能力が刺激される。行動やセラピーの経過全般をコントロールする力は何よりも患者に備わっているものなのである。これとは対照的に，関係性がセラピーをもたらす媒体として用いられる場合，セラピストは患者の同意の下にセラピーをコントロールする。つまり関係性は目的を達成するための手段であり，変化と成長をもたらすために患者と十分なコンタクトを持ち後押しするための方法なのである。この観点からすれば，心の傷は，それを受けた状況と似てはいるもののより穏やかな状況への積極的な暴露によってのみ癒やされるということになる。また，欠陥の修正は対処戦略の獲得によってなされ，成長は他の代替案よりも報酬があるという理由から生じるということにもなる。

　DBTでは，このように治療関係にもともと弁証法が内在している。セラピストはその時々にて，これら二つのアプローチの適切なバランスを選ばなければならない。「セラピーとしての関係性」は，ありのままのクライエントの受容と発達の双方を促す。「関係性を通してのセラピー」は，患者が自分でコントロールできない行動に対するセラピストからのコントロールを強め，患者が以前は知らなかったか十分に般化されていなかったスキルの習得を促す。

　しかし，いずれのアプローチを進めるにせよ，その前に患者-セラピスト関係が存在しなければならない。それゆえ，セラピー初期段階での目標の一つは，患者-セラピスト間の愛着をすばやく作り上げることである。これを成し遂げるための手段には，患者の感情・認知・行動的な体験の認証，（自殺行動をやめ，生きる価値のある生活を作り上げるという）契約の明確性，セラピー妨害行動への焦点づけ，電話の対応可能範囲と利用可能性，セラピストの相互的コミュニケーションスタイル，患者-セラピスト関係にまつわる感情の問題解決を強調することなどがある。これらの手段を通じて，セラピストは患者の愛着や信頼感を育てる。しかし，セラピストの患者に対する愛着も重要である。もしセラピストが患者に両価感情を抱いたり，嫌悪感を感じるのなら，これは直

686　第Ⅳ部　特定の課題に対する戦略

表15-9　関係性戦略チェックリスト

___セラピストは患者に愛着をもつ。
___セラピストは患者を生き延びさせるために関係性を用いる。
___セラピストは「セラピーとしての関係性」と「関係性を通してのセラピー」とのバランスを保つ。
___セラピストは現在ありのままのセラピー関係を受容する。
　　___セラピストは患者の今現在を受け入れ，認証する。
　　___セラピストはセラピスト自身の今現在を受け入れる。
　　___セラピストは今現在の進展のレベルを受け入れる。
　　___セラピストは進んで患者と共に苦痛を受ける。
　　___セラピストはセラピーの過ちが起こるであろうことを受け入れる。過ちをうまく修正することを重視する。
___セラピストは問題が起こったとき，関係性に問題解決の焦点を当てる。
　　___セラピストはセラピストも患者も共に関係の問題を解決する意欲があると前提する。
　　___セラピストは問題はセラピーの交流の結果であると捉え，弁証法的アプローチを前提する。
　　___セラピストはセラピーの過ちをどのように修正するかについてスーパーヴィジョン／コンサルテーションチームに相談する。
___セラピストは治療関係で学習した行動を他の関係に般化することに直接注意を向ける。
■DBT に反する戦術
___セラピストが苦痛を止めるために今現在を操作する。
___セラピストが防衛的である。
___セラピストがセラピーにおける学習はセラピーの外に般化されるだろうと仮定する。

接的行為ではなくとも怠慢さを通じて伝わり，関係性は傷つくだろう。この問題の解決を促すには，自殺行動への焦点づけ（これはセラピストのストレスを低減するだろう）やセラピー妨害行動や関係性にまつわる感情に焦点づけを行い，スーパーヴィジョンやコンサルテーションを受けることである。

　スキル・トレーニングや支持的プロセスグループセラピーのようなDBTにおける他の治療モードにおいては，治療関係は強いものではないのが普通ある。それでもやはり，患者-セラピスト関係の愛着はやはりきわめて重要であり，上述したような注意を向けなければならない。個人療法の場合と同じく，関係性が患者の命を守る唯一の治療的要因となることもあるかもしれないのである。

　ほとんどのDBT戦略は治療関係に注意を向けそれを強めるものであるが，関係性への特別な焦点づけが必要となることがある。関係性戦略によって特徴づけられる三つの特に重要な事項がある。繰り返すが，これらの戦略は新しい

学習を要求するものではなく，すでに論じた戦略群の異なった統合を必要とするものである。それらの戦略とは，①関係性の受容，②関係性の問題解決，③関係性の般化である。弁証法的アプローチを明確に心しておかなければ，実際，一つの戦略セットのなかに関係性の受容と関係性の問題解決のような対立するテクニックが提示されていることがパラドックス的に見えることだろう。関係性戦略を，表15-9に要約した。

1. 関係性の受容

　関係性の受容においては，セラピストは患者−セラピスト関係の質だけでなく，患者自身，そして患者と共にいるセラピストとしての自分自身を共に理解し，受容し，認証する。現時点における患者・セラピストをありのままに受け入れる。これには，セラピーの進展の現段階を，あるいは進展がないことを，はっきり受容することも含まれる。他のすべての受容戦略と同じく，関係性の受容は，特定の問題点を切り抜けるために受容するといった変化のためのテクニックとしては用いることができない。関係性の受容には多くのことが必要である。最も重要なことは，苦痛に満ちた状況や生活に進んで入り込む気持ち，患者と共に苦しもうという気持ち，苦痛を取り除こうとしてその時点の状態を操作してしまうことを絶対に差し控える気持ち，が求められるということである。多くのセラピストは，ボーダーライン患者との治療で出会う苦痛や，職務上の危険，個人的な疑惑，いずれ遭遇することになるトラウマとなるようなセラピー中の出来事に対する心の準備ができていない。古い諺の「熱さに耐えられなければ厨房に入るな」は，自殺志向の患者やボーダーライン患者と取り組むときこそ真実味を帯びる。さらに，批判や敵対的感情に耐える高い能力と，非判断的で行動的なアプローチを維持する能力が，関係性の受容のためにはきわめて重要である。

　別の言い方をすれば，関係性の受容とは，セラピストが治療関係へと大胆に歩み入り，患者と，まさにその瞬間に患者がいる場所で向かい合わなければならないことを意味する。「まさにその瞬間に患者がいる場所で向かい合う」というのは，言いふるされたことかもしれない。しかし私のコンサルテーション経験では，ボーダーライン患者のセラピストは，そのような関係の持ち方はまず無理だと考えることが多い。関係性の受容は「徹底的」である。なぜなら，

それは選別を許さないからである。徹底的な受容は，何を受け入れ何を受け入れないかを選ばない。したがって患者を受容し，セラピスト自身を受容し，セラピーの努力を受容し，「現状」を受容する必要があり，何かを歪めたり，善悪の判断を加えたり，（その瞬間の）体験から逃れようとしたりしてはならないのである。関係性の受容も含めた受容についての別の考え方として，それが徹底的な真実であるという見方がある。それは，どうなって欲しいか欲しくないかという曇りなしに，はっきりと治療関係を見ることである。分析的見解から言えば，それは私的にも公的にも，防衛的にならずに対応する能力である。

ボーダーライン患者を扱うセラピストが受け入れなければならない最重要事項の一つは，セラピー上，過ちは起こりうるということである。過ちは深刻であるかもしれないし，患者にもセラピストにも多大な苦痛をもたらすかもしれない。DBTでは過ちを避けることを最重要視しない。その代わりに，スキルフルにうまく過ちを修復することを最重要視する。過ちが布にできる裂け目や綻びだとすると，良いDBTセラピストというのは，布を決して破らない人ではなく，うまく縫い合わせて繕える人のことである。ボーダーライン患者にとって対人関係は修復できると学習することは，セラピストと患者のこの特定の対人関係では修復は必要ではないのだと学習することよりも，おそらくはるかに重要である（同様の見解としてKohut, 1984を参照）。

2．関係性の問題解決

関係性の問題解決は，患者かセラピストかいずれかにとってその関係性が問題の原因であるときにはいつも必要である。患者あるいはセラピストのどちらかが他方に対して不平不満があったり怒っていたりすることは，関係性に関する問題解決的な配慮が必要な徴候として取り扱われる。第9章で論じたすべての問題解決戦略がここでは適切である。DBTにおける関係性の問題解決は，治療関係を，セラピストと患者どちらかまたは双方が問題の源となりうる「現実的」な関係として見ることを基にしている。

ボーダーライン患者について論じるケースカンファレンスでよく持ち出されるのは，ある患者がいかに「ゲームをしている」か，セラピストを操作しようとしているか，「スタッフの分裂」をさせようとしているか，あるいはセラピストを傷つけてセラピーを台無しにしようとしているか，という話である。こ

こには，患者がセラピストを傷つけ，侮辱し，怒らせ，その他の問題を引き起こしているとき，患者がそのような結果を（意識的にせよ無意識的にせよ）意図しているに違いないという思い込みがある。これまで繰り返し強調してきたように，このような理由づけは誤った論理にもとづいている。セラピストは，ボーダーライン患者はセラピストの弱点を見つけ出してそこを攻撃する能力が人並みはずれていると，しばしば感じている。しかし私には疑問である。そうではなく，ボーダーライン患者はあまりに多くの苦々しい対人関係に巻き込まれているため，世の習いとして，ほとんどのすべてのセラピストの持つ弱点を突かざるを得なくなっているのだと，私は考えている。

　もちろん患者は，セラピストについて多くの不満を抱いている。これらは，第5章で詳細に論じたので，ここで再び立ち入ることはしない。問題のほとんどは，患者がより多くの尊敬，より多くの情緒的なやりとり，より少ない恣意性，より多くの援助を望んでいることに結びついている。何よりもボーダーライン患者は話を聴いてもらいたがっている（DBTで気に入っている部分の一つは，私たちスタッフが過ちを自ら進んで認めることだと言ったクリニックの患者は何人もいる）。

　セラピストと患者双方の関係性妨害行動を扱う一般的アプローチは，それらを解決すべき問題として扱い，人は治療関係のなかで問題解決するように動機づけられていると想定し，これらの問題は解決可能だと信じることである。生じた問題の主たる責任が患者かセラピストかどちらか一方の側にあるとは想定しない。このようなアプローチは，患者への方向づけのあり方に決定的な違いをもたらすことが多い。患者が自力でなんとかしようと全力を尽くしているのではなく，わざと問題を引き起こしているという考え方は，患者がそれまでの人生で言われてきたのと同じことの繰り返しになる。自己を不認証しているとき，患者はすべての関係性の問題を自分自身の失敗のせいと見なす。もう一方の極では，自分は全力を尽くしていることに気づいていて，すべての関係性の問題をセラピストの欠点のせいにするだろう。一方でセラピストも，すべての関係性の問題を患者の病理のせいにするという，きわめて似通った傾向を示すことがある。このようなセラピストは，すべての問題を自分個人の欠点や「逆転移」のせいにすることはそれほどない。「真実」はもちろん，弁証法的対立の中間のどこかにある。

関係性の問題をどこでどのように話し合い解決するかということは，問題がどこで起こったか（グループセラピーか個人療法か），問題は何か，誰が不満なのか（患者かセラピストか）によってある程度決まる。グループセラピー内の関係性の問題は，グループ環境か個人的やりとりのなかで取り上げる（この決定には，グループセッションの時間制限やグループ内で自分自身の行動に関する取り組みを行う患者の能力など，多くの要因が関連する）。不安や怒りがあまりに極端なために患者が元の状態に戻れなかったり，セラピストが犯した関係に関する深刻な過ちが（グループや個人の）セッション内で過ちと認められなかったりしたとき，それらの問題は電話で扱うことが多い。やりとりから生じた影響が，セッション後まで十分正しく理解されないこともよくある。DBTでは，疎外感の緩和のための電話や，耐え難い怒りを解決するための電話を容認する。この点については，電話戦略との関連ですでに十分に論じた。

関係性の問題を引き起こすセラピストの行動は，コンサルテーション・チームミーティングや個人スーパーヴィジョンで扱うか，セラピーセッション中に患者と共に扱う。セラピストの行動に対する患者の不満については，必ずセラピー中に話し合う。解決の鍵となるのは，たいていの場合，セラピストが過ちを犯したという事実（本当にそうである場合）に対するセラピストの率直さである。患者の行動がセラピストの行動に与えた影響（そしてその逆の影響）は話し合うべき重要な話題ではあるが，セラピスト自身の不適切な行動を患者のせいにして非難する方向に話をねじ曲げないように注意しなければならない。患者が持ち出したのではない関係性妨害問題は，通常，コンサルテーションか個人スーパーヴィジョン・ミーティングで解決される。これらの状況では，同僚がセラピストに対してDBT戦略を適用する。

3．関係性の般化

治療関係を他の対人関係に般化することはDBTでは想定しない。治療関係と「現実」の対人関係との間には多くの違いがある。しかしセラピストは，関係性に困難が生じ，関係性問題解決を行っている機会を利用して，患者が生活するなかで結ぶさまざまな対人関係との類似点を探求し，そうした対人関係のなかで同様のアプローチを適用すれば有益かもしれないと示唆するべきである。関係性がうまくいっているときには，やはりその事実を認め，セラピスト

との関係と患者が関わっているその関係を比較すべきである。このような比較は，患者が対人関係に何を求めているか，日々の対人関係において何が足りないのかを強調する可能性がある。第11章で論じたスキル般化戦略のすべてを，ここでも用いるべきである。

第七節　結　語

　本書には，ボーダーライン患者に対する実際の行動スキル・トレーニングを行うためのプロトコルは含まれていない。スキル・トレーニングの内容や過程は，本書に付属のマニュアルで詳細に説明してある。スキル自体は第5章で，個人療法のスキル・トレーニング手続きは第11章で述べた。二つをあわせることで，読者は独自のトレーニング・アプローチを作り出すことができる。付属のマニュアルに従うかどうかにかかわらず読者に覚えておいてほしい重要な点は，ボーダーライン患者は現在とは異なる反応や振る舞いの方法を学ばなければならないということである。教育し，コーチし，褒め，この世界のなかで生きて行動するための新たな道へとやさしく導くことが，セラピストとしてのあなたの課題である。本章で述べた戦略は，セラピストが必要なことをすべて教え，患者が違った生き方を学習するまで，治療の枠組みを保ち続けるための手段なのである。

付録 15-1
致死性評価スケールポイント[1]

●0.0 「自殺」行動の結果，死に至る可能性はない。

切傷：皮膚を破らない程度の軽度のかすり傷。飲料缶の「プルタブ」，割れたプラスチック，針，ペーパークリップが使われることが多い。古傷の再切開もこのレベルに含まれる。縫合を必要とする傷は，これより高いレベルに位置づけなければならない。

摂取：軽い過量服薬や，硬貨，ペーパークリップ，使い捨て体温計を飲み込むことなど。10錠以下のASA，Tylenol®，「風邪薬」，下剤などの市販薬，精神安定薬や処方薬（たいていは10錠以下）の少量の摂取。口の中にガラス片を入れるが飲み込まないものもこのカテゴリーに評定される。

その他：明らかに効果のない行為で，多くの場合患者はスタッフなどにその行為を示す（たとえば，親に「凍え死んでやる」と自殺の意を表明し，ガウンを羽織っただけで寒い屋外へ出る）。

●1.0 死に至る可能性は非常に低い。もし死に至った場合，それは二次的な合併症か，事故か，ごくまれな状況の結果である。

切傷：腱や神経や血管の損傷のない浅い切傷。ごくわずか縫合が必要になる場合もある。しばしばカミソリのような鋭利なものが用いられる。出血はほとんどない。頸部への（切り傷ではなく）かすり傷は，まずここに評定される。

摂取：比較的軽めの過量服薬や鋭利でないガラスや陶器を飲み込むこと。たいてい患者はスタッフに出来事を告げる。20錠以下のASA，下剤，市販薬（たとえば，Sominex，Nytol®，15錠以下のTylenol）の摂取。致死可能性のある薬物少量（たとえば，Tuinal 6錠，Seconal 4錠）の服薬もよく見られる。20錠（10mg）未満

のThorazineも入る。
　　その他：糸，紐，毛糸を頸部に巻きつけ，それをスタッフに見せる。

　●2.0　その行為の結果として死に至ることはまずない。死に至った場合，おそらく予測できない副次的影響のためである。しばしばその行為は公衆の面前で行われ，本人や第三者から報告される。医療的援助が適切な場合もあるが，手当しなくても死ぬことはない。

　切傷：医療的介入はなされるであろうが，救命のための介入は通常必要とはされない。
　　[例]　鋭利な道具を用いた比較的表面的な切傷であるが，腱を浅く傷つけることもある。腕や脚，手首の切傷は縫合が必要となる。頸部脇の切傷はこのカテゴリーにまず評定されるが，縫合は必要ではない。
　摂取：医療的介入はなされるであろうが，救命のための介入は通常必要とはされない。
　　[例]　30錠以下のASAか市販薬，100錠以下の下剤，25錠以下のRegular Strength Tylenol。有毒な液体（約360ml以下），シャンプーや収縮性化粧水（たとえばTen-O-Six®ローション），ライターの液体燃料など石油製品（2オンス以下）を飲み込む。致死可能性のある薬物を少量（たとえば，65mgのDarvon21錠，12錠のFiorinal，「フェノバルビタールを過量服薬したがひどく眠くなるだけだった」，50mgのThorazine10-15錠）服薬する，相当量のアスピリンを飲んだ患者が数分以内に自分でスタッフに知らせた場合。14錠以下の炭酸リチウム錠。患者がコメット®クレンザーのような洗浄剤や液体を少量（4さじ以下）飲んだ場合。
　その他：致死的でなく，たいてい衝動的で効果のない方法。
　　[例]　呼吸困難の生じない消臭剤の吸引。尖ったガラス数片を飲み込む。枕カバーで自ら窒息しようと試みて失敗した証拠（発疹様の擦過傷など）。

　●3.5　本人や第三者による早期介入があれば死に至ることはまずない。本人はたいてい自殺の意図を伝えるか，公然と自殺行為を試みるか，自分や傷を隠すために何の対策も講じない。

切傷：腱の損傷（あるいは切断），神経，血管，動脈の損傷を伴う深い切傷。頸部の切傷では，縫合が必要ではあるが大血管の切断はないもの。失血は一般的に100cc以下。頸部の傷はかすり傷よりもひどいが，実際に大静脈や大動脈を切断してはいない。

摂取：かなりの過量服薬であり，LD_{50}範囲の低位に対応する。

[例] 60錠以下のASAあるいは市販薬。より過量の服薬がなされるものの（たとえば，64錠のSominex），患者が介入を確実にする措置をとっている場合。100錠を越える下剤，50錠以下のTylenol。致死可能性のある過量服薬（たとえばDilantin60カプセルと5分の1ガロン瓶のラム酒を半分）するが，患者は確実に介入がなされる手段をとっている（たとえば看護スタッフの前で服薬する。一時間以内に誰かにそのことを話す）。吐き気，血圧上昇，呼吸の変化，痙攣，昏睡直前の意識変容など生理学的苦痛の徴候が示される場合がある。ライターの液体燃料（3オンス以上），15-20錠の炭酸リチウム錠。

その他：潜在的に深刻な行為だが，患者は即座にスタッフの注意を惹く（たとえば，患者が首の周りに靴紐をきつく巻きつけるが，スタッフのところに直ちにやってくる）。

●5.0 直接的間接的に死ぬ可能性は五分五分，一般的見解からすれば，そこで選ばれた方法で死ぬ可能性は明確ではない。この評価は①詳細があいまいであるか，②3.5にも7.0にも評定されないケースにのみ用いられる。

切傷：かなりの失血を伴い（100cc以上）死ぬ可能性もあるような深い切傷。アルコールや薬物の使用を伴うことがあり，それ次第で結果もどうなるか分からない。

摂取：あいまいだが致死量に達するほどの量の致死的薬物についての報告。少量の服用でも死に至る薬物は，不明量でもここに該当する。

[例] 「抱水クロラールとDoridenを大量に飲む」「60錠のASAと他の薬物を不明量飲む」

その他：致死可能性のある行為

[例] 看護師のいる前で2本の針金をコンセントに差し込もうとする。スタッフの運転で時速30マイルで走っている車から飛び出す。ラウンジの電球を外し，親の前でそのソケットに指を突っ込もうとする。

●7.0 本人や他者による「早急で」「強力な」救急処置や医学的処置がなければ死に至る可能性がある。次のいずれかあるいは双方があてはまる。①(直接,間接に)自殺の意図を伝えてくる,②助けられたり発見されたりしそうな衆目にさらされる場所で行動をとる。

切傷:傷口は深い。
[例] 逃げ出して「かみそりで首を切りつける」(頸静脈が切断されることもある)が,自力で病院に戻り助けを求める。独りでいるときにガラス片で頭を切り「出血多量で死にそう」だが,その後医師を呼ぶ。逃げ出して公衆トイレやモーテルでかなり深刻な自傷を行う――傷は血管の損傷で出血性ショックをもたらす――患者は切った後,直接助けを求める。

摂取:致死可能性のある薬物を致死可能性のある量飲む。医学的介入なしではほとんどの人を死に至らしめる量も含む(たいていLD_{50}範囲の上限かそれ以上)。
[例] 逃げ出して約2瓶のASAを摂取し,それから病院に戻る。50錠のExtra-Strength Tylenolを飲み,モーテルに逃げ出し,Inderal, Dalmane, Mellarilを大量に,そして5分の1ガロン瓶のバーボンを4分の3飲み,その後苦悩について間接的に伝える。フェノバルビタール100mgを23錠飲むが,すぐに同室者に伝え,同室者かスタッフに連絡する。Nembutalを16-18カプセル――患者は友人にメモを残すが,友人がメモをなくしたため,患者はほとんど死にかける。

その他:介入の機会が最大化するやり方で行う致死的行為。
[例] 首の周りにタオルをきつく巻く――気道を断つ――それを緩めようとするが床の上に倒れる――チアノーゼになり呼吸が停止する――それを試みる前に巡回するスタッフを見ている。ベッドに縛りつけた紐を首の周りに何重にも巻きつける――見つかったとき顔は真っ赤になっている。

●8.0 「計算された」危険状況(たとえば,ある時点で同室者や配偶者が様子を見に来てくれることを予想する)で他人に助けられる場合を除き,行為の結果として,通常,死が考えられる。次のいずれかあるいは双方があてはまる。①直接的な自殺の意図の伝達がない,②人知れず行動をとる。

切傷：大量で急速な失血を伴うかなり深い傷。スタッフや配偶者，友人には部分的に隠されることがある。

[例] 患者は部屋のバスルームに入り，ドアを開けっ放しのまま，片方の手首をかなり深く切り大量に出血。巡回中の看護スタッフが30分後に発見したが，そうでなければ患者は死んでいただろう。

摂取：明らかに致死量であり，自殺の意図は伝えられていない。

[例] 致死量のバルビツレートを過量服薬するが昏睡状態になる前に吐く。アパートに独りでいるときに900mgのStelazineを過量服薬。フェノバルビタールとアルコールを過量摂取し，ベッドで昏睡状態でいるところを発見される。Tuinalを20錠飲んで友人を訪問し，ひどく眠くなる――友人は疑って救急処置室に連れて行く――36時間昏睡状態となる。15錠のTuinalを飲む――自宅のバスタブの中で意識を失っているのを発見される。

その他：このレベルで最もよく見られるのは，成功するかもしれないししないかもしれないが，計算された介入の可能性により妨害されるようにして行う首吊りや窒息である。

[例] 首の周りにベルトをきつく巻き，シャワーを浴びながら自分の首を絞める。靴紐を軽く首に巻き，ベッドに入る――巡回時にチアノーゼで発見される。プラスチックで気道を塞ぎ首の周りにストッキングをきつく巻く――ベッドの上でのどを鳴らし青ざめているのを発見されるが，チアノーゼではない。逃げ出して近くの池に入水しようとするが，それを日中に行う。走ってくる自動車（時速30マイル以上）の前に飛び出す。頭にビニール袋を被る――ひどいチアノーゼで発見される。ロシアンルーレットをして，運良く弾が出なかった。

●9.0 **結果として死が高い確率で起こる**：「偶然」の介入や思いがけない状況が犠牲者を救う可能性もある。以下のうち，二つの条件が存在する。①意図の伝達はいっさいない，②援助者から見て行為を分かりにくくすることに努力が向けられている，③見つからないようにする対策が講じられている（失踪など）。

切傷：かなりの失血を伴う，通常多数の深い切傷。

[例] 剃刀で腕を深く切りつけゴミ箱で出血を受け，それから寝た（就寝時間のためベッドにいても疑いは持たれなかった）――意識不明のショック状態で発見

された。手首の皮膚を2センチ四方ほど激しく噛みちぎり，約1.9リットルの出血し，ベッドカバーの下でショック状態で発見された。美術工芸店（閉店中）のトイレで3インチの刃物を使い首を切りつけ，意識不明で発見された。病棟のシャワー室でサイダー瓶の破片で喉を深く切った——ほとんどの患者が入院病棟からいなくなったときに行われた——発見時は呼吸困難だった。自宅のバスタブで首と手首を切った——溺死——夫が発見してくれることを「期待」していた。

摂取：明らかに致死量

［例］ネイルリムーバーを相当量飲む——ベッドの中にもぐり，青ざめて吐きながら，口から大量の泡を噴いた状態で見つかる——軽度の昏睡状態。寝る直前に500mgのDoridenを30錠飲んだ——ベッドで寝ているように見えたが，実際は深い昏睡状態で意識を失っていた。

その他：致死性の高い方法がとられている

［例］ビニール袋を頭からかぶりスカーフで縛る——トイレに頭をつっこみ意識不明で見つかる。車でガソリン運搬車に正面から突っ込む——少しのかすり傷と打撲で生き残った。鼻の穴と喉にビニールを詰め完全に気道を塞いだ——彼女はベッドにもぐり眠っているように見えた。他の街に車で失踪し，駐車場でビニール管を車の排気口につないで窒息していた。ドアを閉めクローゼットの中で首を吊った——紐を切って降ろしたときには呼吸は止まっていた。27メートルの高さの橋から水中へ飛び込んだ——発見時は意識不明だった。胸部に銃撃した（もし散弾銃が使われれば，10.0と評価）。3階建ての建造物から頭から飛び降りた。

●10.0　状況や他者の介入に関係なくほぼ確実に死に至る。このレベルの人のほとんどは企図後，即死である。ほんのわずかの人が不可抗力で生き残る。

切傷：傷の深さは9.0と同じだが，介入可能性は9.0よりさらに低い。失血は深刻で急速。

［例］空家に逃げ込み，剃刀で手首や首を深く切る——警官が患者が血の海に座り込んでいるのを偶然発見したとき，剃刀を振り回し警官を寄せ付けなかった。

摂取：毒素が影響をもたらすまでにたいていの場合時間がかかるため，この深刻

な段階として考えられるような過量服薬の事例はほとんどない。

[例] 深刻だったのは[以下のようなものである]：家に独りでおり発見者を期待できないときに，家具光沢剤，塗料用シンナーと多量の処方薬を摂取した。夫が出張中で子どもや他の同居人が家にいないときに大量のDalmaneとバルビツレートを過量服薬した。Nembutal（訳注：バルビツレート系）を60錠飲み，人里離れた真冬の雑木林に入り込んだ。落ち葉に身を埋めていたため，遺体は数日間見つからなかった。

その他：このレベルで最もよくある種類の試みは，以下のようなものである。

[例]（4階以上の）高い建造物から飛び降りる。高速道路で車の前に飛び出しはねられる。夜間に抜け出して体育館のロッカー室で首を吊る。湖周辺で，何の催しもなく，病棟にいなくてもよい時間をみはからい，こっそり抜け出し，湖に入水する。頭部への銃撃と散弾銃を用いたすべての試み。

注

1) *The Suicidal Patient: Clinical and Legal Standards of Care* (pp.277-283) by B.Bongar, 1991, Washigunton, DC: American Psychological Association. Copyright 1991 by the American Psychological Association. Reprinted by permission. Updated and revised by Bongar from "Lethality of Suicide Attempt Rating Scale" by K. Smith, R.W. Conroy, and B.D. Ehler, 1984. *Suicide and Life Threatening Behavior*, 14 (4), 215-242. Copyright 1984 by Guilford Pulications,Inc. Adapted by permission. このスケールポイントは，最初，T. L. MacEvoy（1974）が提案したものである。

これらの危険因子は成人患者向けである。小児期と青年期の危険因子は，これと似てはいるが，いくつかの重要な点で異なる。小児期と青年期の危険因子については，バーマンとジョブス（Bermam & Jobes, 1992）とプフェッファー（Pfeffer, 1986）を参照されたい。

推薦図書

(*強く推奨，**行動療法のバックグラウンドのない読者に強く推奨)

Barker, P. (1985). *Using metaphors in psychotherapy*. New York: Brunner/Mazel.
(『精神療法におけるメタファー』堀恵・石川元訳，金剛出版，1996)

　　メタファーは弁証法的行動療法（DBT）にとって重要であり，弁証法戦略の重要な一単元である。この本はメタファーと心理療法についての興味深い議論であり，弁証法的行動療法（DBT）で有効に使える可能性のある多くのメタファーの例も掲載されている。

Barlow, D.H. (1988). *Anxiety and its disorders: The nature and treatment of anxiety and panic*. New York: Guilford Press.*

　　バーロウの著作は，不安を基礎とする障害の治療について現在最良の資料書籍の一つである。バーロウは，セラピーにおける「情動プロセス」（emotional processing）と暴露に基づいた戦略の役割についての理論と研究を見事に論述している。その理論と治療は，弁証法的行動療法（DBT）で扱われる重要な情動，羞恥と罪悪感にも適用できる。多くの（あるいはほとんどの）ボーダーラインの人が情動恐怖を抱いていることを考えると，ここで言われているポイントを理解することは，弁証法的行動療法（DBT）の暴露に基づいた戦略に適用する際に重要である。

Basseches, M. (1984). *Dialectical thinking and adult development*. Norwood, NJ: Ablex.*

　　この本は「弁証法的思考スタイル」が意味するものを見事に概観している。弁証法哲学の簡単なレビューも行っている。ここで提示されているポイントの理解は，弁証法的行動療法（DBT）を実施する際に欠かせないものである。

Berg, J. H., Responsiveness and self-disclosure. In V. J. Derlega & J. H. Berg (Eds.), *Self-disclosure: Theory, research, and therapy*. New York: Plenum Press.*

　　反応性と自己開示は相互的コミュニケーション戦略の基幹をなす。これはその原理についての素晴らしい要約である。

Bongar, B. (1991). *The suicidal patient: Clinical and legal standards of care*. Washington, DC: American Psychological Association.*

　　この本では自殺行動の治療をめぐる臨床的および法的問題についての卓越した概観が行われている。今日までに発行された最も優れた臨床ガイドの一つである。危険度の高い自殺行動に関する理論的実践的文献をレビューし，自殺的な患者の治療に関連する判例をまとめてある。この本では，臨床的に細心の注意を要する治療の推奨という面から，洗練されたリスク・マネジメント戦略が著されている。数多くのアセスメント・スケールが巻末に転載されている。

Egan, G. (1982). *The skilled helper: Model, skills, and methods for effective helping* (2nd ed.). Monterey. CA: Brooks/Cole. （第3章，第4章，第5章参照）

　　認証の最初の二段階，すなわち観察と叙述（積極的傾聴，的確な共感）が，この本に詳細に述べられ検討されている。尊敬，誠実さ，社会的影響についての議論は相互的コミュニケーション戦略に関連する。

Hanh, T. N. (1976). *The miracle of mindfulness: A manual on meditation*. Boston Beacon

Press.*
(『マインドフルの奇跡　今ここにほほえむ』仙田典子監訳，ウェッブ・オブ・ライフ訳，壮神社，1995　絶版)

この本にはマインドフルネスの実践の理論的根拠や方法が書かれている。方向性は基本的にはスピリチュアルなものだが，アプローチは宗教的なものではない。マインドフルネスとは気づきの質である。それを理解するのはマインドフルネスの核心的スキルを教示するのに重要である。マインドフルネスの実践における「受容」の大切さが強調されている。この実践の内的理解を深めずして弁証法的行動療法（DBT）を実施するのは不可能である。

Hollandsworth, J. G. (1990). *The physiology of psychological disorders: Schizophrenia, depression, anxiety, and substance abuse.* New York: Plenum Press.

弁証法的行動療法（DBT）は行動や行動障害の生物社会理論に基づいている。したがって，いかに生物学的現象と環境，経験が相互作用して機能に影響しているかを適度に理解しておくことが非常に重要である。ホランズワースが示した機能の系統モデルは，生物社会的な弁証法の見地と互換性がある。この本は，行動遺伝学の優れた入門書であり，統合失調症，うつ，不安，物質乱用における身体的，生化学的，精神生理学的因子の研究文献もうまく紹介されている。

Kabat-Zinn, J. (1990). *Full catastrophe living: Using the wisdom of your body and mind to face stress, pain, and illness.* New York: Dell.*

マサチューセッツ大学メディカルセンターのストレス緩和クリニックのプログラムについて述べられている。行動医学プログラムの文脈のなかで計画されているが，マインドフルネスの実践をひととおり教示しているプログラムである。著者の言葉によると，これは意識を持って生きる方法の集中的で自律的なトレーニング・プログラムだという。マインドフルネスのスキル・トレーニングを拡張したいセラピストにとって計り知れないほどに貴重な文献である。

Kanter, J. (1989). Clinical case management: Definition, principles, components. *Hospital and Community Psychiatry,* 40. 361-368.

ケースマネジメントの簡単な要約。弁証法的行動療法（DBT）よりも環境介入を強調している。しかし他の面では，患者へのコンサルテーションと環境介入の問題と，その両者の統合についてよくまとめてある。

Kohlenberg, R. J., & Tsai, M. (1991). *Functional analytic psychotherapy: Creating intense and curative therapeutic relationships.* New York: Plenum Press

この本は，オペラント学習の原則を集中的で対人関係志向の心理療法の枠内に適用する方法について，かなり詳細に述べている。これらは弁証法的行動療法（DBT）の随伴性手続きを基礎づけているものと同じ原則である。治療の第三（最終）段階において，弁証法的行動療法（DBT）はこの治療法と多くの点で非常によく似ている。

Kopp, S. B. (1971). *Metaphors from a psychotherapist guru.* Palo Alto, CA: Science & Behavior books.

原始宗教，ユダヤ教，キリスト教，オリエント神話，古代ギリシャ神話，古代ローマ神話，ルネサンス時代の物語，童話，SFなどに見られる多くのメタファーについて述べている。巻末には素晴らしい参考文献リストが掲載されている。

Maris, R. W., Berman, A. L., Maltsberger, J. T., & Yufit, R. I. (Eds.). (1992). *Assessment and prediction of suicide*. New York: Guilford Press.

　　自殺のアセスメントと予測に関する現在までの文献を要約したハンドブック。自殺予測スケール，心理検査，臨床面接などを含む自殺アセスメントの方法のほとんどをレビューし検討している。

Martin, G., & Pear, J. (1992). *Behavior Modification: What it is and how to do it* (4th ed.). Part II: Basic behavioral principles and procedures. Englewood Cliffs, NJ: Prentice-Hall.**

　　オペラント条件づけと古典的条件づけ，シェイピング，連鎖などを含む行動修正の原理に関する非常に素晴らしく，かつ基本的なレビュー。スキル・トレーニングと随伴性手続きに特に関連する。

Masters, J.C., Burish, T. G., Hollon, S. T., & Rimm, D.C. (1987). *Behavior therapy: Techniques and empirical findings* (3 rd. ed.). New York: Harcourt Brace Jovanovich.**

　　行動療法の技法に関する充実した基本的概論である。障害別ではなく技法別に各章が構成されている。学習の基本原理についての素晴らしい付録もついている。

Whitaker, C.A., Felder, R.E., Malone, T. P., & Warkentin, J. (1982). First-stage techniques in the experimental psychotherapy of choronic schizophrenic patients. In J. R. Neill & D. P. Kniskern (Eds.), *From psyshe to system: The evolving therapy of Carl Whitaker*. New York: Guilford Press. （初版は1962発行）*

　　統合失調症患者への取り組みの第一段階は，弁証法的行動療法（DBT）の非礼なコミュニケーション戦略に非常に良く似ている。この部分は，多くの事例を含んだ素晴らしい要約となっている。ウィテカーらが提示した技法のうちのいくつかは，乱用されたり無神経に用いられたりする可能性があるため，弁証法的行動療法（DBT）では用いられないだろう。また，ここでは個人のスタイルが重要だが，提示された技法の多くは，私自身のスタイルには合っていない。

Wilber, K. (1981). *No boundary: Eastern and Western approaches to personal growth*. Boulder, CO: New Science Library.

　　（『無境界——自己成長のセラピー論』吉福伸逸訳，平河出版社，1986）

　　ウィルバーはいかに私たちが全体の中から両極性や境界や部分を作り出しているかについて説得力のある記述をしている。両極性の本質的一体性や，これらの境界の人為的性質を理解することは，弁証法的視点に不可欠である。

文　献

Abel, E. L. (1981) Behavioral teratology of alcohol. *Psychological Bulletin, 90,* 564–581.
Abel, E. L. (1982). Consumption of alcohol during pregnancy: A review of effects on growth and development of offspring. *Human Biology, 54,* 421–453.
Adam, K. S., Bouckoms, A., & Scarr, G. (1980). Attempted suicide in Christchurch: A controlled study. *Australian and New Zealand Journal of Psychiatry, 14,* 305–314.
Adler G. (1985). *Borderline psychopathology and its treatment.* New York: Aronson.
Adler, G. (1989). Psychodynamic therapies in borderline personality disorder. In A. Tasman, R. E. Hales, & A. J. Frances (Eds.), *Review of psychiatry* (vol. 8, pp. 49–64) Washington, DC: American Psychiatric Press.
Aitken, R. (1987). The middle way. *Parabola, 12* (9), 40–43.
Akhtar, S., Byrne, J. P., & Doghramji, K. (1986). The demographic profile of borderline personality disorder. *Journal of Clinical Psychiatry, 47,* 196–198.
Akiskal, H. S. (1981). Subaffective disorders: Dysthymic, cyclothymic and bipolar II disorders in the "borderline" realm. *Psychiatric Clinics of North America, 4,* 25–46.
Akiskal, H. S. (1983). Dysthymic disorder: Psychopathology and proposed chronic depressive subtypes. *American Journal of Psychiatry, 140,* 11–20.
Akiskal, H. S., Chen, S. E., Davis, G. C., Pusantian, V. R., Kashgariam, M., & Bolinger, J. M. (1985a). Borderline: An adjective in search of a noun. *Journal of Clinical Psychiatry, 46,* 41–48.
Akiskal, H. S., Yerevanian, B. I., Davis, G. C., King, D. & Lemmi, H. (1985b). The nosologic status of borderline personality: Clinical and polysomnograph study. *American Journal of Psychiatry, 142,* 192–198.
American Psychiatric Association. (1987). *Diagnostic and statistical manual of mental disorders* (3rd ed., rev.). Washington, DC: Author.
American Psychiatric Association. (1991). *DSM-IV options book: Work in progress.* Washington, DC: Author.
Andrulonis, P. A., Glueck, B. C., Stroebel, C. F., Vogel, N. G., Shapiro, A. L., & Aldridge, D. M. (1987). Organic brain dysfunction and the borderline syndrome. *Psychiatric Clinics of North America, 4,* 47–66.
Arnkoff, D. B. (1983). Common and specific factors in cognitive therapy. In M.J. Lambert (Ed.), *Psychotherapy and patient relationships* (pp. 85–125). Homewood, IL: Dorsey Press.
Arnold, M. B. (1960). *Emotion and personality* (2 vols.). New York: Columbia University Press.

Arnold, M. B. (1970). Brain function in emotion: A phenomenological analysis. In P. Black (Ed.), *Physiological coorelates of emotion* (pp. 261–285). New York: Academic Press.

Averill, J. R. (1968). Grief: Its nature and significance. *Psychological Bulletin, 70,* 721–748.

Bahrick, H. P., Fitts, P. M., & Rankin, R. E. (1952). Effect of incentives upon reactions to peripheral stimuli. *Journal of Experimental Psychology, 44,* 400–406.

Bancroft, J., & Marsack, P. (1977). The repetitiveness of self-poisoning and self-injury. *British Journal of Psychiatry, 131,* 394–399.

Bandura, A. (1973). *Aggression: A social learning analysis.* Englewood Cliffs, NJ: Prentice-Hall.

Barker, P. (1985). *Using metaphors in psychotherapy.* New York: Brunner/Mazel.

Barley, W. D., Buie, S. E., Peterson, E. W., Hollingsworth, A. S., Griva, M., Hickerson, S. C., Lawson, J. E., & Bailey, B. J. (in press). The development of an inpatient cognitive–behavioral treatment program for borderline personality disorder. *Journal of Personality Disorders.*

Barlow, D. H. (1988). *Anxiety and its disorders: The nature and treatment of anxiety and panic.* New York: Guilford Press.

Baron, M., Gruen, R. Asnis, & Lord, S. (1985). Familial transmission of schizotypal and borderline personality disorders. *American Journal of Psychiatry, 142,* 927–933.

Basseches, M. (1984). *Dialectical thinking and adult development.* Norwood, NJ: Ablex.

Baumeister, R. F. (1987). How the self became a problem: A psychological review of historical research. *Journal of Personality and Social Psychology, 52,* 163–176.

Beck, A. T. (1976). *Cognitive therapy and the emotional disorders.* New York: International Universities Press.

Beck, A. T., Brown, G., & Steer, R. A. (1989). Prediction of eventual suicide in psychiatric inpatients by clinical ratings of hopelessness. *Journal of Consulting and Clinical Psychology, 57,* 309–310.

Beck, A. T., Brown, G., Steer, R. A., Eidelson, J. I., & Riskind, J. H. (1987). Differentiating anxiety and depression: A test of the cognitive content-specificity hypothesis. *Journal of Abnormal Psychology, 96,* 179–183.

Beck, A. T., Davis, J. H., Frederick, C. J., Perlin, S., Pokorny, A. D., Schulman, R. E., Seiden, R. H., & Wittlin, B. J. (1973). Classification and nomenclature. In H. L. P. Resnick & B. C. Hawthorne (Eds.), *Suicide prevention in the 70's* (pp. 7–12). Rockville, MD: Center for Studies of Suicide Prevention, National Institute of Mental Health.

Beck, A. T., Freeman, A., & Associates. (1990). *Cognitive therapy of personality disorders.* New York: Guilford Press.

Beck, A. T., Rush, A. J., Shaw, B. F., & Emery, G. (1979). *Cognitive therapy of depression.* New York: Guilford Press.

Beck, A. T., Steer, R. A., Kovacs, M., & Garrison, B. (1985). Hopelessness and even-

tual suicide: A ten year prospective study of patients hospitalized with suicidal ideation. *Journal of Personality and Social Psychology, 142*, 559–563.
Benjamin, L. S. (in press). *Interpersonal diagnosis and treatment of the DSM personality disorders.* New York: Guilford Press.
Berent, I. (1981). *The algebra of suicide.* New York: Human Sciences Press.
Berg, A. B., & Sternberg, R. J. (1985). A triarchic theory of intellectual development during adulthood. *Developmental Review, 5*, 334–370.
Berkowitz, L. (1983). Aversively stimulated aggression: Some parallels and differences in research with animals and humans. *American Psychologist, 38*, 1135–1144.
Berkowitz, L. (1989). Frustration–aggression hypothesis: Examination and reformation. *Psychological Bulletin, 106*, 59–73.
Berkowitz, L. (1990). On the formation and regulation of anger and aggression: A cognitive–neoassociationistic analysis. *American Psychologist, 45*, 494–503.
Berman, A. L., & Jobes, D. A. (1992). *Adolescent suicide: Assessment and intervention.* Washington, DC: American Psychological Association.
Beutler, L. E., Engle, D., Oro'-Beutler, M. E., Daldrup, R., & Meredith, K. (1986). Inability to express intense affect: A common link between depression and pain? *Journal of Consulting and Clinical Psychology, 54*, 752–759.
Bogard, H. M. (1970). Follow-up study of suicidal patients seen on emergency room consultation. *American Journal of Psychiatry, 126*, 1017–1020.
Bongar, B. (1991). *The suicidal patient: Clinical and legal standards of care.* Washington, DC: American Psychological Association.
Bower, G. H. (1981). Mood and memory. *American Psychologist, 36*, 129–148.
Brasted, W. S., & Callahan, E. J. (1984). A behavioral analysis of the grief process. *Behavior Therapy, 15*, 529–543.
Briere, J. (1988). The long-term clinical correlates of childhood sexual victimization. In R.A. Prentky & V.L. Quinsey (Eds.), *Human sexual aggression: Current perspectives* (pp. 327–334). New York: New York Academy of Sciences.
Briere, J. (1989). *Therapy for adults molested as children.* New York. Springer.
Briere, J., & Runtz, M. (1986). Suicidal thoughts and behaviours in former sexual abuse victims. *Canadian Journal of Behavioural Science, 18*, 413–423.
Bryer, J. B., Nelson, B. A., Miller, J. B., & Krol, P. A. (1987). Childhood sexual and physical abuse as factors in adult psychiatric illness. *American Journal of Psychiatry, 144*, 1426–1430.
Buck, R. (1984). The evolution of emotion communication. In R. A. Baron & J. Rodin (Eds.), *The communication of emotion* (pp. 29–67). New York: Guilford Press.
Bursill, A. E. (1958). The restriction of peripheral vision during exposure to hot and humid conditions. *Quarterly Journal of Experimental Psychology, 10*, 123–129.
Callahan, E. J., Brasted, W. S., & Granados, J. L. (1983). Fetal loss and sudden infant death: Grieving and adjustment for families. In E. J. Callahan & K. A. McCluskey (Eds.), *Life-span developmental psychology: Nonnormative life events* (pp. 145–166). New York: Academic Press.

Callahan, E. J., & Burnette, M. M. (1989). Intervention for pathological grieving. *The Behavior Therapist, 12,* 153-157.

Callaway, E., III, & Stone, G. (1960). Re-evaluating focus of attention. In L. Uhr & J. G. Miller (Eds.), *Drugs and behavior* (pp. 393-398). New York: Wiley.

Cannon, S. B. (1983). A clarification of the components and the procedural characteristics of overcorrection. *Educational and Psychological Research, 3,* 11-18.

Carpenter, W. T. Gunderson, J. G., & Strauss, J. S. (1977). Considerations of the borderline syndrome: A longitudinal comparative study of borderline and schizophrenic patients. In P. Hartcollis (Ed.), *Borderline personality disorder: The concept, the syndrome, the patient* (pp. 231-253). New York: International Universities Press.

Carrol, J. F. X., & White, W. L. (1981). Theory building: Integrating individual and environmental factors within an ecological framework. In W.S. Paine (Ed.), *Job stress and burnout.* Beverly Hills, CA: Sage.

Chamberlain, P., Patterson, G., Reid, J., Kavanagh, K., & Forgatch, M. (1984). Observation of client resistance. *Behavior Therapy, 15,* 144-155.

Chatham, P. M. (1985). *Treatment of the borderline personality.* New York: Jason Aronson.

Cherniss, C. (1980). *Staff burnout: Job stress in the human services.* Beverly Hills, CA: Sage.

Chess, S., & Thomas, A. (1986). *Temperament in clinical practice.* New York: Guilford Press.

Cialdini, R. B., Vincent, J. E., Lewis, S. K., Catalan, J., Wheeler, D., & Darby, B. L. (1975). Reciprocal concessions procedure for inducing compliance: The door-in-the-face technique. *Journal of Personality and Social Psychology, 31,* 206-215.

Clarkin, J. F., Hurt, S. W., & Hull, J. W. (1991). Subclassification of borderline personality disorder: A cluster solution. Unpublished manuscript. New York Hospital-Cornell Medical Center. Westchester, NY.

Clarkin, J. F., Marziali, E., & Munroe-Blum, H. (1991). Group and family treatments for borderline personality disorder. *Hospital and Community Psychiatry, 42,* 1038-1043.

Clarkin, J. F., Widiger, T. A., Frances, A., Hurt, S. W., & Gilmore, M. (1983). Prototypic typology and the borderline personality disorder. *Journal of Abnormal Psychology, 92,* 263-275.

Cornelius, J. R., Soloff, P. H., George, A. W. A., Schulz, S. C., Tarter, R., Brenner, R. P., & Schulz, P. M. (1989). An evaluation of the significance of selected neuropsychiatric abnormalities in the etiology of borderline personality disorder. *Journal of Personality Disorders, 3,* 19-25.

Cornsweet, D. J. (1969). Use of cues in the visual periphery under conditions of arousal. *Journal of Experimental Psychology, 80,* 14-18.

Costa, P. T., Jr., & McCrea, R. R. (1986). Personality stability and its implications for clinical psychology. *Clinical Psychology Review, 6,* 407-423.

Cowdry, R. W., & Gardner, D. L. (1988). Pharmacotherapy of borderline personality disorder: Alprazolam, carbamazepine, trifluoperazine, and tranylcypromine. *Archives of General Psychiatry, 45,* 111–119.

Cowdry, R. W., Pickar, D., & Davies, R. (1985). Symptoms and EEG findings in the borderline syndrome. *International Journal of Psychiatry in Medicine, 15,* 201–211.

Crook, T., Raskin, A., & Davis, D. (1975). Factors associated with attempted suicide among hospitalized depressed patients. *Psychological Medicine, 5,* 381–388.

Dahl, A. A. (1990, November). *The personality disorders: A critical review of family, twin, and adoption studies.* Paper presented at the NIMH Personality Disorders Conference, Williamsburg, VA.

Davids, A., & Devault, S. (1962). Maternal anxiety during pregnancy and childbirth abnormalities. *Psychosomatic Medicine, 24,* 464–470.

Deikamn, A. J. (1982). *The observing self: Mysticism and psychotherapy.* Boston: Beacon Press.

Dennenburg, V. H. (1981). Hemispheric laterality in animals and the effects of early experience. *Behavioral and Brain Sciences, 4,* 1–49.

Derlega, V. J., & Berg, J. H. (1987). *Self-disclosure: Theory, research and therapy.* New York: Plenum Press.

Derryberry, D. (1987). Incentive and feedback effects on target detection: A chronometric analysis of Gray's model of temperament. *Personality and Individual Differences, 6,* 855–866.

Derryberry, D., & Rothbart, M. K. (1984). Emotion, attention, and temperament. In C. E. Izard, J. Kagan, & R. B. Zajonc (Eds.), *Emotions, cognition, and behavior* (pp. 132–166). Cambridge, England: Cambridge University Press.

Derryberry, D., & Rothbart, M. K. (1988). Arousal, affect, and attention as components of temperament. *Journal of personality and Social Psychology, 55,* 958–966.

Deutsch, H. (1942). Some forms of emotional disturbance and their relationship to schizophrenia. *Psychoanalytic Quarterly, 11,* 301–321.

Diener, C. I., & Dweck, C. S. (1978). Analysis of learned helplessness: Continuous changes in performance, strategy, and achievement cognitions following failure. *Journal of Personality and Social Psychology, 36,* 451–462.

Duclos, S. E., Laird, J. D., Schneider, E., Sexter, M., Stern, L., & Van Lighten, O. (1989). Emotion-specific effects of facial expressions and postures on emotional experience. *Journal of Personality and Social Psychology, 57,* 100–108.

Duncan, J., & Laird, J. D. (1977). Cross-modality consistencies in individual differences in self-attribution. *Journal of Personality, 45,* 191–196.

Dweck, C. S., & Bush, E. S. (1976). Sex differences in learned helplessness: I. Differential deliberation with peer and adult evaluations. *Developmental Psychology, 12,* 147–156.

Dweck, C. S., Davidson W., Nelson, S., & Emde, B. (1978). Sex differences in learned helplessness: II. The contingencies of evaluative feedback in the classroom and III. An experimental analysis. *Developmental Psychology, 14,* 268–276.

Easser, R., & Less, S. (1965). Hysterical personality: A reevaluation. *Psychoanalytic Quarterly, 34,* 390–402.

Easterbrook, J. A. (1959). The effect of emotion on cue utilization and the organization of behavior. *Psychological Review, 66,* 183–201.

Edwall, G. E., Hoffman, N. G., & Harrison, P. A. (1989). Psychological correlates of sexual abuse in adolescent girls in chemical dependency treatment. *Adolescence, 24,* 279–288.

Efran, J., Chorney, R. L., Ascher, L. M., & Lukens, M. D. (1981), April. *The performance of monitors and blunters during painful stimulation.* Paper presented at the meeting of the Eastern Psychological Association, New York.

Ekman, P., Friesen, W. V., & Ellsworth, P. (1972). *Emotion in the human face: Guidelines for research and an integration of findings.* New York: Pergamon Press.

Ekman, P., Friesen, W. V., O'Sullivan, M., Chan, A., Diacoyanni-Tarlatzis, I., Heider, K., Krause, R., LeCompte, W. A., Pitcairn, T., Ricci-Bitti, P. E., Scherer, K., Tomita, M., & Tzavaras, A. (1987). Personality processes and individual differences: Universals and cultural differences in the judgments of facial expressions of emotion. *Journal of Personality and Social Psychology, 53,* 712–717.

Ekman, P., Levenson, R., & Friesen, W. V. (1983). Autonomic nervous system activity distinguishes among emotions. *Science, 221,* 1208–1210.

Ekstein, R. (1955). Vicissitudes of the "internal image" in the recovery of a borderline schizophrenic adolescent. *Bulletin of the Menninger Clinic, 19,* 86–92.

Ellis, A. (1962). *Reason and emotion in psychotherapy.* New York: Lyle Stuart.

Evenson, R. C., Wook, J. B., Nuttall, E. A., & Cho, D. W. (1982). Suicide rates among public mental health patients. *Acta Psychiatrica Scandinavica, 66,* 254–264.

Eysenck, H. J. (1967). *The biological basis of personality.* Springfield, IL: Charles C. Thomas.

Eysenck, H. J. (1968). A theory of the incubation of anxiety/fear responses. *Behaviour Research and Therapy, 6,* 309–321.

Fiedler, K. (1988). Emotional mood, cognitive style, and behavior regulation. In D. Fiedler & J. Forgas (Eds.), *Affect, cognition, and social behavior* (pp. 100–119). Toronto: Hogrefe.

Finkelhor, D. (1979). *Sexually victimized children.* New York. Free Press.

Firestone, S. (1970). *The dialectic of sex: The case for feminist revolution.* New York: Bantam Books.

Firth, S. T., Blouin, J., Natarajan, C., & Blouin, A. (1986). A comparison of the manifest content in dreams of suicidal, depressed and violent patients. *Canadian Journal of Psychiatry, 31,* 48–53.

Flaherty, J., & Richman, J. (1989). Gender differences in the perception and utilization of social support: Theoretical perspectives and an empirical test. *Social Science and Medicine, 28,* 1221–1228.

Foa, E. B., & Kozak, M. J. (1986). Emotional processing of fear: Exposure to corrective information. *Psychological Bulletin, 99,* 20–35.

Foa, E. B., Steketee, G., & Grayson, J. B. (1985). Imaginal and *in vivo* exposure: A comparison with obsessive-compulsive checkers. *Behavior Therapy, 16,* 292–302.

Frances, A. (1988). In (Chair), *Alternative models and treatments of patients with borderline personality disorder.* Symposium conducted at the meeting of the Society for the Exploration for Psychotherapy Integration, Boston.

Frank, J. D. (1973). *Persuasion and healing: A comparative study of psychotherapy.* Baltimore: Johns Hopkins University Press.

Freedman, J. L., & Fraser, S. C. (1966). Compliance without pressure: The foot-in-the-door technique. *Journal of Personality and Social Psychology, 4,* 195–202.

Frijda, N. H., Kuipers, P., & Schure, E. (1989). Relations among emotion, appraisal, and emotional action readiness. *Journal of Personality and Social Psychology, 57,* 212–228.

Garber, J., & Dodge, K. A. (1991). *The development of emotion regulation and dysregulation.* Cambridge, England: Cambridge University Press.

Gardner, D. L., & Cowdry, R. W. (1986). Alprazolam-induced dyscontrol in borderline personality disorder. *American Journal of Psychiatry, 143,* 519–522.

Gardner, D. L., & Cowdry, R. W. (1988). *Anticonvulsants in personality disorders.* Clifton, NJ: Oxford Health Care.

Gauthier, J., & Marshall, W. (1977). Grief: A cognitive–behavioral analysis. *Cognitive Therapy and Research, 1,* 39–44.

Gilligan, C. (1982). *In a different voice: Psychological theory and women's development.* Cambridge, MA: Harvard University Press.

Gilligan, S. G., & Bower, G. H. (1984). Cognitive consequences of emotional arousal. In C. E. Izard, J. Kagan, & R. B. Zajonc (Eds.), *Emotions, cognition, and behavior* (pp. 547–588). Cambridge, England: Cambridge University Press.

Goldberg, C. (1980). The utilization and limitations of paradoxical intervention in group psychotherapy. *International Journal of Group Psychotherapy, 30,* 287–297.

Goldfried, M. R., & Davidson, G. C. (1976). *Clinical behavior therapy.* New York: Holt, Rineholt & Winston.

Goldfried, M. R., Linehan, M. M., & Smith, J. L. (1978). The reduction of test anxiety through cognitive restructuring. *Journal of Consulting and Clinical Psychology, 46,* 32–39.

Goldman, M. (1986). Compliance employing a combined foot-in-the-door and door-in-the-face procedure. *Journal of Social Psychology, 126,* 111–116.

Goodstein, J. (1982). *Cognitive characteristics of suicide attempters.* Unpublished doctoral dissertation, The Catholic University of America.

Goodyer, I. M., Kolvin, I., & Gatzanis, S. (1986). Do age and sex influence the association between recent life events and psychiatric disorders in children and adolescents? A controlled enquiry. *Journal of Child Psychology and Psychiatry, 27,* 681–687.

Gottman, J. M., & Katz, L. F. (1990). Effects of marital discord on young children's peer interaction and health. *Developmental Psychology, 25,* 373–381.

Gottman, J. M., & Levenson, R. W. (1986). Assessing the role of emotion in marriage. *Behavioral Assessment, 8,* 31–48.
Green, S. A., Goldberg, R. L., Goldstein, D. M., & Liebenluft, E. (1988). *Limit setting in clinical practice.* Washington, DC: American Psychiatric Press.
Greenberg, L. S. (1983). Psychotherapy process research. In C.E. Walker (Ed.), *Handbook of clinical psychology.* Homewood, IL: Dow Jones-Irwin.
Greenberg, L. S., & Safran, J. D. (1987). *Emotion in psychotherapy.* New York: Guilford Press.
Greenberg, L. S., & Safran, J. D. (1989). Emotion in psychotherapy. *American Psychologist, 44,* 19–29.
Greenough, W. T. (1977). Experimental modification of the developing brain. In I.L. Janis (Ed.), *Current trends in psychology* (pp. 82–90). Los Altos, CA: William Kaufmann.
Greenwald, A. G. (1992). New Look 3: Unconscious cognition reclaimed. *American Psychologist, 92,* 766–779.
Greer, S., & Gunn, J. C. & Koller, K. M. (1966) A etiological factors in attempted suicide. *British Medical Journal, ii,* 1352–1355.
Greer, S., & Lee, H.A. (1967). Subsequent progress of potentially lethal attempted suicides. *Acta Psychiatrica Scandinavica, 40,* 361–371.
Grinker, R. R., Werble, B., & Drye, R. (1968). *The borderline syndrome: A behavioral study of ego functions.* New York: Basic Books.
Grotstein, J. S. (1987). The borderline as a disorder of self-regulation. In J. S. Grotstein, M. F. Solomon, & J. A. Lang (Eds.), *The borderline patient: Emerging concepts in diagnosis, psychodynamics, and treatment* (pp. 347–384). Hillsdale, NJ: The Analytic Press.
Gunderson, J. G. (1984). *Borderline personality disorder.* Washington DC: American Psychiatric Press.
Gunderson, J. G., & Elliott, G. R. (1985). The interface between borderline personality disorder and affective disorder. *American Journal of Psychiatry, 142,* 277–288.
Gunderson, J. G., & Kolb, J. E. (1978). Discriminating features of borderline patients. *American Journal of Psychiatry, 135,* 792–796.
Gunderson, J. G., Kolb, J. E., & Austin, Y. (1981). The Diagnostic Interview for Borderline Patients. *Journal of Personality and Social Psychology, 138,* 896–903.
Gunderson, J. G., & Zanarini, M. C. (1989). Pathogenesis of borderline personality. In A. Tasman, R. E. Hales, & A. J. Frances (Eds.). *Review of psychiatry* (Vol. 8, pp. 25–48) Washington, DC: American Psychiatric Press.
Guralnik, D. B. (Ed.). (1980). *Webster's new world dictionary of the American language* (2nd college ed.). Cleveland, OH: William Collins.
Hall, S. M., Havassy, B. E., & Wasserman, D. A. (1990). Commitment to abstinence and acute stress in relapse to alcohol, opiates, and nicotine. *Journal of Consulting and Clinical Psychology, 58,* 175–181.
Hankoff, L. D. (1979). Situational categories. In L. D. Hankoff & B. Einsidler (Eds.),

Suicide: Theory and clinical aspects (pp. 235-249). Littleton, MA: PSG.
Hayes, S. C. (1987). A contextual approach to therapeutic change. In N.S. Jacobson (Ed.), *Psychotherapists in clinical practice: Cognitive and behavioral perspectives*. New York: Guilford Press.
Hayes, S. C., Kohlenberg, B. S., & Melancon, S. M. (1989). Avoiding and altering rule-control as a strategy of clinical intervention. In S. C. Hayes (Ed.), *Rule-governed behavior: Cognition, contingencies, and instructional control* (pp.359-385). New York: Plenum Press.
Heard, H. L., & Linehan, M. M. (in press). Problems of self and borderline personality disorder. In Z. V. Segal & S. J. Blatt (Eds.), *Cognitive and psychodynamic perspectives* New York: Guilford Press.
Hellman, I. D., Morrison, T. L., & Abramowitz, S. I. (1986). The stresses of psychotherapeutic work: A replication and extension. *Psychological Medicine, 42*, 197-205.
Herman, J. L. (1986). Histories of violence in an outpatient population. *American Journal of Orthopsychiatry, 56*, 137-141.
Herman, J. L. (1992). *Trauma and recovery: The aftermath of violence—from domestic abuse to political terror*. New York: Basic Books.
Herman, J. L., & Hirschman, L. (1981). Families at risk for father-daughter incest. *American Journal of Psychiatry, 138*, 967-970.
Herman, J. L., Perry, J. C., & van der Kolk, B. A. (1989). Childhood trauma in borderline personality disorder. *American Journal of Psychiatry, 146*, 490-495.
Hoffman, L. W. (1972). Early childhood experiences and women's achievement motives. *Journal of Social Issues, 28*, 129-156.
Hooley, J. M. (1986). Expressed emotion and depression: Interactions between patients and high-versus low-expressed-emotion spouses. *Journal of Abnormal Psychology, 95*, 237-246.
Horowitz, M. J. (1986). Stress-response syndromes: A review of posttraumatic and adjustment disorders. *Hospital and Community Psychiatry, 37*, 241-249.
Howard, J. (1989). Cocaine and its effects on the newborn. *Developmental Medicine and Child Neurology, 31*, 255-257.
Howard, J. A. (1984). Societal influences of attribution: Blaming some victims more than others. *Journal of Personality and Social Psychology, 47*, 494-505.
Howe, E. S., & Loftus, T. C. (1992). Integration of intention and outcome information by students and circuit court judges: Design economy and individual differences. *Journal of Applied Social Psychology, 22*, 102-116.
Hurt, S. W., Clarkin, J. F., Monroe-Blum, H., & Marziali, E. A. (1992). Borderline behavior clusters and different treatment approaches. In J. F. Clarkin, E. A. Marziali, & H. Monroe-Blum (Eds.), *Borderline personality disorder: clinical and empirical perspectives* (pp. 199-219). New York: Guilford Press.
Hurt, S. W., Clarkin, J. F., Widiger, T. A., Fyer, M. R., Sullivan, T., Stone, M. H., & Frances, A. (1990). Evaluation of DSM-III decision rules for case detection using joint conditional probability structures. *Journal of Personality Disorders, 4*, 121-130.
Hyler, S. E., Reider, R. O., Williams, J. B., Spitzer, R. L., Hendler, J., & Lyons, M.

(1987). *Personality Diagnostic Questionnaire—Revised (PDQ-R)*. New York: New York State Psychiatric Institute.

Ingram, R. E. (1989). Affective confounds in social-cognitive research. *Journal of Personality and Social Psychology, 57*, 715–722.

Isen, A. M., Daubman, K. A., & Nowicki, G. P. (1987). Positive affect facilitates creative problem solving. *Journal of Personality and Social Psychology, 52*, 1122–1131.

Isen, A. M., Johnson, M., Mertz, E., & Robins, G. (1985). Positive affect and the uniqueness of word association. *Journal of Personality and Social Psychology, 48*, 1413–1426.

Izard, C. E. (1977). *Human emotions*. New York: Plenum Press.

Izard, C. E., Kagan, J., & Zajonc, R. B. (Eds.) (1984). *Emotions, cognition, and behavior*. Cambridge, England: Cambridge University Press.

Izard, C. E., & Kobak, R. R. (1991). Emotions systems functioning and emotion regulation. In J. Garber & K. A. Dodge (Eds.), *The development of emotion regulation and dysregulation* (pp. 303–322). Cambridge, England: Cambridge University Press.

Jacobson, A., & Herald, C. (1990). The relevance of childhood sexual abuse to adult psychiatric inpatient care. *Hospital and Community Psychiatry, 41*, 1545–158.

Jacobson, N. S. (1992). Behavioral couple therapy: A new beginning. *Behavior Therapy, 23*, 493–506.

Janoff-Bulman, R. (1985). The aftermath of victimization: Rebuilding shattered assumptions. In C. R. Figley (Ed.), *Trauma and its wake: The study and treatment of post-traumatic stress disorder* (pp. 15–35). New York: Brunner/Mazel.

The Jerusalem Bible. (1966). (A. Jones, Ed.). Garden City, NY: Doubleday.

Johnson, P. (1976). Women and power: Toward a theory of effectiveness. *Journal of Social Issues, 32*, 99–109.

Kanter, J. S. (1988). Clinical issues in the case management relationship. In M. Harris & L. L. Bachrach (Series Eds.) and H. R. Lamb (Vol. Ed.), *Clinical case management: No. 40. New directions for mental health services* (pp. 15–27). San Francisco: Jossey-Bass.

Kastenbaum, R. J. (1969). *Death and bereavement* in later life. In A. H. Kutscher (Ed.), Death and bereavement (pp. 28–54). Springfield, IL: Charles C Thomas.

Keele, S. W., & Hawkins, H. H. (1982). Explorations of individual differences relevant to high level skill. *Journal of Motor Behavior, 14*, 3–23.

Kegan, R. (1982). *The evolving self: Problem and process in human development*. Cambridge, MA: Harvard University Press.

Kernberg, O. F. (1975). *Borderline conditions and pathological narcissism*. New York: Aronson.

Kernberg, O. F. (1976). *Object-relations theory and clinical psychoanalysis*. New York: Aronson.

Kernberg, O. F. (1984). *Severe personality disorders: Psychotherapeutic strategies*. New Haven, CT: Yale University Press.

Klein, D. F. (1977). Psychopharmacological treatment & delineation of borderline disorders. In P. Hartocollis (Ed.), *Borderline personality disorder: the concept, the syndrome, the patient* (pp. 365-383). New York: International Universities Press.

Knight, R. P. (1954). Management and psychotherapy of the borderline schizophrenic patient. In R. P. Knight & C.R. Friedman (Eds.), *Psychoanalytic psychiatry and psychology* (pp. 110-122). New York: International Universities Press.

Knussen, C., & Cunningham, C. C. (1988). Stress, disability and handicap. In S. Fisher & J. Reason (Eds.), *Handbook of life, stress, condition and health* (pp. 335-350). New York: Wiley.

Koenigsberg, H. W., Clarkin, J., Kernberg, O. F., Yeomans, F., & Gutfreund, J. (in press). Some measures of process and outcome in the psychodynamic psychotherapy of borderline patients. In *The Integration of Research and Psychoanalytic Practice: The Proceedings of the IPA First International Conference on Research.*

Kohlenberg, R. J., & Tsai, M. (1991). *Functional analytic psychotherapy: Creating intense and curative therapeutic relationships.* New York: Plenum Press.

Kohut, H. (1977). *The restoration of the self.* New York: International Universities Press.

Kohut, H. (1984). *How does analysis cure?* Chicago: University of Chicago Press.

Kopp, S. B. (1971). *Metaphors from a psychotherapist guru.* Palo Alto, CA: Science & Behavior books.

Kreitman, N. (1977). *Parasuicide.* Chichester, England: Wiley.

Kroll, J. L., Carey, K. S., & Sines, L. K. (1985). Twenty-year follow-up of borderline personality disorder: A pilot study. In C. Stragass (Ed.), *IV World Congress of Biological Psychiatry.* New York: Elsevier.

Kuhn, T. S. (1970). *The structure of scientific revolutions* (2nd ed.). Chicago: University of Chicago Press.

Kyokai, B. D. (1966). *The teachings of Buddha.* Tokyo: Author.

Laird, J. D. (1974). Self-attribution of emotion: The effects of expressive behavior on the quality of emotional experience. *Journal of Personality and Social Psychology, 29,* 475-486.

Laird, J. D., Wagener, J. J., Halal, M., & Szegda, M. (1982). Remembering what you feel: The effects of emotion on memory. *Journal of Personality and Social Psychology, 42,* 646-657.

Lamping, D. L., Molinaro, V., & Stevenson, G. W. (1985, March *The effects of perceived control and coping style on cognitive appraisals during stressful medical procedures: A randomized, controlled trial.* Paper presented at the meeting of the Eastern Psychological Association, Boston.

Lang, P. J. (1984). Cognition in emotion: Concept and action. In C.E. Izard, J. Kagan, & R.B. Zajonc (Eds.), *Emotions, cognition, and behavior* (pp. 192-226). Cambridge, England: University Press.

Lanzetta, J. T., Cartwright-Smith, J., & Kleck, R. E. (1976). Effects on nonverbal dissimulation on emotional experience and automatic arousal. *Journal of Per-

sonality and Social Psychology, 39, 1081–1087.
Lazarus, R. S. (1966). *Psychological stress and the coping process.* New York: McGraw-Hill.
Lazarus, R. S. (1991). Cognition and motivation in emotion. *American Psychologist, 46,* 352–367.
Lazarus, R. S., & Folkman, S. (1984). *Stress, coping and adaptation.* New York: Springer.
Leff, J. P., & Vaughn, C. (1985). *Expressed emotion in families: Its significance for mental illness.* New York: Guilford Press.
Leinbenluft, E., Gardner, D. L., & Cowdry, R. W. (1987). The inner experience of the borderline self-mutilator. *Journal of Personality Disorders, 1,* 317–324.
Levenson, M. (1972). *Cognitive and perceptual factors in suicidal individuals.* Unpublished doctoral dissertation, University of Kansas.
Levenson, M., & Neuringer, C. (1971). Problem-solving behavior in suicidal adolescents. *Journal of Consulting and Clinical Psychology, 37,* 433–436.
Leventhal, H. & Tomarken, A. J. (1986). Emotion: Today's problems. *Annual Review of Psychology, 37,* 565–610.
Levins, R., & Lewontin, R. (1985). *The dialectical biologist.* Cambridge, MA: Harvard University Press.
Levis, D. J. (1980). Implementing the technique of implosive therapy. In A. Goldstein & E. B. Foa (Eds.), *Handbook of behavioral interventions: A clinical guide* (pp.92–151). New York: Wiley.
Lewis, M., Wolan-Sullivan, M., & Michalson, L. (1984). The cognitive–emotional fugue. In C. E. Izard, J. Kagen, & R. B. Zajonc (Eds.), *Emotions, cognitions, and behavior* (pp. 264–288). Cambridge, England: Cambridge University Press.
Linehan, M. M. (1979). A structured cognitive–behavioral treatment of assertion problems. In P. C. Kendall & S. D. Hollon (Eds.), *Cognitive–behavioral interventions: Theory, research and procedures* (pp. 205–240). New York: Academic Press.
Linehan, M. M. (1981). A social–behavioral analysis of suicide and parasuicide: Implications for clinical assessment and treatment. In H. Glaezer & J. F. Clarkin (Eds.), *Depression: Behavioral and directive intervention strategies* (pp. 29–294). New York: Garland.
Linehan, M. M. (1986). Suicidal people: One population or two? In J. J. Mann & M. Stanley (Eds.), *Psychobiology of suicidal behavior* (pp. 16–33). New York: New York Academy of Sciences.
Linehan, M. M. (1988). Perspectives on the interpersonal relationship in behavior therapy. *Journal of Integrative and Eclectic Psychotherapy, 7,* 278–290.
Linehan, M. M. (1989). Cognitive and behavior therapy for borderline personality disorder. In A. Tasman, R. E. Hales, & A. J. Frances (Eds.), *Review of psychiatry* (Vol. 8, pp. 84–102). Washington, DC: American Psychiatric Press.
Linehan, M. M., Armstrong, H. E., Suarez, A., Allmon, D., & Heard, H. L. (1991). Cognitive–behavioral treatment of chronically parasuicidal borderline patients.

Archives of General Psychiatry, 48, 1060-1064.
Linehan, M. M., Camper, P., Chiles, J. A., Strosahl, K., & Shearin, E. (1987). Interpersonal problem solving and parasuicide. *Cognitive Therapy and Research, 11,* 1-12.
Linehan, M. M., & Egan, K. (1979). Assertion training for women. In A. S. Belleck & M. Hersen (Eds.), *Research and practice in social skills training* (pp. 237-271). New York: Plenum Press.
Linehan, M. M., Goldfried, M. R., & Goldfried, A. P. (1979). Assertation therapy: Skill training or cognitive restructuring. *Behavior Therapy, 10,* 372-388.
Linehan, M. M., & Heard, H. L. (1993). Impact of treatment accessibility on clinical course of parasuicidal patients: In reply to R. E. Hoffman [Letter to the editor]. *Archives of General Psychiatry, 50,* 157-158.
Linehan, M. M., Heard, H. L., & Armstrong, H. E. (1993). Standard dialectical behavior therapy compared to psychotherapy in the community for chronically parasuicidal borderline patients. Unpublished manuscript. University of Washington, Seattle, WA.
Linehan, M. M., Heard, H. E., & Armstrong, H. E. (in press). Naturalistic followup of a behavioral treatment for chronically suicidal borderline patients. *Archives of General Psychiatry.*
Linehan, M. M., & Shearin, E. N. (1988). Lethal stress: A social-behavioral model of suicidal behavior. In S. Fisher & J. Reason (Eds.), *Handbook of life stress, cognition and health* (pp.265-285). New York: Wiley.
Linehan, M. M., Tutek, D., & Heard, H. L. (1992, November). Interpersonal and social treatment outcomes for borderline personality disorder. Poster presented at the annual meeting of the Association for the Advancement of Behavior Therapy, Boston, Mass.
Links, P. S., Steiner, M. & Huxley, G. (1988). The occurence of borderline personality disorder in the families of borderline patients. *Journal of Personality Disorders, 2,* 14-20.
Loranger, A. W., Oldham, J. M., & Tulis, E. H. (1982). Familial transmission of DSM-III borderline personality disorder. *Archives of General Psychiatry, 39,* 795-799.
Lumsden, E. (1991). *Possible role of impaired memory in the development and/or maintenance of borderline personality disorder.* Unpublished manuscript, University of North Carolina at Greensboro.
Lykes, M. G. (1985). Gender and individualistic vs. collectivist based for notions about the self. *Journal of Personality, 53,* 356-383.
Maccoby, R., & Jacklin, E. (1978). *The psychology of sex differences.* Stanford, CA: Stanford University Press.
Mackenzie-Keating, S. E., & McDonald, L. (1990). Overcorrection: reviewed, revisited and revised. *The Behavior Analyst, 13,* 39-48.
MacLeod, C., Mathews, A., & Tata, P. (1986). Attentional bias in emotional disorders. *Journal of Abnormal Psychology, 95,* 15-20.
Maddison, D. C., & Viola, A. (1968). The health of widows in one year following

bereavement. *Journal of Psychosomatic Research, 12,* 297–306.
Mahoney, M. J. (1991). *Human change processes: The scientific foundations of psychotherapy.* New York: Basic Books.
Main, T. F. (1957). The ailment. *British Journal of Medical Psychology, 30,* 129–145.
Malatesta, C. Z. (1990). The role of emotions in the development and organization of personality. In R. A. Thompson (Ed.), *Socioemotional development: Nebraska symposium on motivation, 1988* (pp. 1–56). Lincoln and London: University of Nebraska Press.
Malatesta, C. Z., & Haviland, J. M. (1982). Learning display rules: The socialization of emotion expression in infancy. *Child Development, 53,* 991–1003.
Malatesta, C. Z., & Izard, C. E. (1984). The ontogenesis of human social signals: From biological imperative to symbol utilization. In N. Fox & R. Davidson (Eds.), *The psychobiology of affective development* (pp. 161–206). Hillsdale, NJ: Erlbaum.
Mandler, G. (1975). *Mind and emotion.* New York: Wiley.
Manicas, P. T., & Secord, P. F. (1983). Implications for psychology of the new philosophy of science. *American Psychologist, 38,* 399–413.
Maris, R. W. (1981). *Pathways to suicide: A survey of self-destructive behaviors.* Baltimore: Johns Hopkins University Press.
Maris, R. W., Berman, A. L., Maltsberger, J. T., & Yufit, R. I. (Eds.), 1992. *Assessment and prediction of suicide.* New York: Guilford Press.
Marlatt, G. A., & Gordon, J. R. (Eds.). (1985). *Relapse prevention: Maintenance strategies in the treatment of addictive behaviors.* New York: Guilford Press.
Martin, G., & Pear, J. (1192). *Behavior modification: What it is and how to do it* (4th ed,). *Part III. Basic behavioral principles and procedures.* Englewood Cliffs, NJ: Prentice-Hall.
Marx, K., & Engels, F. (1970). *Selected works* (Vol.3). New York: International.
Marziali, E. A. (1984). Prediction of outcome of brief psychotherapy from therapist interpretive interventions. *Archives of General Psychiatry, 41,* 301–304.
Marziali, E. A., & Munroe-Blum, H. (1987). A group approach: The management of projective identification in group treatment of self-destructive borderline patients. *Journal of Personality Disorders, 1,* 340–343.
Masters, J. C., Burish, T. G. Hollon, S. D., & Rimm, D. C. (1987). *Behavior therapy: Techniques and empirical findings* (3rd ed.). New York: Harcourt Brace Jovanovich.
Masterson, J. F. (1972). *Treatment of the borderline adolescent.* New York, Wiley.
Masterson, J. F. (1976). *Psychotherapy of the borderline adult: A developmental approach.* New York: Brunner/Mazel.
May, G. (1982). *Will and spirit.* San Francisco: Harper & Row.
McGlashen, T. H. (1983). The borderline syndrome: II. Is it a varient of schizophrenia or affective disorder? *Archives of General Psychiatry, 40,* 1319–1323.
McGlashen, T. H. (1986a). The Chestnut Lodge follow-up study: III. Long-term outcome of borderline personalities. *Archives of General Psychiatry, 43,* 20–30.

McGlashen, T. H. (1986b). Schizotypal personality disorder: Chestnut Lodge follow-up study, VI: Long-term follow-up perspectives. *Archives of General Psychiatry, 43*, 329-334.

McGlashen, T. H. (1987). Borderline personality disorder and unipolar affective disorder. *Journal of Nervous and Mental Disease, 175*, 467-473.

McGuire, W. J., & McGuire, C. V. (1982). Significant others in self-space: Sex differences and developmental trends in the social self. In J. Suls (Ed.), *Psychological perspectives on the self* (pp.71-96). Hillsdale, NJ: Erlbaum.

McNamara, H., & Fisch, R. (1964). Effect of high and low motivation on two aspects of attention. *Perceptual and Motor Skills, 19*, 571-578.

Meichenbaum, D., & Turk, D. (1987). *Facilitating treatment adherence: A practitioner's guidebook.* New York: Plenum Press.

Meissner, W. W. (1984). *The borderline spectrum: Differential diagnosis and developmental issues.* New York: Aronson.

The Merriam-Webster dictionary. 1977. Boston: G.K. Hall.

Metalsky, G. I., Halberstadt, L. J., & Abramson, L. Y. (1987). Vulnerability to depressive mood reactions: Toward a more powerful test of the diathesis-stress and causal mediation components of the reformulated theory of depression. *Journal of Personality and Social Psychology, 52*, 386-393.

Miklowitz, D. J., Strachan, A. M., Goldstein, M. J., Doane, J. A., Snyder, K. S., Hogarty, G. E., & Falloon, I. R. H. (1986). Expressed emotion and communication deviance in the families of schizophrenics. *Journal of Abnormal Psychology, 95*, 60-66.

Milgram, S. (1963). Behavioral study of obedience. *Journal of Abnormal and Social Psychology, 67*, 371-378.

Milgram, S. (1964), Issues in the study of obedience. *American Psychologist, 19*, 848-852.

Millenson, J. R., & Leslie, J. C. (1979). *Principles of behavioral analysis.* New York: Macmillan.

Miller, J. G. (1984). Culture and the development of everyday social explanation. *Journal of Personality and Social Psychology, 46*, 961-978.

Miller, M. (1990). *Developing a scale to measure individual's stress-proneness to behaviors of human service professionals.* Unpublished manuscript. University of Washington.

Miller, M. L., Chiles, J. A., & Barnes, V. E. (1982). Suicide attempters within a delinquent population. *Journal of Consulting and Clinical Psychology, 50*, 491-498.

Miller, S. M. (1979). Controllability and human stress: Method, evidence and theory. *Behaviour Research and Therapy, 17*, 287-304.

Miller, S. M., & Mangan, C. E. (1983). Interacting effects of information and coping style in adapting to gynecologic stress: Should the doctor tell all? *Journal of Personality and Social Psychology, 45*, 223-236.

Millon, T. (1981). *Disorders of personality DSM-III: Axis II.* New York: Wiley.

Millon, T. (1987a). On the genesis and prevalence of the borderline personality dis-

order: A social learning thesis. *Journal of Personality Disorders, 1,* 354–372.
Millon, T. (1987b). *Manual for the Millon Clinical Multiaxial Inventory II (MCMI-II).* Minnetonka, MN: National Computer Systems.
Mintz, R.S. (1968). Psychotherapy of the suicidal patient. In H.L.P. Resnik (Ed.), *Suicidal behaviors: Diagnosis and management* (pp. 271–296). Boston: Little, Brown.
Mischel, W. (1968). *Personality and assessment.* New York: Wiley.
Mischel, W. (1984). Convergences and challenges in the search for consistency. *American Psychologist, 39,* 351–364.
Morris, R. J., & Magrath, K. H. (1983). The therapeutic relationship in behavior therapy. In M. J. Lambert (Ed.), *Psychotherapy and patient relationships* (pp. 145–189). Homewood, IL: Dorsey Press.
Morris, W. (Ed.) (1979). *The American heritage dictionary of the English language.* Boston: Houghton Mifflin.
Munroe-Blum, H., & Marziali, E. (1987). *Randomized clinical trial of relationship management time-limited group treatment of borderline personality disorder.* Unpublished manuscript. Hamilton, Ontario Mental Health Foundation.
Munroe-Blum, H., & Marziali, E. (1989). *Continuation of a randomized control trial of group treatment for borderline personality disorder.* Unpublished manuscript. Hamilton, Canadian Department of Health and Human Services.
Murray, N., Sujan, H., Hirt, E. R., & Sujan, M. (1990). The influence of mood on categorization: A cognitive flexibility interpretation. *Journal of Personality and Social Psychology, 59,* 411–425.
Napalkov, A. V. (1963). Information process and the brain. In N. Wiener & J. P. Schade (Eds.), *Progress in brain research* (pp. 59–69). V 2 Amsterdam: Elsevier.
Neill, J. R., & Kniskern, D. P. (Eds.). (1982). *From Psyche to System: The evolving therapy of Carl Whitaker.* New York: Guilford Press.
Nelson, V. L., Nielsen, E. C., & Checketts, K. T. (1977). Interpersonal attitudes of suicidal individuals. *Psychological Reports, 40,* 983–989.
Neuringer, C. (1964). Dichotomous evaluations in suicidal individuals. *Journal of Consulting Psychology, 25,* 445–449.
Neuringer, C. (1961). Rigid thinking in suicidal individuals. *Journal of Consulting and Clinical Psychology, 28,* 54–58.
Newton, R. W. (1988). Psychosocial aspects of pregnancy: The scope for intervention. *Journal of Reproductive and Infant Psychology, 6,* 23–29.
Nisbett, R. E., & Wilson, T. D. (1977). Telling more than we can know: Verbal reports on mental processes. *Psychological Review, 84,* 231–259.
Noble, D. (1951). A study of dreams in schizophrenia and allied states. *American Journal of Psychiatry, 107,* 612–616.
Nolen-Hoeksema, S. (1987). Sex differences in unipolar depression: Evidence and theory. *Psychological Bulletin, 101,* 259–282.
Ogata, S. N., Silk, K. R., Goodrich, S, Lohr, N.E., & Westen, D. (1989). *Childhood sexual and clinical symptoms in borderline patients.* Unpublished manuscript.

O'Leary, K. D., & Wilson, G. T. (1987). *Behavior therapy Application and outcome.* Englewood Cliffs, NJ: Prentice-Hall.
The original Oxford English Dictionary on computer disc (version 4.10) [Computer File]. (1987). Fort Washington, PA: Tri Star.
Paerregaard, G. (1975). Suicide among attempted suicides: A 10-year-follow-up. *Suicide, and Life-Threatening Behavior, 5,* 140–144.
Paris, J., Brown, R., & Nowlis, D. (1987). Long-term follow-up of borderline patients in a general hospital. *Comparative Psychiatry, 28,* 530–535.
Parkes, C. M. (1964). The effects of bereavement on physical and mental health: A study of the case records of widows. *British Medical Journal, ii,* 274–279.
Parloff, M. B., Waskow, I. E., & Wolfe, B. E. (1978). Research on therapist variables in relation to process and outcome. In S. L. Garfield & A. E. Bergin (Eds.), *Handbook of psychotherapy and behavior change: An empirical analysis* (2nd ed., pp. 233–282). New York: Wiley
Patsiokas, A., Clum, G., & Luscomb, R. (1979). Cognitive characteristics of suicide attempters. *Journal of Consulting and Clinical Psychology, 47,* 478–484.
Patterson, G. R. (1976). The aggressive child: Victim and architect of a coercive system. In E. J. Walsh, L. A. Hamerlynck, & L. C. Handy (Eds.), *Behavior modification and families* (pp. 267–316). New York: Brunner/Mazel.
Patterson, G. R., & Stouthamer-Loeber, M. (1984). The correlation of family management practices and delinquency. *Child Development, 55,* 1299–1307.
Pennebaker, J. W. (1988). Confiding traumatic experiences and health. In S. Fisher & J. Reason (Eds.), *Handbook of Life stress, cognition and health* (pp. 669–682). New York: Wiley.
Perloff, R. (1987). Self-interest and personal responsibility redux. *American Psychologist, 42,* 3–11.
Perry, J. C., & Cooper, S. H. (1985). Psychodynamics, symptoms, and outcome in borderline and antisocial personality disorders and bipolar type II affective disorder. In T. H. McGlashan (Ed.), *The borderline: Current empirical research* (pp. 19–41). Washington, DC: American Psychiatric Press.
Pfeffer, C. R. (1986). *The suicidal child.* New York: Guilford Press.
Phipps, S., & Zinn, A. B. (1986). Psychological response to amniocentesis: II. Effects of coping style. *American Journal of Medical Genetics, 25,* 143–148.
Physicians' Desk Reference. (annual editions). Oradell, NJ: Medical Economics.
Polanyi, M. (1958). *Personal knowledge.* Chicago: University of Chicago Press.
Pope, H. G., Jonas, J. M., Hudson, J. I., Cohen, B. M., & Gunderson, J. G. (1983). The validity of DSM-III borderline personality disorder: A phenomenologic, family history, treatment response, and long term follow-up study. *Archives of General Psychiatry, 40,* 23–30.
Posner, M. I., Walker, J. A., Friedrich, F. J., & Rafal, R. D. (1984). Effects of parietal lobe injury on covert orienting of visual attention. *Journal of Neuroscience, 4,* 1863–1874.
Pratt, M. W., Pancer, M. Hunsberger, B., & Manchester, J. (1990). Reasoning about

the self and relationships in maturity: An integrative complexity analysis of individual differences. *Journal of Personality and Social Psychology, 59,* 575–581.

Pretzer, J. (1990). Borderline personality disorder. *Clinical applications of cognitive therapy.* New York: Plenum Press.

Rado, S. (1956). *Psychoanalysis of behavior: Collected papers.* New York: Grune & Stratton.

Rando, T. A. (1984). *Grief, dying, and death: Clinical interventions for caregivers.* Champaign, IL: Research Press.

Rees, W. D. (1975). The bereaved and their hallucinations. In E. Schoenberg, I. Gerber, A. Wiener, A. H. Kutscher, D. Pertz, & A. C. Carr (Eds.), *Bereavement: Its psychological aspects* (pp. 66–71). New York: Columbia University Press.

Reich, J. (1992). Measurement of DSM-III and DSM-III-R Borderline Personality Disorder. In J. F. Clarkin, E. Marziali, & H. Munroe-Blum (eds.), *Borderline personality disorder: Clinical and empirical perspectives* (pp. 116–148). New York: Guilford Press.

Rhodewalt, F., & Comer, R. (1979). Induced compliance attitude change: Once more with feeling. *Journal of Experimental Social Psychology, 15,* 35–47.

Richman, J., & Charles, E. (1976). Patient dissatisfaction and attempted suicide. *Community Mental Health Journal, 12,* 301–305.

Rinsley, D. (1980a). The developmental etiology of borderline and narcissistic disorders. *Bulletin of the Menninger Clinic, 44,* 127–134.

Rinsley, D. (1980b). A thought experiment in psychiatric genetics. *Bulletin of the Menninger Clinic, 44,* 628–638.

Rogers, C. R., & Truax, C. B. (1967). The therapeutic conditions antecedent to change: A theoretical view. In C. R. Rogers (Ed.), *The therapeutic relationship and its impact.* Madison: University of Wisconsin Press.

Rose, Y., & Tryon, W. (1979). Judgments of assertive behavior as a function of speech loudness, latency, content, gestures, infection and sex. *Behavior Modification, 3,* 112–123.

Rosen, G. M. (1974). Therapy set: Its effects on subjects' involvement in systematic desensitization and treatment outcome. *Journal of Abnormal Psychology, 83,* 291–300.

Rosen, S. (Ed.). (1982). *My voice will go with you: The teaching tales of Milton H. Erickson, M.D.* New York: Norton.

Rosenbaum, M. (1980). A schedule for assessing self-control behaviors: Preliminary findings. *Behavior Therapy, 11,* 109–121.

Ross, C. A. (1989). *Multiple personality disorder: Diagnosis, clinical features and treatment.* New York: Wiley.

Rothbart, M. K., & Derryberry, D. (1981). Development of individual differences in temperament. In M. E. Lamb & A. L. Brown (Eds.), *Advances in developmental psychology* (pp. 37–86). Hillsdale, NJ: Erlbaum.

Russell, J. A., Lewicka, M., & Niit, T. (1989). A cross-cultural study of a circumplex

model of affect. *Journal of Personality and Social Psychology, 57,* 848–856.
Sacks, C. H., & Bugental, D. B. (1987). Attributions as moderators of affective and behavioral responses to social failure. *Journal of Personality and Social Psychology, 53,* 939–947.
Safran, J. D., & Segal, Z. V. (1990). *Interpersonal process in cognitive therapy.* New York: Basic Books.
Sameroff, A. J. (1975). Early influences on development: "Fact or fancy?" *Merrill-Palmer Quarterly, 20,* 275–301.
Sampson, E. E. (1977). Psychology and the American ideal. *Journal of Personality and Social Psychology, 35,* 767–782.
Sampson, E. E. (1988). The debate on individualism: Indigenous psychologies of the individual and their role in personal and societal functioning. *American Psychologist, 43* 15–22.
Saposnek, D. T. (1980). Aikido: A model for brief strategic therapy. *Family Process, 19,* 227–238.
Sarason, I. G., Sarason, B. R., & Shearin, E. N. (1986). Social support as an individual difference variable: Its stability, origins and relational aspects. *Journal of Personality and Social Psychology, 50,* 845–855.
Scarr, S., & McCartney, K. (1983). How people make their own environments: A theory of genotype–environmental effects. *Child Development, 54,* 424–435.
Schachter, S., & Singer, J. (1962). Cognitive, social, and physiological determinants of emotional state. *Psychological Review, 65,* 379–399.
Schaffer, N. D. (1986). The borderline patient and affirmative interpretation. *Bulletin of the Menninger Clinic, 50,* 148–162.
Schmideberg, M. (1947). The treatment of psychopaths and borderline patients. *American Journal of Psychotherapy, 1,* 45–55.
Schotte, D. E., & Clum, G. A. (1982). Suicide ideation in a college population: A test of a model. *Journal of Consulting and Clinical Psychology, 50,* 690–696.
Schroyer, T. (1972). *The Critique of domination.* New York: George Braziller.
Schulz, P., Schulz, S., Goldberg, S., Ettigi, P. Resnick, R., & Hamer, R. (1986). Diagnoses of the relatives of schizotypal outpatients. *Journal of Nervous and Mental Disease, 174,* 457–463.
Schutz, B. M. (1982). *Legal liability in psychotherapy.* San Francisco: Jossey-Bass.
Schwartz, G. E. (1982). Psychophysiological patterning of emotion revisited: A systems perspective. In C. E. Izard (Ed.), *Measuring emotions in infants and children* (pp. 67–93). Cambridge, England: Cambridge University Press.
Sederer, L. I., & Thorbeck, J. (1986). First do no harm: Short-term inpatient psychotherapy of the borderline patient. *Hospital and Community Psychiatry, 37,* 692–697.
Seltzer, L. F. (1986). *Paradoxical strategies in psychotherapy: A comprehensive overview and guidebook.* New York: Wiley.
Selye, H. (1956). *The stress of life.* New York: McGraw-Hill.
Shaver, P., Schwartz, J., Kirson, D., & O'Connor, C. (1987). Emotion knowledge:

Further exploration of a prototype approach. *Journal of Personality and Social Psychology, 52,* 1061–1086.

Shearer, S. L., Peters, C. P., Quaytman, M. S., & Ogden, R. L. (1990). Frequency and correlates of childhood sexual and physical abuse histories in adult female borderline inpatients. *American Journal of Psychiatry, 147,* 214–216.

Shearin, E. N., & Linehan, M. M. (1989). Dialectics and behavior therapy: A meta-paradoxical approach to the treatment of borderline personality disorder. In L. M. Ascher (Ed.), *Therapeutic paradox: A behavioral model for implementation and change* (pp. 255–288). New York: Guilford Press.

Shelton, J. L., & Levy, R. L. (1981). *Behavioral assignments and treatment compliance: A handbook of clinical strategies.* Campaign, Il: Research Press.

Sherman, M. H. (1961). Siding with the resistance in paradigmatic psychotherapy. *Psychoanalysis and the Psychoanalytic Review, 48,* 43–59.

Shneidman, E. S. (1984). Aphorisms of suicide and some implications for psychotherapy. *American Journal of Psychotherapy, 38*(3), 319–328.

Shneidman, E. S. (1992). A conspectus of the suicidal scenario. In R. W. Maris, A. L. Berman, J. T. Maltsberger, & R. I. Yufit (Ed.), *Assessment and prediction of suicide* (pp. 50–64). New York: Guilford Press.

Shneidman, E. S., Farberow, N. L., & Litman, R. E. (1970). *The psychology of suicide.* New York: Science House.

Showers, C., & Cantor, N. (1985). Social cognition: A look at motivated strategies. *Annual Review of Psychology, 36,* 275–305.

Silverman, J. Siever, L. Coccaro, E., Klar, H., Greenwald, S., & Rubinstein, K. (1987), December). Risk for affective disorders in relatives of personality disordered patients. Poster presented at the annual meeting of the American College of Neuropsychopharmacology, San Juan, Puerto Rico.

Simon, H. E. (1990). Invariants of human behavior. *Annual Review of Psychology, 41,* 1–20.

Sipe, R. B. (1986). Dialectics and method: Restructuring radical therapy. *Journal of Humanistic Psychology, 26,* 52–79.

Slater, J., & Depue, R. A. (1981). The contribution of environmental events and social support to serious suicide attempts in primary depressive disorder. *Journal of Abnormal Psychology, 90,* 275–285.

Smith, K., Conroy, R. W. & Ehler, B. D. (1984). Lethality of Suicide Attempt Rating Scale. *Suicide and Life-Threatening Behavior, 14* (4), 215–242.

Snyder, S., & Pitts, W. M. (1984). Electroencephalography of DSM-III borderline personality disorder. *Acta Psychiatrica Scandinavica, 69,* 129.

Soloff, P. H., & Millward, J. (1983). Psychiatric disorders in the families of borderline patients. *Archives of General Psychiatry, 40,* 37–44.

Spitzer, R. L., & Williams, J. B. W. (1990). *Structured Clinical Interview for DSM-III-R Personality Disorders.* New York: Biometrics Research Department, New York State Psychiatric Institute.

Stern, A. (1938). Psychoanalytic investigation and therapy in the borderline group of

neuroses. *Psychoanalytic Quarterly, 7*, 467-489.
Stone, M. H. (1980). *The borderline syndromes: Constitution, personality, and adaptation.* New York: McGraw-Hill.
Stone, M. H. (1981). Psychiatrically ill relatives of borderline patients: A family study. *Psychiatric Quarterly, 58*, 71-83.
Stone, M. H. (1987). Constitution and temperament in borderline conditions: Biological and genetic explanatory formulations. In J. S. Grotstein, M. F. Solomon, & J. A. Lang (Eds.), *The borderline patient: Emerging concepts in diagnosis, psychodynamics, and treatment* (pp. 253-287). Hillsdale, NJ: The Analytic Press.
Stone, M. H. (1989). The course of borderline personality disorder. In A. Tasman, R. E. Hales, & A. J. Frances (Eds.), *Review of psychiatry* (Vol. 8, pp. 103-122). Washington, DC: American Psychiatric Press.
Stone, M. H., Hurt, S., & Stone, D. (1987a). The PI 500: Long-term follow-up of borderline inpatients meeting DSM-III criteria. I: Global outcome. *Journal of Personality Disorders, 1*, 291-298.
Stone, M. H., Stone, D. K., & Hurt, S. W. (1987b). Natural history of borderline patients treated by intensive hospitalization. *Psychiatric Clinics of North America, 10*, 185-206.
Strongman, K. T. (1987). Theories of emotion. In K. T. Strongman (Ed.), *The psychology of emotion* (pp. 14-55). New York: Wiley.
Strelau, J., Farley, F. H., & Gale, A. (Ed.). (1986). *The biological bases of personality and behavior: Vol. 2. Psychophysiology: Performance and applications.* Washington, DC: Hemisphere.
Suler, J. R. (1989). Paradox in psychological transformations: The Zen koan and psychotherapy. *Psychologia, 32*, 221-229.
Taylor, E. A., & Stansfeld, S. A. (1984). Children who poison themselves: I. A clinical comparison with psychiatric controls. *British Journal of Psychiatry, 145*, 127-135.
Tellegen, A., Lykken, D. T., Bouchard, T. J., Jr., Wilcox, K. J., Segal, N. L., & Rich, S. (1988). Personality similarity in twins reared apart and together. *Journal of Personality and Social Psychology, 54*, 1031-1039.
Thomas, A., & Chess, S. (1977). *Temperament and development.* New York: Brunner/Mazel.
Thomas, A., & Chess, S. (1985). The behavioral study if temperament. In J. Strelau, F. H. Farley, & A. Gale (Eds.), *The biological bases of personality and behavior: Vol. 1. Theories, measurement techniques and development* (pp. 213-235). Washington, DC: Hemisphere.
Tomkins, S. S. (1982). Affect theory. In P. Ekman (Ed.), *Emotion in the human face* (pp. 353-395). Cambridge, England: Cambridge University Press.
Torgersen, S. (1984). Genetic and nosologic aspects of schizotypal and borderline personality disorders: A twin study. *Archives of General Psychiatry, 41*, 546-554.
Tsai, M. & Wagner, N. N. (1978). Therapy groups for woman sexually molested as children. *Archives of Sexual Behavior, 7*, 417-427.

Tuckman, J., & Youngman, W. (1968). Assessment of suicide risk in attempted suicides. In H. L. P. Resnick (Ed.), *Suicide behaviors.* Boston: Little Brown.

Turkat, I. D. (1990). *The personality disorders: A psychological approach to clinical management.* Elsmford, NY: Pergamon Press.

Turkat, I. D., & Brantley, P. J. (1981). On the therapeutic relationship in behavior therapy. *The Behavior Therapist, 47,* 16–17.

Turner, R. M. (1992, November). *An empirical investigation of the utility of psychodynamic technique in the practice of cognitive behavior therapy.* Paper presented at the 26th annual meeting of the Association for the Advancement of Behavior Therapy, Boston, MA.

Van Egmond, M. & Diekstra, R. F. W. (1989). The predictability of suicidal behavior. In R. F. W. Diekstra, R. Maris, S., Platt, *The role of attitude and imitations.* Leiden, The Netherlands: E. J. Brill.

Vinoda, K. S. (1966). Personality characteristics of attempted suicides. *British Journal of Psychiatry, 112,* 1143–1150.

Volkan, V. D. (1983). Complicated mourning and the syndrome of established pathological mourning. In S. Akhtar (Ed.), *New psychiatric syndromes.* New York: Aronson.

Wagner, A. W., Linehan, M. M., & Wasson, E. J. (1989). *Parasuicide: Characteristics and relationship to childhood sexual abuse.* Poster presented at the annual meeting of the Association for Advancement of Behavior Therapy, Washington, DC.

Wang, T. H., & Katsev, R. D. (1990). Group commitment and resource conservation: Two field experiments on promoting recycling. *Journal of Applied Psychology, 20,* 265–275.

Watts, A. W. (1961). *Psychotherapy East and West.* New York: Pantheon.

Watts, F. N. (1990). *The emotions: Theory and therapy.* Paper presented at British Psychology Society Conference, London.

Watzlawick, P. (1978). *The language of change*: Elements of therapeutic interaction. New York: Basic Books.

Weissman, M. M. (1974). The epidemiology of suicide attempts 1960 to 1974. *Archives of General Psychiatry, 30,* 737–746.

Weissman, M. M., Fox, K., & Klerman, G. L. (1973). Hostility and depression associated with suicide attempts. *American Journal of Psychiatry, 130,* 450–455.

Wender, P., & Klein, D. F. (1981). *Mind, mood, and medicine: A guide to the new biopsychiatry.* New York: Farrar, Strauss, Giroux.

Westen, D., Ludolph, P., Misle, B., Ruffins, S., & Block, J. (1990). Physical and sexual abuse in adolescent girls with borderline personality disorder. *American Journal of Orthopsychiatry, 55–66.*

Whitaker, C. A. (1975). Psychotherapy of the absurd: With a special emphasis on the psychotherapy of aggression. *Family Process, 14,* 1–16.

Whitaker, C. A., Felder, R. E., and Malone, T. P., & Warkentin, J. (1982). First-stage techniques in the experiential psychotherapy of chronic schizophrenic patients. In J. R. Neill & D. P. Kniskern (Eds.), *From psyche to system: The evolving therapy of Carl Whitaker* (pp. 90–104). New York: Guilford Press. (Original

work published 1962).
Widiger, T. A., & Frances, A. J. (1989). Epidemiology, diagnosis, and comorbidity of borderline personality disorder. In A. Tasman, R. E. Hales, & A. J. Frances (Eds.), *Review of psychiatry* (Vol. 8, pp.8–24). Washington, DC: American Psychiatric Press.
Widiger, T. A., & Settle, S. A. (1987). Broverman et al. revisited: An artifactual sex bias. *Journal of Personality and Social Psychology, 53*, 463–469.
Williams, J. M. G. (1991). Autobiographical memory and emotional disorders. In S. A. Christianson (Ed.), *Handbook of emotion and memory*. Hillsdale, NJ: Erlbaum.
Williams J. M. G. (1993). *The psychological treatment of depression: A guide to the theory and practice of cognitive behavior therapy*. 2nd Ed. New York: Free Press.
Wilson, G. T. (1987). Clinical issues and strategies in the practice of behavior therapy. G. T. Wilson, C. M. Franks, P. C. Kendall, & J. P. Foreyt (Eds.), *Review of behavior therapy: Theory and practice* (Vol. 11, pp. 288–317). New York: Guilford Press.
Woolfolk, R. L., & Messer, S. B. (1988). Introduction to hermeneutics. In S. B. Messer, L. A. Sass, & R. L. Woolfolk (Eds.), *Hermeneutics and psychological theory* (pp. 2–26). New Brunswick, NJ: Rutgers University Press.
Woollcott, P., Jr. (1985). Prognostic indicators in the psychotherapy of borderline patients. *American Journal of Psychotherapy, 39*, 17–29.
Worden, J. W. (1982). *Grief counselling and grief therapy*. London: Tavistock.
Wortman, C. B. & Silver, R. C. (1989). The myths of coping with loss. *Journal of Consulting and Clinical Psychology, 57*, 349–357.
Young, J. (1987). *Schema-focused cognitive therapy for personality disorders*. Unpublished manuscript, Cognitive Therapy Center of New York.
Young, J. (1988). *Schema-focused cognitive therapy for personality disorders*. Paper presented at the Society for the Exploration of Psychotherapy Integration, Cambridge, MA, April.
Young, J. & Swift, W. (1988). Schema-focused cognitive therapy for personality disorders: Part I. *International Cognitive Therapy Newsletter, 4*, 13–14.
Zajonc, R. B. (1965). Social facilitation. *Science, 149*, 269–274.
Zanarini, M. C., Gunderson, J. G., Frankenburg, F. R., & Chauncey, D. L. (1989). The Revised Diagnostic Interview for Borderlines: Discriminating BPD from other Axis II disorders. *Journal of Personality Disorders, 3*, 10–18.
Zanarini, M. C., Gunderson, J. G., Marino, M. F., Schwartz, E. O., & Frankenburg, F. R. (1988). DSM-III disorders in the families of borderline outpatients. *Journal of Personality Disorders, 2*, 291–302.
Zuckerman, M. Klorman, R., Larrance, D. & Spiegel, N. (1981). facial, autonomic, and subjective components of emotion: The facial feedback hypothesis versus the externalizer–internalizer distinction. *Journal of Personality and Social Psychology, 41*, 929–944.

索引

あ 行

ICD-10　34
悪循環　76
悪魔の弁護テクニック　285, 386
アサーティヴ　376
温かい関わり　513
「後押しセッション」　616
「後知恵バイアス」　493
暗黙のうちの学習　352
家を緊急訪問　646
医学的コンサルテーション　643
怒り　19, 30, 92, 469, 476
怒りの過度の経験や表出　477
怒りの形成に関する認知的新連合主義
　　モデル　93
怒りの表現　93
怒りを表出しないこと　477
医原的行動　237
意志決定　218
依存　71, 81, 106, 112
依存性パーソナリティ障害　68
一次的な情動　306, 316, 478
遺伝的　63
医療モデル　566
インプロージョン　471
ウィリングネス　199
嘘　21
打ち切り　151, 193, 416, 420
うつ　62
映し返（し・す）　302, 324
「移り気な」患者　174, 424
「覆いをとる」アプローチ　229
思いやりのある柔軟性　147

か 行

解決法分析　24, 370, 630
解釈　360
解釈のタイミング　363
外傷後ストレス　210, 229, 240, 462
外傷後ストレスを減少させる　229, 240
回避　101, 475
顔の筋肉を緩める　478
学習性無力感　78, 104
「確証バイアス」　493
覚醒　57, 89
拡張　287, 532
仮説　356
家族　62, 563, 659
家族セッション　460, 565
カタルシス　60
活動スケジュール　61
カップル・セッション　460
家庭　74, 76
過量服薬　641, 653, 679
カルバマゼピン　62
考え込むという患者の傾向　117
環境介入戦略　538
環境コントロール・テクニック　207
環境-人間システム　52
環境療法　260
関係性　130, 684, 687
関係性が持つ権力差　524
関係性戦略　684
関係性戦略チェックリスト　686
関係性の般化　690
関係性を早く終結させすぎること　205
関係的自己　40
間欠強化　351
観察すること　194
患者とセラピストの合意　596
患者にとっての弁証法的ジレンマ　97,
　　112, 124

患者の弁護　544
患者へのコンサルテーション　157, 536, 549, 563, 676, 682
患者へのコンサルテーション・アプローチに対する反対論　565
患者へのコンサルテーション戦略　545
患者へのコンサルテーション戦略チェックリスト　550
患者へのコンサルテーション戦略の理論的根拠　546
患者への激しい怒り　515
患者や他のスタッフに対する怒り　570
「感情不安定性」　19
完全な家　74
カーンバーグの理論　92
記憶　58, 354
期間限定アプローチ　150
危機　114, 143, 198, 666
危機計画シート　641, 653
危機時の電話への対応　561
危機戦略　619
危機戦略チェックリスト　620
危機のきっかけとなった要因　621
危機の内容よりも情動　620
期限付き契約　626
気質　61, 63
犠牲者非難　82, 84, 571
機能分析的精神療法　178
気分と問題解決　339
「気分バイアス」　493
気分変調症　19
「虐待二分法」　23
逆転移　174
救急処置室　568, 654
教育的戦略　366
強化　97, 351, 396, 398, 405, 422, 635
境界性パーソナリティ障害のセラピーの概観　23
強化子としての認証　405
「恐喝療法」　131
強化のスケジューリング　405

強化のタイミング　405
共感　176
強制的な入院　649, 681
強調　364
恐怖の回避の阻止　476
苦悩に耐えるスキル　198
クライエント中心療法　43
クラスター分析　15
グループ・スキルトレーニング　31, 137, 239
グループ場面　117
系統的脱感作　471
契約戦略　588
契約戦略チェックリスト　589
契約戦略の注意事項　600
「係留ヒューリスティック」　493
ゲシュタルト療法　27
ケース・カンファレンス（→「患者へのコンサルテーション」も参照）　563, 574
ケースマネジメント戦略　536
ケースマネジメントと限界遵守　539
嫌悪的結果　396, 411, 413, 416
嫌悪的結果の副作用　421
嫌悪的手段　420
限界遵守　397, 429, 438, 506, 517
限界遵守に関する合意　158
限界遵守の理論的根拠　430
限界に誠実に　435
限界をモニタリングする　433
原型的不認証体験　68
現実場面での行動リハーサル　457
現象学的共感　158
「賢明な心」　288, 326
権力　498
公案　276, 280
合意　150
合意の重要性　576
抗けいれん薬　62
恒常的力動モデル　51
向精神薬　675
構成的思考　162

構造主義　162
構造的戦略　87
行動欠損モデル　376
行動認証　317
行動認証戦略　317
行動の観点から問題を定式化　346
行動の気分依存性　219
行動パターン　10
行動標的　167
行動分析　132, 243, 341, 342, 343, 353, 394, 486, 630
行動分析戦略　342
行動分析の目的　343
行動リハーサル　450
交流的　76
交流的モデル　50
個人情報に関する自己開示　511
個人の気質傾向　104
コーチング　452
子ども時代の性的虐待　69
個別記述的　176
コミットメント戦略　381
コンサルテーション　512, 536, 569
コンサルテーション・チーム　420
コンサルテーションに関する合意事項　576
コンテクスト的精神療法　26
「コントロールする」環境　77
混沌とした家庭　74
コンプライアンス　175, 178

さ　行

罪悪感　468
罪悪感の補償の阻止　476
再発防止　208
さよならのハグ　519
参加すること　194
恣意的強化　426
シェイピング　96, 390, 427, 453
子宮内の環境　63
刺激回避　207

刺激縮小　207
「刺激の般化」　455
自己開示　503, 524
自己観察　488
自己実現　43
自己制御　55, 76, 459
自己同一性の混乱　46, 80
自己認証　217
自己批難　212
自己不認証　94, 212, 217
自殺危機行動　167, 234
自殺企図　3
自殺行動　167, 233, 258, 282, 360, 439, 632, 36, 648, 656
自殺行動戦略　627
自殺行動に関する合意　153
自殺行動に対応する際のセラピストの課題　627
自殺行動のネガティヴな影響　634
自殺志向　407
自殺念慮　170, 633
自殺の脅し　637, 648
自殺の可能性をアセスメントする　626
自殺や自殺類似行動の脅し　637
自殺や自殺類似行動のリスクをアセスメントする　637
自殺率　4
自殺類似行為（→「自殺類似行動」を参照）
自殺類似行動　4, 18, 29, 52, 70, 79, 105, 153, 170, 234, 245, 250, 258, 627, 630, 636, 653, 665
自殺類似行動の概念　16
支持的な関係　111
支持的プロセスグループ　656
支持的プロセスグループの標的　251
支持的プロセスグループ療法　138
自傷行為　4, 16, 79, 170, 653
自然な変化　292
シーソーの比喩　37, 271, 279
自尊心　215, 232, 241
「慕ってくる」患者　174, 424

失敗　144
自伝的記憶　47
自発的参加　590
自発的でない患者　590
社会的な自己　40
終結戦略　613
終結戦略チェックリスト　614
修正-過修正　413
羞恥　232, 468
羞恥の隠蔽の阻止　476
主セラピスト　226, 258
主セラピストの役割　681
主セラピストへの電話　253
出席への合意　152
守秘義務　653
受容　24, 145, 187, 271, 687
受容のスキル　199
循環性パーソナリティ　10
消去　396, 403, 408, 410
状況特定的学習　108
消去と罰　411
消去の手続き　406
称賛　422, 426
焦点化　197
情動　56, 70, 76, 78, 79, 95, 356, 463
情動制御システム　54
情動制御スキル　200
情動調整　217
衝動的行動　79
情動に焦点化した対処　103
情動認証　305
情動認証戦略　305
情動の観察とラベルづけ　310
「情動の心」に向かう脆弱性　202
情動の制御とコントロール　465
情動の制御不全　19, 70, 76, 78, 79
情動の制御不全と自己同一性の混乱　80
情動の脆弱性　56, 89
情動の調整　58
情動の同定　201
情動の抑制　305

情動反応性　217, 305
情動（の）表出　66, 95 305, 309, 465
情動を常に抑制　59
情動を読み取る　312
叙述すること　194
女性　4, 71, 83, 106
女性性とバイアス　72
女性は男性よりも考え込む　61
処方される薬物　679
自律的反応性　104
身体的虐待　69
身体的接触　517
診断基準　14
診断的アセスメント　588
侵入的ストレス反応　213
親密さ　71
信頼性　599
心理教育セラピー　117
心理教育的フォーマット　137
随伴性手続き　393
随伴性手続きの理論的根拠　395
随伴性マネジメント　207, 382, 397
随伴性マネジメント手続き　400
随伴性マネジメントに方向づける　400
随伴性マネジメントや明確化　504
随伴性明確化　482, 486, 487
随伴性明確化の手続き　485
スーパーヴィジョン／コンサルテーションの必要性　570
スキル修得の手続き　45
スキル増強　449
スキル適用の対処のモデルを示す　511
スキル・トレーナー　255, 555
スキル・トレーニング　31, 137, 193, 377, 382, 394, 442, 494, 504, 592, 656
スキル・トレーニングに関する合意　153
スキル・トレーニングの標的の優先順位　250
スキル・トレーニングへの方向づけ　444
スキルにもとづいた解決法　623
スキルの強化　451

スキル般化　253, 26, 691
スキル般化手続きチェックリスト　454
スキル般化の手続き　453
スキルへの焦点づけ　666
スタイル戦略　497
「スタッフ分裂」　580
スティグマ化　212
ストレス（→「外傷後ストレス」も参照）
　　114
スピリットの弱化　114
「すること」スキル　194
性差別　68
誠実さ　521
脆弱　109, 498
精神病　591
精神分析　6, 358
精神分析的理論　13
精神力動理論　43
精神療法の慣習　566
性的虐待　69, 71, 210, 229
性的虐待と自殺行動　70
性的虐待と身体的虐待　69
性的虐待に伴う特徴的な後遺症　211
性的接触　520
生物学的基盤　61
生物学的理論　13
生物社会的理論　13
生物社会理論　10, 54, 82
西洋文化　75
責任をめぐる対立　262
積極的受動性　103, 113, 219
積極的な観察　301
セッション開始戦略　602
セッション終了戦略　609
セッションの時間　135
「折衷的-記述的」アプローチ　7
折衷的理論　13
説得による変化　44
セットポイント理論　25
セラピスト　145
セラピスト個人の限界　430

セラピストに課せられる課題　123
セラピストに関する合意　153
セラピストにとっての弁証法的ジレンマ
　　100, 113, 125
セラピストによるセラピー妨害行動　186
セラピストの限界　181, 525
セラピストのコミュニケーション・スタイル
　　497
セラピストの自己開示　503, 504
セラピストのためのケース・コンサルテー
　　ション　139
セラピストの治療　134
セラピストの抵抗　246
セラピストの特質とスキル　145
セラピストの非脆弱性　524
セラピストの非倫理的, 破壊的な行動　582
セラピストへの攻撃　101
セラピストへのコンサルテーション　15
セラピストへのスーパーヴィジョン／コンサ
　　ルテーション　536
セラピストへのスーパーヴィジョン／コンサ
　　ルテーション戦略　569
セラピストへのスーパーヴィジョン／コンサ
　　ルテーション戦略チェックリスト
　　573
セラピー終結　615
セラピー促進行動　185
セラピー中の身体接触　518
セラピーに関する随伴性　487
セラピーの打ち切り　151, 193, 416, 420
セラピーの休止　416
セラピーへの合意　150
セラピー妨害行動　173, 176, 236, 247, 659
セラピー妨害行動に関する合意　153
セルフコントロール　75, 593
セルフマネジメント・スキル　205
禅（→「瞑想」も参照）　24, 26, 36, 276
善意の要求　149
選択の自由　389
素因-ストレスモデル　50
想起能力　354

総合　42
相互カウンセリング　527
相互決定論　51
相互的コミュニケーション　133, 189, 487, 497, 634
相互的コミュニケーション戦略　498
相互的コミュニケーション戦略チェックリスト　500
相互的脆弱性　524
操作的行動　20, 80, 592
操作的自殺企図　16
双生児研究　63
想像された暴露　471
「想像上の結果バイアス」　493
相対主義的思考　161
疎外　47
ソクラテス的方法　592
組織化された暴露　480
ソーシャル・サポート　71, 111
ソーシャル・ネットワーク　564, 615
その他のセラピストへの電話　255

た　行

対応可能性　670
対決　360
対決的　497, 532
退行　237
対抗　412
対人関係　71, 81, 110, 204, 425
「代表性のヒューリスティック」　493
他の専門家のコンサルテーション　659
他の専門家をマネジメントする方法　552
男性は女性より攻撃的　92
チアリーディング　327, 391, 577
致死性評価　692
注意　57
注意のコントロール　61
注意の焦点　61
中道　161, 275
直後の強化　405
直接的な暴露　470

直観　289, 326
治療関係　26, 270, 361, 398, 498, 524, 667
治療関係に対する信頼　333
治療関係にもともと弁証法が内在　685
治療関係の構築　599
治療の概要　129
治療のさまざまなモード　135
治療の進行段階　227
治療前段階
　　──方向づけとコミットメント　227
沈黙　533
通常の悲嘆　120
DIB-R　10, 16, 590
DSM-Ⅲ　5, 10, 5
DSM-Ⅲ-R　10
DSM-Ⅲ-R, 第Ⅱ軸のための構造化された臨床面接　588
DSM-Ⅳ　7, 10, 16
抵抗　174, 244
抵抗行動の評定尺度　175
定立　42
敵意（→「怒り」も参照）　92, 591
「適合の悪さ」　64
転移　360, 522
典型的な家庭　75
電話　596
電話コンサルテーション　138, 438
電話コンサルテーションの標的の優先順位　252
電話戦略　663
電話戦略チェックリスト　664
電話と自殺行動　665
電話スケジューリングする　669
「ドア・イン・ザ・フェイス」テクニック　387
同意　130
動機づけ　142
洞察戦略　343, 357, 486
洞察や解釈の提示　358
独立　72
ドロップアウト　29, 101, 227

な 行

内潜的暴露　471
なだめ　410, 438
ナパルコフ現象　121
「汝」　523
二次的な情動　306, 316, 478
24時間ルール　655, 657, 665
日記カード　248, 354, 605
二分法的思考　18
入院　260, 649, 654, 680
入院時のセラピストの役割　682
認証　131, 132, 298, 300, 303, 438, 482, 504, 511, 636
認証戦略　298
認証の定義　300
認知行動療法　102, 175
認知行動療法が使う「行動」という言葉　48
認知行動療法との違い　25
認知再構成　482
認知再構成手続きチェックリスト　489
認知再構成の手続き　488
認知修正　382, 394, 493
認知修正手続き　480, 48, 484
認知的自己観察　488
認知的理論　13
認知認証戦略　322
認知療法　165
認知療法で標的とされる認知的誤り　165
ネガティヴなフィードバック　453
ネットワークを治療へと方向づける　595
「ねばならない」　319
脳波の律動不全　62
能力アセスメント　445

は 行

バイオフィードバック　450
「はい，でも……」症候群　376
「ハグするタイプ」　520
暴露　60, 229, 377, 382, 394, 469, 48

暴露状況と問題状況の対応づけ　470
暴露としての行動分析　472
暴露としての随伴性マネジメント　473
暴露としてのスキル・トレーニング　473
暴露としてのマインドフルネス　474
暴露にもとづく治療手続き　461
暴露にもとづく手続きチェックリスト　466
暴露にもとづく手続きの理論的根拠　464
暴露の長さ　472
暴露への方向づけとコミットメント　463
恥　71, 95
罰　97, 351, 396, 411, 420, 421
罰の原理　404
パラドックス的　36
パラドックスの導入　276
「腹を割る」　506
バーンアウト　180
般化　232, 241, 427, 460
判断のヒューリスティック　493
反定立　42
反応の認証　305
「反応の般化」　454
反応抑制モデル　376
ピア・コンサルテーション　574
悲嘆の抑制　119, 218
独り言　449
否認　213
非判断的スタンス　196
秘密保持　155, 583
標準的な認証　316
表情　465
標的行動　222
標的行動に向けてのDBTアプローチ　223
標的づけ戦略　604
標的の優先順位　224
非礼なコミュニケーション　133, 189, 528
非礼なスタイル　551
不安定な自己像　22
フィードバック　452

フェイディング　461
フェミニズム　39
フェミニスト・セラピー　524
複雑部分発作　62
物質乱用　591, 679
「フット・イン・ザ・ドア」テクニック　387, 404
不認証化　54, 72, 94
不認証家庭のタイプ　74
不認証環境　63, 83, 94, 100, 299
不認証環境がもたらす結果　66
不認証環境の特徴　64
不認証体験　68
不眠　202
フラッディング　471
ブレーン・ストーミング　374
文化　75
文化的理想　71
分裂　45, 213
辺縁系　61, 70
変化　24, 42, 145, 187, 206, 271
変化と受容のバランス　131
変化に対する認証の比率　304
変化の手続き　393
弁証法的アセスメント　293
弁証法的緊張関係　131
弁証法的行動　274
弁証法的行動療法（DBT）　23, 25, 8, 47, 298, 337
弁証法的思考　161, 491
弁証法的思考と認知療法　165
弁証法的ジレンマ　97, 112, 113, 124
弁証法的戦略　269
弁証法的治療戦略　267
弁証法的バランス　579
ベンゾジアゼピン　679
方向づけ　593
方向づけ戦略　379
法的責任　658
ボーダーライン　6
ボーダーライン患者の悲嘆　121

ホームワーク　391, 457, 610
補助治療戦略　672
ポストベンション　659
褒められることへの恐怖　91

ま 行

マインドフルネス　193, 623
マスキング　465, 478
見かけ上のコンピテンス　107
見捨てられることへの不安　93
無条件の積極的な関心　180
「難しい」気質の娘　76
「難しい子ども」　63
瞑想　26, 193
メタファー　281
目標設定　206, 372
目標に合意　129
「もし—ならば」　486
モデリング　448
モデリングとしての自己開示　510
元セラピスト　616
モニタリング　354
物語　281
模倣　71
問題解決　131, 219, 245, 337, 438, 504, 509, 622, 661
問題解決戦略の概要　341
問題解決のレベル　337

や 行

薬物療法プロトコル　675
役割提示　380
役割の逆転　527
止むことのない危機　114
「やり方」スキル　196
有効性　197, 204
友人　564
ゆるぎない自信　147
養育　149, 188
抑うつ　19
抑制された感情　81

読み物資料　369

ら 行

ラベルづけ　201
リフレーム　530
「利用可能性のヒューリスティック」　493
両極性の原理　41

料金に関する合意　153
レモネード　291
連鎖の緻密な分析　486
連鎖分析　347, 352, 633, 661
ロールプレイ　446
録音テープ　456, 596, 611

訳者紹介

岩坂　彰（いわさか　あきら）
1958 年生まれ
1981 年　京都大学文学部哲学科卒業
現　在　翻訳家
訳　書　スレイター『心は実験できるか』紀伊國屋書店 2005，クイン『「うつ」と「躁」の教科書』紀伊國屋書店 2003，パデスキー，グリーンバーガー『うつと不安の認知療法練習帳ガイドブック』創元社 2002，パデスキー，グリーンバーガー『うつと不安の認知療法練習帳』創元社 2001，マクローン『西洋思想』創元社 2000，グルーバー，ケルステン『イエスは仏教徒だった』同朋舎 1999，ほか

井沢　功一朗（いざわ　こういちろう）
1968 年生まれ
1997 年　慶應義塾大学大学院社会学研究科博士課程単位取得退学
現　在　上越教育大学学校教育研究科臨床心理学コース講師
共著訳書　『講座臨床心理学第 4 巻　異常心理学 II』（共著）東京大学出版会 2002，ベル『自傷行為とつらい感情に悩む人のために』（共訳）誠信書房 2006

松岡　律（まつおか　ただし）
1970 年生まれ
2004 年　兵庫教育大学大学院連合学校教育学研究科博士課程単位取得退学
現　在　岡山理科大学准教授
共訳書　ベル『自傷行為とつらい感情に悩む人のために』誠信書房 2006，シルバーブラット『メディア・リテラシーの方法』リベルタ出版 2001

石井　留美（いしい　るみ）
1971 年生まれ
1996 年　慶應義塾大学大学院社会学研究科修士課程修了
現　在　銀座メンタルクリニック心理相談室心理士，慶應義塾大学医学部非常勤講師

阿佐美　雅弘（あざみ　まさひろ）
1970 年生まれ
1997 年　慶應義塾大学大学院社会学研究科修士課程修了
現　在　一橋大学保健センター専任講師，臨床心理士

監訳者紹介

大野　裕（おおの　ゆたか）

1950年生まれ
1978年　慶應義塾大学医学部卒業
　　　　慶應義塾大学教授，国立精神・神経医療研究センター認知行動療法センター所長を経て，
現　在　一般社団法人認知行動療法研修開発センター理事長
著　書　『うつを治す』PHP新書 2000，『チーム医療のための最新精神医学ハンドブック』弘文堂 2006，『「心の病」なんかない』幻冬舎 2006，『不安症を治す』幻冬舎新書 2007，『こころの健康学』日経文庫 2007，ほか多数
訳　書　グリーンバーガー『うつと不安の認知療法練習帳』創元社 2001，マカロウ『慢性うつ病の精神療法』医学書院 2005，ライトほか『認知行動療法トレーニングブック』医学書院 2007，ほか多数

マーシャ・M・リネハン著
境界性パーソナリティ障害の弁証法的行動療法
──DBTによるBPDの治療

2007年6月30日　第1刷発行
2018年6月30日　第3刷発行

監訳者	大　野	裕
発行者	柴　田	敏樹
印刷者	日　岐	浩和

発行所　株式会社　誠信書房
〒112-0021　東京都文京区大塚3-20-6
電話 03（3946）5666
http://www.seishinshobo.co.jp/

中央印刷　協栄製本　　落丁・乱丁本はお取り替えいたします
検印省略　　　　　　　無断で本書の一部または全部の複写・複製を禁じます
©Seishin Shobo, Ltd., 2007
Printed in Japan
ISBN 978-4-414-41424-0 C3011

自傷行為とつらい感情に悩む人のために
ボーダーライン・パーソナリティ障害（BPD）のためのセルフヘルプ・マニュアル

L.ベル 著　井沢功一朗・松岡律 訳

一人でいると気分が荒れ始め，あるいは仲間といてもなじめずに居心地が悪くなってしまう……。つらい感情に折り合いを付けられず自分を傷つけてしまう人たちも多くいる。読者は，本書に収められたエクササイズに記入していく過程で，自分と向き合い，自傷行為とは違う癒やしに気づくことができる。

目次抜粋
- このマニュアルの対象者と使い方
- 薬とお酒の使い方
- 感情を理解しうまく扱う
- 思考の習癖と信念を調べ，修正する
- うつを克服し，難しいさまざまな気分をうまく扱う
- 児童期の虐待に取り組む
- 自傷行為（沈黙の叫び）を克服する
- 怒りの感情をうまく扱い弱める
- その他の問題――ゆきずりの性交渉，摂食障害，幻覚

A5判並製　定価(本体2800円+税)

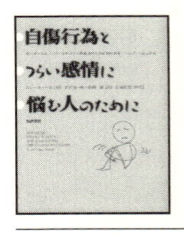

自分でできる境界性パーソナリティ障害の治療
DSM-Ⅳに沿った生活の知恵

タミ・グリーン 著　林直樹 監訳・解題

BPDと診断された人が自らの症状の軽減と効果的な治療を行うのを援助する。日常生活でどのように過ごすのがよいのか，症状の改善に役立つことは何かなど，つらい症状を緩和し，素晴らしい人生を手に入れるためのテクニックとアドバイスを豊富に示す。日本のBPD治療の第一人者による解題も収録。

主要目次
第Ⅰ部　自分でできる境界性パーソナリティ
　　　　障害の治療
　【診断基準1】　見捨てられ不安
　【診断基準2】　不安定ではげしい人間関係
　【診断基準3】　不安定な自己イメージ
　【診断基準4】　自己を傷つける可能性のある衝動性
　【診断基準5】　自傷行為の繰り返し／他
第Ⅱ部　監訳者解題
　Ⅰ．境界性パーソナリティ障害(BPD)と現代
　Ⅱ．精神医学の見方／他

A5判並製　定価(本体1500円+税)

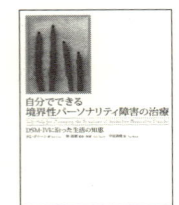